임상화학

임상화학

초판 인쇄 2015년 8월 5일
초판 발행 2015년 8월 12일

지은이 정팔진
펴낸이 최군주
펴낸곳 동명사
출판등록 1950년 11월 1일(제1-76호)
주소 (우 413-756) 경기도 파주시 회동길 50(문발동)
전화 031-955-7200(대표)~2, 7203(편집부), 7204(물류)
팩스 031-955-7205
전자우편 webmaster@dmsbook.com
홈페이지 www.dmsbook.com

東明社

ISBN 978-89-411-8150-7 93570
값 37,000원

인체는 약 60조개의 각종 세포로 구성되어 있는 복잡한 생명체이다. 개체의 내부에는 각종 생화학적 대사활동이나 생리적 활동이 수행되어 복잡한 네트워크를 형성하여 외부환경에 잘 응답하여 항상성을 유지하고 있다. 그러나 인체는 여러 가지 요인에 의하여 통상과는 다른 이상한 상태로 되는 경우가 있으며, 이것을 병태라고 말한다. 병태는 원인이나 증상도 다종다양하며, 그의 정도는 사람에 따라서 천차만별이다.

임상화학은 이들의 병태에 있어서 어느 곳이, 어느 정도로 정상과 다른지를 측정하는 진단이나 치료를 위해서 중심이 되는 중요한 의료기술이다. 따라서 신속하고 정확한 검사는 질병의 치료·치유와 큰 관련이 되어진다.

요즈음 분자생물학·생화학의 기술은 눈부시게 발전했기 때문에 미량의 시료를 이용하여 정밀도가 높은 검사결과를 얻을 수 있게 되었다. 이와 같이 새로운 시대의 의료를 지탱하고 있는 임상검사기술은 항상 첨단과학의 행선지를 향하여 전진하는 첨단기술을 검사진료기술에 병합시키지 않으면 안 된다. 더욱 금후의 의료는 의사와 질 높은 검사기술을 몸에 간직하여 질병을 이해하는 임상검사기사와의 연대가 절대로 필요하다고 생각된다. 따라서 의료계의 교육현장에서는 사람의 세포~조직~개체를 통하여 정상과 이상의 차이를 포착하여 급속히 진전하는 첨단기술에 어울리는 교과서가 필요하다.

본서의 내용은 기본적이고 일반적인 것을 정선하여 독자들에게 이해를 증진시킬 목적으로 실습을 기술했고, 여기에 참신한 것을 추가하여 독자들이 흥미를 갖도록 노력했으며, 또한 생화학검사나 화학검사의 영역으로부터 유전자검사까지를 설명하여 임상검사기사 국가시험의 수험이나 전문 임상검사사 자격취득을 목표로 하는 학생의 학습을 위해서 저술한 것이다. 그러나 내용상 부족한 부분도 있을 것으로 사료된다.

필자는 학식이 천박한 자로서 본서의 내용 중에 뜻이 잘 통하지 않는 곳도 적지 않으리라고 생각되기 때문에 독자 여러분의 아낌없는 충고를 바라마지 않는 바이다.

끝으로 본서의 필요성을 인식하고, 집필을 강력히 권고해 주신 선후배들과 동료들, 그리고 각종 학술정보를 제공해 주신 한국과학기술정보원의 관계자 여러분들에게 감사를 드리며, 또한 출판을 기꺼이 허락해 주신 동명사 임직원 여러분들에게 심심한 사의를 표하는 바이다.

2015년 7월

정평진

제3장 생체분석의 원리와 방법 079

제7장 지방산과 지질 203

제 1 장

생체의 구성성분

1. 생체구성 성분

1-1. 생체원소

고등학교의 교과서에서 친숙한 원소주기율표에는 자연계에 존재하는 92종의 원소와 인공적으로 합성한 약 30종의 원소가 질서정연하게 늘어서 있다. 그 중에서 우리들의 신체에는 자연계에 존재하는 원소의 약 3분의 1에 상당하는 약 34종의 원소가 포함되어 있다(표 1). 그러나 수량의 비율은 현저하게 치우쳐 있으며 산소, 탄소, 수소, 질소, 칼슘, 인의 6종 원소가 약 98%를 점유하고 있으며 나머지 대부분의 원소는 극히 미량에 불과하다.

표 1 생체원소

주요 원소	O, C, H, N, Ca, P(6종의 원소가 약 98%를 점유)
전해질로서 중요한 원소	Ca, P, S, K, Na, Mg, Cl(이들 원소는 대사반응, 세포내에서 정보전달, 근육의 수축 등에 활용)
미량원소	Fe, Zn, I, Cu, Co, Se(이들 원소는 호르몬 성분이나 효소의 활성화 등에 필수적)

산소와 수소는 주로 최대의 생체성분인 물에 함유되어 있다. 나머지 고형물에서 거의 대부분은 탄소를 함유하는 유기화합물이다. 탄소는 탄소 간에 혹은 다른 원자와 단일결합에 의한 4개의 공유결합을 형성할 수 있으며 생체분자의 기본구조로 되는 「탄소골격」을 형성한다. 탄소원자가 이중결합, 삼중결합을 형성하면 화학적 성질이나 다른 분자와의 반응성이 변한다. 이와 같이 탄소가 가지는 화학적 성질이 뒤에서 설명하는 각종 생체분자(당질, 지질, 단백질, 누클레오티드 등)의 다양성을 생성하는 근원으로 되고 있다.

칼슘, 인, 유황, 칼륨, 나트륨, 마그네슘, 염소 등은 생체내부에서는 전하를 가지는 이온으로서 기능을 발휘한다. 생체내부에서 일어나고 있는 각종 에너지 대사나 DNA의 유전정보를 해독하고 단백질을 합성하는 과정, 세포막을 매개하여 세포외부의 정보를 세포내부로 전달하는 과정, 근육의 수축, 혈청의 응고 등에는 이들 이온의 다이나믹한 작용이 반드시 필요하다.

수량으로서는 극히 미량밖에 존재하지 않는 기타의 원소도 각각 우리들의 생체에 있어서 중요한 역할을 수행하고 있다. 예를 들면, 철의 약 65%는 적혈구에 함유되는 헤모글로빈으로서 존재한다. 편식이나 극단적인 다이어트 등으로 체내에 저장되어 있는 철이 감소되면 철결핍 빈혈을 일으킨다. 또한, 요오드는 갑상선 호르몬의 중요한 구성성분으로서 요오드 결핍에 의하여 갑상선 호르몬이 저하하면 전신의 대사가 저하하여 피로하기 쉽게 되며 피부가 건조하기도 한다.

우리들은 이들의 원소를 자신들의 체내에서 제조할 수 없다. 따라서 장내에서 항상 존재하고 있는 세균으로부터 공급되는 일부의 성분을 제외하고, 모든 음식물로부터 섭취하지 않으면 안 된다. 건강한 사람은 특별한 주위를 하지 않아도 일상생활에서 밸런스가 취해진 식사를 하고 있으면 약 34종의 원소를 체너에 공급시킬 수 있다. 그러나 식사를 편재하기 쉬운 알코올 의존증 사람들이나 충분한 음식물을 섭취하기 어려운 일부의 개발도상국가의 어린이들은 영양실조로부터 오는 각종 질환에 걸리기 쉬울 뿐만이 아니고, 미량원소의 결핍증상이 나타난다. 또한, 의식장해 등이 있든지 자기 스스

표 2 인체의 생체구성원소의 비율

원소	기호	백분율(%)
산소	O	65
탄소	C	18
수소	H	10
질소	N	3
칼슘	Ca	2
인	P	1.1
칼륨	K	0.35
유황	S	0.25
나트륨	Na	0.15
염소	Cl	0.15
마그네슘	Mg	0.05
철	Fe	0.004
구리	Cu	0.00015
망간	Mn	0.00013
요오드	I	0.00004
코발트	Co	미량
아연	Zn	미량
규소	Si	미량

로 식사를 할 수 없고, 중심 정맥영양 등으로 생명을 유지하고 있는 환자에 대해서는 필요한 원소를 모두 섭취하고 있는지 어떤지를 의료종사자가 체크하지 않으면 안 된다. 반대르 최근 상당히 많은 종류가 시판되기에 이른 순환에 의하여 체내에는 미량밖에 존재하지 않는 원소를 과잉으로 섭취하는 것이 문제로 되고 있다. 음식물 중에는 조금밖에 함유되어 있지 않은 원소를 과잉으로 섭취하면 어떤 증상을 일으킬지 아직 알 수 없는 것이 많다(표 2).

1-2. 생체물질

우리들의 신체를 구성하고 있는 분자 중에서 가장 많은 것은 물 분자이다. 인간의 몸에 함유되는 수분량(체중에 점유되는 중량)은 나이(세월의 경과)에 따라서 감소하여 유아에서 약 70%, 성인에서 약 60%, 고령자에서 약 50%로 유지되고 있다. 물 이외의 고형물은 거의 대부분이 유기화합물로서 당질, 지질, 단백질, 누클레오티드의 4가지로 크게 분류된다. 이들 중에서 생체에너지 통화라고 불리고 있는 아데노신 5'−삼인산(ATP)이라고 말하는 누클레오티드나 비타민 혹은 어떤 종류 호르몬 등은 비교적 작은 저분자화합물이다. 한편, 기본으로 되는 구성단위가 다수 연결된 중합체가 많다. 예를 들면, 단백질은 아미노산 DNA나 RNA 등의 핵산은 누클레오티드의 중합체이다(표 3).

표 3 생체를 구성하는 물질

물질	구성물질의 예
물	세포외액, 세포내액
단백질	효소, 구조 단백질, 세포골격, 수용체
지질	인지질, 콜레스테롤, 중성지방, 스테로이드
핵산	DNA, RNA
당질	글루코오스, 펩티드글리칸, 셀룰로오스
미량 성분	호르몬, 비타민, 생리활성물질
무기 염류	Na, Cl, K, Ca, Fe, Zn, Se

(1) 물

우리들의 신체를 구성하고 있는 물은 혈액 중에 각종 생체분자를 용해시켜서 돔의 구석구석까지 운반하는 것뿐만이 아니고, 피하조직 등에 존재하며 탄력을 제공하여 우리들의 신체를 지탱하고 있다. 더욱, 생체내부에서 쉬지 않고 수행하고 있는 각종 대사반응에도 물 분자가 반드시 필요하다. 물 분자에 존재하는 2개의 수소원자는 약하게 양으로 하전하고 있으며 산소원자는 음으로 하전하고 있다. 이 전기적인 편재를 극성이라고 말한다. 물 분자의 수소원자는 다른 물 분자의 산소원자를 끌어

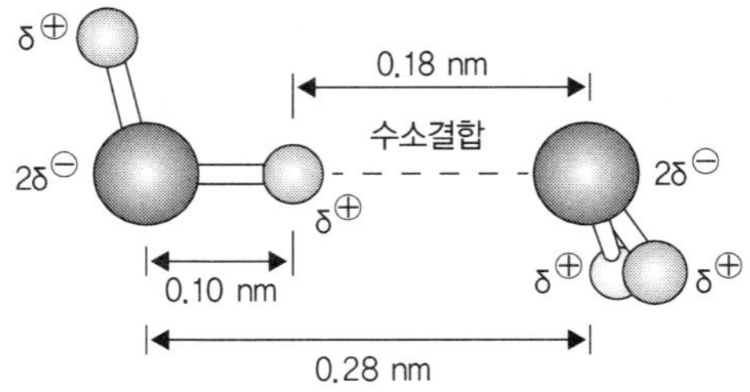

2개의 물 분자는 수소결합을 형성한다. 물 분자에 있어서 수소원자는 정전하를 띠고 있으며 다른 물 분자의 산소원자를 끌어당긴다(수소결합).

그림 1

당겨서 수소결합을 형성한다(그림 1). 또한, 물은 물 이외의 극성분자를 용해시켜서 생체내부에서 수행하고 있는 대사반응에 있어서 용매로서 작용하고 있다.

(2) 당질

당을 구성하고 최소단위는 단당이다. 단당은 탄소 수 3개 이상 복수의 히드록시기(−OH)를 가지는 다가알코올이며, −C(=O)−로서 표시되는 2가의 카르보닐기를 가지고 있다. 이 카르보닐기가 알데히드기인 당을 알도오스(aldose), 케톤기인 당을 케토오스(ketose)라고 말한다. 또한, 탄소 수 4개 이상의 단당에는 히드록시기의 입체배치가 다른 복수의 이성체가 존재한다. 또한, 각각의 단당에는 D형과 L형으로서 서로 거울상의 관계가 있는 이성체(에난티오머)가 존재한다. 천연에 존재하는 단당은 대부분 D형인 것으로 알려져 있다.

개개의 단당에 부여되어 있는 명칭과는 달리, 탄소 수가 같은 단당을 정리하여 불리는 명칭이 있다. 예를 들면, 탄소 수가 3, 4, 5, 6의 당은 각각 3탄당(triose), 4탄당(tetrose), 5탄당(pentose), 6탄당(hexose)라고 불리고 있다. 생체에 있어서 특히 중요한 글루코오스는 탄소 수 6개의 알도오스(알도헥소오스)의 일종이다. 글루코오스를 비롯하여 생체내부에 존재하는 헥소오스나 펜토오스는 대부분이 체액 중에서 고리구조를 취하고 있다. 글루코오스의 경우는 알데히드기 C_1 위치와, 히드록시기 C_5 위치가 반응하여 고리구조로 된다(그림 2).

고리상태 당의 히드록시기들이 탈수 축합한 것을 글리코시드결합이라고 말한다. 2개의 단당(monosaccharide)이 글리코시드결합하여 형성된 2당류에는 글루코오스 2분자로부터 형성되는 말토오스(maltose)나 글루코오스(glucose)와 갈락토오스(galactose)로 형성되는 락토오스(lactose) 등이 있다.

다당(polysaccharide)에는 단일의 단당으로부터 형성되는 호모다당과 2종류 이상의 당으로부터 형

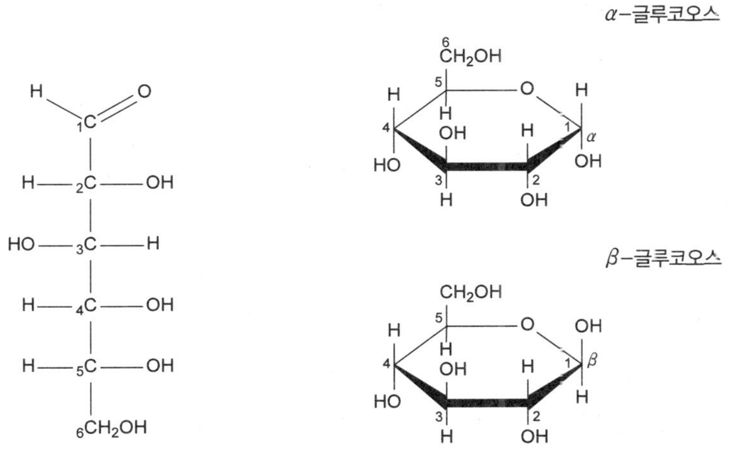

열린사슬형 고리상태형

그림 2 D-글루코오스의 구조

표 4 주요한 다당

종류	명칭	구조	편재, 기능
저장다당	전분 〃 〃 글리코겐	α-글루코오스 아밀로오스 : 분지구조 없음 아밀로펙틴 : 분지구조 있음 α-글루코오스 : 분지구조 있음	식물 에너지 저장 동물(간장, 근육) 에너지 저장
구조다당	셀룰로오스 키틴	β-글루코오스 : 섬유상, 불용성 *N*-아세틸글루코사민 : 섬유상,불용성	식물의 세포벽 절족동물외골격, 세균세포벽
기능다당	글리코사미노글리칸 (산성 무코다당)	아미노당과 당산의 반복구조, 산성, 친수성 (헤파린, 콘드로이틴황산, 히알루론산 등)	결합조직(연골, 힘줄, 피부 등) 점성과 탄력을 제공, 혈액응고저해(헤파린)

성되는 헤테로다당이 있다. 또한, 그의 기능에 따라서 생체내부에서 에너지 저장물질로 되는 저장다당(reserve polysaccharide), 생체를 구성하는 재료로 되는 구조다당(structural polysaccharide), 특수한 기능을 가지는 기능다당(functional polysaccharide)으로 분류된다(표 4).

주요한 저장다당은 글루코오스의 호모다당으로서 식물에서는 전분, 동물에서는 글리코겐이라고 말한다. 글리코겐은 글루코오스를 섭취한 후, 즉 식후에 합성이 왕성해지며 입자상 분자로서 간장이나 근육에 비축된다. 공복 시에는 간장의 글리코겐이 분해되어 글투코오스로 되며 에너지원으로서 사용된다. 구조다당의 셀룰로오스는 식물 세포벽의 주성분으로서 지구상에서 가장 많은 유기화합물로서 알려져 있다. 셀룰로오스도 글리코겐과 마찬가지로 글루코오스의 호모다당이다. 단, 환상글루코오스로 생성되는 α-와 β-의 입체이성체 중에서, 전분이나 글리크겐은 α-글루코오스, 셀룰로오스는 β-글루코오스가 중합한 것이다. 이와 같은 차이에 따라서 글리코겐이나 전분은 물에 잘 용해하는데 대해서, 셀룰로오스는 불용성의 섬유상분자로서 존재한다.

절족동물의 외골격을 형성하는 키틴은 글루코오스의 유도체인 N-아세틸글루코사민으로 구성된다. 글리코사미노글리칸(glycosaminoglycan)은 당의 유도체인 아미노당과 당산의 반복구조를 가지는 헤테로다당이다. 글리코사미노글리칸은 산성 무코다당이라고 불리며, 가끔 황산기가 결합하여 다수의 물 분자가 결합한 점액으로서 존재한다. 주요한 글리코사미노글리칸에는 헤파린, 콘드로이틴황산, 히알루론산 등이 있으며 조직에 외력에 대한 저항성과 탄력을 제공하고 있다. 또한, 헤파린은 혈액응고 저해작용을 가지며 의료에 이용되고 있다. 다당이 단백질이나 펩티드와 결합한 것을 각각 프로테오글리칸(proteoglycan), 펩티드글리칸(peptide glycan)이라고 말한다. 연골조직이나 세균의 세포벽을 형성하고 있다. 또한, 당사슬은 호르몬이나 세포막 수용체 등의 단백질에 결합하여 그의 기능을 조절하고 있다. ABO식 혈액형을 결정하는 항원은 적혈구 막표면에 결합하는 당사슬로 구성되어 있다.

(3) 지질

당질이나 단백질에 비하여 지질의 구조와 기능은 다종다양하다(그림 3). 그의 역할도 다채로우며, 인간의 체너에서는 에너지 저장물질이나 생체막의 주요한 구성성분으로 되어있는 이외에 신경의 수초(myelin sheath), 호르몬, 지용성 비타민 등의 각종 기능을 담당하고 있다.

가장 단순한 구조를 가지는 지질은 지방산으로서 많은 지질의 구성성분으로 된다(표 5). 지방산은 긴 탄화수소의 사슬을 가지는 카르복실산이다. 탄소-탄소 간에 이중결합이 없는 지방산을 포화지방산, 이중결합이 있는 지방산을 불포화지방산이라고 말한다. 포화지방산은 상온에서는 고체이지만, 불포화지방산은 액체이다. 또한, 불포화지방산의 리놀산(lnolic acid)이나 α-리놀렌산(α-linolenic acid)은 필수지방산이라고 불리고 있으며 사람의 체내에서는 합성할 수 없기 때문에 식물유 등의 음식물로부터 섭취할 필요가 있다. 에이코사노이드라고 불리고 있는 각종 생리활성물질은 탄소 수 20개로서 4개의 이중결합이 있는 아라키돈산이라고 말하는 불포화지방산으로부터 합성된다.

지질은 같은 분자량의 당질에 비하여 대사될 때에 보다 많은 에너지를 발생한다. 주요한 에너지 저장지질은 트리글리세리드(중성지방)로서 글리세롤에 3개의 지방산이 에스테르결합한 구조를 가진다. 트리글리세리드와 마찬가지로 글리세롤골격을 가지지만, C_3 위치에 지방산이 아니고 인산기가 결합된 것은 글리세린지질이라고 말한다. 글리세린지질의 2개 지방산은 소수성이고, 인산기를 가지는 부분은 친수성이기 때문에 1개의 분자내부에 소수성과 친수성 부분이 존재한다.

생체막은 2층의 양쪽 친매성 지질이 친수성 부분을 바깥쪽으로 하여 중첩된 지질 이중층이 기본

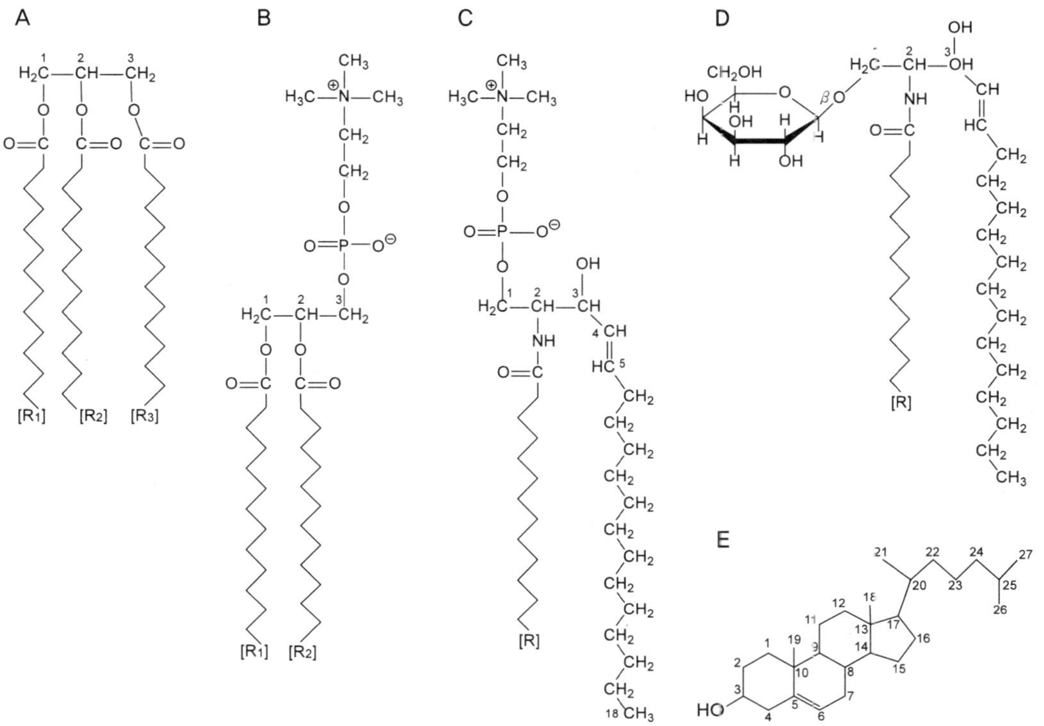

	A	B	C	D	E
명칭	트리글리세리드	포스파티딜콜린	스핑고미엘린	세리브로시드	콜레스테롤
기본골격	글리세롤	글리세롤	세라미드	세라미드	이소프렌
성질	소수성	양쪽 친매성	양쪽 친매성	양쪽 친매성	양쪽 친매성
역할	에너지 저장	생체막 주성분	세포막, 미엘린	세포막, 미엘린	세포막, 호르몬

그림 3 주요한 지질의 구조

표 5 주요한 긴 사슬 지방산

탄소 수	이중결합 수	긴 사슬 지방산 명칭
C16	0	팔미트산(Palmitic acid)
C16	1	팔미톨레산(Palmitoleic acid)
C18	0	스테아르산(Stearic acid)
C18	1	올레산(Oleic acid)
C18	2	리놀레산(Linoleic acid)
C18	3	리놀렌산(Linolenic acid)
C20	4	아라키돈산(Arachidonic acid)
C20	5	에이코사펜타엔산(Eicosapentaenoic acid)
C20	6	도코사헥사엔산(Docosahexaenoic acid)

구조로 된다. 포스파티딜콜린(레시틴)으로 대표되는 글리세로인지질은 생체막의 주요한 구성성분이다. 그 밖의 양쪽 친매성 지질에는 스핑고지질이 있다. 스핑고지질은 뇌에 많이 분포되어 있다. 콜레스테롤 등의 스테로이드는 3개의 6원환과 1개의 5원환이 축합된 기본구조를 가진다. 유리된 콜레스테롤은 양쪽 친매성 지질로서 글리세로인지질과 함께 생체막의 구성성분으로 된다. 또한, 부신피질호르몬이나 담즙산(bile acid) 등도 스테로이드의 일종으로서 생체내부에서 각종 기능을 발휘하고 있다(표 3).

한편, 말초조직의 콜레스테롤이 과잉으로 되면 혈관벽에 축적되어 동맥경화의 원인으로 된다. 콜레스테롤의 C_3 히드록시기에 지방산이 에스테르결합 한 것을 콜레스테롤에스테르라고 말한다. 콜레스테롤에스테르는 소수성이 강하고, 저장형 콜레스테롤이라고도 말한다.

(4) 아미노산과 단백질

단백질은 아미노산의 중합체이다. DNA의 유전정보로부터 번역되며 단백질을 구성하는 아미노산은 20종류가 있으며 표준(또는 공통) 아미노산이라고 말한다(표 6). 이들의 아미노산은 α-위치의 탄소에 수소원자, 아미노기, 카르복실기, 가지가 결합된 구조를 가지고 있다. 그 중에서 가지가 수소원자인 글리신 이외의 아미노산의 α-탄소는 비대칭탄소로서 결합하는 4개의 치환기가 모두 다르다.

아미노산에도 당의 항에서 설명한 바와 같이 거울상 관계가 있는 D형과 L형이 존재하며, 천연에 존재하는 아미노산의 대부분은 L형인 것으로 알려져 있다. 아미노산은 생리적인 조건(pH 7.35~7.45)에서는 아미노기가 양으로, 카르복실기가 음으로 하전한 양쪽성 이온으로서 존재한다. 표준 아미노산은 가지의 구조에 의하여 6개의 그룹으로 분류된다. 그 중에서 알킬 가지를 가지는 이소류신, 발린, 류신 등은 소수성이 강하다.

한편, 염기성 가지를 가지는 아르기닌이나 리신, 산성 가지를 가지는 아스파르트산이나 글루탐산은 친수성이 강하다. 기타, 단백질을 구성하는 아미노산의 가지에는 결정된 화학수식을 받는 것이 있다. 예를 들면, 티로신, 세린, 트레오닌 잔기의 히드록시기는 인산화 되어 수용체 분자의 세포내부 정보전달을 활성화한다. 또한, 아스파라긴, 세린, 트레오닌 잔기의 가지에는 당사슬이 결합한다.

2개 아미노산의 아미노기와 카르복실기가 탈수 축합한 것을 펩티드결합이라고 말한다. 단백질은 약 50개 이상의 아미노산이 펩티드결합한 폴리펩티드 사슬이다. 유전정보에 의하여 단백질이 합성될 때는 아미노기가 유리하고 있는 아미노산(N 말단)을 선두로 하고, 카르복실기가 유리하고 있는 아미노산(C 말단)까지 아미노산이 순번으로 연결된다. 이 아미노산 배열의 순서를 나타낸 것을 단백질의 1차 구조라그 말한다. 1차 구조를 규정하는 결합은 강력한 공유결합으로서 펩티드결합 이외에 2개의 시스테인 잔기의 티올기는 산화되어 결합한 디술피드 결합이 있다.

표 6 표준 아미노산(20종)

- *α*-아미노산의 기본구조

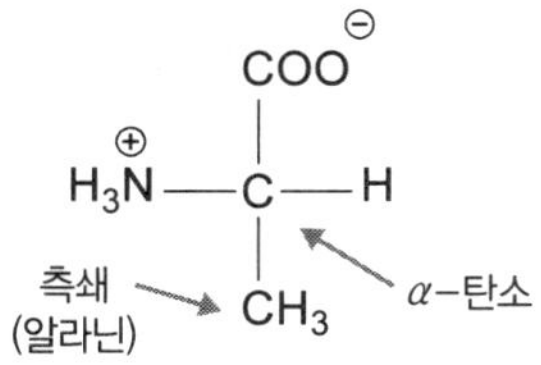

글리신을 제외한 표준아미노산의 *α*-탄소는 모두 비대칭탄소이다.

- 인간의 필수 아미노산
  → 인간의 체내에서는 합성할 수 없는 아미노산
  Leu, Ile, Val, Phe, Trp, Met, Thr, Lys, His

지방족 아미노산	3문자 생략기호와 1문자 생략기호
글리신(Glycine)	Gly(G)
알라닌(Alanine)	Ala(A)
류신(Leucine)	Leu(L)
이소류신(Isoleucine)	Ile(I)
발린(Valine)	Val(V)
프롤린(Proline)	Pro(P)
방향족 아미노산	
페닐알라닌(Phenylalanine)	Phe(F)
티로신(Tyrosine)	Tyr(Y)
트립토판(Tryptophan)	Trp(W)
유황함유 아미노산	
메티오닌(Methionine)	Met(M)
시스테인(Cysteine)	Cys(C)
수산기를 가지는 아미노산	
세린(Serine)	Ser(S)
트레오닌(Threonine)	Thr(T)
염기성 아미노산	
리신(Lysine)	Lys(K)
아르기닌(Arginine)	Arg(R)
히스티딘(Histidine)	His(H)
산성 아미노산과 아미드 유도체	
아스파르트산(Aspartic acid)	Asp(D)
글루탐산(Glutamic acid)	Glu(E)
아스파라긴(Asparagine)	Asn(N)
글루타민(Glutamine)	Gln(G)

괄호내에는 3문자 생략기호와 1문자 생략기호

사슬상태로 연결된 아미노산간에는 4종류의 공유결합(수소결합, 전하-전하 상호작용, 소수성 상호작용, van der waals 힘)이 작용하여 단백질의 중첩이 일어난다. 이 중에서 규칙적인 수소결합에 의하여 나선상태, 시트상태의 반복구조를 취하고 있는 것을 *α*-헬릭스(*α*-helix), *β*-시트(*β*-sheet)라고 말한다. 이들은 많은 단백질에 공통적으로 관찰되는 구조로서 단백질의 2차 구조라고 말한다. 단백질 전체가 중첩구조를 나타내는 것을 3차 구조라고 말하며, *α*-헬릭스나 *β*-시트의 조합에 의하여 생성된 특징적인 구조를 모티브(motive)라고 말한다. 또한, 몇 거의 단백질이 집합되어 기능하는 다량체 단백질의 구조를 나타내는 것을 4차 구조라고 말하며, 구성하는 개개의 단백질을 서브유닛(sub unit)이라고 말한다. 예를 들면, 헤모글로빈 분자는 α–사슬과 β–사슬이 각각 2개씩 4량체로서 존재한다.

이와 같은 공간적·입체적인 단백질의 구조는 X선 결정해석법이나 핵자기공명(NMR : nuclear magnetic resonance)법으로 해석할 수 있다. 한편, 열, 산, 알칼리, 높은 염농도 등의 조건에서 단백질을 처리하면 비공유결합이 절단되며 펩티드결합이 남기 때문에 신장된 사슬로 된다. 이것을 단백질의 변성이라고 말한다.

(5) 누클레오티드

누클레오티드(nucleotide)는 5탄당(리보오스 또는 2–데옥시리보오스), 질소를 함유하는 염기, 적어도 1개의 인산으로 형성된다(그림 4).

대표적인 누클레오티드의 아데노신 삼인산(ATP : adenosine triphosphate)은 생체내부의 에너지 통화라고도 불리고 있으며 에너지대사에 있어서 중요한 역할을 하고 있다. ATP에 있어서 3개의 인산기에는 4개소의 음으로 하전되어 있는 부위가 있다. 이들은 서로 반발하고 있기 때문에, 인산기들을 결합시키기 위해서는 높은 내부에너지를 필요로 하고 있다. 또한, 누클레오티드에는 사이클릭의 아

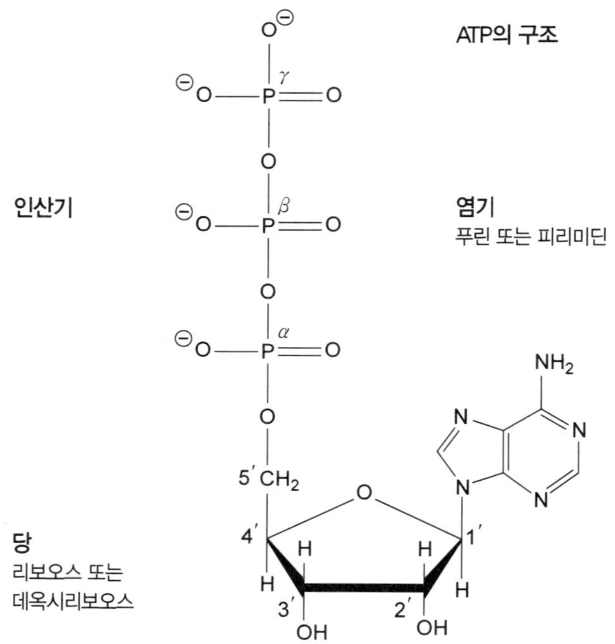

그림 4 누클레오티드의 구조

데노신 일인산(AMP : adenosine monophosphate)과 같이 세포내부의 시그널 전달분자로서 기능하고 있다. 수용성 비타민인 비타민B_1, B_2가 활성화 되어 산화환원효소의 보효소로서 작용하는 경우에도 누클레오티드의 구조를 취한다.

핵산(DNA, RNA)은 누클레오티드의 중합체이다. 누클레오티드 염기는 푸린과 피리미딘으로 분류된다. 데옥시리보핵산(DNA : deoxyribonucleic acid)을 구성하는 누클레오티드는 푸린 염기가 아데닌(A)이나 구아닌(G)이고, 피리미딘 염기는 티민(T)이나 시토신(C)의 어느 것이다. 이들 중에서 티민은 DNA를 구성하는 누클레오티드에서만 관찰되는 염기이고, 리보핵산(RNA : ribonucleic acid)은 티민이 아니고 우라실(U)이 구성성분(이외에는 DNA와 마찬가지)으로 된다(그림 5).

핵산은 누클레오티드에 당의 C_3 위치에 결합하는 인산기와 에스테르결합하는 것에 의하여 중합화된 것이다. 따라서 선두의 누클레오티드는 C_5 위치의 인산기가 유리하고 있으며(5' 말단), 최후의 누클레오티드는 C_3 위치의 히드록시기가 유리하고 있다(3' 말단). DNA가 2개의 사슬로 될 때에는 푸린과 피리미딘간에 상보적인 수소결합이 형성된다. 이 중에서 아데닌은 티민과 2개의 수소결합을 형성하고, 구아닌은 시토신과 3개의 수소결합을 형성한다. DNA를 주형으로 RNA가 합성될 때에는 티민 대신에 우라실이 아데닌과 결합한다. 또한, DNA를 구성하는 누클레오티드의 당은 2-데옥시리보오스이고, RNA나 기타의 누클레오티드의 당은 리보오스이다.

피리미딘 푸린

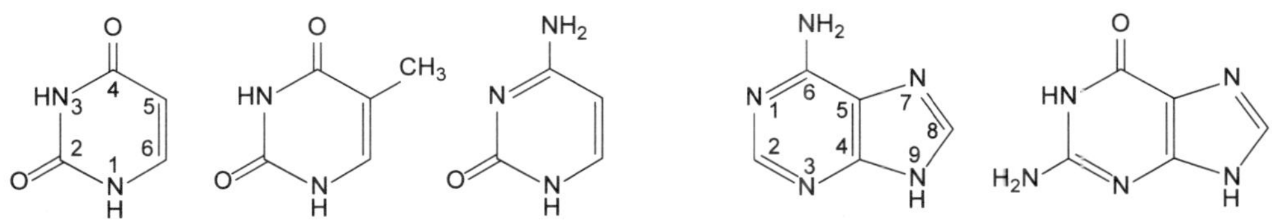

우라실 (U) 티민 (T) 시토신 (C) 아데닌 구아닌

그림 5 **핵산의 재료로 되는 염기**

1-3. 물질의 대사

생물이 활동하기 위해서는 또한 생명을 유지하기 위해서는 에너지가 필요하다. 그 생화학적 과정이 대사이다(에너지 대사). 생체내부에서 에너지는 주로 ATP에 의하여 매개되고 있다. 그 ATP의 활동 중에서 생체물질이 합성되기도 하고, 분해되기도 하는 상호 변환반응이 진행된다(물질대사). 이

반응의 유지는 효소가 담당하고 있다.

세포내부에서의 대사는 각종 효소반응에 의하여 수행되고 있지만 이들은 여러가지 대사경로로 형성되어 있다. 중요한 생체의 구성요소인 단백질, 지질, 당은 각각 기본 구성단위인 아미노산, 지방산, 단당류로부터 생성되며 또한 그것으로 분해된다. 이들의 구성단위는 중간 대사산물이나 기본 구성단위를 매개하여 상호 변환된다.

1-4. 항상성

항상성(homeostasis)은 homeo(동질), stasis(상태)을 의미하는 그리스어로부터의 파생어로서 생체 내외의 환경인자가 변해도 생체상태가 일정하게 유지된다고 하는 생체에 있어서 매우 중요하고, 또한 생명을 유지하기 위해서도 중요한 특징의 하나이다. 대사의 항상성이 유지되는 것에 의하여 체온이나 혈압, 체액의 밸런스, 에너지 밸런스, 면역메커니즘 등의 각종 유지 장치의 기능이 유지된다. 개인의 임상검사자료가 크게 변동하지 않는 것도 항상성이 유지되고 있기 때문이다.

1-5. 생체의 리듬

생체에는 일정한 주기로서 신체의 활동을 변동시키는 「생체리듬」이 갖추어져 있다. 예를 들면, 어두운 밤이 되면 졸리고, 아침이 되면 잠에서 깨어나는 하루를 24시간으로 하는 주기의 수면·각성의 리듬이나, 거의 1개월 주기의 월경의 리듬 등이 있다. 어느 것이나 호르몬 분비의 리듬이라고 생각되며 혈압이나 체온도 그것에 따라서 영향을 받는다. 그리고 이것이 시상하부에 있는 「체내 시계」에 의한 것으로서 「시계 유전자」에 프로그램 되어있는 것으로 판명되었다. 하루는 24시간이지만, 인간의 체내 시계는 통상 약 25시간이기 때문에 매일 약간씩 조정되고 있다.

흥미 있는 것으로서 질환에는 잘 발생하는 시간대가 있는 것으로 알려져 있다. 예를 들면, 급성 심근경색은 아침에 일어난 후 2시간 이내가 가장 발병하기 쉽다. 그 이유로서 아침에는 탈수상태로 되어있는 것과 활동개시를 위해서 카테콜아민이 증가하여 교감신경 우위로 되기 때문에 혈압이 상승하는 것 등에 의하여 혈액이 응고하기 쉬운 상황으로 된다고 생각되고 있다.

2. 세포의 구조와 작용

2-1. 세포의 기본구조

인간 등의 진핵생물 세포는 편평상, 원주상, 방추상, 구상 등의 여러가지 형태를 나타낸다. 이들은 어느 곳에서 무엇을 하고 있을까? 이들은 목적에 따라서 다르게 활동하고 있다. 세포의 표면은 세포막으로 싸여 있으며 외계를 격리시키고 있다. 세포막 등의 생체막 기본구조는 지질의 이중구조로서 수용체, 트랜스포터, 채널 등의 단백질이 결합하고 있다(그림 6).

세포내부에는 세포내 소기관(organelle)이 존재한다. 세포내 소기관 중에서 핵과 미토콘드리아는 내막과 외막의 2개 지질의 이중층이 있으며 세포막(cell membrane), 소포체(endoplasmic reticulum), 골지체(golgi body), 리소솜(lysosome), 퍼옥시솜(peroxisome) 등은 단일의 지질 이중층으로 형성되어 있다. 한편, 이외의 세포질(시토솔, cytosol)에는 선유성의 세포골격, 단백질 합성의 폴리솜(ribosome이 연결된 것), 프로테아솜(단백질 분해의 장소) 등의 구조물 이외에 분해당 계통을 비롯한 대사계통을 담당하는 효소나 시그널 전달계통의 분자그룹이 존재한다. 세포골격은 세포운동을 담당하는 액틴(actin), 세포내 이동을 담당하는 미소관(튜불린, tubulin), 세포 견퇴를 담당하는 케라틴(keratin)이나 비멘틴(vimentin)의 대별해서 3계통 분자가 있다.

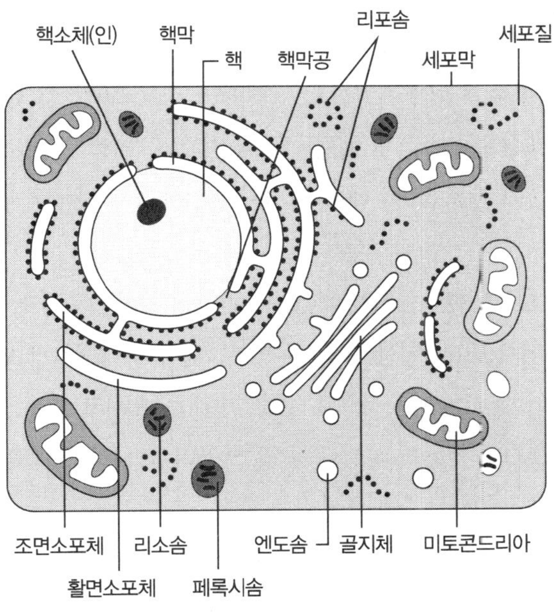

그림 6 세포의 기본구조

2-2. 세포내 소기관의 기능

(1) 생체막의 기능

생체막은 새포 내외의 장벽으로 되는 것과 함께, 물질의 선택적인 수송에 관여한다. 효소나 이산화탄소와 같은 저분자물질, 에탄올이나 글리세롤 등의 전하를 가지지 않는 극성분자는 농도의 기울기에 따라서 확산·통과할 수 있다. 한편, Na^+나 Cl^-과 같은 전해질이나 당·아미노산은 생체막을 자유로 통과할 수 없다. 즉, 장벽으로서 작용한다. 그러나 이들의 물질을 통과시키는 메커니즘이 담보되어 있으며 이것이 막단백질의 트랜스포터나 채널이다.

농도의 기울기에 따라서 수동수송 이외에 에너지를 소비하여 능동수송을 수행한다. 예를 들면, 세포내부에 많은 K^+와 세포외부에 많은 Na^+의 농도 기울기는 Na^+/K^+ ATPase라고 하는 펌프효소가 ATP라고 하는 에너지를 사용하여 Na^+를 세포외부로, K^+를 세포내부로 수송하고 있다. 에너지가 고갈되기도 하고, 저온에서 이 효소작용이 나빠지면 Na^+는 세포내부로 K^+는 세포외부로 농도 기울기에 따라서 이동한다. 용출되지 않는 데에도 전체 혈액을 저온에 두면 혈장(혈청)으로 높은 K로 되는 것은 이와 같은 때문이다(표 7).

(2) 물질수송

세포내부의 리소솜으로 합성된 단백질은 세포질의 가용성 분획에 정지하는 것도 있고, 선택수송이 작동하여 각종 세포내의 소기관이나 막으로 이행하는 것도 있다. 이 합성 후의 목적지는 유전자에 기록되어 있다. 즉, 단백질에는 시그널 펩티드(편재 시그널, 이행 시그널)라고 불리는 짧은 펩티드 배열이 결합되어 있기 때문에 세포질내부에서 합성되는 단백질이 기능을 발휘하는 부위에 정확하게 이행할 수 있다.

핵막공을 통하는 핵의 수송, 미토콘드리아막을 통과하여 수송, 소포체, 골지체, 퍼옥시솜 등으로 수송, 편재화는 미리 지령되어 있다. 예를 들면, 미토콘드리아에 이행하기 위해서 시그널 배열이 있으면 그 효소는 미토콘드리아에 배치되는 것으로 된다. 반대로 유전자 변이 등에 의하여 그 시그널 펩티드의 이형에 이상이 발생되면 작용하는 정규의 장소에 이행할 수 없게 되며 각종의 선천대사 이상을 일으키는 원인으로 된다.

막성분이나 분비 단백질 등의 수송, 물질 획득에는 수송소포가 이용된다. 이것을 소포수송이라고 말한다. 즉, 운반해야 할 단백질을 획득한 형태로서 소포가 형성되며 이것이 세포질내부를 이동하여 세포외부로 배출, 또는 반대로 물질 획득(endocytosis)을 수행한다.

표 7 세포내 소기관(organelle)의 특징

종류	구조	기능
세포막	세포표면을 덮는다. 지질 이중층에 각종 수용체나 이온 채널 등의 단백질이 부유된 상태	외계의 변화를 세포에 전달한다. 내부의 항상성을 유지시킨다. 외계로부터 방호
핵	이중층의 핵막에 덮여 있으며 DNA, 히스톤 이외의 핵 단백질과 크로마틴을 형성	DNA를 함유하고, 유전정보의 복제와 보관을 수행한다.
미토콘드리아	2개의 지질 이중층의 막에 의하여 싸여 있으며 안쪽은 격벽에 의하여 차폐	호흡효소를 가지고 있으며 세포호흡에 관여하고, ATP 에너지의 공급원이다. 독자의 게놈을 가지며 모성 유전된다.
퍼옥시솜	1개의 지질 이중층의 생체막에 싸여 있는 구형의 소포	다수의 산화효소를 가지며 지질의 산화나 아미노산·푸린 등의 물질대사를 수행
소포체	리보솜이 부착된 조면소포체에 부착되지 않는 활면소포체가 있다.	조면소포체는 단백질 합성이 왕성하며, 단백질의 합성, 중첩, 당사슬의 부가와 수식 등의 프로세싱 수행
골지체	소포체에 근접된 편평한 막구조	막단백질과 분비단백질의 당사슬 수식과 단백질의 선별
리보솜	60S와 40S의 서브유닛으로 형성되는 80S 리보핵 단백입자	단백질 합성 공장으로서 작동
리소솜	일중의 생체막으로 형성되는 조밀한 소포	핵산, 단백질, 지질의 분해효소 저장창고로서 세포외부로부터 획득된 것이나 자기소화를 수행하는 소각로, 자살포대
엔도솜	일중의 생체막으로 형성되는 소포	세포외로부터 물질을 엔도사이토시스로서 수확된 것은 분해하여 재이용하든지 리소솜과 융합하여 분해한다.

(3) 세포내 소기관의 상호관계

막구조로서 포위된 세포내 소기관은 이들이 독립되어 있는 것이 아니다. 거친 소포체로서 합성된 단백질은 막단백질로서 막으로 싸이는 것과 소포체 내부에 비축되는 것으로 분류된다. 조면소포체로부터 수송소포가 출아하여 골지체로 이동하여 융합하고, 골지체르서 막단백질이나 분비단백질로 당사슬의 수식을 수행한다.

골지체로부터 내부에 리소솜 독자의 막단백질이나 분해효소류를 농축한 소포가 출아하면 이것은 리소솜으로 된다. 리소솜에서는 세포외부로부터 싸이는 고분자나 고형물 등의 엔도솜 등과 융합하여 내용물을 소화한다. 골지체로부터 세포막이나 분비하는 물질을 함유한 소포가 출아하면 세포막에 운반되어 세포막과 융합하여 세포막의 보충이나 내용물의 세포외부로의 분비를 수행한다. 이와 같이 막으로 싸이는 소포를 잘 사용하여 세포내부의 수송을 원활하게 수행하고 있다(membrane traffic).

2-3. 세포분획

세포분획이란 세포를 파쇄 시킨 후, 사이즈나 밀도의 차이에 기인하여 원심분리기 등으로 핵·미토콘드리아·세포막 등의 세포를 구성하는 요소로 분리하는 것을 말한다. 분획된 세포내 소기관 등의 구성성분이나 기능을 해석하기 위해서는 필요한 조작이다. 분리된 분획의 검정에는 위상차현미경, 전자현미경에 의한 형태의 관찰, 소기관에 특이적인 효소나 단백질, 핵산, 지질의 측정을 수행한다. 각 분획의 대표적인 표지 단백질을 표 8에 나타낸다. 더욱, 세포분획에 의하여 얻어지는 분획에 마이크로솜이 있지만 이것은 세포를 균질화(homogenized) 시킬 때에 단편화 된 막기관에 형성된 소포이며, 세포내에 자연이 존재하는 것이 아니다.

표 8 세포분획에 의하여 얻어지는 각 분획의 대표적인 표지 단백질

세포내 소기관(Cell organelles)	표지 단백질(Marker proteins)
핵	histoneH1, RNA polymerase, 전사인자 Sp1
세포막	transferrin수용체(CD71), 상피세포증식인자수용체(EGFR)
미토콘드리아	cytochrome c oxidase, mitochondria HSP70(GRP75)
소포체(마이크로솜)	glucose–6–phosphatase
세포질(가용성 분획)	lactic acid dehydrogenase(LD), cadherin
세포골격	α–tubulin, β–actin, cytokeratin, vimentin

제 2 장

생체의 화학분석

생물화학분석은 생체의 모든 조직을 재료로서 취급하고, 질환이나 병태를 화학적으로 해명하는 것을 목적으로 하고 있다. 검사재료로서는 체액(혈액, 혈청, 혈장, 골수액 등), 배설물(소변, 대변 등), 분비물(위액, 췌액, 담즙, 타액, 땀, 정액 등), 천자액(복수, 흉수, 관절액 등) 등의 여러 가지가 있지만 통상 검사재료로서 사용되고 있는 것은 혈액과 소변이 거의 대부분이다.

생체는 화학적, 형태학적인 항상성이 유지되고 있다. 특히 혈액은 각종의 대사반응이 반복되고 있는 생체내의 모든 조직을 순회하고 있으며 그의 대사변화를 반영하고 있다. 질병이란 한마디로「항상성의 파종」의 결과라고 말할 수 있다.

생물화학분석에 제공되는 생체시료는 일반의 화학분석시료에 비하여 매우 복잡한 성분으로 구성되어 있으며 목적으로 하는 측정 대상성분의 거의 대부분은 극히 미량이다. 따라서 이들의 시료를 어떻게 변질·변성시키지 않고, 더욱 오염을 받지 않고 측정할 수 있을지 어떨지가 생체의 생리적 상태 혹은 병태를 정확하게 반영한 검사자료를 얻는 중요한 포인트로 된다.

희망하는 임상화학검사에 근접하기 위해서는 우선 생물화학분석의 기초를 이해하는 것이 기본으로 된다.

1. 물리화학적 성질

1-1. 화합물의 물성

자연계에 존재하는 대부분의 물질은 화합물, 혼합물이다. 화합물·혼합물을 구성하는 성분의 특징이나 물성을 이해하는 것은 각종 생성반응의 의미나 임상화학분야에서 생체성분 측정의 원리를 이해하는데 있어서 중요하다.

(1) 물질의 구성성분

모든 물질은 최소단위의 원자로 구성되고, 몇 개의 원자가 더욱 결합하여 분자 등의 안정한 기본적 입자로 되며 이 입자의 여러가지 형태가 물질을 구성한다. 원자는 전자(음 하전), 양자(양 하전), 중성자의 3개 소립자에 의하여 구성되어 있으며 원자의 중심에 있는 양자와 중성자로서 구성된 원자핵주위의 궤도를 전자가 초고속으로 회전하고 있다. 양자역학적으로 이 전자는 원자핵의 주위에서 전자각이라고 말하는 전자운이 확산된 형태의 궤도를 운동하고 있다. 이 전자각은 양자수로서 규정된 비연속적인 값을 취하는 궤도로서 원자핵에 가까운 순서로 에너지준위가 낮으며, 내부 쪽으로부터 K각, L각, M각, N각이라고 명명되고 있다.

양자와 전자의 수는 동수이고, 원자전체로서는 양과 음의 하전이 상쇄되어 전기적으로 중성으로 되어있다. 원자의 무게(질량)는 전자의 질량이 무시될 정도로 작기 때문에 양자와 중성자 질량의 총합에 거의 유사하며, 각 원자의 질량수로서 표시된다. 원자특성을 나타내는 주기율표(그림 1)는 횡렬을 주기, 종렬을 족이라고 말하며, 질량수가 작은 순서로 원자번호가 배치되어 있다.

원자번호는 각 원자의 양자수 및 전자수와 같은 값이다. 위에서 설명한 K각, L각, M각, N각의 각 전자각에 도입되는 전자의 수는 결정되어 있고, 원자핵으로부터 가장 바깥쪽의 최외각 전자를 가전자라고 말하며, 이 가전자가 원자의 화학적 성질을 결정하고 있다. 각 전자각 궤도에 배치되어 있

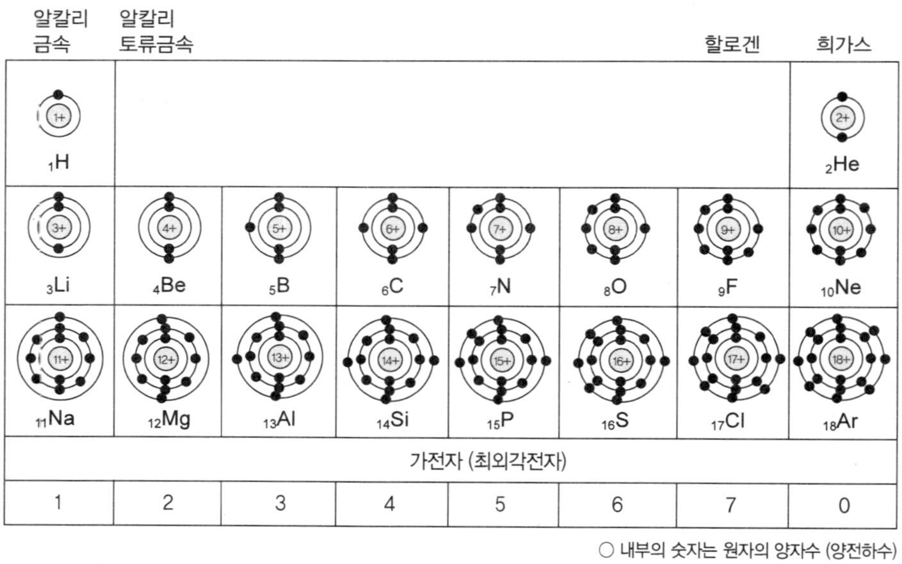

그림 1 주기율표 : 원자번호 1~18의 원자와 그의 전자배치

는 전자의 최대 수용 수는 K각 2개, L각 8개, M각 18개, N각 32개로서 그의 최대 수용 수로 충만된 상태가 안정한 전자배치로 된다.

(2) 이온의 생성

원자는 안정한 전자배치로 되려고 하는 성질인 8전자 규칙(octet rule)이 있으며 최외각에 있는 전자를 방출하기도 하고, 외부로부터 취하기도 한다. 예를 들면, 나트륨원자는 최외각의 M각에 1개의 전자를 보유하고 있으며 이것을 방출하는 것으로 안정화된다. 그 결과, 원자전체의 양자수(11개)가 전자 수(10개)보다도 1개 많아지며 1가의 양이온인 나트륨이온으로 된다.

$$Na - e^- \rightarrow Na^+$$

한편, 염소원자는 M각에 7개의 전자를 보유하고 있으며 1개의 전자를 취하는 것에 의하여 안정화된다. 그 결과, 양자 수(17개)보다도 전자 수(18개)가 1개 많게 되어 1가의 음이온인 염화물이온으로 된다.

$$Cl + e^- \rightarrow Cl^-$$

이와 같이 원자는 최외각의 가전자수에 의하여 생성하는 이온종을 결정하고 있다(표 1).

표 1 가전자수와 이온의 종류

가전자수	성질	이온의 종류
1	최외각전자 1개를 방출한다.	1가 양이온
2	최외각전자 2개를 방출한다.	2가 양이온
3	최외각전자 3개를 방출한다.	3가 양이온
4	최외각전자 4개를 방출한다. 획득한다.	4가 양이온, 음이온
5	최외각에 전자 3개를 획득한다.	3가 음이온
6	최외각에 전자 2개를 획득한다.	2가 음이온
7	최외각에 전자 1개를 획득한다.	1가 음이온
0	안정	이온이 되기 어렵다.

이온에는 1개의 원자로 형성되는 단원자이온 이외에, 암모늄이온(NH_4^+)이나 황산이온(SO_4^{2-}) 등과 같이 2개 이상의 원자로 형성되는 다원자이온이 있다. 이온의 종류와 이온식을 표 2에 나타낸다.

표 2 이온의 종류와 이온식

양이온	이온식	음이온	이온식
수소 이온	H^+	염화물 이온	Cl^-
나트륨 이온	Na^+	요오드화물 이온	I^-
칼륨 이온	K^+	산화물 이온	O^{2-}
칼슘 이온	Ca^{2+}	황화물 이온	S^{2-}
마그네슘 이온	Mg^{2+}	수산화물이온	OH^-
은 이온	Ag^+	탄산 이온	CO_3^{2-}
아연 이온	Zn^{2+}	인산 이온	PO_4^{3-}
구리(Ⅱ) 이온	Cu^{2+}	황산 이온	SO_4^{2-}
알루미늄 이온	Al^{3+}	질산 이온	NO_3^-
암모늄 이온	NH_4^+	과망간산 이온	MnO_4^-

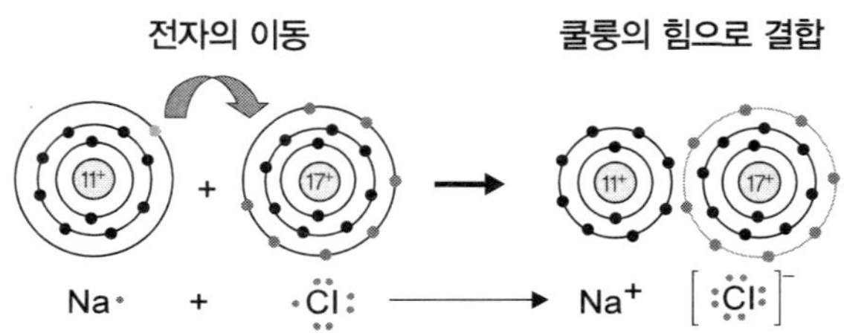

그림 2 이온결합에 의한 염화나트륨의 형성

(3) 화학결합

물질을 구성하고 있는 원자, 분자, 이온 등의 입자간에는 인력이 작용하여 이들 입자 간의 작용으로 입자간의 결합이 일어난다.

1) 이온결합과 이온결정

전자의 방출, 취득에 의하여 생성된 양이온과 음이온은 정전기적 인력(쿨롱 힘, coulomb force)에 의하여 결합한다. 이와 같은 결합을 이온결합이라고 말한다. 금속 나트륨(Na)을 염소가스(Cl_2) 중에 도입시키면 격렬하게 반응하여 염화나트륨이 생성된다. 이때의 Na이온과 Cl이온의 결합 예를 그림 2에 나타낸다.

염화나트륨과 같이 양이온과 음이온이 다수 결합하여 생성된 화합물을 이온결정이라고 말한다. 일반적으로 이온결정의 융점은 높고, 결정 상태에서는 전기전도성이 낮다. 그러나 이 결정이 융해된

액체에서는 전기를 잘 전도하게 된다.

2) 공유결합과 공유결정

2개의 수소원자는 K각의 1개 전자가 서로 다른 쪽의 원자핵으로 끌리어서 각각의 전자각이 겹쳐서 수소분자를 형성한다(그림 3).

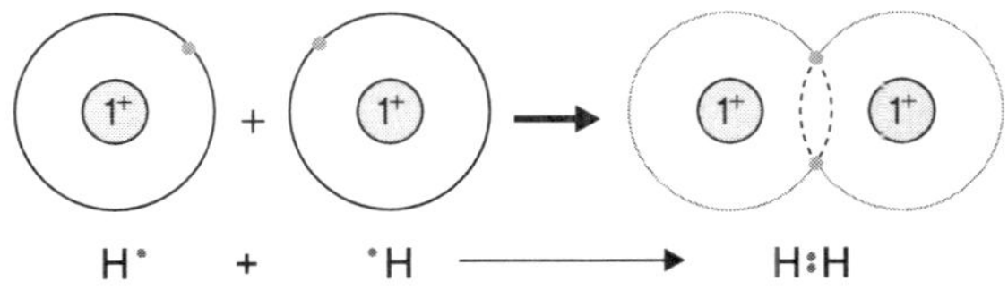

그림 3 **공유결합에 의한 수소분자의 형성**

이와 같이 2개의 원자가 최외각전자를 공유(공유전자쌍)하는 것에 의하여 생성하는 결합을 공유결합이라고 말한다. 공유결합에 의하여 형성된 염화수소분자를 **그림 4**에 나타낸다.

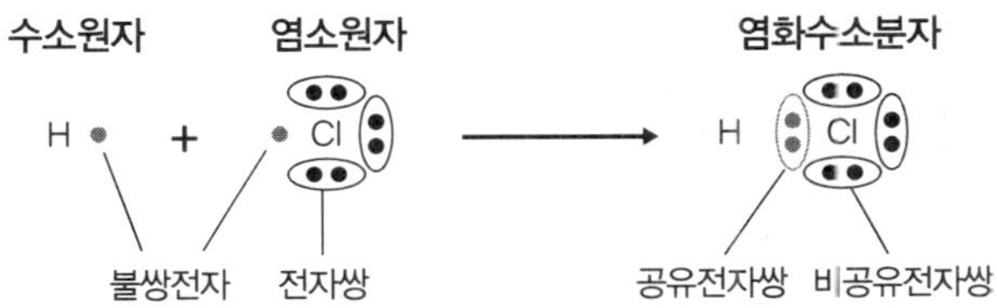

그림 4 **공유결합에 의한 염화수소의 형성**

공유결합에 의하여 무수하게 원자가 연결되어 형성된 결정을 공유결정이라고 말하며, 대표적인 것으로서 다이아몬드가 있다. 공유결정은 경도, 융점이 높은 것이 많다.

3) 배위결합

암모늄이온(NH_4^+)에 있어서 암모니아분자(NH_3)와 수소이온(H^+)과 같이 한쪽의 분자나 이온으로부터 비공유전자쌍이 제공되어 형성되는 결합을 배위결합이라고 말한다. 배위결합은 공유결합의 일종이라고 생각할 수도 있다.

4) 수소결합

질소, 산소, 할로겐 등의 전기음성도가 큰 원자에 공유결합 된 수소원자는 그 결합에 관여하는 공유전자쌍이 전기음성도가 큰 원자 쪽으로 편재되어 존재하기 때문에 수소의 양이온성이 증가한다(완전한 해리이온이 아니다). 이 수소원자의 특성에 의하여 근방에 위치하는 다른 원자의 결합에 관여하고 있지 않은 고립전자쌍과 양이온성이 증가된 수소이온간에 형성되는 비공유결합성의 쿨롱적인 상호작용이 발생한다. 이것이 수소결합이다. 이 결합은 공유결합이나 이온결합에 비하여 약하지만, 물의 상태(고체, 액체, 기체) 변화나 다른 물질과의 친화성 등에 중요한 역할을 담당하고 있다.

■ **전기음성도(Electronegativity)**

분자 등의 화합물 중에서 원자가 전자를 끌어당기는 능력을 전기음성도라고 말한다. 공유결합하고 있는 원자가 전자를 끌어당기는 강도를 수치화시킨 상대적인 척도이다.

전자와 원자핵은 서로 끌어당겨서 결합하고 있으며 그의 힘은 원자핵의 정전하와, 원자핵과 최외각전자와의 거리에 의존하고 있으며 정전하가 클수록 또는 거리가 작을수록 강해진다. 따라서 결합에 관여하는 공유전자를 끌어당기는 강도는 원자종에 따라서 다르며 전기음성도가 큰 원자일수록 강해진다. 희가스원소를 제외하고, 주기율표의 우측 상의 원자일수록 전기음성도가 크고, 좌측 하의 원자일수록 작아진다. 전기음성도가 같은 원자일 때에는 공유결합성으로 되며 차이가 있을 때에는 이온결합성으로 된다.

(4) 화학반응에 있어서 물리량과 양적 관계

일반적으로 화학반응에서는 반응에 관여하는 각 물질 간의 입자 수, 물질량, 질량의 관계, 또한 기체에서는 체적과의 관계가 성립하고 있다. 물질량은 입자 6.02×10^{23} 개(아보가드로 수, Avogadro number)를 한 덩어리로 하여 이것을 1몰(mol)로 하는 양, 즉

$$\begin{aligned}\text{물질량(1 mol)} &= \text{입자 수}(6.02\times10^{23}\text{ 개})\\ &= \text{질량(화학식량 g)}\\ &= \text{체적(22.4 L)}\end{aligned}$$

의 관계가 성립하고 있다.

일산화탄소(CO)의 연소에 있어서 화학반응을 예로 하여 그의 양적 관계를 표 3에 나타냈다.

이들의 수치는 아보가드로 수(6.02×10^{23}/mol), 아보가드로 법칙(Avogadro's law)에 따른다. 또한,

표 3 화학반응에 있어서 양적 관계 : CO의 연소

화학반응식	2CO	O_2	$2CO_2$
분자수(개수)	$6.02\times10^{23}\times2$	6.02×10^{23}	$6.02\times10^{23}\times2$
물질량(mol)	2	1	2
질량(g)	28×2	32	44×2
체적(표준상태)(L)	22.4×2	22.4	22.4×2

화학반응식의 계수는 각 물질에 있어서 분자 수의 비, 물질량의 비, 또한 기체 경우에는 체적의 비를 나타낸다.

■ **아보가드로 법칙(Avogadro's law)**

일반적으로 같은 온도, 같은 압력, 같은 체적의 기체 중에는 기체의 종류에 관계없이 항상 같은 수의 분자가 함유되어 있다.

(5) 물질의 상태변화(3태 : 기체·액체·고체)

물질은 일반적으로 그 구성입자의 집합상태에 의하여 기체, 액체, 고체라고 하는 3가지 상태(3태)를 취한다. 3태의 변화는 온도·압력에 따라서 입자의 운동에너지(열운동)가 변하는 것에 의하여 일어난다. 상태변화와 입자의 운동에너지 관계를 그림 5에 나타낸다.

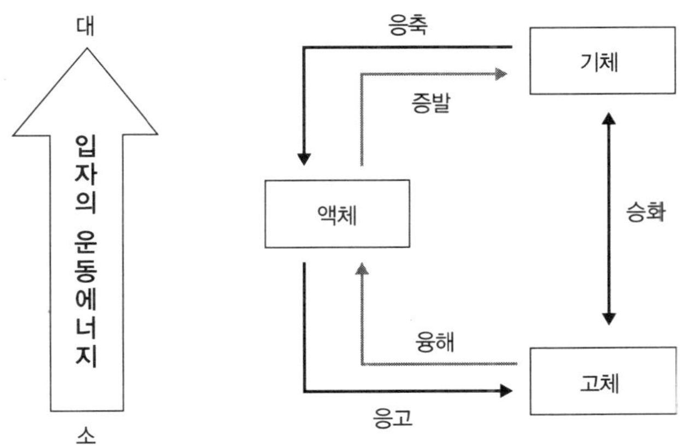

그림 5 물질의 상태도형과 입자의 운동에너지

(6) 개체의 상태변화

1) 고체의 분류

결정은 구성입자가 규칙적인 배열로 되어있는 고체이다. 한편, 고체를 구성하는 원자나 분자, 혹은 이온이 결정구조와 같은 규칙성을 가지지 않는 상태의 개체를 무정형 고체 또는 비정질(amorphous)이라고 말한다. 대표적인 것으로서는 유리, 플라스틱 등이 있지만 특정의 융점을 나타내는 결정과는 달리, 특정의 융점을 나타내지 않고, 온도의 상승에 따라서 차츰 연화하여 액체로 된다.

2) 융해와 승화

결정을 가열하여 온도를 상승시키면 융점에 도달한다. 융점에서는 각각의 결정입자의 규칙적인 배열이 무너져서 융해된다. 결정 전체가 액체로 될 때까지의 기간, 가해지는 열은 입자배열을 붕괴시키기 위해서만 사용되기 때문에 온도는 일정하게 유지된다. 결정이 융해될 때에 흡수되는 열은 융해열이라고 불리며, 물질 1 몰당의 열량으로 표시된다(표 4).

표 4 물질의 융점과 융해열

물질		융점(℃)	융해열(kJ/mol)
황화수소	H_2S	−86	2.4
물	H_2O	0	6.0
브롬	Br_2	−7	11
요오드	I_2	114	16
염화칼륨	KCl	770	26
염화나트륨	NaCl	801	28
알루미늄	Al	660	11
철	Fe	1535	15

액체는 냉각을 진행시키면 융점과 같은 온도에서 응고한다. 이 온도가 응고점이다. 응고할 때는 융해열에 상당하는 열을 방출한다.

요오드의 결정은 가열하면 융해하여 액체로 되지 않고, 직접 기체로 된다. 이 기체는 냉각하면 직접 고체로 된다. 이와 같은 고체와 기체간에 있어서 상호 상태변화를 승화라고 말한다. 드라이아이스, 나프탈렌도 이와 같은 변화를 나타낸다.

3) 결정과 결정수

이온결정이나 분자결정에는 결정내부에 물 분자를 함유하고 있는 것이 있다. 예를 들면, 황산구리

(Ⅱ) 5수화물($CuSO_4 \cdot 5H_2O$)은 Cu^{2+}, SO_4^{2-}, H_2O가 결합하여 형성된 결정이다. 결정 중에서 이온이나 분자와 일정한 비율로서 결합하고 있는 물을 결정수(수화수)라고 말한다. 결정수를 함유하는 물질의 수용액을 제조하는 경우, 질량 퍼센트 농도의 계산에는 결정수의 중량을 고려할 필요가 있다.

(7) 산·염기

수용액 중에서 수소이온(H^+)을 방출하고, 옥소늄 이온(H_3O^+)을 생성하는 물질을 산, 수산화물 이온(OH^-)을 방출하는 물질을 염기라고 말한다.

■ **산(Acid)**

염화수소 수용액 중에서 옥소늄 이온의 생성

$$HCl + H_2O \rightleftarrows H_3O^+ + Cl^-$$

황산 수용액 중에서의 옥소늄 이온의 생성(전리가 2단계로 진행)

$$H_2SO_4 + H_2O \rightleftarrows H_3O^+ + HSO_4^-$$
$$HSO_4^- + H_2O \rightleftarrows H_3O^+ + SO_4^{2-}$$

■ **염기(Base)**

수산화나트륨 수용액 중에서의 수산화물이온의 생성

$$NaOH \rightleftarrows Na^+ + OH^-$$

수산화칼슘 수용액 중에서의 수산화물이온의 생성

$$Ca(OH)_2 \rightleftarrows Ca^{2+} + 2OH^-$$

산이나 염기는 전해질로서 물에 용해하면 전리하여 수소이온(H^+)이나 수산화물이온(OH^-)을 생성한다. 전리하여 생성된 이온이 공존하고, 그 비율이 일정하게 되어있는 상태를 전리평형이라고 말하며 용해된 전해질에 대한 전리의 비율을 전리도라고 말한다. 완전히 전리된 상태는 전리도 1로 되며 전해질 농도가 같아도 전리도가 큰 물질 쪽이 이온농도는 커진다.

모든 수용액에 있어서 수소이온농도 $[H^+]$ 와 수산화물이온농도 $[OH^-]$의 곱은 일정온도 조건하에서는 항상 일정하다. 순수한 물도 약간 전리하고 있으며 25℃에서는 1리터당 10^{-7} mol의 H^+이온과 OH^-이온이 존재한다.

수용액의 pH(potential Hydrogen)는 수소이온농도 $[H^+]$(mol/L)의 역수에 비례하며, 아래의 관계식이 성립된다.

$$pH = \log \frac{1}{[H^+]} = -\log [H^+]$$

즉, 순수한 물의 pH는 7로 된다.

(8) 산화환원반응/산화환원효소

산화환원반응이란 화학반응 중에서 반응물질로부터 생성물질이 생성하는 과정에 있어서 원자나 이온, 화학물질 간에 전자를 주고 받는 반응을 말한다.

산화환원반응은 어떤 물질의 산화프로세스와 다른 물질의 환원프로세스가 반드시 병행하여 진행된다.

$$CuO + H_2 \rightarrow Cu(\text{환원}) + H_2O(\text{산화})$$

생체내부에서 산화환원반응의 거의 대부분은 반응을 촉매로서 작용하는 산화환원효소(oxide reductase)가 관여한다. 생체내부에서는 다수의 산화환원효소(약 560종)가 알려져 있고, 생체를 구성하는 각종 물질의 합성이나 에너지원의 ATP 생성에도 관여하며 중요한 역할을 수행하고 있다.

탈수소효소(dehydrogenase), 환원효소(reductase), 산화효소(oxidase), 퍼옥시다아제(peroxidase), 트랜스히드로게나아제(transhydrogenase) 등의 명칭으로 불리고 있는 효소가 산화환원효소이다.

많은 산화환원효소는 활성중심에 철, 구리 등의 금속원소가 존재한다. 또한, 산화환원효소에 관여하는 산화·환원 수용체는 한정되어 있으며 니코틴아미드 아데닌 디뉴클레오티드(NAD : nicotinamide adenine dinucleotide), 니코틴아미드 아데닌 디뉴클레오티드인산($NADP^+$: nicotinamide adenine dinucleotide phosphate) 등의 보효소, 시토크롬류, 산소, 이황화물, 퀴논화합물 등이 있다.

(9) 소수성·친수성

「소수성」이란 물에 대한 친화성이 낮은 즉 물에 용해하기 어려운 분자나 기의 성질을 의미한다. 소수성 물질은 일반적으로 전기적 중성의 비극성 분자로서 분자내부에 탄화수소기를 가지는 화합물이 대표적이다. 대의어는 「친수성」으로서 일반적으로 극성이 높다. 또한 전하를 가지는 화합물이 친수성을 나타낸다.

친수성의 화합물은 물 분자들과 수소결합을 형성하는 것으로 용해하기 쉽고, 물에 혼합되기 쉬운 성질을 나타낸다. 알코올성 수산기의 친수성기를 가지는 에탄올과 같은 친수성 분자는 그의 극성에 의하여 수소결합을 형성할 수 있기 때문에 친수성을 나타낸다.

1-2. 용액의 성질

(1) 용해와 용액

1) 고체의 용해도

액체가 다른 물질을 용해시켜서 균일한 혼합물로 되는 현상을 용해라고 말한다. 일정한 온도에서 일정량의 용매에 용해시킬 수 있는 용질의 양에는 한도가 있으며 이것을 용해도라고 말한다. 온도와 용해도의 관계(용해도곡선)를 **그림 6**에 나타냈다.

고체의 용해도는 통상, 용매 100 g에 용해하는 용질의 질량을 그램 단위로서 표시한 수치를 나타낸다. 용해도는 물질에 따라서 고유하게 각각 다르며 용매의 종류, 온도에 따라서도 변한다. 일반적으로 고체의 용해도는 온도가 높아질수록 커지지만, 수산화칼슘과 같이 고온으로 될수록 용해도가

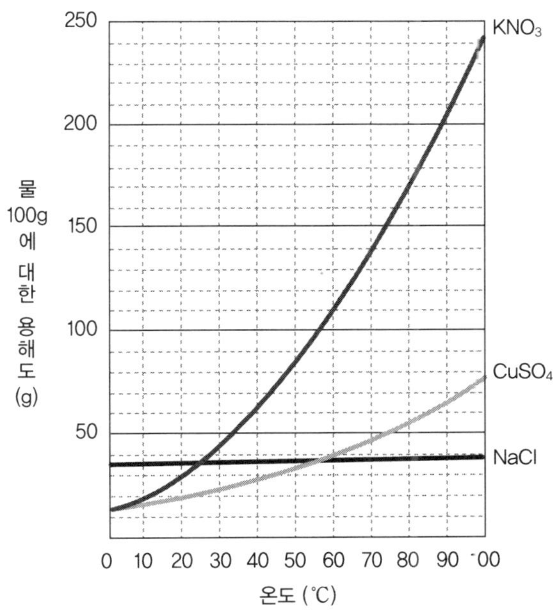

그림 6 KNO_3, $CuSO_4$, NaCl의 용해도곡선

작아지는 물질도 있다.

용해도의 한계까지 용질이 용해되어 있는 용액을 포화용액이라고 말한다. 포화용액에서는 용질이 용매 중에 용해되는 속도와 석출되는 속도가 같아지며 이 상태를 포화평형이라고 말한다. 이 평형에 이르지 못한 용액을 불포화용액이라고 말하며, 반대로 용해도를 초과한 용질이 존재하는 용액을 과포화용액이라고 말한다. 포화용액은 일반적으로 온도가 낮아지면 용해도가 작아져서 과포화상태로 되며 용해되어 있던 용질은 결정으로서 석출하게 된다. 이 현상을 재결정이라고 말하며, 순수한 결정을 얻기 위해서 고체물질의 정제에 이용된다.

2) 기체의 용해도

기체의 용해도는 용매에 접촉하고 있는 기체의 압력이 1.013×10^5 Pa(1기압) 하에서, 용매 1리터에 용해시킬 수 있는 기체의 체적을 표준상태로 환산하여 나타낸다.

기체의 용해도는 고체와는 반대로 온도가 상승하면 작아진다. 이것은 저온에서는 기체의 열운동이 작고, 용매 중에 가두어 둘 수 있지만 고온에서는 열운동이 커져서 용매로부터 비산되기 때문이다.

(2) 희박용액의 성질

1) 비점상승과 응고점 강하

용액은 용질을 용매에 용해시킨 액체로서 용매나 용액의 비점은 각각의 증기압이 대기압에 같아질 때의 온도를 말한다. 이때 용액의 비점은 용매의 비점보다도 높아진다. 이 양쪽의 비점의 차를 비점 상승도라고 말하며, 용액의 비점 상승도(△t℃)는 용질의 종류에 관계없이 용질의 질량 몰농도(m

표 5 용매의 몰비점 상승과 몰응고점 강하

용매	비점 (℃)	몰비점 상승 (K·kg/mol)	용매	응고점 (℃)	몰응고점 강하 (K·kg/mol)
물	100	0.52	물	0	1.85
벤젠	80.2	2.53	벤젠	5.5	5.12
에탄올	78.3	1.07	아닐린	−5.96	5.87
사염화탄소	76.8	4.48	사염화탄소	−23.0	29.8
클로로포름	61.1	3.80	니트로벤젠	5.67	6.89
아세톤	56.2	1.69	시클로헥산	6.2	20.2
이황화탄소	46.2	2.35	나프탈렌	80.3	6.94
디에틸에테르	34.5	1.83	캠퍼	179.5	40.0
아세트산	118.5	3.08	아세트산	16.64	3.90

mol/kg)에 비례한다. 그 관계식은

$$\triangle t = K_b m$$

으로 되며 비례상수 Kb는 1 kg의 용매에 용해되어 있는 1 mol의 비전해질 용액의 비점 상승도에 상당한다. 이것을 몰 비점상승이라고 말하며, 용매에 고유의 값이다(표 5).

응고점에 있어서도 마찬가지로 용액의 응고점은 용매의 응고점보다도 낮아지며 질량 몰농도에 비례하는 강화도를 몰 응고점 강하라고 말한다.

(3) 콜로이드 용액

콜로이드란 통상의 분자, 이온보다도 큰 콜로이드 입자(직경 10^{-7}~10^{-5}cm 정도의 입자)가 분산되어 있는 상태를 말하며, 액체 중에 콜로이드 입자가 분산된 것을 콜로이드 용액이라고 말한다. 통상, 용액이란 그 중에 용해되어 있는 용질과 용해하고 있는 용매가 균일하게 혼합될 수 있는 액체를 말한다. 콜로이드 용액은 「용해되어 있는」 것이 아니고, 「분산되어 있는」 용액이다. 이하에 그의 특징을 나타낸다.

1) 틴달 현상(Tyndall phenomenon)

전분 수용액이나 유황 콜로이드 용액의 측면으로부터 레이저 등의 강한 빛을 조사하면 콜로이드 입자에 의하여 빛이 산란되며 그 통로가 밝게 보인다. 이것을 틴달 현상이라고 말한다. 틴달 현상의 유무에 의하여 콜로이드 용액이 순수한 용액인지를 판별할 수 있다.

2) 브라운 운동(Brownian motion)

콜로이드 입자는 용액 중에서 불규칙하게 격렬한 운동을 하고 있다. 이것은 용매분자가 열운동하고 있으며 끊임없이 콜로이드 입자에 충돌하기 때문에 입자는 항상 용액 중에 부우되어 있는 상태로 된다.

■ 형광 편광 면역측정(혈중 약물)

혈중 약물 농도측정에 이용되는 이 방법은 분자의 브라운 운동을 응용한 측정법이다. 형광표지 항원을 이용하여 브라운 운동을 하고 있는 항체와의 미반응 형광표지 항원에 여기광을 조사하여 형광 편광강도(여기시킨 후부터 형광을 발생할 때까지의 기간에 형광분자가 회전하는 정도)를 측정하여 약물농도로 환산한다.

■ DNA-단백질 결합성 해석

분자량이 작은 DNA를 형광표지하고, 편광시킨 여기광을 조사하면 브라운 운동에 의하여 편광이 해소된다. 형광표지 DNA는 단백질과 결합하여 분자량이 커지고 브라운 운동이 정지하며, 편광도가 유지된다. 편광도를 이용하는 것으로 B/F를 분리하지 않고 결합성을 분석할 수 있다.

3) 소수 콜로이드/친수 콜로이드

콜로이드 입자가 용액 중에서 침전되지 않고 분산 상태를 유지하고 있는 것은 모두 동종 전하를 띠는 콜로이드 입자가 서로 반발하고 있기 때문이다.

① 소수 콜로이드

소수 콜로이드 입자는 통상, 양 또는 음의 전하를 띠고 있다. 소량의 전해질을 가하면 대전하고 있던 콜로이드 입자에 그것과 반대의 이온이 강하게 끌리며, 콜로이드 입자의 대전이 전기적으로 중화되어 반발력을 잃고 집합하여 침전을 발생한다. 이 현상을 응고(coagulation)라고 말한다.

② 친수 콜로이드

전분이나 젤라틴과 같이 소량의 전해질을 첨가해도 침전하지 않는 콜로이드 입자를 친수 콜로이드라고 말한다. 친수 콜로이드는 그 표면에 다량의 물 분자를 끌어당기고 있으며 이것을 침전시키는 데에는 다량의 전해질을 가할 필요가 있다. 이 현상을 염석(salting out)이라고 말한다.

임상화학분야에서는 이 염석원리를 이용한 방법이 특정 단백질의 정제나 게놈 DNA를 정제하는 수단으로서 이용되고 있다.

2. 단위

분석화학에서 취급되는 '양'의 거의 대부분은 각각의 수치의 내용을 표시하는 단위를 가지고 있다. 표시된 수치는 '비중'과 같은 단위를 가지지 않는 양을 제외하고, 단위를 무시해서는 의미를 잃어버린다.

임상화학은 생체성분 중의 물질을 정량적, 반정량적 또는 정성적으로 분석하는 학문영역에서 구해지는 결과의 해석에 '단위'는 반드시 필요하다.

2-1. 임상화학 분석단위

(1) 질량 퍼센트 농도

용액(용질+용매) 전체에 대한 용질의 무게 비율을 %로서 나타내기 때문에 수용액의 농도를 표현할 때 이용된다.

$$\text{질량 퍼센트 농도}(\%) = \frac{\text{용질의 질량(g)}}{\text{수용액의 질량(g)}} \times 100$$

$$\text{수용액의 질량(g)} = \text{용질의 질량(g)} + \text{용매의 질량(g)}$$

예를 들면, 물 114g에 염화나트륨 6g을 용해시켰을 때의 염화나트륨 용액의 농도는

$$\text{질량 퍼센트 농도}(\%) = \frac{6(g)}{114(g) + 6(g)} \times 100$$

$$= \frac{6(g)}{120(g)} \times 100 = 5(\%)$$

로 된다.

(2) 중량 농도

일반적으로 화학분석에 있어서 물질의 농도를 나타내는 단위는 중량 농도(중량/용적 ; mg/dL, g/dL, g/L 등)로서 표시된다. 임상화학에 있어서도 시약 중 물질의 농도, 체액 중에 함유되는 물질의 측정에서는 중량 농도 표현이 종래부터 이용되고 있다. 그러나 화학반응에서는 1 몰의 물질이 반응하여 1 몰의 물질로 변하기 때문에 거의 모든 물질의 농도는 다음에 나타내는 몰(mol/m^3, mol/L) 농도로서 표현해야 한다.

(3) 몰농도

몰농도로서 표현하는 경우에는 물질의 분자량(또는 식량)을 파악하고 있을 필요가 있지만 임상검사에서 측정되는 물질 중에는 분자량이 불명인 것도 존재하며, 이들은 중량 농도로서 표현할 수밖에 없다. 중량 농도로서의 표시는 본래 좋은 것은 아니지만, 혈청성분을 적절하게 표시할 수 있는 단위

로서 임상화학에서는 현재도 많이 이용되고 있다.

중량 농도(g/dL)로부터 몰농도(mol/L)로의 변환은 아래의 식에 의한다.

$$몰농도(mol/L) = \frac{10 \times 중량\ 농도(g/dL)}{분자량(또는\ 식량)}$$

한편, 중성지방, 인지질의 분자량은 결합하고 있는 지방산에 따라서 각각 다르지만, 1분자 중에 1개만이 존재하는 글리세롤, 인, 콜린 등의 측정에 의하여 정확한 몰농도를 구할 수 있다. 그러나 이들의 측정에서는 몰농도와 중량 농도 간에 환산식은 성립되지 않는다.

(4) 당량농도

체액의 전해질 농도를 나타내는 단위로서 당량농도(mEq/L)가 있다. 당량이란 전하의 수를 나타내는 단위로서 Equivalent(Eq)라고 말한다. 1 당량은 1Eq = 1 mol/이온가 수로서 표시되며 임상화학에서 취급하는 체액 중의 전해질에서는 농도가 낮기 때문에, 1/1000당량을 사용하며, 밀리그램당량(milli equivalent : mEq)으로서 표시된다. 체액 중의 전해질은 양이온과 음이온이 전기적으로 중성상태로서 존재하고 있으며 Na^+, K^+, Mg^{2+} 등의 양이온의 총합은 Cl^-, HPO_4^{2-}, HCO_3^-, 단백질 등의 음이온의 총합과 같은 양으로서 전기적으로 중성이 유지되고 있다. 체액의 이온 밸런스를 평가하는 임상화학분야에서는 당량농도는 편리성이 우수한 단위이다.

당량농도와 몰농도와의 관계는 예를 들면, 나트륨(Na)의 경우, 1가의 이온으로서 원자량이 약 23이기 때문에,

$$1mEq/L = 1mmol/L = 23\ mg/L$$

로 된다.

마찬가지로 칼슘(Ca)은 2가의 이온으로서 원자량이 40이기 때문에,

$$1mEq/L = 0.5mmol/L = 20\ mg/L$$

로 된다.

(5) 1일 배설량[몰(또는 중량)/일]

임상검사에 있어서 소변성분 정량검사에서는 많은 항목에서 채취할 때의 소변 양의 영향을 받는 것과 같은 농도표기가 아니고, 1일의 배설량으로서 평가하는 것이 중요하다. 따라서 몰(또는 중량)/일(1일의 소변 배설량으로부터 산출)의 표현으로 취급된다. 이와 같은 표기에 있어서는 24시간의 축뇨 조작이 필요하며, 이와 같은 번잡을 피하기 위해서 크레아티닌(creatinine) 1 g에 대한 비율로서 표현하는 방법을 이용하는 경우가 있다. 그 이유로서 크레아티닌의 배설은 식사나 수분 섭취량의 영향을 받기 어렵고, 비교적 안정한 배설량으로 나타내는 것을 들 수 있다. 단백질, 알부민, 요소 등을 대상으로 하여 mg(g, mol)/g(creatinine)으로 표시한다.

(6) 침투압 중량몰농도

혈청 및 소변침투압의 측정은 체액의 항상성 지표로서 수분섭취나 소변 농축성을 반영하는 검사로 된다. 그 단위는 침투압을 발생하는 이온, 분자 등 입자 수의 총 몰수를 Osmol로서 나타내고 있으며 침투압 중량몰농도로서 mOsm/kg·H_2O가 이용된다.

혈청침투압을 규정하는 주요 성분은 전해질(Na), 포도당, 요소로서 그 계산에는 Weisberg의 침투압식이 이용된다.

$$\text{침투압}(\text{Posm} ; \text{mOsm/kg}\cdot H_2O)$$
$$= 1.86 \times [Na^+ \text{ 농도(mEq/L)}] + \frac{\text{혈당치(mg/dL)}}{18} + \frac{\text{요소질소(mg/dL)}}{2.8}$$

2-2. 효소활성의 단위

(1) 국제단위

의약·임상화학분야에서의 효소활성은 주로 국제단위(IU : international unit)로서 나타낸다. 국제단위는 1964년, 국제화학연합에서 정의된 단위로서 「지적조건하에서 매분 1 마이크로몰(μmol)의 기질(또는 1 μmol당량의 결합)에 작용하고, 변할 수 있는 효소량을 1 국제단위(IU)로 한다」로 하고 있다.

또한, 측정조건에 있어서는 「측정온도는 반드시 기록하고 통상 30℃로 하며, pH, 기질농도는 될 수 있는 한 지적조건으로 하지만, 불가능한 경우에는 측정조건으로서 명기한다」로 하고 있다. 임상검사에 있어서는 측정시료 1 mL당의 농도로서 나타내고, 활성의 표시에는 37℃의 국제단위가 이용되고 있다. 그 표현방법은 mU/mL나 U/L를 이용한다.

(2) 효소활성 SI단위

SI 단위계에서는 1999년에 도입된 카탈 단위(kat)를 이용한다. 이것은 효소의 촉매활성을 나타내는 단위로서 1 kat의 정의는 「1초간에 1 mol/L의 기질(또는 1 μmol 당량의 결합)에 작용하는 효소량」으로 되어있다.

국제단위와 SI 단위간의 환산식은 다음과 같다.

$$1\ \mathrm{IU/L} = 10^{-6}\ \mathrm{mol/60/L} = 16.67\ \mathrm{nkat/L}$$

또한, 「비활성」이라고 하는 개념도 있다. 비활성이란 단백질 1 mg당의 활성(unit 또는 카탈 단위)의 것이다.

(3) 관용단위

DNA 연구에서는 예를 들면, 제한효소의 1 단위는 효소반응액 50 μL 중에 있어서 원칙으로서 37℃에서 1시간에 1 μg의 λDNA를 완전히 분해하는 효소량으로 하고 있다(관용단위). 국제단위와 관용단위 관계는 명확하지 않다.

2-3. SI 단위

많은 학술분야에서는 각각 고유의 단위계가 있으며 각 분야 간에서의 정보교환에 있어서는 단위의 환산이 필요하다. 이와 같은 불합리한 점을 해소하기 위해서 세계보건기구(WHO : world health organization)는 단위에 있어서 국제적 통일을 기하기 위해서 1954년의 제10회 국제도량형총회에서 국제단위계[SI : systéme international d’Unités(프랑스)]의 도입을 결정했다.

이 단위의 원칙은 1개의 양에 대해서 1개의 단위밖에 가지지 않는 것이다. SI 단위는 미터법의 단위계를 현재의 과학기술에 대한 요청에 부합하도록 정리되었기 때문에, 기본단위와 조립(유도) 단위로 형성된다. 국제단위계는 국가나 각 전문분야에 있어서 계속 채용되고 있으며 의학 분야에서는

표 6 기본단위

양	명칭	기호	정의
길이	미터	m	크립톤-86 원자의 $2p_{10}$과 $5d_5$ 준위간의 전이에 동반하는 빛의 진공 중에서 파장 1,650, 763, 73배에 같은 길이
질량	킬로그램	kg	국제 킬로그램의 질량
시간	초	s	세슘-133 원자의 기저상태에 속하는 2개 초미세 준위간의 전이에 동반하여 방출되는 빛의 진동주기 9, 192, 631, 770배의 시간
전류	암페어	A	진공 중에서 무시할 수 있을 정도로 단면이 작고 무한으로 긴 2개의 도체를 1미터 격리시켜 평행하게 늘리고, 여기에 정전류를 통했을 때, 그 도체 간에 작용하는 힘이 도체 길이 1미터당 2×10^{-7} 뉴톤일 때의 전류
열역학적 온도	캘빈	K	물의 3중점 열역학적 온도의 273.16분의 1에 상당하는 열역학적 온도
물질량	몰	mol	0.012 kg의 탄소-12에 함유되는 원자수와 같은 수의 구성입자(원자, 분자, 이온, 전자, 다른 입자, 또는 이들의 특정 그룹)을 포함한 계의 물질량
광도	칸델라	cd	101, 325 N/m^2의 압력 하에서 백금의 응고점 온도에 있는 검은 물체의 평평한 표면 1/6,000,000 m^2당의 수직방향 강도

표 7 표 7. 조립(유도)단위

양	명칭	기호
면적	평방미터	m^2
체적	입방미터	m^3
파수	매 미터	m^{-1}
밀도	킬로그램 매 입방미터	kg/m^3
농도	몰 매 입방미터	mol/m^3
주파수	헤르츠	$Hz(=s^{-1})$
힘	뉴톤	$N(=m\cdot kg\cdot s^{-2})$
압력	파스칼	$Pa(=N\cdot m^{-2})$
에너지(열량)	줄	$J(=N\cdot m)$
전기량(하전)	쿨롱	$C(=A\cdot s)$
전압(전위)	볼트	V(=J/C)
정전용량	패럿	F(=C/V)
전기저항	옴	Ω(=V/A)
전도도	지멘스	$S(\Omega^{-1})$
섭씨 온도	섭씨도, 도	℃(=K−27315)

표 8 보조단위

물리량	명칭	기호	물리량	명칭	기호
평면각	라디안	rad	입체각	스테라디안	sr

1972년의 국제임상병리학회에서 제안되었고, 현재에 이르고 있다.

(1) 기본단위

길이 질량, 시간, 전류, 열역학적 온도, 물질량, 광도의 7종류 양에 대해서 정해진 것이다. 질량(킬로그램)과는 달리 물질량(몰)이 기재되어 있는 점에 주목해야 한다(표 6 참조).

(2) 조립(유도)단위

기본단위 이외에 기본단위 조립으로 작성되는 단위가 있으며 이것을 조립(유도)단위라고 말한다(표 7). 여기에는 2개 보조단위도 사용된다(표 8 참조).

(3) 계수를 나타내는 접두어

수치가 너무 크거나 너무 작은 경우에는 기술을 간소화시키기 위해서 10의 누승을 나타내는 접두어를 이용한다. 10의 누승 수에 있어서는 10^{-3}, 10^{3}, 10^{6} 등과 같이 3 단위마다 3의 배수치를 이용하는 것이 요망되고 있다. 또한, 분수로서 표시되는 수치의 경우, 분모에는 접두어를 사용할 수 없으며, 분자에 이용하는 것이 정확한 사용법이다(표 9 참조).

표 9 계수를 나타내는 접두어

접두어	기호	계수	접두어	기호	계수
엑사(exa)	E	10^{18}	센티(centi)	c	10^{-2}
페타(peta)	P	10^{15}	밀리(milli)	m	10^{-3}
테라(tera)	T	10^{12}	마이크로(micro)	μ	10^{-6}
기가(giga)	G	10^{9}	나노(nano)	n	10^{-9}
메가(mega)	M	10^{6}	피코(pico)	p	10^{-12}
킬로(kilo)	k	10^{3}	펨토(femto)	f	10^{-15}
헥토(hecto)	h	10^{2}	아토(atto)	a	10^{-18}
데카(deca)	da	10	젭토(zepto)	z	10^{-21}
데시(deci)	d	10^{-1}			

표 10 각종 단위와 그의 SI 단위로의 환산

물리량	단위	기호	SI로의 환산
길이	센티미터	cm	10^{-2}m
	옹스트롬	Å	10^{-10} m = 10^{-1} nm
	마이크론	μ	10^{-6} = 1 μm
	밀리마이크론	mμ	10^{-9} m = 1 nm
	인치	in	2.54×10^{-2} m
	야드	yd	0.9144 m
	마일	mile	1.609344 km
질량	그램	g	10^{-3} kg
	톤	t	10^{3} kg = 1 Mg
	파운드	1b	0.45359237 kg
체적	리터	L	10^{-3} m^3 = 1 dm^3
	입방센티미터	cm^3	10^{-6} m^3
	갤런(미국)	gal(us)	0.00378541 m^3
온도	도	℃, K	K로서 표시
시간	초, 분, 시간	s, min, hr	s로서 표시
압력	토르	Torr	133.322 Pa
	밀리미터 수은주	mmHg	
	기압	atm	1.01325×10^{5} Pa
	바아	bar	10^{5} Pa
	다인/평방센티미터	dyn cm^{-2}	10^{-1} Pa
에너지	에르그	erg	10^{-7} J
	전자볼트	eV	$1.6021892 \times 10^{-19}$ J
	킬로와트 시	kWh	3.6×10^{6} J
농도	몰	M(mol l^{-1})	10^{3} mol m^{-3}
진동수	사이클	c	Hz로서 표시
		c/s	
		cps	
방사능	큐리	Ci	3.7×10^{10} S^{-1}
	그레이	Gy	$m^2 \times s^{-2}$ = J/kg
	시버트	Sv	$m^2 \times s^{-2}$
	베크렐	Bq	s^{-1}

(4) 관용단위

임상검사 분야에서 이용되고 있는 단위 중에서, SI 단위로서 이용되고 있지 않은 관용단위에 압력, 열량의 단위가 있다. 환산은 다음과 같다.

■ **압력**

1 atm(기압) = 101.325 kPa(킬로파스칼)

1 mmHg = 1 Torr = 0.133322 kPa

1 bar(바아) = 100 kPa

■ **열량**

1 Cal(대칼로리) = 1 kcal(킬로칼로리)

= 4.1855 kJ(킬로줄)

각종 단위와 그 SI 단위로의 환산은 표 10과 같다. 체적의 단위인 리터(L), 시간의 단위인 분(min)은 비SI 단위이지만, 실용상 중요하기 때문에 SI 단위와의 병용이 인정되고 있다.

3. 분석시약

시약이란 화학분석 임상검사 등의 이화학적 시험에 사용되는 특정 순도의 약품류의 총칭이다. 시약은 분석시약, 임상검사시약, 임상진단시약, 의약품, 의약부외품 등의 사용목적에 따르는 각종 분류가 수행되고 있다. 그의 품질에는 몇 가지의 등급이 있으며 사용목적에 따르는 등급의 시약을 선택한다. 임상화학검사에서 사용되는 「분석시약」은 넓은 의미로서는 검량에 사용되는 표준물질도 포함된다.

3-1. 표준물질

표준물질(reference material)은 기준 측정조작법과 나란히 임상검사 표준화 요소의 하나이다. 그 정의는 「분석기기의 공정·정밀도 관리, 측정 대상물의 정량, 측정법의 평가나 검사재료에의 가치 등에 이용되며 1개 이상의 지정된 특성에 있어서 충분히 균질 게다가 안정하고, 측정프로세스에서 사용목적에 적합하도록 작성된 물질」로 되어있다. 즉, 함량이나 순도가 명확하게 알려져 있으며 농도의 기준으로 할 수 있는 것이다. 구체적 성능으로서는 다음의 조건을 갖추고 있는 것이 요망된다.

① 비교적 용이하게 화학적 고순도 제품이 얻어진다.

② 건조처리에 의한 변질이 없다.

③ 칭량할 때 수분, 이산화탄소 등을 흡수하지 않는다.

④ 안정성이 우수하고, 빛, 온도, 외기에 의하여 변질되지 않는다.

⑤ 칭량오차를 작게 하기 위해서 당량이 크다.

⑥ 반응이 정량적으로 특이성이 높다.

일본공업규격(JIS : japanese industrial standards)에서는 용량분석용 1차 표준물질(primary reference material)을 처리조건도 포함하여 정하고 있다.

국제순수응용화학연합(IUPAC : international union of pure and applied chemistry)에서는 표준물질의 순도를 다음과 같이 분류하고 있다.

- Grade A : 원자량 결정용
- Grade B : 최고 순도 표준
- Grade C : 1차 표준(100±0.02%)
- Grade D : 사용 표준(100±0.05%)
- Grade E : 2차 표준(1차 표준을 사용하여 순도를 결정)

화학분석의 표준물질로서는 99.95% 이상의 순도의 것을 사용한다.

임상화학분야에서의 표준물질에 있어서는 일본임상화학회(JSCC)가 규격에 의하여 다음과 같이 제시하고 있다.

(1) 인정 표준물질(CRM : certified reference material)

1개 또는 그 이상의 특성치가 기술적으로 타당한 수순을 거쳐서 확정된 표준물질로서 인증을 수행하는 단체에 의하여 발행된 인증서가 첨부되어 있다. 국제임상화학연합(IFCC : international federation of clinical chemistry and laboratory medicine)의 혈장단백국제표준품(IRMM DA470)이나 검사의학표준물질기구의 HbA1c 측정용 1차 실시료 표준물질(JCCRM 411 : JDS Lot4) 등이 이것에 상당한다.

(2) 1차 표준물질(primary reference material)

표준물질의 특성치가 절대기준법(최고위의 계량학적 품질을 가지는 기준측정조작법)에 의하여 결정된 것이다.

(3) 2차 표준물질(secondary reference material)

표준물질의 특성치가 실용기준법(절대기준법에 이어서 수준이 높고 게다가 실용성이 높은 방법)에 의하여 결정된 것이다.

(4) 상용 표준물질(working reference material)

일상분석의 내부적, 외부적 제도평가를 위해서 사용된다. 특정치는 실용기준법 또는 상용기준법에 의하여 결정된 것이다. 검사시약의 검량물질에의 가치 등에 사용된다. 상용효소 표준물질 등이 이것에 상당한다.

(5) 실시료 표준물질(matrix reference material)

실제의 측정대상과 유사한 매트릭스를 함유한 상용 표준물질보다도 하위의 실시료 표준물질이다. 특정치는 절대기준법, 상용기준법의 어떤 방법으로 결정된 것이다. 탈지, 동결건조 등의 안정화 처리를 시행한 것이 이것에 상당한다. 표준물질은 각각의 사용목적에 적합한 레벨의 것을 사용한다. 즉, 계량학적 유통연쇄와 교정의 계층단계가 국제표준화기구(ISO : international organization for standardization)에 의하여 제시되어 있으며(그림 7 참조), 어떤 계층을 위해서 교정되는 것에 의하여 사용

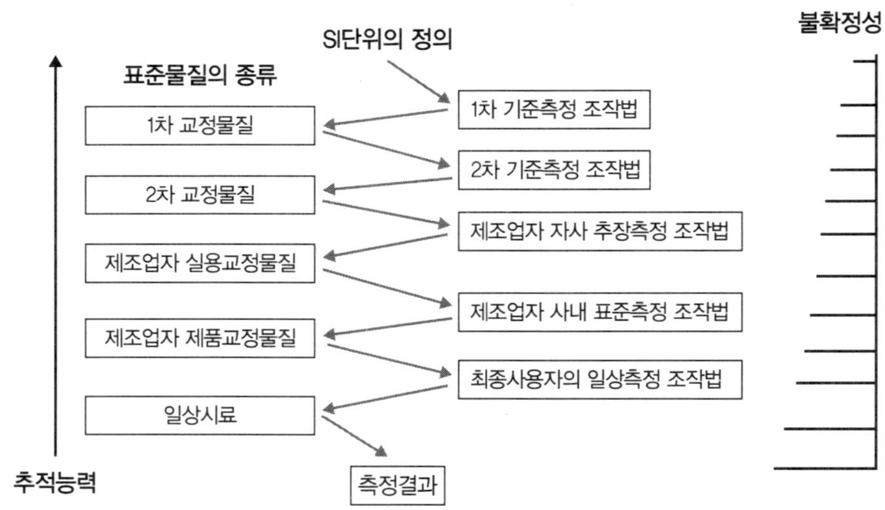

그림 7 계량학적 추적능력연쇄와 교정의 계층단계

표 11 임상검사에서 사용되는 주요한 표준물질

명칭	약칭	공급기관	공급국가
콜레스테롤 고순도품	SRM911	국립표준기술연구소(NIST)	미국
요소 고순도품	SRM912		
요산 고순도품	SRM913		
크레아티닌 고순도품	SRM914		
탄산칼슘 고순도품	SRM915		
빌리루빈 고순도품	SRM916		
글루코오스 고순도품	SRM917		
총단백(소 알부민)	SRM927		
혈청표준물질 (Na, K, Cl, Ca, Mg, Li, UN, UA, TG, Cr, Ch)	SRM909		
전해질표준물질(Na, K, Ca, Mg, Li)	SRM956		
지질용 혈청 표준물질(TC, TG, HDL-C, LDL-C)	SRM1951		
효소 : 인간 α-아밀라제	CRM456	참고자료측정연구소 (IRMM)	EU
효소 : 인간 CK(BB)(인간 태반 유래)	CRM299		
효소 : 인간 CK-MB(인간 심근 유래)	CRM455		
효소 : 인간 LD	CRM453		
효소 : 인간 췌장 리파아제	CRM693		
효소 : 인간 재조합 췌장 리파아제	CRM694		
혈청 중 크레아티닌	CRM573-575		
T3 고순도품	CRM469		
T4 고순도품	CRM468		
IFCC 혈장단백 국제표준물질	ERM-DA470k/IFCC		
AFP 고순도품	CRM486		
인간혈청 중 코르티졸	CRM192,193		
인간 혈청 중 Ca, Mg, Li	CRM304		
전립선 특이항원(Free)	NIBSC96/668	생물학적 기준제어국립연구소 (NIBSC)	영국
전립선 특이항원 국제표준품 (PSA-ACT : Free PSA=90 : 10)	NIBSC96/670		
HbA1c 인증실용 표준물질	JCCRM423	검사의학표준물질기구 (ReCCS)	일본
HbA1c 측정용 상용참조 표준물질	JCCRM411		
콜레스테롤 1차 실시료 표준물질	JCCRM211		
콜레스테롤·중성지방 상용표준물질 (TC, HDL-C, LDL-C, TG)	JCCRM223		
지질측정용 상용참조 표준물질 (HDL-C, LDL-C, TG)	JCCRM224		
전해질 : 이온전극용 1차실시료 표준물질	JCCRM111		
이온전극용 인증실용 표준물질	JCCRM121,122		
전해질, 혈청 철, 리튬, 무기인 상용참조 표준물질	JCCRM321,322,323,324		
혈액가스 인증실용 표준물질	JCCRM621		
질소함유·글루코오스 상용참조 표준물질	JCCRM521		
상용참조 표준물질 : JSCC 상용효소	ERM	일본임상검사표준협의회 (JCCLS)	일본
상용참조 표준물질 : ChE	ChE		

되는 표준물질은 규정된다.

표 11에 임상검사에 사용되고 있는 주요한 표준물질과 공급기관을 나타냈다.

3-2. 시약의 취급과 조제

(1) 시약의 순도와 규격

시약의 순도는 불순물의 함유량에 의하여 분류되며 규격에 의하여 결정되어 있다. 주요한 규격에는 다음과 같은 것이 있다.

- **JIS** : Japanese Industrial Standards(일본공업규격)
- **ACS** : American Chemical Society Standards
- **NBS** : National Bureau of Standards, Standard Reference Material(SRM)
- **메르크규격** : Germany E. Merck사 시약규격

ACS는 미국, 영국의 시약 순도규격으로서 공통으로 채용되고 있다. 이 순도는 JIS 특급을 상회하는 국제적으로 최고수준의 시약이다.

JIS 특급시약은 시판품으로서 최고 순도 시약이다. 이 시약은 공업화학 분석용 시약으로서 취급되기 때문에, 이 규격이면 모든 시약이 생체내의 미량성분의 정량을 수행하는 임상화학분석에 최적인 것이라고는 한정할 수 없다.

(2) 임상검사시약의 품질

시약의 품질은 순도와 불순물의 2가지 면으로부터 규정되지만, 임상화학분야에서 사용되는 시약의 경우에는 순도보다도 오차요인으로 될 수 있는 불순물의 혼입 쪽이 문제로 된다. 불순물의 혼입에 의한 측정치에 대한 영향은 ① 불순물이 목적성분인 경우에 목적성분과의 혼동 ② 불순물에 의한 허위성 반응 ③ 불순물에 의한 정색반응의 저해를 들 수 있다. 이들의 영향은 불순물 혼입의 정도와 목적성분의 혈중농도에 의하여 다르다. 대부분의 경우, 동일시약을 사용하여 검량을 수행하는 것으로 영향을 상쇄시킬 수 있다. 또한, 일상의 내부 정보관리에 의하여 확인도 가능한 경우가 많다. 그러나 표준액과 환자의 혈청으로 허위성 반응이나 저해의 정도에 차이가 있는 것에서는 그 검출은 매우 곤란하다.

(3) 물의 순도와 규격

임상화학검사에서 사용되는 시약조제용 물이나 자동분석장치에의 공급용수는 검사에 있어서 신뢰성 향상을 위해서 고순도의 것이 요구된다. 일반적인 수돗물에는 염류, 잔류염소, 불용 미립자, 세균, 유기물 등의 불순물이 존재한다. 이들의 불순물을 제거한 고순도의 물을 순수라고 말한다. 순수는 불순물을 제거하는 방법에 의하여 3가지의 명칭으로 구별되고 있다.

- **RO수** : 역침투막을 통과시킨 물
- **탈이온수** : 이온교환수지 등에 의하여 이온을 제거한 물
- **증류수** : 물을 끓여서 증류하여 얻어지는 물

순수의 순도는 대부분의 경우, 불순물의 이온량으로 표시된다. 그러나 불특정 이온을 정량하는 것은 어렵기 때문에 연속측정이 용이한 비전기 저항이나 유전율로서 평가한다. 유전율은 비전기 저항의 역수로서 비전기 저항 10 MΩ·cm=유전율 1/10 μS/cm의 관계에 있다.

미국에 있어서는 임상검사 시약용수 및 기기공급용수는 모두 미국 임상검사표준화협회(CLSI : clinical and laboratory standards institute)의 규격이 정해져 있다(표 12 참조).

표 12 CLSI C3-A4로서 규정된 순수규격

	Specification for Clinical Laboratory Applications
도전율	<0.1 μS/cm@25℃(<10MΩ·cm@25℃)
전유기체탄소(TOC)	<500 μg/L(ppb)
생균	<10cfu*/mL
미립자와 콜로이드	입자경 0.22 μm 이하의 필터를 사용

* Colony Forming Unit(집락형성단위)

(4) 시약의 조제

시약의 조제에 있어서는 일반적 화학분석시약의 취급에 준한다.

- 증류수, 탈이온수를 이용한다(물의 순도와 규격 참조).
- 천칭을 이용한 계량은 원칙으로서 시약의 오염을 방지하기 위해서 시약순갈은 사용하지 않는다.
- 생물학적 정밀도가 강력하게 요구되는 시약조제에는 사용기기를 121℃ 20분간의 오토클레이브에서 멸균처리를 수행한다.

(5) 수용액의 조제

수용액의 농도 표시방법에는 성분량 및 전체량을 계량하는 값의 종류에 의하여 다음과 같은 호칭이 있다.

■ **질량**

질량(중량) 퍼센트 농도 : 질량/질량, 물질량/질량

■ **체적**

용적(체적) 농도 : 질량/용적, 물질량/용적(몰농도)

pH조정 등에 사용되는 주요한 산·염기시약(시판 특급품)의 비중, 농도를 표 13에 나타낸다. 이들의 시약을 사용할 때에는 표 13을 참고하면 좋다. 예를 들면, 1 N 염산을 조제하는 데에는 12 N의 진한 염산을 12배로 희석하면 좋다.

표 13 pH조정에 사용되는 주요한 시판특급 산·염기시약의 비중, 농도

화학명	화학식	분자량	비중	%	g/dl	몰농도	규정도
염산	HCl	36.47	1.19	37	44	12	12
황산	H_2SO_4	98.09	1.84	95	175	18	36
질산	HNO_3	63.02	1.42	70	99	16	16
아세트산	CH_3COOH	60.03	1.06	98	104	17.3	17.3
인산	H_3PO_4	98.06	1.71	85	145	14.8	44.4
암모니아	NH_3	17.03	0.90	28	25	15	15.0
과산화수소	H_2O_2	34.02	1.11	30	33	9.7	19.4

(6) 완충용액의 조제

생물·화학물질에는 pH에 민감한 것이 많기 때문에, 미생물의 배양이나 화학물질의 분리, 보존에는 pH변동이 적은 용액을 사용한다. 완충용액이란 소량의 H^+이온 혹은 OH^-이온을 가했을 때 용액의 pH가 크게 변하는 것에 저항하는 것과 같은 물질의 혼합물을 말한다. 일반적으로 전리도가 낮은 약산 또는 약염기를 사용한다. 화학분석·생화학의 측정 등에서 pH를 일정하게 유지하고 싶을 때에 사용한다. 생체반응에서 사용되는 완충용액의 pH 적용범위를 표 14에 나타낸다.

표 14 생체반응에서 사용되는 완충용액의 종류와 pH 적용범위

pH의 적용범위	완충용액의 종류	pH의 적용범위	완충용액의 종류
1.0 ~ 2.2	염산-염화칼륨 완충용액	5.8 ~ 8.0	인산 완충용액
2.2 ~ 3.6	글리신-염산 완충용액	7.2 ~ 9.0	트리스-염산 완충용액
3.0 ~ 6.2	시트르산 완충용액	8.6 ~ 10.6	글리신-수산화나트륨 완충용액
3.6 ~ 5.6	아세트산 완충용액	9.2 ~ 10.6	탄산-중탄산 완충용액
2.6 ~ 7.0	시트르산-인산 완충용액		

(7) 시판 키트 시약

현재, 임상검사에서 사용되는 시약은 거의 대부분이 시약 메이커에서의 품질관리 하에서 제조된 키트 시약이다. 키트 시약은 메이커가 시약으로서 안정성이나 조제할 때에 개입되는 각종의 변동요인을, 대량생산에 의하여 될 수 있는 한 축소시켜서 공급하고 있다. 따라서 검사시설마다 소량의 시약을 조제하는데 비해서 경제적으로도 값싼 경우가 많다.

키트 시약은 간편성에 주체가 놓이며, 이 간편성은 오차요인의 개입기회가 감소되는 것에 의하여 정밀도의 향상에 연결되는 것과, 정확도를 열화 시키는 것에 연결되는 경우가 있다. 또한, 아지화나트륨(NaN_3) 등의 안정성을 유지시키기 위한 약품이나 계면활성제 등의 반응성을 높이기 위한 각종의 성분이 첨가되어 있기 때문에 단독 시약에 비하여 이들의 성분이 때로는 예기치 않는 반응에 관여하는 수도 있다. 사용할 때에는 시약조성을 파악하고, 충분히 이해하여 그 시약의 여부를 판별할 수 있도록 검사실의 기술수준을 보존하고, 사용하는 것이 중요하다.

(8) 위험약품

검사실에서 사용되는 약품, 시약에는 위험물에 상당하는 물질이 있으며 취급에는 충분히 주의하여 그의 관리 및 위험 예방책을 설정하고, 일상 업무를 규정하여 수행하는 것이 중요하다. 다량의 폭발물, 인화성 약품은 소방법, 허용량을 초과하는 방사성 물질, 유기용매, 발암성 시약의 취급에서는 노동기준법에 의하여 규정된 대응이 의무로 되어있다. 위험약품은 다음과 같이 분류할 수 있다.

① **폭발성 물질 :** 피크르산, 트리니트로벤젠, 질산암모늄, 아지화나트륨(산과 반응하여 폭발성 NH_3를 발생) 등

② **인화성 물질 :** 에틸에테르, n-헥산, 석유에테르, 아세톤, 톨루엔, 에탄올, 메탄올, 프로판올, 이소프로필알코올, 부탄올, 아세트알데히드, 이황화탄소, 크실렌, 피리딘, 벤젠, 아세트산메틸, 아세트산에틸 등

③ **산화성 물질** : 아질산염, 염소산염, 과산화수소수, 과망간산칼륨, 과요드산나트륨, 과요드산칼륨, 무수크롬산, 브롬, 질산 및 그의 염 등

④ **수발열성 물질** : 산화칼슘, 무수인산, 삼염화인산, 황산, 아연분말, 클로로술폰산 등

⑤ **부식성 물질** : 염산, 질산, 황산, 인산, 아세트산, 트리클로로아세트산, 수산화나트륨, 수산화칼륨, 수산화바륨, 암모니아수, 질산은, 황산은, 황산구리, 염화바륨, 과산화수소수, 과산화바륨, 과망간산칼륨, 시안화나트륨, 시안화칼륨, 요오드, 염산히드록실아민, 황산히드록실아민, 아세트알데히드, 크레졸, 옥살산, 티오글리콜산, 트리니트로벤젠, β−나프톨, 니트로벤젠, 페놀, 포르말린 등

⑥ **유독성 시약** : 아비산 및 그의 염, 비산 및 그의 염, 수은 및 그의 염, 시안화합물, 플루오로화수소산 등

⑦ **중독성 유기용매** : 클로로포름, 벤젠, 아세톤, 에틸에테르, 아세트산에틸, 톨루엔, 메탄올, 이소프로필알코올, n−부틸알코올, 이소부틸알코올, 크실렌, o−디클로로벤젠, 크레졸, 클로로벤젠, 아세트산메틸, 아세트산아밀, 시클로헥산, 이염화메틸렌 등

⑧ **발암성 물질** : 디메틸아미노아조벤젠, 벤지딘, α−나프틸아민, β−나프틸아민, o−톨리딘, 오라민 등

이들의 위험약품은 환경위험의 관점으로부터 폐액에 있어서도 주의할 필요가 있다.

(9) 칭량·계측

임상화학분석은 생체시료 중의 물질농도를 정량 분석한다. 농도는 질량과 용적의 비율이기 때문에 분석의 기본은 질량과 용적의 측정에 있다. 정량분석의 기준으로 되는 표준용액은 일정 중량의 순물질을 일정 용량의 용매에 용해시킨 것으로서 질량, 용적계측의 정밀도가 임상화학분석의 정밀도의 기초이다.

1) 천칭

칭량하는 물체의 무게와 필요한 정밀도에 의하여 최적인 천칭을 선택한다. 시약조제의 거의 대부분은 천칭레벨의 정밀도로서 충분하지만, 표준물질의 칭량이나 미량시료의 칭량에 있어서는 현재, 전자천칭(그림 8 참조)이 빈번하게 이용되고 있다.

전자천칭에는 로드 셀 형(load cell type), 전자 형(electromagnetic type), 음차 형(tuning−fork type)이 있지만 어느 것이나 자동으로 교정되며 빈번한 조작을 하지 않고, 0.1 mg까지 간편하게 칭량

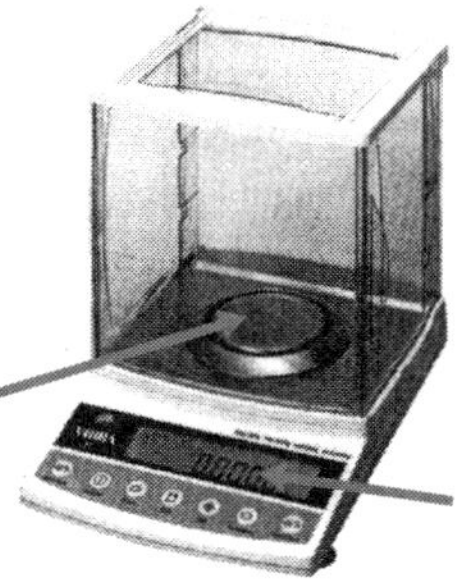

그림 8 전자천칭

할 수 있다. 천칭의 취급에 있어서 기본적인 주의사항은 다음의 3가지 점이다.

- 진동, 오염, 부식, 외부기류나 온도변화를 피한다.
- 사용 후에는 청소를 수행한다.
- 정해진 정기점검을 실시한다.

2) 피펫

용적계측을 위한 도구에는 목적에 따라서 미량 피펫(혈청 등의 측정시료를 일정량 채취), 분주기(시약 등을 일정량 분주·첨가), 정용 병(일정 용적에 표준물질, 시약을 용해)으로 구별된다. 여기서는 사용빈도가 높은 미량 피펫에 대해서 설명한다.

미량 피펫으로 구해지는 것은 정확도의 유지이다. 혈청 등의 생체시료는 일반적으로 점도가 높고, 수용액에 비하여 피펫 내부에 잔류하는 액량이 많다. 1970년대에는 임상검사의 현장에서 「전동 마이크로 피펫」이 많이 사용되고 있었지만, 현재는 노크 식 피펫이 거의 대부분이다. 노크 식 피펫은 혈청 등의 시료나 시약의 채취에 손실 없이 채취할 수 있으며 선단의 팁을 채취시료마다 교환하는 것으로 시료간의 오염이 발생되지 않는다.

피펫에 요구되는 칭량의 정밀도는 목적에 따라서 다르지만, 일반적으로 임상화학분야의 측정에서는 분석조작 전체의 허용오차로서 변동계수(CV) ±3%가 기준이다. 정밀도를 유지하기 위해서 피펫 사용상의 주의사항은 다음과 같다.

- 표준액과 측정시료는 동일 피펫으로 채취한다.
- 사용방법으로 일정하게 한다. 피펫 선단은 시료 중에 깊게 삽입시키지 않고 흡인하며, 외벽에 부착된 시료는 가볍게 닦는다. 시료의 토출속도, 각도를 일정하게 유지하는 등의 모든 조작을 일정하게 한다.
- 용량은 전자천칭으로 검정한다.

– 필요에 따라서 유지보수를 실시한다.

4. 검사시료

임상화학검사는 생체화학성분의 변동을 정확하게 취하고, 그 결과를 가지고 병태를 파악하여 치료방침의 결정이나 치료효과의 판정, 예후예측 등의 판단을 목적으로 하고 있다. 이 목적을 달성하기 위해서는 생체내부의 상태를 충분히 반영한 정확도, 정밀도가 높은 측정 데이터를 얻는 것이 중요하다.

임상화학의 검사시료로서 이용되는 것은 배설물(소변, 대변, 입김), 체액(혈액, 뇌척수액), 분비물(위액, 장액, 췌액, 담즙, 타액, 땀, 정액, 결석 등), 천자액(흉수, 복수, 관절액, 낭종액 등), 조직편 등이 있다. 이들 중에서 주로 이용되고 있는 시료는 혈액과 소변이다.

이들의 생체시료에 함유되는 화학성분은 변질, 변성하기 쉽다는 특징을 가지고 있다. 얻어진 검사결과가 잘못된 병태판단을 수행하지 않게 하기 위해서 다음에 설명하는 측정치에 영향을 미치는 각종 인자를 이해하고, 그 취급에 대한 배려가 필요하다.

4-1. 채혈, 채혈조건

혈액은 생체내부를 순환하여 각 장기·조직에 필요한 성분을 공급하고, 대사산물을 회수한다고 하는 역할을 담당하고 있으며 생체내부의 대사를 반영하는 검사시료로서 중요한 성분이다. 또한, 혈액 중의 많은 성분은 체내의 모든 인자의 영향을 받으며, 시시각각으로 변하고 있다. 따라서 검사의 목적에 적합한 채혈조건을 고려할 필요가 있다. 채혈할 때의 조건에 의하여 검사치에 영향을 주는 요인은 다음과 같이 정리된다.

(1) 생리적 변동(채혈을 받는 개체 쪽에서 문제로 되는 요인)

건강한 사람들 중에도 질병에 동반하는 검사데이터 변동 외에 생리적 변동요인이 있다. 생리적 변동은 개체내의 변동과 개체간의 변동으로 대별된다.

- **개체내의 변동 :** 시간적 요인(1일 이내의 변화, 계절, 연령, 성주기, 임신 등), 환경요인(채혈체위 등)
- **개체간의 변동 :** 유전적 요인(성별, 인종 등), 생활습관(음식, 운동, 흡연)

1) 음식·흡연

- 원칙적으로 채혈은 조기 공복 시에 시행한다. 특히 식사에 의한 변동을 쉽게 받는 검사항목(혈당, 중성지방 등)에서는 충분히 고려하여 채혈을 한다.
- 중성지방의 변동에 있어서는 식후의 킬로미크론의 상승에 의한 변동으로, 식후 6시간 정도까지 영향을 미친다. 외래환자에서는 조기 공복 시의 채혈은 곤란하며, 이것과 동등의 검사결과를 얻는 데에는 미리 식후 14시간 이상을 경과하고 있는 것을 확인 후에 채혈한다.
- 음주력이 있는 환자에 있어서 중성지방의 상승은 간장에서 합성되는 최저비중 리포단백의 상승에 의하기 때문에, 식사에 의한 영향과는 다르며 생체의 생리적 반응에 의한 것이다.
- 식사에 의하여 혈당, 중성지방은 상승하지만, 반대로 유리지방산은 저하한다. 중성지방은 식후 2시간에서 2배를 초과하는 높은 값으로 되지만, 유리지방산은 1/2~1/3로 저하한다. 중성지방의 식후 상승은 킬로미크론의 영향이다.
- 일반적으로 혈청화학검사에서 직접 식사의 영향을 받는 것은 적다.

2) 운동

- 골격근에 다량으로 존재하는 크레아틴키나아제(CK)는 운동에 의하여 현저하게 변동을 나타내지만, 운동부하량의 차이 등에 의하여 영향은 다르다. 일반적으로 골격근, 심근 등으로부터 효소의 유출에 의한 활성의 상승은 운동부하 후의 약 3~5시간에서 상승한다. 따라서 채혈시간에 있어서는 충분히 고려해야 한다. 락트산데히드로게나아제(LD), 아스파르트산아미노트랜스페라아제(AST), 알돌라아제(ALD)도 운동 후에 높은 값으로 된다.

3) 체위

- 혈청단백이나 알부민 및 이것에 관련되는 성분(칼슘, 빌리루빈, 콜레스테롤 등)은 체위에 의하여 농도변화가 발생한다. 이것은 허리운동은 기립활동에 있어서 10%의 낮은 값으로 되며 총단백 0.7 g/dL, 알부민 0.45 g/dL, 칼슘 0.2 mEq/L 정도의 차이가 있다. 따라서 이들의 항목은 외래환자와 입원환자에서 기준범위를 별도로 설정할 필요가 있다.

4) 1일내의 변동, 계절변동

- 1일내의 변동을 나타내는 검사항목은 주로 내분비항목으로서 부신피질 자극호르몬 중에서 가장 낮은 값으로 되며 이른 아침부터 아침에 걸쳐서 최고치로 된다(그림 9 참조). 성장호르몬(GH), 프로락틴은 반대로 수면 중에 최고치를 나타낸다.
- 하절기, 동절기에서 계절간의 변동이 보고되어 있는 것은 총콜레스테롤, 중성지방이다. 이들

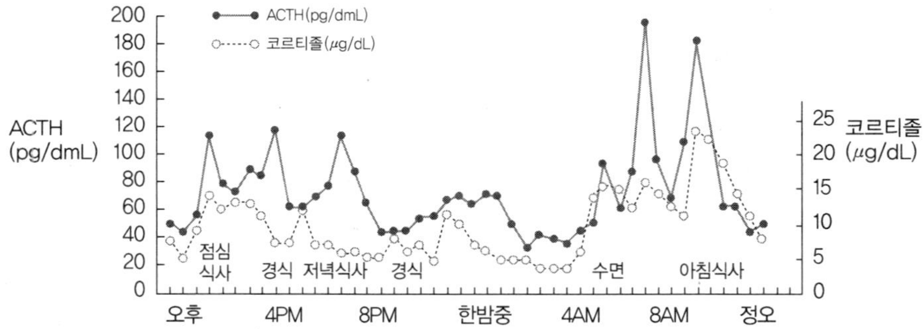

그림 9 ACTH와 코르티졸의 1일 이내의 변동

항목은 직접영향은 없고, 식사내용과의 관계라고 생각되지만, 지질대사 개선약의 치료효과 판정에서는 이 점도 고려할 필요가 있다.

5) 성별차이 연령차이

- 요산, 크레아티닌, 혈청 철은 남성이 높고, HDL-콜레스테롤, 아디포넥틴은 여성이 높다. 이들의 항목에 있어서는 남녀별로 기준범위를 설정할 필요가 있다. 또한 크레아티닌, CK는 근육량에 의존한다.
- 연령차이를 고려할 필요가 있는 항목은 소아시기의 변동이 현저한 항목과 연령과 더불어 변동하는 항목이다.
- 면역 글로블린 G(IgG), α-페토프로테인(AFT)은 출생과 더불어 저하하고, 자기의 생산능력이 획득되면 점점 증가하며, 차츰 성인 레벨에 달한다.
- 알칼리성 포스파타아제(ALP)는 골대사와 관련되며 골단선이 성장하는 년대까지 높은 값을 나타내고, 1세로부터 사춘기 전까지 성인의 3~4배, 사춘기의 피크에서는 6배에 달한다. 또한 임신했을 때에는 태반유래의 ALP가 출현하며, 임신 월수가 진행하는 것에 따라서 높은 값으로 된다.
- 총콜레스테롤, 중성지방 등은 연령의 증가와 더불어 증가하는 경향을 나타낸다. 총콜레스테롤은 폐경전의 여성에서는 남성에 비하여 낮은 값의 경향에 있지만 폐경 후에는 같은 레벨로 된다.
- 아밀라아제(AMY)는 신생아에서는 성인 활성치의 15% 정도로 낮지만, 그 후 점점 증가하여 5~7세에서 성인치에 달한다.
- 성 호르몬의 지배를 받고 있는 항목은 성인에서는 당연히 성별의 차이가 인정된다. 또한, 여

성에서는 황체형성 호르몬(LH), 란포자극 호르몬(FSH), 프로락틴 등의 여성 호르몬이나 CA125(당사슬 항원125)는 성주기에 의하여 변한다. 또한, 폐경 후에는 성선자극호르몬인 LH, FSH는 높은 값으로 되며 폐경 전의 5~10배에 달한다.

6) 복용약

- 검사를 실시할 때에는 복약내용을 확인하는 것이 중요하다.
- 약물에 의한 측정치의 영향은 복용된 약물이 직접 측정계에 영향하는 경우와, 약물의 약리작용이 생체계에 미치며, 측정치에 영향을 주는 경우로서 주로 2가지로 생각된다.

■ 복용약에 의한 검사치에의 영향 예

① 아스코르브산(비타민C) 투여의 영향

아스코르브산은 강한 환원작용을 가진다. 소변검사 등이 환원작용 검사치에 영향을 미친다.

② 피나스테리드(남성형 탈모치료학) 투여에 의한 전립선 특이항원(PSA)에의 영향

피나스테리드(finasteride)는 디히드로테스토스테론의 생성에 관여하는 5α환원효소2형을 저해하는 것으로 치료효과를 나타낸다. 동시에 PSA치를 약 50% 저하시킨다고 알려져 있다. 허위성 음성판정에 주의가 필요하다.

- 이외에 부작용, 약물의 대사물질 등에 의한 측정치에의 간섭도 생각된다.

7) 채혈(검체 채취) 전의 검사의 영향

- 조영제 투여에 의한 검사 실시 후에는 체내로부터의 배설시간을 두고 채혈을 수행한다. 검사항목에 따라서는 영향을 미치기 때문이다.
- 전립선 마사지, 생검사 후에는 전립선 특이항원(PSA)이 혈중으로 일탈하여 높은 값으로 된다. 이들 전립선에의 물리적 자극을 부하하는 검사 후의 채혈은 수일을 거친 후에 시행한다.

8) 기타의 요인

- 인종 차이에 따라서는 혈액형의 분포 등으로 확실하지만, 임상화학 영역의 성분에서는 인종차이보다도 오히려 생활습관, 특히 식습관에 의존한다고 생각된다. 더욱 콜린에스테라아제(ChE)나 요산(UA)에 있어서 유럽인에 비하여 동양인은 낮은 값을 나타낸다고 알려져 있지만 이들에 대해서도 식생활의 영향이라고 생각된다.
- 많은 검사에 있어서 생리적 변동요인에서는 설명이 미치지 않는 개체차이가 있다. 건강한 사람에 있어서 ALP의 생리적 변동을 그림 10에 나타낸다.

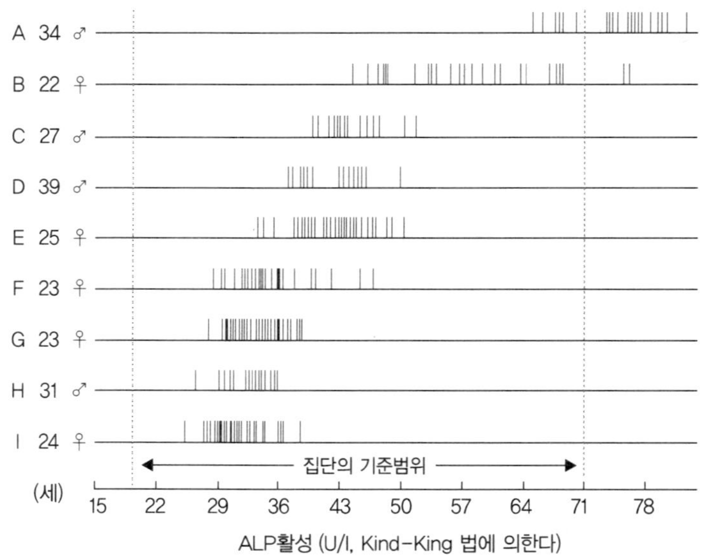

그림 10 개인에 있어서 혈청 알칼리성 포스파타아제 활성치의 생리적 변동

이상과 같은 생리적 변동에서는 지금까지 그 원인이 밝혀져 있지 않은 것이 있기도 하고, 또한 연구자에 따라서 일치된 견해에 이르지 않은 요인도 존재한다. 생리적 요인에 의하여 측정치 변동을 나타내는 항목을 표 15에 정리했다.

4-2. 검체의 안정성

생체시료는 일반적으로 불안정한 것이 많다. 살아있는 물질은 검체 채취 후에는 생체내부와 다른 환경 하에서 사멸, 분해, 오염을 받는다. 채취 후의 혈액, 소변은 산화, 가수분해, 자기분해 등에 의한 농도의 저하나 효소의 실활, 또는 혈액 중에 존재하는 각종 효소에 의한 대사변화가 발생한다. 혈청에서는 혈구파괴, 혈구성분의 일탈, 소변에서는 세균의 번식에 의한 변질이 검체에 크게 영향을 미친다. 채취 후의 요인별 불안정 성분의 분류와 그의 회피책을 표 16에 나타낸다.

(1) 채혈 후의 검체처리·보존

채혈 후의 혈액은 빠르게 원심분리 처리를 수행하여 혈구와 혈청을 격리시키는 것이 원칙이다. 채

표 15 생리적 변동에 의한 혈청 화학성분의 변화

항목	약칭	변동 요인									
		개체 차이	성 차이	식사	음주	운동	기립	1일 이내 변동	유아	노년기	임신 후기
총단백	TP	+	–	–	–	↑	↑↑	+	↓↓↓	↓	↓↓
알부민/글로불린 비율	A/G	++	M>F	–	–	–	–	–	↑↑↑	–	↓↓
혈당	Glu	+?	–	↑↑	?	↓후↑↑	?	+	↓?	?	↓?
총콜레스테롤	TC	++	M>F?	–	M↑?	↓	↑	–	–	↑후↓	↑↑
유리지방산	FFA	+	?	↓↓	–	↑↑	?	++	↑	–	?
중성지방	TG	+	M>F	↑↑	↑↑	↑	?	++	↓	↑~↓	↑↑↑
요산	UA	+	M≫F	↑?	↑	↑	–	+–?		M–↓ F↑	↑↑ ↑↑
요소질소	UN	+	M>F	↑?	–	↑	–	+–?	–	↑	↑?
크레아티닌	Cr	?	M≫F	–	–	↑	–	+–?	–	–↑?	↑?
칼륨	K	+/–	M>F?	–↓?	–	↓후↑	–	++	–	↓	↑
나트륨	Na	–	–	↑–?	–	↑	–	+–?		↓	↓
칼슘	Ca	–	M>F?	–	–	–	↑	+	↑↑	↓	↓↓
무기 인	IP	+/–	M<F	↓↓	–	↑	–	–+?	↑↑	↓–?	–
철	Fe	–?	M≫F	↑–?	?	–	?	+++ AM>PM	↓↓	↓	↓↓
아스파르트산아미노트랜스페라아제	AST	+	M>F	–	↑	↑↑	–	–	↑↑↑	↑	–↑?
알라닌아미노트랜스페라아제	ALT	+	M>F	–	↑	↑↑	–	–	↑↑	↑–↓	–
락트산데히드로게나아제	LD	+	–?	↓–?	–	↑↑	↑	–	↑↑↑	–	↑↑↑
크레아틴포스포키나아제	CK	?	M>F	↑↑?	–	↑↑↑		+	↑↑		–
알칼리성 포스파타아제	ALP	++	M>F	–↑?	↑?	–	↑	–	↑↑↑	↑	↑↑↑
γ–글루타밀트랜스페라아제	γ–GT	++	M>F	↓?	↑↑↑	–?			↑↑↑	↑	↓?
아밀라아제	AMY	+++	M<F	–	–	–	–	–+?	↓↓↓	↑	–
콜린에스테라아제	ChE	+++	M>F	–	↑	–	↑	–	↓↓	↓	↓

*1 : +or↑or↓(기준범위의 1/4 이하 변동) *2 : ++or↑↑or↓↓(기준범위의 1SD를 초과) *3 : +++or↑↑↑or↓↓↓(기준범위의 1.5배 이상)

혈 후, 전혈상태에서 방치하면 세포중(혈구중)과 혈청(혈장)중에서 농도차이가 큰 성분은 세포내외에 도입이나 일탈이 발생하여 생체내부의 진정한 성분농도를 반영하고 있지 않은 다른 결과를 나타내게 된다. 세포내외에서 농도차이가 큰 항목을 표 17에 나타낸다.

또한, 혈구로부터 일탈한 효소 중에는 혈청성분을 분해하는 것도 있으며 진정한 값이 얻어지지 않기 때문에 주의가 필요하다.

1) 혈구중이나 혈청중의 성분에 의하여 분해를 받는 성분

– 혈당에서는 채혈에 있어서 해당저지제가 도입된 채혈관을 사용하는 것이 기본이다. 해당 저지

표 16 불안정 성분의 분류와 회피책

요인	혈청 성분	소변 성분	회피책
산화·실활	피루브산, 아스코르브산, 환원형 글루타티온, CK LD, ALT, 부갑상선 호르몬(↓?)	우로빌리노겐, 페닐피루브산, 호모겐티스산, 포르피린체	저온 보존 안정화제 첨가
빛에 의한 분해	빌리루빈, 코프로포르피린	우로빌리노겐, 빌리루빈, 코프로포르피린	차광
전환실활(효소작용)	유리콜레스테롤, 인지질, 피루브산		저온 보존 제거 단백 저해제
생합성·생산(효소작용)	암모니아, 유리지방산, 아미노산, 에스테르콜레스테롤, 무기 인		저온 보존 저해제 제거 단백
미생물 오염	혈당, 시트르산, 요산(↓?) → 저하 리파아제 → 상승	요소, 당, 아세톤체, 우로펩신 → 저하 암모니아 → 상승	무균 조작 살균제 산·알칼리 처리 저온 보존
혈구성분 오염	칼륨, 무기 인, 락트산, LD, AST, 산(성) 포스파타아제		혈구 분리
항응고제	암모니아, 칼륨, 나트륨, pH, 효소		영향을 받지 않는 첨가제의 선택
오염(진애·중금속)	피루브산, 아스코르브산, 칼륨, 미량금속	코프로포르피린, 미량금속	
확산·증발	CO_2, pH, 산(성) 포스파타아제, 케톤체, O_2, 전해질(농축)	아세톤체	외기와의 차단

표 17 혈구 내외에서 농도차이가 큰 주요한 항목

성분 명칭	약칭	혈구 : 혈청
락트산데히드로게나아제	LD	약 160 : 1
아스파르트산아미노트랜스페라아제	AST	약 40 : 1
칼륨	K	20~25 : 1
알라닌아미노트랜스페라아제	ALT	6~7 : 1
혈당	Glu	0.82 ; 1
무기 인	iP	0.78 : 1
나트륨	Na	1 : 약 9
칼슘	Ca	1 : 약 10

제를 사용하지 않는 경우, 전혈의 상태에서는 적혈구 등의 세포성분 중에서 해당반응이 진행되며 혈당치는 급속히 저하한다. 해당 저지제 첨가 채혈관을 사용해도 완전히는 저지되지 않으며, 측정치는 저하한다. 전혈을 냉장 하에 보존시키면 약 80%로 저하가 억제된다(그림 11).

– 종래, 해당 저지제로서 사용되었던 플루오르화나트륨은 저지 능력이 충분하다고는 말할 수 없

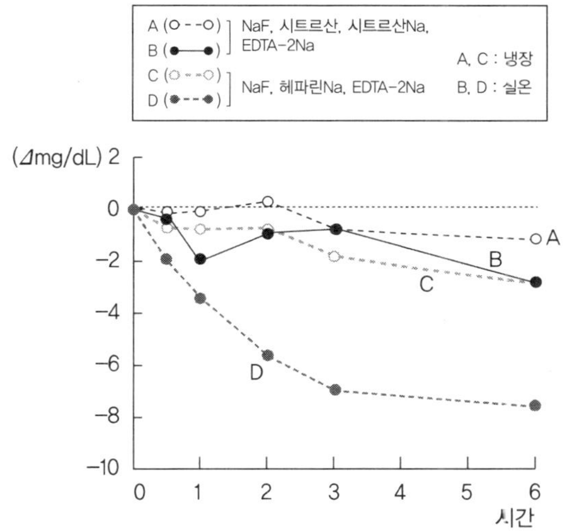

그림 11 **혈당의 원심분리까지 보존시간·온도 영향(보존온도와 시트르산 첨가효과)**

다. 여기에 시트르산을 첨가하면 해당 저지효과가 개선된다(그림 11 참조).

- 혈중 암모니아는 채혈 후 실온에서는 혈중으로부터 이산화탄소(CO_2)가 소실되는 것에 따라서 빠르게 단백질이나 글루타민 등으로부터 암모니아가 생성되어 혈중농도가 상승한다. 제거 단백조작을 실시한 후에도 실온에서는 수치가 상승하지만, 냉장보존에서는 4일간, 180℃에서는 1개월간은 안정한 측정 데이터가 얻어진다(그림 12 참조).
- 유리지방산(FFA)은 혈중 중의 리포단백리파아제가 중성지방을 가수분해하여 유리지방산을 생성하기 때문에, 혈청분리 후에는 시간경과와 더불어 측정치는 상승한다. 채혈 후에는 곧바로 원심분리 처리하여 혈청을 동결 보존한다.
- 콜레스테롤에스테르(cholesterol ester) 비율은 레시틴콜레스테롤아실트랜스페라아제(LCAT)에 의하여 에스테르의 생성이 촉진되기 때문에 에스테르 비율이 상승한다.

2) 혈구내에서 효소의 활성억제 때문에 영향을 받는 성분

- 전해질에서는 전혈에서 냉장 보존시키는 것에 의하여 ATP의 소비를 동반하는 Na^+/K^+ ATPase (Na^+, K^+ 펌프)의 활성이 저하하고, Na^+, K^+의 능동수송이 정지하며, 세포막 내외의 농도차이에 의한 전해질의 확산이 발생하여 측정치의 안정성이 소실된다. 그러나 실온보존에서는 Na^+/K^+ ATPase의 활성이 유지되기 때문에 능동수동에 의하여 혈중중의 K^+ 농도는 유지된다(그림 13).

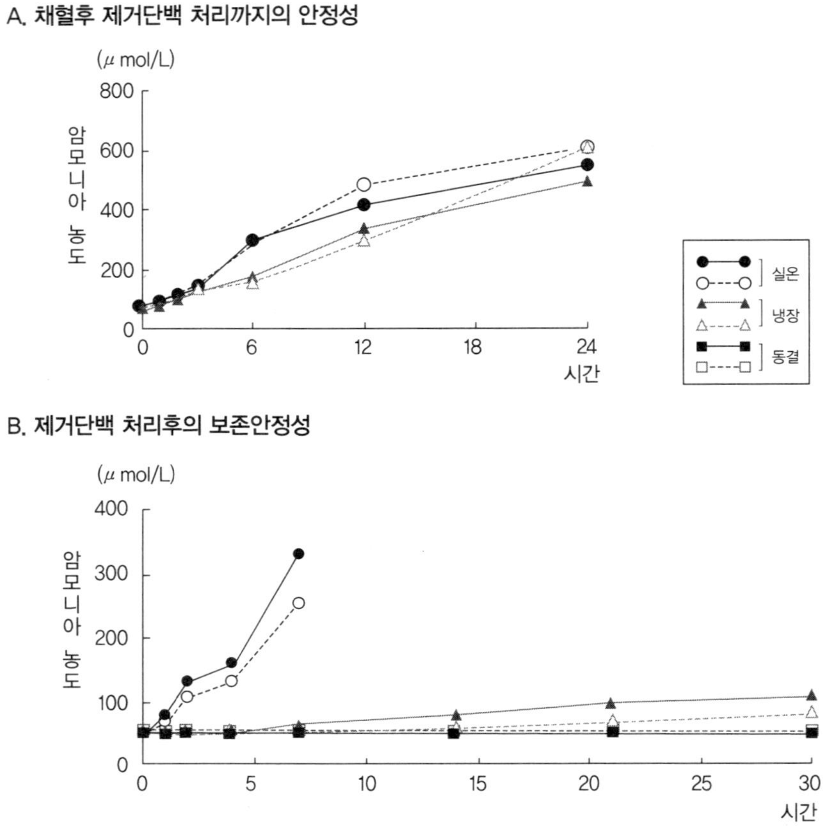

그림 12 혈중암모니아의 보존 안정성

3) 혈청 중에서 불안정한 성분

- 산성 포스파타아제(ACP)는 중성으로부터 알칼리성인 혈청의 조건하에서 용이하게 활성을 잃는다. 또한 전립선성 산성 포스파타아제(PAP)는 효소활성을 측정하는 것이 아니고, 단백량을 측정하고 있지만 항원 결정인자(epitope)가 중성으로부터 알칼리성에서는 마찬가지로 불안정하여 측정치가 저하한다. 채혈 후, 곧바로 산성조건으로 하면 안정한 측정치가 얻어진다.
- 빌리루빈, 비타민A, B, C, E는 빛에 의하여 분해되기 때문에 빛의 차폐 하에서 보존한다.

4) 외적 약물의 혼입

실내 살충제에는 즉효성 디클로로보스(DDVP : dimethyl-dichloro-vinyl phosphate) 등의 항콜린에스테라아제 작용을 하는 성분이 함유되어 있으며 이것이 공기를 매개하여 검사재료나 기구를 오염시켜서 콜린에스테라아제(cholinesterase)를 실활시킨다.

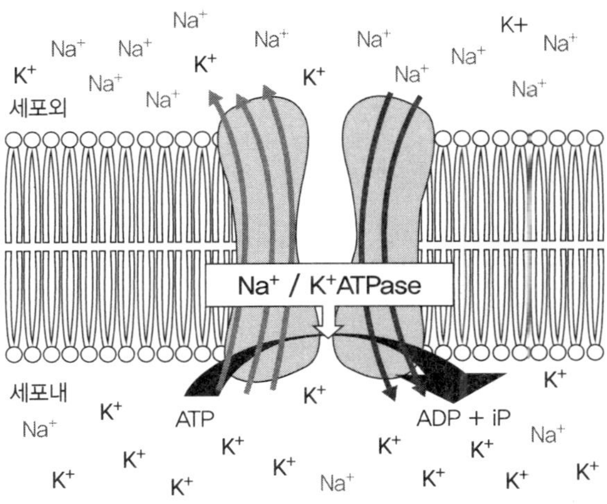

그림 13 Na^+/K^+ ATPase의 작용과 능동수송

(2) 혈청 분리 후의 보존 안정성

검체의 장시간 보존에 있어서는 −80℃ 이하가 요구된다. −20℃에서는 냉장고의 온도변화에 의하여 자동으로 서리 제거기능이 작동하여 미세한 동결융해가 반복되기 때문에 보체성분이나 신경특이에놀라아제(NSE)와 같이 냉장보존 이상으로 측정치가 변동하는 것이 있기 때문에 주의를 요한다.

이상과 같은 생체시료의 불안정성을 염두에 두고 혈액의 경우, 채혈 후에 원심분리 조작까지 전혈상태에서의 보존안정성과 혈청(혈장)분리 후의 보존안정성의 2단계에 있어서 각각을 이해하고, 생체내부의 상태가 정확하게 반영된 검사 데이터를 얻기 위해서 검사처리를 시행한다. 채혈 후의 검사처리, 보존에 주의를 필요로 하는 항목에 대해서 표 18에 나타낸다.

(3) 소변 검체의 보존과 안정성

소변 검체의 보존도 혈청과 마찬가지로 저온, 차광 보존이 기본이다. 소변의 경우, 함유된 화학성분의 종류, 농도의 변동이 현저하며 검체의 차이는 혈청에 비하여 크다. 또한, 소변에 있어서는 세균의 번식에 의한 분해, 오염이 측정에 중요한 영향을 미친다. 세균을 함유한 소변에 있어서는 그 세균의 종류에 따라서 대폭적으로 안정성의 변화가 일어난다. 대부분의 세균은 강산성, 또는 pH 10 이상의 알칼리성에서 발육이 저지되지만, 보존방법에 따라서는 급속한 pH 변화를 일으켜서 불안정성의 원인으로 되는 경우가 있다.

표 18 처혈 후의 검체처리, 보존에 주의를 필요로 하는 주요한 항목

항목	전혈의 보존		원심분리 후의 보존	
	실온(20~30℃)	냉장(2~8℃)	동결(-20~-30℃)	냉장(2~8℃)
단백 분획	○	○	○	α2 : ↑, β : ↓
CK	○	○	-80℃ : ○,-20℃ : ↓	○(2주이내 ↓)
AST	○	○	○	○
ALT	○	○	-80℃ : ○,-20℃ : ↓	○(1주이내 ↓)
LD	6시간 이내(이후 ↑)	6시간 이내	○	↓
NH_3	×(제거단백처리)		○	↑
아미노산 분석	×	×	△	×(아미노산의 종류에 증감)
글루탐산(Glu)	×	△	○	○
히알루론산	○	○	○	○
혈중케톤체 분획 : 아세토아세트산	△	○	-80℃ : ○,-20℃ : ↓	↓
FFA	△	○	○	↑
에스테르형 콜레스테롤	△	○	○	○
유리형 콜레스테롤	△	○	○	○
콜레스테롤/에스테르 비율	△	○	○	○
아포리포단백C-Ⅲ	△	○	○	○
폴산	○	○	○	↓
Na	○	×	○	○
K	○	×	○	○
무기 인(iP)	6시간 이내	○	○	○
ACTH	6시간 이내	6시간 이내	○	약간 ↓
PTH(부갑상선 호르몬)-인탁트	×	○	○	↓
PTHrP(부갑상선 호르몬관련단백)	○	○	○	↓
알도스테론	○	○	○	약간 ↑
혈중 카테콜아민 3분획	×	×	○ (아드레날린, 노르아드레날린은 약간 ↓)	↓
메톡시히드록시페닐에틸렌글리콜(MHPG)	12시간 이내	○	○	×
유리테스토스테론	6시간 이내	○	○	약간 ↑
레닌 활성	○	○	○	↑
뇌 나트륨이뇨 펩티드(BNP)	×	×	○	↓
인간 간세포증식인자(HGF)	6시간 이내	○	○	약간 ↑
오스테오칼신	×	×	○	↓
소변 중의 5-HCGβ-코어플러그멘트	-	-	○(산성 축뇨)	○(산성 축뇨)
소변 중의 HVA·VMA	-	-	○(산성 축뇨)	○(산성 축뇨)
혈청 보체가	○	×	○	×(↓)
C4	○	○	○	○(1주 이내 ↑)
혈청 아밀로이드A(SAA)	○	○	○(동결/융해반복금지)	○
면역 복합체	○	○	○	○(약간 ↑)
루퍼스안티코어그랜트	×	○	○	↑

항목	전혈의 보존		원심분리 후의 보존	
	실온(20~30℃)	냉장(2~8℃)	동결(-20~-30℃)	냉장(2~8℃)
혈소판 관련(PA)IgG	-	-	NT	↑
CD3·CD4·CD8	-	-	실온	
HLA-DR	-	-	실온	
IL(인터루킨)-6	6시간 이내	6시간 이내	○	○
AFP	NT	NT	○	○(1주 이내 ↓)
PSA	×	NT	○	○(1주 이내 불명)
PAP	×	NT	○	↓
NSE	NT	NT	-80℃ : ○, -20℃ : ↓	↓

전혈안정성 ○ : 24시간, △ : 1~2시간 이내, × : 곧바로 분리, NT : not test

이전에는 소변의 안정성 유지를 위하여 6 N의 염산을 첨가하여 축뇨를 수행했었다. 그러나 이 방법에서는 축뇨 개시 직후의 소변에서는 매우 강한 산성 하에서 보존되었기 때문에 변성이 염려되었다. 또한, 소변 중의 염소나 아밀라아제(지적 pH로부터 이탈하다)는 측정할 수 없게 되었기 때문에, 최근에는 수집병을 냉암소에 보존하여 축뇨하는 방법이 잘 수행되고 있다.

4-3. 검체의 처리방법

(1) 전처리를 필요로 하는 검사항목의 첨가제 도입 전용용기

항목에 따라서 안정성을 유지시키기 위한 첨가제가 가해진 전용 채혈용기가 지시되어 있으며 이것을 사용하는 것이 중요하다. 주요한 항목의 전용용기 첨가제와 그의 작용을 표 19에 나타낸다.

표 19 전용용기 채혈의 필요한 주요한 임상화학 검사항목과 첨가제의 작용

항목	첨가제(전용용기)	작용
혈당	NaF, 헤파린Na, 시트르산Na	해당 저지
암모니아	헤파린Li	항응고
중탄산	헤파린Na	항응고
락트산·피루브산	0.8N 과염소산	제거 단백
아미노산, 미량금속	헤파린Na	항응고
레닌활성, ACTH, 세로토닌, 안지오텐신	EDTA-2Na	항응고
시클로스포린·타클로리무스	EDTA-2Na	항응고
비타민C	0.8N과염소산, 제거단백 후 차광용기	제거 단백
Vit C, D, 폴산 이외의 비타민	헤파린Na, 차광용기	항응고
ANP, 글루카곤 외에 펩티드계 항목	EDTA-2Na, 아프로티닌	항응고, 프로테아제 저해
BNP	EDTA-2Na	항응고

(2) 검사종료 후의 검체의 취급

목적검사 종료 후의 임상검사 검체의 잔존부분은 원칙적으로 의료폐기물로서 처리되지만, 그의 일부는 업무(정밀도관리, 기준범위의 설정, 시약성능 평가 등), 교육, 연구에도 활용되어 왔다.

그러나 환자중심의 의료가 요구되어 유전자 검사 등 환자의 개인정보에 관계되는 중대한 검사가 실시되는 중에 그의 취급에 관해서 규정이 필요하게 되었다. 일본임상검사의학회는 목적검사 종료 후의 임상검사 검체의 취급에 관해서 국가적 지침을 근거로 2010년에 명확한 견해를 나타냈고, 현재 임상검사 실시에서는 이것을 원칙으로 하여 대응하고 있다.

4-4. 공존물질의 영향

(1) 혈청의 색에 의한 영향

혈청성분으로서 직접 측정에 영향을 미치는 것으로서 용혈(헤모글로빈), 황달이 있다. 이들의 성분은 색 그 자체가 반응정색 색조에 광학적 영향을 미친다. 각 성분의 흡수스펙트럼을 **그림 14**에 나타냈다.

이들 혈청색의 영향도는 측정파장이 동일하다면 목적성분의 농도와 몰흡광계수의 곱에 반비례한다. 영향의 크기는 Bouguer-Beer의 법칙을 변형하는 것으로서 성분농도와 몰흡광계수에 의하여 어느 정도 추정할 수 있다(표 20 참조). 이들 영향은 검체 블랭크를 취하는 것으로 회피가 가능한 경우가 많다.

표 20 목적성분 농도와 몰흡광계수의 관계

성분	혈청중 농도*(x) (mol/L)	분석법	몰흡광계수(ε) ($L \cdot mol^{-1} \cdot cm^{-1}$)	($x \times \varepsilon$)**
혈당	4.7×10^{-3}	효소법§	6.5×10^{3}	1.0
총콜레스테롤	4.4×10^{-3}	효소법§	6.5×10^{3}	0.93
칼슘	2.3×10^{-3}	OCPC법	2.0×10^{4}	1.5
총단백	1.1×10^{-3}	뷰렛법	2.0×10^{4}	0.72
알부민	6.8×10^{-4}	BCG법	2.0×10^{5}	4.5
요산	3.0×10^{-4}	효소법§§	2.0×10^{4}	0.20
크레아티닌	7.0×10^{-5}	효소법§§	2.0×10^{4}	0.046
철	1.8×10^{-5}	니트로소-PSAP법	4.5×10^{4}	0.027
총빌리루빈	8.5×10^{-6}	알칼리아조빌리루빈법	7.0×10^{4}	0.020

* 혈중농도는 기준범위의 거의 중간치, ** 혈당의 ($x \times \varepsilon$)값을 1로 하여 산출, § 페놀, 4-아미노안티피린법, §§ TOOS, 4-아미노안티피린법

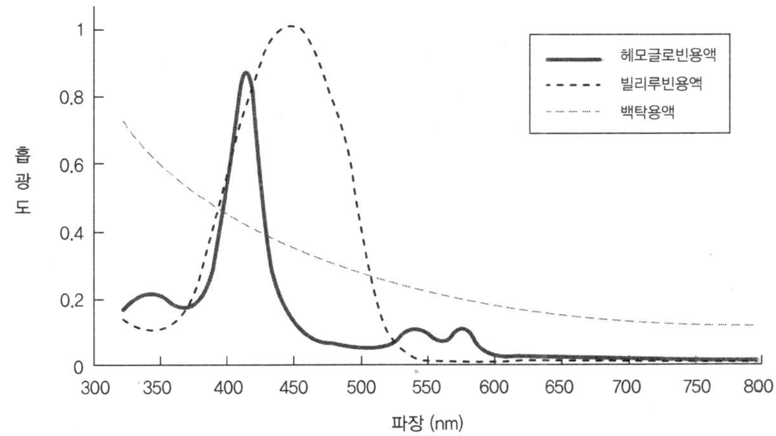

그림 14 헤모글로빈, 빌리루빈, 흐린 흡수스펙트럼

(2) 공존물질이 반응에 관여하는 영향

공존성분이 반응에 관여하여 측정치에 영향을 미치는 대표적인 예로서 과산화수소·퍼옥시다아제 계통의 정색반응에 있어서 아스코르브산(환원작용)을 들 수 있다(그림 15 참조). 이 경우 목적성분인 과산화수소 농도와 아스코르브산 농도와의 비율에서 크기가 문제로 된다. 일반적으로 목적성분과 반응에 관여하는 농도비율의 크기가 측정치에 영향을 미치고, 혈청중의 농도가 비교적 낮은 크레아티닌이나 요산 등에서는 영향이 커지며 그것에 따라서 혈중농도가 높은 글루코오스나 총콜레스테롤에서는 작아진다.

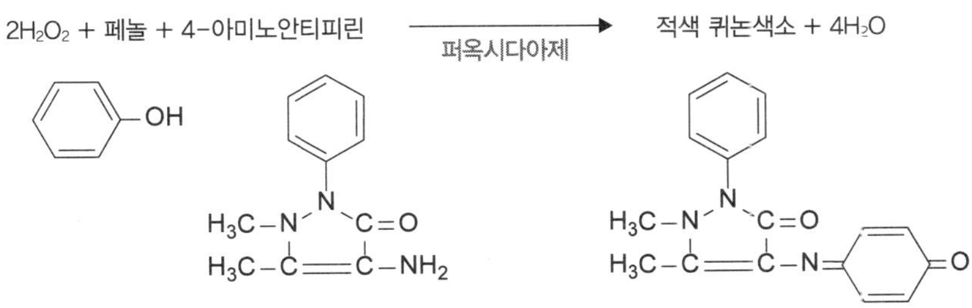

그림 15 과산화수소·퍼옥시다아제 계통 정색반응의 원리

(3) 혈구의 파괴에 의한 용혈(헤모글로빈의 일탈)

어떤 요인에 의하여 혈구 파괴가 일어나 혈구 내부성분이 혈청에 혼입된 경우의 측정치에 미치는 각종의 영향에 대해서는 본항 4-2. 「검체의 안정성」의 「(1) 채혈 후의 검체처리·보존」의 항을 참조하기 바란다.

제 3 장

생체분석의 원리와 방법

1. 흡광 광도법

1-1. 전자파의 파장과 색의 관계

빛은 전자파로서 파장영역에 따라서 여러가지 명칭으로 불리고 있다. 표 1은 전자파의 파장에 의한 구분과 명칭을 나타낸다. 가시광선을 경계로 하여 파장이 짧은 전자파일수록 에너지가 높고, 생체에 침습적이다. 의료 및 임상화학 분야에는 γ선으로부터 적외선까지의 전자파가 이용되고 있다.

표 1 전자파의 파장에 의한 구분과 응용

파장	종류	응용
20,000 m		
	장파	
2,000 m		
	중파	
200 m		
50 m		
10 m	단파	
1 m	초단파	
5 mm	마이크로파	전자레인지·전자스핀 공명흡수법
	적외선	적외흡수광 광도법·서모그래피
800 nm		
	가시광선	가시흡광광도법·형광광도법·염광광도법
400 nm		
	자외선	자외흡광광도법·원자흡광분석법·살균효과
0.5 nm		
	X선	형광X선 분석·발광X선분광분석
10 pm		
	γ선	γ선 흡수분석·멸균효과

1-2. 가시광선과 자외선

가시광선(400~800 nm)은 문자 그대로 인간의 눈에 보이는 빛(자·남·청·록·황·등·적)으로서 자색보다 저파장 및 적색보다 고파장 쪽의 전자파는 눈으로 볼 수 없다. 태양광선은 가시광선에 추가해서 자외선과 적외선을 포함한다.

자외선에는 살균작용(260 nm 전후)과 햇빛의 그을림 효과(300 nm 전후)가 있는 것은 잘 알려져 있다. 가시광선과 자외선은 어느 것이나 임상화학 영역의 비색정량분석, 단백질(280 nm) 및 핵산정량(260 nm)에 반드시 필요한 전자파이다.

1-3. 가시광선과 자외선의 광원

가시흡광 광도법에서는 광원으로서 텅스텐램프(백열전구) 혹은 동일 램프에 할로겐족 원소를 첨가 봉입시킨 할로겐램프가 이용된다. 할로겐램프는 고열 하에서 필라멘트로부터 승화시킨 텅스텐이 할로겐화텅스텐으로 되며 재차 필라멘트 쪽으로 돌아오는 사이클을 취하기 때문에 램프 내면의 흑화 현상을 억제, 길게 유지시키는 밝은 특징을 가지고 있다.

1-4. 여색과 보색의 관계

색상고리(컬러 사이클)에서 정반대에 위치하여 관계하는 색의 조합을 보색이라고 말한다. 즉, 적색에 대해서 녹색, 황색에 대해서 자색, 청색에 대해서 등색 등의 상보적인 색을 말한다. 또한, 이 관계

표 2 흡수광과 투과광의 색(여색)의 관계

흡수광의 파장(nm)	흡수광의 색	투과광의 색(여색)
400~435	자색	황록색
435~480	청색	황색
480~490	녹청색	등색
490~500	청록색	적색
500~560	녹색	자적색
560~580	황록색	자색
580~595	황색	청색
595~610	등색	녹청색
610~750	적색	청록색
750~800	자적색	녹색

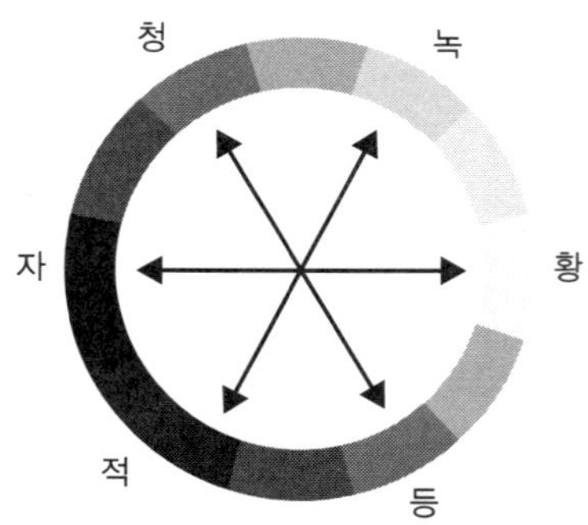

에 있어서 대조색, 반대색 그리고 여색이라고도 말한다. 더욱, 백과 흑은 색이 아니고 휘도, 밝기의 차이로 되며 보색이라고 말하지 않는다.

일광이나 텅스텐램프의 빛은 가시부의 모든 빛을 포함한 연속 스펙트럼으로서 육안적으로는 백색으로 보인다. 어떤 물질이 착색하고 있다는 것은 백색광으로부터 일부 특정의 빛이 흡수되어서 흡수되지 않고 남은 파장의 색(여색)을 우리들은 보고 있는 것이다. 표 2에 흡수광의 색과 투과광의 색에 대한 관계를 나타낸다. 표로부터 아는 바와 같이 적색으로 발색하고 있는 용액은 490~500 nm 청색의 빛을 흡수하고 있다.

1-5. Bouguer-Beer의 법칙

그림 1에 나타내는 바와 같이 어떤 농도 c(mol/L)로 발색하는 용액에 강도 $I_\circ$의 빛이 입사하면 광로 길이 ιcm를 통과하는 사이에 빛의 일부가 용액에 흡수되며 강도 I의 투과광으로 되어 용액을 통과한다. 따라서 투과광의 강도 I는 (1)식과 같이 되며 지수 함수적으로 감약된다. 단, ε는 정수로서 발색된 물질에 고유의 분자흡광계수(L/mol · cm)를 나타낸다.

$$I = I_\circ \cdot 10^{-\varepsilon c \iota} \qquad (1)$$

(1)식의 입사광과 투과광의 강도비율($I_\circ/I$)의 대수를 흡광도 A(absorbance)로 하면 A는 (2)식과 같이 된다.

$$A = \log (I_\circ / I) = \varepsilon \cdot c \cdot \iota \qquad (2)$$

이들의 관계식을 Bouguer-Beer의 법칙이라고 말하며, 흡광도는 용액의 농도와 광로 길이의 곱에 비례하는 것을 나타낸다. 또한, 이들의 생각은 흡광도가 광로 길이에 비례한다고 하는 Bouguer-Beer의 법칙과, 광로 길이가 일정할 때, 흡광도가 농도에 비례한다고 하는 Beer의 법칙을 조합시킨 것이다. 통상의 분광광도계에서는 입사광 강도 $I_\circ$를 100%로 하고 있으며 투과광 강도 I는 투과율(T, transmittance, %)로서 표시되며 T는 (3)식으로 표시된다.

$$T = (I / I_\circ) \times 100(\%) \qquad (3)$$

따라서 (2)식에 (3)식을 대입하면 흡광도 A와 투과율 T의 관계는 (4)식과 같이 된다. 흡광도는 무차원의 값을 나타내게 된다.

$$A = \log (100 / T) = 2 - \log T \tag{4}$$

상기 (1)식의 농도 c(mol/L)는 최종 용액 중의 농도(최종 농도)인 것으로부터 시료 중의 목적 성분의 농도 x(mol/L)와의 관계식은 (5)식으로 나타낸다. 여기서, 시료량을 v(mL)로서 최종 액량은 V(mL)로서 나타넌다.

$$c = (v / V) \cdot x \tag{5}$$

(5)식을 (2)식에 대입하면 (6)식이 얻어진다.

$$A = \varepsilon \cdot (v / V) \cdot \mathrm{x} \cdot \iota \tag{6}$$

(6)식에 있어서 비색분석으로 측정되는 흡광도는 시료량에 비례하고, 최종 액량에 반비례하는 것을 나타내며 측정법의 조정에 중요한 것으로 된다.

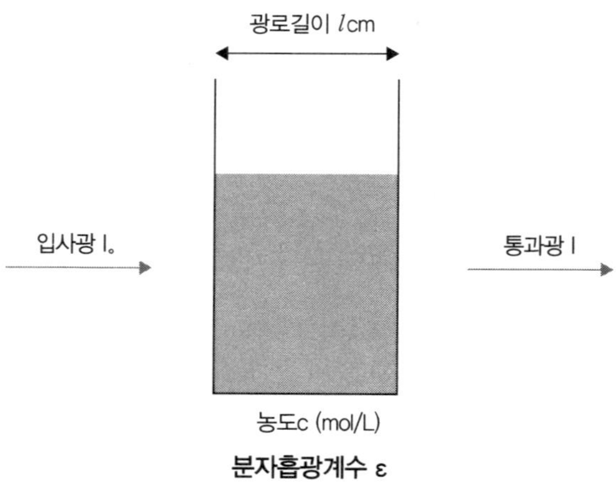

$$I = I_0 \cdot 10^{-\varepsilon c \iota} \quad A = \log(I_0/I) = \varepsilon \cdot c \cdot \iota$$

그림 1 Bouguer-Beer의 법칙

1-6. 몰 흡광계수

Bouguer–Beer의 법칙에 있어서 비례정수 ε은 몰 흡광계수(분자흡광계수)르서 광로 길이 1(cm)에서 농도 c가 1.0(mol/L) 용액의 흡광도를 나타내는 (L/mol·cm)의 SI단위에서는 광로 길이 1(m)에서 농도 1(mol/m^3)의 흡광도가 이용되며 다음과 같이 환산된다.

$$L/mol \cdot cm = 10^{-1} \cdot m^2/mol$$

비색분석법에 있어서 이 수치는 감도를 나타내며, 이 값이 클수록 감도가 높은 분석법이라고 생각된다.

효소의 활성측정에 잘 이용되고 있는 NAD(P)H의 몰 흡광계수는 6.3×10^3(L/mol·cm)로서 SI단위에서는 6.3×10^2(m^2/mol)로 된다. 이 값은 0.1 mmol/L의 NAD(P)H를 1 cm의 큐벳으로 측정했을 때, 흡광도가 0.63이라고 하는 것을 나타낸다.

몰흡광계수는 위에서 설명한 (6)식에 의하여 측정된 흡광도로부터 특정 둘질의 농도를 구하여 몰농도를 산출하고, 시료량 그리고 최종 액량을 이용하는 것으로 용이하게 구해진다. 혈청중의 최대 성분인 알부민 4.5g/dL(6.8×10^{-4} mol/L)의 BCG법에 의한 몰 흡광계수는 2.0×10^5(L/mol·cm)로서 가장 크다. 즉, BCG법에 의한 혈청 알부민의 측정은 가장 혈청량이 적기 때문에 좋은 검사항목으로 된다.

1-7. 분광광도계의 원리와 구성

(1) 원리

분광광도계는 Bouguer–Beer의 법칙에 기인하는 흡광광도법(분광광도법)을 실시하기 위한 장치로서 생체성분뿐만이 아니고 화학물질, 환경물질, 식품성분 등의 각종 물질의 정성·정량분석에 이용된다. Bouguer–Beer의 법칙은 단색광 또는 단색광에 가까운 빛으로서 성립된다. 그러나 빛의 조사로서 용액성분이 반응한다. 해리나 회합하는 형광을 발생하는 혹은 흐림이 있는 경우에는 성립하지 않는다. 임상화학검사에 있어서 분광광도계는 단체로서도 사용되지간, 거의 대부분이 자동분석장치에 조합된 형태로서 사용되고 있다.

우선, 흡광광도법에서는 측정에 이용되는 특정의 파장 선택이 필요하다. 어떤 측정물질의 파장 선택은 기본적으로 시료맹검(공시험용액)을 대조로 하는 시험용액(발색용액)의 흡수스펙트럼을 자기분

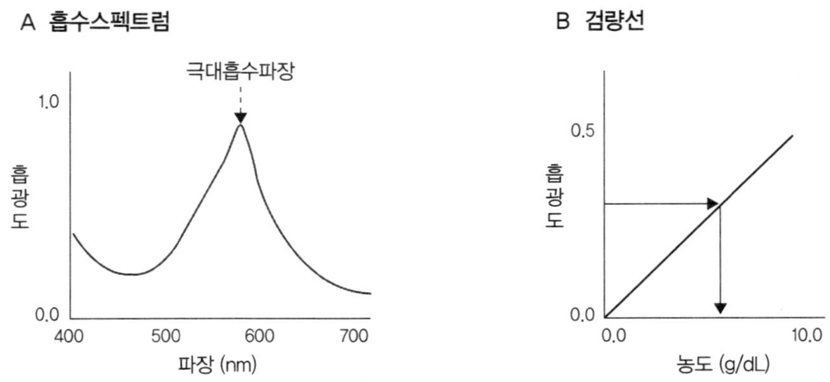

그림 2 발색용액의 흡수스펙트럼과 검량선의 작성

광 광도계토서 측정하여 극대흡수파장을 구하여 이 파장을 측정파장으로 이용한다(그림 2A).

따라서 시료분석에 있어서는 기본적으로 기지농도의 복수 표준액을 이용하고, 농도와 흡광도와의 관계를 나타내는 검량선을 작성하며, 미지시료의 흡광도를 측정하여 그 농도를 구한다(그림 2B). 통상, 생체성분의 검량선 작성에 있어서는 다음의 점에 주의하면서 작성하는 것이 중요하다.

① 임상검사에 있어서 이상치로서 기준범위에 있어서 몇 배 정도의 값이 예측되는지를 확인한다.

② 분광광도계의 흡광도를 상대오차가 작은 0.2~0.6의 범위로 한다.

실제의 임상화학분석에 있어서 검량선은 1점 농도의 검량선(교정)을 사용하는 것으로 되지만, 사용하는 표준액은 상대오차가 작은 흡광도범위를 나타내는 것이 요망된다.

(2) 구성

분광광도계의 기본구성은 광원부, 파장선택부, 시료부, 측광부로 형성된다(그림 3).

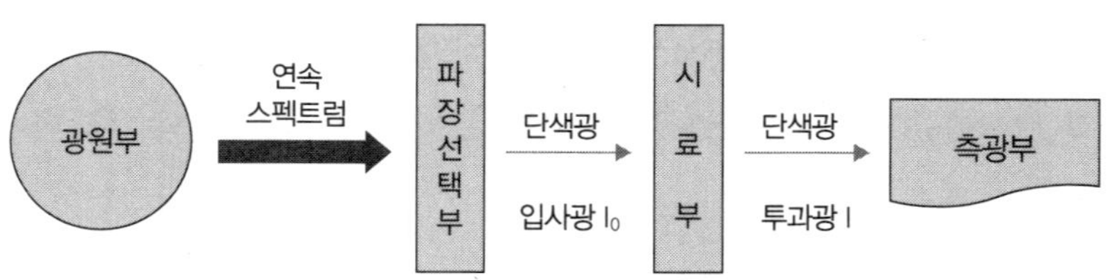

그림 3 분광광도계의 기본구성

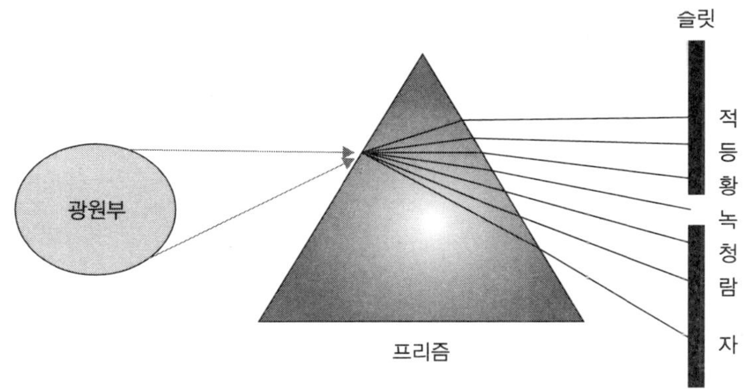

그림 4 모노크로미터의 프리즘에 의한 분광

1) 광원부

광원부의 광원으로서 자외부에서는 수소방전관, 중수소방전관이 180~400 nm의 연속광원으로서 가시부에서는 텅스텐램프, 할로겐램프가 320~3,000 nm의 연속광원으로서 이용된다.

2) 파장 선택부

파장 선택부는 광원부의 각종 파장의 연속 스펙트럼으로부터 측정에 필요한 단색광만을 필터 또는 모노크로미터(monochromator)에 의하여 선택한다. 필터(색 글라스필터 또는 간섭 필터)는 연속적인 파장선택이 될 수 없기 때문에, 선택하는 파장마다 필터의 종류를 교환할 필요가 있기 때문에, 이용하는 파장에 상당하는 매수가 필요하다. 특정의 파장만을 필요로 하는 경우는 플레이트 리더 등도 이용되지만, 통상의 분광광도계에는 모노크로미터가 이용된다(그림 4).

모노크로미터는 프리즘과 회절격자로 형성되며 먼저 광원을 프리즘으로 파장이 굴절률에 다른 것을 이용하여 분산시켜서, 필요한 단색광의 출구 슬릿 위치를 바꾸어 선택하는 장치이다. 회절격자는 빛의 회절현상에 기인하는 글라스평면 또는 금속평면에 같은 간격으로 빛을 반사하는 틈을 새긴 것이다.

3) 시료부

시료부는 측정시료를 넣은 분광광도계용의 셀이 놓여진다. 이 셀에는 시험관리, 각형, 캡이 부착된 각형, 마이크로형, 프로셀형이 있으며 측정시료의 성질, 총 액량 및 분광광도계의 특성에 따라서 사용된다. 자외흡광 광도법에서는 석영셀을 사용하며, 가시흡광 광도법에서는 석영셀 이외에 글라스셀, 플라스틱셀을 사용할 수 있다.

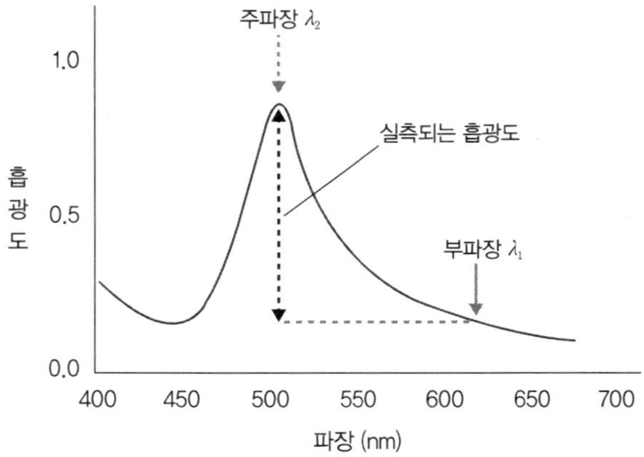

그림 5 **2파장 측광법**

셀은 비어 있는 상태에서는 내면에서 빛이 반사되어 사용할 수 없기 때문에, 공백 셀의 확인에는 정제수를 넣어서 실시한다.

4) 측광부

측광부는 포토다이오드(photodiode), 광전지, 광전관, 광전자 증폭관으로 형성되며 시료용액으로부터 투과광은 전류로 변환된다. 흡광도의 측정방법에 의하여 종점(평형)분석법, 정시분석법, 초속도 분석법이 있다.

(3) 분석법

1) 종점분석법

종점분석법은 목적성분과 반응시약을 혼합하여 생성물이 형성되어 평형에 달한 후에 측광하는 분석법이다. 또한 종점분석법은 측광조건에 따라서 다르며 단파장 및 2파장 각각에 의한 1포인트 측광법과 2포인트 측광법의 4종류가 있다. 일반적으로 용수법에서는 단파장의 자동분석법에서는 2파장의 각각 1포인트 혹은 2포인트 측광법이 사용되고 있다.

2파장 측광법이란 극대흡수파장의 주파장(λ_2)의 흡광도와, 보다 장파장 쪽으로 설정된 부파장(λ_1)의 흡광도를 각각 측정하는 것이다. 장파장 쪽으로 부파장을 설정하는 이유로서는 시료중의 빌리루빈, 헤모글로빈, 흐림 및 셀의 오염에 의한 측정치에의 영향을 경감시킬 수 있도록 하는 것을 들 수 있다. 2포인트 측광법에 있어서 최대의 장점은 광량 보정효과가 높아지는 점이라고 생각된다(그림 5).

즉, 정제수 또는 시약을 넣지 않고 투과율 100%(흡광도 0)로서도 반응종료 후에 광량이 감소된

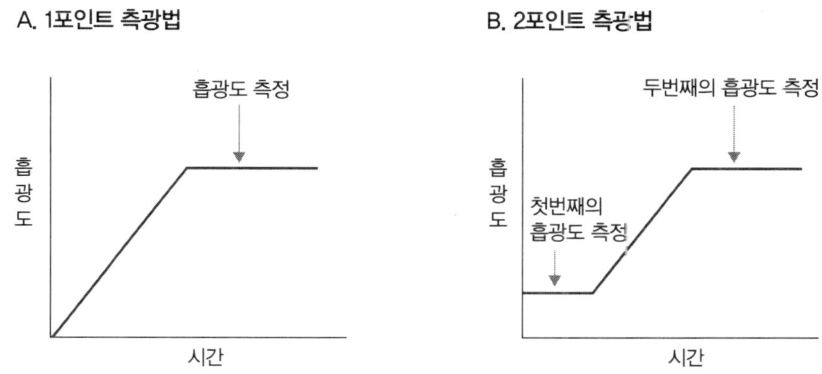

그림 6 1포인트 및 2포인트 측광법

경우, 흡광도는 약간 증가하는 것으로 광량의 차이를 동반하여 측정치가 플러스 오차를 초래하는 것으로 된다. 검량선이 원점을 통과하는 직선을 나타내는 경우, 2파장 측광법에 의한 시료중의 농도는 다음과 같은 식으로 표시된다. 2포인트 2파장 측광법은 자동분석기에 응용되고 있다.

$$\text{시료중의 농도} = \frac{\text{시료중의 흡광도 } \lambda_2 - \lambda_1}{\text{표준용액의 흡광도 } \lambda_2 - \lambda_1} \times \text{표준용액의 농도}$$

1포인트 측광법이란 통상의 분석법으로 시료와 시약을 혼합하고 반응을 종료시킨 후, 시료를 넣지 않고 대조하여 흡광도를 측정한다. 결점으로서 시료의 색·흐림의 영향을 받기 쉽다(그림 6A).

이것에 대해서 2포인트 측광법(그림 6B)은 시료와 제1 시약(검체희석 완충용액)을 혼합하고 일정시간 후에 첫 번째의 흡광도를 측정한다. 다음에 제2 시약(발색액)을 혼합하고 반응을 종료시킨 후에 동일 파장에서 두 번째의 흡광도를 측정한다. 양쪽의 흡광도의 차이를 이용하여 목적성분의 농도를 산출한다. 첫 번째의 흡광도를 분별하기 위해서 시료의 색·흐림의 경감에 도움이 되는 것으로부터 자동분석법에 이용되고 있다.

2) 정시분석법

목적성분과 반응시약을 혼합하고 일정시간 경과 후에 반응을 정지(생성물의 생성을 정지)시키고, 측광하는 분석법이다. 이 방법은 효소반응이 영차반응으로 진행하고 있는 경우나 효소면역 분석법에 응용되고 있다.

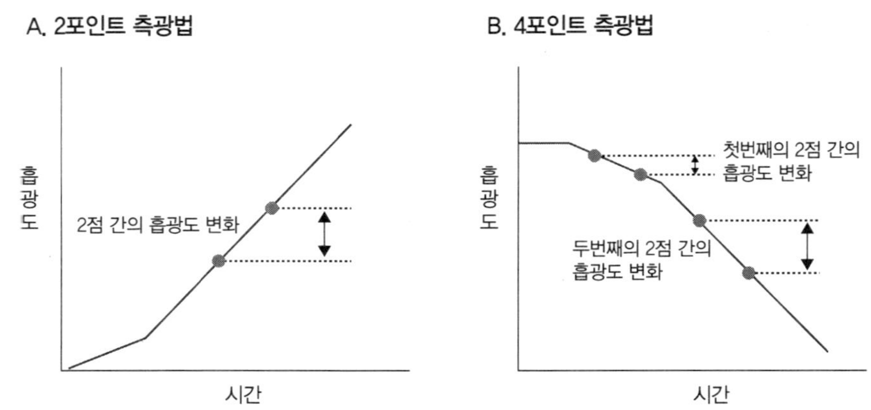

그림 7 **초속도분석법**

3) 초속도분석법

시료와 시약을 반응시켜서 반응이 진행하고 있을 때의 속도 즉, 단위시간당의 흡광도변화량을 측정하여 목적성분의 정량방법을 초속도분석법(kinetic assay, rate assay)이라고 말하며, 효소활성의 측정 등에 이용된다. 실제의 측광은 시료와 시약을 혼합하고 래그타임(ragtime)을 거쳐서 반응이 진행하고 있을 때에 2점간의 흡광도를 측정하는 2포인트 측정법이 통상 실시된다(그림 7A).

이 방법은 주로 검체를 넣지 않는 공백검체 측정이 필요 없는 반응에 이용된다. 그러나 공백검체 측정이나 내부 확인성 물질의 소거반응이 필요한 경우에는 그림 7B와 같은 2포인트 측광법을 2회, 즉 4포인트로서 흡광도를 측정하고, 양쪽의 차이를 산출하여 목적물질을 정량하는 것이다. 후자는 주로 2시약 계통으로 실시되는 효소활성 측정의 자동분석법에 이용되고 있다.

1-8. 원자흡광법의 원리와 구성

원자흡광법은 시료중의 대부분의 금속원소를 고감도로서 분석하기 위한 장치로서 생체시료는 원래부터 환경, 식품 등의 시료 매트릭스에 의존하지 않고, 분석 가능한 특징을 가지고 있다. 임상화학 분석에서는 칼슘의 실용기준법으로 되어있다.

시료중의 금속화합물을 해리, 원자화 시키고, 이것과 동시에 원소로부터 방사된 스펙트럼선을 조사하면 원자흡광이라고 불리는 광흡수가 관찰된다. 이 경우도 용액과 마찬가지로 Bouguer-Beer의 법칙에 기본적으로 준하며, 흡광도는 플레임 중에 존재하는 기저상태의 원자 수에 비례하는 것으로 된다. 플레임 중의 원자 수는 시료의 공급속도, 가스압력, 가스유량, 시료중의 목적물질 농도에 의존한다.

원자흡광도의 기본구성은 광원부, 분무실·버너부, 분광부, 검출부로 형성된다. 버너부의 불꽃부분이 흡광광도법의 셀에 상당하며, 광원에는 연속스펙트럼을 산출하는 광원은 사용되지 않고, 분석하려고 하는 원소를 재료로서 사용하는 금속제의 중공음극관(hollow cathode lamp)이 이용된다.

2. 형광분석법

형광분석법이란 물질로부터 방사되는 형광을 측정하는 형광광도법에 기인하여 목적물질을 정량하는 것이다. 특징으로서는 첫째로 형광을 산출하는 분자종이 비교적 한정되기 때문에 목적으로 하는 성분을 선택적으로 검출할 수 있는 것과, 둘째로 시료가 흡광 분석법에 비하여 고감도 측정이 가능한 것을 들 수 있다.

2-1. 형광의 원리

많은 유기화합물이나 무기화합물의 어떤 것은 근자외선이나 단파장의 가시광선을 흡수하여 에너지상태가 높은 상태(여기상태)로 된다. 여기상태의 분자는 진동의 에너지를 열에너지 등으로 소실된 후, 흡수된 에너지보다 장파장(보다 낮은 에너지)의 빛을 발하여 원래의 에너지상태(기저상태)로 되돌아온다. 이때 발생된 빛이 광흡수와 거의 동시의 경우 '형광'이라고 말한다.

강한 흡수밴드는 기저상태로부터, 기저상태와 같은 스핀의 다중도를 가지는 여기상태로 전이된다. 같은 다중도로서 빛을 발하여 기저상태로 되돌아올 때를 인광이라고 말한다. 형광은 물질에 빛이 조사되고 있을 때에만 방사되고, 인광은 광조사 된 후에도 방사된다(그림 8).

2-2. 여기파장과 형광파장

형광의 원리로부터 여기파장은 형광파장보다 저파장(보다 높은 에너지)쪽에 선택된다. 예를 들면, 형광색소(fluorescein)의 여기파장과 형광파장은 각각 495 nm와 519 nm이다.

2-3. 형광물질

광조사에 의하여 직접 형광을 발하는 물질은 적고, 형광분석에 있어서는 일반적으로 형광시약에서 형광물질로 유도되고 있다. 형광색소로서는 Fluorescein, Tetramethyl−rhodamine, Texas red 등

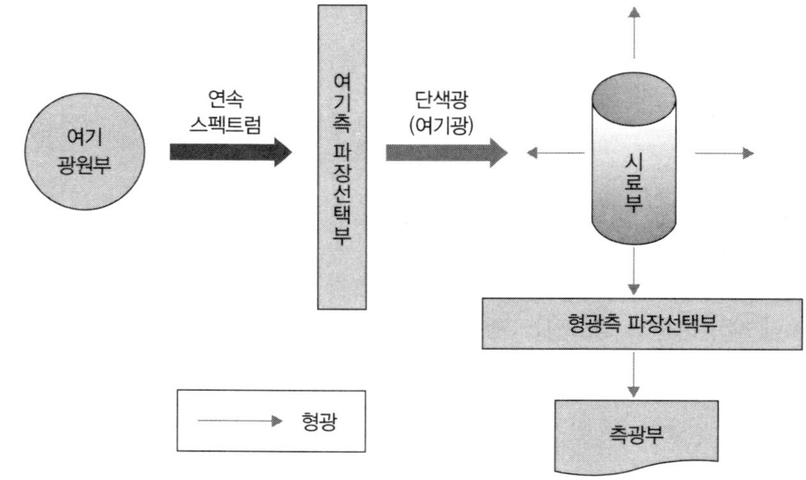

그림 8 형광광도계의 기본구성

이 일반적으로 사용된다.

2-4. 형광측정

형광의 측정은 형광광도계 혹은 형광분광 광도계로서 실시된다. 형광 측정장치의 기본구성으로서는 여기광원부, 여기측파장선택부, 시료부, 형광측파장선택부, 측광부로 형성되며 형광광도법의 원리로부터 여기광과 형광의 파장이 다른 것으로부터 여기측과 형광측의 양쪽으로 파장선택부가 필요하다(그림 8).

파장선택부에 있어서 필터 장치를 형광광도계, 모노크로미터 장치를 형광분광 광도계라고 말한다. 광원에는 방사강도가 높은 수은램프, 크세논램프 혹은 레이저를 이용한다. 형광에너지와 목적물질 농도와의 최종 관계식은 다음과 같이 주어진다.

$$E_p = A \cdot B \cdot I_o \cdot a \cdot c \cdot l = K \cdot \Phi \cdot I_o \cdot a \cdot c \cdot l$$

E_p : 형광에너지, A : 여기광의 조사면적, B : 상수, I_o : 여기광 강도,
a : 측정물질의 고유상수, c : 용액의 농도, l : 용액층의 길이 Φ : 형광양자수율

여기서 A, B, I_o, a, l, K는 어느 것이나 측정대상물질과 형광 측정장치에 의존하는 상수로 되는 것으로 형광에너지는 측정대상물질과 직선관계를 나타내는 것으로 된다.

3. 발광분석법

원자흡광법이 기저상태의 원자가 여기상태로 될 때의 광흡수를 기본으로 하고 있는 것에 대해서, 발광분석법은 여기된 원자·분자로부터 기저상태로 되돌아올 때의 발광을 기본으로 하고 있다. 즉, 어떤 원자가 여기상태로부터 기저상태로 되돌아올 때, 대응하는 에너지가 방사(발광)되는 것으로 알려져 있으며 이때의 에너지 ΔE는 다음 식으로 표시된다.

$$\Delta E = E_1 - E_2 = h \cdot v = h \cdot c/\lambda$$

E_1 : 기저상태의 에너지, E_2 : 여기상태의 에너지, H : 플랭크 상수, v : 진동수, c : 광속도, λ : 파장

발광분석법으로서는 염광광도법과 발광광도법이 있지만 여기서는 임상검사에 응용되어온 염광광도법에 대해서 설명한다. 염광광도법이란 분무상으로 된 시료중의 금속원소 등을 가스연소의 플레임에 의한 가열(시료의 원자화)로서 발광시키고, 염광광도법에 의하여 발광강도로부터 물질을 정량하는 것이다. 임상화학분석에 있어서는 Na 및 K의 측정에 응용되고 있었지만, 현재는 사용되고 있지 않다.

이 장치의 기본구성은 시료분무실, 버너부, 분광부, 검출부로 형성되며 광원부는 필요로 하지 않는다. 측정에 있어서는 표준액과 비교한 것으로 되지만, 이 방법에 의하여 외부표준법과 내부표준법이 있다. 통상, 연소시키기 위한 가스로서 프로판가스가 사용된다. 발광스펙트럼의 강도는 플레임 중에 공급되는 단위시간당의 시료량, 시료중의 금속농도 및 플레임 중에서 여기되는 원자 수에 비례하게 된다. 염광광도법에 있어서 시료중의 목적원소 농도는 다음 식으로 표시된다.

$$C = \frac{\text{시료중의 목적원소발광에너지}}{\text{표준용액 중의 목적원소 발광에너지}} \times S$$

C : 시료중의 목적원소 농도, S : 표준액의 농도

4. 크로마토그래피

크로마토그래피(chromatography)는 러시아의 식물학자 Mikhail Tsvet에 의하여 발명된 분리분석법의 총칭이다. 시료중의 물질의 크기·흡착력·전하·질량·소수성 등의 차이를 이용하여 단일의 성분마다 분리하는 것으로서 임상화학분석은 원래부터 널리 자연과학분야에 있어서 반드시 필요한 방

법으로 되어있다. 크로마토그래피의 이동상으로는 액체와 기체, 고정상으로는 고체와 액체가 있으며 조합에 의하여 액체 크로마토그래피 및 가스 크로마토그래피로 대별된다. 또한, 고정상의 종류에 따라서 칼럼크로마토그래피, 여과지크로마토그래피, 박층크로마토그래피가 있다.

4-1. 이온교환 크로마토그래피(Ion-exchange chromatography)

이온교환 크로마토그래피란 하전기를 가지는 교환체와 반대의 하전기를 가지는 단백질을 정전적으로 결합시킨 후, 마찬가지로 교환체 하전기에 정전결합하는 상대이온(카운터 이온)의 농도를 단계적 혹은 직선적으로 높이고, 교환체에 결합된 단백질을 상대이온과 치환하여 용출시키는 방법이다. 상대이온으로서는 일반적으로 1가 중성염인 식염(Na^+Cl^-)이 사용되고, 음이온교환 크로마토그래피와 양이온교환 크로마토그래피가 있으며 용출되는 단백질은 교환체에 정전결합이 약한 순번으르 용출된다. 일반적으로 음이온교환 크로마토그래피에는 하전기로서 디에틸아미노에틸[$(C_2H_5)_2N^+H(CH_2)_2-$]이 사용되고, 양이온교환 크로마토그래피에는 하전기로서 카르복시메틸($-CH_2COO-$)이 각각 수지에 결합되어 있다.

교환 크로마토그래피의 경우, 시료 단백질을 칼럼의 이온교환체에 결합시키는 개시완충용액의 pH가 중요하다. 통상, 목적으로 하는 단백질의 등전점은 ±1~2의 pH로서 이온교환체에 결합시킨다. 등전점보다 낮은 pH에서는 단백질은 (+)로 하전하는 것으로부터 양이온교환체, 등전점보다 높은 pH에서는 단백질은 (–)로 하전하는 것으로부터 음이온교환체가 각각 사용된다.

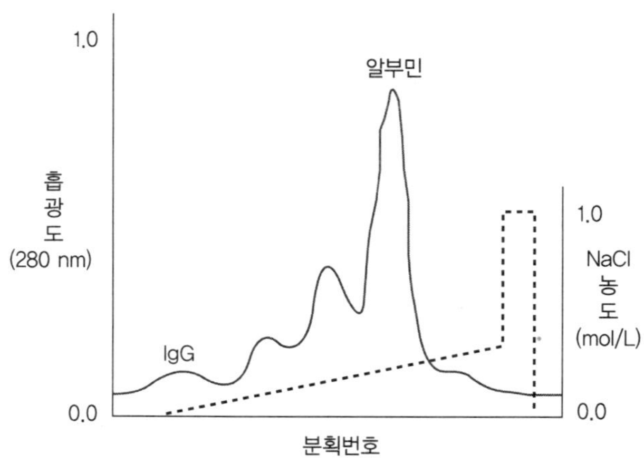

그림 9 인간혈청의 Mono Q 음이온교환 크로마토그래피 패턴

완충용액은 개시 완충용액에 첨가되어서 예를 들면, 종말 농도 1.0 mol/L NaCl을 함유하는 동일 pH 및 동일 조성의 완충용액이 필요하며, 이들 양쪽의 완충용액을 사용하여 그레디언트 믹서(gradient mixer)에 의하여 NaCl의 농도기울기를 작성하여 용출시키는 것으로 된다. 더욱, 하나의 중요한 것으로서 시료용액은 원칙으로서 탈염처리 혹은 개시완충용액으로 치환(완충용액 교환)시켜 두어야 할 필요가 있다. 그림 9에 정상인간 혈청의 음이온교환 크로마토그래피 패턴을 나타낸다. pH 8.0 개시완충용액으로서 혈청단백은 모두 음성으로 하전하여 0~0.3 mol/L NaCl의 직선 농도기울기로서 용출시키면 가장 하전이 약한 IgG로서 순번으로 가장 하전이 강한 알부민으로 걸쳐서 용출시킨다.

4-2. 겔여과 크로마토그래피(Gel filtration chromatography)

겔여과 크로마토그래피는 칼럼에 충전된 담체에 단백질 시료를 통하여 분자의 크기로서 분리시키는 방법이다. 즉, 커다란 분자는 겔입자 내부에는 도입되지 않고 배제되며 작은 분자는 겔입자 내부에 계속 침투되어 이동한다는 분자체(molecular sieve) 효과의 결과, 시료중의 고분자물질이 선행하고 저분자물질은 지연되어 용출되는 것이다.

겔여과 크로마토그래피용(분자체 효과를 가지는) 담체는 반응성이나 흡착성을 가지지 않는 화학적·물리적으로 안정한 다공성의 매트릭스(다공질겔, 폴리아크릴아미드겔, 아가로오스겔 등)로서 제조되어 있다. 각종 분획범위·선택성의 각종 겔여과 담체(칼럼)가 시판되고 있으며 펩티드와 같은 저분자로부터 거대 단백질까지 분획이 가능하다. 그림 10에 정상인간 혈청의 겔여과 크로마토그래피 패턴을 나타낸다.

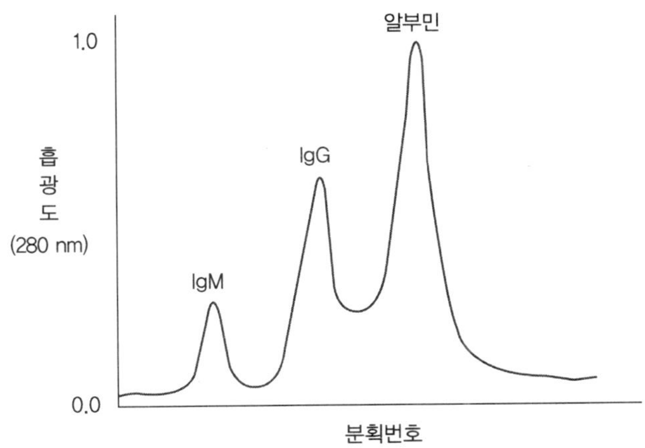

그림 10 정상인간 혈청의 Superose 12 겔여과 크로마토그래피 패턴

4-3. 친화성 크로마토그래피(Affinity chromatography)

친화성 크로마토그래피란 생체고분자(단백질·핵산) 간에 또는 저분자물질과의 친화성을 이용하여 시료 중으로부터 특이적으로 결합하는 목적물질을 분리하는 방법이다. 화학적·물리적으로 안정한 담체에 친화성 물질을 결합시킨 겔을 칼럼에 충전하고, 시료를 통하여 충분히 완충용액으로 세척한 후, 결합된 목적물질을 용출시킨다(배치법도 가능). 용리액은 산, 고농도의 염용액, 보다 친화성이 높은 물질을 함유하는 용액이나 각종 변성제를 함유하는 용액이 이용된다. **그림 11**에 프로테인G와 친화성을 이용한 면역글로블린G의 친화성 크로마토그래피에 의한 혈청 IgG의 분리정제 패턴을 나타낸다.

4-4. 고속액체 크로마토그래피(High performance liquid chromatography)

고속액체 크로마토그래피(HPLC : high performance liquid chromatography)란, 고성능 펌프에 의하여 이동상에 고압으로 가압시킨 완충용액·액체를 사용하고, 고압에 견딜 수 있는 칼럼에 의한 고분해능의 칼럼크로마토그래피이다. 시료의 첨가를 비롯하여 실제의 분획·기록까지 모두 자동화시킨 장치가 보급되어 있다. 그 결과, 위에서 설명한 이온교환 크로마토그래피, 겔여과 크로마토그래피, 친화성 크로마토그래피에 추가해서, 흡착, 역상 등의 각종 칼럼크로마토그래피가 고성능으로 단시간에 실시할 수 있다. **그림 9~11**은 HPLC 장치로서 실시한 것이다.

HPLC는 분리분석 및 물질 확인에 반드시 필요한 존재로 되어있지만 아미노산 분석, 카테콜아민 분획, 혈중 약물농도측정, 헤모글로빈 Alc측정 등의 임상화학 분석영역에 있어서도 응용되고 있다.

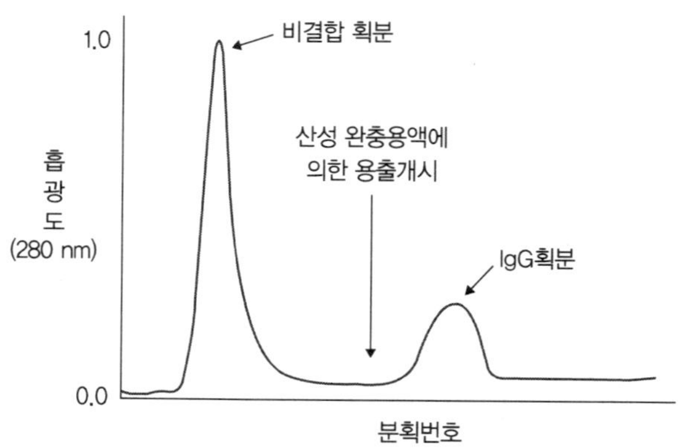

그림 11 프로테인G 친화성 크로마토그래피에 의한 인간혈청 IgG 분리정제 패턴

또한, 혈청 크레아티닌 및 요산의 실용기준법에서도 HPLC가 채용되고 있다. HPLC 장치의 기본구성으로서는 송액부(용리액), 시료도입부, 칼럼, 검출부(분획 수집기), 기록부로 형성된다. 검출부에는 목적성분에 따라서 자외·가시분광광도계는 원래부터 형광분광광도계, 시차글절계, 전기전도도검출기, 전기화학검출기, 화학발광검출기, 질량분석계가 이용된다.

특히, 요즈음 전기분무 이온화법(ESI : electrospray ionization) 및 대기압 화학이온화법(APCI : atmospheric pressure chemical ionization)의 질량분석계와 연결된 LC-MS는 임상화학분야의 연구는 원래보다 널리 생명과학분야에 응용되고 있다. 또한, 직결해서 사용할 수는 없지만, HPLC에서 분리 정제된 시료는 매트릭스지원 레이저 탈리 이온화법(MALDI : matrix assisted laser desorption ionization)에도 사용 가능하다.

4-5. 가스 크로마토그래피(Gas chromatography)

가스 크로마토그래피는 기화되기 쉬운 시료를 대상으로 하여 이동상에 기체를 이용하는 특정 화합물을 분리확인·정량하는 방법이다. 측정감도는 고감도인 검출기를 이용하면 10fg/sec 단위레벨까지 분석 가능하기 때문에 미량분석기술로서 이용되고 있다.

가스 크로마토그래피 장치의 기본구성으로서는 시료도입부, 캐리어가스 도입부(기화실), 항온조(가열·냉각장치), 칼럼, 검출부, 가스배출부로 형성된다. 캐리어가스로서는 일반적으로 헬륨, 질소, 아르곤 등의 불활성가스가 이용된다. 칼럼은 직경 수 mm의 칼럼에 실리카겔, 활성탄, 제올라이트, 규조토를 고정상으로서 충전된 것을 분취용으로 하고, 직경 1 mm 이하의 모세관 칼럼 내벽에 고정상을 도포한 것으로서 분석용으로 사용된다. 검출기로서는 열전도도형 검출기, 수소불꽃 이온형 검출기, 전자포획형 검출기, 염광광도 검출기, 더욱 질량분석계를 직결시킨 GC-MS가 있다. 거의 모든 물질을 검지할 수 있으며 특히 유기화학분야에서 많이 사용되고 있지만 임상화학분석에 있어서는 지방산의 분석에 응용되고 있다.

5. 전기영동법

전기영동(electrophoresis)이란, 하전입자 혹은 분자가 전장 중을 이동하는 현상을 나타내며, 또한 이 현상을 이용한 분석방법을 전기영동법이라고 말한다. 임상화학분석에 있어서 혈청단백 전기영동, 면역전기영동, 리포단백 전기영동이나 아이소자임 전기영동 등은 원래보다 널리 분자생물학이나 생화학영역에 있어서 단백질이나 핵산을 분리하는 방법으로서 반드시 필요한 것이다.

5-1. 전기영동의 원리

전기영동에 있어서는 직류전류를 이용하기 때문에, 정류기를 가지는 안정화 전원과 전기영동조가 기본적으로 필요하다. 단백질(효소)과 같이 하전하고 있는 물질에 직류전류를 흘렸을 때, 이들의 하전은 단백질의 종류에 따라서 크게 다른 것으로부터 이동도에 차이가 발생하는 것이다. 하전입자나 분자는 하전과는 반대의 전극으로 향해서 이동한다.

이 이동도의 정도는 목적으로 하는 분자의 크기, 현상, 표면의 하전수에 의하여 변하며, 또한 용액(전기영동 완충용액)중의 전해질, 이온강도, pH에 의하여 좌우된다(셀룰로오스아세테이트막 전기영동이나 아가로오스겔 전기영동). 한편, 액체와 고체가 접하고 있는 곳에 전압을 건 경우에는 하전입자·분자의 전기영동 현상과는 반대방향으로 액체가 이동하는 전기침투현상이 발생한다(그림 12). 즉, 액체(전기영동 완충용액)와 고체(지지체)가 접하면 그 계면에 양 음의 전기 2중층이 생성된다.

그림 12에 나타내는 바와 같이 지지체 쪽이 음으로 하전하고, 액체 쪽은 양으로 하전한다. 여기에 직류전류를 흘리면 양으로 하전된 용매분자가 음극 쪽으로 이동하게 된다. 이 현상은 셀룰로오스아세테이트막 전기영동이나 아가로오스겔 전기영동에 있어서 현저하게 나타나고 있다. 전기침투현상은 각각의 지지체에 고유의 값을 가지는 것으로부터 지지체의 종류에 따라서 시료의 원점(도포 위치)이 다른 것으로 된다. 셀룰로오스아세테이트막을 예로 들면 역사적으로 도포 위치가 $\alpha1-$, $\beta-$, 그리고 포스트 $\gamma-$위치의 것이 존재한다.

이동 중에서 지지체에 pH 기울기가 있으면 전하가 0으로 되는 점(등전점)에서 정지한다. 이것이 등전점 전기영동으로서 단백질의 분석에 이용된다. 또한, 지지체(아가로오스겔이나 폴리아크릴아미드

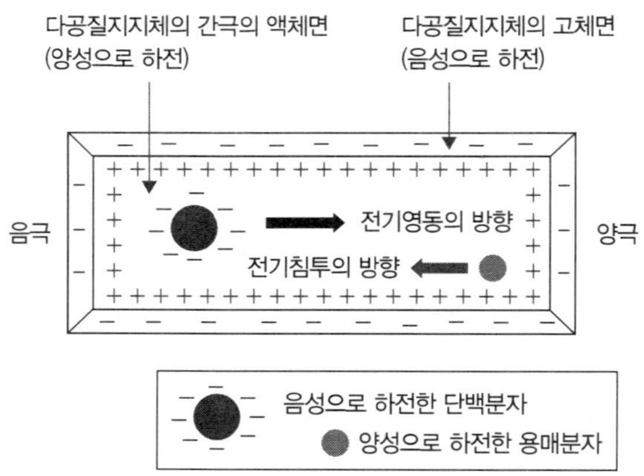

그림 12 전기영동 현상과 전기 침투현상

겔)에 분자체 효과가 작용하는 경우에는 분자량이 큰 것일수록 이동도는 작아진다.

핵산은 일반적으로 음으로 하전하고 있기 때문에 음극으로부터 양극으로 향하여 분자량의 차이에 따라서 용이하게 분리가 가능해진다. 일반적으로 하전하고 있지 않은 단백질 용액도 음이온계 계면활성제인 도데실황산나트륨(SDS : sodium dodecyl sulfate)으로 처리하는 것으로 모든 단백질이 음극으로부터 양극으로 분자량의 차이에 따라서 분리가 가능해진다(SDS-PAGE : sodium dodecyl sulfate-polyacrylamide gel electrophoresis). 또한, 첫 번째로 등전점 전기영동을 실시하고, 두 번째로 SDS-PAGE를 실시하는 2차원 전기영동이라고 하는 방법도 존재하며, 현재 프로테옴(proteome) 해석에 빈번하게 이용되고 있다.

전기영동에는 위에서 설명한 담체(지지체)를 사용하는 지지체 전기영동에 추가해서 전계용액만으로 실시하는 무단체 전기영동이 있다. 무단체 전기영동은 현재 모서관-전기영동에 응용되고 있다. 모세관-전기영동은 초미량·자원 절약형의 전기영동으로서 높은 분해능에 추가해서 각종 전기영동의 분리, 모드 선택이 가능하다. 따라서 저분자물질로부터 당, 단백질, 핵산에 이르기까지 광범위하게 응용되고 있다. 전기영동에 있어서는 모두 줄열(joule heat)이 발생하는 것으로부터 대류에 의하여 분리가 불명확하게 되기도 하고, 지지체의 건조·왜곡 등의 각종 형편이 좋지 못한 것이 발생되기도 한다. 따라서 이것에 대한 대책이 상당히 필요하다.

5-2. 지지체

시료성분에 있어서 분자의 하전 차이를 중심으로 분리하는 전기영동용의 지지체로서는 셀룰로오스아세테이트막과 아가로오스겔이 일반적으로 이용되고 있다. 특히, 셀룰로오스아세테이트막은 혈청단백 분획용의 지지체로서 각종 제품이 개발되었고, 요즈음 전기침투 0의 지지체가 개발되기에 이르렀다. 아가로오스겔은 특히 아이소자임 분석, 리포단백 전기영동용으로서 사용되고 있다. 아가로오스(agarose)는 한천(agar)을 보다 정제한 것이지만, 아가-겔족이 보다 전기침투가 강한 것으로부터 아가로오스와의 혼합 겔이 면역전기영동의 지지체로서 이용되고 있다.

분자량의 차이에 준하는 분리를 목적으로 하는 경우에는 보다 고농도의 아가로오스겔이 이용된다. 폴리아크릴아미드겔은 아크릴아미드와 가교제인 N,N'-메틸렌비스아크릴아미드를 중합촉진제[과황산암모늄과 N,N,N',N'-테트라메틸에틸렌디아민] 하에서 폴리머로 제조한 것이다. 아크릴아미드와 가교제의 농도 및 농도비율을 변화시키는 것으로 분자체 효과를 조절 가능하게 된다. 단, 중합시킨 폴리아크릴아미드겔은 안전하지만, 아크릴아미드 모노머와 비스아크릴아미드는 신경독인 것으로부터 취급에는 엄중한 주의가 필요하다.

5-3. 이동도와 영향인자

전기영동에 있어서 같은 시료일지라도 용매(전기영동 완충용액)의 종류 및 이온강도(μ)에 의하여 이동도는 변한다. 전기영동에 이용되는 완충용액의 이온강도는 다음 식으로 정의된다.

$$\mu = 1/2\sum(CZ^2)$$

C : 완충용액이온의 농도, Z : 이온의 전하수

이온강도에 의한 이동도의 변화는 하전입자의 주위에는 반대하전의 이온이 모여서 전기 2중층이 형성되는 겻으로부터 외관상 유효전하가 변하기 때문이라고 생각된다. 이 전기 2중층이 형성되는 것은 완충용액의 종류와 농도에 따라서 다르다. 이온강도가 커다란 완충용액을 이용하면 하전입자의 이동도는 느려지지만, 분해능을 향상시키는 것으로 된다. 그러나 줄열의 발생에 의하여 완충용액 중으로부터 수분이 발생하는 것으로 된다. 반응에 이온강도가 작은 완충용액을 이용하면 이동도는 빠르게 되지만, 분리능은 저하한다. 이와 같은 관점으로부터 일본전기영동학회의 혈청단백의 셀룰로오스아세테이트막 전기영동법의 표준법에서는 이온강도 0.05, pH 8.6의 바르비탈 완충용액을 사용하는 것이 정해져 있다.

6. 면역학적 분석법

임상화학분석에 있어서 전해질, 글루코오스, 종말대사산물, 알부민 등은 혈중농도에서도 mmol/L의 단위로서 존재하며, 각각 화학적(효소적) 측정법에 의하여 분석 가능해진다. 그러나 혈청단백에서는 IgG 레벨(μmol/L)의 단백질로부터 미량 단백질, 호르몬, 혈중 약물 레벨(fmol/L)까지의 측정은 모두 면역학적 분석법에 의하여 실시된다.

6-1. 항원항체반응

항원항체반응을 이용하여 대상물질을 측정하는 경우, 필요로 하는 것이 대상물질에 대한 특이항체이다. 저분자 호르몬이나 약물 등은 그 자신으로는 면역원성이 없어도 캐리어단백과 결합시킨 면역방법에 의하여 용이하게 특이항체가 작성되며 저분자로부터 고분자에 이르기까지 각종 생체물질이 항원항체반응에 의하여 측정되고 있다. 항원항체반응을 정량적으로 측정하기 위해서는 응집반응

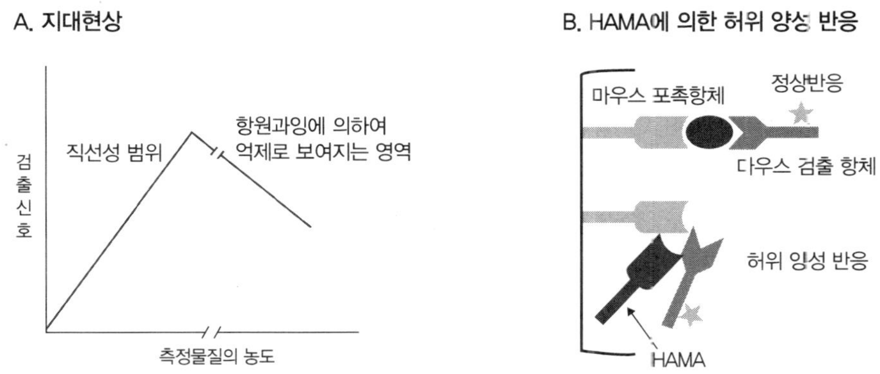

그림 13 지대현상과 인간 항마우스항체(HAMA)에 의한 허위성 반응

을 직접 광학적으로 정량하는 방법과 시약으로서 사용하는 항체 혹은 항원에 트레이서(방사성 동위원소, 효소, 형광물질, 화학발광물질 등)를 결합시켜서 목적물질을 측정하는 방법으로 대별된다.

어떤 항원항체반응에 있어서도 통상의 화학반응과는 결정적으로 다른 면역반응의 특성을 이해하는 것이 중요하다. 그의 첫째는 측정 대상물질이 압도적 대량으로 존재하는 경우에 보이는 지대현상(prozone 현상, hook 현상)에 의하여 외견상 낮은 값을 나타내는 문제이다(그림 13A).

지대현상은 항원항체반응에서 보편적으로 보이는 현상인 것으로부터 자동분석기를 이용한 면역자동분석장치에는 항원 과잉을 검지하는 연구가 수행되고 있지만 실제로 환자검체의 검사에 있어서는 신중한 대응이 필요하다. 이와 같이 측정 대상물질이 대량으로 관찰되는 경우, 자동분석장치의 샘플 프로브에 의한 괴기현상(캐리어 오버)도 가끔 보이는 경우가 있으며 주의가 필요하다.

둘째는 측정검체 중에 내재하는 류머티스 인자, M단백, 인간 항마우스항체(HAMA : human anti mouse antibody) 등의 이호성 항체 등에 의하여 희귀하게 비특이반응 혹은 허위성 반응이 일어나는 문제가 있다(그림 13B). 류머티스 인자는 인간의 IgG를 넘어서 포유동물의 IgG/Fe 부분에 반응하는 것을 이해하지 않으면 안 된다.

다발성 골수종이나 원발성 매크로글로블린 혈증에 있어서 관찰되는 M단백은 양적 이상, 열의존성단백(파이로글로불린, 크리오글로불린) 등의 질적 이성이 보이는 경우, 임상화학분석에 있어서 각종 이상반응을 나타내는 수가 있기 때문에 주의가 필요하다.

또한, 마우스 유래의 보촉항체와 검출항체 각각에 반응하는 HAMA에 의하여 허위성 양성반응이 가끔 보이는 경우가 있다. 이 경우, 다른 관련 검사소견과 모순되는 검사결과를 나타내는 것으로 되며 HAMA의 관여를 상정한 검색이 필요하다. 현재의 시점에서는 환자혈청 중에 측정 시약계에서는 흡수되지 않는 대량의 HAMA가 있는 경우 혹은 특수한 HAMA(anti-idiotype antibody 등)가 존재하는 경우, 그림 13B에 나타내는 것과 같은 허위성 반응이 일어난다고 생각된다. 그리고 마우스 이외의 동물단백에 대한 항체가 간섭하는 경우도 있다.

6-2. 면역비탁법과 면역 비왁스법

면역비탁법(TIA : turbidimetric immunoassay)과 면역비왁스법(nephelometric immunoassay)은 어느 것이나 용액내의 항원항체반응에 기인하는 혼탁용액의 흡광도 및 광산란 강도를 표준물질과 비교하여 목적물질의 농도를 측정하는 면역학적 정량법이다. 그림 14에 양쪽의 기본적인 측정원리에 대해서 나타낸다. 면역비탁법은 항원항체반응의 응집덩어리에 빛을 조사하고, 산란에 의한 빛의 감쇠(흡광도)를 분광광도계(자동분석장치)로서 측정하는 것에 대해서 면역비왁스법은 특정각도의 광산란 각도를 측정하게 된다. 양쪽 방법은 어느 것이나 대응하는 항체 혹은 항원을 라텍스입자에 고정화시켜 간접 항원항체반응을 원리로 하는 방법으로 측정하면 검출감도가 상승한다.

그림 14에서 A는 직접 항원항체반응에 의한 면역비탁법을, B는 라텍스입자를 매개로 하는 간접 항원항체반응에 의한 면역비왁스법을 나타낸다.

임상화학분석에 있어서 면역비왁스법은 전용 자동분석장치가 필요하다. 한편, 면역비탁법은 범용 자동분석장치에서도 측정 가능하지만, 통상의 임상화학분석과는 달리 검량선이 시그모이드 곡선(sigmoid curve)이 되는 것으로부터 다중점 검량선의 작성이 필요하다. 면역글로불린을 비롯하여 미량 혈장단백이나 종양표지 등에 응용되고 있다.

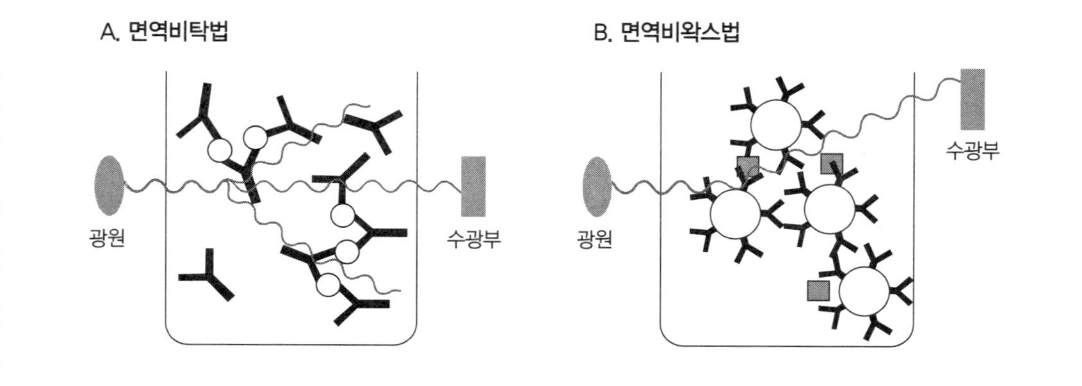

그림 14 면역비탁법과 면역 비왁스법

6-3. 방사선 면역측정법

방사선 면역측정법(RIA : radio immunoassay)이란, 1959년 S. A. Berson과 R. S. Yalow에 의하여 발표된 세계 최초의 고감도인 면역학적 측정법이다. 이것은 추적자(traser)로서 ^{131}I–인슐린을 이용하여 검체중의 혈청인슐린을 측정하는 방법이며, 항원항체반응의 특이성과 방사능 활성을 측정하는 상당히 고감도인 측정법이다.

이 방법의 개발에 의하여 지금까지 면역학적 측정법이 곤란했던 호르몬의 측정이 계속적으로 가능하게 되었으며, 세계의 내분비학 발전에 기여했다. 반응조작의 기본은 용수법으로서 방사능 활성은 감마–카운터(gamma counter)에 의하여 측정된다. 이 방법은 감염증검사로서 최초로 B형간염 바이러스의 HBs항원 및 HBs항체의 고감도 측정에도 응용되어 많이 공헌했다. 더욱, 그 후에 개발된 각종 트레이서(traser)를 이용하는 고감도 면역학적 측정법의 원형으로 되었다.

그러나 검사에 동반되는 방사성 폐기물의 문제와 자동화가 어렵다고 하는 관점으로부터 트레이서를 효소, 형광, 화학발광물질로 치환하는 방법(non–RIA)이 개발되었다. 그 결과, 일부의 RIA가 아니면 분석할 수 없는 항목을 제외하고, 고감도인 면역화학적 분석에서 측정하는 항목에 있어서는 non–RIA법으로 이동되었다.

6-4. 효소 면역측정법

효소 면역측정법(EIA : enzyme immuoassay)이란, 효소로서 표지한 항원(효소표지 항원) 혹은 항체(효소표지 항체)에 의하여 시료중의 항원물질을 정량하는 방법이다. 면역반응을 이용하는 것으로부터 특이성이 높고, 검출은 표지효소의 활성을 측정하는 것으로 되어 일반적으로 검출감도가 높다. 측정은 통상의 분광광도계로서 가능한 것으로부터 널리 보급되어 왔다. 96혈 마이크로 플레이트를 고상으로 하고, 항원 혹은 항체를 물리적으로 결합시킨 효소표지 항체(항원)을 이용한 측정법을, 특히 엘라이자(ELISA : enzyme linked immunosorbent assay)라고 말한다. 이 경우는 마이크로 플레이트용 분광광도계로서 플레이트 리더가 필요하다. 표지효소로서는 일반적으로 퍼옥시다아제(EC 1.11.1.7)나 알칼리성 포스파타아제(EC 3.1.3.1)가 이용된다.

EIA를 보다 고감도로 하는 방법으로 아비딘–비오틴 복합체(ABC : avidin–biotinylated preoxidase complex)를 응용한 방법도 고안되어 널리 응용되고 있다. 이 방법은 아비딘과 비오틴의 반응이 항원항체반응보다 훨씬 강한 결합력을 나타내고, 비가역적 반응인 것을 이용한 것으로서 비오틴화 항체에 대해서 아비딘에 결합한 퍼옥시다아제(아비딘·퍼옥시다아제 복합체)를 반응시키는 것이다. 따라서 약간의 항원항체반응일지라도 효소활성을 나타내는 것으로 되기 때문에 검출감도가 상승한다.

또한, 마찬가지로 검출감도를 상승시키기 위한 방법으로서는 퍼옥시다아제나 알칼리성 포스파다아제의 통상적 기질이 아니고 형광기질 혹은 화학발광기질을 이용하는 EIA도 개발되었으며, 이들은 각각 FEIA(fluorescent enzyme immunoassay), CLEIA(chemiluminescent enzyme immunoassay)로서 보급되고 있다. 현재의 EIA는 전용의 자동분석장치에 의하여 다량의 검체를 신속하게 분석 가능해졌으며, 미량 단백, 호르몬, 종양표지, 혈중 약물농도 등의 측정에 응용되고 있다. 그러나 이와 같은 고감도 분석에는 비특이반응 방지의 관점으로부터 특히 분석기 주변의 방진대책, 반응 라인, 기질용액 관리 등의 유지보수가 중요하다.

6-5. 균일법과 불균일법

균일법과 불균일법은 효소 면역측정법의 반응계에 의한 분류이다. 균일법의 측정은 항원항체반응으로부터 검출까지로서 완전히 용액인체로 실시된다. 세계에서 최초로 혈중 약물의 측정으로서 개발된 EMIT(enzyme multiplied immunoassay technique)법이 대표적인 방법이다.

이 반응은 약물항원에 표지된 효소가 항원항체반응에 의하여 입체장해를 받아서 효소활성이 저해되는 것을 이용한 것이다. 불균일법은 고상화된 항체 혹은 항원을 이용하여 항원항체반응을 실시하고 세척조작에 의하여 B/F분리(고상과 결합하는 물질과 유리하는 물질의 분리)가 필요하다.

6-6. 경합법과 비경합법

불균일법에는 반응원리로부터 경합법과 비경합법으로 분류된다. 경합법은 고상에 결합시킨 곳에 검체와 효소표지 항원을 첨가하고, 항원항체반응(경합반응)을 시킨다. 그 후, 세척에 의하여 미반응

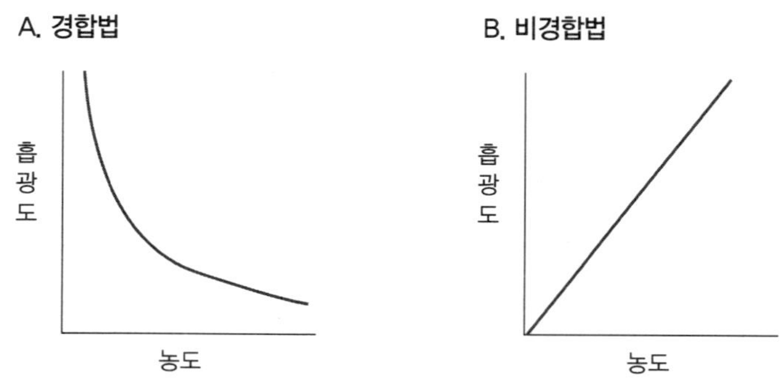

그림 15 경합법과 비경합법의 검량선

물질을 제거하고 효소기질과 반응·발색시켜서 흡광도를 측정하여 검체중의 항원량을 측정하는 것이다. 이때 검체 중에 측정 항원이 많은 경우에는 효소표지 항원의 반응이 적어지며 반대로 측정 항원이 적은 경우에는 반대로 효소표지 항원이 고상 항체에 결합하기 때문에 효소에 의한 발색이 강해져서 **그림** 15A와 같은 검량선을 나타낸다. 경합법은 일반적으로 저분자물질에서 항체의 작성이 복수 작성될 수 없는 것과 같은 항목에 응용된다.

비경합법은 통상 2종류의 특이항체가 이용된다. 우선 고상에 항체(보촉항체)를 결합시킨 곳에 검체를 첨가하여 항원항체반응 시킨다(제1 반응). 더욱, 효소표지 항체(검출 항체)를 첨가하여 항원항체반응을 시키고(제2 반응), 세척에 의하여 미반응의 검출 항체를 제거한 후, 효소반응을 실시하여 검체중의 항원량을 측정한다. 이 경우, 측정 대상물질이 많을수록 효소에 의한 발색은 강해지며 **그림** 15B와 같은 검량선을 나타낸다.

비경합법의 반응형식은 샌드위치법이라고도 불리며, 2회의 세척조작이 있기 때문에 특이성이 높고, 검출감도도 경합법보다 높다.

7. 전기화학 분석법

전기화학분석법이란, 전위차나 전기량 등의 전기화학적 변화량을 측정하여 목적물질을 정량하는 분석법의 총칭이다. 임상화학분석에서 전해질이나 혈액가스 등의 분광광도계에 의한 정확한 분석법이 확립되어 있지 않은 항목 등의 정량에 응용되고 있다.

7-1. 이온선택전극

이온선택전극(ion selective electrode)이란, 특정의 이온에 대해서 선택적으로 응답하는 전극으로서 임상화학분석에 있어서는 Na^+, K^+, Cl^- 등의 전해질이나 혈액가스의 측정에 이용되고 있다. 전극법의 기본원리는 다음과 같은 Nernst 식으로 나타내는 바와 같이 측정되는 전위차가 측정용액의 이온활량(이온농도)의 대수에 비례하는 것을 이용하는 것이다. 실제로는 비교전극과 조합된 전지의 기전력 측정보다도 이온농도가 측정된다.

$$E = E_0 + (R \cdot T/z \cdot F)\log a$$

E : 측정되는 전위(V), E_0 : 전극의 종류에 의하여 다른 표준전위(V), R : 기체상수(J/mol),
T : 절대온도(K), z : 이온전하수, F : Faraday상수(C), a : 이온농도(mol)

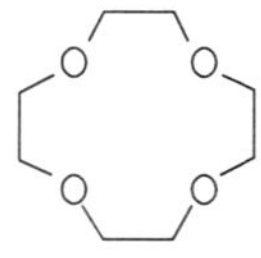

12-크라운-4
(Na^+의 샌드위치착화합물용)

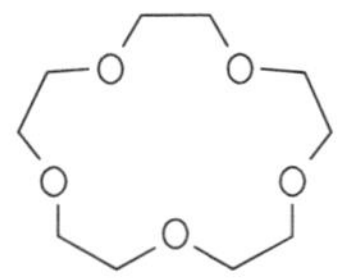

15-크라운-5
(K^+의 샌드위치착화합물용)

그림 16 크라운에테르의 분자구조

전극의 종류로서는 글라스막 전극, 고체막 전극, 액체막 전극 및 격막형 전극이 있다. 글라스막 전극은 특정 이온에만 투과성을 가지는 얇은 글라스막으로 형성되고, 글라스 조성에 의하여 감응이온이 다르며 H^+나 Na^+의 측정에 이용되고 있다. 고체막 전극은 특정 이온과 결합하기 쉬운 물질의 단결정이나 난용성 금속염을 가압 가공한 고체막으로 형성되어 있고, 대표적인 것으로서 은-염화은 전극이 있으며 Cl^- 측정에 응용되고 있다.

액체막 전극은 감응물질에 액상 이온교환체를 이용하는 것과 이온운반체(ionophore)라고 불리는 신규 고분자를 이용하는 2종류가 있다. 이온교환체로서는 Cl^-의 측정에 응용되고 있는 4차 암모늄염을 이용한 것이 있다. 또한, 대표적인 이온운반체로서는 **그림 16**에 표시한 크라운에테르가 있으며 이것은 Na^+, K^+의 측정에 응용되고 있다. 마찬가지로 발리노마이신(valinomycin)을 이용한 것은 K^+의 측정에 응용되고 있다. 현재, Na^+, K^+의 측정에 있어서는 선택성이 높고, 전극에 대한 응답이 빠른 것으로부터 크라운에테르막 전극이 주류로 되어있다. 격막형 전극은 1개의 전극에 이온선택성 전극과 비교전극이 조합된 가스투과막을 가지며 가스의 투과성막을 바꾸는 것에 의하여 가스감응(CO_2, NH_3 등) 전극으로 된다.

이온선턱전극에 의한 측정의 정확성은 목적 이온에 대한 선택성에 좌우되며 선택계수로서 수치화되어있다. Na^+와 K^+의 측정에 있어서는 양쪽의 혈청농도가 상당히 다른 것으로부터 거의 대부분 문제로 되지 않는다. 이것에 대해서 Cl^-의 측정에서는 같은 할로겐족의 Br^-의 간섭(브로모발레릴우레아계통 진통제 등)에 주의가 필요하다.

7-2. 효소전극

효소전극이란, 효소와 전극의 조합에 의하여 목적 성분을 측정하는 것으로서 임상화학분석에 있어서는 혈중 글루코오스 측정, 특히 자기혈당 측정장치에 응용되고 있다. 글루코오스는 글루코오스 옥시다아제(GOD)가 작용하면 다음과 같이 반응하여 O_2의 소비와 H_2O_2의 생성이 관찰되고, 각각

산소전극 혹은 과산화수소전극에 의하여 O_2 소비량과 H_2O_2 생산량을 검출할 수 있다. 이들의 전극에서는 GOD를 고정화시킨 막과 O_2 혹은 H_2O_2를 선택적으로 투과하는 막을 조합시켜서 혈중의 글루코오스를 측정하고 있다. GOD는 β-D-글루코오스에 작용하기 때문에, α형을 β형으로 변환시킨 후에 다음과 같은 반응으로 된다.

$$\beta\text{-D-Glucose} + O_2 + H_2O \xrightarrow[\text{GOD}]{} \text{Gluconic acid} + H_2O_2$$

7-3. pH 측정기

pH(potential Hydrogen)는 수소이온 농도지수를 대수치로서 표현한 것으로서 pH 지시전극(pH indicator electrode)에 의하여 전기화학적으로 측정된다. pH 지시전극으로서는 수소전극, 글라스전극, 퀸히드론전극(quinhydrone electrode), 안티몬전극(antimony electrode), 이온감응성 전계효과형 트랜지스터(ISFET : ion-sensitive field-effect transistor)가 있다. 수소전극은 백금흑부착 피막액에 침적시킨 전극에 1기압의 수소가스를 통기해서 사용하는 pH 측정으 표준전극으로 되기 때문에 전 pH 영역의 측정에 적용된다. 글라스전극은 수소이온에 투과성을 나타내는 얇게 가공된 글라스막, 고절연체글라스 또는 폴리머로 형성되는 본체, 내부용액, 내부전극으로 형성된다. 내부용액으로는 염화칼륨이 완충용액에 일정 농도 용해되어 내부전극의 전위를 일정하게 유지하고 있다. 내부전극으로서는 은-염화은전극이 봉입되어 있다. 글라스전극에는 전극마다 다른 고유의 비대칭전위(asymmetry potential)라고 말하는 것이 있으며 측정할 때에는 항상 pH 표준액(JIS Z8802)에 의하여 교정이 필요하다. pH 측정기는 pH 지시전극, 비교전극, 전위차계로서 구성된다.

7-4. 전기량 적정

이온선택전극이 개발되기까지는 혈청 Na^+와 K^+는 염광광도법에 의하여 분석되었던 것에 대해서, Cl^-은 전기량 적정을 원리로 하는 염소 측정기(chloride meter)로서 분석되었다. 시료를 전해액 중에 가하고 정전류로서 전기분해를 개시하면 발생전극으로부터 Ag^+이 용출되며 여기에 전해액 중의 Cl^-이 반응하여 AgCl이 침전된다. 이 전해액 중의 Cl^-이 소비되어 침전 형성이 종료될 때까지의 시간이 시료 중의 Cl^-을 반영하는 것으로 된다. 현재, 임상화학분석에 있어서는 사용되지 않지만, 다른 생물학적 시료 및 식품분석 등에 요즈음도 사용되고 있다.

7-5. 가스분석

임상화학에 있어서 가스분석은 동맥혈 중의 산소 분압(P_{O2})과 이산화탄소 분압(P_{CO2})이다. 이들의 혈액가스분석은 동시에 pH를 측정하여 생체의 호흡기능, 산염기 평형의 파악에 반드시 필요하다. P_{O2}와 P_{CO2}는 각각 산소전극 및 격막형 탄산가스전극으로 측정된다. 산소전극에는 격막형 전지식갈바니전극(electrode type galvanic cell)과 격막형 폴라로그래픽식전극(clark 전극)이 있다. 격막형 폴라로그래픽식전극에는 산소투과성막으로서 테플론막을 이용하고 있다. 격막형 탄산가스전극에서는 탄산가스투과막을 가지며 시료의 탄산가스가 통과하면 탄산수소이온이 생성되며 내부용액의 탄산수소나트륨용액의 pH가 변한다. 이 pH 변화를 글라스전극에 의하여 검출하여 P_{CO2}를 측정한다.

8. 효소학적 분석법

효소를 측정하는데 있어서는 오래전부터 단백량으로서 측정하는 것과, 활성량으로 측정하는 것으로서 논쟁하고 있었다. 그러나 다음과 같은 이유로서 활성량으로 측정하는 쪽이 유리하다는 것으로부터 현재는 효소학적 분석법이라고 하는 효소의 활성측정을 의미하는 것으로 되었다.

① 효소에는 아이소자임이 있으며 단일 효소량의 측정에는 특이항체가 필요하다.

② 효소반응에 의하여 감소된 기질 혹은 생성물은 용이하게 측정 가능하다.

③ 기질의 변화량을 측정하는 쪽이 단백량을 측정하는 것보다 검출감도가 높다.

④ 기질의 변화량은 분광광도법에서 정량이 용이하고 가능하다.

그러나 효소활성을 측정하는 경우와 기질농도를 측정하는 경우에는 분석이론이 기본적으로 다르기 때문에 엄밀히 구별하여 이해할 필요가 있다. 여기서는 효소를 이용한 기질농도 측정을 효소학적 분석법으로서 설명한다.

8-1. 효소와 기질

효소의 기질에 대한 특이성(기질 특이성)은 상당히 높은 것으로부터, 기질농도의 변화량을 정확히 측정하는 것으로 효소활성을 구할 수 있다. 효소를 반응특이성과 기질특이성의 차이에 의하여 분류하면 계통적인 분류가 가능하다. 이와 같은 계통적 분류를 나타내는 기호로서 EC 번호가 있다.

효소 중에는 효소단백(apoenzyme) 이외에 보조물질이 추가되어 최초로 활성형 효소(holoenzyme)

로 되는 것도 있다. 보조물질이 저분자 유기화합물의 경우를 보효소라고 말한다. 산화환원반응에 관여하는 것으로서 NAD(P), FMN, FAD가 아미노기 전이효소에 관여하는 것으로서 피리독살 인산이 아밀기 전이에 관여하는 것으로서 CoA가 있다.

효소활성치의 표현방법에는 역사적으로 여러가지 관용단위가 있었지만, 현재는 국제단위(U/L)로서 표시된다. 1 U/L이란 "시료 1 L 중에 온도 30℃에서 1분간에 1 μmol의 기질량을 변화시키는 것이 가능한 효소량이 함유된다"로 정의되고 있다.

8-2. 효소 반응속도, Km, V_{max}

효소의 반응속도는 기질농도에 의하여 변동하는 것으로 되고, 다음 효소반응의 일반식으로부터 유도되는 Michaelis-Menten의 식으로 주어진다.

$$[E] + [S] \rightleftarrows [ES] \rightarrow [E] + [P]$$

E : 효소, S : 기질, ES : 효소 · 기질복합체, p : 생성물, $k_1 \cdot k_{-1} \cdot k_2$: 반응상수, [ ] : 농도

이 효소반응에서 생성물이 형성되는 속도 v는 다음 식으로 나타내며 [ES]에 비례한다.

$$v = d[P]/dt = k_2[ES] \tag{1}$$

또한 반응에 관여하는 전효소농도 $[E_0]$는 $[E_0]$ = [E] + [ES]인 것으로부터, (1)식의 좌변을 $[E_0]$, 우변을 [E] + [ES]로서 나누면 (2)식이 얻어진다.

$$v/[E_0] = k_2[ES]/[E] + [ES] \tag{2}$$

상기 효소반응의 일반식으로 반응이 정상상태 즉, [ES]가 일정하게 진행한다고 생각하면 ES 생성속도와 ES 분해속도는 같아져서 (3)식이 얻어진다.

$$k_1[E] \cdot [S] = k_2[ES] + k_{-1}[ES] \tag{3}$$

여기서 3개의 속도상수 비율 $(k_2+k_{-1})/k_1$을 Km(michaelis 상수)라고 정의하고 (3)식을 변형시키면 (4)식이 얻어진다.

$$[ES] = [E]\cdot[S]/Km \quad (4)$$

(4)식을 (2)식에 대입하고, $k_2[E_0]$의 항을 최대 반응속도(V_{max})라고 정의하면 (5)식의 Michaelis–Menten의 식이 유도된다.

$$v = V_{max}\cdot[S]/Km + [s] \quad (5)$$

(5)식은 효소의 반응속도 및 반응특성을 이해하는데 있어서 기본이라고 생각된다.

8-3. Michaelis-Menten의 식, 영차 반응, 1차 반응

일정조건하의 효소반응에 있어서 (5)식의 v와 [S]는 변수라고 생각할 수 있으며 V_{max}와 Km는 상수로 된다. 따라서 [S]가 Km에 대해서 현저하게 높은 조건의 경우, 분모의 Km는 무시되어 (5)식은 다음 식에 유사하게 된다.

$$v = V_{max} \quad (6)$$

기질농도의 변화에 대응하는 반응속도의 곡선을 그림 17에 나타낸다.

$v = V_{max}$ 영역은 영차 반응영역으로서 반응속도는 기질농도에 관계없이 V_{max}로서 일정하게 되는 것을 의미한다. 영차 반응영역은 일반적으로 [S]가 10배의 Km 이상으로 실시되며 임상화학에 있어서 실제의 효소활성 측정에 이용되고 있는 영역이다.

실제로 [S] = 10 Km일 때, (5)식에 대입하면 $v = 0.91\ V_{max}$, 또는 마찬가지로 [S] = 20 Km일 때는 $v = 0.95\ V_{max}$로 되며 영차 반응영역에서 v는 V_{max}의 91% 이상으로 된다.

반대로 [S]가 Km에 대해서 현저하게 낮을 때는 (5)식에서 분모의 [S]는 무시되며 (5)식은 다음 식에 유사하게 된다.

$$v = (V_{max}/Km)\cdot[S] \quad (7)$$

이 영역은 1차 반응영역이고, 반응속도는 기질농도에 비례하게 된다. 1차 반응영역은 일반적으로 [S]가 0.05 Km 이하의 값에서 일어나는 반응이라고 생각되고 있다. 이 영역은 효소의 반응속도로부터 기질농도를 측정하는 것에 응용되고 있다.

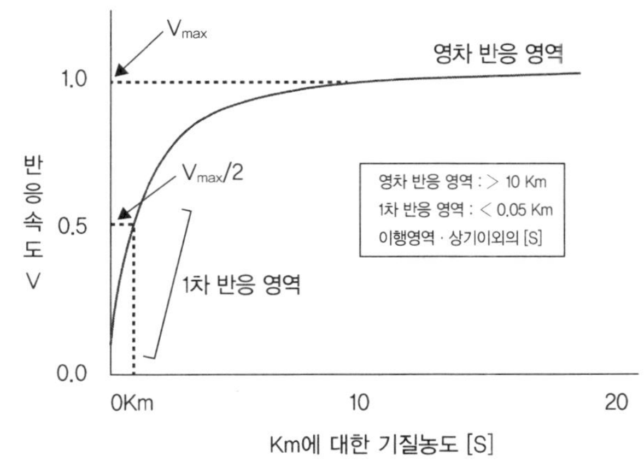

그림 17 **Michaelis–Menten의 식(기질농도의 변화에 대응하는 반응속도)**

또한, (4)식은 Km = ([E]·[S])/[ES]로 변형되며 Km는 기질농도(mol/L)라고 이해할 수 있다. 따라서 Michaelis–Menten의 식 $v = V_{max} \cdot [S]/Km + [S]$에 있어서 [S]가 Km와 동일하다고 가정하면 $v = V_{max/2}$로 되는 것으로부터 **그림** 17에 나타낸 바와 같이 Km와는 V_{max}의 1/2을 나타낼 때의 기질농도를 의미하게 된다.

Km = ([E]·[S]/[ES]의 생각으로부터, Km가 작은 효소에서는 [ES]가 높은 것으로부터 기질농도가 낮아도 효소와의 결합이 가능하게 되어 (1)식은 생각보다 반응속도가 높아진다. Km가 높은 효소에서는 그 반대로 되는 것으로부터, Km의 대소는 효소와 기질의 친화성을 나타내게 된다. 즉, Km가 작으면 기질친화성이 높고, Km가 크면 기질친화성이 낮은 것을 나타내는 것으로서 널리 이용되고 있다.

8-4. Lineweaver-Burk 플롯, Km와 V_{max}의 측정

Km와 V_{max}의 산출에는 Michaelis–Menten의 식 $v = V_{max} \cdot [S]/Km + [S]$를, 역수로서 표현한 다음의 식 Lineweaver–Burk의 식이 이용된다.

$$1/v = (Km/V_{max}) \cdot 1/[S] + 1/V_{max} \quad (8)$$

여기서, (8)식은 $y = ax + b$의 1차 함수라고 이해되며 변수 $1/v$을 y축으로, 1/[S]을 x축으로 취하면 **그림** 18에 나타내는 것과 같은 도형(lineweaver–burk 플롯)이 완성된다. Michaelis–Menten의

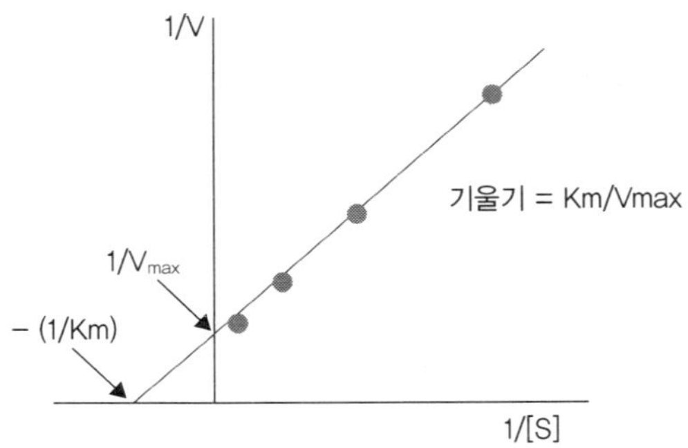

그림 18 Lineweaver–Burk 플롯

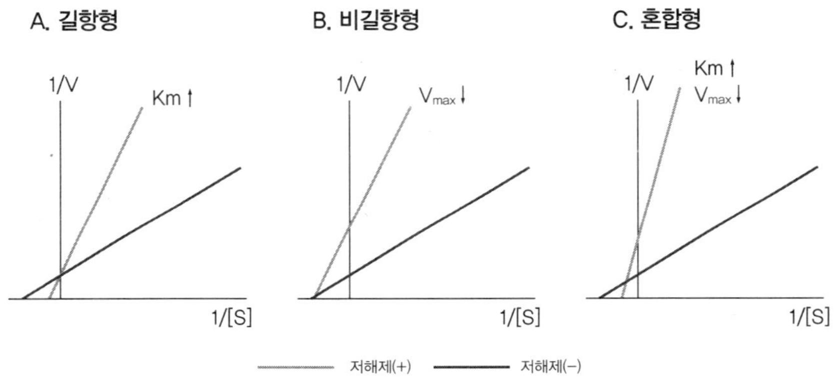

그림 19 Lineweaver–Burk 플롯에 의한 효소의 저해형식

식으로부터는 부정확한 V_{max}로부터 Km가 구해지는 것으로부터, 실제로는 Lineweaver–Burk 플롯에 의하여 정확한 Km의 값이 산출된다.

그림 18에 나타내는 바와 같이 (8)식으로부터 직선의 기울기는 Km/V_{max}를, y절편은 $1/V_{max}$를, x절편은 $-(1/Km)$를 각각 나타내게 된다. Lineweaver–Burk 플롯은 이외에도 효소의 저해형식 분석에도 응용되고 있다. 그림 19에 나타내는 바와 같이 길항(경합)형, 비길항(비경합)형 혹은 혼합형의 저해형식은 Km와 V_{max} 변화로부터 판단된다.

즉, 길항형의 저해형식을 나타내는 경우에 있어서 V_{max}는 변하지 않지만, Km가 커진다(기질친화성의 저하). 비길항형에 있어서는 Km는 변하지 않지만, V_{max}가 저하한다. 결합형에 있어서 Km는 커지고(기질친화성의 저하), V_{max}는 저하한다.

8-5. 측정조건

동일의 효소일지라도 아이소자임이 있는 경우에는 아이소자임에 의하여 기질에 대한 친화성(Km)이 다르다. 더욱, 기질농도를 비롯하여 아래의 각종 변동인자에 의하여 효소활성은 크게 다르다.

① 기질의 종류 ② 기질농도 ③ 반응온도 ④ 완충용액의 종류 ⑤ 완충용액의 pH ⑥ 보효소·보조인자의 유무

따라서 국제임상화학연합(IFCC) 및 일본임상화학회(JSCC)에 있어서는 각 효소의 기준법이 논의되어서 현재의 JSCC 상용기준법이 완성되기에 이르렀다. JSCC 상용기준법은 기본적으로 IFCC 기준 권고법에 준하고 있지만 측정온도가 일본에서는 37℃인 것에 대해서, 국제적으로는 30℃인 것으로부터 활성치의 상호평가에는 주의해야 된다.

8-6. 활성 검출계

임상화학분석에서 이용되는 효소활성 측정법의 공통 검출반응에 있어서는 주로 다음과 같은 2가지 방법으로 대별된다.

① 보효소 NAD(P)H의 변화량(340 nm)을 검출하는 방법

② 4-니트로페놀계(또는 4-니트로아닐린계) 물질을 검출하는 방법

보효소 NAD(P)H의 변화량을 검출하는 방법은 일반적으로 산화환원효소나 전이효소의 활성에 이용된다. $NAD(P)^+$ 및 NAD(P)H는 모두 260 nm에 극대흡수를 가지지만 환원형의 NAD(P)H는 340 nm에도 극대흡수를 가지는 것으로부터 NAD(P)H의 흡광도를 측정하여 효소활성 정량에 응용된다. 실제로는 LD, CK, AST 및 ALT의 측정에 응용되고 있다.

$$NAD(P)^+ + H_2O \overset{2H}{\rightleftarrows} NAD(P)H + H^+$$

이 반응계는 아이소자임 전기영동에 있어서 효소활성 염색용액에도 응용되고 있다. 즉, NAD(P)H의 증가를 디아포라아제(diaphorase)에 의하여 테트라졸륨색소(NTB)와 반응시키면 자색색소 포르마잔(불용성 색소)이 생성되는 것이다. 이것에 대해서 발색반응에 유도되는 공통 검출계로서 4-니트로페놀계(또는 4-니트로아닐린계) 물질의 합성기질을 이용한 효소활성 측정법이 있다. 4-니트로페놀(4-NP)계 물질은 ALP, AcP, AMY에, 4-니트로아닐린(4-NA)계 물질은 LAP, γ-GT 등의 활성측정에 응용되고 있다. 그림 20에 NAD^+ 및 4-니트로페놀의 구조식을 나타낸다. 다른 색소계로서 과산

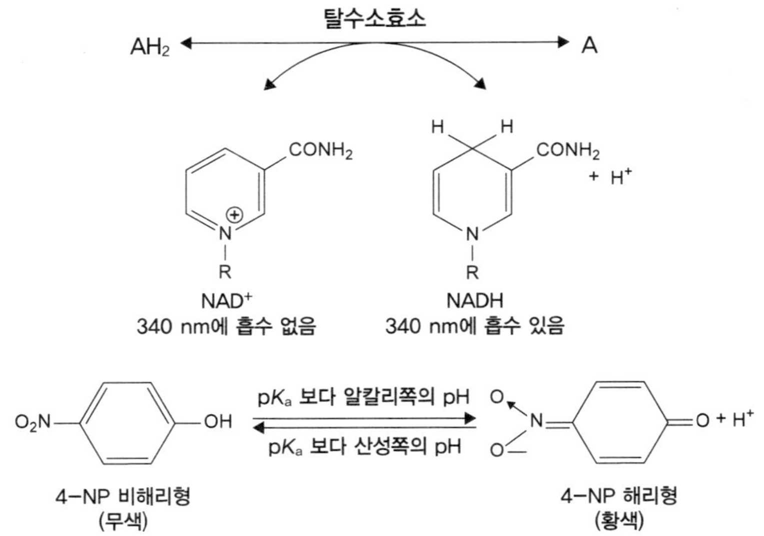

그림 20 NAD$^+$ 및 4-니트로페놀의 검출계

화수소(H_2O_2)를 측정하는 검출계도 많이 이용되고 있다.

생성된 H_2O_2를 퍼옥시다아제(POD : peroxidase) 존재하에서 페놀과 4-아미노안티피린(4-AA : 4-aminoantipyrine)을 산화 축합시켜서 적색 퀴논색소로 유도하는 반응이 기본으로 된다.

이 방법의 이용가치는 높기 때문에 각종 항목의 효소학적 분석법에 응용되고 있지만 시료중의 아스코르브산이나 빌리루빈 등의 환원성 물질에 의하여 마이너스 오차를 생성시키는 것이 결점으로 되어있다. 현재는 제1 반응에 있어서 아스코르브산옥시다아제, 빌리루빈옥시다아제 혹은 다른 산화제를 이용한 방법이 개발되고 있다. 그러나 환원성 물질의 완전한 제거는 어려운 것을 충분히 파악하지 않으면 안 된다.

8-7. 종점분석, 초속도분석

종점분석 및 초속도분석에 있어서 실제의 측정법에서는 분광광도계의 항목에서 설명했다. 여기서는 효소측정에 대해서 설명한다. 종점분석은 효소반응이 평형에 달한 상태에서 측정하는 것으로서 평형분석이라고도 말한다. 그림 17에 나타낸 바와 같이 영차반응영역에서 측정하는 것을 의미한다. 이 방법은 생성물의 양이 많기 때문에 측정감도가 높고 측정 정밀도도 양호하기 때문에 임상화학분석에 널리 이용되고 있다.

일반적으로 시약의 맹점을 제거하는 것으로 되기 때문에 Km가 작고, V_{max}가 커서 반응의 평형이 안정한 것이 적응의 조건으로 된다. 이것에 대해서 초속도분석은 시간 제로(0)에서의 효소 반응속도를 측정하는 방법으로서 단위시간당의 반응속도가 직선적인 부분을 측정한다. 일반적인 효소활성의 측정에 이용되고 있지만 기질농도가 충분히 높은 조건에서 V_{max}에서의 효소활성을 측정하고 있다. 반응에 희박한 기질농도를 측정하는 데에는 그림 17에 나타낸 1차 반응영역을 이용한다. 이때 [S]는 Km에 대해서 매우 작기 때문에 Michaelis-Menten의 식에서 설명한 바와 같이 v = (V/Km)·[S]로 되며 속도와 [S]는 직선관계로 되어 기질농도를 측정하는 것이 가능하다. 초속도분석에서는 이론상, 시약 맹점은 불필요하다.

9. 자동분석법

모든 분석에 있어서 검체채취를 비롯하여 시약분주, 혼합, 인큐베이션, 반응정지, 흡광도 측정, 농도연산, 기록이 필요하다. 현재의 자동분석장치는 이들의 일련의 작업이 모두 자동화 되어있으며, 더욱 검체검사와 자동운송시스템과의 융합에 의하여 채혈된 검체자신이 분석 라인으로 이동하고, 분석된 측정결과에 있어서는 일정한 검토 후에 곧바로 오더 쪽으로 송신되기에 이르렀다.

자동분석장치의 개발과 발전은 모든 검사가 신속·정확한 검사로 되는 것에 공헌하고, 임상검사의 사명에 기여하는 역할을 확고하게 하는 것이라고 생각된다. 또한, 자동화에 의하여 성력화 된 인재와 시간은 시대에 적합한 신규 검사항목의 채용과 업무범위의 확대에 소비되며 발전하는 병원검사부에 도움을 주고 있다.

그러나 자동분석장치를 100% 맹신하고 있으면 적은 사례이지만, 검사과오에 봉착할 가능성도 있는 것을 염두에 두지 않으면 안 된다. 따라서 자동 분석장치의 특징인 자동 확인기능을 숙지하고, 분석자의 역할이 무엇인가를 항상 생각하는 것이 중요하다. 다음에 주요한 확인기능을 나타내지만, 자동 분석기는 수많은 오류 메시지를 발생하기 때문에, 그 때마다 적절하고 게다가 신속한 대책이 요구된다.

① 시료 샘플량의 확인(압력센서)
② 검체 블랭크 확인(용혈, 고빌리루빈, 유제품)
③ 시약 바코드 확인과 분자량 확인
④ 시약 블랭크 확인(시약의 열화, 검체와의 이상반응)
⑤ 반응 타임코스 확인
⑥ 직선성 확인(초속도분석)
⑦ 반응 한계 흡광도 확인

⑧ 표준용액의 흡광도 확인

⑨ 프로존 확인(면역비탁법)

⑩ 자동재검 검체확인(분석자의 판단도 중요)

9-1. 불연속 방식(discrete method)

역사적으로는 자동분석의 기본원리로서 연속 흐름방식이나 원심방식 혹은 건조 화학의 자동분석기도 있지만 현재는 거의 대부분이 불연속 방식으로 되어있다. 불연속 방식 자동분석기는 얼핏 보면 복잡한 이디지이지만, 원리는 기본적으로 용수법에 준하는 수순으로 결합한 것에 불과하다. 불연속 방식의 반응관은 흡광도 측정용의 셀로서 기본적인 흐름은 검체의 분주, 제1 시약 분주, 혼합, 흡광도 측정, 제2 시약 분주, 혼합, 흡광도 측정, 세척조작, 셀 건조의 각 부문으로 형성된다. 인큐베이션은 실온의 경우와 37℃의 경우가 있으며 셀은 파손·오염을 셀 블랭크 확인되어 일정기간 사용된다. 또한 시약류는 항목에 따라서 실온 혹은 냉장고에서 관리된다.

정밀도 관리상 확인해야 할 포인트로서 검체의 분주는 1개의 샘플 프로브에서 실시하는 것으로부터 막힘과 이월(carry over), 다종류의 반응시약을 분주기기에서 수행하는 경우 시약 간의 오염, 믹서(교반봉)의 셀간의 오염, 세척 정제수의 순도 등에 주의해야 할 점이 많다. 또한 장치 전체의 유지보수에는 세심한 주의를 하지 않으면 안 된다. 불연속 방식 자동분석기기는 그의 기본구조로부터 싱글멀티형, 슈퍼멀티형 혹은 양쪽의 혼합형이 있다.

9-2. 싱글멀티형

싱글멀티형(그림 21A)은 1개의 반응관 라인으로 많은 항목을 랜덤 액세스로 분석하는 방법이다. 또한, 시약흡인은 피펫팅 방식으로 각 항목의 시약이 분주된다. 이것은 용수법으로 시약을 피펫으로 일정량을 흡인하여 분주하는 조작과 기본적으로 마찬가지로 된다. 따라서 싱글멀티형 자동분석기로서 분석하려고 하는 시약조성을 숙지하고, 세척조작이 있을지라도 동일의 반응관·피펫을 사용하는 것으로 교차 유지보수가 발생하는지 어떤지를 고려할 필요가 있다. 예를 들면, 총단백의 시약 중에는 황산구리가 함유되어 있는 것으로부터 혈청의 구리 측정에 있어서는 AST·ALT의 측정 시약 중에 LD가 함유되는 것으로부터 LD 측정에 있어서 어느 정도 배려가 필요하다. 더욱, 면역반응을 이용한 항목과 산·알칼리시약의 교차 유지보수도 중요하다. 따라서 이 원리의 자동분석기기를 사용하기 위해서는 미리 검사항목의 분석순서를 검토하는 것이 중요하다. 이 원리의 최대 장점은 시료량을 필요 최대한으로 끝내기 위한 경제성이 풍족하기 때문에 분석항목을 보다 많게 설계할 수 있다.

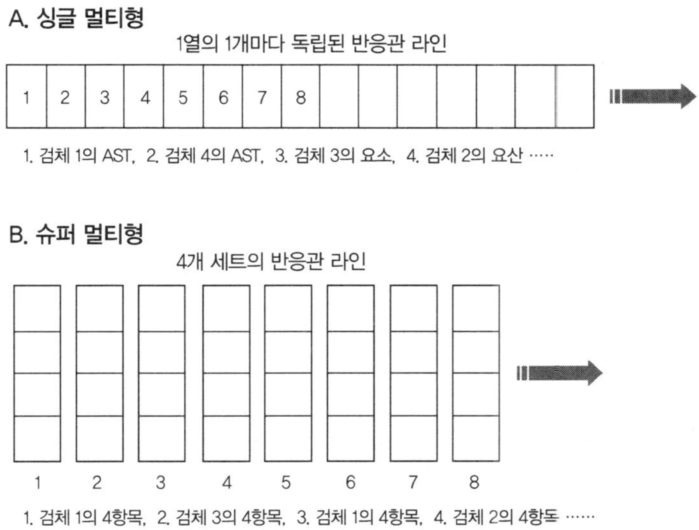

그림 21 싱글멀티형과 슈퍼멀티형 자동분석기

9-3. 슈퍼멀티형

슈퍼멀티형(그림 21B)에서는 통상 4개의 반응관으로 1단위가 구성되며 1단위로서 4항목의 측정이 실현된다. 1검체의 검사항목이 4항목을 넘는 경우는 4배수의 측정항목이 대상으로 되는 것으로부터 세트 검사에 유효한 방식으로 된다. 또한, 시약의 분주는 시약조제 방식이 채용되고 있다. 즉, 개개의 시약마다 시약조제와 시약병이 튜브로서 연결되어 있으며 이것으로부터 일정량이 반응관에 분주되는 것으로 된다. 따라서 슈퍼멀티형에서는 교차 유지보수는 기본적으로 무시할 수 있는 장점이 있다. 그러나 측정을 개시할 때에는 통상 시약라인의 플러싱을 실시하는 것으로 되기 때문에 손실을 고려하지 않으면 안 된다. 슈퍼멀티형의 최대특징은 시간당 테스트 수가 최대인 것이다.

9-4. 건조 화학

건조 화학(dry chemistry)이란, 문자 그대로 건조된 시약과 시료를 다층 필름 상에서 반응시키는 것에 의하여 목적성분을 정량하는 방법이다. 기본적으로 물은 불필요하기 때문에 폐액이 발생되지 않는다. 반응관 내부의 용액반응과는 달리, 조작이 간편하고 시약조제가 필요 없는 것이 최대의 특징이다. 반응시약에 해당하는 것은 반응시약이 고정화된 다층필름으로서 이것에 검체를 샘플링하고 자연확산에 의하여 시약과 반응시키는 것으로 된다. 다층필름은 확산상, 시약상, 지지상으로 형성되며 반응원리에 있어서는 각 항목의 용액 내부반응에서 원리에 준하는 것으로 된다.

이것은 필름의 정색강도를 입사광과 반사광의 비율로부터 시행하는 목적물질을 정량하는 것으로서 Bouguer–Beer의 법칙은 성립되지 않는다. 이것은 통상의 자동분석기기에 응용되고 있는 항목에 추가해서, 이온선택전극 및 효소전극으로 측정되는 항목도 측정 가능하게 되었다. 이 방법은 통상의 자동분석법에 대해서 시약 코스트가 높은 것과 분석 정밀도가 약간 떨어지는 것이 결점으로 되지만, 전혈을 이용한 분석이 가능하기 때문에 긴급검사나 다음에 설명하는 간이검사(POCT)에 널리 이용되고 있다.

10. 점의 배려 테스트(POCT : point of care testing)

점의 배려 테스트(POCT : point of care testing)란, 환자자신이나 환자로부터 취해진 검체가 검사를 실시하는 장소로 이동 혹은 운반되는 것이 아니고, 의료종사자(의사, 간호사, 임상검사 기사, 기타) 자신이 침대 곁으로 가기 간편한 방법으로 가서 신속하게 검사를 수행하는 것을 의미한다. 검사법은 기본적으로 건조 화학을 원리로 하는 방법을 채용하고 있다. 이와 같은 리얼타임 검사는 환자의 병태파악에 있어서 최저한으로 가장 중요한 항목만을 대상으로 하고, 얻어진 검사결과는 신속한 진단·치료에 활용되는 것으로부터 문자 그대로 「환자중심의 검사」로 된다. 그러나 POCT의 이떤 항목이나 본래 실시하고 있던 해당 병원 검사부 혹은 외부 검사기관의 데이터와 기본적으로 일치 혹은 상관되지 않으면 안 된다. 이외 것으로부터 간편한 기기이지만 POCT 기기의 유지보수, 정밀도 관리, 분석데이터의 관리가 중요하다. 이와 같은 업무를 담당하는 입장의 사람을 POCT 코디네이터라고 말하며, 통상은 해당 검사부의 임상검사 기사가 담당하게 된다.

10-1. 소형 간이 측정기

현재, 가장 많이 보급되어 있는 POCT 디바이스가 자기혈당 측정장치(SMBG : self–monitoring of blood glucose)로서 이것은 환자자신에 의한 검체 채취와 측정이 용이하게 실시 가능한 설계로 되어있다. 자기혈당 측정장치의 반응원리는 효소전극을 채용하고 있지만 검체의 미량화가 진전되어 1.0 μL 미만 양으로도 측정 가능하게 되어있으며, 측정시간은 10초 전후이다.

이외에 휴대용 혈액가스 분석기나 소형 임상화학 장치도 출현하고 있지만 어느 것이나 손바닥에 올려놓을 정도의 소형 간이 측정기이다. 또한, 요즈음 구명 구급 현장에서 수요가 높은 항목이 측정 가능한 소형 면역 형광분석장치나 나중에 설명하는 면역크로마토그래피를 자동화시킨 소형 비중계

부착장치 등도 개발되기에 이르렀다.

10-2. 면역크로마토그래피

간이 측정기기를 이용한 POCT에서 이용되는 주요한 원리가 면역크로마토그래피이다. 일반적인 면역크로마토그래피의 원리를 **그림 22**에 나타내지만, 페이퍼 크로마토그래피를 이미지로 하면 이해하기 쉽다. 모든 반응은 디바이스 중의 다공질막상에서 전개된다. 면역크로마토그래피는 극히 미량(μL 레벨)의 시료에 의하여 단시간(평균 10분 정도)으로 게다가 비교적 고감도로서 검사결과가 얻어질 수 있는 커다란 장점이 있다.

시료 주입구에 혈청을 비롯하여 각종 시료(경우에 따라서는 전처티된 시료)를 삽입하면 동일위치에 이미 도포되어 있는 측정 대상물질에 대한 특이항체를 감작시킨 착색종료의 라텍스입자 혹은 금콜로이드 입자(반응용액)와 함께 **그림 22**의 화살표 방향으로 침투된다. 여기서 샘플링 된 시료와 반응용액의 양이 적절하게 화살표 방향으로 확실히 침투되는 경우에는 C(제어) 라인데 이미 도포된 반응용액의 보촉항체와 반응하여 발색하게 된다(정상반응).

따라서, 만일 C라인이 발색하지 않으면 검사는 무효로 되며 재측정 된다. 한편, 시료중의 측정 대상물질이 있는 경우에는 면역복합체가 형성되어 침투하게 되며 T(검사) 판정 라인에서 이미 도포된 측정 대상물질의 특이항체에 의하여 보촉되어 샌드위치를 형성하여 발색하게 된다. 따라서 결과의

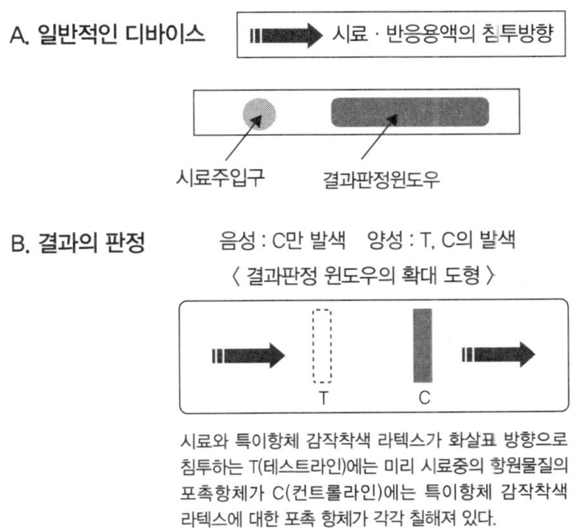

그림 22 면역크로마토그래피의 원리

표 3 면역크로마토그래피가 응용되고 있는 신속검사

분야	검사 항목
바이러스 감염증	HBs항원, HBs항체, HCV항체, HIV항체, 인플루엔자바이러스항원(A형, B형), RS바이러스항원, 로타바이러스항원, 아데노바이러스항원, 노로바이러스항원
세균 감염증	폐염구균항원, 레지오넬라항원, A군β용혈성 연쇄구균, 결핵균군 특이항원 MPB64, 헬리코박터·파일로리항원, 헬리코박터·파일로리항체, 대장균O-157, 클로스트리듐A항원
클라미디아 감염증	클라미디아항원
스피로헤타 감염증	트레포네마항체(TP항체)
기타	프로칼시토닌
종양표지	소변중핵 매트릭스단백질22, 암태아성 항원(CEA)
심근표지	심근트로포닌T, 미오글로빈, D-다이머, N말단프로뇌성 나트륨이뇨 펩티드(NP-proBNP), 인간심장유래 지방산결합단백(H-FABP), 뇌성 나트륨이뇨 펩티드(BNP)
알레르기	IgE(난백, 난황, 우유, 오보무코이드, 삼나무꽃가루, 주택 진드기, 고양이알레르기)
호르몬	소변 중의 인간 융모성 고나도트로핀, 소변 중의 LH, 에스트론3글루쿠로니드
약물	혈중 테오필린, 소변 중의 각성제
기타	소변 중의 미량 알부민, 대변 헤모글로빈, 자궁경관점액중의 과립구에스테라아제, 질분비액중의 인간 인슐린유사성장인자 결합단백1형(IGFBP-1)

판정은 C라인만의 발색은 음성, C 및 T 라인이 발색된 경우는 양성으로 된다. 면역크로마토그래피를 응용한 POCT는 표 3에 나타내는 바와 같이 임상화학 영역은 물론 감염증, 약물·독극물 검사 등의 각종 영역의 신속검사에 응용되어 성과를 나타내고 있다.

10-3. POCT의 문제점과 전망

지금까지 설명한 바와 같이 긴급성이 있는 검사정보를 환자의 옆에서 신속·간편하게 얻어지는 것의 의미는 매우 크다. 당연한 것이지만, POCT로서 얻어지는 데이터는 시스템화·정보 관리된 본래 검사실 데이터의 신뢰성으로부터 보면 약간 저하된다고 생각된다. 따라서 POCT로서 얻어진 데이터가 참고 데이터에 머무르게 된다면 POCT의 의의가 없다고 말할 수 있다. 검사실과의 결과 밸런스를 명확히 파악하고 임상 쪽에도 정보를 제공할 필요가 있으며 POCT 데이터도 검사실의 데이터와 함께 일괄 처리하는 것이 중요하다. 또한, POCT 데이터의 정보를 제공하기 위해서는 본래 검사업무에 종사하지 않는 POCT 해설자에게 검사관리 교육도 중요하다. POCT 선진국의 미국에서는 구명구급의료의 보급이 확대되는 경향이 있으며 코스트가 높은 검사인 POCT의 보급이 의료비 억제에 공헌하고 있다는 데이터도 있다. 환자 중심의 팀 의료가 계속 정착되는 요즈음, 의의 깊은 POCT의 보급에는 앞으로 POCT 코디네이터의 역할이 크다고 말할 수 있다.

11. 실습

11-1. 혈청단백 전기영동

혈청단백 전기영동은 표준조작법 시안 및 일본전기영동학회법에 보고되어 있다. 그러나 여기서 소개하고 있는 흡입구를 사용한 혈청단백의 피펫팅에는 리스크 관리상 문제가 있는 것으로부터 간편한 샘플 어플리케이터(sample applicator)를 사용하는 방법에 대해서 설명한다.

(1) 측정원리

혈청단백은 염기성 하에서는 각각 음으로 하전한다. 따라서 혈청을 시료로서 염기성 완충용액에서 셀룰로오스아세테이트막(CA)을 지지체로서 정전류를 걸면 각각의 단백질은 양극을 향하여 영동하고, 이동도의 차이에 의하여 주요한 5분획으로 분리된다. 즉, 양극 쪽으로부터 알부민(Alb), α_1-글로불린, α_2-글로불린, β-글로불린 및 γ-글로불린으로 분획된다. 이들의 분획된 단백질을 염색하여 농도계(densitometer)로서 각 분획의 비율(%)을 구한다.

(2) 측정장치

여기서는 헬레나연구소(Helena institute) 제품을 이용하여 해설한다.

① **전기영동조** : 마개로 밀폐할 수 있으며 줄열 발생을 위해서 마개의 상부로부터 냉각하여 영동조 내부의 습도를 일정하게 유지시킬 필요가 있다.

② **정전류장치** : 최대용량 200 V의 정전압, 60 mA의 정전류를 공급할 수 있는 장치가 필요하다.

③ **농도계** : 농도계 혹은 범용의 크로마토 스캐너(chromato scanner)가 필요하다.

④ **지지체와 지지체완충화조** : 셀룰로오스아세트막으로서 타이탄-Ⅲ리포막(76~60 mm)을 사용한다. 동일 지지체는 셀룰로오스아세테이트막이 표면에서 수지 쪽(보호판)이 표면으로 된다. 셀룰로오스아세테이트막의 완충화에는 완충화조가 필요하다.

⑤ **혈청도포기구일체** : 마이크로피펫(20 μL), 혈청을 넣는 샘플웰 플레이트(8검체), 지지체의 도포위치 결정에 이용되는 얼라이닝 베이스, 정확히 혈청을 균일량 도포하기 위해서 이용되는 샘플 어플리케이터(1회 도포량은 약 0.3 μL)가 필요하다.

⑥ **셀룰로오스아세테이트막용 핀셋** : 완충용액용, 염색·탈색 용액용 2개가 필요하다.

⑦ **염색용액용 배트** : 단백 염색용액용 마개부착 배트 1개

⑧ **탈색용액용 배트** : 탈색용액용(2% 아세트산) 마개부착 배트 4개

⑨ **기타** : 영동조용 여과지(2장), 완충용액을 닦는 여과지(수매), 염색용액·탈색용액 전용여과지 등이 필요하다.

(3) 시약

① **바르비탈 완충용액(0.06 mol/L, pH 8.6, 이온강도 0.05)** : 5,5'−디에틸바르비탈산(베로날, $C_8H_{12}N_2O_3$, 분자량 184.2) 1.84 g(0.01 M)과 5,5'−디에틸바르비탈산나트륨(베로날나트륨 $C_8H_{11}N_2O_3Na$, 분자량 206.2) 10.3 g(0.05 M)에 약 800 mL의 정제수를 가하고 가열용해(80~90℃)한다. 냉각시킨 후, pH를 조정하고 정제수를 가하여 1,000 mL로 한다. 이들의 시약 구입에는 보건소의 허가가 필요한 것으로부터 제품화된 것을 사용하는 것도 가능하다.

② **개양귀비−3R 염색액(ponceau−3R stain solution)** : 개양귀비 3R$(CH_3)_3-C_6H_2-N=N-C_{10}H_4(OH)(Na_2SO_3)_2$ 0.8 g을 6 g/dL 트리클로로아세트산 수용액 100 mL에 용해한다. 용해 후에 여과하여 사용한다. 차광하의 실온 보존에서 6개월 사용가능하다. 제품화된 용액을 사용하는 것도 가능하다.

③ **2% 아세트산 용액** : 빙초산 20 mL에 정제수를 가하여 1 L로 한다.

(4) 피시험 혈청

건강한 사람의 혈청, 환자혈청[용혈 혈청, 고빌리루빈혈청, M단백혈청, 간경변증, 네프로오제 증후군(nephrotic syndrome)]을 검체로서 이용한다.

(5) 측정조작

1) 지지체의 완충화

필요한 매수의 지지체를 준비하고, 캐리어 랙(career rack)에 설치하여 **그림 23**과 같이 완충 라이저(buffer riser)를 설치한 후, 바르비탈 완충용액 700 mL를 넣고 20분간 정치한다.

2) 전기영동조의 준비

전기영동조의 양쪽 극에 바르비탈 완충용액 100 mL를 넣고, 영동용 여과지를 동일 완충용액에 침적시킨 후, 굽혀서 가교를 형성시킨다. 이때 여과지가 영동용 완충용액 중에 들어있는 것을 반드시

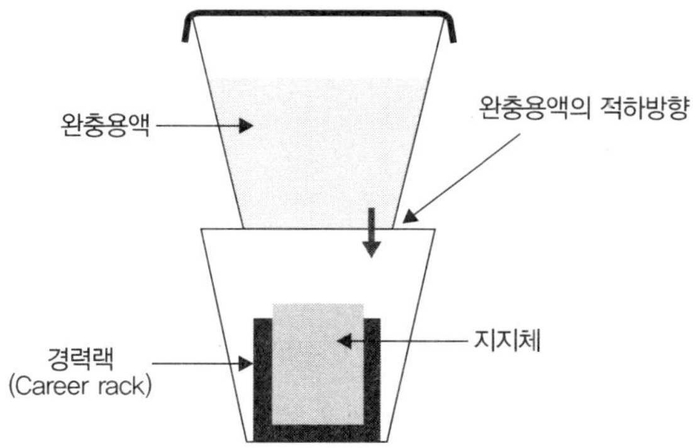

그림 23 완충 라이저를 이용한 지지체의 완충화

확인한다. 마개를 닿은 후, 아이스박스에 넣고 냉각시킨다.

3) 시료의 도포

피시험 혈청 5 μL를 취하여 샘플웰 플레이트(sample-well plate)에 취한다. 미리 샘플 어플리캐이터를 정제수에 침적시킨 여과지의 상하에, 마른 여과지로서 여분의 수분을 닦은 후, 준비해 둔다. 완충화를 마친 지지체를 취하고 여과지로서 여분의 수분을 제거하여 얼라이닝 베이스(aligning base) 상에 정확히 설치한다. 더욱, 음극 쪽(3 : 7)이 도포위치로 된다. 이때 얼라이닝 베이스에 1방울 정도의 수분이 있으면 지지체는 밀착한다. 샘플 어플리캐이터를 샘플웰 플레이트에 장착하고 시료를 흡인한다. 첫 번째 흡인한 것은 여분의 여과지에 도포하고, 두 번째로 흡인한 검체를 지지체에 도포한다.

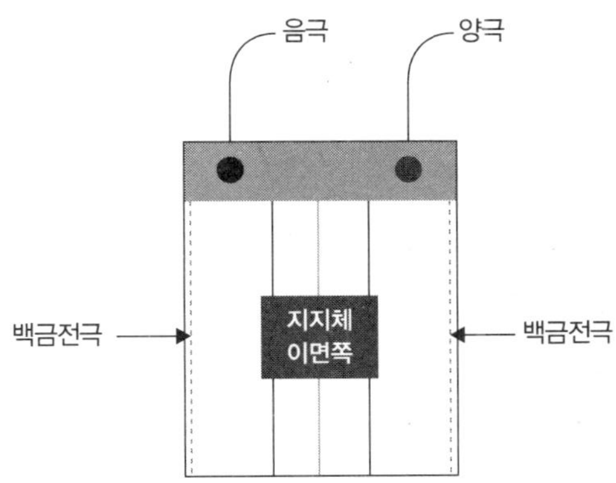

그림 24 전기영동조의 평면도

4) 전기영동

시료를 도포한 지지체의 CA막 쪽(표면)을 하부로 하여 극성이 틀리지 않도록 영동조에 세트한다(그림 24 참조). 지지체를 세트한 후, 영동조의 마개를 정확히 세트하고 5분간 정치시킨 후, 냉각 하에서 통기를 계속한다(180 V, 25분).

5) 염색 및 탈색

통전이 종료된 지지체를 영동조로부터 취하고, CA막 쪽(표면)을 위로 하여 여과지 상에 두고, 양쪽 극의 영동용 여과지와 접촉된 부분의 완충용액을 여과지로 눌러서 닦는다(영동상의 산란을 방지하기 위해서 중요한 조작). 이 영동된 지지체를 염색배트에 넣고, 배트를 가끔 흔들면서 2~3분간 염색한다. 이 사이에 트리클로로아세트산에 의한 단백고정과 개양귀비 3R에 의한 단백염색이 동시에 진행된다. 여과지로서 여분의 염색용액을 취하고 탈색용액으로 이동시킨 후, 더욱 2~3분간 유동하고, 다음의 탈색배트에 이동시킨 후, 마찬가지 조작을 반복하여 배경의 착색이 없어지면 깨끗한 여과지로서 여분의 수분을 닦는다.

6) 지지처의 건조

지지체는 자연건조 혹은 냉풍 드라이어로서 건조시킨다. 열풍으로 건조시키면 지지체가 파손되기 때문에 주의가 필요하다.

7) 농도계에 의한 정량

건조시킨 지지체는 곧바로 490~540 nm의 파장으로 농도계에 의하여 각 분획비(%)를 측정한다.

(6) 주의사항

① 시료는 원칙으로서 혈청을 이용할 것. 혈장을 시료로서 사용하는 경우, β와 γ 분획의 사이에 피브리노겐 밴드가 보이며, 미량 M단백의 유무와의 관련으로 혼란이 일어나는 것으로 된다.

② 통전에 있어서는 전압계의 확인은 물론이고 전류계의 표시도 반드시 확인할 필요가 있다.

③ 깨끗한 전기영동 패턴의 제작이 정확한 정량결과에 연결되는 것으로부터, 시료의 도표, 핀셋과 지지체의 취급에는 세심한 주의가 필요하다. 특히, 각종 국면에서 사용하는 여과지에 있어서는 완충용액을 닦는 것은 염색조작 이후에는 사용할 수 없기 때문에 주의가 필요하다.

④ 실제의 임상검사에서는 정량화된 데이터는 물론 염색된 지지체도 보존하는 것이 중요한 것으로 된다.

11-2. LD 아이소자임 전기영동

(1) 측정원리

시료의 전기영동을 실시하고, 그림 25에 기인하는 원리로서 LD 활성염색을 실시한다. 즉, 전기영동된 지지체를 락트산과 보효소 NAD^+의 혼합액으로 반응(37℃)하고, 전자전달체인 디아포라아제(diaphorase)를 매개하여 테트라졸륨염(수용성 황색)을 포르마잔(불용성 청자색)으르 발색시킨다.

L−락트산 + NAD^+ ⇄ 피루브산 + NADH + H^+

NADH + H^+ + 디아포라아제(FAD) ⟶ NAD^+ + 디아포라아제($FADH_2$)

디아포라아제($FADH_2$) + 테트라졸륨염(NTB) ⟶ 디아포리아제(FAD) + 포르마잔 + H^+

그림 25 LD 활성염색의 원리

(2) 측정장치

혈청단백 전기영동에서 이용한 장치를 그대로 사용하는 것으로 된다. 다른 부븐은 LD 활성염색용액을 지지체에 올려서 겔 트레이(gel tray), 효소 반응정지에 이용되는 1% 아세트산 용액의 배트가 필요하게 되는 점이다. 지지체도 혈청단백 전기영동에서 이용한 타이탄Ⅲ 리포막을 이용한다. 단, 염색법으로서 2매 염색법(샌드위치법)을 실시하는 것으로부터 전기영등에 이용되는 매수의 수배로 되는 지지체가 필요하다.

(3) 시약

① **바르비탈 완충용액**(0.06 mol/L, pH 8.6, 이온강도 0.05) : 혈청단백 전기영동과 마찬가지의 완충용액을 이용한다.

② **LD 활성염색용액** : 측정원리에서 나타낸 조성의 LD 활성용액이 시판되고 있다.

③ 1% 아세트산 용액

(4) 피시험 혈청

건강한 사람의 혈청, 각종의 환자혈청에 추가해서 명료하게 5개의 밴드가 얻어지는 컨트롤 혈청을 이용한다.

(5) 측정조작

1) 지지체의 완충화

혈청단백 전기영동에 필요한 매수의 2배 지지체를 완충화 시킨다. 완충화의 수순에 있어서는 혈청단백 전기영동에 준한다(그림 23 참조).

2) 영동조의 준비

혈청단백 전기영동과 마찬가지의 수순으로 준비한다(그림 24 참조).

3) 시료의 도포

혈청단백 전기영동과 마찬가지의 단계로서 시료의 도포를 실시한다. 단, LD 활성치에 준하는 시료량을 도포 회로로서 조절하지 않으면 안 된다. 즉, LD 활성치가 기준범위이내라면 2~3회 도포하는 것에 의하여 이것을 기준으로 하여 조절한다. 같은 샘플웰 플레이트의 8검체 중에서는 1회의 도포로서 충분한 시료는 웰로부터 여과지로서 시료를 흡수하고, 2회째 이후의 도포를 실시하는 것으로 된다.

4) 전기영동

전기영동에 있어서도 혈청단백 전기영동과 마찬가지의 주의에 따라서 지지체를 세트한 후, 영동조의 마개를 정확히 세트하고 1분간 정치시킨 후, 냉각 하에서 통전을 개시한다(180 V, 25분).

5) 염색(2매 염색법, 그림 26 참조)

① 전기영동 종료의 약 5분전에 여분으로 완충화 시킨 지지체를 완충 라이저로부터 취하고 여과지로서 여분의 완충용액을 흡수한다.

② CA 막면을 위로 하여 겔 트레이에 두고, LD 염색용액 1 ml를 막에 균일하게 도포한다.

③ 영동이 종료된 지지체를 취하고, 영동용 여과지에 접촉한 부분의 완충용액을 여과지로서 눌러서 닦은 후, LD 염색용액 1 mL를 막에 균일하게 도포하고 30초간 정치한다.

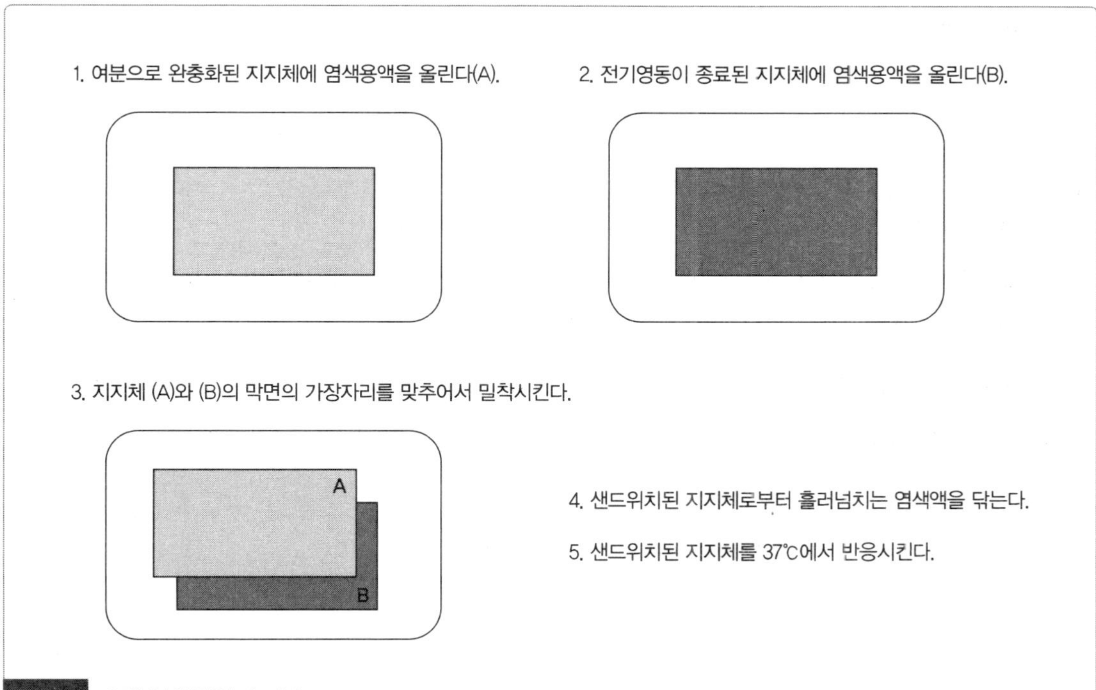

그림 26 **2매 염색법의 손기술**

④ 동일 지지체의 막면에 ①에서 준비한 지지체의 막면과 밀착시킨다. 이때 이면의 보호판을 샘플 웰 플레이트의 측면에서 문질러서 여분의 염색용액을 제거하고, 넘친 염색용액을 여과지로서 닦는다. 기포가 들어가지 않도록 주의한다.

⑤ 샌드위치된 1쌍의 지지체를 겔 트레이에 넣고, 37℃에서 반응(40분간을 가늠으로 한다) 시킨다.

6) 비중계에 의한 정량

지지체는 샌드위치의 상태 그대로, 곧바로 570 nm의 파장에서 비중계에 의하여 아이소자임 분획비(%)를 측정한다.

7) 반응정지·고정

비중측정 종료 후, 샌드위치를 박리시켜서 1% 아세트산 용액에 5분간 침적하여 반응을 정지시키고, 밴드를 고정한다. 흐르는 물로서 아세트산을 제거하고 정제수에 침적시킨 후, 자연건조 혹은 냉풍 드라이어로서 건조시킨다. 반응정지·고정을 종료한 지지체에 있어서 마찬가지로 비중측정이 가능하다.

(6) 주의사항

① 아이소자임 전기영동은 기본적으로 영동패턴의 관찰이 중요하다. LD 아이소자임은 통상, 5개의 밴드가 같은 간격으로 규칙 바르게 분획된다.

② 5개의 밴드는 컨트롤 혈청의 이동도와 같은 것을 확인한다.

③ 희미하게 보이는 서브유닛 결손증 혹은 서브유닛 변이에서는 밴드의 결손이나 동일 간격으로 영동되지 않는다.

④ 가장 높은 빈도로서 관찰되는 이상 패턴으로서 LD 결합성 면역글로불린이 있으며 과잉 밴드 태일링 패턴(band tailing pattern) 등의 특징적인 이상소견이 관찰되기 때문에 주의가 필요하다.

제 4 장

생체의 원소와 무기질

생체내부에 존재하는 원소의 종류는 현재 확인되어 있는 것만으로도 60종류에 달하고 있으며 생체구성 비율은 1장의 표 2에 나타낸 것과 같다. 양적으로 많은 원소는 산소(O), 탄소(C), 수소(H), 질소(N)이며, 이들은 물이나 유기화합물의 구성성분으로서 생체내부에 널리 존재하고 있다. 또한, 체액 중에서는 나트륨(Na), 칼륨(K), 염소(Cl)는 이온형이고, 칼슘(Ca), 마그네슘(Mg)은 단백질이나 저분자화합물과의 결합형과 이온형이 공존하여 존재하고 있으며 전해질이라고 불리고 있다. 한편, 철(Fe), 구리(Cu), 아연(Zn) 망간(Mn), 알루미늄(Al) 등의 원소는 생체내부에서 단백질과의 결합형으로서 존재하고 있으며 미량금속이라고 불리고 있다.

이 장에서는 무기질 중의 생체내부에서는 이온형, 및 이온형과 결합형의 양쪽 형으로서 존재하고 있는 전해질에 대해서 설명한다.

1. 전해질의 총론

1-1. 전해질의 측정단위

임상검사에서는 이온으로서 용액상태로 존재하는 전해질은 원자량을 각각 원자의 이온가 수로서 제거한 g당량으로 표현하는 것이 일반적이다. 1 g 당량을 1 L에 용해시킨 것을 1 Eq/L(equivalent per liter)로서 나타내고, 그의 1/1000의 농도를 1 mEq/L로 나타내고 있다.

당량농도(mEq/L)와 중량 농도(mg/dL)의 관계는 다음 식으로 표시된다.

$$\text{당량농도} = \frac{\text{중량 농도} \times 1000}{\text{당량} \times 100} = \frac{\text{중량 농도} \times \text{이온가수} \times 1000}{\text{원자수} \times 100}$$

예를 들면, 10 mg/dL의 Ca^{2+}(원자량 = 40)을 mEq/L로서 표현하면

$$\frac{10\times2\times1000}{40\times100} = 5.0\ \text{mEq/L}$$

로 된다.

임상검사에서는 Na^+, K^+, Cl^-, HCO_3^-의 농도는 당량농도(mEq/L)로서 나타내지만, Ca, Mg는 중량 농도(mg/dL)로서 나타낸다. 이것은 전자는 혈액 중에서는 대부분이 이온형 뿐만이 아니고, 단백질(알부민 등)과 결합하고 있기 때문이다. 또한, 혈청 인산이온에 있어서는 HPO_4^{2-}와 $H_2PO_4^-$의 2개의 형으로서 존재하고, 양쪽의 비율은 혈청의 pH에 의하여 변하는 것으로 이온가 수가 정해지지 않기 때문에, 당량농도(mEq/L)가 아니고 중량 농도(mg/dL)로서 나타낸다.

더욱, 임상검사 영역에서는 SI단위의 몰당량(mol/L 또는 mmol/L) 표시가 강하게 요망되고 있지만 상당히 보급되지 않는 것이 현재 상황이다. 이것은 전해질은 양이온과 음이온이 쌍으로 되어 존재하고, mEq/L로 표현하면 양이온과 음이온 합계가 일치하고, 전해질 동태를 이해하기 쉽기 때문이다.

1-2. 체액의 분류와 전해질 농도

체중의 약 60%는 수분이고, 이들의 체액은 세포내액과 세포외액으로 분류된다. 40%가 세포내액, 20%가 세포외액으로서 세포외액은 더욱 혈장(5%)과 조직간액(15%)으로 분류된다. 이들의 체액에 존재하는 전해질과 그 농도를 그림 1에 나타낸다.

세포외액의 양이온의 대부분은 Na^+이고, 음이온의 대부분은 Cl^-이다. 한편, 세포내액에 있어서 양이온의 더부분은 K^+이고, 음이온은 HPO_4^{2-}가 가장 많다. 또한, 2가의 양이온인 Ca^{2+}과 Mg^{2+}는 세포내액에 많이 존재하고 있다. 더욱, 많은 단백질도 생체내부 pH에서는 음이온으로서 존재하고 있으며 세포내액에서는 약 30%를 점유하고 있다.

적혈구, 백혈구, 혈소판 등의 혈구 중에 함유되는 것은 세포내액에서 K^+가 많고, Na^+가 적다. 적혈구내에는 혈장과 비교하여 20~25배 농도의 K^+가 존재하고 있다. 따라서 용혈에서는 K^+가 플러스 오차를 제공하기 때문에 주의가 필요하다. 혈구, 혈장간의 전해질 이동은 용혈뿐만이 아니고, 검체 보존 중에도 일어나기 때문에, 검체는 채혈 후에 될 수 있는 한 빠르게 혈청 혹은 혈장분리를 수행할 필요가 있다. 또한, 혈액이 응고할 때에는 혈구내의 K^+가 혈청 중에 유리하기 때문에, 혈청＞혈장으로 된다.

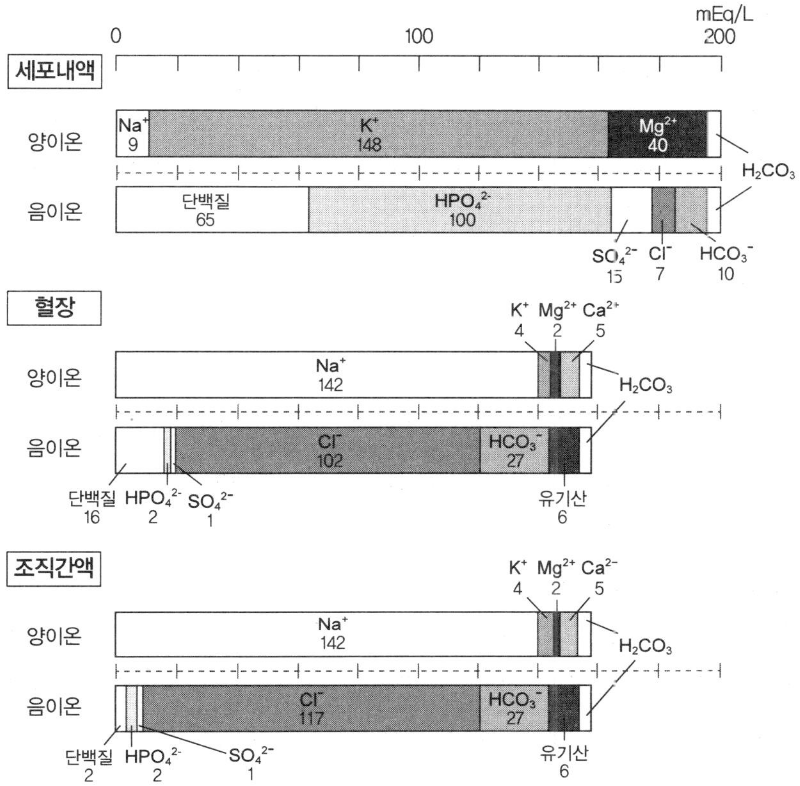

그림 1 체액 중의 전해질 농도(mEq/L)

1-3. 물 · 전해질 밸런스의 조절

(1) 물의 출납

1일에 섭취되는 수분은 대개 체외로부터 음료수와 음식물 중의 물로서 약 2,400 mL가 섭취되고, 체내에서는 소화액으로서 약 8,200 mL가 분비되며 이들이 흡수 및 재흡수 되고, 체외로 2,400 mL(소변으로서 1,500 mL, 불감증 배설로서 800 mL, 대변으로 100 mL)가 배설되어 항상 동적인 평형을 유지하고 있다.

(2) 물과 전해질의 조절

물과 전해질 조절은 신경계와 호르몬계에 의한 체액성 조절에 의하여 수행되고 있다.

1) 갈증에 의한 수분섭취의 조절

음료수의 조절을 수행하고 있는 주요한 것은 갈증으로서 반드시 하나의 요인에 의하여 발생된다고 한정할 수는 없다. 혈액의 침투압 상승이 세포내액의 감소를 일으키며, 대뇌 시상하부 복내측대 부근에 있는 갈증추를 자극하여 갈증을 일으킨다고 생각되고 있다. 실험적으로는 체중의 약 2%의 수분이 상실되면 갈증이 발생되며 6%의 물이 상실되면 참을 수 없게 된다고 알려져 있다.

2) 신장에 의한 수분, 염분의 조절

신장은 수분조절의 가장 중요한 장기이며, 세뇨관에서 물의 재흡수능을 나타내는 신장농축능과, 염분의 재흡수능을 나타내는 신장희석능에 의하여 조절되고 있다. 전자는 주로 항이뇨 호르몬(ADH : antidiuretic hormon)인 바소프레신(vasopressin)에 의하여 후자는 부신피질의 알도스테론(aldosterone)에 의하여 조절되고 있다.

ADH는 체액의 수분량이 감소하여 혈액의 침투압이 상승하면 하수체후엽으로부터 분비된다. ADH는 신장 원위세뇨관 및 집합관세포에 작용하여 물의 재흡수를 촉진하고, 세포외액량을 증가시키며, 한편 염류는 그대로 소변 중으로 배설되며 체액을 희석시켜서 침투압을 정상화 시킨다. 반대로 침투압의 저하는 ADH의 분비억제에 의하여 물의 배설을 증가시키는 것으로 침투압을 상승시킨다.

레닌–안지오텐신–알도스테론계(renin–angiotensin–aldosterone system)에 있어서는 혈액량의 감소에 의하여 혈압이 저하하면 신장의 방사구체 장치가 혈압의 저하를 감지하고, 레닌을 분비한다. 레닌은 안지오텐시노겐을 안지오텐신Ⅰ으로 변환시키고, 더욱 안지오텐신 변환효소에 의하여 안지오텐신Ⅱ로 변환시킨다. 안지오텐신Ⅱ는 혈관수축작용에 의하여 혈압을 상승시키는 것과 동시에 부신피질 구상층에 작용하여 알도스테론의 분비를 촉진하고, 뇌하수체에 작용하여 바소프레신의 분비를 촉진시킨다.

알도스테론은 신장의 원위세뇨관에 작용하여 Na^+의 재흡수를 촉진시켜서 소변 중의 Na^+의 감소, 혈중 및 세포외액 중의 Na^+을 증가시킨다. 또한, Na^+의 재흡수 증가와 교환으로 K^+의 재흡수가 저하되고, 소변 중의 K^+는 증가한다.

2. 전해질의 각론

2-1. 나트륨(Na)

(1) 생화학적 특성과 생리학적 의의

나트륨(natrium : Na 혹은 sodium)은 생체 중에는 약 60 mmol/kg 체중(1.3~1.4 g/kg 체중)이 존재하고 있으며 그의 95%는 세포외액 중의 주요한 양이온으로서 존재하고 있다. 나트륨에는 세포내외의 액량이나 침투압, 생체내의 산·염기평형, 신경·근육의 흥분성 등을 조정·유지시키는 생리적 기능이 있으며 주로 내분비계에 의하여 조절되고 있다.

즉, ADH는 신장의 원위세뇨관과 집합관에 작용하여 물의 재흡수를 촉진하고, 레닌-안지오텐신-알도스테론계는 원위세뇨관에서 Na^+의 재흡수와 K^+와 H^+의 배설을 촉진하여 혈청중의 Na^+를 상승시켜서 혈장량을 증가시킨다. 한편, 나트륨이뇨 펩티드(natriuretic peptide)는 근위세뇨관에서 소변 중으로 Na^+의 배설을 촉진하여 소변량을 증가시킨다. 여기에는 심방성 나트륨이뇨 펩티드(ANP : atrial natriuretic peptide)와 뇌성 나트륨이뇨 펩티드(BNP : brain natriuretic peptide)가 있다. 이들의 내분비계는 서로 조절하여 피드백메커니즘으로 분비와 억제를 수행하여 혈청중의 Na^+이나 수분량을 조절하고 있다.

(2) 검사방법

종래는 염광광도법, 원자흡광법이 이용되었지만, 현재는 이온선택전극법이 대다수의 시설에서 이용되고 있다. Na^+에 선택성이 있는 전극으로서는 글라스전극과 크라운에테르전극이 이용되고 있다. 크라운에테르전극은 글라스전극에 비하여 10배 이상이나 Na^+에 대한 선택성이 향상되어 있으며 응

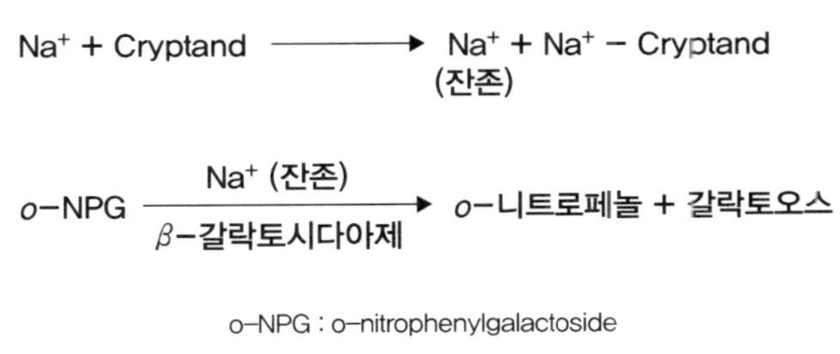

그림 6 효소법에 의한 나트륨 측정법의 원리

답도 빠르고, 게다가 경시적인 변동이 확인되지 않는 등의 장점이 있다.

또한, 최근에 효소법이 개발되었다. 이것은 **그림 2**에 나타내는 것과 같이 Na^+가 갈락토시다아제(galactosidase)의 보인자로서 작용하고 있는 것을 이용한 방법이다. 크라운에테르의 일종인 크립탄드(cryptand)를 조합시킨 측정계이지만, 측정온도에 충분히 주의할 필요가 있다. 코스트면도 포함하여 현재는 거의 사용되지 않는다.

(3) 기준범위

■ 135~145 mEq/L

① 전해질은 매우 좁은 범위에서 조절되어 있으며 패닉 값(panic value)을 설정하고 있는 시설이 많다.

패닉 값 : ≧165 mEq/L, ≦120 mEq/L

(4) 샘플링이나 검체 보존에 관한 주의사항

① 혈장중의 Na^+는 혈구의 그것에 비해서 고농도(약 10배)이기 때문에, 전혈에서 저온 보존하면 Na^+가 혈구내로 확산되어 혈청농도는 약간 저하한다.

② 1%의 증발에 의해서도 1~2 mEq/L의 높은 값으로 되기 때문에, 여름철에는 채혈 후에 신속하게 혈청분리하고, 곧바로 측정할 필요가 있다.

(5) 임상적 의의(표 1)

나트륨은 물의 조정과 중요한 관계가 있으며 관여하는 신장, 부신피질, 하수체 등의 질환에서 크게 변동한다.

혈청 Na^+이 저하하는 병태에는 Na^+과 물을 상실하는 Na^+ 결핍형과 수분이 저장되는 희석형이 있다. 결핍형은 신장성과 신외성으로 구별되며 구토, 설사, 열상 등에 의한 대량의 Na^+ 상실에서는 소변 중의 Na^+ 배설이 저하되고, 이뇨약의 투여에서는 소변 중의 Na^+ 배설이 증가한다. 부신피질 기능저하증(addison병)이나 신장기능부전에 의한 알도스테론 분비저하에서는 저나트륨 고칼륨혈증에서 산성 혈증으로 된다. 희석형은 Na^+의 저장을 상회하는 수분의 저장에 의하여 발증하고, 네프로아제 증후군, 울혈성 심부전, 간경변 등의 만성 부종성 질환이 확인되며 소변 중의 Na^+은 저하한다. 허위성 저나트륨혈증은 지질이상증(고지혈증)이나 고단백혈증에 의한 것으로 혈청 수분 중의 Na^+ 농도는

표 1 혈청나트륨이 변동하는 병태

		증상
저나트륨혈증 (<135 mEq/L)	1. 물과 Na^+의 상실	• 신장성 상실(Addison병, 이뇨약), 신외성 상실(구토, 설사)
	2. 수분의 저장	• SIADH(항이뇨 호르몬분비 이상증), 쿠종성 질환(만성 및 급성신부전, 울혈성 심부전, 간경변, 네프로오제 증후군)
	3. 허위성 저Na^+혈증	• 정상침투압[지질이상증(고지혈증), 고단백혈증], 고침투압(고혈당)
고나트륨혈증 (>145 mEq/L)	1. 수분상실	• 신장성 상실(침투압이뇨, 요붕증), 신외성 상실(발한, 설사, 구토)
	2. 수분섭취저하	• 고령자·유아, 의식장해, 소화기질환
	3. Na^+의 저장	• 원발성 알도스테론증, 부신피질기능 항진증(Cushing 증후군)

정상이지만, 글루코오스나 요소의 축적으로 고침투압으로 되면 대상적으로 Na^+ 농도가 저하되기 때문에 일어난다.

한편, 혈청 Na^+가 상승하는 병태는 수분의 상실, 수분 배설장해, Na^+의 저장 등에 의하여 일어난다. ADH의 분비가 저하되는 요붕증에서는 수분상실이 Na^+의 상실을 상회하기 때문에, 고나트륨혈증으로 된다. 원발성 알도스테론증이나 부신피질 기능항진증[쿠싱 증후군(cushing syndrome)]에서는 Na^+의 재흡수가 항진하여 K^+와 H^+이 배설되기 때문에, 고나트륨 저칼륨혈증으로 알칼리 혈증으로 된다. 또한, 의식장해가 있는 고령자나 유아에서는 수분섭취가 장해되기 때문에 고나트륨혈증으로 된다.

2-2. 칼륨(K)

(1) 생화학적 특성 및 생리학적 의의

체내의 총칼륨(kalium : K, 혹은 potassium) 양은 약 50 mmol/kg 체중(1.6~1.8 g/kg 체중, 성인에서 약 200 g)에서 약 98%가 세포내에 존재한다. 혈청 K^+ 농도는 음식물로부터 섭취, 세포내외의 분포, 신장으로부터 배설에 의하여 조절되고 있다. 1일에 2~4 g이 섭취되며 소화관, 특히 소장 상부에서 흡수된다. K^+의 배설은 신장에서 수행되고, 사구체에서 여과된 K^+의 대부분은 근위세뇨관에서 재흡수되며 원위세뇨관에서 알도스테론에 의하여 Na^+와 교환되는 형태로서 배설된다.

K^+는 적혈구나 세포내에 다량(110~150 mEq/L)으로 존재하며, 양이온의 80% 전후를 점유하고 있다. 한편, 혈청 중에는 3.5~4.5 mEq/L로서 매우 낮은 농도이며, 게다가 좁은 범위에서 조절되고 있다. K^+의 세포내외의 이동은 주로 세포막의 Na^+/K^+ ATPase로서 조절되고 있으며 또한 산·염기평형의 변화에 즉응하여 변동한다.

K^+는 세포내 효소반응, 당대사, 단백대사에 중요한 작용을 하고 있을 뿐만이 아니고, 신경 및 근

육의 활동(흥분성의 유지)에 중요하다. 근육의 수축은 막전위의 변화에 의하여 야기되기 때문에, 약간의 혈청 K^+ 농도의 변동일지라도 특히 심장의 수축에 민감하게 영향을 미친다. 심전도상에서는 K^+의 증가와 함께 텐트상으로 돌출된 T파(tentrial T wave)가 출현하고, 혈청 칼륨 농도가 7 mEq/L을 초과하면 T파가 R파를 추월하게 되며 9 mEq/L 이상에서는 심장 정지의 위험도 있다. 또한, 고칼륨혈증에서는 사지의 마비감, 근육의 탈력감, 이완성 마비, 부정맥이 보인다.

한편, 저칼륨혈증에서는 탈력감, 이완성 마비가 일어나며, 이어서 신경과민, 혼수 등의 중독 증상이 보이게 된다. 심전도상에서는 T파의 평탄화, U파의 출현, ST의 하강 등이 보인다.

(2) 검사방법

나트륨과 마찬가지로 대부분의 시설이 이온선택전극법을 이용하여 측정하고 있다. 종래는 염광광도법, 원자흡광법이 이용되었고, 최근에는 효소법도 개발되었다.

이온선택전극으로서 종래는 발리노마이신전극이 이용되고 있었지만, 최근 K^+의 선택특이성이 우수한 크라운에테르전극(15−crown−5)이 많은 측정기에서 사용되고 있다.

효소법은 K^+이 피루브산키나아제의 활성제로서 작용하고 있는 것을 이용한 방법이지만, 코스트면 등으로부터 일상검사에서는 거의 이용되지 않고 있다.

(3) 기준범위

- 3.5~4.5 mEq/L

① 혈청 K^+는 매우 좁은 범위에서 항상성이 유지되고 있다. 이상적으로 높은 값, 낮은 값에서는 위기적 상황으로 되기 때문에, 공황 값(panic value)이 설정되어 있는 시설이 많다.

혈청 공황 값 : ≥6.0 mEq/L, ≦ 2.0 mEq/L

(4) 샘플링이나 검체보존에 관한 주의사항

① 채혈 시에 있어서 기계적 용혈에서는 허위성의 높은 값으로 된다.

② 전혈의 냉장보존에서는 Na^+/K^+ ATPase가 충분히 작용하지 않고 혈구내로부터 혈장/혈청 중에 일탈하기 때문에 허위성의 높은 값으로 된다.

③ 혈청에서는 혈액이 응고할 때 혈구로부터 K^+이 일탈하기 때문에, 혈청＞혈장으로서 특히 혈소

판의 수는 커다란 영향을 제공한다.

④ 분리제를 도입한 시험관에서 보존 후에 재차 원심분리하면 허위성의 높은 값으로 된다.

(5) 임상적 의의(표 2)

혈청칼륨의 저하는 K^+의 섭취부족, 신장이나 소화관으로부터의 상실, 세포내 이행 등으로 일어나며, 탈력감, 이완성 마비, 신경과민 등의 증상이 출현한다. 원발성 알도스테론증이나 Cushing 증후군, 간경변, 네프로오제 증후군, 바터 증후군 등의 속발성 고알도스테론증, K^+상실성 이뇨약 투여에서는 소변 중으로 K^+을 상실하여 혈청 K^+는 낮은 값으로 된다. 알칼리혈증에서는 세포외로 H^+의 방출과 교환에 혈청 K^+가 세포내로 이행하고, 구토에서는 HCl의 상실에 의한 대사성 알칼리혈증으로 인하여 혈청 K^+가 세포내로 이행하여 저칼륨혈증으로 된다.

한편, 혈청칼륨의 상승은 대량의 K^+섭취나 투여, 세포내로부터 세포외로의 K^+의 이행, 신장으로부터 K^+의 배설장해가 원인으로 일어난다. K^+의 주요 배설경로는 신장요로계통으로서 신부전이나 요로계통의 폐색에서는 고알칼리혈증으로 된다. Addison병, 하수체 기능부전, 항알도스테론약(스피로노락톤) 투여에서는 저나트륨 고알칼리혈증으로 된다. 대사성 산성혈증에서는 혈청중의 H^+과 교환에 세포내의 K^+가 혈청 중으로 이행하기 때문에 고알칼리혈증으로 된다.

용혈에서는 적혈구 중의 대량의 K^+가 혈청 중으로 방출되며 또한 혈청을 분리하지 않고 전혈 그대로 냉장보존하면 Na^+/K^+ ATPase 활성이 억제되기 때문에 혈청 K^+는 높은 값으로 된다.

표 2 혈청칼륨이 변동하는 병태

		증상
저칼륨혈증 (<3.5 mEq/L)	1. 신장으로부터 배설 증가	• 부신기능항진(원발성 알도스터론증, Cushing 증후군, 바터 증후군, 스테로이드 장기투여) • 원위세뇨관에 소변량의 증가(티아지드계 이뇨제, 침투압 이뇨) • 세뇨관성 산성 혈증, 당뇨병성 산성 혈증
	2. 신외성의 상실	• 설사, 구토, 발한
	3. 세포내 이행	• 대사성 알칼리 혈증
	4. 섭취 부족	• 수액관리불량
고칼륨혈증 (>5.0 mEq/L)	1. 신장으로부터 배설장해·저하	• 신부전, 알도스테론 분비저하·감수성저하, 순환혈장량 저하, 약물[이뇨약(스피로노락톤), 안지오텐신 전환효소(ACE) 저해약]
	2. 세포내로부터 세포외로 방출	• 대사성 산성 혈증, 조직파괴·이화항진
	3. 섭취 과잉	• 칼륨투여, 보존혈 수혈

2-3. 염소(Cl)

(1) 생화학적 특성 및 생리학적 의의

염소(chloride : Cl 혹은 염화물)는 생체내부에 1.7~1.9 g/kg 체중 존재한다. Cl^-은 세포외액에 분포하여 HCO_3^-과 함께 세포외액 중의 음이온의 대부분을 점유하고 있으며 산·염기평형의 조절, 침투압의 유지, 수분평형 등에 관여하고 있다. 또한, 위액, 십이지장액, 췌액, 장액 등의 소화액 중에 분비되며 위액 중의 염산 생산에 중요하다. 소화액 중에 분비된 Cl^-이나 사구체에서 여과된 Cl^-은 대부분이 재흡수 된다.

혈청 Cl^- 농도는 Na^+와 평형하여 변동하는 경우가 많고, Na^+/Cl^-의 비율은 1.4 정도로 유지되고 있다. 혈청 Cl^- 농도가 이상하게 Na^+/Cl^- 비율로 유지되고 있으면 Na^+의 이상과 마찬가지 원인이 Na^+/Cl^-비율이 이상하게 되면 산·염기평형의 이상이라고 생각된다. Cl^-은 HCO_3^- 등의 다른 음이온과 반대의 변동을 취하며, 혈청 Cl^-이 증감하면 총 음이온을 일정하게 유지하기 때문에 HCO_3^-은 상대적으로 증감한다. 따라서 세포외액의 전해질 밸런스는 양이온에서는 Na^+과 K^+, 음이온에서는 Cl^-과 HCO_3^-에 있어서 종합적으로 판단할 필요가 있다.

1) 음이온 갭

음이온 갭(AG : anion gap)은 $[(Na^+ + K^+) - (Cl^- + HCO_3^-)]$으로 계산되지만, 실제로는 K^+의 변동은 매우 적기 때문에, $[Na^+ - (Cl^- + HCO_3^-)]$로서 표시된다. AG는 혈장 중에서 측정되지 않는 음이온, 예를 들면, 단백질, 유기산, 황산염 및 인산염을 반영하여 대사성 산성혈증의 감별진단에 있어서 도움이 된다. 즉, AG의 증대를 동반하는 경우에는 유기산의 증대를 의미하며, 락트산 산성혈증, 당뇨병성 케토 산성혈증, 신부전, 중독 등이 원인이고, AG가 정상인 경우에는 중탄산이온의 상실을 의미이며, 설사, 세뇨관성 산성혈증, 요독성 산성혈증이 생각된다.

기준치는 12 ± 2 mEq/L이다.

(2) 검사방법

이전에 디페닐카르바존을 지시약으로서 질산제2수은으로 적정하는 Schales-Schales법이 이용되고 있었지만, 수은을 사용하는 적정법인 것으로부터 현재는 이용되지 않는다. 현재는 4차암모늄염을 선택전극으로 하는 이온선택전극법이 대부분의 시설에서 이용되고 있으며 은전극에 의한 클로라이드 미터법(전기량 적정법)도 각종의 검색·연구용에 이용되고 있다.

또한, Cl^-과 Ca^{2+}이 α−아밀라아제의 활성제인 것을 이용한 효소법도 개발되어 있지만 코스트면 등으로부터 일상검사에서는 거의 이용되지 않고 있다.

(3) 기준범위

- 100~110 mEq/L

(4) 샘플링이나 검체보존에 관한 주의사항

① 섭취에 의하여 위액이 분비되면 약간이지만, 혈청 Cl^-은 저하한다.
② 이온선택전극법에서는 Br계통 약제의 대량복용에서는 허위성의 높은 값으로 된다.

(5) 임상적 의의(표 3)

혈청 Cl^-이 저하하는 것은 대사성 알칼리성증, 호흡성 산성혈증, 신장질환, 구토, Addison병, 이뇨약 투여 등에서 보인다. HCO_3^-이 증가하는 대사성 알칼리성혈증이나 호흡성 산성혈증에서는 AG는 정상이지만, 케토 산성혈증, 락트산 산성혈증, 신부전 등에서는 유기산이나 무기산이 증가하여 AG가 증가한다.

혈청 Cl^-이 상승하는 것은 대부분의 경우 고나트륨혈증을 동반한다. 과호흡, 흐흡성 알칼리성혈증, Cushing 증후군, 탄산탈수소효소 저해약이나 염화암모늄 투여 등에서 보인다. 대사성 산성혈증

표 3 혈청 염소가 변동하는 병태

		증상
저염소혈증 (<100 mEq/L)	1. 대사성 알칼리성 혈증	• 소화관으로부터 Cl^- 상실(구토, 위액흡인) • 신장으로부터 Cl^- 배설증가(티아지드계 이뇨약, 쿠프이뇨약)
	2. 호흡성 산성혈증	• 폐질환·마취 등에서 호흡억제
	3. 음이온 갭 증대	• 인산, 황산, 유기산, 케톤체의 증가
	4. 저나트륨혈증	• 저침투압 혈증(Na 결핍, 수분 과잉)
고염소혈증 (>110 mEq/L)	1. 대사성 산성혈증	• 소화관으로부터 알칼리 상실(설사) • 신장으로부터 Cl^- 배설저하(세뇨관성 산성 혈증, 탄산탈수효소 저해약) • Cl^- 과잉투여
	2. 호흡성 알칼리성혈증	• 과호흡, 과환기증후군 • 살리실산 중독
	3. 고나트륨혈증	• 고침투압 혈증(수분섭취 장해, 수분 상실)

에서는 HCO_3^- 상실의 대상으로서 높은 Cl^- 혈증으로 되지만, 케토산이나 락트산 등의 음이온 증가에서는 혈청 Cl^-은 상승하지 않는다.

2-4. 칼슘(Ca)

(1) 생화학적 특성 및 생리학적 의의

체내의 총칼슘량은 약 1.0~1.5 kg(체중의 약 2~3% : 인체에서 5번째)으로서 99%가 인산칼슘(히드록시아파타이트)[$Ca_{10}(PO_4)_6(OH)_2$]로서 뼈나 치아이고, 세포외액에는 약 1%가 존재하는 것에 불과하다.

혈청 칼슘의 농도는 장관흡수, 세뇨관 재흡수, 뼈로부터 동원에 의하여 결정되며 부갑상선 호르몬(PTH), 갑상선의 칼시토닌 및 신장에서 활성화 되는 비타민D_3에서 조절되고 있다(표 4).

표 4 혈청 칼슘과 무기 인의 호르몬에 의한 조절

	부갑상선 호르몬		칼시토닌		비타민D_3	
	Ca	iP	Ca	iP	Ca	iP
장관으로부터 흡수	직접 작용은 없다.				↑	↑
세뇨관에서 재흡수	↑	↓	↓	↓	→	↑
뼈로부터 동원	↑	↑	↓	↓	↑	↑
혈청 농도	↑	↓	↓	↓	↑	↑

칼슘은 통상 1일 500~800 mg이 음식물로부터 섭취되며 그 중에서 약 50%가 소장으로부터 흡수된다. 신장 사구체에서 여과된 Ca의 약 99%는 세뇨관에서 재흡수 되며 소변 중에 배설되는 것은 100~150 mg/일 정도로서 가장 다량으로 생체외부로 배설되는 것은 대변이다.

비타민D_3, PTH, 성장호르몬은 칼슘의 소장으로부터의 흡수를 촉진시켜서 칼시토닌, 갑상선 호르몬(T_4), 부신피질 호르몬은 억제적으로 작용한다. 혈청 칼슘이 저하하면 PTH가 부갑상선으로부터 분비되며 뼈를 분해하고, 혈청 칼슘농도를 상승시킨다. 한편, 혈청 칼슘이 상승하면 칼시토닌이 분비되며 뼈 형성을 촉진하여 혈청 칼슘농도를 저하시킨다.

혈청 칼슘은 약 50%가 이온형, 나머지가 단백결합형(약 40%)이나 인산, 중탄산, 락트산 등의 염(약 10%)으로서 존재하며, 단백결합형은 대부분(~90%)이 알부민과 결합하고 있다. 알부민 1 g/dL당 칼슘은 0.8~1.0 mg/dL 결합하고 있기 때문에, 혈청 알부민이 낮은 값이면 혈청 칼슘은 낮은 값으로 되며 임상적으로 이온형에서 평가할 때, 혈청 알부민 농도로서 보정된 보정 칼슘 값이 이용된다.

$$보정\ 칼슘\ 농도(mg/dL) = 측정\ 혈청\ 칼슘(mg/dL) + [4 - 혈청\ 알부민\ 값(g/dL)] \times 0.8$$

또한, 생리적 역할을 담당하고 있는 Ca^{2+} 농도는 혈액 pH에 의하여 좌우되며 알칼리성혈증에서는 단백질의 음전하가 증가하는 것으로 많은 Ca^{2+}와 결합하기 때문에, 혈청 Ca^{2+} 농도는 저하한다. 반대로 산성혈증에서는 혈청 Ca^{2+} 농도가 상승한다.

칼슘은 뼈의 성분 외에 혈액응고, 신경·근육 기능유지, 세포막에서 수송, 호르몬 작용(2차 메신저), 효소활성(효소 보인자 및 부활제) 등에 중요한 역할을 연출하고 있다.

더욱, 혈청 칼슘과 무기 인의 농도는 [칼슘]×[무기 인]이 유지되며 반비례 관계에 있다.

(2) 검사방법

고전적인 옥살산칼슘 침전법으로 개시되어, 비색법, 염광광도법, 원자흡광법, 전극법, 효소법 등이 개발되었지만, 현재 일상적으로 이용되고 있는 것은 비색법과 효소법이다.

1) 비색법

칼슘이 각종 킬레이트제에 의하여 유색화합물을 생성하기 때문에 이것을 비색 정량하는 방법이다. o-크레졸프탈레인컴플렉손(o-CPC : o-cresolphthalein complexone)법, 메틸크실레놀블루(MXB : methylxylenol blue)법, 요즈음 개발된 아르세나조-Ⅲ[arsenazo-Ⅲ : 2,7-bis(2-arsophenylazono)-1,8-dihydroxy-3,6-naphthalendisulfonic acid]법이 현재 많은 시설에서 이용되고 있다(그림 3).

o-CPC법은 o-CPC와 Ca^{2+}의 착화합물에 의하여 심홍색을 띠는 반응을 이용한 방법으로서 감도가 높고, 단백을 제거할 필요가 없는 직접법이 가능하게 되었기 때문에 최근까지 널리 이용되어 왔다. 그러나 ① 검량선이 시그모이드 상(sigmoidal)이다. ② 발색조건이 알칼리(pH=11.0) 쪽이기 때문에, 온도의 영향을 받기 쉽고, 조정 후의 시약이 불안정하다. ③ 공존하는 Mg^{2+} 등의 양이온의 영향을 받기 쉽다고 하는 문제점이 보였다. 따라서 완충용액의 변경이나 양이온의 은폐제로서 8-히드록시퀴놀린을 첨가하는 등의 연구에 의하여 개선이 보이고 있다.

MXB법은 MXB와 Ca^{2+}의 착화합물이 청색을 띠는 반응을 이용하는 방법으로서 온도나 pH의 영향을 받기 어렵지만, Mg^{2+}의 영향을 받기 쉽고, 시약 블랭크가 높으며, 감도가 낮은 것 등의 문제점을 포함하고 있다.

아르세나조-Ⅲ법은 아르세나조-Ⅲ와 Ca^{2+}의 착화합물이 자적색~청자색을 띠는 반응을 이용하

		발색조건	측정파장
o–CPC	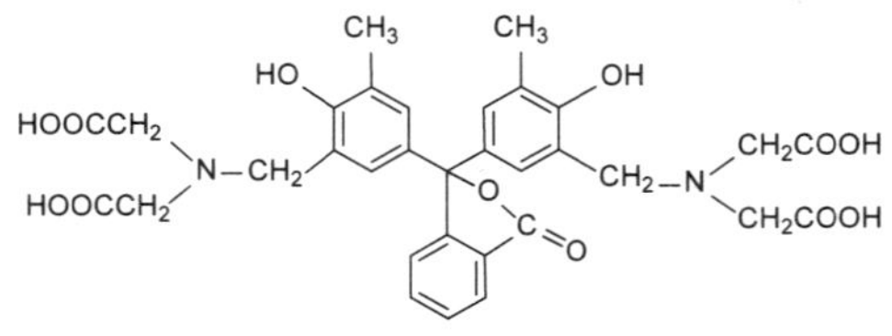	pH11	575 nm
MXB	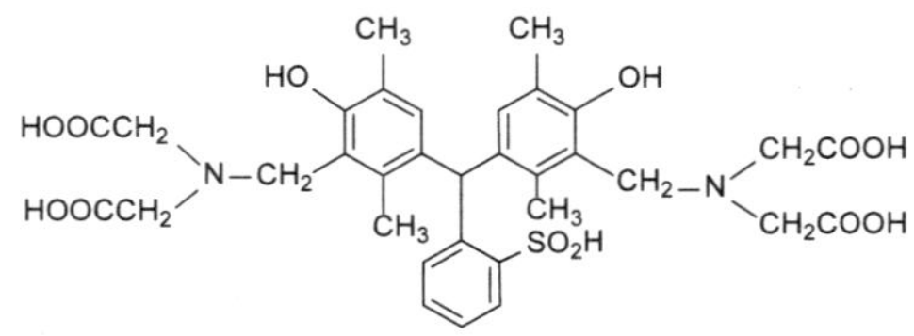	pH12	660 nm
Arcenazo–Ⅲ	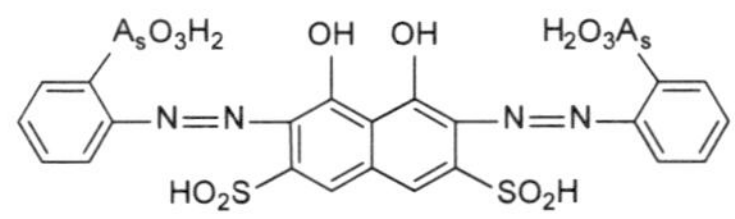	pH8	660 nm

그림 3 칼슘 측정에 이용되는 킬레이트 발색제

는 방법으로서 중성영역(pH=8.0)에서 착화합물을 형성하며, 감도도 좋고 시약의 보존안정성에 우수한 장점을 가지고 있다. 그러나 물에 용해하기 어렵고 비소를 함유하는 의약용 외독소인 것 등의 문제점도 있다.

클로로포스포나조–Ⅲ(chlorophosphonazo–Ⅲ)법은 약산성영역에서 발색하고 시약의 안정성이 우수하며, EDTA염 혈장에서 측정도 가능한 것으로부터 최근에 이용되기 시작했다. 클로로포스포나조–Ⅲ와 알부민과의 결합은 바나드산이온을 블랭크 억제제로서 사용하는 것으로 해소되고 있다.

2) 효소법

α–아밀라아제나 포스포리파아제D 등의 효소반응에는 Ca^{2+}가 활성제로서 작용하는 것을 이용하는 방법으로서 효소활성을 측정하는 것으로 간접적으로 Ca^{2+} 농도를 측정하는 방법이다(그림 4).

α–아밀라아제 반응을 이용하는 방법은 특이적 킬레이트제[BAPTA : 1,2–bis–(o–aminophenokine) ethane tetraacetic acid]에 의하여 Ca^{2+}을 해리시킨 후에, Ca^{2+} 농도에 따라서 활성화시키는 아밀라아제 활성을 측정하여 Ca^{2+} 농도를 정량하는 방법이다. 직선성은 양호하며 Mg^{2+}의 영향도 받기 어렵고, 단백질 결합형 Ca와의 반응도 양호, 시약 안정성도 우수하며, EDTA염 혈장도 측정 가능하다. 합성기질 a–Chloro–4–nitrophenylgalactophyranosylmaltoside(GalG2–CNP)를 아밀라아제가 분해할 때에 유리하는 CNP를 405 nm에서 측정하는 방법이 보고되고 있다.

A. α-아밀라아제반응을 이용하는 방법

$$\text{GalG2 - CNP} \xrightarrow[\alpha\text{-아밀라아제}]{Ca^{2+},\ \text{BAPTA}} \text{GalG2 + CNP}$$

B. 포스포리파아제D 반응을 이용하는 방법

$$\text{디아세틸포스파티딜콜린} + H_2O \xrightarrow[\text{포스포리파아제D}]{Ca^{2+}} \text{콜린 + 디아세틸포스파티딜산}$$

$$\text{콜린} + 2O_2 + H_2O \xrightarrow[\text{콜린옥시다아제}]{} \text{베타인} + 2H_2O_2$$

$$2H_2O_2 + 4 - \text{아미노안티피린 + EMSE} \xrightarrow[\text{퍼옥시다아제}]{} \text{퀴논 색소(자색)}$$

C. 우레아아미돌리아제 반응을 이용하는 방법

[1차 반응]

$$NH_4^+ + \alpha\text{-케토글루타르산 + NADPH} \xrightarrow[\text{글루탐산탈수소효소}]{} \text{글루탐산} + NADP^+$$

[2차 반응]

$$\text{요소 + ATP} + HCO_3^- \xrightarrow[\text{우레아아미돌리아제}]{Mg^{2+},\ K^+} \text{ADP + Pi} + 2HCO_3^- + 2NH_4^+$$

$$NH_4^+ + \alpha\text{-케토글루타르산 + NADPH} \xrightarrow[\text{글루탐산탈수소효소}]{} \text{글루탐산} + NADP^+$$

BAPTA : 1,2-bis(2-aminophenoxy)ethane tetraacetic acid
GalG2-CNP : α-2-chloro-4-nitrophenyl-1,4-β-galactopyranosylmaltoside

그림 4 **효소법에 의한 칼슘 측정법의 원리**

포스포리파아제D 반응을 이용한 방법도 마찬가지로, Ca^{2+} 농도에 따라서 활성화시킨 포스포리파아제D 활성을, 특이기질(BPNPP)을 이용하여 측정하는 것으로서 Ca^{2+} 농도를 정량하는 방법이다.

우레아아미돌리아제(urea amidolyase) 반응을 이용하는 방법은 우레아아미돌리아제 반응이 Ca^{2+}의 존재하에서 저해되는 것을 이용하는 방법으로서 이 반응으로 생성하는 암모늄이온을 글루탐산탈수소효소로서 측정하는 것으로 Ca^{2+}를 정량하는 방법이다. 내인성 암모니아는 1차 반응에서 소거시킬 필요가 있다.

(3) 기준범위

- **총칼슘** : 8.5~10.0 mg/dL
- **이온형 Ca** : 4.6~5.7 mg/dL(1.15~1.42 mmol/L)

(4) 샘플링이나 검체보존에 관한 주의사항

① 킬레이트 발색제를 이용하는 방법에서는 EDTA염 혈장에서 이상한 낮은 값으로 되며 검체로서 사용할 수 없다.
② 누운 자세에서의 채혈은 선 자세나 앉은 자세에서의 채혈과 비교하면 낮은 값이다.
③ 알부민 결합형 Ca는 알부민의 1일내의 변동에 병행하며, 심야에는 최저치, 낮 시간에는 최고치의 변동이 있다.
④ 신생아에서는 성인의 1.1배 정도로 높은 값으로서 그 후 점차로 5세 정도에서 성인치로 된다.
⑤ 저알부민 혈증에서는 알부민 결합형 Ca가 저하되기 때문에 낮은 값으로 된다.

(5) 임상적 의의(표 5)

혈청 칼슘이 상승하는 것은 원발성 혹은 만성 신부전에 동반하는 속발성 부갑상선 기능항진증이나 골위축, 골결핵, 다발성 골수종이나 종양의 골전이 등의 골질환이나 비타민D_3 중독이다. 전자에서는 무기 인은 저하되고, 후자에서는 상승한다. 혈청 칼슘 농도가 12.0 mg/dL 이상의 고칼슘혈증에서는 근력의 저하, 신장결석, 골의 공동화, 전신 권태감, 부정맥, 심전도의 이상, 오심, 흥분이나 우울증 등의 증상이 출현한다.

혈청 칼슘이 저하되는 것은 부갑상선 기능저하증, 구루병이나 골연화증 등의 비타민D_3 결핍증, 신장질환 등이 있다. 부갑상선 기능저하증은 갑상선 수술에 의한 부작용에서의 부갑상선 제거에서 일어나는 것이 많고, 골흡수가 장해로 되어 무기 인은 높은 값으로 된다. 또한, 비타민D_3 결핍증에서는 대상적으로 부갑상선 기능이 항진하기 때문에 무기 인은 현저하게 저하한다. 세뇨관성 산성혈증에서는 세뇨관 재흡수가 저하하고, 신부전에서는 활성형 비타민D_3의 저하에 의하여 장관흡수가 저하하

표 5 혈청 칼슘이 변동하는 병태

저칼슘혈증(<8.5 mg/dL)	1. 부갑상선 기능저하증, 부갑상선 적출수술후
	2. 만성 신부전
	3. 비타민D_3 결핍증
	4. 뼈로의 칼슘 축적항진 : 전립선암 전이 Hungry bone 증후군
고칼슘혈증(>10.0 mg/dL)	1. 원발성 부갑상선 기능항진증
	2. 악성 종양 : 부갑상선 호르몬 관련 단백생산 종양, 종양의 광범한 골전위·침윤
	3. 비타민D_3 과잉 : 비타민D_3 중독, 활성형 비타민D 생산육아종성 질환(사르코이드시스, 결핵)
	4. 기타 : 갑상선 기능항진증, 비타민A·티아지드계 이뇨약

고, 무기 인도 저하된다. 네프로오제 증후군이나 간질환에서 혈청 알부민이 저하하면 알부민 결합형 칼슘이 저하하기 때문에 혈청 총칼슘 농도는 저하된다. 저칼슘혈증에서는 수족의 마비, 발작(tetany)과 같은 증상, 우울증이나 초조감, 심전도의 이상 등의 증상이 출현한다.

2-5. 무기 인(iP)

(1) 생화학적 특성 및 생리학적 의의

체내에서 총인의 양은 500~800 g으로서 85~90% 이상이 뼈에, 근육에 10% 정도 존재한다. 인은 ATP, 크레아틴인산 등의 고에너지화합물로서 에너지 대사에 관여하고, 핵산, 인지질의 구성성분, 인산으로서 중간 대사산물의 구성성분이며, 또한 혈액의 산·염기평형 유지에도 중요한 역할을 하고 있다.

혈청중 인의 2/3(4~8 mg/dL)는 유기 인이고, 나머지의 1/3(2~4 mg/dL)이 무기 인(iP : inorganic phosphorus)이다. 혈청중 무기 인의 1/4은 단백질과 약한 결합을 하고 있으며 나머지 3/4은 HPO_4^{2-}와 $H_2PO_4^-$의 이온형으로 존재하고 있다. 이들은 pH 조절의 역할을 하고 있을 뿐만이 아니고, 조직 세포내의 에너지 대사, 질소대사 등의 기초대사에 중요한 역할을 하고 있다.

활성형 비타민D_3는 인의 장관흡수를 촉진하고, 부갑상선 호르몬은 요세관 재흡수를 억제하여 혈청 무기 인의 농도를 조정하지만, 칼슘대사 정도로 엄밀하지 않다.

(2) 검사방법

몰리브덴산을 사용하는 화학법과 효소법이 이용되고 있다.

1) 화학법

몰리브덴산 환원법은 무기 인을 함유하는 산성 용액에 몰리부덴산을 첨가하면 인몰리브덴산으로 되며 이것이 환원되면 청색 화합물이 생성되는 반응을 이용한 것이다(그림 5). 범용되는 Fiske-Subbarow법은 환원제로서 1-아미노-2-나프톨-4-술폰산을 이용하고 있다. 더욱, 반응생성물의 몰리브덴 착화합물은 단백질의 아미노기와 결합성이 강하기 때문에, 이전에는 단백질 제거조작에 사용되었지만, 현재는 라우릴황산나트륨이나 Tween 20 등의 계면활성제에 의하여 몰리브덴 착화합물과 아미노기의 결합을 저지하는 방법이 이용되고 있다.

A. TCA 제거단백 조작 … 트리클로로아세트산

B. 정색반응

$H_3PO_4 + 12H_2MoO_4 \longrightarrow H_3[PO_4 \cdot Mo_{12}O_{36}] + 12H_2O$

인산 / 몰리브덴산 in 황산 → 인몰리브덴산 Mo(Ⅵ)

비탁법

Mo(Ⅵ) —(1-아미노-2-나프롤-4-술폰산)→ Mo(Ⅲ) 몰리브덴 블루 660 nm (Fiske-Subbarow 법)

그림 5 화학법에 의한 무기 인의 측정법 원리

2) 효소법

효소법에는 푸린누클레오시드포스포릴라아제나 수크로오스포스포릴라아제 등의 가인산분해효소를 사용하는 방법이 있다. 기질로서 이노신이나 크산토신을 이용한 푸린누클레오시드포스포릴라아제-크산틴옥시다아제-퍼옥시다아제(PNP-XOD-POD) 효소법이 범용되고 있다. 이 방법은 그림 6에 나타낸 바와 같이 HPO_4^{2-}의 양에 따라서 생성되는 퀴논색소를 585 nm에서 비색 정량하는 방법이다. 이노신을 기질로 하면 1 mol의 인에 대해서 2 mol의 과산화수소를 발생하여 감도가 너무 좋기 때문에, 1 mol의 과산화수소만을 발생하는 크산토신을 기질로 하는 방법이 개발되었다.

(3) 기준범위

- 2.0~4.0 mg/dL

(4) 샘플링이나 검체보존에 관한 주의사항

① 소아에서는 낮은 값이다(4~7 mg/dL).

② 1일 변동이 확인된다(2 mg/dL의 변동으로 이른 아침이 낮다. 오후가 가장 높다).

혈청 무기 인의 저하는 부갑상선 기능항진증이나 비타민D_3 결핍증으로 보이지만, 부갑상선 기능항진 증에서는 고칼슘혈증, 비타민D_3 결핍증에서는 저칼슘혈증으로 된다. 세뇨관의 재흡수 장해인 세뇨관성 산성혈증이나 Fanconi 증후군에서도 무기 인은 저하된다.

한편, 혈청 무기 인이 상승하는 것은 신부전이나 부갑상선 기능저하증이고 만성 신부전에서는 사

A. PNP−XOD−POD 법

1) 이노신(inosine)을 기질로 하는 방법

$$HPO_4^{2-} + \text{이노신} \xrightarrow[\text{PNP}]{} \text{히포크산틴} + \text{리보오스-1-인산}$$

$$\text{히포크산틴} + O_2 + H_2O \xrightarrow[\text{XOD}]{} \text{크산틴} + H_2O_2$$

$$\text{크산틴} + O_2 + H_2O \xrightarrow[\text{XOD}]{} \text{요산} + H_2O_2$$

$$2H_2O_2 + \text{4-AA} + \text{HDAOS} + H^+ \xrightarrow[\text{POD}]{} \text{퀴논 색소} - 4H_2O \quad \lambda_{max}\ 585\ \text{nm}$$

2) 크산토신(xanthosine)을 기질로 하는 방법

$$HPO_4^{2-} + \text{크산토신} \xrightarrow[\text{PNP}]{} \text{크산틴} + \text{리보오스-1-인산}$$

$$\text{크산틴} + O_2 + H_2O \xrightarrow[\text{XOD}]{} \text{요산} + H_2O_2$$

$$2H_2O_2 + \text{4-AA} + \text{HDAOS} + H^+ \xrightarrow[\text{POD}]{} \text{퀴논 색소} + 4H_2O \quad \lambda_{max}\ 585\ \text{nm}$$

B. SP−PGM−G6PDH−UV 법

$$HPO_4^{2-} + \text{수크로오스} \xrightarrow[\text{SP}]{} \text{글루코오스-1-인산} + \text{프룩토오스}$$

$$\text{글루코오스-1-인산} \xrightarrow[\text{PGM}]{\text{글루코오스-1,6-이인산}} \text{글루코오스-6-인산}$$

$$\text{글루코오스-6-인산} \xrightarrow[\text{G6PDH}]{\text{NADP} \rightarrow \text{NADPH}} \text{6-인산글루콘산}$$

PNP : purine−nucleoside phosphorylase, XOD : xanthine oxidase, 4−AA : 4−aminoantipyrine, POD : peroxidase, HDAOS : N−(2−hydroxy−3−sulfopropyl−3,5−dimethoxyaniline, SP : sucrose phosphorylase, PGM : phosphoglucomutase, G6PDH : glucose−6−phosphate dehydrogenase

그림 6 효소법에 의한 무기 인의 측정법 원리

구체의 여과가 저하하여 고무기 인혈증으로 되며 칼슘의 정상화로 인하여 속발성 갑상선 기능항진증으로 된다. 부갑상선 기능저하증에서는 무기 인의 세뇨관 재흡수가 항진하여 경도가 높은 값을 나타내며, 칼슘은 저하된다. 또한, 비타민D_3 중독에서는 장관으로부터 흡수가 항진하여 무기 인과 칼슘이 모두 높은 값으로 된다.

표 6 혈청 무기 인이 변동하는 병태

		증상
고무기 인혈증 (>4.0 mg/dL)	1. 무기인의 재흡수 촉진	• 부갑상선 기능저하증
	2. 무기인의 소변 중의 배설억제	• 성장호르몬 분비항진(하수체성 거인증, 선단 비대증), 만성 신부전, 갑상선 기능항진증
	3. 골흡수의 촉진	• 갑상선 기능항진증
	4. 섭취과잉	• 비타민D_3 중독
	5. 세포내로부터 이행	• 횡문근육 융해증
저무기 인혈증 (<2.0 mg/dL)	1. 무기인의 재흡수억제·배설항진	• 부갑상선 기능항진증, 장관으로부터 흡수억제 [비타민D_3 부족(구루병, 골연화증, 흡수불량 증후군, 낮은 영양상태), 세뇨관의 재흡수저하(세뇨관성 산성혈증, Fanconi 증후군]
	2. 섭취부족	• 인흡착 제산약(수산화알루미늄 등)
	3. 세포내로의 이행	• 흡수성 알칼리 혈증, 고칼로리 수액
	4. 기타	• 특발성 저무기 인혈증

2-6. 마그네슘(Mg)

(1) 생화학적 특성 및 생리학적 의의

체내의 총마그네슘(magnesium : Mg) 양은 약 20~30 g(Ca, K, Na에 이어서 4번째로 많다)으로서 약 60~65%가 골조직에 존재하며, 약 30~35%는 연부조직, 특히 근육 중에 존재한다. 혈중에 존재하는 것은 총량의 약 0.5~1.0%에 불과하다. 교환 가능한 마그네슘은 총량의 약 10%로서 골조직 중의 약 1%, 연부조직 중의 약 20%가 비교적 빠르게 교환된다. 혈청 중에서는 이온형이 50~60%, 인산·시트르산과의 결합형이 25%, 단백결합형이 20%이다. 단백결합형은 주로 알부민과의 결합형이기 때문에, 저알부민 혈증에서는 칼슘과 마찬가지로 낮은 값으로 된다.

마그네슘은 인산마그네슘으로서 골이나 치아의 형성에 중요할 뿐만이 아니고, 인산 전달반응과 ATP가 관여하는 효소반응계에서 보인자 및 부활제로서 중요한 역할을 하고 있으며 신경·근육 흥분 전달계나 DNA 합성 등에서 반드시 필요하다.

마그네슘은 200~300 mg/일 섭취되며 소장에서의 능동수송에 의하여 체내에 흡수된다. 혈중의 마그네슘은 신장 사구체에서 여과되지만, 그 중의 3~5%가 소변으로 배설될 뿐이고, 대부분은 세뇨관, 특히 Henle 상행각에서 재흡수된다.

(2) 검사방법

중량법, 킬레이트 적정법, 킬레이트 비색법, 염광분석법 등이 제안되어 있지만 현재는 크실리딜 블루법(xylidyl blue method), 효소법이 이용되고 있다.

1) 킬레이트 비색법

크실리딜 블루의 수용액은 청색이지만, Mg^{2+}와의 착화합물은 에탄올의 공존 하에서는 연어 색상(극대흡수 510 nm)으로 되기 때문에, 이것을 이용하여 정량하고 있다. Ca^{2+} 등 양이온의 간섭을 완전히 제거할 수 없는 결점도 있다. 종래는 티탄 옐로우(titan yellow)가 사용되었지만, 현재는 대부분 사용되지 않는다. 그 대신 클로로포스포나조-Ⅲ, 메틸티몰블루가 사용되고 있다.

클로로포스포나조-Ⅲ는 최근 사용되기에 이르렀지만, 이것은 클로로포스포나조-Ⅲ와 Mg^{2+}의 착화합물을 비색 정량하는 방법으로서 동시에 착화합물을 형성하는 Ca^{2+}를 특이적인 킬레이트제로서 해리시키고, 잔존하는 Mg^{2+}의 착화합물을 측정하는 것이다.

2) 효소법

Mg^{2+}가 글루코키나아제나 글리세롤키나아제, 이소시트르산 탈수소효소의 액티베이터(activator)인 것을 이용하는 방법이다. 글루코키나아제(G6PHD)법에서는 액티베이터로서 Mg^{2+}의 농도가 글루코오스 → G-6-P의 반응속도를 결정하기 때문에, 생성하는 G-6-P를 G-6-PDH에 의하여 NADP → NADPH의 공액반응으로서 340 nm에서 비색 정량하는 것이다(그림 7). 글리세롤키나아제(GK)-글리세로인산옥시다아제(GPO)법이나 이소시트르산 탈수소법도 개발되어 있다. 이들의 효소법은 다른 양이온의 영향을 받지 않는 장점이 있으며 널리 이용되고 있다.

$$\text{글루코오스} + \text{ATP} \xrightarrow[\text{GK}]{\text{Mg}} \text{G-6-P} + \text{ADP}$$

$$\text{G-6-P} + \text{NADP} \xrightarrow[\text{G-6-PDH}]{} \text{6-포스포글루콘산} + \text{NADPH} + \text{H}^+$$

GK : 글루코키나아제, G-6-P : 글루코오스-6-인산, G-6-PDH : 글루코오스-6-인산 탈수소효소

그림 7 효소법에 의한 마그네슘 측정법의 원리

(3) 기준범위

- 1.8~2.5 mg/dL(1.5~2.1 mEq/L)

*Mg 1 mEq/L = 1.2 mg/dL

(4) 샘플링이나 검체보존에 관한 주의사항

① 저알부민 혈증에서는 허위성의 낮은 값으로 된다.

② EDTA염 혈장에서는 화학법은 낮은 값으로 된다.

③ 혈중에는 전량의 약 1%밖에 존재하지 않기 때문에, 혈중 마그네슘의 고저는 반드시 생체내부에서의 마그네슘 결핍증, 과잉증을 반영하고 있지 않다.

(5) 임상적 의의(표 7)

혈청 마그네슘이 저하하는 것은 흡수장해나 신장으로부터의 상실이 원인이며, 각종의 내분비질환에서도 일어난다. 마그네슘 결핍이 부갑상선 호르몬의 분비를 자극하고, 과잉에서는 분비를 억제한다. 당질코르티코이드(glucocorticoid)나 무기질코르티코이드(mineralocorticoid)의 만성 투여나 알도스테론 과잉증, 갑상선 기능항진증에서는 마그네슘의 소변 중으로 배설이 증가한다. 저마그네슘 혈증에서는 졸음, 떨림, 발작, 경련, 부정맥 등의 증상이 출현한다.

혈청 마그네슘이 상승하는 것은 신부전에 의한 것이 대부분으로서 Addison병이나 중증 당뇨병에서 확인되며 신경·근육수축능이 억제된다. 신부전환자가 제산약 또는 사하약 등의 마그네슘 함유 약물을 복용하여 일어나는 것이 가장 일반적이다.

표 7 혈청 마그네슘이 변동하는 병태

		증상
고마그네슘혈증 (>2.5 mg/dL)	1. 신장으로부터 배설저하	신부전(급성, 만성)
	2. 부하량의 증대(약제)	제산약·설사, 항경련약
	3. 기타	부신부전, 당뇨병성 케토 산성혈증, 테오필린중독, 리튬섭취
저마그네슘혈증 (<1.8 mg/dL)	1. 소화관으로부터 상실	알코올 의존증, 저영양, 궤양성 대장염
	2. 신장으로부터 배설촉진	약물(이뇨약, 아미노글루코시드·암포테리신B 등)
	3. 기타	Hungry bone 증후군, 고혈당

3. 실습

3-1. 칼슘

■ **방법** : o-CPC법

(1) 측정원리

알칼리성 하에서, 혈청중의 칼슘과 o-CPC가 킬레이트 결합하여 나타내는 자홍색을 575 nm에서 비색 정량한다. 공존하는 마그네슘도 마찬가지로 발색하여 플러스 오차로 되기 때문에, 8-히드록시퀴놀린을 은폐제로서 첨가하여 회피시킨다.

(2) 시약 및 기구

① 시료(혈청)

② **표준용액** : 탄산칼슘을 250 mg 칭량하여 100 ml의 매스플라스크에 넣고, 1M-HCl 10 mL로서 완전히 용해시킨 후, 정제수를 가하여 100 mL로 한다. 이것은 100 mg/dL의 표준용액이기 때문에, 표준원액과 정제수로서 5.0, 10.0, 15.0, 20.0 mg/dL의 표준용액 희석계열을 제조한다.

③ CAPS **완충용액**(0.1M, pH 11.0) : CAPS 2.21 g을 정제수에 용해시키고, 1N-NaOH로서 pH를 11.0으로 조정한 후, 정제수로서 100 mL로 한다. 밀전보존으로 장기 보존가능하다.

④ **은폐제** [8-히드록시퀴놀린산(5 g/dL) 5 mL **제조**] : 8-히드독시퀴놀린 0.25 g을 에탄올 5 mL에 용해시킨다.

⑤ **정색시약** [o-CPC **용액**(20 mg/mL) 100 mL **제조**] : o-CPC 20 mg을 0.1 mL의 1N-KOH에 완전히 용해시킨 후, 아세트산 0.1 mL와 은폐제 용액 5 mL를 가하고, 정제수로서 100 mL로 한다. 더욱, Triton X-100을 0.1 mL 가하여 혼합시킨다. 냉소에서 2~3개월 안정하다.

(3) 조작

① 시험관에 정제수, 표준수, 시료(혈청)을 각각 50 μl 취하고, 여기에 o-CPC 용액 1.0 mL를 가하여 혼합시킨다.

② 이어서, 시험관에 CAPS 완충용액 4.0 mL 가하여 혼합시킨 후, 15분간 실온에서 반응시킨다.

③ 시약맹검(블랭크)을 대조로서 575 nm에서 흡광도를 측정하고 표준곡선으로부터 농도를 구한다.

(4) 주의

① o-CPC는 산성 하에서는 안정하지만, 알칼리 하에서는 불안정하게 되어 분해하기 쉽다. 따라서 시약조제는 산성에서 수행하고, 측정 시에는 알칼리성 하에서 수행한다.
② o-CPC는 산성 하에서는 무색이지만, 알칼리로 이행하는 것에 따라서 분홍색으로부터 심홍색으로 된다.

3-2. 무기 인

■ **방법** : Fiske-Subbarow 법

(1) 측정원리

무기 인은 산성 하에서 몰리브덴산염과 결합하여 6가의 인몰리브덴산으로 된다. 이것을 1-아미노-2-나프톨-4-술폰산으로 환원시키면 청색물질인 3가의 몰리브덴블루를 생성하기 때문에 660 nm에서 비색 정량한다. 혈청단백은 이 반응을 간섭하기 때문에 종래는 트리클로로아세트산 등으로 단백을 제거한 여과액을 시료로 사용했지만, 라우릴황산나트륨 등의 계면활성제를 첨가하는 것으로 혈청단백의 영향은 없고, 직접 측정이 가능하게 되었다.

(2) 시약 및 기구

① 시료(혈청)
② **표준액**(20 mg/dL) : 시판의 인의 기준용액(100 mg/dL)을 홀피펫으로 40 mL 취하고, 매스플라스크에서 200 mL로 조정한다. 이것으로부터 2.5, 5.0, 7.5, 10 mg/dL의 표준용액을 제조한다.
③ **발색시약** : 몰리브덴산 시약과 환원제 시약을 1 : 1 비율로서 혼합시킨 것.
- 몰리브덴산 시약(1,000 mL 제조) : 몰리브덴산암모늄 1.5 g을 약 800 mL 증류수에 용해시킨 후, 진한 황산 10mL를 서서히 가한다. 더욱, 라우릴황산나트륨 32g을 넣어서 용해시키고, 최종적으로 1,000 mL로 한다.
- 환원제 시약(1,000 mL 제조) : 아황산수소나트륨 15 g, 무수아황산나트륨 0.5 g, 1-아미

노-2-나프톨-4-술폰산 250 mg을 증류수 1,000 mL에 용해시킨다. 갈색병에 보존한다.

(3) 조작

① 시험관에 증류수, 각 농도의 표준용액, 시료(혈청)을 각각 50 μl 취한다.

② 각 시험관에 발색시약 4.0 mL를 가하여 혼합하고, 37℃에서 20분간 가온한다.

③ 흐르는 물로서 냉각시킨 후, 시약맹점(블랭크)을 대조로서 660 nm에서 흡광도를 측정하고, 표준곡선으로부터 농도를 구한다.

(4) 주의

① 반응이 완전히 평형에 달하지 않기 때문에 발색 후, 측정할 때까지의 시간을 엄수하고, 표준용액과 시료의 반응시간은 같게 한다.

제 5 장

생체에너지와 생체색소

1. 고에너지화합물

생체내부에서는 각종 대사를 유지시키기 위해서 에너지를 필요로 한다. 에너지 대사에서는 고에너지화합물을 이용하는 것으로 생체내의 세포활동을 유지하고, 이들의 에너지원으로서는 체내에 축적된 글리코겐이나 지방이 이용된다. 생화학이나 영양학 분야에서의 고에너지란, 아데노신-5'-3인산(ATP)의 가수분해에 의하여 생성하는 자유에너지 이상의 변화가 있는 것을 가리킨다. 이들의 고에너지화합물이 관여하는 대사에는 당질대사의 해당계통으로서 혐기적인 해당계통과 호기적의 해당계통, 지질대사로서의 β산화, 이들의 대사에 이어서 시트르산 회로가 있다.

표 1 주요한 고에너지화합물의 자유에너지

화합물	ΔG^0	
	kJ/mol	kcal/mol
포스포엔올피르브산	−61.9	−14.8
카르바모일인산	−51.4	−12.3
1,3-비스포스포글리세르산	−49.3	−11.8
크레아틴인산	−43.1	−10.3
ATP	−30.5	−7.3
ADP	−27.6	−6.6
피로인산	−27.6	−6.6
글루코오스-1-인산	−20.9	−5.0
프룩토오스-6-인산	−15.9	−3.8
AMP	−14.2	−3.4
글루코오스-6-인산	−13.8	−3.3
글리세롤-3-인산	−9.2	−2.2

대표적인 고에너지화합물은 인산을 함유하는 화합물이 많고, 해당계통에서는 ATP나 포스포엔올피루브산(PEP), 1,3-비스포스포글리세르산, 지질대사나 시트르산 회로에서는 아세틸코엔자임 A(acetyl CoA), 골격근의 에너지 저장물질로서 크레아틴인산 등이 있다.

표 1에 주요한 고에너지화합물의 자유에너지를 나타냈다.

1-1. 종류와 역할

주요한 5종류의 고에너지화합물을 그림 1에 나타낸다.

(1) 아데노신 5'-삼인산(ATP : adenosine 5'-triphosphate)

ATP는 그림 1A의 구조를 가지며 아데닌에 리보오스가 N-글리코시드 결합한 아데노신에 인산이 3개 결합한 화합물이다. 2개의 인산이 결합한 것이 아데노신-5'-이인산(ADP : adenosine-5'-diphosphate), 1개가 결합한 것이 아데노신-5'-일인산(AMP : adenosine-5'-monophosphate)이다.

인산이 2개 이상 결합한 피로인산을 가수분해했을 때의 자유에너지는 3 kcal/mol 정도이지만,

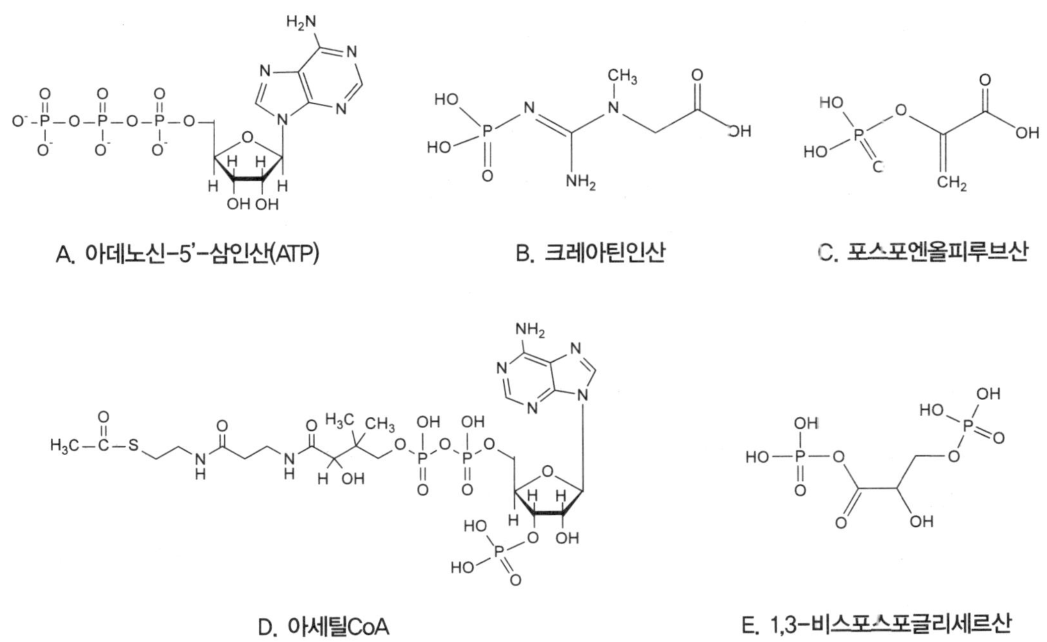

그림 1 고에너지화합물

(1) D-글루코오스-6-인산 + $NADP^+$ $\xrightarrow[\text{글루코오스-6-인산데히드로게나아제}]{}$ D-글루코노-1,5-락톤-6-인산 + NADPH + H^+

(2) 크레아틴 + ATP $\underset{\text{pH7.4}}{\overset{\text{pH9.0}}{\rightleftarrows}}$ 크레아틴인산 + ADP

(3) 2-포스포글리세르산 $\rightleftarrows$ 포스포엔올피루브산 + ADP

$\underset{\text{피루브산키나아제}}{\overset{\text{엔올라아제}}{\rightleftarrows}}$ 피루브산 + ATP

(4) 피루브산 + 보효소A + NAD^+ $\xrightarrow[\text{피루브산데히드로게나아제복합체}]{}$ 아세틸CoA + NADH + CO_2

(5) 1,3-비스포스포글리세르산 + ADP $\underset{\text{포스포글리세르산키나아제}}{\rightleftarrows}$ 3-포스포글리세르산 + ATP

그림 2 **고에너지화합물의 반응**

ATP에 결합한 인산의 가수분해에서는 7 kcal/mol로서 상당히 높다. ATP의 표준 자유에너지는 −7.3 kcal/mol의 마이너스 값이기 때문에, ATP로부터 다른 화합물로의 인산전이는 자발적으로 진행된다.

세포내에서는 ADP보다도 ATP의 농도 쪽이 10배 정도 높고, ATP의 가수분해에 의하여 실제로 방출되는 자유에너지 변화(△G)는 −10~−11 kcal/mol로서 상당히 크다.

$$ATP + H_2O \rightarrow ADP + H_3PO_4$$

자유에너지 변화 $\Delta G^0 = -7.3$ kcal/mol

$$ATP + H_2O \rightarrow AMP + \text{피로인산}$$

자유에너지 변화 $\Delta G^0 = -10.9$ kcal/mol

ATP는 해당계통에서는 글루코오스의 인산화, 근육수축에 있어서 크레아틴과 ATP의 결합, 그리고 가수분해, 또한 미오신의 ATPase 활성에 의한 ATP 가수분해, Na^+/K^+ ATPase에 의한 나트륨 펌프의 에너지로서 더욱 시트르산 회로에서 이용되고 있다.

글루코오스-6-인산데히드로게나아제는 세포내의 NADPH 농도를 유지하여 환원 에너지를 세포내에 공급하는 펜토오스인산 경로의 세포질내부에 존재하는 효소이다. 이 효소는 **그림** 2(1)의 반응으로 ATP를 이용하고 있다.

(2) 크레아틴인산(CrP : creatine phosphate)

크레아틴인산은 그림 1B에 나타내는 구조를 가지며 크레아틴의 $-NH_2$기에 인산이 결합한 화합물이다. 생체내부에서는 고에너지 인산결합의 저장고로서 생리적 의의가 있다. 크레아틴인산은 골격근 등에 존재하는 크레아틴키나아제(creatine kinase)에 의하여 ATP와 크레아틴으로부터 합성된다. 근육세포나 신경세포 중에서는 통상, ATP 농도가 높기 때문에 크레아틴인산의 합성이 항진하여 고에너지화합물로서 세포내에 저장된다. 그 저장량은 세포내의 ATP 농도의 4~6배로서 에너지 소비에 이용된다. 근육수축의 에너지원은 글리코겐과 크레아틴인산으로부터 공급되며 혐기적인 조건에서는 빠르게 ATP가 공급된다. 크레아틴키나아제의 효소반응을 그림 2(2)에 나타냈다.

(3) 포스포엔올피루브산(PEP : phosphoenolpyruvic acid)

PEP는 그림 1C에 나타내는 구조로서 피루브산에 인산이 결합하고 있다. PEP는 2-포스포글리세르산에 엔올라아제가 작용하여 생성되며 더욱 피루브산키나아제에 의하여 피루브산으로 된다[그림 2(3)].

PEP는 글루코오스로부터 시작되는 해당계통의 최종적인 대사 생성물인 피루브산 이전의 중간 대사생성물로서 PEP로부터 피루브산으로 변환될 때에 1몰의 ATP를 생성하는 고에너지화합물이다.

(4) 아세틸코엔자임A(Acetyl CoA)

아세틸 CoA은 그림 1D에 나타내는 바와 같이 판토텐산과 아데닌-5'-이인산, 및 2-티옥시에탄아민으로부터 구성되어 있다. 보효소A(코엔자임A, CoA) 말단의 SH기에 아실기가 결합한 화합물이 아세틸 CoA이다. 보효소A의 말단에 있는 SH기에 아실기가 티오에스테르결합하는 것으로 시트르산회로나 β산화의 고에너지 대사에 관여한다[그림 2(4)].

아세틸 CoA는 옥살로아세트산으로부터 시트르산으로의 변환에 관여하며, 생성된 시트르산은 시트르산 회로에, 또한 아세틸 CoA는 ATP와 CO_2를 이용하여 말로닐 CoA를 생성하여 지방산의 합성에 관여한다. 기타, 아세틸콜린 등의 많은 화합물의 아세틸화에도 관여한다.

(5) 1,3-비스포스포글리세르산(1,3-bisphosphoglyceric acid)

1,3-비스포스포글리세르산은 그림 1E에 나타내는 구조로서 글리세르산에 1분자의 인산이 결합하

고, 고에너지 결합을 형성한다. 해당계통에서 글루코오스 1분자로부터 1,3-비스포스포글리세르산이 2분자 생성되기 때문에, 해당계통에서 생성되는 ATP 10분자중 2분자를 제조하고 있다[그림 2(5)].

2. 대사와 ATP 생성

생체내부의 대사와 ATP 생성에는 주요한 계로서 당질대사의 혐기적인 해당계통과 지질대사로서의 β산화, 이들의 대사에 이어서 시트르산 회로가 있다.

2-1. 해당계통

해당계통에는 산소가 부족할 때에 수행되는 혐기적인 해당계와 산소의 공급이 있는 호기적인 해당계로 대별된다.

(1) 혐기적 해당계통

글루코오스 1분자로부터 대사되어, 피루브산 2분자가 생성되는 사이에 ATP는 최종적으로 2분자가 생성된다(그림 3).

(2) 호기적 해당계통

호기적 해당계통에서는 해당계에서 생성된 피루브산은 미토콘드리아의 TCA 회로를 경유하여 호흡사슬로 회전하는 것으로 최종적으로 이산화탄소와 물로 완전 대사된다. 근육내부에서는 최종적으로 36분자의 ATP가 생성된다. 또한 간장, 신장, 심장에서는 38분자의 ATP가 생성된다.

2-2. 지질대사에 있어서 β산화

β산화는 지방산을 산화하여 지방산과 보효소A의 티오에스테르인 지방산 Acyl CoA를 생성하는 대사경로이다. 지방산 Acyl CoA의 β위치 탄소가 산화되지만, 과정에 있어서 4개의 반응을 반복하여 Acetyl CoA가 1분자 생성되며 최종 대사생성물도 Acetyl CoA로 된다.

palmitoyl CoA로부터 다음과 같은 반응에 의하여 8분자의 Acetyl Co가 생성된다.

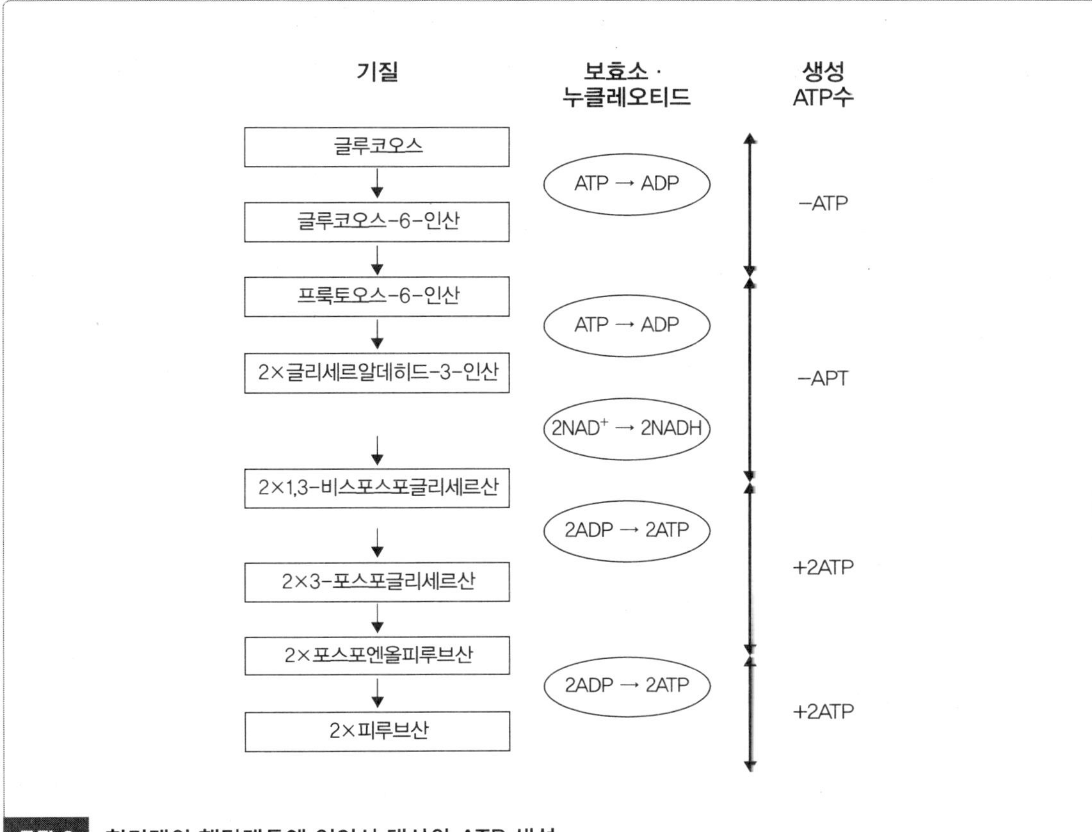

그림 3 혐기계의 해당계통에 있어서 대사와 ATP 생성

$$\text{palmitoyl CoA} + 7\text{CoA} + 7\text{FAD} + 7\text{NAD}^+ + 7\text{H}_2\text{O}$$
$$\rightarrow 8\ \text{Acetyl CoA} + 7\text{FADH}_2 + 7\text{NADH} + 7\text{H}^+$$

β산화에 의하여 Acetyl CoA와 NADH, $FADH_2$가 생성되며 1분자의 팔미트산(C16)이 시트르산 회로, 전자전달계와 산화적 인산화를 경유하여 완전산화 되는 것에 의하여 130분자의 ATP가 합성된다.

3. 생체색소

3-1. 포르피린

포르피린(porphyrin)은 피롤이 4개 조합된 고리구조를 가지는 유기화합물로서 고리구조를 포르핀

(porphine)이라고 말한다. 포르피린은 헴(heam)의 전구체로서 간장과 조혈세포로서 합성되며 이 금속착화합물은 생체내부에서 헴, 시아노코발라민(비타민B_{12}) 등으로서 존재하며, 어느 것이나 중요한 역할을 하고 있다.

그림 4에 나타내는 바와 같이 생체내부에서는 먼저 δ–아미노레불린산(ALA)이 합성되며 ALA 2분자를 탈수 축합시켜서 피롤인 포르포빌리노겐(porphobilinogen)이 합성된다. 이어서 포르포빌리노겐 4분자를 직선 사슬상태로 중합시켜서 히드록시메틸빌란을 합성하고, 이것을 폐환하여 포르피린 1개인 우로포르피리노겐Ⅲ가 합성된다. 우로포르피리노겐Ⅲ로부터 탈탄산·산화를 경유하여 프로토포

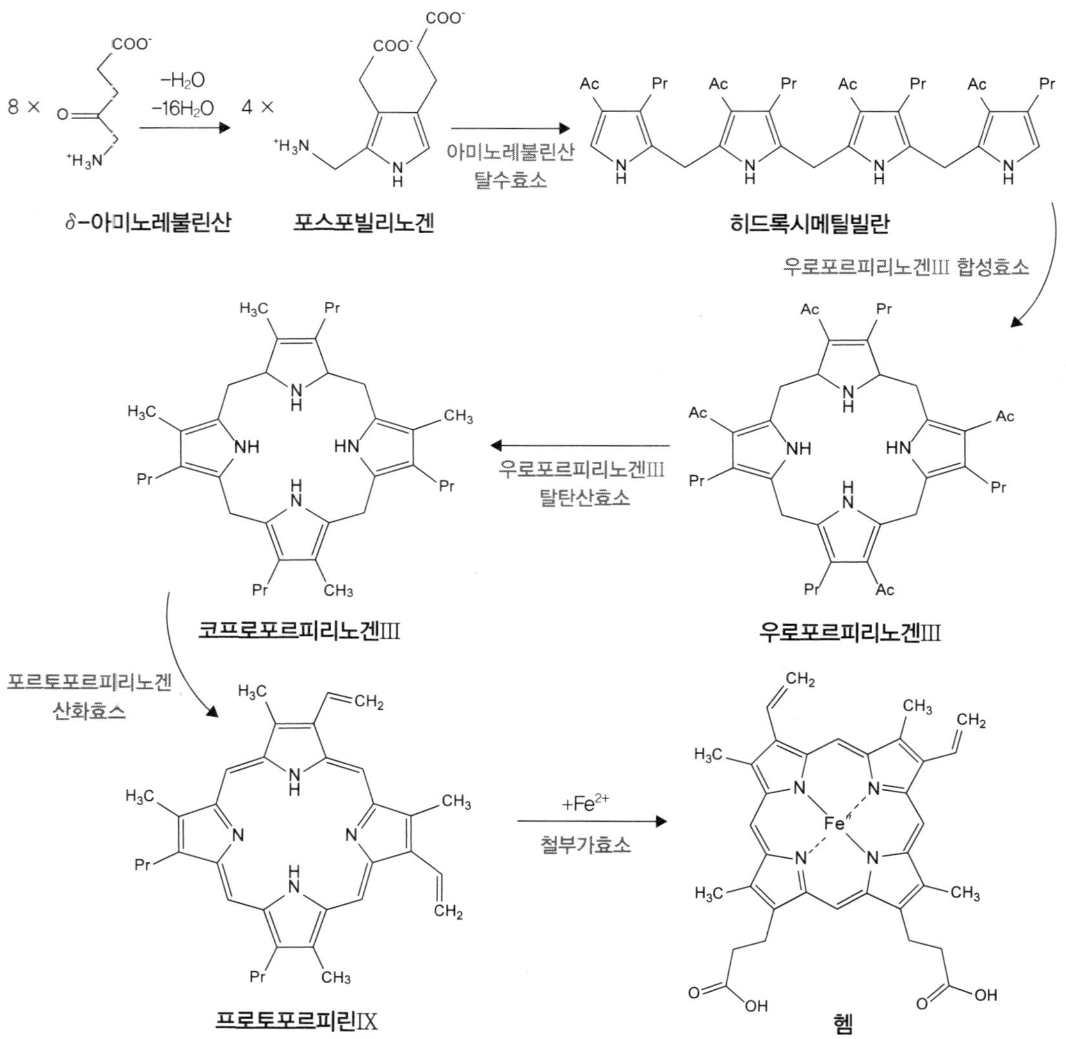

그림 4 포르피린과 헴의 생합성

르피린 IX이 합성된다.

상기의 헴의 합성에 관련된 산소의 선천적인 결손이나 납중독 등의 후천적인 저해에 의하여 헴 합성의 중간체가 체내에 축적된다. 이들의 중간체인 포르피린이 체내에 축적되면 과민증, 용혈, 간장 장해, 담석, 그리고 신경장해를 일으킨다. 포르피린 합성에 관한 산소와 그의 질환을 표 2에 나타낸다.

포르피린 전구체나 포르피린의 검사에는 전구체로서 δ-아미노레불린산이나 포르피린체가 있다. 주로 소변을 시료로서 검사하지만, δ-아미노레불린산은 알칼리성에서 분해하기 때문에 소변을 pH 4~6으로 조정한다. 포르피린체는 빛에 의하여 분해하기 때문에 냉암소에서 24시간 소변을 모으고, 일부를 시료로 사용한다. 측정법은 HPLC법으로서 기준범위는 소변 우로포르피린 36 μg/g·Cre 이하, 소변 코프로포르피린 170 μg/g·Cre 이하, δ-아미노레불린산 5.0 mg/L 이하이다.

3-2. 헴의 합성

헴은 앞에서 설명한 포르피린의 합성을 경유하여 생합성이 완성된다. 포르피린과 헴의 생합성에 있어서 율속효소는 글리신과 숙시닐 CoA가 δ-아미노레불린산으로 축합하는 것을 매개하는 아미노레불린산신타아제이다. 최종적으로 프로토포르피린IX으로 철 부가효소에 의하여 철이 배위하여 헴이 완성된다. 그림 4와 표 2에 헴의 생합성 물질과 관련되는 효소 및 질환을 나타냈다.

표 2 포르피린체의 관련 효소와 결손증(포르피린증)

효소	기질	생성물	결손증	주요한 증상
아미노레불린산 합성효소	글리신과 숙시닐 CoA	δ-아미노레불린산	-	
아미노레불린산 탈수효소	아미노레불린산	포르포빌리노겐	아미노레불란산 탈수효소 결손증 포르피린증	복통, 말초신경장해, 경련, 불안, 환각, 망상 등의 정신신경장해
포르포빌리노겐 탈아미노효소	포르포빌리노겐	히드록시메틸빌란	급성간결성 프르피린증	
우로포르피리노겐III 합성효소	히드록시메틸빌란	우로포르피리노겐III	선천성적아구성포르피란증	디부 광과민증, 빈혈, 요독증
우로포르피리노겐III 탈탄산효소	우로포르피리노겐III	코프로포르피리노겐III	만발성 피부프르피린증	태양광에 의한 피부의 스포
코프로포르피리노겐 산화효소	코프로포르피리노겐III	프로토포르피리노겐 IX	유전성 코프로포르피린증	복통, 말초신경장해, 경련, 불안, 환각, 망상 등의 정신신경장해
프로토포르피리노겐 산화효소	프로토포르피리노겐 IX	프로토포르피린IX	다채성 포르피린증	
철 부가효소	프로토포르피린IX	헴	골수성 프로토포르피리아	피부 광과민증, 빈혈, 요독증

3-3. 담즙산(bile acid)

담즙산은 콜레스테롤로부터 간세포에서 합성되며 체내의 콜레스테롤 대사의 최종 생성물인 담즙으로서 콜레스테롤과 함께 배설된다. 담즙산은 1차 담즙산과 2차 담즙산으로 분류된다. 전자에는 간장에서 합성되며 약 80%를 점유하는 콜산과 수%의 케노데옥시콜산(chenodeoxycholic acid), 후자에는 소장내의 세균에 의하여 생성되는 약 15%의 데옥시콜산(deoxycholic acid), 그리고 미량의 리토콜산(lithocholic acid)이 있다.

담즙산은 글리신, 타우린 등에 의하여 포합되고, 이 포합형은 담즙중에 잘 배설되며 간독성도 약하다. 타우린이 포접된 타우로콜산(75%), 글리신이 포합된 것이 글리코콜산(25%)로서 1차 담즙산에서 가장 함량이 많다. 2차 담즙산에는 데옥시콜산, 리토콜산, 케노데옥시콜산, 우르소데옥시콜산인 산포합체 등의 포접체에는 15분획이 있다.

담즙산은 소화관에 배설되는 것으로서 장관내부 물의 표면장력을 저하시켜서 지방의 유화를 촉진하고, 췌액의 리파아제에 의한 분해를 용이하게 하는 역할도 한다. 췌액 리파아제의 가수분해에 의하여 중성지방으로부터 생성된 지방산과 모노아실글리세롤은 담즙산 미셀을 형성하고, 회장이나 결장의 점막상피로부터 도입된 후, 담즙산은 유리되어 장관으로 순환된다. 이와 같이 담즙산은 소장으로부터 흡수되며 문맥을 경유하여 간장으로 되돌아오고, 재이용되는 간장순환이 시행되어, 그의 회수율은 95% 이상이다.

담즙산의 검사법은 폐쇄성 황달, 만성간염, 간경변 등에 이용되고 있다. 측정법은 효소적 측정법이나 효소 사이클링반응을 이용한 고감도 측정법도 이용되고 있다.

기준범위는 1~8 μmol/L, 시료는 공복시 혈청(혈장)을 이용하지만, 플루오르화나트륨 첨가 채혈관은 측정시약의 효소반응을 저해하기 때문에 사용하지 않는다.

4. 생체색소의 검사

4-1. 빌리루빈(bilirubin)

구조는 4개의 피롤고리가 직선상의 구조를 가지는 적색 담즙색소이다. 희박용액에서는 황색으로서 물에는 블용의 테트라피롤 화합물이지만, 광선에 조사되면 퇴색하여 입체구조변화를 일으켜서 수용성이 높아지는 것으로부터, 신생아 황달의 치료법으로서 이용되고 있다(그림 5). 또한, 산화되면 녹색의 빌리베르딘(biliverdin)으로 되며 녹색변으로서 알려져 있다. 혈관내부에서의 빌리루빈은 지용

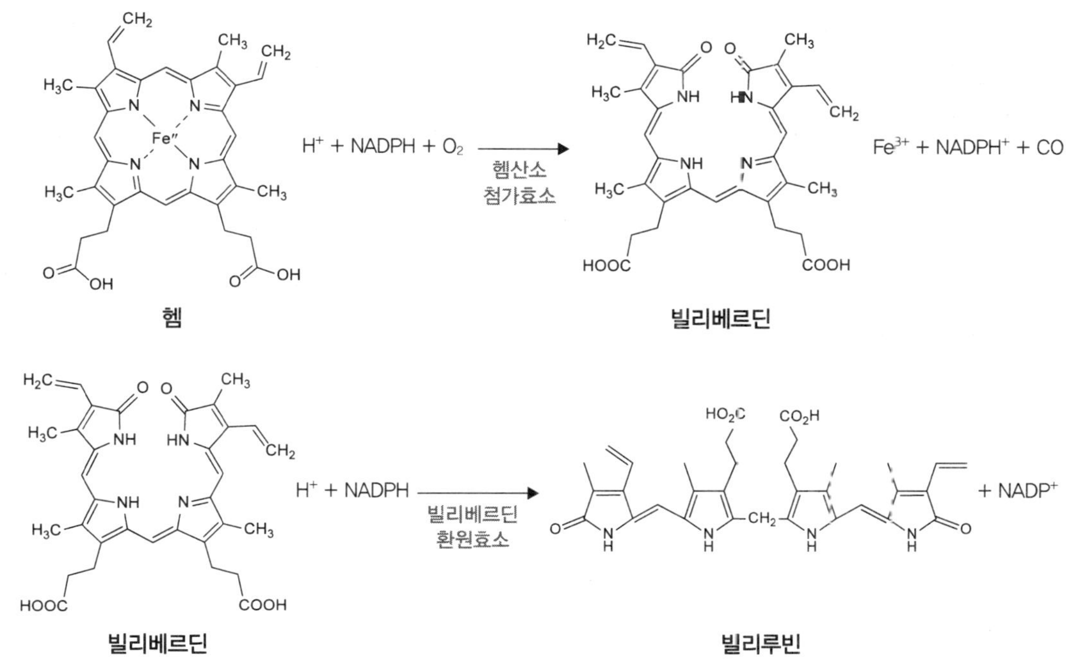

그림 5 빌리루빈의 생성

성이기 때문에, 알부민과 강하게 결합하여 간장으로 운반되며 포합형의 빌리루빈으로 되어 담즙중으로 배설된다.

혈청 빌리루빈에는 비포합형 빌리루빈, 글루쿠론산이 포합된 포합형 빌리루빈, 그리고 포합형 빌리루빈이 혈청중에 길게 정체하면 알부민과 공유결합하여 생성되는 알부민결합 빌리루빈(δ-빌리루빈)이 존재한다. 포합형 빌리루빈은 디아조 시약과 직접 반응시킬 수 있는 것으토부터 직접 빌리루빈, 비포합형 빌리루빈은 소수성이기 때문에 디아조 시약과는 알코올 등의 용매 첨가에 의하여 비로소 디아조반응이 일어나는 것으로부터 간접 빌리루빈이라고 말한다. 알부민과 결합한 δ-빌리루빈은 수용성인 것으로부터 직접 빌리루빈으로서 분류된다.

(1) 대사

그림 5에 나타낸 바와 같이 빌리루빈 생성은 헴에 헴산소 첨가효소가 작용하여 빌리베르딘으로 변환된다. 다음에 빌리베르딘 환원효소에 의하여 녹색 빌리베르딘으로부터 황색 빌리루빈으로 된다. 생성된 빌리루빈은 간장내부에서 **그림 6**에 나타내는 우리딘이인산(UDP)-글루쿠론산 전이효소에 의하여 글루쿠론산 포합을 받는다. 포합형 빌리루빈에는 글루쿠론산이 1분자 포합된 모노글루쿠론산

빌리루빈, 2분자 포합된 디글루쿠론산빌리루빈, 그리고 기타의 포합체(황산포합 빌리루빈)도 약간 존재한다. 비포합형 빌리루빈(간접 빌리루빈)은 소수성이기 때문에 혈중에서는 알부민과 결합하여 간장에 수송된다. 간마이크로솜 중의 글루쿠론산트랜스페라아제와 우리딘이인산-글루쿠론산에 의하여 포합형 빌리루빈(직접 빌리루빈)으로 된다. 빌리루빈은 최종적으로 간장에서 포합되고, 담즙으로서 소화관으로 배설되며 소장에서 담즙산과 함께 지방 흡수에 기여한다.

션트빌리루빈(shunt bilirubin)은 헤모글로빈의 망내피계(reticuloendothelial system) 이외를 기원으로 하는 빌리루빈으로서 헴단백질, 유리헴으로부터 간장 등에서 생성되는 분획과 골수의 무효조혈 등에 유래하는 분획으로 화학적 성질은 소수성의 간접 빌리루빈이다.

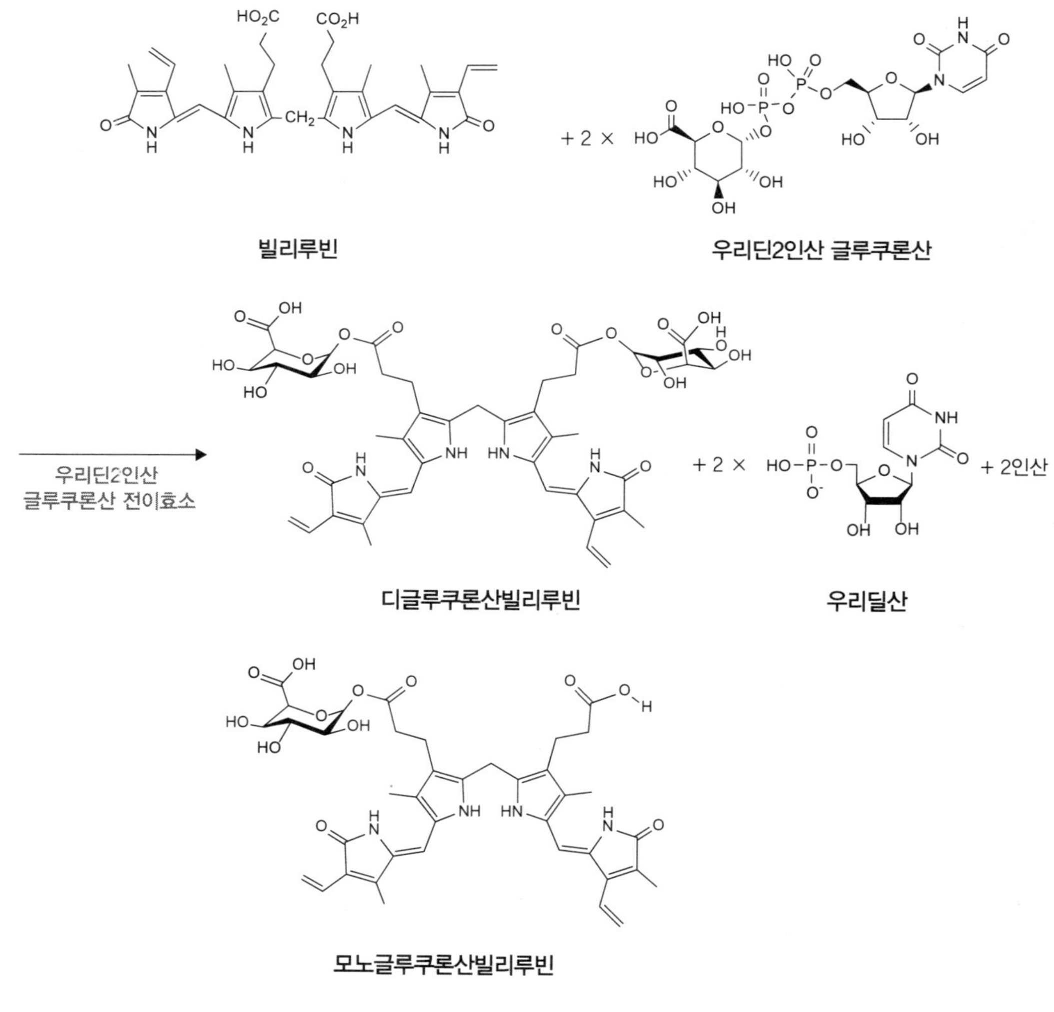

그림 6 포합 빌리루빈의 생성

(2) 측정법

혈청 빌리루빈의 측정법은 Ehrich의 디아조 시약에 의하여 빌리루빈을 아조빌리루빈으로서 측정하는 방법이 이용되어 왔다. 고전적인 방법은 Malloy−Evelyn법으로 간접 빌리루빈의 반응촉진제로서 메탄올을 이용했다. 그 후, Michaelson법에서는 메탄올 대신에 카페인이나 수용성이 높은 다이필린(dyphylline)으로 변경되었다.

초기의 효소법은 빌리루빈옥시다아제를 이용하여 빌리루빈을 산화하여 빌리베르딘으로 변환시키고, 그 황색의 퇴색량을 측정하는 방법으로서 개발되었다(그림 7).

종래로부터 디아조법의 빌리루빈 분획의 특이성에 맞도록 개발되었기 때문에, 일부의 간접 빌리루빈이 직접 빌리루빈으로서 측정되고 있다. 그러나 빌리루빈만을 특이적으로 측정할 수 있는 효소법도 개발되었고, 일상검사에 이용되고 있다. 효소법에서는 분획측정에 같은 빌리루빈옥시다아제를 이용하고 있었지만, 측정할 때의 pH나 계면활성제를 조합시켜서 직접과 간접의 분별측정을 시행하고 있다. 직접 빌리루빈은 pH 3.7에서 측정하지만, 총빌리루빈은 pH 7.2의 중성영역에서 계면활성제를 공존시켜서, 모든 빌리루빈에 빌리루빈옥시다아제를 반응시켜 450 nm에서 흡광도의 감소량을 측정한다. 총빌리루빈 측정치로부터 직접 빌리루빈의 값을 빼어서 간접 빌리루빈 값을 구한다. 빌리루빈

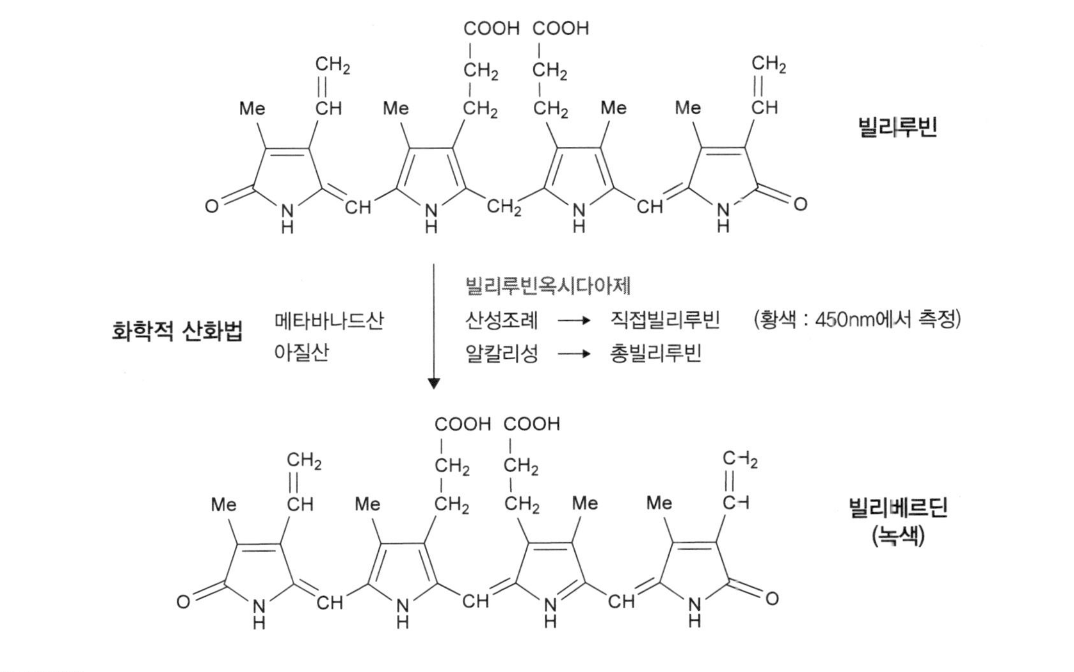

그림 7 빌리루빈의 효소적 측정법과 화학적 산화법

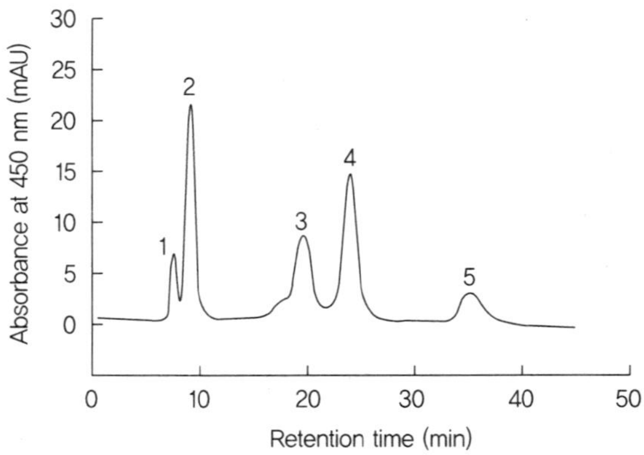

1 : γ-globulin, 2 : δ-bilirubin(δ분획), 3 : diglucuronide bilirubin(γ분획), 4 : monoglucuronide bilirubin(β분획), 5 : 비포합(유리) bilirubin(α분획)

그림 8 HPLC에 의한 빌리루빈 크로마토그램

옥시다아제가 빌리루빈에 작용해도 과산화수소는 생성되지 않는다.

화학적 산화법에서는 메타바나드산과 아질산에 의한 산화에 의하여 450 nm에 흡수를 가지는 빌리루빈을 빌리베르딘으로 변환시키고, 그 변화량으로부터 빌리루빈 농도를 구한다. 그리고 직접 빌리루빈은 산성영역에서, 총빌리루빈은 중성영역에서 계면활성제를 조합시켜서 정량한다.

디아조 시약에서는 직접 빌리루빈과 간접 빌리루빈의 분별은 완전히 분리할 수 없었지만, 역상액체 크로마토그래피를 이용하여 간접 빌리루빈(유리빌리루빈), 직접 빌리루빈(모노 글루쿠론산 빌리루빈, 디글루쿠론산 빌리루빈), 그리고 알부민과 결합한 δ-빌리루빈의 4개의 분획을 정량할 수 있다(그림 8).

그 후, 일상검사법으로서 건조 화학으로 비포합형 빌리루빈, 포합형 빌리루빈, δ-빌리루빈의 3분획을 측정할 수 있다. 건조 화학은 막에 의한 분별이 가능하기 때문에, 알부민과 결합한 δ-빌리루빈 분획도 측정할 수 있다. δ-빌리루빈의 측정에 의하여 황달의 회복기를 조사하는 것이 가능하게 되었다.

(3) 분석상의 변동인자

빌리루빈은 빛에 의하여 분해되기 때문에, 시료는 직사일광이나 형광등의 직하에는 두지 않는다. 빛의 영향에 의하여 비포합형 빌리루빈은 포합형 빌리루빈보다도 2~3배 예민하게 반응한다. 포합형 빌리루빈은 산화되기 쉽기 때문에, 혈청분리 후, 빠르게 측정하고 차광 냉장보존한다. 디아조법에서는 일부의 약제(아세토헥사미드, 카페인, 에리트로마이신)로서 플러스 오차를 발생한다.

(4) 기준범위와 이상치

- **총빌리루빈 :** 0.4~1.5 mg/dL
- **직접 빌리루빈 :** 0.0~0.4 mg/dL
- **간접 빌리루빈 :** 0.0~0.3 mg/dL
- **패닉 치 :** 신생아 20 mg/dL 이상에서는 담당의사에게 연락(빌리루빈뇌증 ; 핵황달)

(5) 임상적 의의

혈청 빌리루빈의 상승은 어떤 빌리루빈 분획이 상승하고 있는지가 질환의 판단에 중요하다. 각 빌리루빈 분획의 상승과 주요한 질환을 표 3에 나타낸다.

표 3 빌리루빈 분획과 그의 질환

		증상
직접형 우위 (50% 이상)	1. 간세포성 황달(트랜스아미나아제 우위)	• 바이러스성 간염, 극증간염, 알코올성 간염
	2. 폐색성 황달(ALP, γ-GT 우위)	• 급성 담관염, 담관암, 췌장암, 담낭감
	3. 체질성 황달	• Dubin-Johnson 증후군, Rotor 증후군
간접형 우위 (80% 이상)	1. 용혈성 황달	• 유전성 구상 적혈구증, 이형수혈
	2. 체질성 황달	• Gilbert 증후군, Crigler-Najjar 증후군

(6) 생리적 변동요인

남녀 차이는 거의 없고, 성인에서는 남성이 약간 높다. 신생아에는 현저하게 증대하지만, 3~5개월에서 최저로 되며 그 후 서서히 상승하고, 14~15세에서 성인치에 달한다. 년령에 의한 변화는 확인되지 않는다. 식사나 운동에 의하여 증감이 확인되며 1일내에서 변동을 나타낸다. 계절변동은 동절기에서는 하절기보다 높다.

5. 실습

5-1. 빌리루빈

(1) 시약

① **100 mg/dL 술파닐산 용액** : 100 mg 술파닐산을 진한 염산 1.5 mL에서 용해시키고, 정제수로서 100 mL로 조정한다.

② **0.5 g/dL 아질산나트륨 용액** : 0.5 g 아질산나트륨을 정제수로서 100 mL로 용해한다. 냉장 보존한다.

③ 메틸알코올

④ **디아조 시약** : 술파닐산 용액 10 mL와 아질산나트륨 용액 0.3 mL를 사용직전에 혼합하고, 5분 이내에 사용한다.

⑤ **디아조 블랭크시험 시약** : 진한 염산 1.5 mL에 정제수를 가하여 100 mL로 한다.

⑥ **10.0 mg/dL 빌리루빈 표준액** : 조제는 될 수 있는 한 일광은 피하고 수행한다. 빌리루빈 10 mg을 100 mL의 메스플라스크에 칭량하고, 0.1 mol/L 탄산나트륨 4 mL를 가하여 빌리루빈을 용해시킨다. 4% 알부민 수용액을 80 mL 가하여 혼합하고, 0.1 N 염산 4 mL를 혼합하면서 가한 후, 알부민 수용액으로 100 mL로 조정한다.

(2) 조작법

	직접 빌리루빈 반응		총빌리루빈 반응	
	본 시험(Ed)	블랭크 검사	본 시험(Et)	블랭크 검사
혈청, 표준용액(mL)	0.1	0.1	0.1	0.1
정제수(mL)	2.15	2.15	0.9	0.9
디아조 시약(mL)	0.25		0.25	
디아조 블랭크 시약(mL)		0.25		0.25
메탄올(mL)			1.25	1.25

직접 반응은 다아조시약 첨가 5분 후, 파장 540 nm에서 블랭크 검사를 대조로 Ed를 측정한다.
총 반응은 메탄올 첨가 후, 실온에서 30분 방치한 후, 블랭크 검사를 대조로 흡광도 Et를 측정한다.

[빌리우빈 분획의 농도계산]

* 직접 빌리루빈 농도(mg/dL) : Ed/표준용액의 총빌리루빈 반응 흡광도×10 mg/dL
* 총빌리루빈 농도(mg/dL) : Et/표준용액의 총빌리루빈 반응 흡광도×10 mg/dL
* 간접 빌리루빈 농도(mg/dL) : (총빌리루빈 농도) – (직접 빌리루빈 농도)

주의 : 직접 빌리루빈은 5분간에서 반응한 양을 직접 빌리루빈으로 한다.

(3) 주의사항

① 용혈은 마이너스 오차를 부여하며, 헤모글로빈 농도 100 mg/dL에서 10%의 오차를 발생한다.

② 디아조 시약은 상당히 불안정하기 때문에 조제 후에는 곧바로 사용한다.

③ 아질산 용액은 불안정하기 때문에, 냉장 보존한다.

④ 검량범위는 15 mg/dL까지이기 때문에, 그 이상의 시료는 희석하여 측정한다.

제 6 장

탄수화물과 당질

1. 당질의 구조와 생체내부에서의 기능

1-1. 당질의 정의와 종류

(1) 당질의 구조와 분류

당질(glucide)이란 알데히드기 또는 케톤기를 가지는 다가알코올분자와 그의 유도체·중합체의 총칭이라고 정의할 수 있다. 많은 당질은 $Cn(H_2O)m$ (n = m 또는 n = m+1)이라고 하는 조성식으로 나타내기 때문에 탄수화물(carbohydrate)이라고도 불리운다. 당질은 많은 히드록시기(OH, = 수산기)를 가지기 때문에 물에 용해하기 쉽다. 알데히드기를 가지는 당질은 알도오스(aldose), 케톤기를 가지는 당질은 케토오스(ketose)로 분류된다. 단당류(monosaccharide)는 더 이상 가수분해를 할 수 없는 당질의 기본단위이다. 단당류를 구성하는 탄소 수는 생체내부에서 통상 3~6개이다. 단당류는 그의 탄소 수에 의하여 3탄당(triose), 4탄당(tetrose), 5탄당(pentose), 6탄당(hexose)으로 분류된다.

2분자의 단당류는 각각의 히드록시기로부터 1개의 물 분자가 탈리될 수 있는 결합이다(탈수축합). 이 결합을 글리코시드결합(glycosidic bond)이라고 말한다. 글리코시드결합은 통상의 에테르결합보다 가수분해(hydrolysis)를 받기 쉽다. 단당류가 수개(명확한 개수의 정의는 없다) 결합된 것은 소당류(oligosaccharide), 다수 결합된 것은 다당류(polysaccharide)라고 말한다.

(2) 당질의 이성체

동일 분자식이지만 다른 화합물은 이성체(isomer)라고 말한다. 당질에는 이성체가 존재하며, 다양한 구조를 나타낸다. 이성체는 구조가 다른 구조이성체(structural isomer)와, 구조식은 같지만 입체구조가 다른 입체이성체(steroisomer)가 있다. 후자는 더욱 에난티오머(enantiomer, 거울상이성체)와 디아스테레오머(diastereomer, 에난티오머 이외의 입체이성체, 시스·트랜스이성체나 배좌이성체는 여기에 포함된다)로 분류된다.

에난티오머는 비대칭탄소원자(그것에 결합하는 4개의 원자 또는 원자단이 모두 다른 탄소원자)를 가지는 화합물에 존재하며, 서로 거울상 관계에 있는 것을 가리킨다. 에난티오머 중에서 가장 큰 수의 비대칭탄소원자(asymmetric carbon atom)에 결합하고 있는 수산기의 위치가 우측에 존재하는 것을 D체(D form), 좌측에 존재하는 것을 L체(L form)라고 말한다. 생체내부에서의 글루코오스(포도당)나 프룩토오스(과당)는 거의 대부분이 D체이다.

(3) 당질의 환상구조

탄소원자수가 4개 이상의 단당류는 환상구조(cyclic structure)를 취할 수 있다. 단당의 알데히드기(또는 케톤기)와, 알코올성 히드록시기간에 형성되는 에테르결합의 일종을 헤미아세탈결합(또는 헤

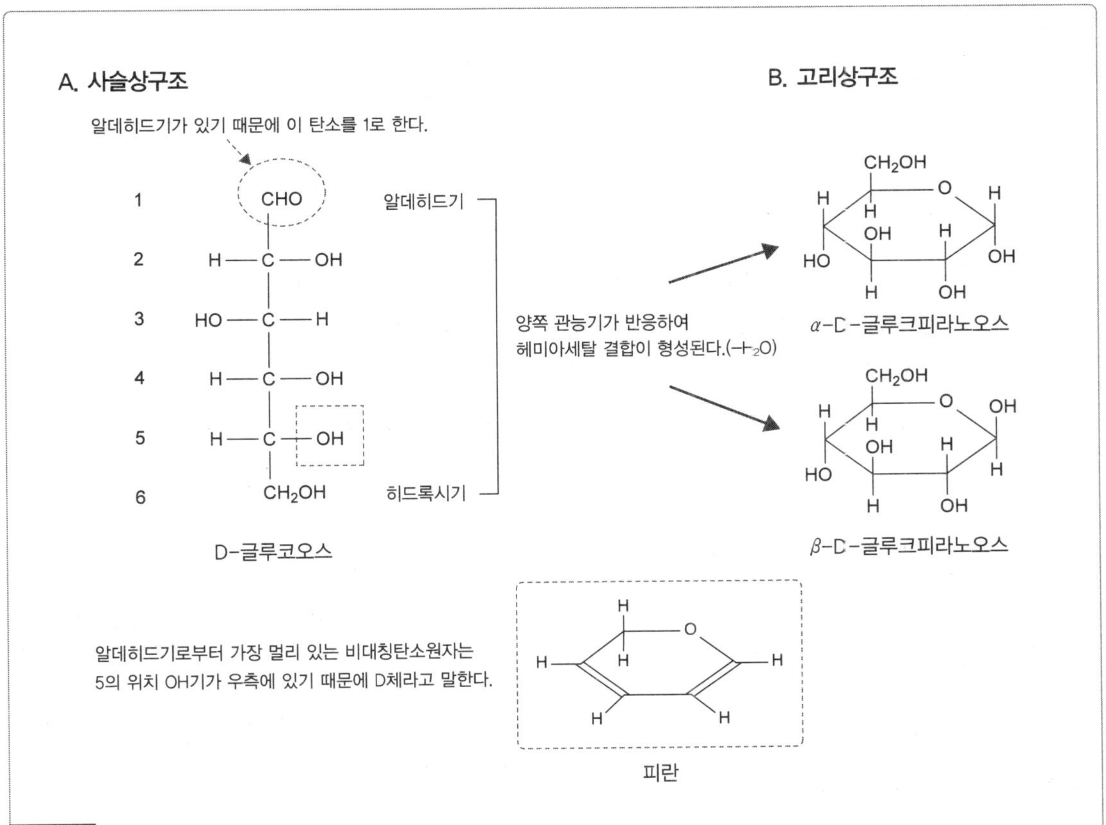

그림 1 글루코오스의 직선상구조와 환상구조

미케탈결합)이라고 말한다. 환상구조를 취하는 것에 의하여 1번째의 탄소(당질의 탄소는 알데히드기 또는 케톤기의 탄소를 1의 순번으로 한다)가 비대칭탄소원자로 되며 α형 및 β형의 2종류 아노머(anomer)를 생성한다.

6원환(5개의 탄소원자와 1개의 산소원자)을 가지는 당은 구조가 피란(pyran)에 유사하기 때문에 피라노오스(pyranose)라고 말한다. 마찬가지로 5원환(4개의 탄소원자와 1개의 산소원자)을 가지는 당은 구조가 푸란(furan)에 유사하기 때문에 푸라노오스(furanose)라고 말한다. D-글루코오스는 수용액 중에서 대부분이 환상구조를 취하며, α-D-글루코피라노오스 및 β-D-글루코피라노오스라고 하는 거울상이성체가 있다(그림 1).

표 1 주요한 당질과 그의 특징

	대표적인 당질	구성하는 단당류	생체나 의료와의 관계
단당류	5탄당 리보오스		• RNA(리보핵산)의 구성성분이다.
	크실로오스(A)		• 식물에 분포한다. 환원하여 생성되는 당알코올의 크실리톨은 감미료나 수액(당뇨병환자용)에 이용되고 있다.
	아라비노오스(A)		• 식물에 분포한다. 수크로오스에 유사한 맛을 가진다. 수크로오스의 흡수를 억제한다.
	6탄당 글루코오스(포도당)(A)		• 수액의 성분으로서 널리 이용되고 있다.
	갈락토오스(A)		• 선천적인 대사효소 결손으로 갈락토오스혈증(신생아 마스스크리닝 대상질환의 하나)을 가져온다.
	만노오스(A)		• 당사슬의 구성성분으로 중요하다.
	프룩토오스(과당)(K)		• 수액(당뇨병환자용)에 이용된다.
소당류	2당류 말토오스(맥아당)	글루코오스 + 글루코오스	• 수액(당뇨병환자용)에 이용된다.
	락토오스(유당)	글루코오스 + 갈락토오스	• 유당불내증(우유불내증)의 원인
	수크로오스(서당)	글루코오스 + 프룩토오스	• 소위 사탕, 단백의 안정제에 이용
	3당류 말토트리오스	글루코오스	• 전분이 아밀라아제로서 소화되어 생성된다.
	4당류 아카르보오스		• 방선균의 배양액유래. 혈당강하제로서 사용된다.
다당류	동물유래 글리코겐	글루코오스	• 선천적인 분해효소의 결손으로 당원병을 일으킨다.
	식물유래 전분	글루코오스	• 물에 용해시키고 가열하면 풀로 되기 때문에 증점제·풀·편율분 등에 이용된다. 이전에는 전기영동용의 겔로서 사용되었다.
	셀룰로오스	글루코오스	• 황산과 질산의 혼산으로 처리하여 얻어지는 니트로셀룰로오스는 웨스턴블럿법 막으로서 사용된다.

A : 알도오스(aldose), K : 케토오스(ketose)

1-2. 생리적 의의

당질은 분해되어 에너지를 생산한다. 따라서 당질은 지질과 병행하여 동식물의 에너지 저장역할을 수행하고 있다. 다당류 중에는 생체구조의 유지를 위해서 작용하고 있는 것도 있다. 단당류 중에서 6탄당의 대표적인 것으로 알도오스(aldose)로서는 글루코오스(glucose), 갈락토오스(galactose), 만노오스(manose)가 케토오스(ketose)로서는 프룩토오스(fructose)가 있다(표 1).

글루코오스는 광합성으로 제조되는 주요한 단당류로서 가장 효율이 좋은 에너지원이다. 프룩토오스는 봉밀이나 과일에 함유되는 단당류로서 가장 단맛이 강하다. 5탄당의 리보오스는 인산·핵산의 하나이다.

자연에 존재하는 소당류는 대부분이 2당류이다. 말토오스(맥아당), 락토오스(유당), 수크로오스(사탕)는 대표적인 2당류이다(그림 2).

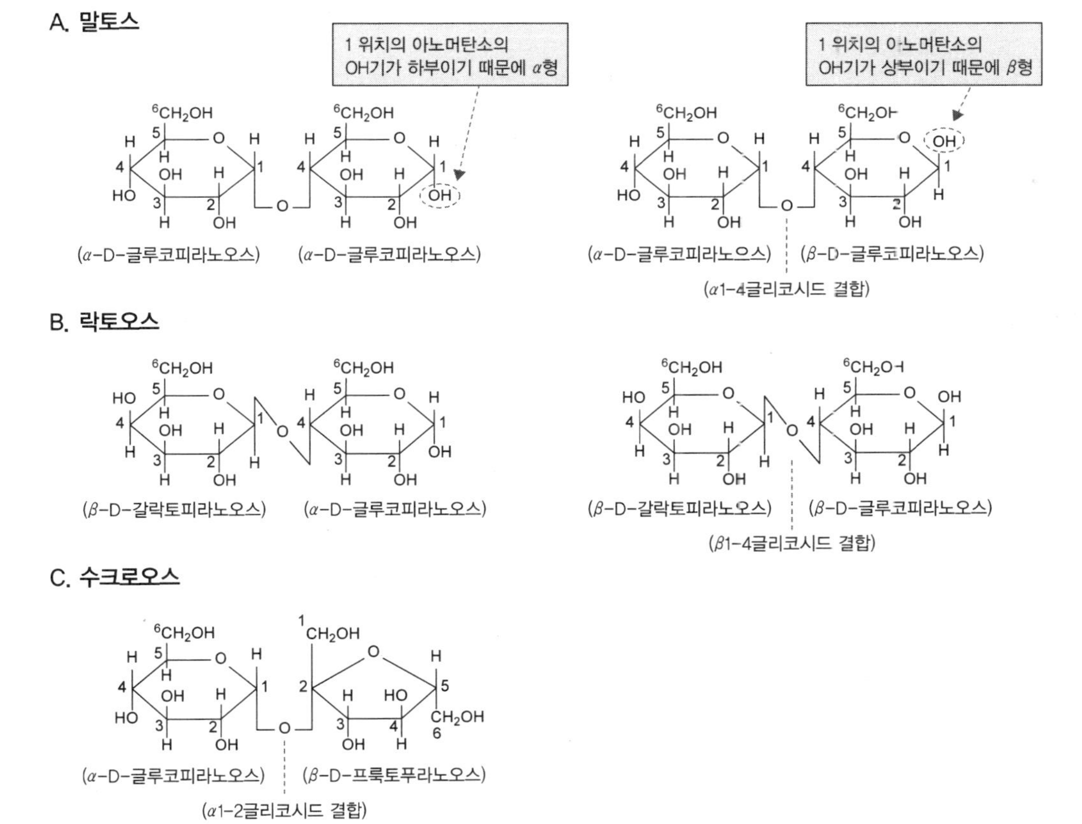

그림 2 대표적인 2당류와 그의 구조

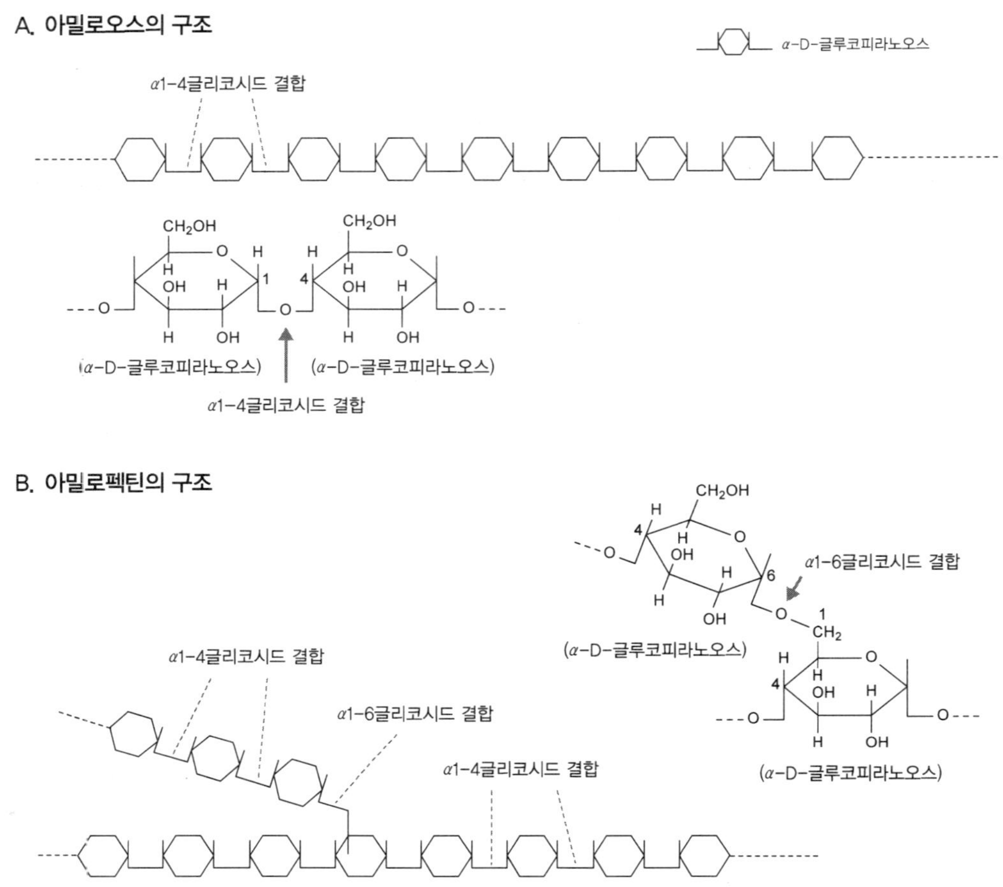

그림 3 **전분의 구조**

말토오스는 D-글루코오스 2분자가 결합한 것으로서 전분이나 글리코겐을 분해하는 과정에서 생성된다. 락토오스는 D-글루코오스와 D-갈락토오스가 결합한 것으로서 우유즙에 함유되어 있다. 수크로오스는 D-글루코오스와 D-프룩토오스가 결합한 것으로서 사탕의 주성분이다.

아카르보오스(acarbose)는 Actinoplanes속(방선균의 일종)의 아미노당 산생균의 배양액 중으로부터 분리·정제된 4당류이다. 이것은 장관내부에 있어서 다당류의 소화효소인 α-아밀라아제나 α-글루코시다아제(말타아제, 스쿠라아제, 글루코아밀라아제 등의 2당류 α1-4 결합을 분해하는 효소의 총칭) 등의 효소를 저해하는 작용을 한다. 따라서 아카르보오스는 경구당뇨병 치료약으로서 사용되고 있다. 유사한 효능을 나타내는 보글리보오스(voglibose)는 방선균 배양액 중에서 발견되는 유사 아미노당을 기본으로 화학 합성된 단당류 유사의 구조를 가지는 경구당뇨병 치료약이다.

이코덱스트린(icodextrin)은 옥수수전분을 가수분해한 것을 정제한 평균분자량이 13000~19000

의 글루코오스의 중합체로서 α1–4 및 α1–6 글리코시드결합을 가지는 소당류의 혼합물이다. 투석막을 이행하기 어렵기 때문에 콜로이드 침투압이 유지되기 쉬우며, 혈당의 상승효과도 없다. 글루코오스 대신에 이코덱스트린을 침투압 물질로서 사용되고 있는 복막 투석액이 있다.

다당류에는 전분(starch), 셀룰로오스(cellulose), 글리코겐(glycogen) 등이 있고, 이들은 D–글루코오스만으로 형성되어 있다. 식물에서는 전분이 동물에서는 글리코겐이 저장에너지원으로서 중요한 역할을 하고 있다. 전분은 아밀로스(amylose)와 아밀로펙틴(amylopectin)의 혼합물이다. 아밀로스는 α1–4 글리코시드결합에 의하여 글루코오스가 가지 없는 직선사슬구조이기 때문에, 입체적으로는 나선구조를 취하고 있다(그림 3A).

아밀로펙틴은 α1–4 글리코시드결합으로 중합된 사슬에, α1–6글리코시드결합에 의하여 가지가 연결되어 있으며 가지를 가지는 나선구조를 취한다(그림 3B). 가지가 더욱 분리되는 경우도 있다. 즉, 구조적으로는 가지를 가지는 아밀로오스로 간주할 수 있다.

셀룰로오스는 β–글루코오스가 중합된 것으로서 식물의 세포벽이나 선유의 주성분이다. 글리코겐은 주로 근육이나 간장에 존재하며, 세포질에 글리코겐 과립으로서 존재한다. 글리코겐은 아밀로펙틴보다 더욱 분지된 가지를 가지는 나선구조를 취하고 있다.

2. 당질의 대사

2-1. 당질의 소화와 흡수

전분은 구강내부에서 타액선 아밀라아제에 의하여 크게 분해된다(아밀라아제는 사람의 경우, α–아밀라아제만 존재한다). α–아밀라아제는 엔도글리코시다아제(endo glycosidase) 활성을 가지며 양쪽 말단 이외의 α1–4 글리코시드결합을 절단한다. 따라서 α–아밀라아제는 전분의 성분인 아밀로오스를, 말토오스(글루코오스가 2분자 결합한 것) 또는 말토트리오스(글루코오스가 3분자 결합한 것)까지 분해할 수 있다. 그러나 α–아밀라아제는 α1–6 글리코시드결합과 이것에 인접하는 α1–4 글리코시드결합은 절단할 수 없다. 따라서 α–아밀라아제가 전분의 다른 한쪽 성분인 아밀로펙틴을 분해하면 말토오스와 말토트리오스 이외에 각종 길이의 한계 덱스트린(limit dextrin)을 생성한다.

이들의 분해생성물이 십이지장까지 도달하면 췌장 아밀라아제에 의하여 전분은 거의 완전히 분해되며 말토오스, 말토트리오스, 한계 덱스트린까지 소화된다. 이들의 분해생성물은 말타아제, 글리코아밀라아제(비환원 말단으로부터 α1–4 결합과 α1–6 결합을 절단할 수 있다), 한계 덱스트리나아제(α1–4 결합과 α1–6 결합을 절단할 수 있다)에 의하여 글루코오스로까지 분해된 후에 거의 대부분

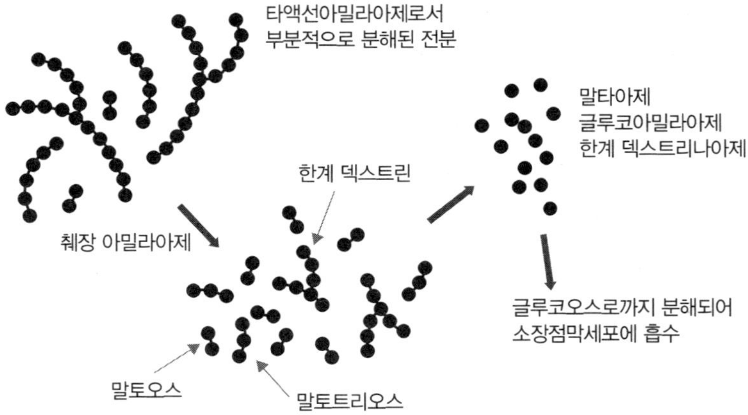

그림 4 전분의 소화

소장세포로부터 흡수된다(그림 4). 이들은 문맥을 통하여 간장에 운반된다.

2-2. 혈중농도의 조절메커니즘

많은 호르몬에 의하여 혈당은 일정범위로 유지되고 있다. 혈당을 저하시키는 호르몬은 췌장의 랑게르한스섬(islets of Langerhans)의 β세포로부터 분비되는 인슐린뿐이다. 인슐린은 간장에서 당의 신생을 억제하고 글리코겐 합성을 촉진하는 것에 의하여 간장으로부터 당의 방출을 저하시킨다. 또한, 인슐린은 근육이나 지방조직에서 글루코오스의 근육내부로 흡입을 촉진시킨다. 이들의 작용에 의하여 인슐린은 혈당을 저하시킨다.

소화관으로부터는 인슐린 분비를 조절하는 인크레틴(incretin)이라고 불리는 호르몬이 분비된다. 인크레틴에는 글루코오스 의존성 인슐린 분비자극 폴리펩티드(GIP : glucose-dependent insulinotropic polypeptide, 별명 위장 억제 폴리펩티드(gastric inhibitory polypeptide)와, 글루카곤 유사 펩티드 1(GLP-1 : glucagon-like peptide-1)의 2종류가 있다. GIP는 십이지장에 존재하는 K세포로부터, GLP-1은 소장 하부(특히 회장)와 결장에 존재하는 L세포로부터 분비된다. 인크레틴은 혈당 의존성으로 인슈린 분비를 촉진한다. 혈중의 인크레틴은 DPP-4(dipeptidyl peptidase 4)라고 말하는 단백분해 효소에 의하여 불활성화 되기 때문에 반감기는 수분으로 짧다. 인크레틴에는 췌장의 랑게르한스섬의 β세포 수를 증가시키는 작용이 있다고 보고되어 있다. 현재 당뇨병 치료약으로서 GLP-1 수용체 작동약과 DPP-4 저해약이 사용되고 있다.

한편, 혈당을 상승시키는 호르몬은 췌장의 α세포로부터 분비되는 글루카곤, 하수체전엽으로부터 분비되는 성장호르몬, 부신피질로부터 분비되는 당질코르티코이드(코르티졸이 대표적), 부신수질로부터 분비되는 아드레날린 등이 복수로 존재한다. 중추신경계는 에너지의 거의 대부분을 글루코오스에 의존하고 있기 때문에, 저혈당상태에서는 혼수상태로 된다. 복수의 호르몬이 혈당상승에 관여하고 있는 것은 저혈당의 방지메커니즘으로서 중요하다.

2-3. 세포내 당대사

(1) 해당계통과 새로운 당의 생생

해당계통은 글루코오스로부터 산소를 이용하지 않고, 에너지를 생산하는 혐기적 대사회로이다. 글루코오스 1분자는 해당계통에서 대사를 받으면 최종적으로 2분자의 피루브산으로 된다(그림 5).

실선의 화살표는 해당계통의 반응을, 파선의 화살표는 다른 대사경로와 관련되는 반응을 나타낸다. 파선으로 표시한 타원형 내부의 효소는 ATP를 소비하는 반응을, 실선으로 표시한 타원형 내부의 효소는 ATP를 생산하는 반응을, 착색으로 표시한 효소는 기타의 중요한 효소를 각각 나타낸다(글루코오스와 프룩토오스의 대사생성물에서는 수소원자와 수산기를 일부 생략하고 있다).

이들의 일련의 반응은 모두 효소반응에 의하여 세포질내부에서 수행된다. 이들의 과정에서 2분자의 ATP를 소비하여 4분자의 ATP를 제조하기 때문에, 계산상으로 2분자의 ATP가 증가한다. 피루브산은 무산소의 조건에서는 락트산탈수소효소(LD : lactate dehydrogenase, 락트산데히드로게나아제)에 의하여 락트산으로 되지만, 산소가 있는 조건에서는 다음에 설명하는 시트르산 회로에서 에너지 생산에 이용된다.

한편, 글루코오스가 부족한 상태에서는 글루코오스가 합성된다. 이 과정을 당의 신생이라고 말하며, 즉 새로운 당의 생성은 글루코오스가 해당계통에서 분해되어 피루브산으로 되는 경로를, 거의 반대로 거쳐서 수행된다(그림 6).

해당계통과 당신생의 양쪽에 관여하는 대사산물은 실선으로, 당신생에만 관여하는 대사산물은 파선으로 표시했다. 또한, 이중선으로 표시한 것은 탄소 수가 6의 대사산물을, 단선으로 표시한 것은 탄소 수가 3의 대사산물이다. 실선의 화살표는 해당계통과 당신생을 같은 효소가 촉매하는 반응을, 파선의 화살표는 해당계통과 당신생을 별도의 효소가 촉매하는 반응을 나타낸다.

새로운 당의 생성은 글루코오스의 분해생성물을 재료로 하는 것뿐만이 아니고, 아미노산이나 지질을 재료로 하는 것도 가능하다. 아미노산으로부터 새로운 당의 생성을 수행하는 경우에는 피루브산으로부터 포스포엔올피루브산이 형성되는 도중에, 옥살로아세트산이 중간생성물로서 생성된다. 아미노산은 직접 옥살로아세트산으로 변환되는 것뿐만이 아니고, 피루브산을 경유하여 옥살로아세

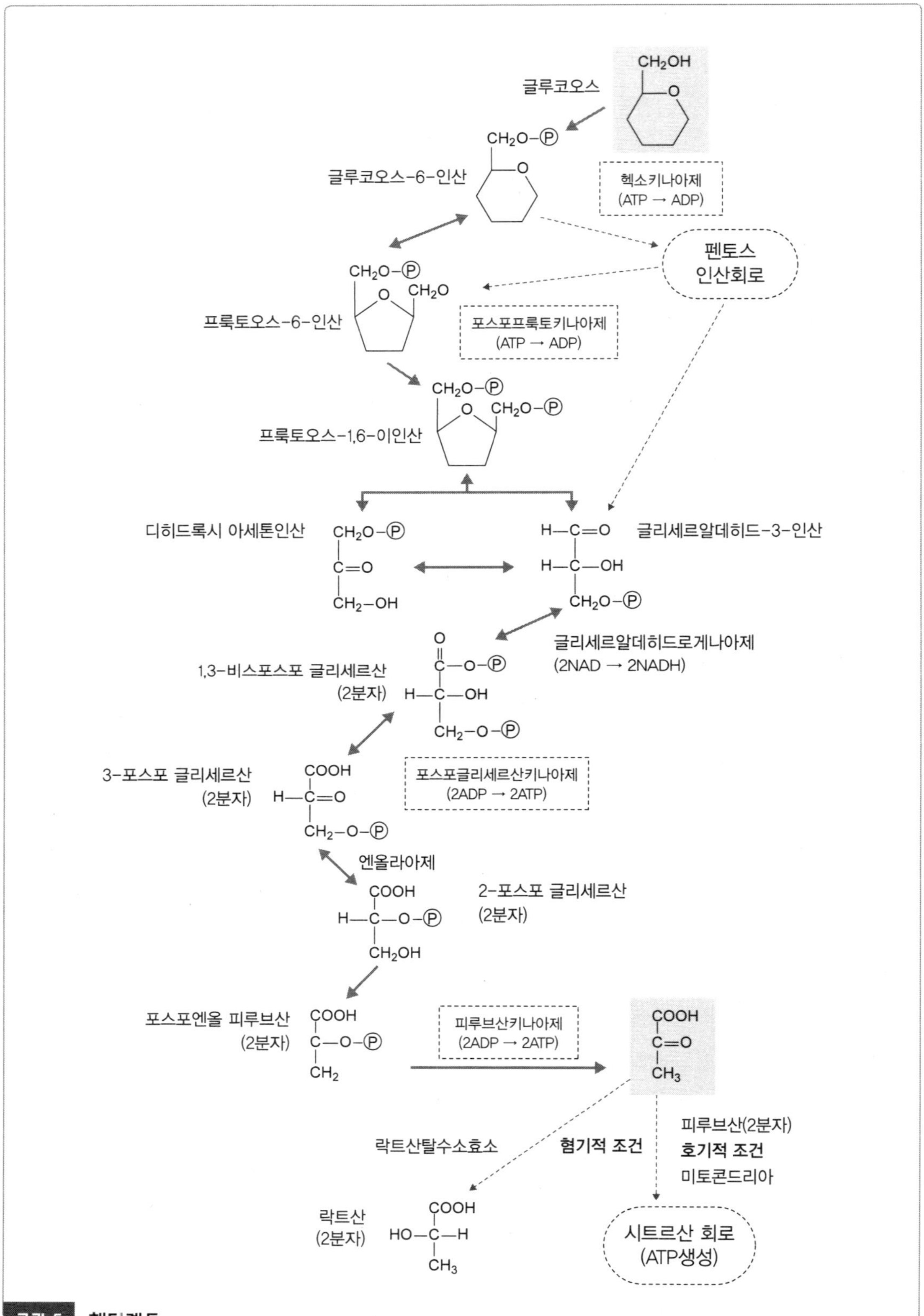
글루코오스
CH2OH
글루코오스-6-인산
헥소키나아제
(ATP → ADP)
펜토스
인산회로
프룩토오스-6-인산
포스포프룩토키나아제
(ATP → ADP)
프룩토오스-1,6-이인산
디히드록시 아세톤인산
글리세르알데히드-3-인산
1,3-비스포스포 글리세르산
(2분자)
글리세르알데히드로게나아제
(2NAD → 2NADH)
3-포스포 글리세르산
(2분자)
포스포글리세르산키나아제
(2ADP → 2ATP)
엔올라아제
2-포스포 글리세르산
(2분자)
포스포엔올 피루브산
(2분자)
피루브산키나아제
(2ADP → 2ATP)
락트산탈수소효소
혐기적 조건
피루브산(2분자)
호기적 조건
미토콘드리아
락트산
(2분자)
시트르산 회로
(ATP생성)

그림 5 해당계통

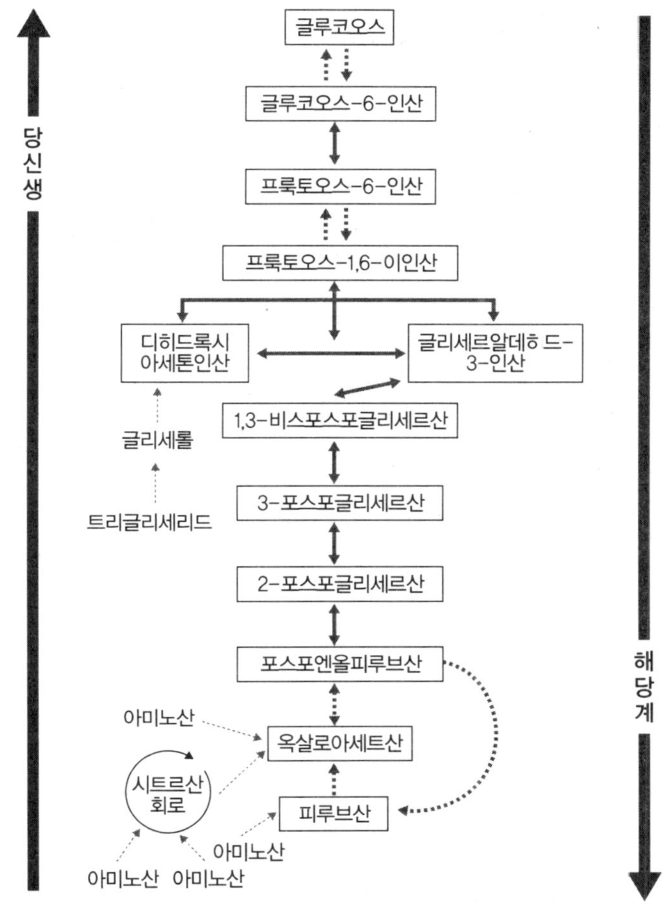

그림 6 **해당계통과 당의 신생 관계**

트산이 되기도 하고, 시트르산 회로에 도입되어 옥살로아세트산으로 변환되기도 한다. 또한, 트리글리세리드의 분해생성물인 글리세롤은 디히드록시아세톤인산으로 변환되어 새로운 당의 생성에 이용된다.

(2) 시트르산 회로와 전자전달 계통

시트르산 회로는 효율적인 에너지 생산에 중요한 역할을 하고 있는 호기적 대사경로에서, 트리카르복실산 회로(TCA cycle : tricarboxylic acid cycle)라고도 말한다. 해당계통에서 생성되는 피루브산은 호기적인 조건에 있어서는 미토콘드리아의 매트릭스에 도입되면 미토콘드리아의 내막에 결합되어 있는 피루브산 탈수소효소복합체(pyruvate dehydrogenase complex)에 의하여 Acetyl CoA로 된다.

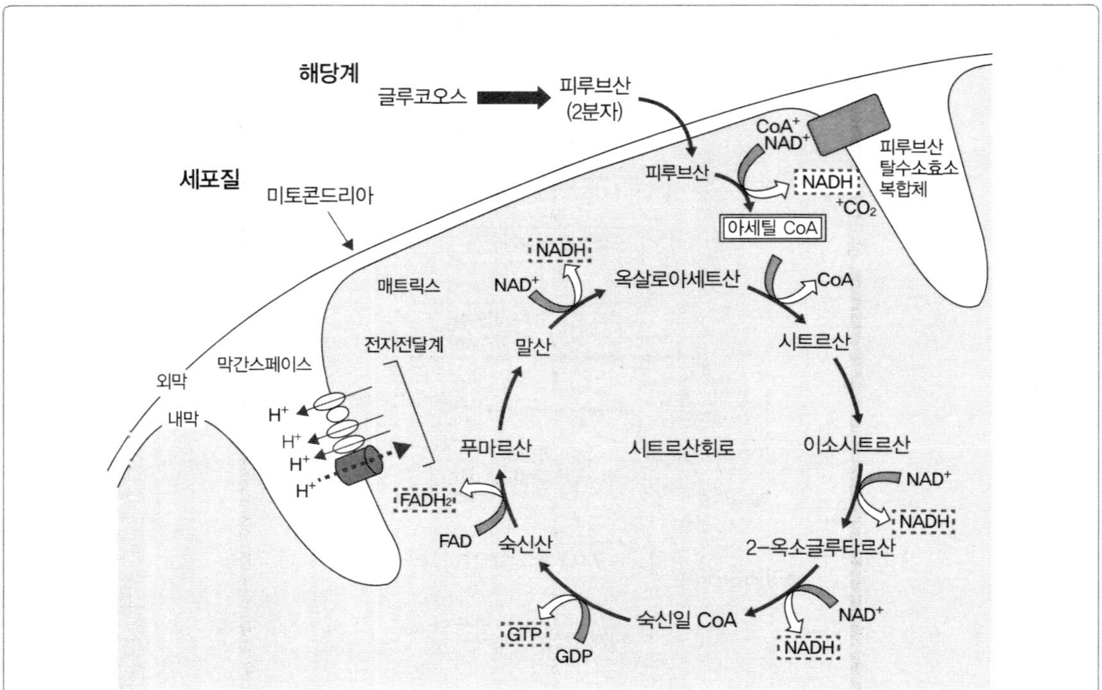

그림 7 시트르산 회로

이 반응에 의하여 피루브산은 탈탄산을 받아서 NADH가 1분자 생성된다. Acetyl CoA는 옥살로아세트산과 반응하여 시트르산 회로에 도입되며 ATP생성에 필요한 물질(NADH가 3분자, $FADH_2$가 1분자, GTP가 1분자)가 생성되고, 재차 옥살로아세트산으로 되돌아온다(그림 7).

시트르산 회로에서 생성된 NADH와 $FADH_2$는 미토콘드리아의 내막에 있는 전자전달계에서 처리된다. 전자전달계는 5개의 복합체(Ⅰ~Ⅴ)로서 형성되며 복합체 Ⅰ~Ⅳ의 일련의 반응에 의하여 미토콘드리아의 외막과 내막에 끼워있는 막간의 공간에 H^+을 저장한다(즉, 매트릭스에 있던 H^+을 막간의 공간으로 이동시킨다). 이 H^+이 복합체 Ⅴ를 통하여 매트릭스에 재차 유입되는 에너지를 이용하여 ADP를 인산화 시켜서 ATP를 생성한다(산화적 인산화). 1분자의 NADH와 $FADH_2$가 전자전달계에서 처리되면 각각 3분자 및 2분자의 ATP가 생성된다.

시트르산 회로

- 반응 1

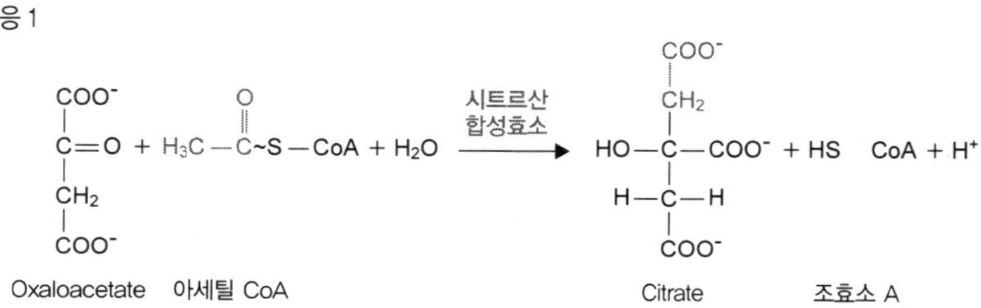

● 반응 2

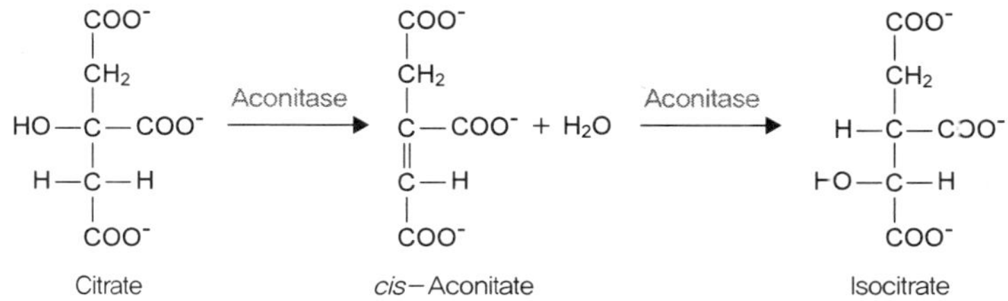

● 반응 3

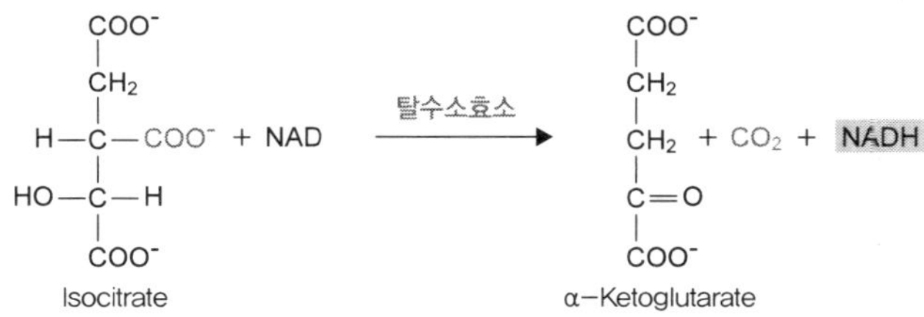

● 반응 4

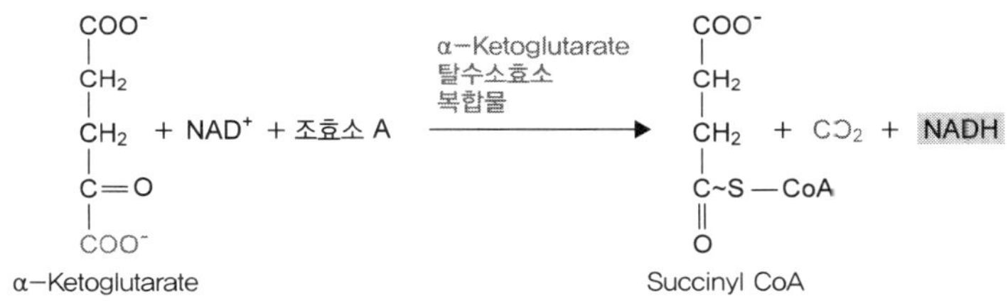

● 반응 5

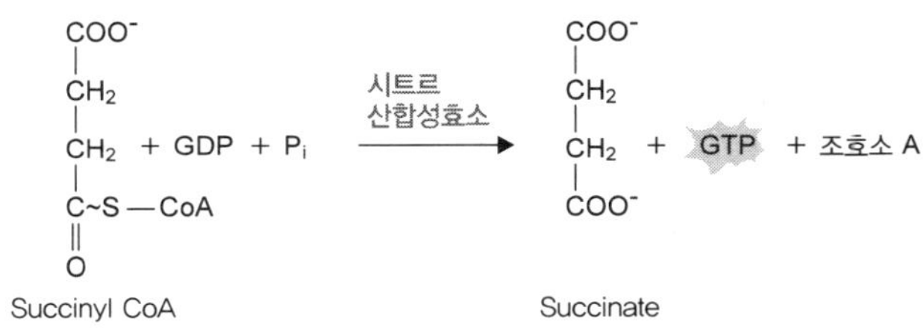

● 반응 6

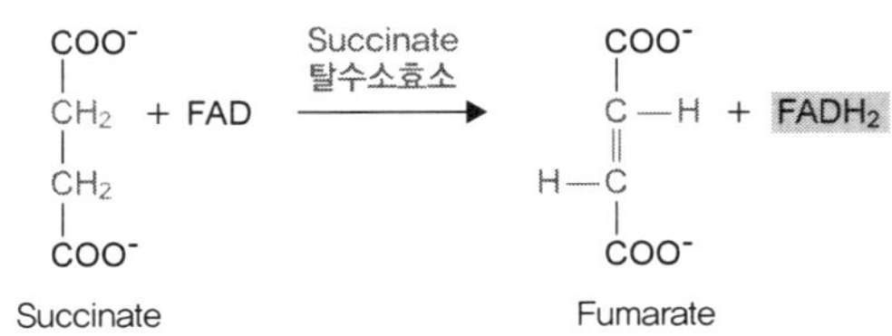

● 반응 7

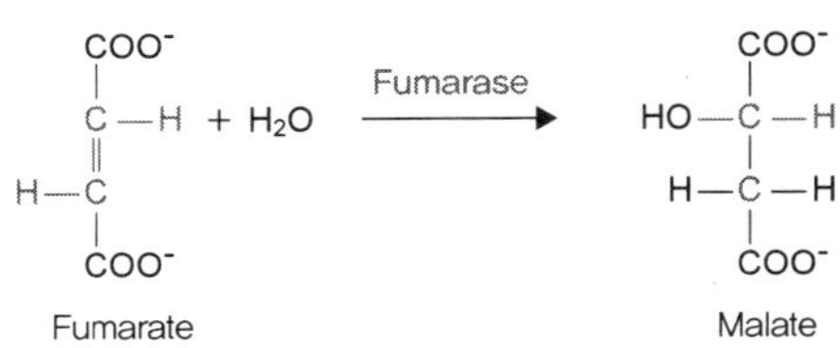

• 반응 8

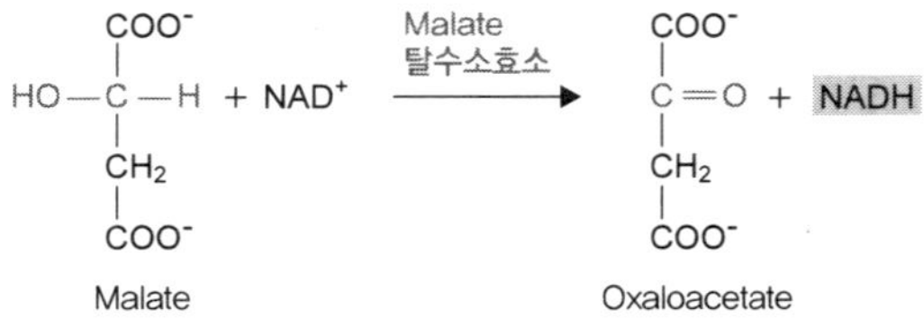

(3) 글리코겐의 합성과 분해

근육이나 간장의 세포내부에 도입된 글루코오스는 글루코오스–6–인산으로 되며 글리코겐 합성효소에 의하여 글리코겐으로 합성된다(그림 8의 실선 화살표).

근육과 간장의 글리코겐 합성은 다른 아이소자임에 의하여 수행되며 호르몬 조절도 별도이다. 간장에 축적된 글리코겐이 어느 정도 저장되면 글루코오스로부터 글리코겐이 아니고 지방이 합성된다

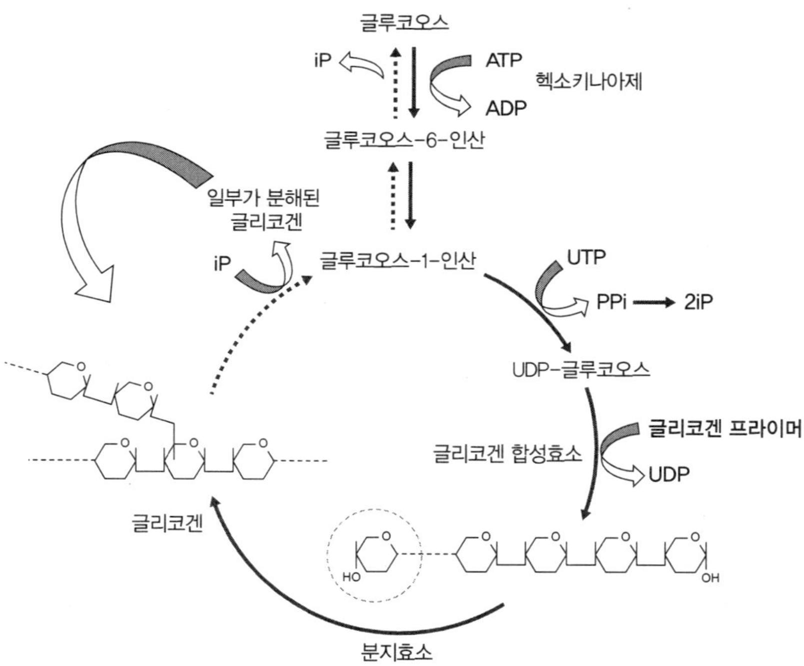

글루코오스로부터 글리코겐의 합성은 실선으로, 글리코겐의 분해에 의한 글루코오스의 생성은 파선으로 나타낸다. UDP 글루코오스는 α1–4 결합한 짧은 글루코오스 사슬(글리코겐 프라이머)과 반응하고, 비환원 말단에 글루코오스가 결합한다. 여기에 분지효소가 작용하여 글리코겐으로 된다.
UTP : 우리딘 삼인산, UDP : 우리딘 이인산, PPi : 피로인산, iP : 무기 인산

그림 8 글리코겐의 합성과 분해

(영양소의 상호변환).

절식상태로 되면 간장에 저장되어 있는 글리코겐이 분해되고, 글루코오스가 제조되어 혈중으로 방출된다. 글리코겐의 분해반응은 합성반응과는 다른 경로에 의하여 수행된다(그림 8, 파선 화살표). 간장에 축적되어 있는 글리코겐은 절식상태에서는 하루도 견디지 못하고 고갈되어 버린다. 한편, 근육은 간장의 약 3~5배에 상당하는 글리코겐량을 축적하고 있다. 그러나 근육에는 글리코겐을 분해하여 생성되는 글루코오스-6-인산을 탈인산화시키는 효소가 없기 때문에, 근육의 글리코겐에서는 혈당을 상승시킬 수 없다.

(4) 펜토스인산 회로

글루코오스 산화경로의 하나로서 글루코오스-6-인산으로부터 프룩토오스-6-인산과 글리세르알데히드-3-인산이 생성된다. 양쪽 모두, 해당계통의 중간 대사생산물로서 이 경로는 해당계통의 부경로이다. 이 과정에서 NADPH와 리보오스-5-인산이 중간 대사생성물로서 제조된다. NADPH는 생체내부의 환원반응 보효소로서 지방산이나 스테로이드 합성 등에 사용된다. 리보오스-5-인산은 5탄당(펜토오스)인 리보오스의 인산화물이며, 핵산의 원료로서 사용된다(그림 9).

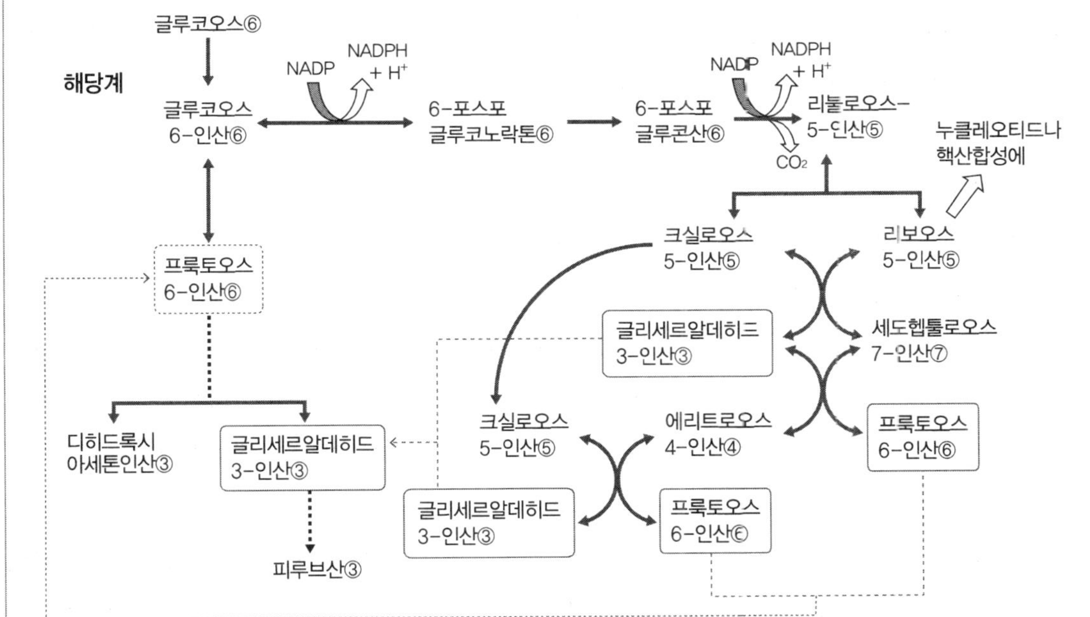

그림 9 펜토스인산 회로

3. 당질 및 관련항목의 검사법

3-1. 글루코오스

(1) 혈당

혈청 글루코오스(혈당)의 측정은 병원 등의 검사실에서 대형 자동 분석기를 이용하여 수행하는 방법과, 병동이나 외래(의료기관) 또는 자택에서 간이 측정기를 이용하여 시행하는 방법으로 분류할 수 있다. 검사실에서 혈당은 대부분 효소법으로 측정되며 헥소키나아제(HK)법, 글루코오스 옥시다아제(GOD) 전극법이 주요한 측정법이다. 이전에는 환원법(알칼리성의 조건하에서 가열하여 사슬상태 구조로 변환시키고, 그 알데히드기의 환원성을 검출)이나 축합법(강산성의 조건하에서 방향족아민과 축합하여 정색하는 것을 검출) 등도 수행되고 있었지만, 전자는 다른 환원성물질의 영향을, 후자는 다른 알도오스의 영향을 받기 때문에, 현재는 거의 이용되지 않고 있다.

한편, 의료종사자가 수행하는 POCT(point of care testing)나 환자가 수행하는 혈당자기측정(SMBG : self-monitoring of blood glucose)에 있어서 초기에는 글루코오스 옥시다아제 비색법에 의하여 측정되고 있었다. 이것이 글루코오스 옥시다아제 전극법이나 글루코오스탈수소효소(GDH : glucose dehydrogenase) 전극법으로 측정원리가 변했다. 따라서 기기가 경량화 되고, 필요 검체량도 수 μL~1 μL 미만으로 적어졌다. 현재, 근적외선이나 세포간 용액의 흡인 등을 이용한 채혈을 필요로 하지 않는 비침습적인 혈당측정기기가 개발 중에 있다.

1) 헥소키나아제(HK : hexokinase)법

이 방법은 혈청이나 소변 중의 글루코오스에 대한 국제표준법이다. 글루코오스-6-인산 탈수소효소법과 조합시킨 방법은 일본임상화학회(JSCC)의 권고법으로 되어있다. 이 방법에서 측정된 글루코오스의 값은 동위원소 희석분석(IDNS : isotope dilution mass spectrometry)법과의 상호간의 관계도 좋다. 검사실에서는 글루코오스 측정법으로서 이 방법이 가장 많이 채용되고 있다. 헥소키나아제는 a-글루코오스 및 β-글루코오스의 양쪽에 작용하여 글루코오스를 인산화 시켜서 글루코오스-6-인산을 생성하는 반응에서 촉매인 효소이다(그림 5 참조).

글루코오스-6-인산은 글루코오스-6-인산 탈수소효소의 존재하에서 $NADP^+$를 환원하여 NADPH를 생성한다(그림 9 참조). 이와 같이 생성된 NADPH는 파장 340 nm에서검출된다(그림 10).

D-글루코오스 + ATP —(헥소키나아제)→ D-글루코오스-6-인산 + ADP

D-글루코오스-6-인산 + $NADP^+$ —(글루코오스-6-인산 탈수소 효소)→ 6-포스포글루콘산 + NADPH + H^+

(NADPH: 340 nm에서 검출)

그림 10 헥소키나아제법의 원리

2) 효소전극법

효소전극법은 측정시간이 짧고, 긴급검사에 적합한 것으로부터 병원 검사실에서 많이 이용되고 있다. 그러나 전용의 분석장치를 필요로 한다. 한편, SMGB나 POCT용의 간이 측정기에는 이 방법이 널리 채용되고 있다.

효소전극법에서는 글루코오스 옥시다아제와 글루코오스 탈수소효소의 2개 효소가 이용되며 어느 것이나 글루코오스를 글루코노-1,5-락톤으로 산화하여 수소이온과 전자를 탈취한다. 글루코노-1,5-락톤은 비효소적으로 가수분해 되어, 글루콘산으로 된다. 글루코오스 옥시다아제에 의한 반응에서는 산소가 소비되고 과산화수소가 생성된다. 한편, 글루코오스 탈수소효소에 의한 반응에서는 산화형 보효소가 환원형 보효소로 된다(그림 11). 이들의 반응을 전위차로서 검출하는 것이 효소전극법이다.

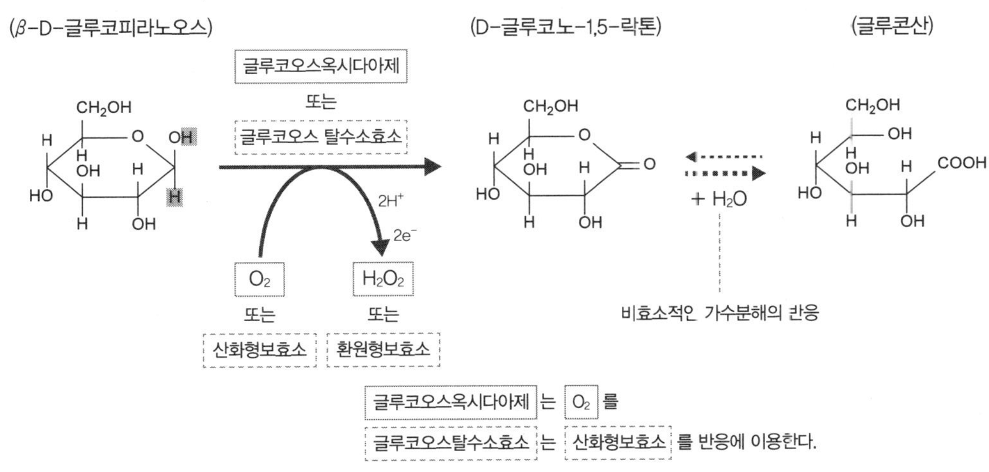

혈중에서는 글루코노락톤과 글루콘산은 평형상태에 있다. 양쪽의 비율은 각각 농도, 온도, 용액의 pH 등에 의하여 변한다.

그림 11 효소전극법에 있어서 글루코오스의 산화와 전자의 방출

$$\text{D-글루코오스} + O_2 + H_2O \xrightarrow[\text{글루코오스옥시다아제}]{} \text{글루콘산} + H_2O_2$$

양극 $2H_2O_2 \longrightarrow 4H^+ + 2O_2 + 4e^-$

음극 $O_2 + 4H^+ + 4e^- \longrightarrow 2H_2O$

(과산화수소 전극법)

역반응의 산소전극법도 있지만 이 경우는 용존산소 등의 영향을 받는다.

그림 12 글루코오스 옥시다아제 전극법(과산화수소전극)의 원리

3) 글루코오스 옥시다아제(GOD) 전극법

검사실에서 사용되는 글루코오스 측정의 전용기로는 이 방법이 이용되고 있다. 글루코오스 농도의 측정을 위한 전극에는 과산화수소전극과 산소전극이 있다. 과산화수소전극의 경우는 과산화수소가 양극에서 전기분해 되어 수소이온과 산소와 전자로 된다. 전자가 음극까지 이동하는 것에 의하여 회로에 전류가 흐른다(그림 12). 이 전류치는 글루코오스의 농도에 비례하기 때문에 혈중농도를 측정할 수 있다. 한편, 산소전극의 경우는 효소반응의 결과 감소하는 산소의 양을 검출한다.

SMBG용의 측정기기로는 글루코오스 옥시다아제 전극법을 이용한 것이 있다. 현재 이용되고 있는 많은 기기에는 전자조정자가 센서에 포함되어 있다. 페리시안화이온(헥사시아노철(Ⅲ)이온 : $[Fe(CN)_6]^{3-}$)은 그의 대표적인 것이다.

전자조정자는 글루코오스의 산화반응에 동반하여 발생하는 전자를 받아서 환원형으로 된다. 전극에 일정한 전압을 가하면 전자조정자는 전자를 방출하여 산화형으로 되돌아오고, 재차 전자를 받아드릴 수 있다(그림 13). 전자조정자를 이용하는 것에 의하여 비특이적인 산화물질에 의한 과산화수소의 발생을 감소시킬 수 있다.

글루코오스 옥시다아제 전극법에서는 효소로서 피복시킨 전극을 사용한다. 수용액 중에서 α-D-글루코오스 및 β-D-글루코오스가 평형상태에 있다(그림 1 참조). 무타로타아제(mutarotase)는 이 방법에서 이용되지 않는다.

4) 글루코오스 탈수소효소(GDH) 전극법

최근의 SMBG용의 측정기기에 이용되고 있는 글루코오스 탈수소효소는 글루코오스 옥시다아제와는 달리, 글루코오스를 산화시킬 때에 산소를 전자수용체로 하지 않는다. 따라서 용존산소의 영향을 받지 않는 장점이 있다.

글루코오스 옥시다아제와 마찬가지로 글루코오스가 산화될 때에 방출되는 전자는 전자조정자가 받아서 전극에 전압을 걸어서 흐르는 전류를 측정한다.

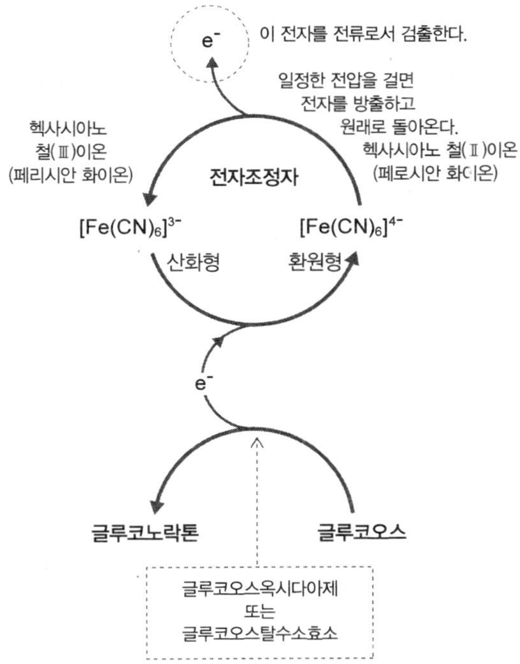

전자조정자로서 페리시안화이온을 이용한 예를 나타낸다

그림 13 전자조정자를 매개로 하는 글루코오스의 농도검출

전류의 양은 글루코오스 농도에 비례하기 때문에 글루코오스 농도를 구할 수 있다(그림 13).

5) 분석상의 주의점

채혈 후의 검체를 실온으로 방치하면 글루코오스는 해당계통의 효소에 의하여 대사를 받아서 시간과 함께 혈당의 측정치가 저하한다. 이 저하는 온도가 높을수록 크고, 4℃에서 보존해도 완전히 저지할 수 없다. 따라서 해당계통 효소의 엔올라아제를 저해하는 플루오르화나트륨(NaF)이 들어있는 채혈관에서 채취된 혈액을 이용한다. 그러나 효소저해의 효과가 발휘될 때까지 약 3시간 정도가 걸리기 때문에, 채혈 후에는 될 수 있는 한 빠르게 측정한다. 부득이한 경우에는 검체를 4℃에서 보존한다. 검사의 온라인화가 진행되고, 채혈한 후 1시간 이내에 결과를 보고하고 있는 시설도 많아졌다. 따라서 헬륨·리튬 채혈관을 이용하여 분리된 혈장을 사용하여 혈당측정을 수행하고 있는 시설도 있다.

당뇨병환자의 증가나 측정기기의 개량에 동반하여 현재는 SMBG가 보급되고 있다. POCT 가이드라인 제 2판(2008년)에서는 피험자 자신이 수행하는 SMBG는 POCT에 포함되어 있지 않지만, 기기의 설명이나 관리 등에 검사기사가 관여할 필요가 없다. SMBG는 주로 지두혈에 의한 전혈을 사용하여 측정한다. 의료시설에서 수행되는 검사와는 달리, 측정할 때의 온도나 채혈부위, 채혈량 등에 따라서 정확한 혈당측정이 수행되지 않을 가능성이 있기 때문에 주의할 필요가 있다. 특히, SMBG를 이용하여 혈장이나 정맥혈 등의 시료는 측정에 적당하지 않고, 정확한 효과가 얻어지지 않기 때문에 주의할 필요가 있다.

더욱, 유기인 중독의 해독약인 프랄리독심요오드화메틸(PAM : pralidoxime methyl iodide)이 투여되고 있는 환자에게서, 글루코오스의 허위성 높은 값이 보고되고 있다. 이것은 (1) PAM의 자외부 흡수특성이 pH에 의하여 변화되는 것과, (2) 측정할 때의 전압부하에서 PAM 분자내부의 요오드화 이온이 전자적인 시그널로 되는 것이 관여하고 있는 것으로 추정되고 있다. 속도분석법(검체 블랭크를 측정하지 않는 방법)이나 측정파장이 가시부에 있는 시약(500 nm ≦ 파장)에서는 (1)의 영향을 받지 않는다고 추정된다. 또한, PAM 유래의 전자적 시그널의 경감조치가 취해지고 있는 측정시약에서는 (2)의 영향을 받지 않는다고 생각되지만, 각 시약 메이커의 확인이 필요하다.

혈당은 혈청, 혈장, 전혈에서 측정되는 경우가 있지만 전혈에서 측정된 경우는 혈청이나 혈장에 비해서 약 10% 정도로 측정치가 낮아진다.

(2) 요당

요당은 시험지를 이용한 정성적 검사가 수행되고 있다. 시험지법에서는 글루코오스 소변을 검출하고 있다. 이전에는 이들 시약의 요당검출 감도가 메이커에 따라서 달랐다. 따라서 일본임상검사 표준협의회(JCCLS)가 중심이 되어, 요당 정성반응의 표준화가 수행되었다. 현재는 소변 중의 글루코오스가 100 mg/dL 이상의 경우에 1+라고 하는 결과가 보고되기에 이르렀다. 그러나 2+ 이상의 정성치와 요당의 농도관계는 아직 통일되지 않고, 결과의 해석에는 주의가 필요하다.

시험지법에서는 글루코오스에 글루코오스 옥시다아제가 반응하여 과산화수소가 발생하고, 색소를 발색시킨다(그림 12 참조). 자동분석기를 이용하여 정량적으로 소변 중의 글루코오스 측정방법은 헥소키나아제법 등의 효소법이 이용되고 있다(그림 10 참조).

(3) 75 g-경구 포도당 부하시험(75 g-oral glucose tolerance test : OGTT)

75 g의 글루코오스를 함유하는 수용액을 마신 후, 경시적으로 정맥혈을 채취하여 혈당을 측정한다. 동시에 인슐린을 측정하는 경우도 많다. 요당을 동시에 측정하는 것에 의하여 신장성 당뇨(혈당은 정상인 것에도 불구하고, 요당이 출현하는 병태)의 진단이 가능하다. 경증의 당뇨병에서는 공복 시의 혈당은 정상이고, 식 후의 혈당만이 높은 값을 나타내는 경우가 있다. 판정기준을 표 2에 나타낸다.

표 2 75g OGTT의 판정기준

	혈당 측정 시간			판정구분
	공복시		부하 2시간	
글루코오스 농도 (정맥혈장)	126mg/dL 이상	and/or	200mg/dL 이상	당뇨병형
	당뇨병형에도 정상형에도 속하지 않는 것			경계형
	110mg/dL 미만 (100~110mg/dL)	and	140mg/dL 미만	정상형 (정상 높은 값)

3-2. 당화단백

당은 혈청중의 각종 단백질과 비효소적으로 결합한다. 지속적인 고혈당 상태가 계속되면 우선 글루코오스가 결합하여 불안정형 당결합 단백(aldimine)이 생성하고, 최종적으로는 아마도리전이(amadori rearrangement)가 일어나 안정한 당화단백(ketoamine)이 생성된다(그림 14). 임상검사 분야에서는 당화된 헤모글로빈, 알부민이 측정되고 있다. 이전에는 혈장단백의 케토아민형 당화단백의 지표로서 프룩토오스아민이 측정되고 있었다. 프룩토오스아민은 당화 헤모글로빈과 달리, 빈혈·용혈·이상헤모글로빈 등의 영향을 받지 않는다. 그러나 프룩토오스아민은 혈장 단백농도에 영향되는 것, 단일 단백의 당화량을 나타내지 않는 것, 대부분이 글리콜아민인 것으로부터 2006년에 보험수제 항목으로부터 삭제되었다.

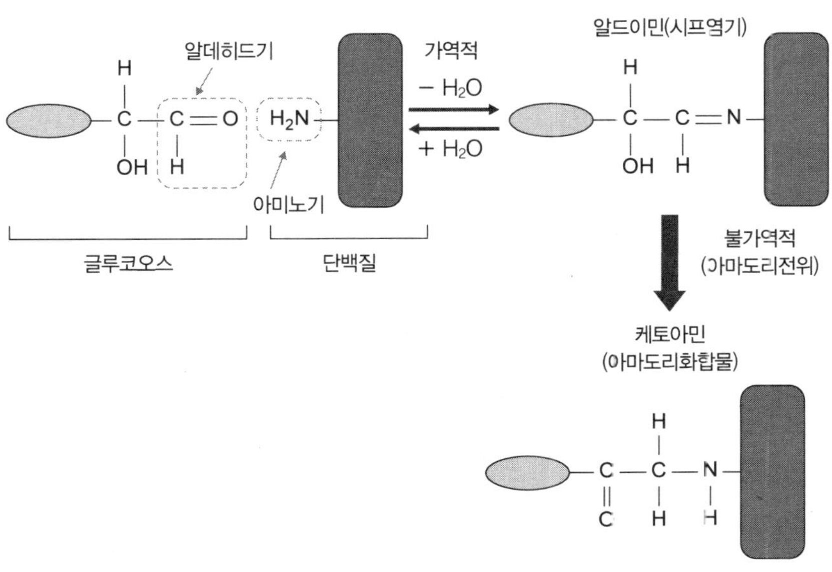

그림 14 글루코오스에 의한 단백질의 당화반응

(1) 당화 헤모글로빈(HbA1c)

헤모글로빈은 적혈구에 존재하는 철을 함유하는 색소(헴, heam)과 단백질(글로빈, globin)의 복합단백이다. 헤모글로빈은 2개의 α사슬과 2개의 비α사슬로 되어있으며, 성인에는 HbA($\alpha 2\beta 2$), HbA2($\alpha 2\delta 2$) 및 HbF($\alpha 2\gamma 2$)의 3종류가 존재한다. HbF는 태아헤모글로빈이라고 불리우며, 신생아 헤모글로빈의 80~85%를 점유하지만, 출생 후의 생성은 급속히 감소하며, 1년에 2% 미만으로, 성인에서는 1% 미만으로 된다.

헤모글로빈은 α사슬의 7, 16번째의 아미노산인 리진, β사슬 N말단의 아미노산인 발린, 17, 20, 66번째의 아미노산인 리신(lysine) 등의 복수부위에서 당화를 받는다. 그중에서 β사슬 N말단의 발린이 가장 글루코오스에 의한 당화를 받기 쉽다. 국제임상화학연합(IFCC)에서는 β사슬 N말단의 발린(valine)이 당화된 6개의 펩티드를 당화헤모글로빈이라고 정의하고 있다.

헤모글로빈을 이온교환칼럼크로마토그래피로서 분리하면 헤모글로빈은 A1a, A1b, A1c, A Ⅱ(A 또는 A_0라고도 불리우는 주요 피크), A Ⅲa, A Ⅲb 등의 피크로 분리된다. 즉, HbA1c는 본래 크로마토그램의 분획명칭이지만, 임상에서는「당화헤모글로빈」의 의미로서 이용되는 경우가 많다. 헤모글로빈의 β사슬 N말단에 글루코오스가 결합한 것은 A1c 분획에 포함된다. 헤모글로빈이 당화될 수 있는 중간물질인 알드이민은 가역성으로서 불안정형 HbA1c라고 불리우고 있다. 한편, 최종물질인 케토아민은 안정형 HbA1c라고 불리우고 있다. 보고된 값에 의하면 안정형 A1c 만을 측정하고, 전헤모글로빈에 대한 HbA1c의 비율(%)이 주어진다. 적혈구 수명은 약 120일, 반감기는 약 30일인 것으로부터 HbA1c는 평균해서 1~2개월의 혈당치를 반영한다[기준범위 : 4.6~6.2%(NGSP치)].

반응의 전과정은 혈당치에 의존성이 있기 때문에 고혈당의 정도에 따라서 생성물은 증가한다. 이전에는 친화성 크로마토그래피(affinity chromatography)도 임상검사에 이용되었지만, 현재는 사용되지 않는다.

1) 고속액체 크로마토그래피(HPLC) 법

HbA1c의 국제적 표준법은 IFCC법이다. IFCC법은 엔도프로테아제(endoprotease)를 이용하여 β사슬-N말단 헥사펩티드(아미노산이 6개 연결된 것)를 정량적으로 절단한다. 총헤모글로빈에 대한 HbA1c의 비율(mmol/mol)은 헤모글로빈의 당화 β사슬-N말단 헥사펩티드(A1c)와 비당화 β사슬-N말단 헥사펩티드(A_0)의 비율을 측정하여 구할 수 있다[A1c/(A1c$^+$$A_0$)]. 측정은 액체 크로마토그래피 질량분석법(LC-MS) 또는 고속액체 크로마토그래피 분리농축 후에 모세관 전기영동법(HPLC-CE법)이 이용된다.

일본의 기준법은 JSCC법(KO500법)이다. 일본에서는 이온교환모드를 이용한 고분리의 액체 크

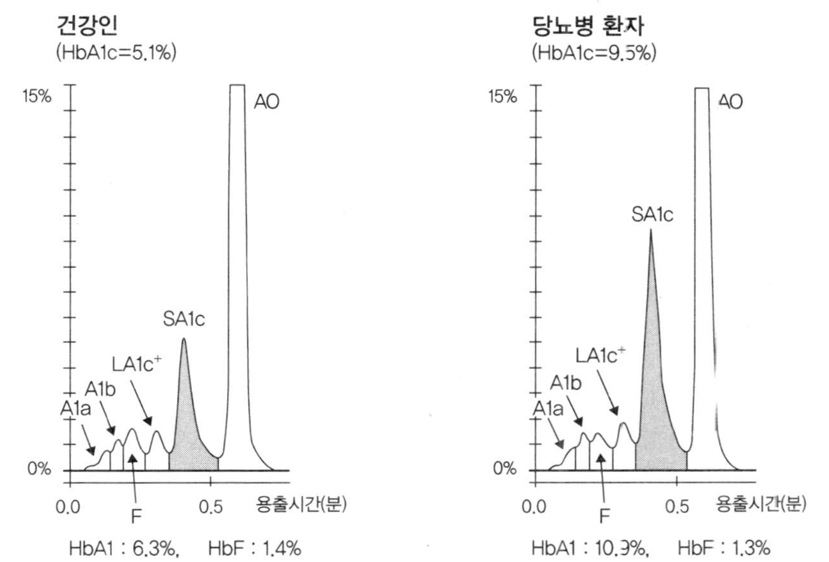

그림 15 건강인 및 당뇨병환자의 HPLC 크로마토그램

로마토그래피를 이용하여 헤모글로빈의 β사슬–N말단에 글루코오스가 1분자 결합한 β–N–[1–deoxyfructosyl]–hemoglobin(St–GHbA1c)을 측정한다.

검사실에서는 양이온교환기를 가지는 비다공성 충전제를 이용한 고속액체 크로마토그래피에 의하여 전하의 차이로서 HbA1c를 분리한다. 실제로는 용혈된 검체를, 양이온교환수지 칼럼을 세트로 하는 전용기로서 측정한다. 헤모글로빈 전체의 면적에 대한 HbA1c 분획의 퍼센트로서 값을 나타낸다(그림 15). 전처리(용혈처리)는 불필요하며, 최근의 여러 종류에서는 1분 이하에서 분석이 종료되기에 이르렀다.

2) 면역법

당화헤모글로빈의 β사슬–N말단에 있는 에피토프(epitope)를 인식하는 특이항체를 이용하여 당화헤모글로빈을 측정한다. 전처리에 의하여 용혈시킬 필요가 있다.

미감작의 라텍스를 이용한 라텍스응집법이나 폴리햅텐(polyhapten)을 이용한 면역저해 비탁법을 원리로 하는 측정법이 많다. 전자에서는 라텍스 입자표면에 검체 중의 HbA1c를 흡착시키고, 여기에 항HbA1c 항체를 반응시킨다. 이와 같이 해서 생성된 라텍스의 응집을 탁도로서 측정한다. 후자에서는 검체 중의 HbA1c와 시약 중의 특이항체가 결합한다. 검체의 HbA1c와 반응하지 않은 시약 중의 항체는 폴리햅텐과 결합하여 면역복합물을 형성한다. 면역복합체의 양은 미반응 검체의 양에 비례하기 때문에 반응용액의 탁도로부터 HbA1c 농도를 구할 수 있다. 2가지 방법 모두 총헤모글로빈을 측정하고, 그것에 대한 HbA1c의 비율(%)로서 농도를 나타낸다. 미국에서 많은 이상 헤모글로빈(HbS나 HbC)에서도 헤모글로빈 β사슬–N말단을 인식하게 되었다.

3) 효소법

프로테아제의 작용에 의하여 헤모글로빈 β사슬–N말단으로부터 당화된 디펩티드를 절단한다. 제2 반응으로서 프룩토실펩티드옥시다아제(당화디펩티드에 특이적으로 반응하는 효소)를 작용시켜서 과산화수소를 발생시킨다. 과산화수소는 퍼옥시다아제의 존재하에서 발색제와 반응시키기 때문에 HbA1c를 정량할 수 있다. 헤모글로빈 농도는 별도로 측정하고, HbA1c의 비율을 퍼센트로서 보고한다. 신부전증에서 출현하는 카르바밀화 헤모글로빈의 영향은 받을 수 없다. 이 방법은 전처리된 검체를 이용할 필요가 있지만 범용형 자동분석기를 이용하여 측정이 가능한 방법이다.

(2) 글리코알부민

알부민은 4개소의 리신이 당화된다. 그 측정법은 현재 효소법이 주류이다. 효소법에서는 먼저, 글리코알부민(glycoalbumin)을 프로테아제로서 절단한다. 다음에 절단된 당화아미노산에 특이적인 효소(케토아민옥시다아제)를 반응시키고, 글루코손(glucosone)과 과산화수소를 발생시킨다. 이 과산화수소를 퍼옥시다아제의 작용에 의하여 발색계로 유도시켜서 글리코알부민 농도를 측정한다. 동시에 알부민을 개량 BCP(bromocresol purple)법으로 측정한다.

이 검사는 당화된 알부민을 총알부민에 대한 비율(%)로서 나타내기 때문에 저단백혈증의 영향은 고려하지 않아도 좋다. 알부민의 혈중 반감기가 17일이기 때문에, 채혈 전의 약 2~3주간전의 혈당 평균치를 반영한다(기준범위 : 11.0~16.0%).

(3) 1,5–안히드로글루시톨(1,5–AG)

1,5–안히드로글루시톨(1,5–AG : 1,5–anhydroglucitol)은 글루코오스와 유사한 구조를 가지는 다가알코올이다(그림 16).

이것은 거의 대부분의 음식물에 함유되어 있으며 체내에도 풍부하게 존재한다. 1일당 음식물로부터 1,5–AG의 섭취량은 소변 중의 배설량과 거의 같으며, 혈중 농도는 거의 일정하게 유지되고 있다. 이것은 혈당과는 다르며 1일내의 변동은 없다. 또한, 체내에서는 대사되지 않으며, 사구체로서 여과되지만, 세뇨관에서 활발하게 재흡수된다. 고혈당상태에서는 글루코오스가 세뇨관에서 1,5–AG의 재흡수와 경합한다. 따라서 1,5–AG의 소변 중의 배설이 증가하고, 결과적으로 1,5–AG의 혈중농도

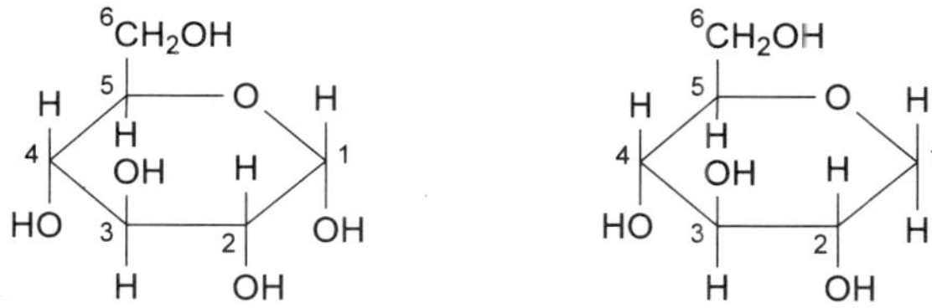

α-D-글루코오스
(α-D-글루코피라노오스)

1,5-AG

그림 16 글루코오스와 1,5-AG(안히드로글루시톨)의 구조

가 저하한다. 예를 들면, 식후의 고혈당이 있을지라도 혈당은 인슐린의 작용으로 수 시간이 지나면 저하되지만, 1,5-AG는 한번 저하되면 혈중농도가 회복되는데 수일이 걸린다.

이 검사는 채혈직전(수일의 단위)의 혈당치를 예민하게 반영하는 지표로서 이용된다. 주의해야 할 점으로서는 당뇨병 이외에 신성당뇨, 신부전(크레아틴 3 mg/dL 이상)에서도 낮은 값으로 되는 경우가 있다. 또한, 확실한 고혈당 상태로 되면 고도로 혈중농도가 저하되며 혈당치가 변동해도 1,5-AG 값의 변화에는 반영되지 않는다.

1,5-AG의 측정법은 현재, 효소법이 주류이다. ADP 의존성 헥소키나아제를 사용하고 있는 것과, 피라노오스옥시다아제를 사용하고 있는 것이 있다. 전자에서는 우선, 6위치의 수산기가 산화되어 1,5-AG-6-인산이 생산된다. 이것이 AG-6-인산 탈수소효소의 존재하에서 $NADP^+$와 반응하여 NADPH가 생성된다. 이것에 의하여 포르마잔 색소(formazan dye)를 발색시켜서 1,5-AG를 정량한다. 한편 후자에서는 1,5-AG 2위치의 수산기가 산화되며 과산화수소가 발생한다. 이 과산화수소를 퍼옥시다아제를 이용하여 발색계로 유도한다. 더욱, 피라노오스옥시다아제는 글르코오스와도 반응하기 때문에, 전처리하여 글루코키나아제에 의하여 글루코오스를 인산화시킨다. 이것은 피라노오스옥시다아제에 반응하지 않기 때문에, 1,5-AG를 특이적으로 측정할 수 있다(기준범위 : 14.0 μg/mL 이상).

3-3. 당대사산물

(1) 피루브산·락트산

피루브산은 글루코오스가 해당계통에서 대사된 최종 생성물로서 혐기적 조건에서는 락트산 탈수소효소가 작용하여 락트산이 생성된다. 이 반응은 가역적이다(그림 5 참조). 호기적 조건하에서 피루브산은 미토콘드리아에 도입되어 시트르산 회로에서 이용된다(그림 7 참조). 이 최초의 반응에서 생성하는 Acyl CoA는 지방산 합성에도 이용된다. 또한, 피루브산은 옥살로아세트산을 경유하여 새로운 당의 생성어 이용된다(그림 6 참조). 일부의 아미노산은 피루브산으로 변환되어 새로운 당의 생성에 관여한다.

락트산이 현저하게 축적되면 락트산 산성혈증(acidosis)으로 된다. 경구 당뇨병약의 일종인 경구혈당 강하제의 부작용으로서 발생하는 경우도 있다.

피루브산·락트산도 무산소 운동으로 증가한다. 구혈대를 이용하여 채혈하면 혐기 상태로 되기 때문에 측정치는 높아진다. 또한, 채혈 후 실온에 방치하면 해당계통에 의한 글루코오스로부터 생성이 증가하기 때문에 피루브산도 락트산도 높은 값으로 된다.

1) 락트산 측정법(효소전극법)

혈액가스 분석장치의 대부분은 락트산을 동시에 측정할 수 있다. 대표적인 기기(SIEMENS사, rapidlab 1200)에서는 다공질막을 통과한 혈장성분이 락트산 측정용 전극(음극)의 표면에 도포하여 고정화시킨 효소(락트산옥시다아제)와 반응한다. 그 결과, 피루브산과 과산화수소가 발생한다(그림 17A). 발생된 과산화수소는 일정한 전압이 걸린 양극(기준전극 : reference electrode)에서 전기분해에 의하여 소비된다(그림 17B). 이때, 락트산 농도에 비례하여 생성된 전자($2e^-$)가 회로를 흐른다. 이 전자가 음극의 락트산 측정용 전극에서 수소이온 및 산소와 반응하여 물로 된다(그림 17C). 이들의 일련의 반응에 의하여 회로내부에 전류가 흐른다. 기준전극은 일정한 전위를 취하기 때문에 양쪽 전극에 흐르는 전류에 의하여 락트산 농도를 구할 수 있다. 더욱, 방해물질 전극과 카운터 전극을 흐르는 전

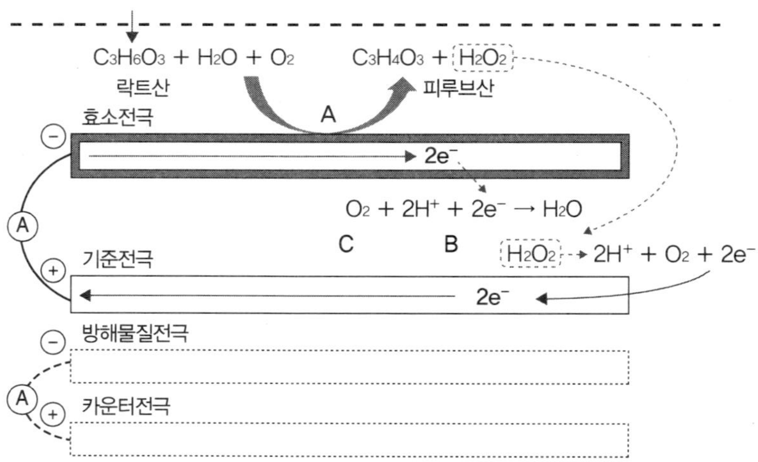

그림 17 락트산 바이오센서에 의한 락트산 측정법

류를 빼는 것에 의하여 락트산에 의하여 발생한 특이적인 전류만을 측정할 수 있다(그림 17).

락트산은 채혈 후의 전혈을 방치하면 글루코오스가 해당계통에서 대사되어 수치가 상승한다. 혈액가스의 측정과 마찬가지로 채혈 후에는 곧바로 측정할 필요가 있다. 더욱, 긴급검사, 당뇨병진료, 스포츠의학 등을 목적으로 간이형의 락트산 측정장치도 시판되고 있다.

현재, 일반의 생화학 항목과 더불어, 락트산을 대형의 자동분석기로서 측정하는 경우는 그다지 없다. 측정하는 경우에는 해당저지제, 항응고제가 도입된 채혈관으로 채혈 후에 곧바로 저온에서 분리된 혈장을 사용하든지, 단백 제거 후의 시료(0.8 N 과염소산과 전혈을 1 : 1로 혼합하여 원심분리한 상혈)를 이용하여 측정한다. 단백 제거 후의 검체에서는 혈장 전체에 비하여 측정치는 낮아진다. 현재 시판되고 있는 자동분석기용의 시약에는 효소전극법과 같은 락트산옥시다아제가 이용되고 있으며 락트산으로부터 생성하는 과산화수소를 퍼옥시다아제의 존재하에서 발색계에 유도하여 락트산 농도를 측정한다.

2) 피루브산 측정법

피루브산의 자동분석기에서 측정은 락트산과 마찬가지로 채혈 후에 곧바로 측정하든지, 단백질을 제거한 후의 혈장을 사용한다. 피루브산에 피루브산옥시다아제를 반응시키고, 아세틸인산과 CO_2가 함께 발생하는 과산화수소를 발색계로 유도하여 피루브산을 측정한다.

4. 당질검사 데이터의 평가

4-1. 당뇨병의 진단

일본당뇨병학회는 2010년에 새로운 당뇨병의 진단기준을 발표했다. 금번 개정의 커다란 특징은 진단기준에 HbA1c의 값을 추가하는 것이다. HbA1c의 컷오프 값(cutoff value)은 HbA1c 값과 75 g-OGTT의 혈당치 및 망막증 발증과의 관계 등으로부터 결정되었다. 또한, 2012년 4월 1일부터 HbA1c의 국제화를 위해서 종래부터 일본에서 이용되어 왔던 HbA1c 값(JDS : japan diabetes society) 대신에, NGSP 값을 이용하는 것으로 되었다.*(6장 끝의 주를 참조)

---

* : NGSP값(%) = 1.02×JDS값(%) + 0.25%
  JDS값(%) = 0.980×NGSP값(%) − 0.245(%)
  JDS값 5.0~9.9%에서는 NGSP값 = JDS값+0.4%
  단, NGSP : National Glycohemoglobin Standardization Program.

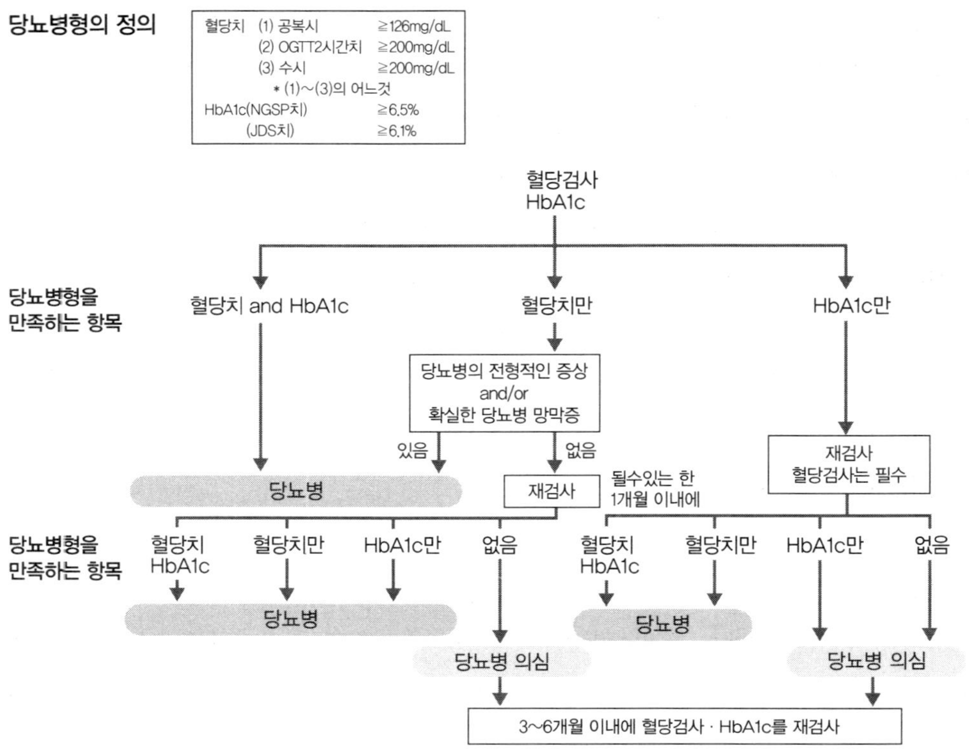

당뇨병형은 혈당치 및 HbA1c의 값으로 정의되고 있다. 일본의 경우, 2012년 3월 31일까지 종래의 JDS값을 이용하여 진단하고, 6.1% 이상을 당뇨병형으로 한다. 그러나 2012년 4월 1일 이후에는 NGSP 값을 이용하여 진단하고, 6.5% 이상을 당뇨병형으로 하고 있다.

그림 18 당뇨병 임상진단의 흐름도

진단을 위한 검사치의 기준은 크게 혈당의 기준과 HbA1c의 기준으로 분류되며 전자에서는 (1) 공복 시의 혈당이 126 mg/dL 이상, (2) 75 g-OGTT의 2시간치가 200 mg/dL 이상, (3) 수시 혈당이 200 mg/dL 이상의 3종류 기준이 있다. HbA1c의 기준은 NGSP 값으로 6.5% 이상(JDS 값으로 6.1% 이상)이다. 당뇨병의 진단은 이들의 검사치와 당뇨병의 전형적 증상 및 당뇨병성 망막증의 존재를 가지고, 그림 18과 같은 흐름도(flow chart)에 따라서 진단한다. 재검사의 경우는 다른 날에 검사를 수행한다.

더욱, 상기의 기준을 만족하지 못했지만, 공복 시의 혈당이 110~125 mg/dL의 경우나 OGTT의 2시간치가 140~199 mg/dL의 경우는 경계형으로 분류된다. 경계형은 당뇨병으로 이행하는 고위험 그룹(high risk group)으로서 정기적인 검사가 권장된다.

4-2. 혈당제어의 평가

일본당뇨병학회에서는 HbA1c, 공복 시의 혈당치, 식후 2시간 혈당치의 3항목에 의한 혈당제어 지표를 나타내고 있다(표 3). 헤모글로빈의 반감기가 약 30일인 것으로부터, HbA1c는 과거 1~2개월간의 혈당제어를 반영하고 있다. 혈당제어가 불량한 경우(HbA1c가 NGSP값으로 6.9 이상), 당뇨병망막증이 진전되기 쉬운 것을 나타내고 있다.

임산부의 당뇨병 경우에는 글리코알부민을 제어의 지표로서 이용하는 것을 권장하고 있으며 아동의 합병증을 예측할 수 있다는 견해가 발표되었다.

표 3 혈당제어의 지표와 평가지표

	우	양	가		불가
			불충분	불량	
HbA1c(NGSP 값)(%)	6.2 미만	6.2~6.9 미만	6.9~7.4 미만	7.4~8.4 미만	8.4 이상
공복시 혈당치(mg/dL)	80~110 미만	110~130 미만	130~160 미만		160 이상
식후 2시간 혈당치(mg/dL)	80~140 미만	140~180 미만	180~220 미만		220 이상

일본당뇨병학회(편) : 당뇨병치료 가이드 2010. 25항, 文光堂, 2010년부터 개정하여 인용

4-3. 인슐린 분비능과 인슐린 저항성의 평가

2형 당뇨병의 발증에는 인슐린 저항성의 존재가 중요하다. 비만, 과식, 운동부족 등으로서 인슐린의 작용이 미약하면(인슐린 저항성), 혈당을 정상으로 유지하기 위해서 대상적으로 췌장의 β세포로부터 인슐린이 분비된다. 인슐린은 혈당을 저하시키는 것뿐만이 아니고, 지질의 합성이나 이성화, 교감신경의 활성, 나트륨이나 물의 신장에서의 재흡수, 세포증식 등도 조절하고 있다. 인슐린 저항성에 의해서 고인슐린 혈증으로 되면 혈당의 상승은 억제되지만, 인슐린의 혈당저하 이외의 효과가 과잉으로 되기 때문에, 지질이상증이나 고혈압 등이 발생한다.

대사증후군(metabolic syndrome)에서는 내장지방의 축적이 인슐린 저항성을 일으키며, 각종 대사이상을 합병한다고 생각되고 있다. 장기간 이와 같은 상태가 계속되면 이윽고 췌장의 β세포가 피폐되어 인슐린 분비부전의 상태로 된다.

엄밀히 인슐린 저항성을 평가하는 데에는 포도당 클램프법(glucose clamp technique)이 이용된다. 이 방법에서는 한쪽 팔로부터 고농도의 인슐린을 지속적으로 경정맥에 투여하고, 혈중 인슐린농도를 일정하게 한다(이것을 클램프라고 말한다). 이 상태에서 혈당치가 일정(90~100 mg/dL 정도)하게 되도록 하고, 다른 한쪽 팔로부터 포도당을 경정맥에 투여한다. 이때 필요한 포도당의 양(주사하고 있는

포도당의 양)이 적은 경우에는 인슐린의 효과가 나빠진다(인슐린 저항성이 있다). 포도당 클램프법은 피험자에게 부담이 크기 때문에 임상적으로는 보다 간편한 지표가 이용되고 있다.

(1) 공복 시의 인슐린

인슐린은 식후에 상승하기 때문에, 인슐린 저항성의 지표로서 이용하는 것은 공복 시의 인슐린에 한정된다. 인슐린 저항성이 있으면 혈당을 적정의 레벨로 유지하는 인슐린의 필요량이 증가하고, 공복 시의 인슐린이 높은 값으로 된다. 10 μU/mL 이상에서는 인슐린 저항성이 의심되며 15 μU/mL 이상에서는 확실한 인슐린 저항성이 있다. 항인슐린 항체의 양성자에 있어서는 이상 높은 값으로 된다. 검사시약에 의하여 외인성의 인슐린아날로그 제제에도 반응하는 것과 반응하지 않는 것이 있기 때문에, 인슐린 치료 중의 환자에게 있어서는 결과의 해석에 주의할 필요가 있다.

(2) 인슐린 저항성 항상성 모델평가(HOMA-IR : homeostasis model of assessment-insulin resistance)

인슐린 저항성 항상성 모델평가는 공복 시의 혈당과 인슐린치로부터 계산으로 구해진다(그림 19). 이것은 주로 간장에서 인슐린 저항성의 지표이다. 1.6 이하의 경우는 정상, 2.5 이상에서는 인슐린 저항성이 있다고 판정된다. 단, 공복 시의 혈당이 140 mg/dL 이상의 경우, HOMA-IR은 신뢰도가 낮은 점에 주의해야 한다. 요즈음, 이 결점을 보상하는 지표로서 HOMA2-IR이 제안되고 있다. HOMA2-IR은 컴퓨터를 이용한 비선형 모델을 이용하고 있으며 계산용의 소프트가 옥스퍼드대학의 홈페이지로부터 다운로드할 수 있다.

$$\text{HOMA-IR} = \frac{\text{공복시 인슐린치}(\mu\text{U/mL}) \times \text{공복시 혈당치}(\text{mg/dL})}{405}$$

판정		
	1. 6 이하	정상
	2. 5 이상	인슐린 저항성 있음

그림 19 HOMA-IR의 산출법

(3) 인슐린 분비지수

인슐린의 초기분비의 지표로서 75 g-OGTT를 시행할 때의 혈당과 인슐린치를 사용하여 다음의 식으로 구해진다.

$$\triangle \text{IRI}/\triangle \text{혈당} = \frac{IRI_{30\text{분치}} - IRI_{\text{전치}}}{\text{혈당}_{30\text{분치}} - \text{혈당}_{\text{전치}}}$$

0.4 미만의 경우는 초기 분비능이 저하하고 있으며 당뇨병이 있든지, 장래 당뇨병으로 이행할 가능성이 높다.

(4) 혈중 및 소변 중의 C-펩티드

인슐린의 전구물질인 프로인슐린이 분해되면 인슐린과 C-펩티드로 된다. 따라서 C-펩티드는 인슐린과 같은 정도로 혈중에 분비되며 그 후 신장으로부터 배설된다. 인슐린의 측정시약 중에는 인슐린주사에 의한 외인성의 인슐린과 환자자신의 췌장으로부터 분비되는 내인성의 인슐린을 함께 측정하는 것이 있지만 혈중 및 소변 중의 C-펩티드는 내인성의 인슐린만을 반영한다. 신장기능이 저하된 환자에게는 신장으로부터 배설이 감소하기 때문에 혈중농도가 높아지는 것에 주의해야 한다.

4-4. 검사법의 선택에 있어서 주의해야 할 병태

HbA1c는 적혈구 수명과 관련이 있으며 대량 출혈 후에 용혈성 질환, 간경변(비장 기능 항진증의 상태), 만성 신부전에서는 적혈구 수명이 단축되기 때문에 낮은 값으로 된다. 철결핍성 빈혈의 회복기는 낮은 값인 반면 철결핍성 빈혈(만성기)에서는 높은 값을 나타낸다. 이상헤모글로빈에서도 HbA1c는 이상치를 나타낸다. 면역법에도 영향을 미치는 이상헤모글로빈도 있기 때문에 이와 같은 경우에는 글리코알부민에 의한 혈당제어가 바람직하다.

네프로오제 증후군(nephrotic syndrome)을 나타내는 것과 같은 고도의 단백뇨증의 예에서는 알부민의 대사가 항진하여 외관상 글리코알부민이 낮은 값을 나타낸다.

5. 글리코헤모글로빈의 표준화

현재, 일본에서는 HbA1c라고 하는 말을 글리코헤모글로빈과 거의 같은 의미로 사용하고 있다. 그러나 HbA1c에는 미국을 중심으로 하는 NGSP치, 일본의 JDS치, 스웨덴을 중심으로 하는 북유럽의 Mono-S치, 국제적인 표준화를 목표로 하여 정해진 IFCC치가 있다. HbA1c의 값이 복수인 이유는 종래 HbA1c의 명확한 화학적 정의가 없었던 것에 의한다.

일본에서 HbA1c의 표준화는 1994년에 시작되었다. HbA1c는 원래 헤모글로빈을 HPLC로서 분리한 분획의 명칭이다. 그 당시, HbA1c는 주로 2개의 기기 메이커의 HPLC로서 측정되어 있으며 측정치에 명확한 기종간의 차이가 있었다. 따라서 (1) 불안정형 HbA1c를 제외하고 안정형 HbA1c를 측정한다. (2) 공통의 표준물질(JDS Lot 1)을 사용한다고 하는 2점에 의하여 HbA1c의 표준화를 수행했다. 그 결과, HbA1c 측정치의 시설간에서는 현저하게 축소되었다. 그러나 그 당시의 HPLC에서는 HbA1c의 분획에 「헤모글로빈 β사슬-N말단의 발린이 당화된 것」이외의 것도 용출되어 있다.

그 후, 고분해능의 HPLC를 사용하는 것에 의하여 HbA1c의 정확한 측정이 가능하게 되었지만(KO500법), HbA1c의 측정치가 종래의 값과 크게 변하지 않도록 캘리브레이터에 JDS치의 값을 부여하고 있다. 즉, 현재 이용하고 있는 JDS치는 최초에 일본에서 HbA1c의 표준화가 수행된 당시의 값을 반영하고 있다(HbA1c의 이외의 성분을 함유하는 값으로 환산하고 있다). 한편 미국에서는 혈당제어와 합병증의 관계 등을 조사한 DCCT(diabetes control and complication trial)가 수행되었을 때에, 표준물질을 배열하여 HbA1C(c는 대문자로서 표시)의 표준화를 수행했다. 일본의 경우와 마찬가지로, 이때의 값이 현재까지 계승되어 NGSP치로 되어있다. 따라서 IFCC는 HbA1c를 「헤모글로빈의 β사슬-N말단의 발린에 당이 공유결합한 6개의 펩티드(당결합 헥사펩티드)」라고 정의하고, 표준물질과 기준측정법을 정했다. IFCC치에서는 「당결합 헥사펩티드(HbA1c)」를 mmol로서 나타내고, 이것을 「당비결합 및 당결합 헥사펩티드의 총량(mol)」으로서 나눈 비율(mmol/mol)을 HbA1c의 값으로 하고 있다.

이와 같은 상황하에서, 2010년에 일본당뇨병학회에서는 JDS치에 0.4%를 가한 것을 국제표준치(NGSP 상당치 : 엄밀하게는 NGSP치에서는 없다)로서 사용한다고 결정했다. 그러나 JDS치와 NGSP치는 HbA1c 이외의 물질을 함유하고 있는 값으로서 더욱 양쪽이 관계는 농도마다 다른 것을 알 수 있다. 일본당뇨병학회는 방침을 전환하고, 2012년 4월 1일 이후에는 HbA1c의 값에 국제표준이 아니고 NGSP치를 사용하기에 이르렀다. 이것은 검사의학표준물질기구(ReCCS)가 NGSP의 기준측정시설의 인정을 취득하고, JDS치와 NGSP치의 관계를 일본국내에서 구할 수 있게 되었기 때문이다. HbA1c는 당뇨병의 진단이나 치료에 중요한 검사항목으로서 NGSP치로의 이행 기간에는 임상에서의 혼란이 예상된다. 또한, 본래 측정할 수 없었던 것을 함유한 NGSP치를 후에도 계속적으로 사용하는 타당성에 대해서는 앞으로 논의해야 할 사항이라고 생각된다.

6. 실습

6-1. 사용방법 키트에 의한 혈당의 측정

「GLU Neo “Shino test”(shino test : 글루코오스 옥시다아제법)」을 예로서 해설한다.

(1) 시약의 조제

효소시약 1병을 용해액 1병으로 용해한다.

(2) 장치와 기재

- 시험관
- 피펫(시료 채취용, 시약 분주용)
- 항온수조(37℃)
- 분광광도계 또는 500 nm의 필터를 가지는 비색계

(3) 측정법

1) 조작

표준용액(글루코오스 농도 200 mg/dL)을 증류수 또는 이온교환수로서 2배로 희석하고, 검량선 작성용으로 100 mg/dL 농도의 시료를 작성한다(다음 표중 No. 1).

No.	표준용액	증류수 또는 이온교환수	시료채취량	농도
1	1.0 mL	1.0 mL	0.02 mL	100 mg/dL
2	원액	–	0.02 mL	200 mg/dL
3	원액	–	0.04 mL	397.4 mg/dL
4	원액	–	0.06 mL	592.2 mg/dL

	검체(S)	표준(Std)	시약맹검(블랭크)
측정시약용액	3.0 mL	3.0 mL	3.0 mL
37℃에서 3분간 예비가온			
시료	혈청(소변) 0.02 mL	표준용액 No.1~4 0.02~0.06 mL	정제수 0.02 mL
혼합한 후, 37℃에서 5분간 가온			

시험관에 측정용액을 3.0 mL씩 분주한다. 이들을 미리 37℃로서 약 3분간 가온하여 둔다. 혈청 0.02 mL, 글루코오스 표준용액 0.02~0.06 mL, 정제수를 0.02 mL씩 가온한 측정시약에 첨가하고 잘 혼합한 후, 37℃에서 5분간 가온한다. 시약맹검(블랭크)을 대조로 하여 검체(S)의 흡광도 Es 및 표준(Std)의 흡광도 Estd를 분광광도계를 이용하여 500 nm에서 측정한다.

2) 검량선의 작성과 농도의 계산

흡광도를 세로에, 글루코오스 농도를 가로에 취하고, 검량선을 작성한다. 검량선을 이용하여 검체의 흡광도 Es에 상당하는 글루코오스 농도를 구한다. 표준용액의 원액 1 농도만을 사용하여 측정하는 경우는 이하 계산식으로부터 글루코오스 농도를 구한다.

$$\text{글루코오스 농도(mg/dL)} = Es/Estd \times 200$$

(200 : 표준용액 표시치)

6-2. 자동분석장치용 시약에 의한 혈당의 측정

「Pure Auto SGLU−R(sekisuimedical : hexokinase method, late assay)를 예로서 해설한다.

(1) 시약의 조제

시약 ①과 시약 ②는 조제된 것이다.

별도, 표준물질 「Anaseramu GLU standard solution(sekisuimedical : 액상제품)」을 준비한다.

(2) 장치와 기재

- 정제수

- 홀피펫(표준용액 용해용)
- 피펫(시료 채취용)
- 샘플컵
- 자동분석장치

(3) 측정법

1) 조작

시료와 표준용액을 각각 샘플 컵에 적당량(0.5 mL)을 가하고, 미리 파라미터를 설정한 자동분석 장치에서 측정한다. 측정조작과 농도계산이 전자동으로 실시된다(혈청분리용 채혈관을 세트하면 자동적으로 시료가 샘플 컵에 첨가되는 장치도 있다).

〈측정 예〉

검체[*1] + 시약① —(37℃, 5분)→ 시약② —(37℃, 96~252초)→ 측정

13 μL　260 μL　130 μL　(흡광도[*2])

*1 : 검체가 혈청 혹은 혈장의 경우에는 13 μL, 소변의 경우에는 4 μL를 사용한다.
*2 : 450 nm와 340 nm의 흡광도 차

6-3. 간이 혈당측정치에 의한 혈당의 측정

「Glutest Neo super(三和化學硏究所)」를 예로서 해설한다.

POCT나 SMBG용의 기기를 이용하여 혈당을 측정하는 경우, 환경온도나 혈액의 채취부위, 헤마토크리트(hematocrit)가 측정치에 영향하는 것이 알려져 있다. 또한, 부적절한 기기의 사용에 의하여 혈액을 매개로 하는 감염이 일어날 수 있다. 여기서는 채혈부위에 의한 측정치의 차이나 적절한 측정방법에 대해서 연구한다.

(1) 장치와 기재

- 소독면
- 일회용 채혈침
- 채혈용 기구

- 센서(「Glutest Neo Sensor」)
- 혈당측정기(「Glutest Neo Super」)
- 혈장 혈구 모세관(「테루모 모세관(Terumo capillary)」)
- 모세관용 퍼티(putty)
- 혈장 혈구 원심분리기

(2) 측정법

① 센서를 혈당측정기에 설치한다(자동적으로 전원이 도입된다)

② 채혈부위(손가락 또는 손바닥)을 소독하고, 충분히 건조시킨다.

③ 일회용 화살창으로 찌르고, 혈액을 채취한다. 바늘은 반드시 폐기용기에 폐기한다.

④ 손가락으로는 (1) 미는 법 또는 (2) 주무르는 법으로, 손바닥으로는 (3) 짜내는 법으로 찌른 부위에서 쌀 입자 크기의 혈액을 짠다.

⑤ 센서의 선단부분을 아래로 하고, 같은 부위에 혈액을 접촉시킨다. 흡인 확인 창의 전면이 빨갛게 될 때까지 혈액이 흡인되는 것을 확인한다.

⑥ 부저가 울리는 시점에서 손가락을 떼면 자동적으로 혈당이 측정된다.

⑦ 손가락의 나머지 혈액은 헤파린으로 처리한 혈장 혈구 모세관에도 흡인하고, 원심조작(11,000 rpm, 5분)에 의하여 혈장혈구를 측정한다.

---

* HbA1c값에 관한 주

주 1 : 당뇨병 진단의 환산식을 이용하면 다음과 같은 관계로 된다.
JDS값에서 4.9% 이하 : NGSP값(%) = JDS값(%) + 0.3%
JDS값에서 5.0~9.9% : NGSP값(%) = JDS값(%) + 0.4%
JDS값에서 10.0~14.9% : NGSP값(%) = JDS값(%) + 0.5%
NGSP값에서 5.2% 이하 : JDS값(%) = NGSP값(%) − 0.3%
NGSP값에서 5.3~10.2% : JDS값(%) = NGSP값(%) − 0.4%
NGSP값에서 10.3~15.2% : JDS값(%) = NGSP값(%) − 0.5%

주 2 : 2012년 4월 1일~2013년 3월 31일까지의 기간은 특정검진·보건지도에서서는 JDS값만을 이용한다. 그 후에 있어서는 미정.

주 3 : 2010년 7월부터 2012년 3월까지, HbA1c(JDS값) + 0.4를 HbA1c(국제표준치)로서 잠정적으로 사용했다.

제 7 장

지방산과 지질

1. 지질의 구조와 생체내부에서 기능

1-1. 지질의 구조와 분류

(1) 지질의 정의와 분류

지질(lipid)이란, 생체로부터 클로로포름이나 에테르 등의 지용성 용제에 의하여 추출할 수 있는 물질의 총칭이다. 지질은 분자중에 사슬상 또는 고리상의 긴 탄화수소의 부분을 가지는 구조적 특징이 있다. 이 구조에 의하여 지질은 소수성의 성질을 나타내며, 물에 용해하기 어렵다. 지질은 생체내부에 폭넓게 분포하며 다음과 같은 다양한 기능을 발휘하고 있다.

임상검사에서 측정되고 있는 지질은 용액중에 용해되어 있는 콜레스테롤(유리형 및 에스테르형), 트리글리세리드(중성지방), 인지질, 유리지방산이 주된 것이다. 콜레스테롤·트리글리세리드·인지질의 3가지는 단백질과 결합하여 리포단백이라고 하는 복합체를 형성하고 있다. 임상검사에서는 리포단백에 결합하고 있는 단백질(아포단백이나 전송단백)이나 효소도 지질 관련검사로서 측정하고 있다.

한편, 지질을 생화학적으로 분류하면 ① 단순지질 ② 복합지질 ③ 유도지질의 3가지로 분류된다. 단순지질은 지방산과 알코올이 에스테르 결합한 화합물이고, 복합지질은 지방산(fatty acid)과 알코올의 에스테르에 기타 물질(인산, 당, 질소화합물 등)이 결합한 화합물이며, 유도지질은 단순지질이나 복합지질을 가수분해하여 얻어지는 화합물이다.

단순지질(simple lipid)에는 트리글리세리드나 에스테르형 콜레스테롤이 포함되며 복합지질(complex lipid)에는 인지질과 당지질이 포함된다(리포단백도 복합지질에 포함되는 수가 있다). 유도지질(derived lipid)에는 유리형 콜레스테롤 유리지방산, 프로스타글란딘(에이코사노이드의 일종) 등도 포함된다. 그러나 임상검사의 분야에 있어서는 지질을 상기의 3가지 그룹으로 나누는 분류는 검사항목을 이해하기 위해서 사용하는 사정이 나쁘다. 따라서 여기서는 임상검사에서 수행되는 검사항목마다 해설하는 것이다. 또한, 이 장에서는 콜레스테롤의 대사산물인 담즙산과 지방산의 대사산물인 케톤체에 대해서도 함께 연구한다.

(2) 콜레스테롤

콜레스테롤(cholesterol)은 4개 고리 스테로이드 골격의 3*β* 위치에 히드록시기가 17 위치에 탄화수소의 사슬이 연결된 스테롤의 일종이다. 이전에는 콜레스테린이라고 하는 명칭으로 불리고 있었지만, 알코올을 의미하는 어미의 「-ol」이 결합하여 콜레스테롤이라고 불리게 되었다. 유리형 콜레스테롤 3*β* 위치의 히드록시기에 지방산이 에스테르 결합한 것은 에스테르형 콜레스테롤이라고 불린다(그림 1). 에스테르형 콜레스테롤은 히드록시기가 차폐되는 것에 의하여 소수성이 강한 탄화수소 사슬인 지방산이 결합하기 때문에 상당히 물에 용해하기 어렵다.

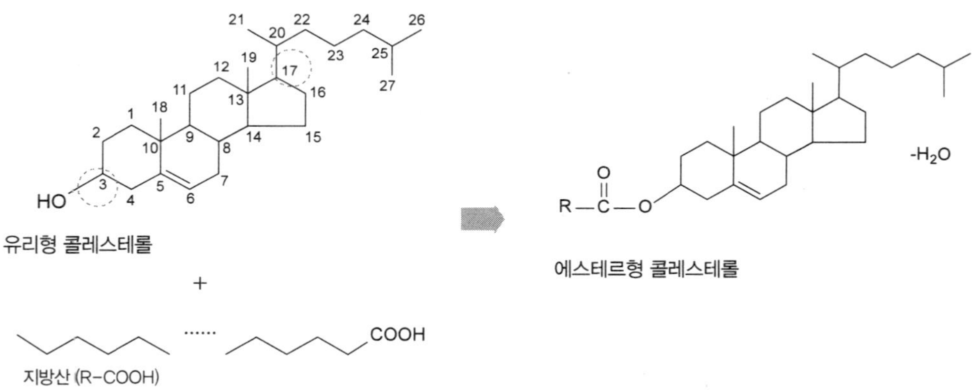

그림 1 콜레스테롤의 구조

인체의 콜레스테롤에 있어서 약 1/4은 중추신경계에 있다. 대부분의 조직에 있어서 콜레스테롤은 에스테르형보다 유리형이 우위이다. 그러나 혈중의 리포단백, 죽상의 동맥경화 둥지, 부신에서는 에스테르형이 우위이다. 혈중 리포단백의 콜레스테롤 중에서 약 7~8할은 에스테르형이 점유하고 있다.

(3) 트리글리세리드(TG, 중성지방)

트리글리세리드(triglyceride)는 글리세롤(3가의 알코올, 글리세린과 동일)에, 3개의 지방산이 에스테르결합한 것이다(그림 2). IUPAC(국제순수·응용화학연합)의 명명법에서는 트리아실글리세롤(triacylglycerol)이라고 명명되었지만, 임상의학에서는 트리글리세리드라고 하는 명칭이 현재도 일반적으로 사용하고 있다. 트리글리세리드는 지방조직에 존재하는 지방세포에 저장되어 있다. 지방산은 종류에 따라서 글리세롤에 결합하기 쉬운 부위가 결정되어 있으며 1위치, 2의치, 3위치에 팔미트산(palmitic acid), 리놀레산(linoleic aid), 올레산(oleic acid)이 결합한다.

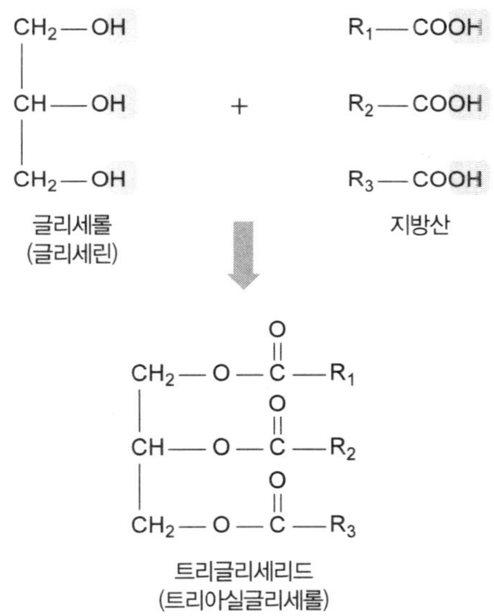

그림 2 **트리글리세리드의 구조**

(4) 인지질

인지질(phospholipid)은 가수분해에 의하여 지방산과 인산이 생성하는 것의 총칭이라고 정의할 수 있다. 세포를 둘러싼 세포막은 인지질의 2중막으로서 인지질은 전신세포에 분포되어 있다. 구조상의 특징으로부터 글리세롤을 함유하는 글리세로인지질과(glycerophospholipid) 스핑고신을 함유하는 스핑고인지질(sphingophospholipid)의 2종류로 분류된다. 글리세로인지질은 디아실글리세롤의 다른 하나의 OH기에 인산이 에스테르결합하여(포스파티드산), 인산의 OH기 부분에 다른 OH기를 가지는 물질이 에스테르결합하고 있다(그림 3).

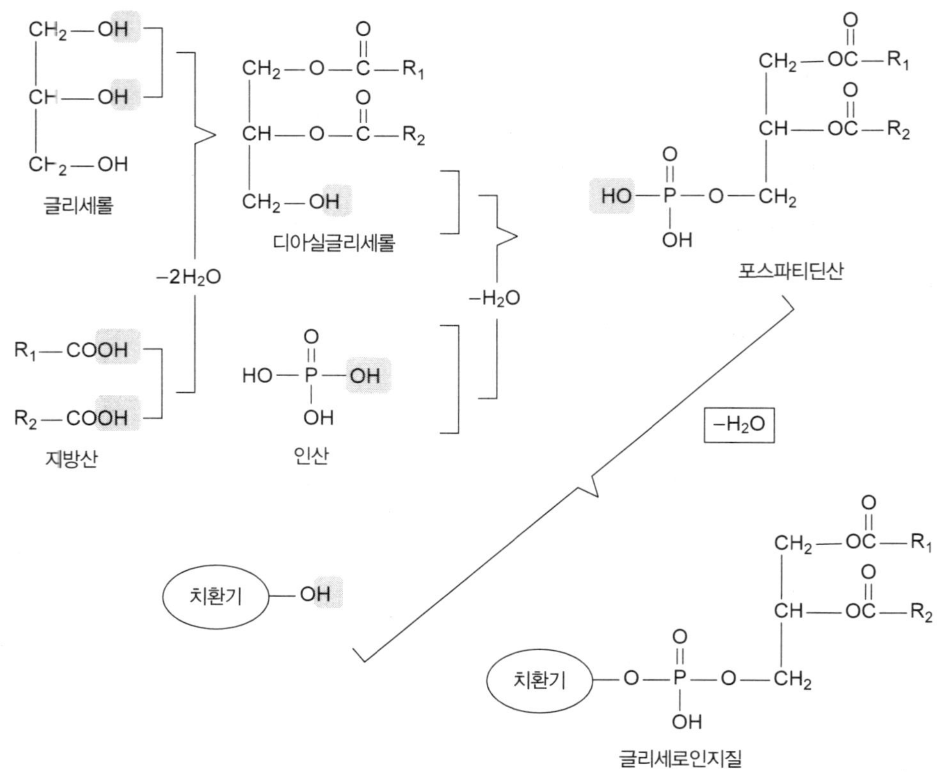

치환기의 차이에 의하여 복수의 글리세로 인지질이 존재한다. 예(콜린 → 포스파티딜콜린, 에탄올아민 → 포스파티딜에탄올아민, 세린 → 포스파티딜세린, 미오-이노시톨 → 포스파티딜이노시톨). 지방산이 결합하고 있는 탄화수소의 사슬 부분은 소수성이 강하고, 한편 치환기나 인산이 결합하고 있는 부분은 친수성을 나타낸다.

그림 3 글리세로인지질의 구조

스핑고인지질은 바로 글리세로인지질의 글리세롤부분이 스핑고신으로 치환된 구조를 취하고 있다(그림 4). 글리세로인지질에는 포스파티딜콜린(PC : phosphatidylcholine), 포스파티딜엔올아민(PE : phosphatidylenolamine), 포스파티딜세린(PS : phosphatidylserine), 포스파티딜이노시톨(PI : phosphatidylinositol) 등이 스핑고 인지질에는 스핑고미엘린(SM : sphingomyelin)이 있다. 글리세로 인지질중 글리세롤의 sn-1 위치 또는 sn-2 위치가 지방산과 결합하고 있지 않은 것을 리조형(lyso type)이라고 말한다. 인지질은 혈중뿐만이 아니고, 담즙이나 장액중 등에도 존재한다.

(5) 당지질

당지질(glycolipid)은 인지질과 마찬가지로 복합지질의 하나이다. 구조상으로도 인지질에 유사하

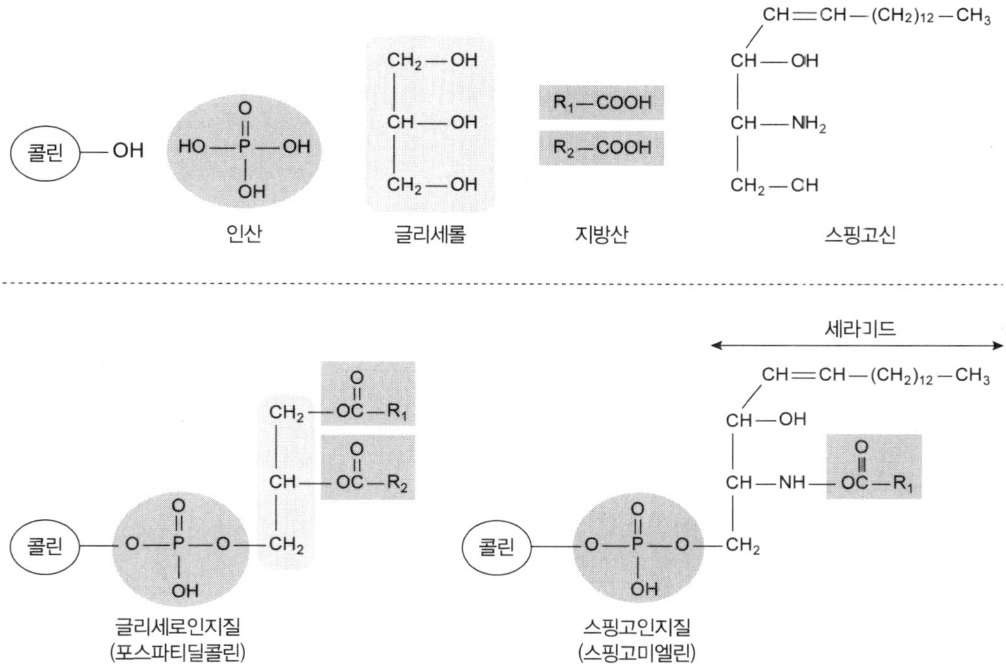

스핑고신과 지방산이 결합한 것은 세라미드라고 말한다. 스핑고인지질에서는 세라미드에 인산과 콜린이 결합한다.

그림 4 글리세로인지질과 스핑고인지질의 구조의 차이

며, 글리세롤을 함유하는 글리세로당지질(glyceroglycolipid)과, 스핑고신을 함유하는 스핑고당지질(sphingoglycolipid)이 있다. 세균이나 식물에는 글리세로당지질이 동물에는 스핑고당지질이 주요한 당지질이다. 스핑고신과 당지질이 결합한 것을 세라미드라고 말하지만, 스핑고당지질은 이 세라미드에 당이 결합하고 있다(그림 4).

당지질은 체내의 각종 조직(특히 신경조직)에 널리 분포하고 있다. 당지질은 소수성이 높은 탄화수소의 사슬부분이 세포막 내부에 도입되고, 친수성이 높은 당사슬 부분은 세포외부에 도출하여 존재하고 있다. ABO식의 혈액형은 적혈구막의 당지질이나 당단백질의 당사슬 말단부분의 구조에 의하여 결정된다.

(6) 지방산

지방산(fatty acid)은 탄화수소의 사슬을 가지는 1가의 카르복실산[카르브실기(−COOH)를 가지는 화합물]이라고 정의된다. 탄소 수는 통상적으로 짝수 개다. 혈중에서는 콜레스테롤(cholesterol)이

나 글리세롤(glycerol)과 같은 히드록시기를 가지는 알코올과 에스테르결합을 하고 있는 것이 대부분이다(그림 1, 2 참조).

한편, 에스테르결합을 하고 있지 않은 지방산을 "유리" 지방산이라고 말한다. 「유리」라고 말할지라도 혈중에 간독으로 용해하고 있는 것은 아니고, 대부분이 알부민과 결합하고 있는 것에 주의해야 한다. 관용적으로 유리지방산은 FFA(free fatty acid) 또는 NEFA(non-esterified fatty acid) 등의 약호로도 불리고 있다.

탄소 수가 14 이상의 것은 장쇄지방산(long-chain fatty acid)이라고 말하며, 음식물 유래 지방산은 대부분 이것에 상당한다(통상은 18개 정도). 한편, 탄소 수가 8~12개의 것은 중쇄지방산(medium-chain fatty acid)이라고 말한다. 또한, 이중결합이 없는 것은 포화지방산(saturated fatty acid), 이중결합을 1개 가지는 것은 일가불포화지방산(monovalent fatty acid)과 다가불포화지방산(multivalent fatty acid)으로 분류된다.

혈중의 유리지방산은 트리글리세리드가 분해되어 방출된다. 혈중에서 반감기는 수분으로서 짧고, 불안정하다. 지방조직에 비축되어 있는 지방산은 주로 팔미트산(palmitic acid, C16 : 0)과 올레산(oleic acid, C18 : 1), 리놀레산(linoleic acid, C18 : 2)이다.

(7) 과산화지질

과산화지질(lipid peroxide)이란, 지질(LH)의 산화에 의하여 생성되는 화합물의 총칭이다. 생체내의 지질은 효소반응 및 비효소반응의 어느 것에 의해서도 과산화 된다. 이들의 지질은 각종의 반응개시제(활성산소, 프리라디칼, 리포옥시게나아제 등)에 의하여 최초로 지질라디칼로 된다(L·). 지질라디칼은 빠르게 산소를 취하여 퍼옥시라디칼(LOO·)로 되며 더욱 미반응의 지질(LH)로부터 수소를 탈취하여 지질하이드로퍼옥사이드(LOOH)로 된다. 이때 지질라디칼(L·)이 재생되며 위에서 설명한 일련의 반응을 반복한다. 이와 같이 1분자 지질라디칼로부터 다수의 지질하이드로퍼옥사이드 분자가 생성된다(그림 5).

라디칼 연쇄반응으로 생성된 LOOH는 안정한 화합물이지만, 전이금속이온이나 헴과 반응하여 LOO·나 LO·가 생성된다. 이들에 의하여 알데히드 등의 다양한 2차 생성물이 생성되며 생체막이나 리포단백, DNA를 손상시키고, 최종적으로 세포장해, 노화나 동맥경화(arteriosclerosis), 인지증(dementia), 암 등을 일으킨다고 생각되고 있다. 생체내부에서는 항산화 비타민(비타민E 등)이나 효소(글루타티온퍼옥시다아제, 카탈라아제 등)에 의한 소거계(erase system)에 의하여 지질라디칼의 유해사상을 방지하고 있다.

다가5불포화지방산이나 이들이 결합하고 있는 에스테르형 콜레스테롤, 트리글리세리드, 인지질

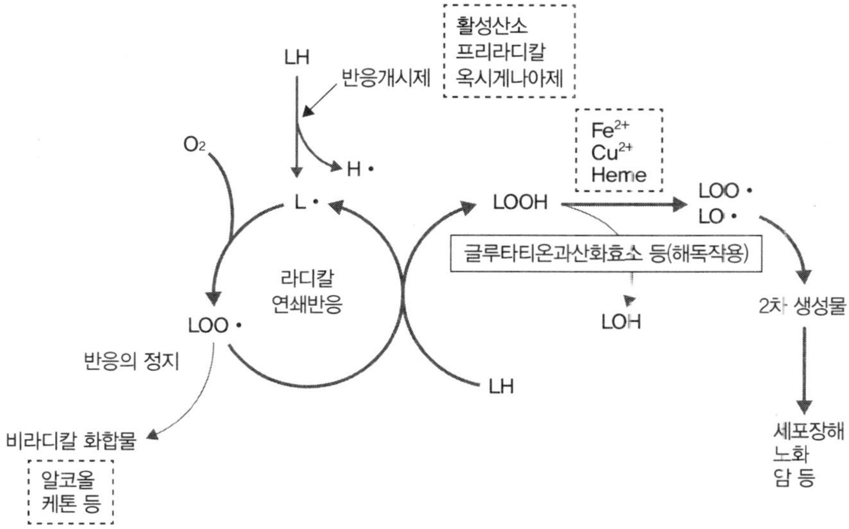

그림 5 라디칼 연쇄반응

등은 탄소와 수소의 결합력이 약한 이중결합 부분이 있기 때문에, 라디칼 연쇄반응에 의하여 수소가 탈취되어 과산화를 받기 쉽다. 한편, 효소반응에 의한 지질의 과산화물 중에는 프로스타글란딘이나 로이코트리엔 등의 생리활성물질이 있다.

(8) 담즙산

콜레스테롤 골격은 강고하고, 생체내부에서는 용이하게 파괴되지 않는다. 따라서 콜레스테롤을 재료로서 생성하는 담즙산(bile acid)은 콜레스테롤을 배설하는 중요한 경로이다. 담즙산은 간세포에서 제조되어(1차 담즙산), 글리신이나 타우린 등의 아미노산과 결합(포합)한다. 모세담관 쪽에 발현하고 있는 ATP–binding cassette transporter type B11(ABCB11)은 담즙산을 담즙 중에 분비하는 운반체이다. 포합 담즙산 쪽이 담즙 중에 분비되기 쉽다. 1차 담즙산의 일부는 장내세균에 의하여 2차 담즙산으로 변환된다. 1차 담즙산의 대표적인 것으로는 콜산(cholic acid)과 케노데옥시콜산(chenodeoxycholic acid)이 있으며 전자는 2차 담즙산의 데옥시콜산(deoxycholic acid)으로, 후자는 2차 담즙산의 리토콜산(lithocholic acid)으로 된다(그림 6). 담즙산의 구조는 원료인 콜레스테롤에 유사하다.

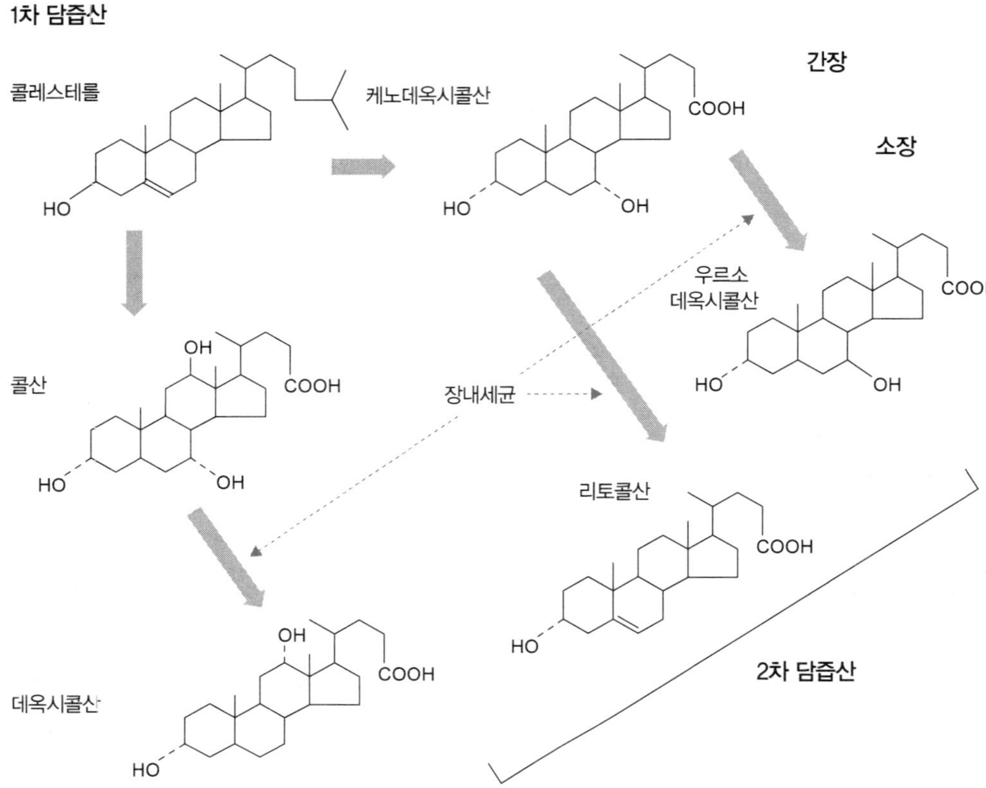

담즙산은 간장에서 1차 담즙산으로서 합성되며 소장에 분비되면 그의 일부에 장내세균이 작용하여 2차 담즙산으로 된다.

그림 6 1차 및 2차 담즙산의 구조

(9) 케톤체

임상검사의 항목으로서 측정되고 있는 「케톤체」는 지방산의 β산화에 의하여 생성되는 아세토아세트산(아세토아세테이트), 3－히드록시부티르산(3－히드록시부틸레이트), 아세톤의 3가지를 종합한 것이다. 유기화학에서는 2차 알코올을 산화하여 생성하는 것을 케톤이라고 말한다. 케톤은 케톤기(>C＝O 단. 양쪽에 탄화수소기가 결합한다)를 가지지만, 3－히드록시부티르산에는 케톤기가 없고, 화학용어에서 말하는 케톤에서는 없기 때문에 혼란하지 않도록 주의해야 한다(그림 7).

(10) 프로스타글란딘

세포막의 인지질에 결합하고 있는 탄소 수가 20개의 다가불포화지방산(주로 아라키돈산, 에이코

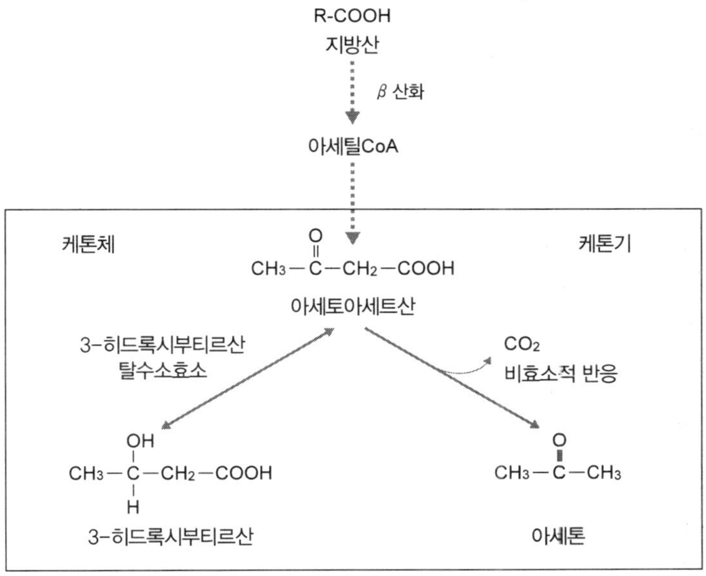

그림 7 케톤체의 구조

사펜타엔산)은 포스포리파아제A_2(글리세로인지질 2위치의 에스테르결합을 가수분해하여 지방산을 생성하는 효소)에 의하여 세포막으로부터 절단되어 세포질에 방출된다(그림 3 참조). 이들이 효소반응에 의하여 주위의 세포에 강한 생리활성작용을 나타내는 지질화합물로 대사된 것을 에이코사노이드(eicosanoid)라고 말한다. 에이코사노이드에는 프로스타글란딘(prostaglandin), 트롬복산(thromboxane), 로이코트리엔(leukotriene)의 3가지 그룹이 있다.

프로스타글란딘은 프로스탄산(prostanoic acid)을 기본골격으로 하고, 이중결합이나 히드록시기 등이 가해진 불포화지방산의 총칭이다. 현재까지 20종 이상의 프로스타글란딘이 보고되어 있다. 프로스타글란딘은 오타코이드(호르몬과 신경전달물질의 중간적 성질을 가지는 물질)의 일종이다. 아라키돈산(arachidonic acid)과 에이코사펜타엔산(eicosapentaenoic acid)은 이중결합을 각각 4개 및 5개를 가진다. 아라키돈산에 유래하는 에이코사노이드는 n−6계, 에이코사펜타엔산에 유래하는 에이코사노이드는 n−3계라고 말한다. 그림 8에는 아라키돈산으로부터 생산되는 에이코사노이드를 나타냈다.

1-2. 생리적 의의

콜레스테롤은 세포막의 중요한 구성성분의 하나이다. 콜레스테롤은 세포막에 균일하게 분포되어 있을 뿐만이 아니고, 여러 곳에서 콜레스테롤이 풍부한 곳을 형성하고 있다. 라프트(rapt)에는 시그

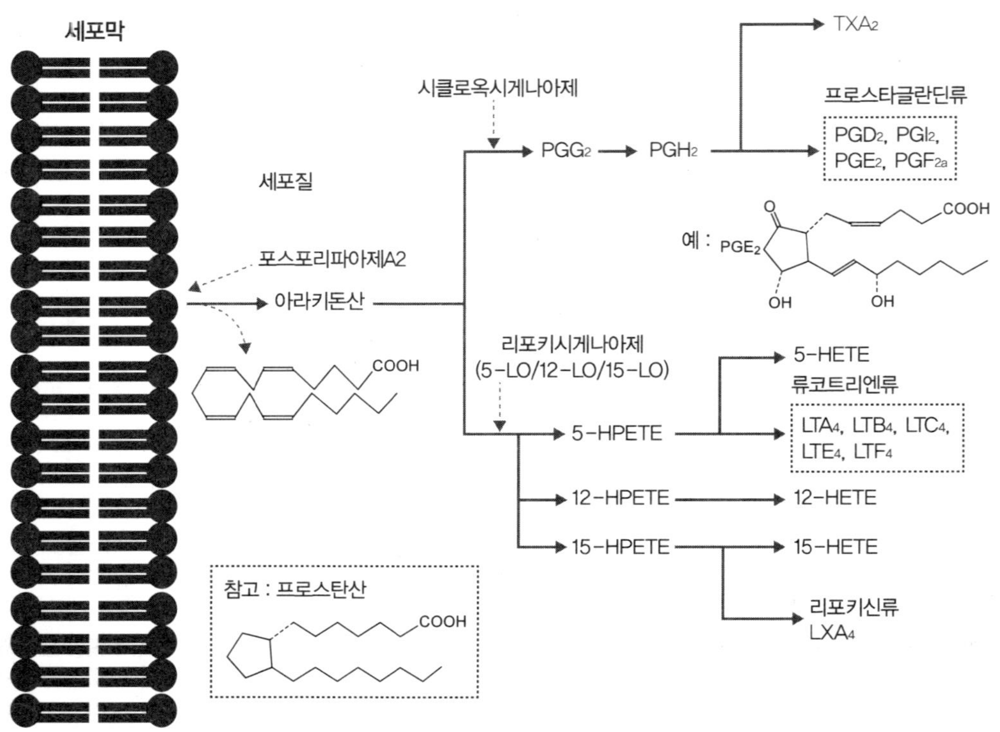

세포막으로부터 도입된 아라키돈산의 대사를 표시했다(아라키돈산 카스캐이드). TX : 트롬복산, PG : 프로스타글란딘, LO : 리폭시게나아제, HPETE : 히드로퍼옥시에이코사테트라엔산, HETE : 히드록시에이코사테트라엔산, LT : 로이코트리엔, LX : 리폭신

그림 8 세포막 인지질로부터 에이코사노이드의 생성

널전달이나 각종의 세포기능에 관련된 수용체나 단백이 있으며 이들의 반응 장소로서 기능하고 있다. 또한, 콜레스테롤은 세포에 도입되어 대사를 받으면 담즙산이나 스테로이드 호르몬(부신피질 호르몬이나 성 호르몬)이 생성된다. 트리글리세리드(TG : triglyceride)는 지방조직에 풍부하게 존재하며, 에너지의 저장역할을 하고 있다. 트리글리세리드가 분해되어 방출되는 지방산은 심근이나 골격근에 취입되어 에너지로서 사용된다. 인지질은 세포막이나 리포단백 외곽의 주성분이다. 그밖에 인지질은 액틴(actin) 세포골격의 제어, 아포토시스(apoptosis) 세포의 인식, 혈액응고인자의 활성화, 막융합 등에 관여한다.

프로스타글란딘은 국소에서 생성되어 혈관의 수축이나 확장, 혈소판 기능조절 등의 작용을 하고 있다. 프로스타글란딘 중의 몇 가지는 치료약으로서 이미 임상적으로 사용되고 있다. 예를 들면, 혈관 확장약(PGE_1), 자궁 수축약(PGE_2, PGF_{2a}), 소화성 궤양 치료약(PGE_1, PGE_2 유도체) 등이다. 담즙산은 소장내부에서 식사 중의 지질과 미셀을 형성하고 소장 상피세포에의 흡수를 촉진한다. 2차 담즙산의 하나인 우르소데옥시콜산(ursodeoxycholic acid)은 담석 용해제로서 임상에서 사용되고 있다.

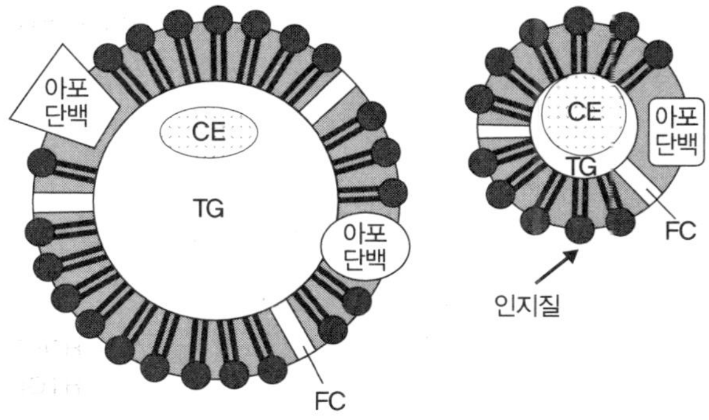

그림 9 **리포단백의 구조**

케톤체는 간장 이외의 장기에 도입되면 Acetyl CoA로 변환되며 시트르산 회로에서 ATP 생성이 일어난다. 뇌는 근육과는 달리, 지방산을 이용할 수 없기 때문에, 당이 부족한 경우에는 간장이 생성된 케톤체를 도입하고, Acetyl CoA를 경유하여 ATP를 생성한다. 케톤체에는 뇌의 보호작용이 있는 것으로 알려져 있다.

1-3. 리포단백의 분류와 기능

지질은 단독으로 혈액에는 기본적으로 용해되지 않기 때문에, 단백질과 결합하여 혈관내부에 존재하고 있으며 이 복합체는 리포단백(lipoprotein)이라고 불린다. 리포단백은 물에 친화성이 낮은 트리글리세리드와 에스테르형 콜레스테롤을 심지로 하여 외곽은 물에도 친화성이 있는 리포지질을 포위하고 있다. 유리형 콜레스테롤은 외곽에 있는 인지질층에 분포되어 있다. 단백질은 이와 같은 지질의 이중구조를 하고 있는 입자에 결합하여 리포단백이라고 하는 복합체를 형성한다(그림 9).

리포단백에 결합하고 있는 단백질의 대부분은 알파벳의 명칭으로 나타내며, 리포단백의 구조를 유지시키는 이외에 리포단백의 대사를 조절한다(표 1). 아포단백 중에는 아포B와 같이 지질과의 결합력이 강하고, 리포단백이 대사되어도 최후까지 입자상으로 멈추는 것이 있는 한편, 아포C군이나 아포E와 같이 물리적인 힘이나 리포단백의 가수분해 등의 스트레스에 의하여 용이하게 리포단백으로부터 벗어나는 경우도 있다. 리포단백에는 아포단백 이외에도 효소나 전송단백 등이 결합하고 있다.

혈중의 리포단백은 표 2에 나타내는 5개의 그룹으로 분류된다[HDL은 더욱 HDL2(비중 1.063~1.125)와 HDL3(비중 1.125~1.210)으로 분류할 수 있다]. 리포단백의 명칭은 고전적인 분리방법인 초원심법의 용어에 유래한다. 각각의 리포단백은 비중으로 정의되고 있다. 리포단백은 비중이 가벼울

수록 입자경이 크며, 트리글리세리드의 함량이 많다(표 2 참조). 반대로 비중이 무거운 것일수록 단백질의 함량이 많고, 입자경이 작다. 혈청중의 총콜레스테롤(TC)이나 트리글리세리드(TG)는 각각의 리포단백에 함유되는 지질성분의 총합을 나타내고 있다.

표 1 아포단백의 종류와 그의 기능

	분자량	아미노산 수	기원	리포단백 중의 분포	기능
아포AⅠ*	28016	243	장관·간장	HDL, CM	HDL의 구조단백, LCAT의 활성화
아포AⅡ*	17414	77×2	장관·간장	HDL, CM	HDL의 구조단백, LCAT의 활성억제, HTGL의 활성화
아포AⅣ	46465	371	장관	HDL, CM	장관에서 지방흡수와 식욕제어
아포B* 아포B48 아포B100	 264000 540000	 2152 4563	 장관 간장	 CM VLDL, IDL, LDL	CM의 구조단백 VLDL, IDL, LDL의 구조단백, LDL 수용체에 결합
아포CⅠ	6630	57	간장	CM, VLDL, IDL, HDL	불명
아포CⅡ*	8838	73	간장	CM, VLDL, IDL, HDL	LPL의 활성화
아포CⅢ*	8800	79	간장	CM, VLDL, IDL, HDL	LPL의 활성억제
아포E*	34145	299	간장, 기타 전신장기	CM, VLDL, IDL, HDL	아포E를 인식하는 수용체(LDL수용체나 램넌트수용체)에 결합

표 2 리포단백의 분류와 성질

분획	비중	직경 (nm)	조성	아가로오스전기영동상 이동도
킬로 미크론	~0.950	100~1000	지질 98%(TC : 7%, TG : 84%, 인지질 ; 7%) 단백질 2%[주요 아포단백 : B48, C2, C3, E(A-Ⅰ, A-Ⅱ)]	원점
VLDL	0.950~1.006	30~80	지질 90%(TC : 19%, TG : 50%, 인지질 : 21%) 단백질 10%[주요 아포단백 : B100, C2, C3, E]	pre β
IDL	1.006~1.019	25~30	지질 82%(TC : 45%, TG : 28%, 인지질 : 9%) 단백질 18%[주요 아포단백 : B100, C2, C3, E]	broad β
LDL	1.019~1.063	20~25	지질 75%(TC : 45%, TG : 10%, 인지질 : 20%) 단백질 25%[주요 아포단백 : B100]	β
HDL	1.063~1.210	7.0~10	지질 50%(TC : 22%, TG : 4%, 인지질 : 24%) 단백질 50%[주요 아포단백 : AⅠ, AⅡ, (C2, C3, E)]	α

TC : 총콜레스테롤, TG : 트리글리세리드, VLDL : very low-density lipoprotein
IDL : intermediate-density lipoprotein, LDL : low-density lipoprotein, HDL : high-density lipoprotein

2. 지질의 대사

2-1. 콜레스테롤의 소화 · 흡수와 생체내부에서 합성

식사 중의 지방에는 콜레스테롤이나 식물스테롤(구조는 콜레스테롤에 유사), 트리글리세리드 등이 함유되어 있다. 지방은 위장에서는 소화되지 않고, 소장에 도달하면 췌액이나 담즙에 혼합된다. 콜레스테롤은 췌액 중의 콜레스테롤에스테라아제의 작용에 의하여 유리콜레스테롤과 지방산으로 분해된다. 이들은 담즙산과 혼합되고, 트리글리세리드의 분해생성물이나 인지질과 함께 미셀을 형성한다. 콜레스테롤과 식물스테롤은 소장상피세포의 쇄자연(brush–border)으로 발현하고 있는 Niemann–Pick C1–like 1(NPC1L1)에 의하여 소장 상피세포에 도입된다(그림 10).

콜레스테롤은 상피세포내의 Acyl CoA 콜레스테롤아실트랜스페라아제–2(ACAT–2)에 의하여 에스테르형 콜레스테롤로 되며 킬로미크론(chylomicron)에 조합되어 림프관으로 방출된다(표 2 참조). 한편, 식물스테롤은 상피세포의 막에 존재하는 트랜스포터의 ABCG5/G8에 의하여 소장관공에 재분비 되기 때문에 혈중에서는 거의 대부분 검출되지 않는다.

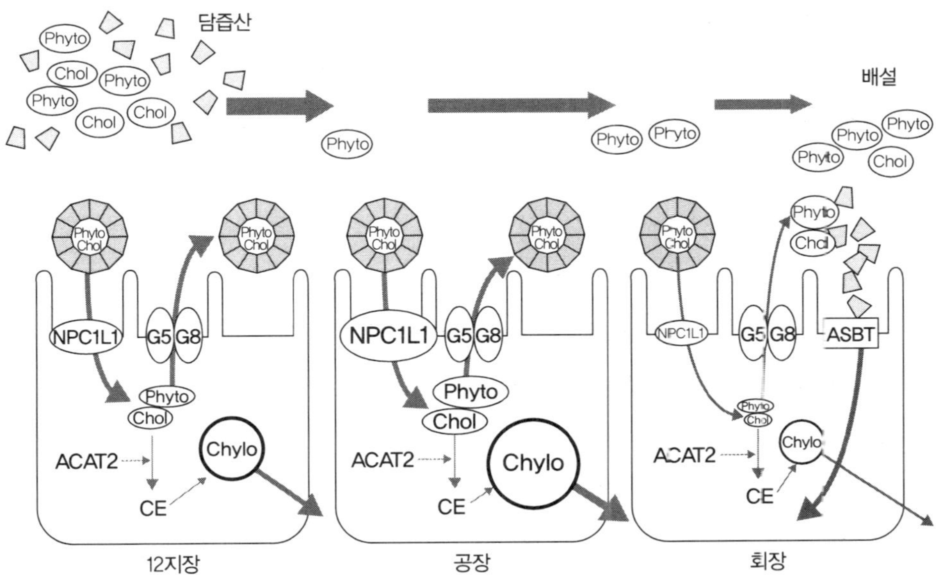

Chol : 콜레스테롤, Phyto : 식물스테롤, ACAT2 : acyl CoA콜레스테롤아실트랜스페라아제–2, CE : 에스테르형콜레스티롤, Chylo : 킬로미크론, G5, G8 : ATP–binding cassettes G5 and G8(ABCG5/G8), NPC1L1 : Niemann–Pick C1–like 1, ASBT : apical sodium–dependent bile acid transporter. 주) 활자의 크기는 흡수량을 나타낸다.

그림 10 소장으로부터 콜레스테롤의 흡수

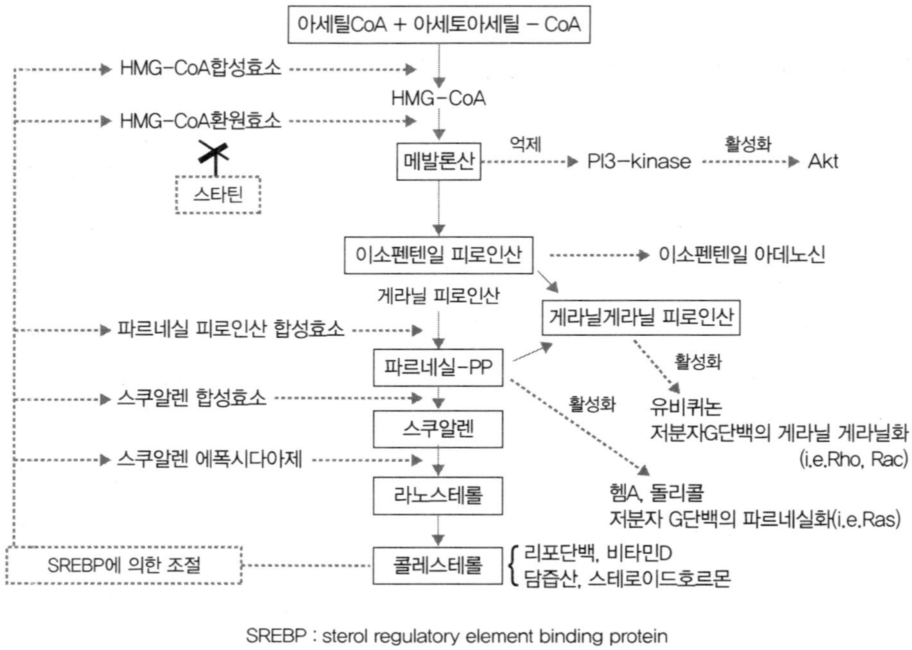

그림 11 콜레스테롤의 생합성 경로

성인에 있어서 콜레스테롤은 Acetyl CoA로부터 약 30의 단계를 거쳐서, 주로 간장에서 합성된다(그림 11). 이 경로의 도중에서 생성된 게라닐게라닐피로인산(GGPP : geranylgeranyl pyrophosphate)이나 파메실피로인산(famesyl pyrophosphate)은 이소프레노이드(isoprenoid)라고 불리우며, 저분자 G단백을 수식하여 각종 세포기능을 조절하는 역할을 하고 있다.

콜레스테롤 합성의 on·off는 SREBP(sterol regulatory element binding protein이라고 말하는 핵내부의 수용체에 의하여 조절되고 있다. SREBP에는 SREBP−1a, SREBP−1c, SREBP−2의 3개 멤버가 존재하지만, 콜레스테롤의 대사조절은 주로 SREBP−2에 의하여 수행되고 있다.

SREBP는 SREBP−cleavage−activating protein(SCAP)이라고 불리는 단백과 결합하여 소포체막에 존재한다. SCAP는 세포내의 콜레스테롤의 양이 감소하면 SREBP를 소포체로부터 골지체(golgi body)로 이동시킨다(그림 12). SREBP는 골지체에서 프로테아제에 의하여 절단되며 유리형으로 된 SREBP가 핵내부로 이동한다(그림 12B, C). 콜레스테롤 합성계의 효소나 LDL 수용체 유전자의 프로모터 부분에는 sterol regulatory element−1(SRE−1)이라고 불리는 배열이 있다. SRE−1에 SREBP가 결합하면 각 유전자의 발현을 높이며, 콜레스테롤의 생합성과 LDL 수용체를 매개로 하는 세포외부로부터 LDL의 도입이 증가한다(그림 12D, E). 세포내의 콜레스테롤 양이 적을 때에는 SREBP는 소포체에 멈추며, 각종 유전자의 발현이 억제된다.

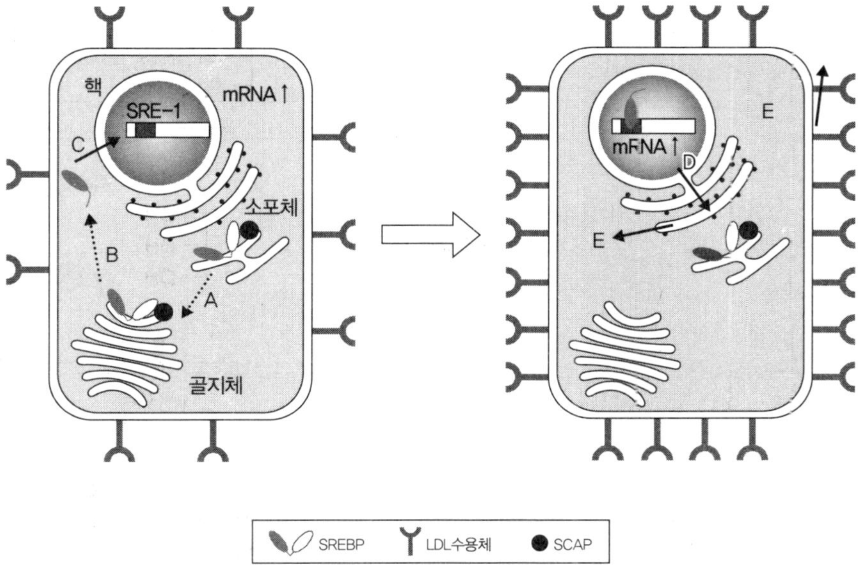

세포내의 콜레스테롤 양이 감소하면 SREBP의 핵내부로 이행이 일어나며, 그 결과, LDL의 도입이나 콜레스테롤의 생합성이 항진한다.

그림 12 SREBP에 의한 세포내의 콜레스테롤 양의 조절

2-2. 트리글리세리드의 소화 · 흡수와 생체내부에서 합성

산성의 pH에서 작용하는 혀 및 위장의 리파아제(lipase)에 의하여 음식물 중의 지방에 함유되는 트리글리세리드의 일부에 있어서 글리세롤의 3위치에 에스테르결합하고 있는 지방산이 절단된다. 트리글리세리드와 그의 분해생성물이 소장에 도달하면 알칼리성의 pH에서 작용하는 췌장의 리파아제에 의하여 1 위치와 3 위치의 지방산이 절단된다. 췌장의 리파아제는 2 위치에 에스테르결합하고 있는 지방산은 절단시킬 수 없다. 따라서 그 대부분의 트리글리세리드는 2-모노아실글리세롤과 지방산으로까지 분해된다. 일부(전체의 1/4 이하) 2-모노아실글리세리드는 아이소머라아제(isomerase)에 의하여 지방산의 위치가 1 위치로 전이한 후, 췌장의 리파아제에 의하여 글리세롤과 지방산으로까지 분해된다.

탄소 수가 짧은 (10개 이하)의 지방산은 소수성이 그다지 강하지 않기 때문에, 혈관에 직접 흡수되며 문맥을 경유하여 간장으로 운반된다. 한편, 탄소 수가 긴 지방산의 대부분은 모노아실글리세롤의 형태로서 소장 상피세포에 흡수된다. 상피세포 내부에서 글리세롤과 지방산은 재차 결합하여 트리글리세리드로 되며 다른 지질이나 아포단백과 함께 킬로미크론으로 되어 림프관에 분비된다(그림 13).

트리글리세리드는 해당계통에 있어서 도중의 대사생성물을 사용하여 간장에서도 합성된다. 더히

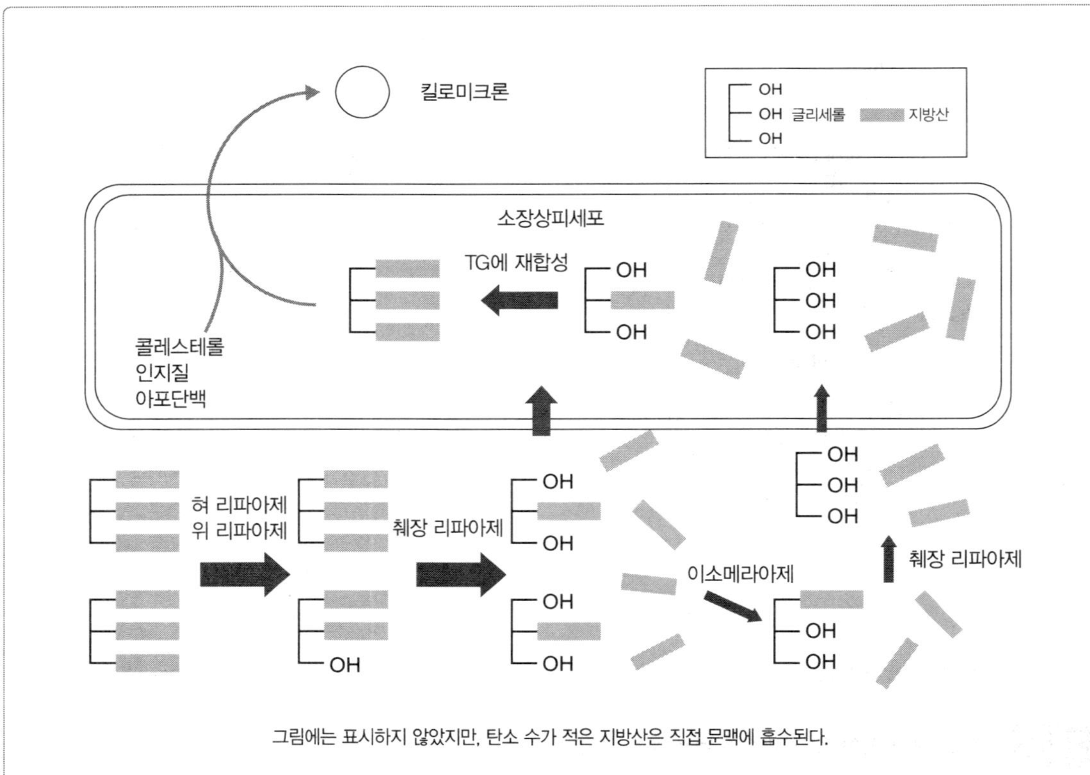

그림 13 **트리글리세리드의 소화·흡수와 킬로미크론의 분비**

드록시아세톤인산(dihydroxyacetone phosphate)은 최종적으로 글리세롤 부분으로 되며 여기에 3개의 아실기가 결합하여 소포체와 미토콘드리아내부에서 트리글리세리드로 된다. 이와같이 글루코오스가 과잉으로 되면 간장에서는 트리글리세리드의 합성이 고조된다.

2-3. 인지질과 당지질의 대사

글리세로인지질은 포스파티드산(트리글리세리드 sn−3 위치의 아실기가 인산으로 치환된 것)의 수산기의 하나에 치환기가 결합한 구조를 취하고 있다(그림 3 참조). 따라서 글리세로인지질은 트리글리세리드 합성 중간대사생성물인 디아실글리세롤(글리세롤에 2개 지방산이 결합한 것)이나 포스파티드산(phosphatidic acid)을 이용하여 합성된다.

음식물 유래의 콜린이나 에탄올아민은 ATP로서 인산화 되며 CTP(cytidine triphosphate)와 반응하여 CDP−콜린이나 CDP−에탄올아민이라고 하는 고에너지물질로 된다. 이들이 디아실글리세롤과 결합하여 포스파티딜콜린(PC : phophatidylcholine)이나 포스파티딜에탄올아민(PE : phosphatidylethanolamine)으로 된다. 또한, 음식물의 미오−이노시톨은 포스파티드산의 인산부분에 CDP가 결합한 CDP-포스파티드산과 반응하여 포스파티딜이노시톨(PI : phosphatidylinositol)로 된다. 스핑고인지질은 세라미드 1 위치의 수산기에, 포스파티딜콜린으로부터 포스포콜린기가 전위하여 생성된다(그림 4 참조).

글리세로인지질은 포스포리파아제에 의하여 가수분해를 받는다. 그 결과, 생성된 2차 생성물은 대부분 인지질의 합성에 재이용된다. 그러나 일부의 분해생성물은 각종의 생리활성을 가지는 물질로 대사된다. 예를 들면, 아라키돈산은 글리세로인지질의 2 위치에 결합하는 경향이 있는 지방산이다. 세포막으로부터 절단된 아라키돈산이 대사되어 에이코사노이드가 생성된다(그림 8 참조). 또한, 세포내 정보전달의 세컨드메신저로서 중요한 이노시톨 3-인산(IP_3 : inositol triphosphate)과 디아실글리세롤은 세포막의 포스파티딜이노시톨이 포스포리파아제C에 의하여 분해되어 생성된다.

스핑고당지질은 리소자임으로 효소에 의하여 당사슬이 어긋나서 분해된다. 스핑고지질이 분해되어 생성된 세라미드는 피부의 보호기능이나 수분유지기능(보습기능)을 담당하고 있다. 또한, 스핑고당지질을 분해하는 효소가 결손되면 스핑고당지질이 축적하여 스핑고리피도시스(sphingolipidosis)라고 불리우는 각종 신경계의 이상을 초래한다.

2-4. 지방산의 합성과 분해(β산화)

인체의 지방산은 음식물 유래의 것과 체내에서 합성되는 것이 있다. 앞의 항에서 설명한 바와 같이 음식물 중의 트리글리세리드가 분해되어 생성된 지방산 중에, 탄소 수가 적은 것은 혈관에 흡수되고, 직접 문맥을 경유하여 간장으로 도입된다. 간장에서 이들의 지방산은 탄소 수가 많은 지방산으로 변환되며 극소저밀도지질단백질(VLDL : very-low density lipoprotein)에 조합되어 혈중으로 방출된다. 한편, 소장 상피조직으로부터 림프관으로 분비된 킬로미크론에는 트리글리세리드에 조합된 장쇄지방산이 존재한다. 킬로미크론은 림프관으로부터 흉관을 통하여 쇄골 하정맥으로 유입된다. VLDL이나 킬로미크론이 혈관을 통하면 혈관에 결합하고 있는 리포단백리파아제(LPL : lipoprotein lipase)가 이들의 리포단백 중의 트리글리세리드의 일부를 글리세롤과 지방산으로 분해한다. 이와 같이 혈중에 방출된 지방산은 대부분이 알부민에 결합하여 혈관내부로 이동하여 심근이나 골격근에 도입되어 에너지로서 사용되기도 하고, 지방조직에 도입되어 트리글리세리드에 재합성되어 저장된다.

(1) 지방산의 분해(β산화)

세포질에 둘러싸인 지방산은 우선 세포질에서 Acyl CoA로 되며 카르니틴(carnitine)에 의하여 미토콘드리아내부의 매트릭스에 도입된다. 4개의 효소반응에 의하여 도입된 Acyl CoA는 Acetyl CoA

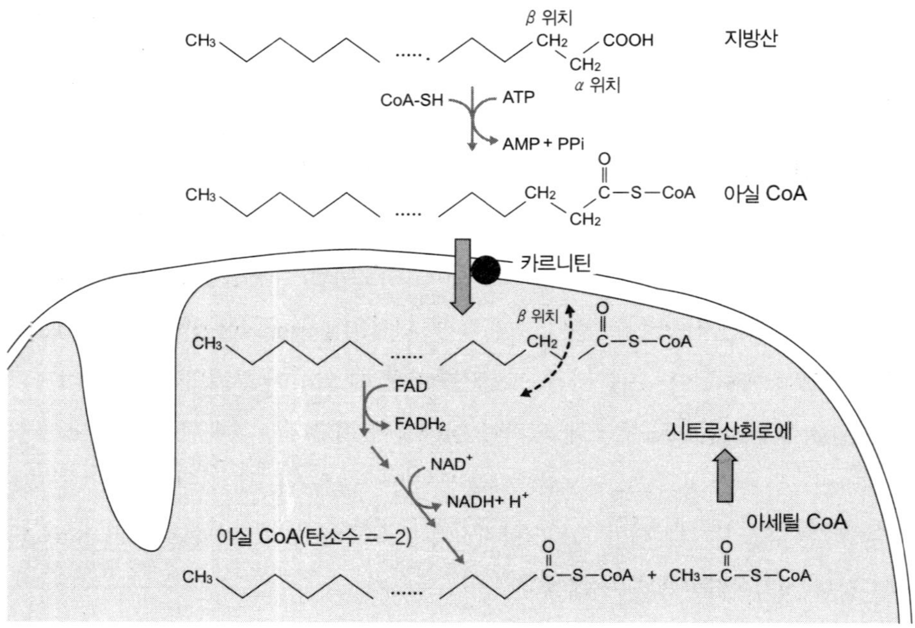

PPi : 피로인산

그림 14 지방산의 β산화

와 탄소 수가 2개 손실된 Acyl CoA로 된다. 이 과정에 있어서 FADH2, NADH가 1 분자씩 생성된다. 지방산의 산화는 α 위치와 β 위치의 탄소 2개가 산화되기 때문에 β산화라고 말한다. 탄소 수가 2개 단축된 지방산(acyl CoA)은 재차 같은 단계를 반복하여 탄소 수가 2개씩 단축될 때마다 Acetyl CoA, $FADH_2$, NADH를 1 분자씩 생성한다(그림 14).

Acetyl CoA는 시트르산 회로에서 에너지생성에 이용된다. 또한, β산화로서 Acetyl CoA와 마찬가지로 생성되는 $FADH_2$, NADH는 산화적 인산화 경로의 ADP로부터 ATP의 생성에 사용된다(5장 「시트르산 회로와 전자전달계통」의 항을 참조).

지방산의 대사조절은 SREBP 패밀리 중에서 SREBP−1c에 의하여 수행되고 있다. SREBP−1c는 소포체로부터 절단되면 지방산 합성효소 유전자의 전사를 높이고, 지방산 합성을 고조시킨다. 당질이나 알코올의 과잉섭취는 SREBP−1c의 발현을 증가시키고, 절식은 발현을 저하시킨다.

(2) 지방산의 합성

지방산은 간장을 비롯하여 신장, 지방조직, 뇌 등의 많은 조직에서 합성된다. 지방산 합성에 필요한 효소는 복합체를 형성하고 있기 때문에, Acetyl CoA로부터 효율 좋게 아실기를 합성할 수 있다.

β산화와 반대로 2개씩 탄소 수가 증가한다. 지방산 합성에 사용되는 아세틸기는 주로 해당계통으로부터 생성된 것(글루코오스가 대사되어 생성된 피루브산이 미토콘드리아내부에서 변환된 것)이 사용된다. 글루코오스가 부족한 경우에는 아미노산이 피루브산을 경유하여 아세틸기의 공급원으로 된다.

2-5. 케톤체의 대사

에너지원으로서의 글루코오스가 부족하면 지방산의 β산화가 촉진되어 간장에서 케톤체가 생성된다. 케톤체란, 아세토아세트산, 3-히드록시부티르산, 아세톤의 3가지 총칭이다. 먼저, 지방산의 β산화에 의하여 Acetyl CoA가 생성된다. 간장에서 Acetyl CoA가 과잉으로 되면 케톤체를 생성하는 효소(간장에만 존재)에 의하여 Acetyl CoA는 아세토아세트산과 3-히드록시부티르산으로 변환된다. 이 양자는 효소반응으로 서로 변환될 수 있다. 아세토아세트산은 불안정한 화합물이기 때문에, 자연히 탈탄산반응이 일어나 아세톤으로 된다. 휘발성이 있는 아세톤은 폐로부터 호흡기 중으로 배설되어 아세톤 냄새가 발생된다. 케톤체가 혈중에 어느 정도 증가하면 소변 중으로도 배설된다. 케톤체는 산성이기 때문에 그 혈중농도의 증가는 케토산성 혈증을 일으킨다.

간장에서 생성된 케톤체는 수용성이기 때문에 혈액을 매개하여 심근이나 골격근에 도입되며 에너지원으로서 사용된다. 이것은 간장 이외의 장기는 케톤체를 대사하여 Acetyl CoA로 재분해하는 효소를 가지고 있기 때문이다.

2-6. 리포단백의 대사

혈관내부에서 콜레스테롤, 트리글리세리드, 인지질은 리포단백입자로서 대사를 받는다. 리포단백의 생리적 역할은 혈중지질을 다른 조직에 수송하는 것이다. 대사경로는 다음의 3가지로 분류된다.

(1) 외인성 지질대사경로(그림 15A 참조)

이미 설명한 바와 같이 음식물 중의 지질은 장관에서 소비되며 담즙산과 혼합하여 미셀을 형성한다. 소장상피세포에 지질이 흡수되면 세포내에서 에스테르형 콜레스테롤과 트리글리세리드가 재합성된다(그림 10, 13 참조). 이들의 지질은 소장상피세포에서 합성된 아포단백과 결합하며, 킬로미크론(CM : chylomicron)으로서 림프관으로 분비된다.

CM은 흉관으로부터 혈관으로 도입되며 혈관내피에 결합하고 있는 LPL에 의하여 트리글리세리드가 가수분해 되어서 킬로미크론 렘넌트(chylomicron remnant)로 된다. 간장에 발현하고 있는 렘넌트

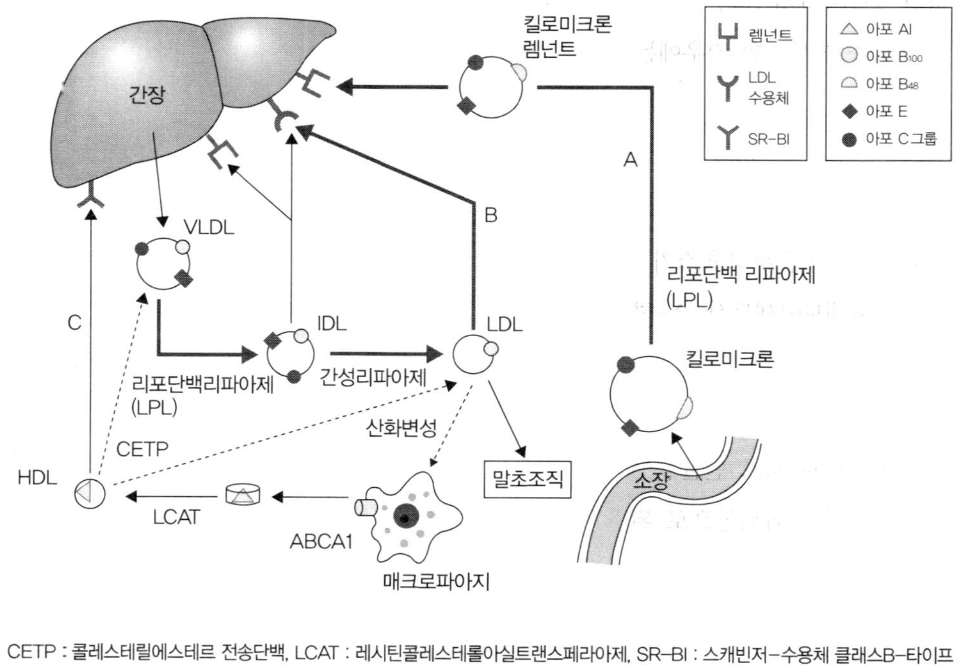

그림 15 리포단백의 대사경로

수용체는 CM 렘넌트의 아포E를 인식하여 CM 렘넌트를 도입한다.

(2) 내인성 지질대사 경로(그림 15B 참조)

간장은 성인에서는 생체내부의 지질을 합성하는 주요 장기이다. 간장에서 합성된 지질은 마이크로솜 트리글리세리드 전송단백(MTP : microsomal trigliceride transfer protein)의 작용으로 아포B를 함유하는 입자와 결합하고, 아포C군이나 아포E와 함께 VLDL로 되어 혈중에 분비된다. VLDL은 혈관내피표면에 결합된 LPL에 의하여 트리글리세리드가 가수분해 되어 IDL로 된다. IDL의 일부는 간장에 발현하고 있는 아포E를 인식하는 수용체에 의하여 혈중으로부터 제거된다. 나머지의 IDL은 간성 리파아제에 의하여 트리글리세리드가 더욱 가수분해 되어 LDL로 된다. LDL은 아포B를 인식하는 LDL 수용체에 의하여 말초조직으로 도입되며 간장으로부터 콜레스테롤을 공급한다. 혈중에 남아있는 LDL은 LDL 수용체를 매개하여 간장에 도입된다. 간장으로 되돌아온 콜레스테롤은 최종적으로 담즙산 또는 콜레스테롤 그 자체로서 담즙 중으로 배설된다.

더욱, LDL이 혈중(또는 내피하)에서 변성하면 LDL 수용체에 인식되지 않게 된다. 한편, 매크로파지에 발현되고 있는 스캐빈저 수용체(scavenger receptor)는 변성 LDL을 인식하고, 이들을 도입하여 동맥경화 병변을 형성한다. 더욱, 킬로미크론이나 VLDL 등의 트리글리세리드에 풍부한 리포단백이 가수분해 되어 방출되는 유리지방산은 근육에 도입되어 에너지원으로서 이용된다.

(3) 콜레스테롤 역전송계통(그림 15C 참조)

말초조직의 과잉인 콜레스테롤은 유리형 콜레스테롤 형태로서 혈중으로 인출된다. 매크로파지에 축적된 에스테르형 콜레스테롤은 먼저 중성콜레스테롤 에스테라아제에 의하여 유리형 콜레스테롤로 되며 세포막까지 수송된다. 세포막에는 ABCA1(ATP-binding cassette transporter A1)이 있으며 지질이 결핍된 HDL이 세포막 표면에 발현하고 있는 ABCA1과 결합하면 HDL로 유리형 콜레스테롤의 인출이 항진된다.

한편, 구상의 대형 HDL은 세포막에 존재하는 다른 트랜스포터인 ABCG1을 매개하는 계에서 말초조직으로부터 콜레스테롤을 인출한다. HDL로 이동한 콜레스테롤은 LCAT(lecithin cholesterol acyltransferase)의 작용으로 에스테르화 되어 HDL의 중심부로 이동하여 대형의 구상 HDL로 된다. HDL중에 저장된 에스테르형 콜레스테롤은 CETP(cholesteryl ester transfer protein)의 작용으로 VLDL이나 LDL로 전송되어 재이용되기도 하고, HDL에 결합하고 있는 아포AⅠ을 인식하는 수용체인 SR-BⅠ(scavenger receptor class B type Ⅰ)을 매개하여 간장으로 도입된다.

3. 지질 · 리포단백 및 관련항목의 검사법

3-1. 총콜레스테롤

콜레스테롤의 측정법에는 화학법, 효소법, 아벨-켄달법(abel-kendall method), 동위체희석 질량분석법(IDMS) 등이 있다. 현재, 검사실에서 측정하고 있는 일상 검사법의 거의 대부분은 효소법이다. 콜레스테롤의 측정체계는 IDMS가 절대기준법(Definitive method)으로서 표준물질을 매개하여 일상검사법에 정확하게 전달된다. 이것과는 별도로, 미국의 CDC(centers for disease control and prevention)는 아벨-켄달법을 실용상의 기준법으로 하는 국제 네트워크를 조직하여 표준화를 수행하고 있다. 일본에서는 일본임상화학회가 효소법을 이용한 권고법을 설정하고 있다.

(1) 효소법

혈중에는 에스테르형과 유리형의 콜레스테롤이 혼재하고 있다. 효소법에서는 최초에 콜레스테롤 에스테라아제의 작용에 의하여 에스테르형 콜레스테롤을 유리형 콜레스테롤과 지방산으로 분해한다[그림 16(1) 참조].

다음에 콜레스테롤옥시다아제의 작용에 의하여 유리형 콜레스테롤을 산화하여 과산화수소를 발생시킨다[그림 16(2)−1 참조]. 발생된 과산화수소는 퍼옥시다아제의 작용에 의하여 발색계로 유도된다.

효소법 중에는 콜레스테롤옥시다아제 대신에 콜레스테롤탈수소효소(CDH)를 이용하는 방법이 있다[그림 16(2)−2 참조]. 콜레스테롤탈수소효소는 β−니코틴아미드 아데닌 디누클레오티드 산화형(β−NAD^+)의 존재하에서 유리형 콜레스테롤을 산화하여 β−NADH를 발생시킨다. 이것을 파장 340 nm(자외부)에서 측정하는 UV법도 널리 이용되고 있다.

효소법에 이용되는 효소의 기질특이성은 반드시 높다고는 말할 수 없다. 그러나 이들의 효소가 반응할 가능성이 있는 식물스테롤이나 콜레스테롤산화물 등의 혈중농도는 임상검체 중의 콜레스테롤 농도에 비하여 매우 낮다. 따라서 일상검사 보고치의 오차요인으로서는 거의 문제로 되지 않는다.

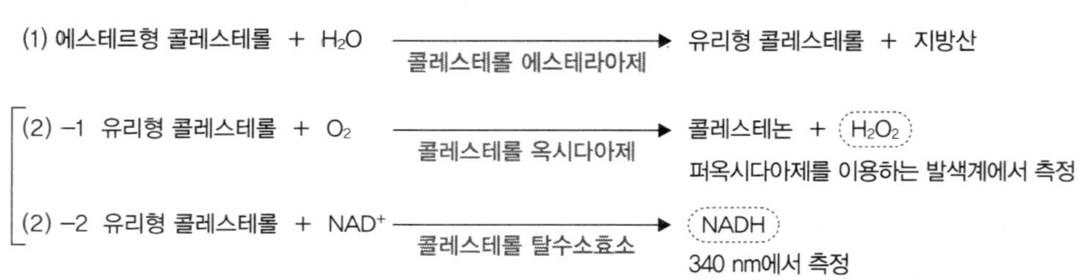

검체중에 존재하고 있는 에스테르형 콜레스테롤을 모두 유리형으로 한 후, 효소를 이용하여 발생한 과산화수소 또는 NADH를 정량한다.

그림 16 효소법에 의한 콜레스테롤 측정법의 원리

(2) 화학법

화학법에는 Liebermann−Burchard반응에 의한 방법(클로로포름 용액 중의 콜레스테롤이 무수아세트산, 진한 황산에 의하여 청자색~녹색을 띤다), 킬리아니 반응(빙초산 중의 콜레스테롤이 염화제2철, 진한 황산에 의하여 자적색을 띤다), o−프탈알데히드반응(아세트산 중의 콜레스테롤이 o−프탈알데히드 공존 하에 있어서 황산에 의하여 자적색을 띤다) 등이 있다.

CDC의 기준법인 아벨−켄달법에서는 먼저 에스테르형 콜레스테롤을 알코올성 수산화칼륨으로

비누화 하여 유리형 콜레스테롤로 변환시킨다. 그 후, 유리형 콜레스테롤을 석유에테르로서 추출하고, Liebermann−Burchard반응으로 발색시킨다.

Liebermann−Burchard반응은 스테로이드골격의 이중결합이 개열할 때 생성되는 공액디엔을 화학적으로 검출하는 방법으로서 콜레스테롤에 구조가 유사한 식물스테롤 등과 함께(효소법보다 특이성이 높지만) 일부 반응한다.

3-2. 트리글리세리드(TG)

효소법과 화학법의 어느 것이나 트리글리세리드를 글리세롤과 지방산으로 분해시켜서 생성된 글리세롤을 측정한다. 콜레스테롤과 마찬가지로 화학적으로 트리글리세리드를 측정하는 방법은 일상검사로서는 현재 수행되지 않는다. 대부분의 검사시설에서는 효소법이 이용되고 있다.

유리형 글리세롤의 소거

유리형 글리세롤 + ATP —(글리세롤키나아제)→ 글리세롤−3−인산 + ADP

글리세롤−3−인산 + O_2 —(글리세롤−3−인산 옥시다아제)→ 디히드록시아세톤인산 + H_2O_2

카탈라아제로서 $H_2O + \frac{1}{2}O_2$로 분해

트리글리세리드의 측정

(1) 트리글리세리드 —(리포단백리파아제)→ 글리세롤 + 지방산(3분자)

(2) 글리세롤 + ATP —(글리세롤키나아제)→ 글리세롤−3−인산 + ADP

(3) 글리세롤−3−인산 + O_2 —(글리세롤−3−인산 옥시다아제)→ 디히드록시 아세톤 인산 + H_2O_2

퍼옥시디아제를 이용하는 발색계에서 검출

JSCC권고법

(1) 트리글리세리드 —(KOH)→ 글리세롤 + 지방산(3분자)

(2) 글리세롤 + ATP —(글리세롤키나아제)→ 글리세롤−3−인산 + ADP

(3) ADP + 포스포 엔올피루브산 —(피루브산키나아제)→ 피루브산 + ATP

(4) 피루브산 + NADH + H^+ —(락트산데히드로게나아제)→ L−락트산 + NAD^+ (340 nm에서 측정)

현재 사용되고 있는 대부분의 시약으로, 유리지방산을 소거한 후, 트리글리세리드를 측정하고 있다.

그림 17 효소법에 의한 트리글리세리드 측정법의 원리

(1) 효소법

혈청 중에는 소량이지만, 유리형 글리세롤이 존재한다. 또한, 오래된 검체나 서베이 시료(survey sample)는 시판의 컨트롤 혈청에는 유리형 글리세롤이 높은 것이 많다. 이전의 시약은 유리형 글리세롤을 소거하지 않고 트리글리세리드를 측정하는 것이 적지 않았다. 현재 대부분의 시약에서는 유리형 글리서롤을 최초에 소거한 후, 트리글리세리드를 측정하고 있다(그림 17). 글리세롤 소거법에서는 먼저 ATP의 존재하에서 글리세롤키나아제를 작용시켜서 유리형 글리세롤을 글리세롤-3-인산과 ADP로 변환시킨다. 여기에 글리세롤-3-인산옥시다아제를 작용시켜서 발생된 과산화수소를 카탈라아제(catalase)에 의하여 물과 산소로 분해시킨다.

유리형 글리세롤을 소거한 후, 검체에 LPL을 작용시키고, 트리글리세리드를 글리세롤과 지방산으로 가수분해 시킨다. 생성된 글리세롤은 ATP의 존재하에서 글리세롤키나아제의 작용에 의하여 글리세롤-3-인산과 ADP로 된다. 여기에 글리세롤-3-인산옥시다아제를 작용시켜서 과산화수소를 발생시킨다. 과산화수소는 퍼옥시다아제에 의하여 발색계로 유도된다.

일본임상화학회에서 설정하고 있는 권고법은 트리글리세리드를 알코올성 수산화칼륨으로 가수분해 시킨 후, 효소법으로 측정하는 화학적 가수분해를 포함한 효소적 측정법이다. 글리세롤키나아제의 작용에 의하여 생성된 ADP의 존재하에서, 포스포엔올피루브산은 피루브산키나아제의 작용에 의하여 피루브산과 ATP를 생성한다. 이 피루브산은 락트산데히드로게나아제의 작용으로 L-락트산으로 되며 동시에 NADH는 NAD^+로 된다. 따라서 이때의 흡광도 감소를 측정한다.

(2) 화학법

화학법에서는 먼저 혈청으로부터 트리글리세리드를 이소프로필알코올 등으로 추출한다. 추출물을 비누화 시켜서 글리세롤과 지방산으로 분리한다. 이와 같은 방법으로 얻어진 글리세롤을 과요드산 등으로 산화시키고, 생성된 포름알데히드를 아세틸아세톤법 등으로 측정한다.

3-3. 인지질

임상검사에서는 포스포리파아제D를 사용한 효소법이 일반적으로 이용되고 있다. 이 원리는 효소반응에 의하여 리포단백 중의 콜린 함유 인지질(PC, SM, 리조PC(lysophosphatidylcholine)으로부터 콜린을 유리시키고, 그 양으로부터 인지질의 수량을 계산으로 구하는 것이다. 즉, 콜린을 함유하지 않는 인지질은 효소법으로는 측정되지 않는다. 그러나 혈중의 인지질은 거의 대부분이 콜린을 함유하고 있다. 또한, 효소법에서는 포스포리파아제에서 유리되는 콜린이 모두 PC 유래라고 가정하여 인지질의 농도를 산출하고 있는 점에도 주의가 필요하다.

3-4. 유리지방산

유리지방산의 측정법에는 헵탄 추출층을 이용한 적정법이나 클로로포름에 의하여 지방산을 추출 후에 구리착염 형성법에 의하여 수행하는 비색법 등이 있지만 현재는 효소법이 주류이다.

(1) 효소법

ATP와 CoA의 존재하에서 지방산에 Acyl CoA 합성효소(acyl CoA synthetase)를 작용시켜서, Acyl CoA, AMP, 피로인산(pyrophosphoric acid)을 생성시킨다(지방산의 β산화에 있어서 제1 단계 : 그림 14 참조).

이 반응의 검출은 ① 생성된 Acyl CoA에 Acyl CoA옥시다아제를 반응시켜서 과산화수소를 발생시키고, 퍼옥시다아제를 이용하는 발색계로 유도하는 방법과 ② 생성된 AMP에 아데닐산키나아제(별명 미오키나아제)를 반응시켜서 ADP로 변환시키고, 2-포스포피루브산을 피루브산키나아제와 락트산데히드로게나아제로 공액시켜서 NADH에 의한 흡광도 변화를 검출하는 방법이 있다(그림 18).

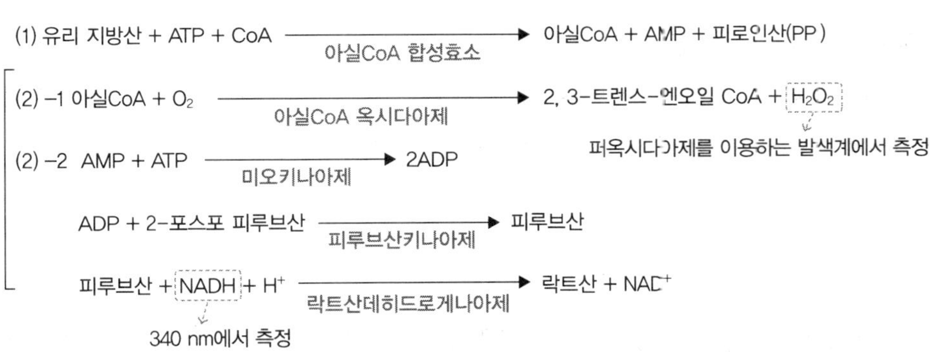

유리지방산을 (1)의 반응으로 분해시킨 후, acyl CoA[(2)−1] 또는 AMP[(2)−2]를 검출하는 것에 의하여 농도를 측정하고 있다.

그림 18 유리지방산 측정법의 원리

3-5. 과산화지질

생체내부에서 과산화지질은 상당히 미량이며 게다가 불안정하다. 따라서 이들을 정확히 정량하는 것은 매우 곤란하다. 각종 방법이 보고되어 있지만 임상검사로서 간편하게 측정할 수 있는 방법은 확립되어 있지 않다.

TBA법은 과산화지질의 분해생성물인 말론디알데히드(MDA)가 2−티오바르비투르산(TBA : 2−thiobarbituric acid)과 반응하여 색소로 되는 것을 검출하는 방법이다. 이 방법에서는 MDA 이외의 알데히드도 반응하기 때문에, 특이성이 낮은 결점이 있다. 실험실 레벨에서는 고속액체 크로마토그래피(HPLC)법을 이용하여 지질히드로퍼옥사이드를 측정하는 방법의 보고가 있다.

3-6. 케톤체

(1) 니트로프루시드 반응

소변 중의 케톤체 측정에는 시험지법이 이용되고 있다. 케톤체 중에서 케톤기를 가지는 아세토아세트산과 아세톤은 알칼리 조건하에서 메틸기($-CH_3$)가 카르보음이온($-CH_2^-$)으로 변한다. 이것이 시험지 니트로프루시드나트륨(니트로소체)과 결합하여 자적색을 띠는 화합물(이소니트로소체)로 된다(그림 19).

이 반응의 결점으로서 다음과 같은 것을 들 수 있다. 아세토아세트산은 잘 반응하지만, 아세톤은 아세토아세트산의 1/5~1/10 정도밖에 반응하지 않는다. 3−히드록시부티르산은 케톤기가 없기 때문에, 시험지어는 반응하지 않는다. 또한, 아세토아세트산은 3−히드록시부티르산보다 소변 중의 농도가 낮다. 당뇨병성 케토산성 혈증치료에 의한 혈중 농도변화가 아세토아세트산에서는 3−히드록시부

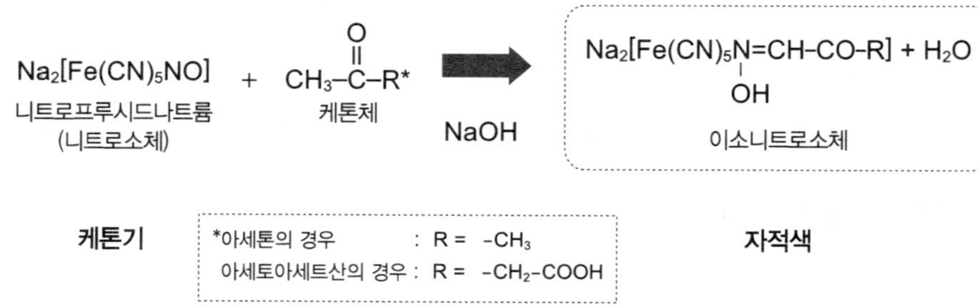

그림 19 니트로프루시드(Nitroprusside)반응을 이용한 케톤체의 시험지법

티르산에 비하면 작다. 더욱, 소변 중의 아세토아세트산 농도는 치료로서 케톤체가 감소해도 곧바로 이것을 반영하지 않는다.

(2) 효소법

혈중에 존재하는 케톤체로서 3-히드록시부티르산과 아세토아세트산을 측정한다. 3-히드록시부티르산탈수소효소는 Thio-NAD$^+$의 존재하에서 3-히드록시부티르산을 특이적으로 산화하여 아세토아세트산과 Thio-NADH를 생성한다. 또한, 이 효소는 NADH의 존재하에서 아세토아세트산을 특이적으로 환원하여 3-히드록시부티르산과 NAD$^+$를 생성한다(그림 20). 따라서 미량의 케톤체가 있으면 3-히드록시부티르산탈수소효소에 의하여 반응이 반복되어 Thio-NADH의 생산량이 증가한다. 이와 같은 반응계를 Thio-NADH 사이클이라고 말한다(가역적 탈수소반응을 촉매하는 1종류 효소와 2종류의 보효소를 사용). Thio-NADH의 생성속도는 검체 중의 케톤체 농도에 비례하기 때문에, Thio-NADH에 특징적인 흡수를 400 nm에서 정량하고, 총 케톤체의 값을 구한다.

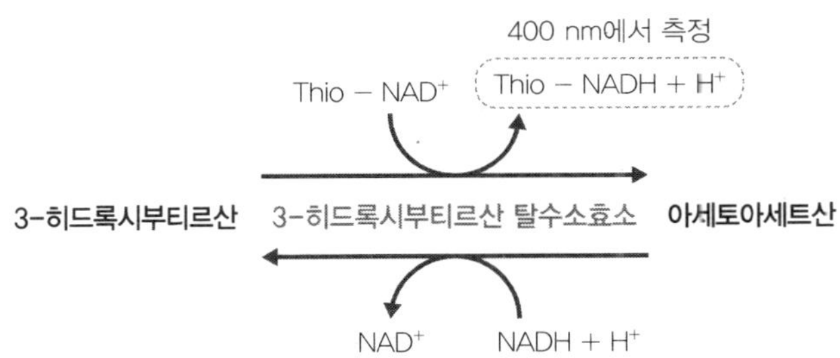

그림 20 Thio-NADH 사이클을 이용한 케톤체의 측정

3-7. LDL-콜레스테롤

(1) Friedewald의 식

공복 시에 채혈하고, 트리글리세리드가 400 mg/dL 미만의 경우, 이 시산식으로 LDL-콜레스테롤을 구할 수 있다(그림 21). 단, 트리글리세리드의 값이 이 범위에 있을지라도, 트리글리세리드가 높을수록 초원심법으로 구한 LDL-콜레스테롤의 값보다 낮아지는 경향이 있기 때문에 주의해야 한다.

$$\text{LDL-콜레스테롤} = \text{TC(총콜레스테롤)} - \frac{\text{TC (트리글리세리드)}}{5} - \text{HDL-콜레스테롤}$$

• 공복시 채혈 • TG<400mg/dL

그림 21 Friedewald의 식

(2) Homogeneous의 법(직접법)

전처리를 필요로 하지 않으며, LDL-콜레스테롤을 혈청으로부터 직접 측정하는 방법이다. 한마디로 호모지니어스법이라고 말해도 원리가 다른 복수의 시약이 있다. 크게 분류하면 선택저해법과 선택소거법으로 분류된다.

전자에서는 제1 반응에서 첨가하는 계면활성제 등에 의하여 LDL 이외의 리포단백과 효소의 반응을 선택적으로 저해한다. 이어서 제2 반응에서 LDL을 가용화시킨 후, 그의 콜레스테롤을 효소반응 시켜서 발색계로 유도하여 측정한다. 후자에서는 제1 반응에서 계면활성제 등에 의하여 LDL 이외의 리포단백을 가용화 시켜서 소거한다. 제2 반응에서 블록하고 있던 LDL을 가용화 시킨 후, 그 콜레스테롤을 효소반응 시켜서 발색계로 유도하여 측정한다.

(3) β-quantification법(BQ법)

CDC/Cholesterol Reference Method Laboratory Network(CRMLN)의 기준분석법에 채용되어 있는 LDL-콜레스테롤의 측정법이다. 먼저, 혈청을 초원심 분리하고, 비중이 1.006보다 가벼운 리포단백(킬로미크론, VLDL)을 탁상형의 튜브절단기를 사용하여 절단 제거한다. 이 하층(분획 ①)에 헤파린-망간(46 mmol/L)을 가하여 LDL을 함유하는 분획을 침전제거하여 상등액을 얻는다(분획 ②). 분획 ①과 ②의 콜레스테롤을 추출 건고시킨 후, 아벨-켄달법에 의하여 콜레스테롤을 정량한다. LDL-콜레스테롤은 [분획 ①의 콜레스테롤 농도]-[분획 ②의 콜레스테롤 농도]로서 구할 수 있다.

3-8. HDL-콜레스테롤

이전에는 2가의 양이온과 다가음이온으로 아포B를 함유하는 리포단백을 침전시키고, 그 상등액은 HDL 분획의 콜레스테롤을 효소법으로 측정하는 다가음이온 침전법이 널리 이용되고 있다. 현재는 전처리를 수행하지 않고, 혈청을 이용하여 직접 HDL-콜레스테롤을 측정하는 호모지니어스법이 보급되고 있다.

(1) 호모지니어스법

LDL-C의 호모지니어스법과 마찬가지로, HDL-C의 호모지니어스법도 크게 선택저해법과 선택소거법의 2개 그룹으로 분류된다. 아포E를 함유하는 HDL에 대한 반응성의 차이가 시약 간의 값이 주된 원인이다. 초기의 시약에 비하면 메이커간의 차이는 작아지고 있다.

(2) 비교대조법(DCM법 : designated comparison method)

이 방법은 CRMLN이 수행하고 있는 HDL-콜레스테롤 표준화 프로그램에 있어서 기준으로서 이용되고 있는 측정법이다. BQ법과는 달리, 초원심법은 이용되지 않는다. 아포B를 가지는 리포단백[킬로미크론, VLDL, IDL, LDL, Lp(a)]은 덱스트란황산과 염화마그네슘으로 침전시킨다. 원심분리로서 맑은 상등액을 얻고, 콜레스테롤 농도를 아벨-켄달법으로 정량한다. 이 방법에서 HDL-콜레스테롤을 측정하는데 있어서 검체의 트리글리세리드의 값은 200 mg/dL 미만이 아니면 안 된다.

3-9. 아포단백

보험진료에서는 현재 6항목의 아포단백이 측정가능하다. 아포AI과 AⅡ는 HDL의 주요한 아포단백이다. 저명한 킬로미크론이 증가하는 경우 이외에는 HDL을 반영하는 검사항목이다. 아포AⅠ은 HDL의 증감과 함께 크게 변동하지만, 아포AⅡ는 그다지 변동하지 않는다. 아포B에는 소장으로부터 분비되는 킬로미크론에 함유되는 아포B_{48}과, 간장으로부터 분비되는 VLDL에 함유되는 아포B_{100}의 2종류가 있다.

공복 시의 검체에 있어서 통상 아포B_{48}은 아포B_{100}의 1% 미만밖에 없으며, 혈청 아포B의 대부분은 아포B_{100}을 측정하고 있다고 생각해도 좋다. 아포B_{100}은 VLDL, IDL, LDL의 1입자 각각에 1분자씩 결합하고 있으며 아포B 농도는 상기 리포단백의 개수를 반영하고 있다. 아포CⅡ, 아포CⅢ, 아포E는 트리글리세리드를 함유하는 리포단백과 HDL에 결합하고 있다. 이들의 아포단백은 트리글리세리드가 증가하는 경우나 현저하게 높은 HDL 혈증에서 높은 값으로 된다. 아포CⅡ는 LPL의 보효소로서 결손증에서는 킬로미크론이 증가하는 Ⅰ형 고지혈증을 나타낸다. 아포CⅢ는 LPL을 억제하는 것으로 알려져 있다.

아포E는 IDL이 리포단백 수용체에 인식되어 혈중으로부터 제거될 때에 중요한 역할을 하고 있다

(그림 15 참조). 아포E에는 아포E2, E3(야생형), E4의 이성질체가 있으며 E2/2, E3/2, E3/3, E4/3, E4/2, E4/4의 6개의 표현형이 존재한다. E2/2에서는 IDL의 간장에서 도입이 장해로 되어있으며, 비만이나 과식, 당뇨병 등이 유인되어 VLDL의 합성이 항진하면 현저한 지질 이상증을 발증한다(가족성 Ⅲ형 고지혈증). 혈중 아포E의 현저한 증가는 진단에 유용하다. 현재는 면역비탁법에 의하여 측정되고 있다.

3-10. Lp(a)

LDL의 아포B_{100}에 1분자의 아포(a)가 S−S결합한 것을 Lp(a)[lipoprotein(a) : 리포단백(a)라고 말한다. 아포(a)는 플라스미노겐의 반복구조인 크링글4(cringle 4)에 상동성이 있는 반복단위를 가지고 있다. 크링글의 수는 유전적으로 규정되어 있으며 혈중농도는 반복구조의 수와 부의 상관이 있다. 구조적으로는 LDL에 유사하지만, LDL−C와는 독립된 동맥경화의 위험인자이다. 일본에서는 라텍스 응집 면역비탁법으로 측정되고 있다.

3-11. 리포단백 분획

지질 이상증이 어떤 리포단백의 증감에 의하여 생성되는 것을 파악하기 위해서, 리포단백 분획을 측정한다. 리포단백의 하전, 입자사이즈, 비중 등의 차이에 의하여 입자를 분리한다.

(1) 아가로오스겔의 전기영동

리포단백을 전하의 차이에 의해서 분리하는 방법이다. 플라스틱필름에 1% 아가로오스겔을 얇게 작성한 키트가 시판되고 있다. 영동 종료 후의 겔을 건조시켜서 플라스틱 필름에 붙이고, 그 후에 Fat Red 7B로서 리포단백의 지질을 염색한다. 이 방법에서, 킬로미크론은 원점으로부터 찌끼(tailing)를 일으켜서 잘 분리할 수 없다. 기타의 리포단백은 원점 쪽으로부터 LDL(β위치), VLDL(pre β위치), H(α위치)의 순번으로 분리된다. Ⅲ형 고지혈증에서는 β~pre β위치에 걸쳐서 폭이 넓은 밴드(broad β 밴드)가 출현하는 것이 특징이다. 영동 종료 후, 효소용액을 반응시켜서 콜레스테롤이나 트리글리세리드를 발색시켜서 정량하는 방법도 수행되고 있다.

(2) 폴리아크릴아미드겔의 전기영동

리포단백을 입자 사이즈의 차이에 의하여 분리하는 방법으로서 작은 리포단백일수록 멀리까지 영동된다. 킬로미크론은 입자 사이즈가 너무 크기 때문에 샘플겔에 멈춘다. 원점으로부터 VLDL, LDL, HDL의 순번으로 분리된다. VLDL로부터 LDL에 걸쳐서 밴드는 midband라고 말하며, IDL이나 렘넌트 리포단백이 함유된다. 또한, Ⅲ형 고지혈증에서는 LDL의 밴드가 소실되고, VLDL로부터 LDL영역에 걸쳐서 폭넓은 밴드가 출현한다. 유리관에 이미 작성된 3% 폴리아크릴아미드겔을 설치한 키트가 시판되고 있다. 혈청중의 리포단백은 영동시키기 전에 Sudan Black B로서 미리 염색한 후 영동시킨다.

(3) HPLC법

현재, 겔여과 칼럼과 음이온 교환칼럼을 이용한 2종류의 HPLC에 의하여 리포단백 분리법이 보고되어 있다. 전자는 입자 사이즈에 의하여 후자는 주로 전하에 의하여 리포단백을 분리한다. 어느 것이나 10 μl 이하의 혈청 수량으로 30분 이내에서 리포단백을 정량할 수 있다. 용출 라인의 리포단백과 지질측정용의 효소용액을 반응시켜서 리포단백 중의 콜레스테롤이나 트리글리세리드를 검출한다. 겔여과 칼럼은 입자경에 가까운 VLDL~IDL~LDL의 분리는 나쁘지만, LDL과 HDL의 분리는 좋다. 컴퓨터의 프로그램을 이용하여 덴시토그램을 정규 분포(gauss 분포)하는 20개의 피크로 분리하여 정량하는 방법이 보고되어 있다. 음이온교환칼럼은 이온강도가 다른 리포단백을 겹침 없이 분리할 수 있기 때문에, IDL−C의 측정에 우수하다.

(4) 초원심법

초원심법은 리포단백을 분리·채취하는 고전적이지만, 기본적인 방법이다. 리포단백은 다른 혈청성분보다 비중이 가볍지만, 그의 차이는 작다. 따라서 검체를 진공조건하에서 고속원심으로 커다란 중력가속도를 걸어서, 리포단백을 부상시킨다. 비중은 KBr 또는 NaBr을 혈청에 가해서 조정한다. 분리하는 시간과 회전수는 사용하는 로터의 반경(리포단백의 이동거리)에 의하여 결정된다. 비중이 가벼운 리포단백으로부터 순번으로 분리하여 진행하는 단계적 분취법과, 미리 원심튜브에 염용액으로 밀도구배를 형성시키고 한 번의 원심으로 리포단백을 분리하는 밀도구배 원심법이 있다. 탁상형의 초원심기를 이용하면 HDL까지 하루에 분리가 가능하다. 분리하기도 하고 리포단백의 지질이나 아포단백 농도 등을 측정한다.

3-12. 렘넌트 리포단백

렘넌트 리포단백이란, 트리글리세리드를 많이 함유하는 리포단백(킬로미크론이나 VLDL)이 혈중에서 대사되는 과정에 생성되는 중간대사 생성물의 총칭이다. 렘넌트에는 킬로미크론렘넌트, VLDL 렘넌트, 중간비중 리포단백(IDL) 등이 포함된다. 이들은 원래의 리포단백보다 콜레스테롤에스테르와 아포E에 풍부하며, 입자 사이즈가 작고 동맥경화 야기작용이 강하다. 앞의 항 「폴리아크릴아미드겔의 전기영동」에서 설명한 midband는 렘넌트 리포단백을 반영한다. 그 밖에 임상검사에서는 2개의 방법에서 렘넌트 리포단백이 정량되고 있다.

(1) RLP－C(렘넌트 유사 리포단백－콜레스테롤)

RLP－C는 remnant－like particle－cholesterol의 약자로서 어피니티크로마토그래피의 방법을 이용한 렘넌트의 측정법이다. 이 방법에서는 전처리로서 아포AⅠ과 아포B_{100}에 대한 모노클로날항체를 결합시킨 겔을 혈청과 반응시켜서, 겔에 흡착되지 않은 렘넌트 유사 리포단백(RLP)을 분리한다. RLP 중의 콜레스테롤을 콜레스테롤에스테라아제와 콜레스테롤옥시다아제에 반응시킨 후, 과산화수소를 발생시켜서 콜레스테롤을 정량한다.

RLP－C는 트리글리세리드가 현저하게 증가하지만, 동맥경화를 거의 합병하지 않는 Ⅰ형이나 Ⅴ형 고지혈증에서도 현저하게 높은 값을 나타내기 때문에 주의가 필요하다.

(2) RemL－C

RemL－C는 RLP를 측정하는 호모지니어스법이다. 이 방법에서는 RLP를 계면활성제와 포스포리파아제D를 사용하여 선택적으로 가용화 시킨다. RLP 이외의 리포단백은 반응 용액중에 미반응인 그대로 잔류된다. 그 후는 RLP－C와 마찬가지로, RLP에 함유되는 콜레스테롤을 콜레스테롤에스테라아제와 콜레스테롤옥시다아제에 반응시켜서 과산화수소를 발생시키고, 이것을 이용하여 퀴논계통 색소를 발색시킨다.

일반적으로 RLP－C와 RemL－C는 좋은 상호관계를 나타내지만, RLP－C는 RemL－C보다 킬로미크론과의 상관이 강하고, 반대로 RemL－C는 RLP－C보다 IDL과의 상호관계가 강하다는 보고도 있다.

표 3 지질 이상 증의 진단기준(공복 시의 채혈)

가이드라인으로 표시되고 있는 항*		
고LDL-콜레스테롤 혈증	LDL-C	≧140 mg/dL
저HDL-콜레스테롤 혈증	HDL-C	<40 mg/dL
고트리글리세리드혈증	TG	≧150 mg/dL
임상연구로부터 제창되고 있는 항목		
고RLP-C 혈증	RLP-C(RemL-C)	>7.5 mg/dL
(당뇨병·관상동맥질환)		≧5.2 mg/dL
고Lp(a) 혈증	Lp(a)	≧30 mg/dL
집단에서의 분포로부터 구한 항목		
저LDL-콜레스테롤 혈증	LDL-C(남성·폐경전 여성)	<65 mg/dL
	(폐경 후 여성)	<86 mg/dL
고HDL-콜레스테롤 혈증	HDL-C	≧100 mg/dL

* 동맥경화성 질환예방 가이드라인 2007년판에 진단기준이 게재되어 있는 것.
더욱, 가이드라인에서는 「트리글리세리드」의 표기는 「트리글리세라이드」로 통일되어 있다.

주 1 : 2007년판의 가이드라인부터, 총콜레스테롤은 고콜레스테롤 혈증의 진단기준으로부터 제외되었다.

주 2 :LDL-C는 직접 측정법을 이용하든지, Friedewald의 식으로 산출한다. 단, 트리글리세리드 값이 400 mg/dL 이상의 경우에는 직접 측정법으로 LDL-C를 측정한다.

주 3 :2012년에 동맥경화성 질환예방 가이드라인이 개정예정으로 되어 있으며 경계영역 고LDL-콜레스테롤 혈증(126~139 mg/dL)의 채용이 검토되고 있다(상세한 것은 일본동맥경화학회 홈페이지에서 확인 할 것).

4. 지질검사 데이터의 평가

4-1. 지질 이상증의 진단

혈청지질의 기준범위에는 많은 항목으로 건강인의 분포로부터 구한 값이 아니고, 질환발증의 위험으로부터 구한 병태 식별치를 이용하고 있다. 특정의 리포단백이 증가 또는 감소하고 있는 상태는 지질 이상증이라고 정의 된다(표 3).

트리글리세리드가 높은 경우, 혈청은 백탁되어 있다. 증가하고 있는 폴리단백이 킬로미크론인지 VLDL인지 감별하기 위해서 혈청을 4℃로 하룻밤 방치한다(혈청 정치시험). 킬로미크론이 증가하고 있는 경우는 크림상태로 되어 혈청의 상층으로 부상한다. VLDL이 증가하고 있는 경우는 혈청 전체가 백탁되지만, 크림층은 확인되지 않는다. LDL과 HDL은 입자 사이즈가 작고, 빛을 산란하지 않는 것으로서 증가해도 혈청은 혼탁되지 않기 때문에 주의해야 한다.

4-2. 지질 이상증의 분류

지질 이상증은 크게 고지혈증과 저지혈증으로 분류된다. 양쪽 모두 지질대사의 이상이 원인으로

표 4 원발성 및 속발성 지질 이상증

증가·감소하는 리포단백 (WHO 표현형)	원발성 지질 이상증	속발성 지질 이상증
A. 리포단백 증가하는 것 킬로미크론 (Ⅰ형)	선천적 LPL 결손증 LPL기능 이상증 선천적 아포CⅡ 결손증	SLE, 다발성 골수종 당뇨병성 케토 산성혈증
킬로미크론 + VLDL (Ⅴ형)	가족성 고트리글리세리드혈증	제어불량 당뇨병 갑상선 기능저하증 알코올 과잉섭취
VLDL (Ⅳ형)	가족성 고트리글리세리드 혈증 가족성 복합형 고지혈증(FCH)	알코올 과잉섭취 당질 과잉섭취, 당뇨병 메타볼릭 신드롬 스테로이드 호르몬 사용
IDL (Ⅲ형)	가족성 Ⅲ형 고지혈증 아포E 결손증 아포E 변이체	갑상선 기능저하증 SLE 제어불량 당뇨병
LDL (Ⅱa형)	상염색체 우성 고콜레스테롤 혈증 a) 가족성 고콜레스테롤 혈증(FH) b) 가족성 이상 아포B100혈증(FDB) c) PCSK9 유전자 이상 상염색성 열성 고콜레스테롤 혈증(ARH) 가족성 복합형 고지혈증(FCH)	갑상선 기능저하증 동물성 지방과다섭취 갱년기 장해 포르피린증 신경성 식사 부진증
VLDL + LDL (Ⅱb형)	가족성 복합형 고지혈증(FCH)	갑상선 기능저하증 네프로오제 증후군 간 장해 폐색성 간질환 당뇨병
HDL (해당 없음)	CETP 결손증 간성 리파아제 결손증	음주(고도)
B. 리포단백이 감소 킬로미크론(해당 없음)	Anderson병	
LDL (해당 없음)	MTP 결손증 가족성 저β리포단백혈증 단축 아포B혈증	갑상선 기능항진증 간경변 저영양상태 악성 종양
HDL (해당 없음)	LCAT 결손증 물고기 눈병 아포AⅠ 이상증 Tangier병 가족성 저HDL혈증	프로부콜(Probucol) 흡연 비만 고TG혈증

A, B 모두 각각의 표현형을 리포단백의 비중이 가벼운 것으로부터 순서에 따라서 표기했다.

되어 발병하는 원발성의 것과, 다른 질환에 동반되어 발병하는 속발성의 것으로 분류된다. 지질 이상증의 진단순서는 최초에 어떤 리포단백이 증가(또는 저하)하고 있는지를 밝혀서 표현형을 결정한다. 다음에 원발성 및 지속성 지질 이상증을 제외하면서 진행한다. 지질 이상증 표현형의 WHO 분류(fredrickson 분류)와, 대표적인 원발성 및 속발성 지질 이상증을 나타냈다(표 4).

표 5 메타볼릭 신드롬의 진단기준

	기준치
필수 항목 　비만	허리둘레* 남성 ≧ 85cm, 여성 ≧ 90cm(내장지방면적 남녀모두 ≧ 100cm^{2}에 상당)
선택 항목 　지질대사 이상 　고혈압 　당대사 이상	 트리글리세리드 ≧ 150 mg/dL 또는 HDL-C ＜ 40 mg/dL 혈압 ≧ 130/85 mmHg 공복 시의 혈당 ≧ 110 mg/dL
진단	필수 항목 + 선택 항목 2항목 이상

허리둘레는 일어선 자세, 배꼽위치에서 측정한다. 지방축적이 현저하고, 배꼽이 아래쪽으로 치우쳐 있는 경우는 늑골아래와 전장골의 중간 높이에서 측정한다.

4-3. 지질 이상증의 관리목표치

지질 이상증의 환자는 관상동맥질환의 기왕이 없는 1차 예방그룹과 기왕이 있는 2차 예방그룹으로 분류된다. 1차 예방그룹은 다른 위험인자의 수에 의하여 저·중·고 위험의 3개 카테고리로 더욱 분류된다. LDL-C의 관리목표치는 가장 엄격한 2차 예방그룹에서 100 mg/dL 미만에, 기타의 카테고리는 20 mg/dL 씩의 높은 값으로 설정되어 있다(그림 22). 한편 트리글리세리드와 HDL-C에 있어서는 어떤 그룹에 있어서도 트리글리세리드는 150 mg/dL 미만, HDL-C는 40 mg/dL 이상으로 설정하고 있다.

4-4. 메타볼릭 신드롬의 진단

내장지방의 축적이 있으며 이것에 이어서 지방세포로부터 분비되는 생리활성물질(아디포사이토카인)이 이상으로 되어, 당대사 이상, 지질대사 이상, 고혈압을 합병하는 병태를 메타볼릭 신드롬이라고 말한다. 일본에서는 2005년에 메타볼릭 신드롬의 진단기준이 발표되었다. 지질검사에서는 트리글리세리드와 HDL-C가 선택 항목으로 채용되고 있다(표 5). 메타볼릭 신드롬과 그의 예비그룹을 들어서 조기개입에 의하여 심혈관 이벤트를 감소시키는 것을 목표로 2008년도부터 특정건강진단(특정건강진단, 소위「메타보 건진」이 시작되었다.

4-5. 이상 리포단백의 출현

지질 이상증에서는 표 1에 나타낸 각 분획의 리포단백 수량의 증감뿐만이 아니고, 조성이 다른 이상 리포단백이 출현하는 경우가 있다. 예를 들면, 원발성 담즙성 간경변 등의 담즙폐쇄나 LCAT 결

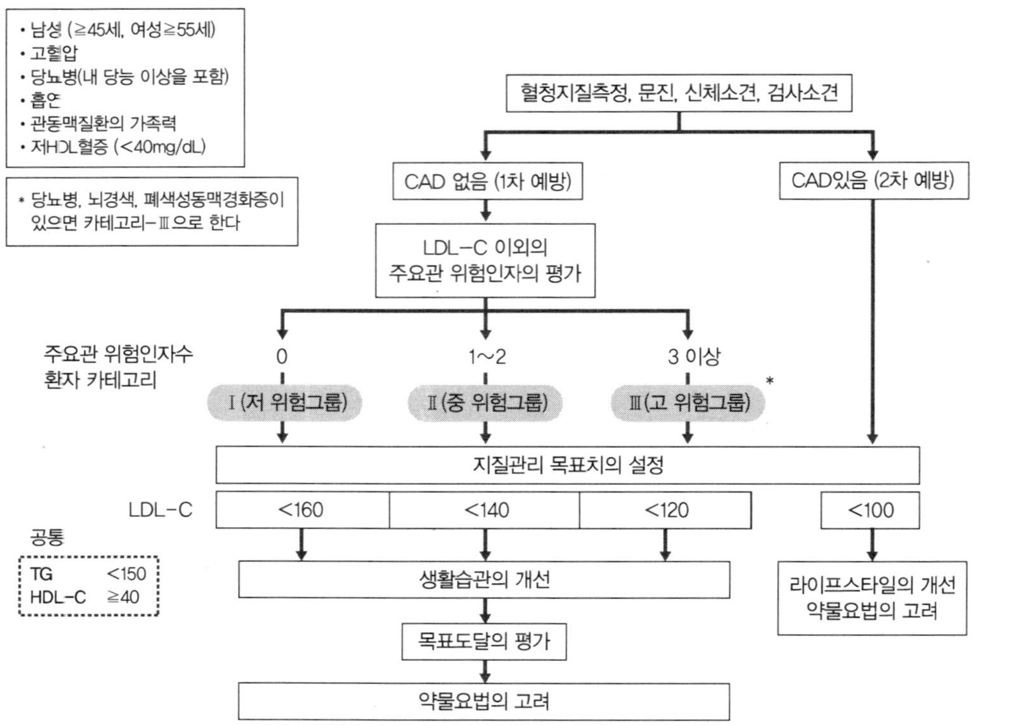

주1 : 관상동맥질환의 절대위험으로 환자 카테고리를 Ⅰ~Ⅲ으로 층별화 시키는 안이 발표되어 있다. 새로운 가이드라인 안에서는 Stage Ⅲ 이상의 만성 신장병(CKD)이 있는 경우도, 카테고리 Ⅲ으로 분류하려고 제안되어 있다.

주2 : 고트리글리세리드혈증을 합병하는 경우, LDL-C의 관리목표치를 달성한 후에, Non-HDL-C(=총콜레스테롤-HDL-C)를 LDL-C의 관리목표치 + 30 mg/dL 미만으로 하려고 고려하고 있다.

주3 : 새로운 가이드라인의 상세에 대해서는 일본 동맥경화학회 홈페이지에서 확인할 것.

그림 22 **카테고리와 LDL 콜레스테롤의 관리목표치로부터 본 치료지침(동맥경화성 질환 예방 가이드라인)**

손증에서는 Lp-X라고 불리는 인지질이 풍부한 리포단백이 검출된다. 또한, 원발성 고HDL-콜레스테롤 혈증에서는 통상 확인되지 않는 것과 같은 대형으로 아포E에 함유되는 HDL이 증가한다. 이와 같은 경우는 LDL-콜레스테롤이나 HDL-콜레스테롤의 직접법으로 잘 측정할 수 없는 경우가 있기 때문에, 아포단백이나 전기영동법 등의 검사를 참고할 필요가 있다.

5. 지질검사의 표준화 동향

혈청지질의 이상이 허혈성 심장질환이나 뇌혈관 장해의 위험인자인 것은 오래전부터 많은 역학 조사에 의하여 밝혀져 왔다. 혈청지질의 값이 시설마다 다른 것은 이들의 조사로부터 정확한 결론을 얻는 것은 불가능하며, 반대로 얻어진 결과를 일상진료에 환원시킬 수도 없다. 따라서 지질검사의 표준화는 미국의 CDC를 중심으로 하는 세계 7개국(미국, 네덜란드, 일본, 캐나다, 이탈리아, 아르헨티나, 중국)의 8개 시설로 형성되는 국제네트워크(CRMLN)가 수행했다. 총콜레스테롤에 있어서는 화학적인 순품이 존재하기 때문에 커다란 문제가 발생되지 않는다. 그러나 LDL-콜레스테롤이나 HDL-콜레스테롤과 같이 리포단백 중의 지질을 측정하는 검사항목에 있어서는 절대적인 기준법이 없는 것이나, 채혈 후에 시간이 경과하면 리포단백 자신이 변하는 것으로부터 그의 표준화는 상당히 곤란하다.

일본에서는 1995년에 HDL-콜레스테롤의 1997년에 LDL-콜레스테롤의 직접법이 계속적으로 보고되었다. 이들은 침전이나 원심 등의 전처리를 필요로 하지 않으며, 혈청을 이용하여 자동분석기로서 측정하는 것이 가능하다. 현재는 양쪽 모두 복수의 메이커로부터 시약이 발매되고 있지만 측정치가 일치하지 않는 경우가 있는 것이 문제로 된다.

6. 실습

6-1. 총콜레스테롤의 측정

「콜레스테롤E-테스트 Wako(和光純藥工業)」를 예로 들어서 해설한다.

(1) 시약의 조제

- **발색시약 용액 :** 발색제 1병을 완충용액 1병으로 용해시켜서 발색시약으로 한다.

(2) 장치와 기재

- 시험관
- 피펫(시료 채취용, 시약 분주용)
- 항온수조(37℃)
- 분광광도계 또는 600 nm의 필터를 가지는 비색계

(3) 측정법

1) 조작

표준용액(콜레스테롤 농도 200 mg/dL)을 증류수 또는 이온교환수로서 희석하고, 검량선 작성용에 100 mg/dL 농도의 시료를 작성한다(아래 표 No. 1).

No.	표준용액	증류수 또는 이온교환수	시료 채취량	농도
1	1.0 mL	1.0 mL	0.02 mL	100 mg/dL
2	원액	–	0.02 mL	200 mg/dL
3	원액	–	0.04 mL	397.4 mg/dL
4	원액	–	0.06 mL	592.2 mg/dL

시험관에 혈청 0.02 mL 또는 검량선용 표준용액을 0.02~0.06 mL 취하고, 발색시약을 3.0 mL 가한 후, 잘 혼합시킨다. 시약맹검(블랭크)은 발색시약만을 시험관에 넣는다.

	검체(S)	표준(Std)	시약맹검(블랭크)
시료	혈청	표준용액(No. 1~4)	–
	0.02 mL	0.02~0.06 mL	
발색시약 용액	3.0 mL	3.0 mL	3.0 mL

준비한 시험관을, 37℃의 항온수조에서 5분간 가온한다. 시험맹검(블랭크)을 대조로 하고, 검체(S)의 흡광도 Es 및 표준(Std)의 흡광도 Estd를, 분광광도계를 이용하여 600 nm에서 측정한다.

2) 검량선의 작성과 농도의 계산

흡광도를 세로에, 농도를 가로에 취하고, 농도가 기지의 시료 4개로부터 검량선을 작성한다. 검량선을 이용하여 검체의 흡광도로부터 콜레스테롤의 농도를 구한다. 표준용액 원액의 1 농도만을 이용하여 측정하는 경우에는 다음의 계산식으로부터 콜레스테롤의 농도를 구한다.

$$\text{총콜레스테롤 농도(mg/dL)} = Es/Estd \times 200$$

6-2. HDL-콜레스테롤의 측정-1 (덱스트란황산마그네슘 침전법)

HDL에는 아포E에 풍부한 HDL과 적은 HDL이 있으며, 담즙울체나 고HDL 혈증에서는 전자가 증가한다. 아포E에 풍부한 HDL에 대한 반응성의 차이가 HDL 호모지니어스법의 시약 간의 차이가 주요한 원인으로 되어있다. 이 방법에서는 아포E를 함유하는 HDL이 침전한다.

(1) 시약의 조제

① **침전시약** : 덱스트란황산 2.0 g을 물 100 mL에 용해시키고, 덱스트란황산원액으로 한다. 다음에 염화마그네슘·6수화물(99.9% 和光純藥工業) 14.22 g에 물 100 mL를 가하여 용해시키고, 염화마그네슘원액으로 한다. 각각 원액을 1 : 1로 혼합한다.

② **콜레스테롤 측정시약의 조제** :「총콜레스테롤의 측정」의 항을 참조.

(2) 장치와 기재

- 100 mL 매스플라스크
- 전자천칭
- 시험관
- 피펫(시료 채취용, 시약 분주용)
- 항온수조(37℃)
- 분광광도계 또는 600 nm의 필터를 가지는 비색계

(3) 측정법

혈청 1.0 mL에 침전시약용액 0.1 mL를 첨가하여 잘 혼합하고, 25℃에서 15분간 정치시킨다. 그 후, 1,500 g, 30분, 4℃의 원심조건에서 냉각 원심 분리하여 상등액의 맑은 용액을 얻는다. 상등액 중의 HDL-C를 앞에서 설명한 총콜레스테롤 측정시약에 의하여 정량하고, 얻어진 측정치에 희석배수의 1.10을 곱하여 HDL-C의 값으로 한다.

6-3. HDL-콜레스테롤의 측정-2 [13% 폴리에틸렌글리콜(PEG)법]

이 방법은 아포E에 풍부한 HDL이 침전하지 않고, HDL-콜레스테롤로서 측정된다.

(1) 시약의 조제

① **침전시약 :** 분자량 6000의 13% 폴리에틸렌글리콜 수용액을 작성한다.

② **콜레스테롤 측정시약의 조제 :** 「총콜레스테롤의 측정」의 항을 참조.

(2) 장치와 기재

「HDL-콜레스테롤의 측정-1」의 항을 참조.

(3) 측정법

검체와 침전용액을 1 : 1로 혼합하고, 실온(20~25℃)에서 10분간 방치한다. 3,000 rpm으로 10분간 원심 분리하여 맑은 상등액을 얻는다. 상등액 중의 콜레스테롤의 농도를, 총콜레스테롤 측정시약에 의하여 정량하고, 얻어진 측정치에 희석배수의 2를 곱하여 HDL-C의 값으로 한다.

6-4. 리포단백 분획 전기영동-1 (아가로오스 전기영동법)

「타이탄겔 리포단백(Herena 연구소)」를 예로 들어서 해설한다.

(1) 시약의 조제

① **아가로오스겔·필름 :** 0.6% 아가로오스, 15.2 mM 바르비탈, 37.3 mM 바르비탈나트륨, 68.1 mM 트리스, 10.2 mM 트리신, 1.8 mM EDTA, 0.5 g/L 소의 혈청 알부민(BSA)을 함유하는 겔이 폴리스티렌제품의 지지판에 조제되어 있다.

② **영동용 완충용액 :** 12 g/L 바르비탈나트륨, 1.35 g/L 트리신(pH 8.6~9.0)

③ **염색액 :** Fat Red 7B 시약 1포를 500 mL의 메탄올로서 용해시키고, 5~6시간 교반기로서 교반시킨 후, 여과하여 사용한다. 조제 후의 Fat Red 7B의 농도는 0.5 g/L이다.

④ **탈색액 :** 70% 에탄올

(2) 장치와 기재

- 피펫(시료 도포용)
- 전기 영동조
- 건조기(70℃ 전후)
- 농도계

(3) 측정법

① 영동용의 완충용액을 겔 챔버 내측의 조에 30 mL씩 넣는다.

② 아가로오스겔의 필름을 템플릿에 설치하고, 슬릿부에 혈청 2 μl를 도포한다.

③ 시료가 겔에 흡입된 후, 템플릿을 분리하고, 필름의 아가로오스 면을 아래쪽으로 하여 영동조에 설치한다.

④ 90 V로서 25분간 영동시킨 후, 필름을 건조기에서 완전히 건조시킨다.

⑤ 염색용액 5 mL에 정제수 1 mL를 서서히 교반하면서 가하고, 이 용액을 건조시킨 아가로오스 겔의 면에 걸쳐서 염색한다.

⑥ 탈색용액으로 약 30초씩 2회 탈색시키고, 50~60℃에서 건조한다(그림 23).

⑦ 농도계로서 리포단백 분획을 정량한다.

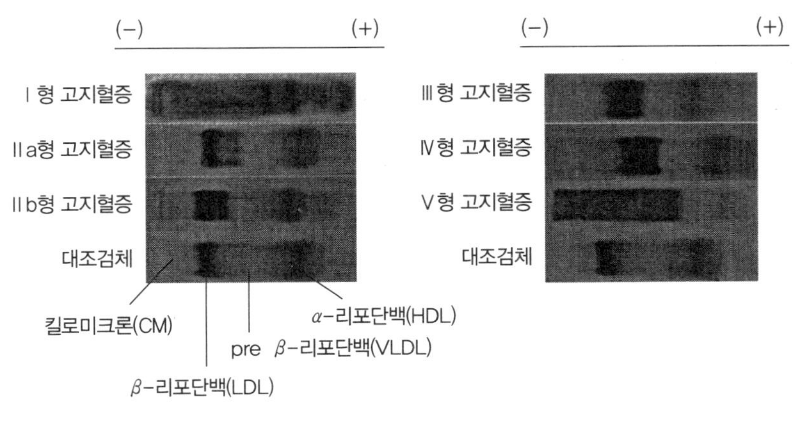

그림 23 아가로오스 전기영동에 의한 리포단백의 분획

6-5. 리포단백 분획 전기영동-2 (폴리아크릴아미드 디스크 전기영동법)

「Ripofo(常光)」을 예로 들어서 해설한다.

(1) 시약의 조제

키트에 들어 있는 완충용액 1개(트리스히드록시메틸아미노메탄 2.97 g, 붕산 8.03 g)를, 1,200 mL의 증류수 또는 이온교환수로서 용해시킨다.

(2) 장치와 기재

- **피펫(시료 첨가용)**
- **둥근 형태 디스크 전기영동조**
- **농도계**

(3) 측정법

① 겔관을 스탠드에 세운 후, 겔관 상부에 혈청 25 μl를 분주하고, 그 위에 로딩겔 200 μl를 가하여 잘 혼합한다. 리포단백은 이 조작으로 염색된다.
② 30~45분 후, 형광등 하에서 광중합 시킨다.
③ 겔관의 상하가 충분히 침적되도록 완충용액을 상하의 영동조에 적당량 주입한다.
④ 겔관의 상부를 음극, 하부를 양극으로 하여 겔관 1개당 5 mA로서 통전시킨다.
⑤ HDL 분획이 겔관의 말단으로부터 4~5 mm 정도로 되면 전기영동을 종료시킨다(약 25분).
⑥ 농도계로서 리포단백의 패턴을 측정한다.

제 8 장

아미노산과 단백질

생체를 구성하는 고형성분의 약 60%가 단백질(protein)이며, 이들은 세포·조직·기관형태의 유지(구조단백질), 물질대사의 촉매(효소), 신체기능조절(펩티드호르몬) 등, 생명활동의 우지를 위해서 필요한 기능을 담당하고 있다. 혈액 중에는 많은 단백질이 존재하며, 상체구성단백과 밀접하게 관련하여 대사하고 있다.

이 장에서는 혈청단백 중에서 호르몬이나 효소, 혈액응고인자 등을 제외한 단백질에 있어서 이들의 생화학적 성상과 생리학적 의의 변동의 메커니즘과 임상적 의의 측정방법과 기준범위 등에 대해서 해설한다.

더욱, 「단백질」의 표기이지만, 이것은 「단백질」의 「蛋」에는 「卵」의 의미가 있으며 난백이 단백질을 주성분이라고 하는 것으로부터 명명되었다. 또한 학술적으로는 단백질이 사용되고 있지만 이 책에서는 「단백질」 혹은 「단백」으로 표기한다.

1. 아미노산과 단백질의 구조와 기능

1-1. 아미노산과 펩티드

(1) 아미노산의 기본적인 구조

아미노산(amino acid)은 1개의 탄소원자에 아미노기(−NH_2)와 카르복실기(−COOH)가 결합된 화합물이다. 더욱, 이 분자에는 수소원자(−H)와 원자단(−R)이 결합하고 있으며 이 원자단은 아미노산마다 다르고, 가지라고 불리고 있다. 포유동물의 단백질을 구성하고 있는 아미노산은 20종류가 있으며 이들은 α−아미노산으로서 기본구조는 그림 1과 같다. 가장 간단한 아미노산은 글리신(glycine)으

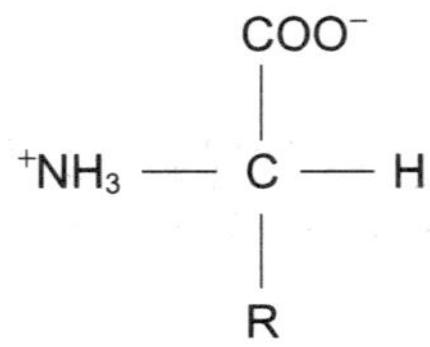

그림 1 아미노산의 기본구조

표 1 아미노산의 종류

분류			아미노산*	측쇄구조(R–)	생략기호	1문자표기
중성 아미노산	지방족 아미노산		글리신	H–	Gly	G
			알라닌	CH_3–	Ala	A
		분지쇄 아미노산	발린	$(CH_3)_2CH$–	Val	V
			류신	$(CH_3)_2CH-CH_2$–	Leu	L
			이소류신	CH_3, CH_3-CH_2 > CH–	Ile	I
		옥시 아미노산	세린	$HO-CH_2$–	Ser	S
			트레오닌	$CH_3-CH(OH)$–	Thr	T
		유황함유 아미노산	시스틴	$S-CH_2$– / $S-CH_2-CH(NH_2)COOH$	Cys	C
			메티오닌	$CH_3-S-CH_2-CH_2$–	Met	M
	방향족 아미노산		페닐알라닌	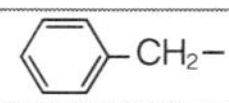	Phe	F
			티로신	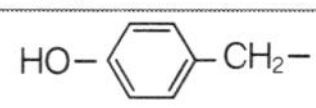	Tyr	Y
			트립토판	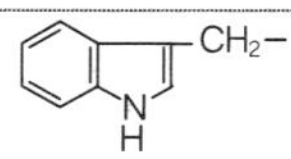	Trp	W
	이미노산		프롤린	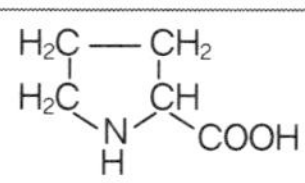	Pro	P
	산아미드 아미노산		아스파라긴	$H_2NOC-CH_2$–	Asn	N
			글루타민	$H_2NOC-CH_2-CH_2$–	Gln	Q
산성 아미노산			아스파르트산	$HOOC-CH_2$–	Asp	D
			글루탐산	$HOOC-CH_2-CH_2$–	Glu	E
염기성 아미노산			리신	$NH_2-(CH_2)_4$–	Lys	K
			아르기닌	$NH_2(NH=)C-NH-(CH_2)_3$–	Arg	R
	헤테로고리 아미노산		히스티딘	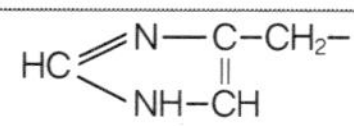	His	H

* 밑줄표시는 필수아미노산 8종류를 나타낸다. 소아에서는 필수아미노산인 히스티딘을 추가해서 9종류라고 하는 생각도 있다. 더욱 아르기닌도 유아에 한정해서 필수아미노산이라고 하는 생각도 있다.

표 2 아미노산의 분류(친수성, 소수성에 의한 분류)	
1. 친수성 아미노산	• 산성 아미노산 : 아스파르트산, 글루탐산 • 염기성 아미노산 : 리신, 아르기닌, 히스티딘 • 중성 아미노산 : 세린, 트레오닌, 아스파라긴, 글루타민
2. 소수성 아미노산	• 지방족 아미노산 : 알라닌, 글리신 • 방향족 아미노산 : 페닐알라닌, 티로신, 트립토판 • 분지 아미노산 : 발린, 류신, 이소류신 • 유황 함유 아미노산 : 메티오닌, 시스틴
3. 특수 아미노산	• 이미노산 : 프롤린
[당원성, 케토원성에 의한 분류]	
1. 당원성 아미노산	• 히스티딘, 발린, 메티오닌, 트레오닌, 세린, 시스틴, 글리신, 알라닌 글루타민, 글루탐산, 프롤린, 아르기닌, 아스파라긴, 아스파르트산
2. 원발성 및 케토원성 아미노산	• 트립토판, 페닐알라닌, 이소류신, 티로신
3. 케토원성 아미노산	• 류신, 리신

로서 가지는 「H」이다. 다른 19종류의 아미노산은 각각 특징이 있는 가지를 가지고 있다.

(2) 아미노산의 종류와 구조

아미노산은 가지의 성질로부터 소수성 아미노산과 친수성 아미노산으로 분류되며 가지의 구조로부터 산성 아미노산, 염기성 아미노산 및 중성 아미노산(지방족, 방향족, 분지, 산아미드, 헤테로 고리, 유황 함유)으로 분류된다(표 1). 또한, 탈아미노화(deamination)를 받은 후의 대사경로로부터 당원성과 케토원성 아미노산으로 분류할 수 있다(표 2).

(3) 아미노산의 성질

1) 용해성

아미노산은 일반적으로 무색 결정으로서 물에 용해(시스틴, 티로신, 페닐알라닌, 트립토판, 류신, 이소류신은 약간 용해하기 어렵다)하기 쉽지만, 알코올, 에테르에는 용해하지 않는다. 단, 프롤린과 히스티딘은 알코올에 용해한다.

2) 양쪽성 전해질과 등전점

아미노산은 수용액 중에서 해리하여 양쪽성 전해질(ampholyte)의 성질을 나타낸다. 아미노산 카르복실기의 pKa는 약 2.2이고, 아미노기의 pKa는 약 9.4이다. 아미노산 분자내부의 양이온 수와 음이온 수가 같아지는 pH를 등전점(pI : isoelectric point)이라고 말하며, 이것보다도 산성 쪽에서는 카

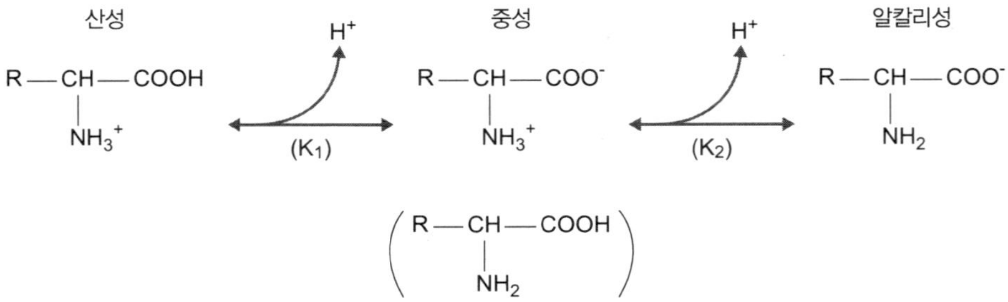

$$K_1 = \frac{[H^+][R-CH(NH_3^+)-COO^-]}{[R-CH(NH_3^+)-COOH]}, \quad K_2 = \frac{[H^+][R-CH(NH_2)-COO^-]}{[R-CH(NH_3^+)-COO^-]}$$

그림 2 양쪽성 전해질로서의 아미노산

르복실기의 해리가 억제되어 (+)의 하전을 가지며 알칼리 쪽에서는 아미노기의 해리가 억제되어 (−)의 하전을 가진다(그림 2).

3) 아미노산의 정색반응

① **닌히드린 반응**(Ninhydrin reaction)

아미노산 용액에 닌히드린을 가하고 가열하면 청색(프롤린과 같은 아미노산에서는 황색)으로 정색하기 때문에, 아미노산의 검출·정량에 이용된다.

② **폴린 반응**(Folin's reaction)

아미노산에 β−나프토퀴논술폰산나트륨을 가하여 알칼리성으로 하면 등적색으로 정색한다. 인몰리브덴산과 인텅스텐산을 산성 용액에 용해시킨 폴린 시약(Folin's reagent)은 알칼리성에서 단백질 중의 트립토판, 티로신 및 시스틴과 반응하여 청색을 띤다.

③ **형광반응**(Fluorescent reaction)

플루오레스카민(fluorescamine), 오르토프탈알데히드(o−phthalaldehyde)는 아미노산과 1 : 1로 반응하여 형광성의 화합물을 생성한다. 닌히드린과 마찬가지로 아미노산의 검출·정량에 이용되고 있지만 더욱 고감도이다.

④ **아미노산의 특수 정색반응**

- **밀론 반응**(Millon's reaction) : 수은을 진한 질산에 용해시킨 밀론 시약(Millon's reagent)을 가하고 가열하면 자적색을 띠는 반응으로서 티로신(페놀성 화합물)에 특이적이다.
- **크산토프로테인 반응**(Xanthoprotein reaction) : 진한 질산을 가하고 가열하면 황색을 띠는 반응으로서 티로신, 페닐알라닌, 트립토판(벤젠 고리)에 특이적이다.

– 에를리히–알데히드 반응(Ehrlich–aldehyde reaction) : 파라디메틸아미노벤즈알데히드(p–dimethylaminobenzaldehyde)의 염산용액을 적하하면 자색을 띠는 반응으로서 트립토판(인돌화합물)에 특이적이다.

– 니트로프루시드 반응(Nitroprusside raction) : 황산암모늄 분말과 니트로프루시드나트륨을 가하고 암모니아 알칼리성으로 하면 자색을 띠는 반응으로서 시스틴(–SH 화합물)에 특이적이다.

– 사카구치 반응(Sakaguchi's reaction) : NaOH로서 강알칼리성으로 하고, α–나프톨의 알코올용액 몇 방울과 하이포염소산나트륨을 가하면 적색을 띠는 반응으로서 아르기닌(구아니딘기)에 특이적이다.

4) 아미노산의 광흡수

트립토판은 280 nm, 티로신은 275 nm, 그리고 페닐알라닌은 260 nm 부근의 빛을 흡수한다. 따라서 이들 방향족 아미노산을 가지는 단백질은 280 nm 부근에서 흡수영역을 가지는 것으로부터 단백질의 확인 및 정량에 이용된다. 더욱, 이들 3종류의 방향족 아미노산 중에서 가장 많이 단백질 중에 존재하는 것은 티로신이다.

1-2. 단백질의 구조

(1) 펩티드결합과 펩티드

단백질은 아미노산의 중합체로서 아미노산 중합의 화학적인 원리는 그림 3에 나타내는 것과 같은 탈수반응이다. 가지 R_1을 가지는 아미노산의 α–카르복실기와 가지 R_2를 가지는 아미노산의 α–아미노기간에서 1분자의 물이 제거되어 공유결합이 일어나면 디펩티드(dipeptide)로 된다. 이 결합형식은 펩티드결합이라고 불린다. 이어서 디펩티드의 카르복실기와 사슬 R_3를 가지는 아미노산의 아미노기간에서 펩티드결합이 일어나면 트리펩티드(tripeptide)를 생성한다. 이 반응이 반복되면 올리고펩티드(oligopeptide, 아미노산산 잔기 8개 이하)를 거쳐서 폴리펩티드(polypeptide)가 형성된다. 단백질은 폴리펩티드가 집합된 거대분자로 되어있다.

(2) 단백질의 1차 구조

펩티드결합에 의한 아미노산의 배열방법(아미노산 배열순서)을 단백질의 1차 구조라고 말한다. 1차 구조는 유전적으로 결정되어 있다. 1차 구조의 기술은 일반적으로 아미노기 말단 쪽(N 말단)을

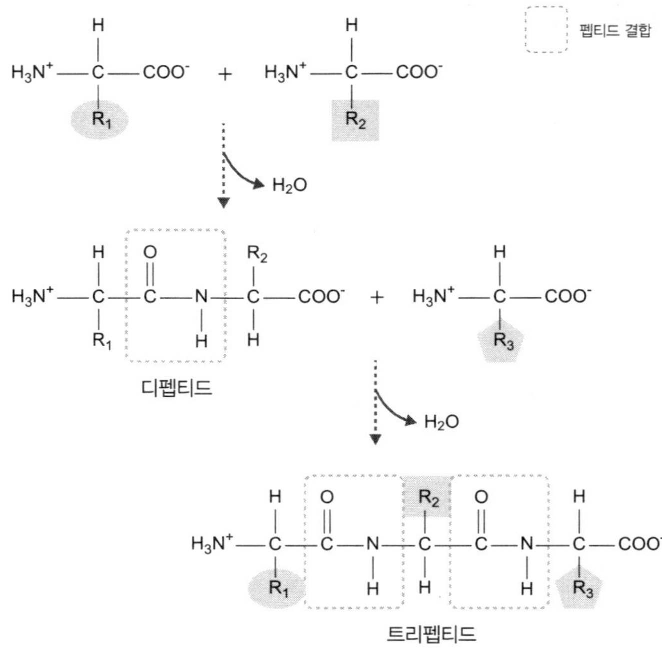

그림 3 펩티트결합의 형성에 의한 아미노산의 중합

좌측에, 그리고 카르복실기 말단 쪽(C 말단)을 우측에 기재한다. 예를 들면, Phe–Val–Asn–Gln–His–Leu에서는 Phe(페닐알라닌)이 아미노기 말단이고, Leu(류신)이 카르복실기 말단이다.

단백질의 1차 구조의 결정은 단백질을 특정의 잔기에서 절단하는 효소로서 펩티드로 한 후, 말단으로부터 1개씩 아미노산을 절단하여 수행하는 방법이 이용되지만, 최근에는 단백질 유전자의 염기배열로부터 추측하는 방법도 이용되고 있다.

(3) 단백질의 2차 구조

단백질 분자 중의 규칙적인 구조배치를 2차 구조라고 말하며, 펩티드 사슬 중의 펩티드결합을 형성하는 카르보닐기와 이미드기간의 수소결합에 의하여 형성되는 입체구조를 말한다. 하나는 α–헬릭스(나선) 구조에 있어서 1개의 펩티드 사슬이 가지간의 수소결합에 의하여 나선상태로 된다. 다른 하나는 β–시트구조에 있어서 2개 이상의 펩티드 사슬이 평행하게 늘어서 있는 겹친 상대로 되는 것이다(그림 4). β–시트구조에는 펩티드 사슬의 상대적인 방향성에 의하여 평행β–병풍구조와 역평행β–병풍구조가 있으며 후자에는 돌연 접을 수 있는 β–선회(β–turn)를 볼 수 있다. 또한, 특정의 구도를 가지지 않는 랜덤구조도 있다.

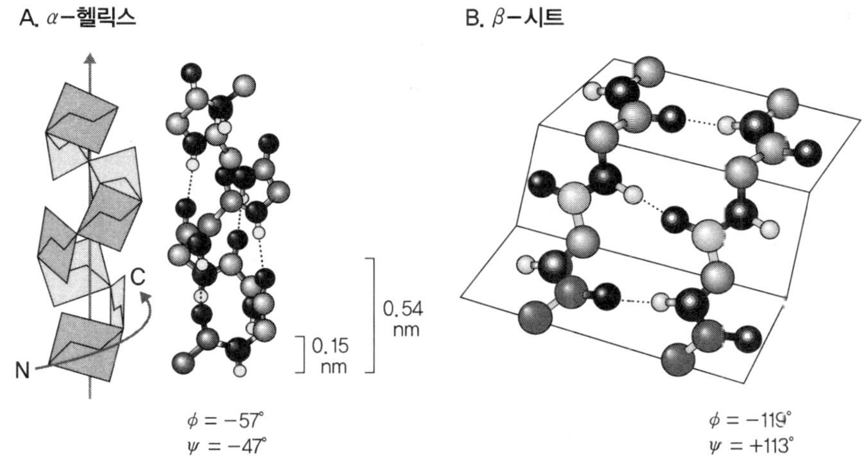

그림 4 α−헬릭스구조와 β−시트구조

(4) 단백질의 3차 구조 단백질은 부분적으로 α−헬릭스구조(α−helix structure), β−시트구조(β−sheet structure), 랜덤구조(random structure)의 3종류 2차 구조를 유지하면서 더욱 분자내부에서 가지간의 상호작용이 가해져서 3차원적으로 되었기 때문에 이것을 단백질의 3차 구조라고 말한다. 가지간의 결합형식에는 정전결합, 수소결합, 소수결합, 쌍극자결합, −S−S−결합이 있다. 이들 중에서 −S−S−결합은 2분자 시스틴 잔기 2−SH → −S−S−가 산화되어 생성된 것으로서 결합조직 단백을 제외하면 단백분자 내부에 형성된 유일한 공유결합이다. 메르캅토에탄올(mercaptoethanol) 등의 환원제에 의하여 환원 절단된다.

(5) 단백질의 4차 구조

단백질이 몇 개의 서브유닛(sub unit)으로 구성되어 있을 때, 그 구조를 4차 구조라고 말한다. 1차 구조부터 3차 구조의 경우와는 달리, 반드시 모든 단백질이 서브유닛 구조를 가지는 것은 아니다. 서브유닛 구조는 1차, 2차, 3차 구조를 형성한 단백질이 2분자 이상으로 다량체를 형성하여 하나의 단백질을 형성하는 구조이다.

임상화학 영역에서는 특히 효소가 이 구조를 가지고 있다. 락트산데히드로게나아제는 M(muscle)과 H(heart)의 2개 서브유닛으로 형성되는 4량체로서 이들의 랜덤결합으로부터 5개의 아이소자임(H_4, H_3M_1, H_2M_2, H_1M_3, M_4)이 존재한다. 또한, 크레아틴키나아제(CK : creatine kinase)는 M(muscle)과 B(brain)의 2개 서브유닛으로 형성되는 2량체로서 MM, MB, BB의 3개 아이소자임이 존재한다.

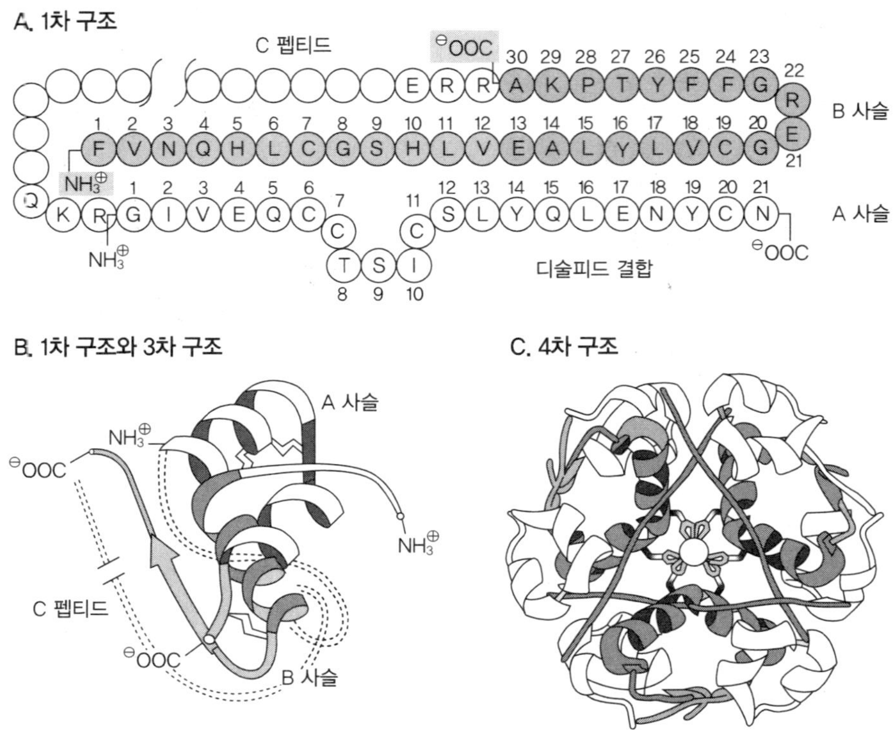

그림 5 인슐린의 구조(1차 구조로부터 4차 구조까지)

인슐린(insulin)의 1차 구조로부터 4차 구조까지를 그림 5에 나타낸다.

인슐린은 51 잔기의 아미노산으로부터 형성되며 분자량은 5500이다. 췌장에서는 84의 아미노산으로부터 형성되는 1개의 펩티드 사슬이 형성되는 프로인슐린이다. 펩티드 사슬이 겹치면 3개의 디술피드 결합이 형성되며 이어서 31번째부터 63번째까지의 잔기가 효소적으로 절단되어 C-펩티드로서 분리된다. 나머지 분자는 A사슬(21잔기)과 B사슬(30잔기)로서 2개의 -S-S-결합이 A사슬과 B사슬을 연결하고 있다.

인슐린의 2차 구조는 α-헬릭스 영역이 많고, 분자의 거의 57%를 점유하고 있다. 6%가 β-병풍구조, 10%가 β-선회구조이고, 나머지(27%)는 2차 구조를 취하지 않는다. 3차 구조는 단순한 쐐기형태로서 B사슬이 쐐기의 선단을 형성하고, 그곳에서 방향을 변화시키고 있다.

인슐린은 4차 구조를 취하고, 혈액 중에서는 2량체를 형성하고 있으며 췌장에서는 아연이온으로 안정화된 6량체로서 저장되어 있다(그림 5 중심 위치).

1-3. 단백질의 성질

(1) 단백질의 용해도

단백질은 수용액 중에서는 가지 주위에 물 분자가 결합하고 있는(결합수) 친수 콜로이드상태로서 존재한다. 따라서 일반 물질과는 다른 성질을 나타낸다.

1) 온도효과

단백질은 온도를 올리면 물 분자의 열운동에 의하여 결합수를 잃는 방향으로 변하며, 용해도는 저하되는 경우가 많다.

2) 염효과

순수한 물에 대해서 알부민은 용해하지만, 글로불린은 불용이다. 그러나 희박한 중성염의 존재 하에서는 이온전장에 의한 단백질의 극성화가 일어나며, 결합수가 증가하여 용해하게 된다. 이것을 염용(salting in)이라고 말한다. 더욱, 염의 농도를 증가시키면 염이 해리한 (+)와 (−)의 이온이 결합수를 탈취하기 때문에, 단백질은 용해도를 잃고 침전한다. 이 현상을 염석(salting out)이라고 말한다.

3) pH효과

산성 혹은 알칼리성 영역에서 단백질은 등전점과의 차이에 의하여 하전이 증대되고, 용해도는 증가한다. 한편, 등전점 부근에서는 하전상태가 최저로 되기 때문에 용해도도 최저로 된다.

4) 유기 용매효과

에탄올이나 아세톤 등의 유기용매를 단백질용액에 가하면 물의 유전율이 저하하고, 용해도가 저하하여 단백질이 침전한다. 저온이라면 단백질은 변성하지 않기 때문에, 염석법과 함께 단백질의 분리·정제에 이용된다. Cohn의 저온 에탄올 분획법은 에탄올 농도(8~40%) 등을 조정하는 것에 의하여 상등액과 침전으로 분리하는 공정을 반복해서 면역글로불린, 알부민을 정제할 수 있다.

(2) 응고와 침전

1) 열

알부민, 글로불린은 70~100℃에서 수 분간 유지시키면 변성하여 소수성 콜로이드로 되어 응고한다.

이 변화는 비가역적이다.

2) 산

소량의 강산에 의하여 침전하지만, 더욱 가하면 용해한다. 단, 질산만은 재용해하지 않는다.

3) 알칼로이드 시약

인텅스텐산(phosphotungstic acid), 인몰리브덴산(phosphomolybdic acid), 피크르산(picric acid), 트리클로로아세트산(trichloroacetic acid) 등의 알칼로이드 시약에 의하여 침전한다. 이것은 단백질의 염기성기가 반응하기 때문이다. 이들은 종래 단백질의 영향을 받기 쉬운 검사(비단백성 질소 성분, 금속 등) 측정에 있어서 전처리로서 수행되어 왔다.

4) 중금속

Hg^{2+}, Cu^{2+}, Zn^{2+}, Fe^{2+} 등에 의하여 금속산화합물을 형성하여 침전된다.

(3) 단백질의 변성

단백질의 2차 또는 3차 구조가 부분적으로, 또는 완전히 파괴되면 단백질은 본래의 기능을 상실한다. 이 상태를 변성(denaturation)이라고 말한다. 물리적 인자(열, 압력, 동결, X선, 초음파 등)나 화학적 인자(산, 염기, 유기용매, 중금속, 계면활성제 등)가 원인으로 된다.

변성된 단백질은 용해도의 감소, 응고 및 겔화, 분자량 및 분자형태의 변화, 등전점의 이동 등이 일어나며, 생물학적으로는 항원성의 소실, 효소활성의 소실 등이 일어난다.

(4) 양쪽성 전해질

단백질은 폴리펩티드 사슬로서 아미노기나 카르복실기, 티로신의 히드록실기, 히스티딘의 이미다졸기, 아르기닌의 구아니딘기 등을 가지며 용액 중에서는 하전하고 있다. 따라서 하전기의 성질은 pH에 의하여 변한다(표 2 참조).

단백질은 등전점보다도 산성 쪽의 pH에서는 양이온으로서 (−)극으로, 알칼리 쪽에서는 음이온으로서 (+)극으로 이동한다. 등전점에서 전하는 0으로 되어 이동하지 않는다. 적절한 pH, 전압, 전류에서 전기영동을 수행하면 하전상태가 다른 단백질은 다른 속도로서 이동하기 때문에 단백질의 분리·정제에 이용되고 있다. 더욱, 전기영동을 장시간 수행하고, pH 구배를 제작하여 등전점의 순서로 농축된 밴드로서 이동하지 않게 되는 것을 이용하는 등전점 전기영동도 단백질의 분리·정제의 우수한 수단으로서 이용되고 있다.

(5) 가수분해

단백질의 가수분해법으로서는 산분해(6N−HCl, 105℃, 24시간, 봉관 중에서 수행한다), 알칼리 분해[25% NaOH, $Ba(OH)_2$ 등에서 6시간 가열한다], 효소가수분해(펩신, 트립신, 파파인 등의 단백 분해효소를 이용하여 상온에서 가수분해한다) 등이 있다. 검사영역에서는 효소에 의한 가수분해가 일반적이다.

(6) 단백질의 정색반응

아미노산반응을 이용한 반응과 이용하지 않는 반응이 있다.

1) 뷰렛 반응(Biuret reaction)

단백질에 특유의 반응이다. NaOH로서 강알칼리성으로 하고, $CuSO_4$를 가하면 청자색을 띠는 반응이다. 이 반응은 1개의 탄소원자를 간격으로 결합하는 2개의 구리착염(biuret)을 형성하는 것에 기인하고 있다. 따라서 tripeptide 이상의 펩티드에서 양성으로 된다. 여기에 Folin−Ciocalteu 시약을 가하고, 아미노산 가지의 산화반응을 조합시킨 Lowly법도 일상검사에서 이용되고 있다.

2) 닌히드린 반응(Ninhydrin reaction)

단백질의 중성~약산성 용액에 닌히드린을 가하고 가열하면 정량적으로 CO_2를 발생하고, 청자색을 띤다. 아미노산에 대한 반응이다.

2. 아미노산과 단백질 대사

세포는 개체에 특유한 단백질을 합성하고, 불필요하게 된 단백질은 분해(이성화) 한다. 합성과 분해의 동적 평형은 항상 성립되어, 항상성(homeostasis)이 유지되고 있다. 특유의 단백질이란, 유전정보에 따르는 일정한 아미노산 배열을 가지며 더욱이 일정한 분자량, 형상, 기능을 가지는 것이다.

음식물에 유래하는 단백질은 일부분은 위장에서 소화(가수분해)되고, 이어서 소장에서 소화되어 아미노산으로 된다. 이와 같이 해서 생성된 아미노산은 소장벽으로부터 흡수되어 혈중으로 도입되며 소장의 말초혈관으로부터 문맥을 경유하여 간장으로 운반된다. 간장은 아미노산의 대사를 수행하는 중요한 장기이다. 체내에 존재하는 아미노산 저장소(amino acid pool)는 체내에서 생합성 되기도 하고, 단백질이 분해되어 생성된 아미노산과 음식물 유래의 단백질로부터 생성된 아미노산의 양쪽에 유래하고 있다. 아미노산 저장소에 있는 아미노산은 그 개체에 특유한 단백질로 재합성되지만, 다른 화합물로도 변한다. 그러나 과잉으로 섭취된 단백질과 아미노산은 지질이나 당질이 중성지방이나 글리코겐 형태로서 저장되는 것과는 달리, 체내에서 아미노산 그대로 혹은 단백질 형태로서 저장되지 않고, 곧바로 대사된다.

2-1. 아미노산의 대사

(1) 아미노산의 생합성

1) 필수아미노산(essential amino acid)과 비필수아미노산(nonessential amino acid)

포유동물에는 그의 체내에서 합성할 수 없는 것, 혹은 합성속도가 충분하지 않은 아미노산이 있으며 이것을 필수아미노산이라고 말한다. 이들은 음식물로부터 섭취하지 않으면 안 되며 이소류신, 류신, 리신, 메티오닌, 페닐알라닌, 트레오닌, 트립토판, 발린이 이것에 속한다. 단, 히스티딘은 체내에서 합성되며 급속히 발육하는 유아에서는 체내에서 합성량이 충분하지 않고, 음식물로서 불충분하기 때문에, 필수아미노산으로서 취급되고 있는 경우가 많다. 마찬가지로 아르기닌도 성장기의 유아에게서 부족하기 때문에, 체내에서 합성되지만, 유아에게는 한정된 필수아미노산이라고 생각할 수도 있다.

이것에 대해서 체내에서 생합성될 수 있는 아미노산은 비필수아미노산이라고 불리며, 당대사경로에서 생성되는 중간체를 재료로서 비교적 간단한 반응으로 탄소골격을 생합성하고, 여기에 아미노기를 부가하는 형태로서 생성되는 경우가 많다.

2) 아미노기 전이효소에 의한 아미노산의 생합성(알라닌과 아스파르트산)

피루브산(pyruvic acid)은 해당계통에서 생성되는 2-옥소산(2-ketopropionic acid)이지만, 알라닌 아미노기전이효소(ALT : alanine aminotransferase)의 촉매에 의하여 글루탐산으로부터 아미노기의 공여를 받아서 알라닌으로 된다. 또한, 시트르산 회로에서 생성된 2-옥소산인 옥살로아세트산(oxaloacetic acid)은 아스파르트산 아미노기전이효소(AST : aspartate aminotransferase)의 촉매에 의하여 글루탐산으로부터 아미노기의 공여를 받아서 아스파르트산으로 된다. 더욱, 이 촉매효소인

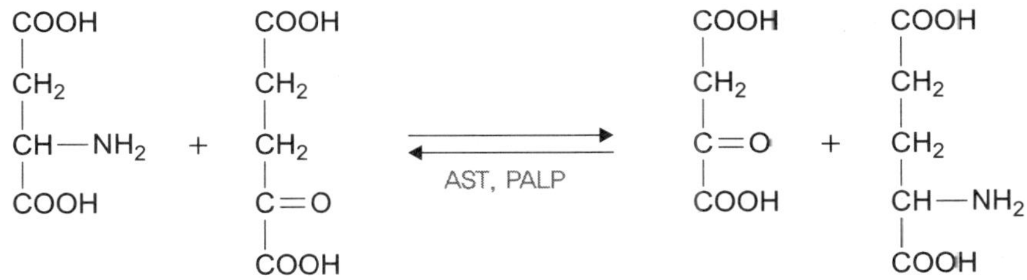

아스파르트산 2-옥소글루타르산 옥살로아서트산 글루탐산

AST : 아스파르트산트랜스아미나아제, PALP : 피리독살 인산

그림 6 **아미노기 전이반응(AST)**

aminotransferase는 비타민B_6의 유도체인 피리독살 인산(PALP : pyridoxal phosphate)을 보효소로 하고 있다(그림 6).

(2) 아미노산의 분해

1) 아미노산의 제거

과잉의 아미노산은 체내에 저장되지 않고 대사되지만, 우선 아미노기가 제거된다.

① 아미노기 전이반응

– 아미노기 전이반응은 어떤 아미노산으로부터 아미노기를 취하는 반응 중에서 가장 주가 되며 거의 모든 조직에서 수행되고 있다. 아미노기 전이반응에서는 글루탐산이 중심적인 역할을 하고 있다. 일상검사로서는 AST와 ALT가 측정되고 있다.

② 탈아미노반응(그림 7 참조)

– 글루탐산데히드로게나아제(GLDH : glutamate dehydrogenase) : 탈아미노에 의하여 아미노기는 유리의 암모니아로 된다. 간장의 미토콘드리아에는 대량의 GLDH가 존재하고 있으며 NAD^+ 혹은 $NADP^+$가 프로톤 수용체로서 반응에 관여한다. 이 반응은 간장에 있어서 요소생성(요소회로)의 앞 단계에서 이루어지고 있다.

– 아미노산 옥시다아제(Amino acid oxidase) : 간장과 신장에는 아미노산 옥시다아제가 존재하여 아미노산의 탈아미노화반응을 수행하고 있지만 이 탈아미노화반응이 담당하는 역할은 GLDH반응에 비하여 훨씬 작다.

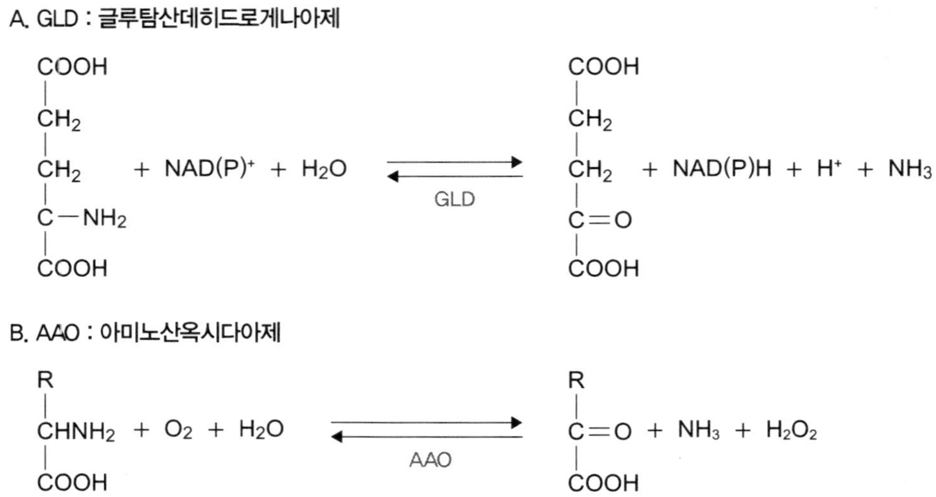

그림 7 탈아미노반응

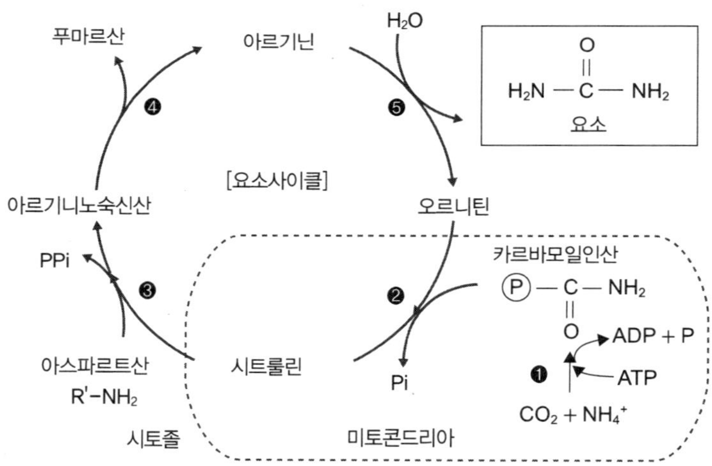

① 카르바모일인산신타아제 ② 오르니틴카르바모일트랜스페라아제 ③ 아르기니노숙신산신타아제 ④ 아르기니노숙신산리아제 ⑤ 아르기나아제

그림 8 요소회로의 개략

2) 암모니아의 처리

① 요소회로

아미노산이 대사되는 과정에 있어서 아미노기의 질소는 암모니아로서 제거된다. 암모니아는 주로 아미노기 전이반응과 GLDH반응의 공액에 의하여 생성된다. 이 2개의 반응이 각종 아미

요소회로

- 단계 1

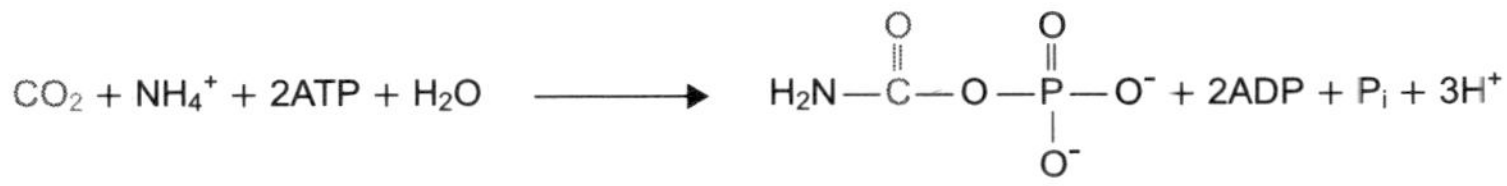

Carbamoyl phosphate

- 단계 2

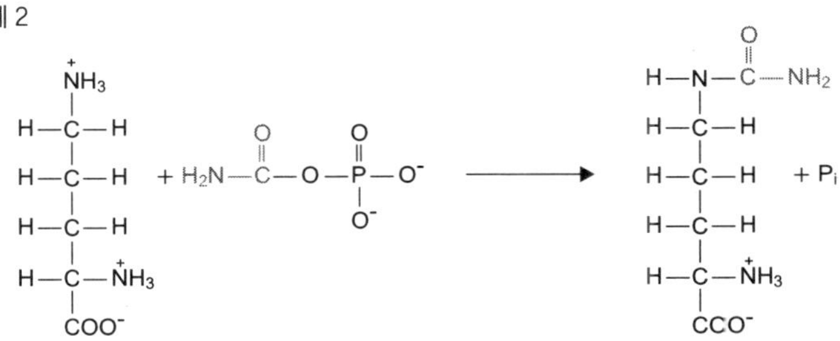

Ornithine　　Carbamoyl phosphate　　Citrulline

- 단계 3

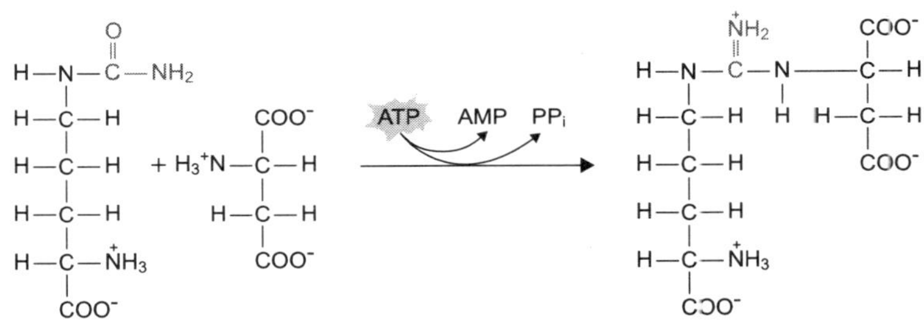

Citrulline　　Aspartate　　Argininosuccinate

- 단계 4

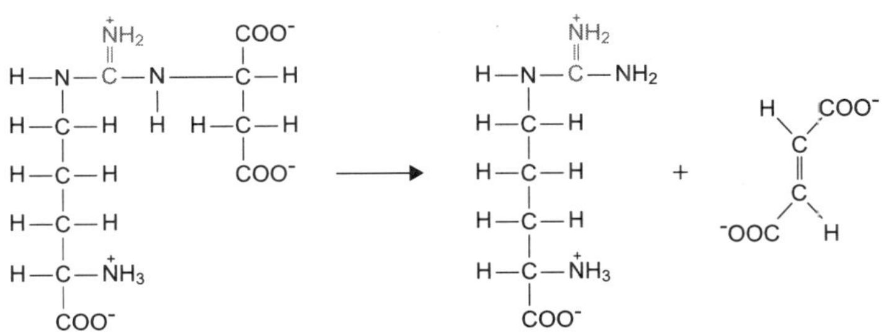

Argininosuccinate　　Arginine　　Fumarate

- 단계 5

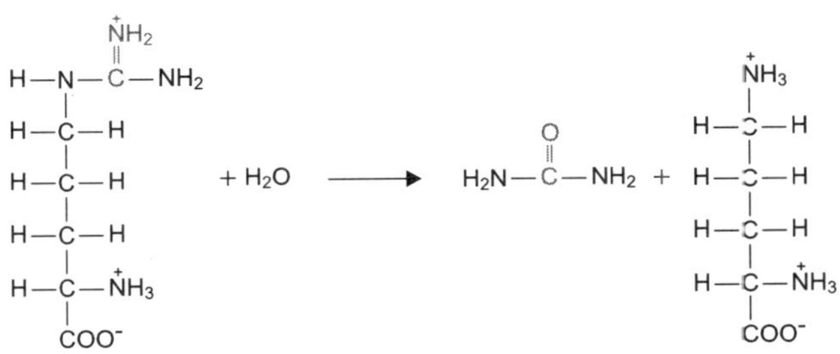

Arginine　　물　　요소　　Ornithine

노산의 아미노기로부터 암모니아를 생성하지만, 유리의 암모니아는 생체에 있어서 강한 독성(신경독)을 가지기 때문에, 이것을 요소회로[오르니틴 회로(Krebs-Henseleit 회로라로도 말한다)]로 유도하여 처리한다(그림 8).

이 대사는 주로 간장에서 수행되기 때문에, 간기능이 장해로 되면 혈중 암모니아가 높은 값으로 된다. 중증간질환(간경변, 극증 간염)으로 고암모니아 혈증으로 되면 뇌장해를 발증하고, 운동장해 등의 중독인 병태를 일으킨다.

② **요소회로의 효소 결손증**

요소회로 효소의 선천적 결손증에서는 고암모니아 혈증으로 된다. 이들의 효소 결손증에서는 치명율이 높고, 대다수는 생후 2주간 이내에서 사망하며, 3~4세까지 생존하여 스크리닝 검사에 의하여 발견되는 예는 드물다.

(3) 아미노산의 체액 중의 동태

성인에 있어서 혈장 총아미노산은 약 40종으로서 전신 아미노산의 약 1%에 불과하지만, 각 장기의 아미노산의 동태를 반영한다.

혈장 및 소변 중의 아미노산은 선천성 아미노산 대사이상, 간장질환, 신장질환, 당뇨병, 저영양상태 등의 각종 병태에서 이상하게 된다. 혈중 및 소변 중의 아미노산 농도와 분획의 측정은 아미노산의 흡수, 이성화나 합성, 배설의 병태 생리 파악에 유용하다.

1) 선천성 아미노산 대사 이상증

선천성 아미노산 대사 이상증은 많은 아미노산 대사에 관여하는 효소의 유전적 이상으로, 아미노산 분해속도가 감소하며, 혈장 및 소변 중의 아미노산농도가 상승한다(표 3).

① **페닐케톤 요증**(phenylketonuria)

페닐알라닌을 티로신으로 변환시키는 페닐알라닌히드록시라아제가 결손되어 있다.

② **티로신 요증**(tyrosinuria)

4-히드록시페닐피루브산(4-hydroxyphenylpyruvic acid)을 산화하여 호모겐티스산을 생성시키는 4-히드록시페닐피루브산옥시다아제가 결손되어 있다.

③ **알캅톤 요증**(alkaptonuria)

호모겐티스산(homogentisic acid)을 산화하여 말레일아세토아세트산으로 변환시키는 호모겐티스산옥시다아제가 결손되어 소변을 방치하면 흑색으로 변한다.

표 3 아미노산 대사 이상증

이상증	관련효소, 경로 이상	증상	혈중·소변 중의 동태
페닐케톤 요증	페닐알라닌히드록시라아제	정신발달장해, 경련, 백색피부	혈중 페닐알라닌 증가
메이플시럽 요증	가지α케토산 탈수소효소	경련, 요로감염과 같은 냄새, 뇌장해	혈중·소변중 가지 아미노산 증가
알캅톤 요증	호모겐티스산 산화효소	호모겐티스산뇨(방치하면 흑색), 관절염, 흑색 색소침착	소변중 호모겐티스산 증가
호모시스틴 요증	시스타티오닌-β합성효소	정신발달장해, 수정체편위, 큰키, 사지손발신장, 혈전·색전증	혈중메티오닌 증가, 혈중·소변중 호모시스틴 증가
선천성 백색피부증	티로시나아제	멜라닌저하(백색피부, 백발)	조직에서 멜라닌감소
히스티딘증	히스티다아제	대부분은 무증상(경도의 정신발달장해)	혈중·소변 중의 히스티딘 증가
시스틴 요증	장관·세뇨관에서의 재흡수장해	요로결석, 가끔 정신발달장해	소변중 시스틴, 리신, 아르기닌, 오르니틴 증가
Fanconi 증후군	(근위)세뇨관에서의 재흡수장해	발육부전, 구루병	아미노산뇨, 당뇨, 인산뇨, 저분자단백뇨, 저인혈증

④ **메이플시럽 소변질환**(maple syrup urine disease)

가지α-케토산 탈수소효소(branched-chain α-keto acid dehydrogenase)가 결손되어 있다.

2) 가지 아미노산(BCAA)

가지 아미노산(BCAA : branched-chain amino acid)은 가지에 탄소사슬을 가지는 아미노산으로서 류신, 이소류신 및 발린의 3종류가 있다. 이들 3종류의 가지 아미노산은 필수아미노산으로서 근육을 구성하고 있는 필수아미노산의 35~40%를 점유하며, 근육의 단백질 분해를 억제하고, 근육내부에 축적되어 활동할 때에는 에너지원으로 되기 때문에, 운동할 때에 섭취하면 좋다고 알려져 있다.

3) Fischer 비율

BCAA와 방향족 아미노산(AAA : aromatic amino acid, 티로신과 페닐알라닌)의 몰비(BCAA/AAA)의 것을 Fischer비율이라고 말하고, 건강인에게는 거의 일정하며, 3~4이다. 간기능이 저하하면 간장의 아미노산 대사이상이 일어나며, AAA의 혈중으로의 공급량이 증가하고, 근육이나 심장에서 BCAA가 분해되기 때문에, Fischer비율이 저하한다. 간염, 간경변, 극증간염, 간성뇌증 등의 간부전에서는 저하하고, 1.8을 하회하면 BCAA에 의한 치료가 개시된다.

(4) 아미노산으로부터 다른 질소화합물로의 변화

1) 유기염소의 합성

글리신, 아스파르트산, 글루타민의 3종류 아미노산은 유기염소의 생합성 과정에서 중요한 화합물이다. 글리신은 그대로 푸린환으로 둘러싸여 있으며 아스파르트산과 글루타민도 각각 질소를 공급한다. 또한, 아스파르트산은 3개의 탄소와 1개의 질소를 피리미딘환에 공급한다.

2) 올리고펩티드의 합성

올리고펩티드 중에서, 글루타티온은 글루탐산, 시스테인, 글리신으로부터 생합성 된다. 글루타티온은 내인성의 과산화물 처리, 단백질 분자내의 −SH기의 보호, 해독 등의 기능도 가지고 있다.

3) 크레아틴의 합성

근육 및 뇌에 다량으로 존재하는 크레아틴인산(creatine phosphate)은 고에너지 인산결합으로 ATP의 생성을 담당하는 중요한 물질이다. 크레아틴은 아르기닌과 글리신으로부터 합성된다. 사람에게는 이들의 반응을 촉매하는 효소(글리신아미디노트랜스페라아제, 구아니디노아세트산−N−메틸트랜스페라아제)는 간장과 췌장에 존재한다(그림 9).

크레아틴은 근육, 뇌를 비롯하여 각 장기에 운반되어, 그곳에서 크레아틴키나아제(CK : creatine

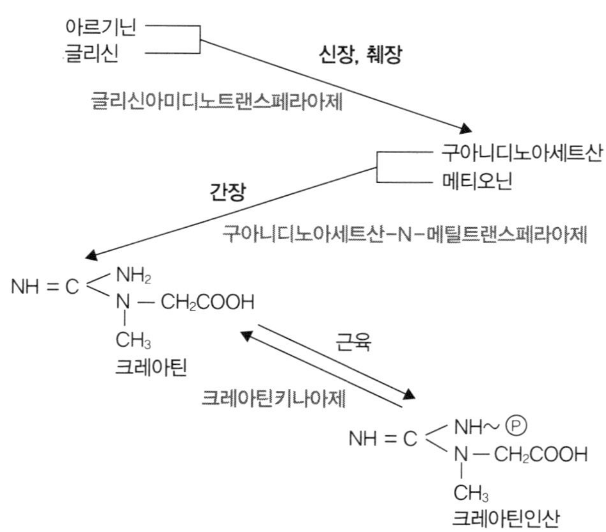

그림 9 크레아틴의 생성과정

kinase)에 의하여 크레아틴인산으로 된다. 에너지가 필요한 경우에는 역반응에 의하여 공액하는 ADP → ATP에서 에너지를 공급한다.

4) 헴의 합성

헴은 글리신과 succinyl-CoA로부터 5-아미노레불린산(5-aminolevulinic acid), 포르포빌리노겐(porphobilinogen), 프로토포르피린(protoporphyrin)을 경유하여 헴이 생합성 된다.

5) 생리활성 아민, 기타의 합성

① 히스타민(Histamine)

히스타민은 히스티딘데카르복실라아제 작용으로 L-히스티딘으로부터 생성된다. 히스타민은 알레르기반응 등에서, 비만세포로부터 분비되는 혈관확장작용이 강한 물질이다.

② γ-아미노부티르산(GABA : γ-aminobutyric acid)

γ-아미노부티르산은 L-글루탐산데카르복실라아제(L-glutamic acid decarboxylase)의 작용으로 글루탐산으로부터 생성된다. 이것은 뇌에 있어서 신경전달물질이다.

③ 세로토닌(Serotonin)

세로토닌은 트립토판의 중간대사 생성물인 5-히드록시트립토관에 5-히드록시트립토판데카르복실라아제 작용으로 생성된다. 세로토닌은 강력한 혈관수축작용을 하고 있다.

④ 니코틴산(Nicotinic acid)

니코틴산은 트립토판으로부터 합성되며 아미드화 된 후에 NAD^+의 성분으로 된다.

⑤ 카테콜아민(Catecholamine)

페닐알라닌이 히드록시화된 티로신은 티로신히드록시라아제의 작용으로 L-dopa를 생성하고, 더욱 도파민, 노르아드레날린, 아드레날린 등의 카테콜아민을 생성한다. 카테콜아민은 뇌, 교감신경, 부신 등에 존재하는 신경전달물질이다.

2-2. 단백질의 합성 · 분해와 질소평형

(1) 단백질의 합성

1) 단백질의 생합성

단백질(폴리펩티드)의 생합성은 리보솜 상태에서 수행되며 아미노말단으로부터 시작된다. DNA에 전달된 단백질의 아미노산 배열에 관한 정보는 mRNA에 전사되며 mRNA가 핵으로부터 세포질로 이동한다. 세포질 내부의 리보솜 상태에서, 전이 RNA(tRNA)의 아미노산을 재료로서 단백질의 합성이 수행된다.

2) 유전암호

염기 3개의 배열(트리플렛)이 1개의 아미노산을 나타내는 암호로 되어있으며, 이것을 유전암호(codon)라고 말한다. 4종류의 염기로부터는 64종류의 트리플렛이 형성될 수 있다. 이 유전암호가 mRNA로 전사되면 DNA의 A, T, G, C로부터 RNA의 A, U, G, C로 바뀌어 표시된다. 메티오닌을 의미하는 AUG는 번역의 개시를 나타내는 개시 코돈, UAA, UAG, UGA는 아미노산을 나타내지 않고, 번역의 종료를 나타내는 종료 코돈이다.

3) 신체단백질

신체단백질(bady protein)에는 세포내 단백질, 분비단백질, 막단백질이 있다. 세포내 단백질(intracellular protein)은 유리의 리포솜으로 합성되며 그대로 세포질내부로 방출된다. 헤모글로빈이나 근육단백질이 있으며 필요 이상으로는 합성되지 않는다.

분비단백질(secretory protein)은 마이크로솜으로 합성되며 결합조직 단백질이나 혈장단백질이 그 예이다. 마이크로솜은 리소솜에 결합하고 있으며(조면소포체), 합성된 단백질은 마이크로솜의 막관 중에 도입되고, 골지체를 통과하여 소포체로 되며 세포막과 융합하여 내용물(소화효소, 항체, 혈장단백, 콜라겐, 호르몬 등)을 세포외부로 방출한다.

막단백질(membrane protein)은 조면소포체에서 합성되어 막관 중에 도입되지만, 단백질은 소포체막과 소수결합하고, 세포막과 융합 후에도 막에 결합한 체로 막결합성 단백질로 된다. 수용체(receptor), 포터(porter), 막당단백(membrane glycoprotein) 등이다.

(2) 단백질의 분해

1) 프로테아제

아미노산의 폴리펩티드인 단백질이 가지는 펩티드결합을 절단하는 효소를 프로테아제(protease)라고 말한다. 이것에는 단백질의 안쪽으로부터 펩티드 사슬을 절단하는 엔도펩티다아제(혹은 프로테이나아제)와, 단백질의 아미노기 말단(혹은 카르복실기 말단)으로부터 1~2개의 아미노산을 순서로 절단하는 엑소펩티다아제가 있다. 아미노기 말단으로부터 절단하는 펩티다아제를 아미노펩티다아제, 카르복실기 말단으로부터 절단하는 것을 카르복시펩티다아제라고 말한다.

2) 단백질의 분해

단백질의 분해는 리소솜과 세포질로서 수행된다.

① **리소솜(Lysosome)**

리소솜은 세포내 소기관의 하나이며, 생체막으로 둘러싸인 구조물로서 세포내의 소화 장소이다. 내부에 가수분해효소를 가지며 단백질 등의 고분자물질을 가수분해한다. 분해생성물중에서 필요한 것은 세포질에 흡수되며 불필요한 것은 세포외부로 파기된다.

② **유비퀴틴(Ubiquitin)**

유비퀴틴은 76개의 아미노산으로부터 형성되는 단백질로서 특정의 단백질을 수식하며, 단백질의 분해, DNA 수식, 번역 조절, 시그널 전달 등에 관여하고 있다. 단백질의 분해에 관해서는 특정의 표적 단백질에 유비퀴틴이 결합하면 프로테아솜에 의하여 분해된다. 프로테아솜에 둘러싸인 유비퀴틴은 탈유비퀴틴 효소에 의하여 기질로부터 제거되며 재이용된다.

③ **프로테아솜(Proteasome)**

프로테아솜은 단백질을 분해하는 효소로서 세포질 및 핵내부에 존재하고 있다. 유비퀴틴에 표지된 단백질을 프로테아솜으로 분해하는 계는 유비퀴틴-프로테아솜시스템이라고 말하며, 세포 주기제어, 면역응답, 시그널 전달 등의 작용에 관한 메커니즘이다.

프로테아솜과 리소솜은 세포내 단백질의 분해에 관여하지만, 리소솜은 단백질을 분해하여 다른 새로운 단백질을 합성하기 위한 재료를 공급하는 것을 목적으로 하고 있는 것에 대해서, 프로테아솜은 표적단백질을 특이적으로 분해하여 세포내부로부터 제거하는 것을 목적으로 하고 있다.

3. 혈청단백의 총론

3-1. 혈청단백의 종류와 기능

혈액은 용액성 성분인 혈장(plasma)과 세포성분인 혈구(blood cell)로서 구성된다. 혈장성분의 약 60%는 수분이고, 단백질은 수분에 이어서 고농도로 존재하는 성분이다.

혈청단백에는 80종류 이상의 단백질이 확인되고 있으며 간장을 비롯하여 각종 합성장소에서 생성되어, 특정 기능을 가지는 생리활성을 발휘한 후에 대사된다. 임상화학 영역에서 취급되는 주요한 혈장단백과 그의 화학적 성상, 기능 등을 표 4에 나타냈다. 임상화학 영역에서 취급되는 것은 이들 20종류의 단백질이다.

표 4 주요한 혈청단백과 그의 성상, 기능

분획	단백	분자량 (×10³)	반감기 (일)	기능
프레알부민	트랜스티레틴	55	1~2	• 티록신(T_4) 운반, 레티놀 전송
알부민	알부민	66	17~23	• 혈장침투압 유지, 운반담체 (빌리루빈, Ca, Cu, Zn, 지방산)
α_1-글로불린	α_1-산성 당단백 α_1-안티트립신	40~42 54	5(~5.5) 5~7	• 혈소판 응집억제 • 프로테아제억제제(트립신, 엘라스타아제, 키모트립신, 콜라게나아제)
α_1~α_2	레티놀 결합단백	21	0.5	• 레티놀, T_4 운반)
α_2-글로불린	세룰로플라스민 α_2-매크로글로불린 햅토글로빈	130~140 725(720~820) 100~400	4~7 10 2~4(5)	• 페록시다아제활성, 구리운반담체 • 프로테아제억제제(트롬빈, 플라스민, 칼리크레인, 트립신, 엘라스타아제, 코아귤라아제) • 헤모글로빈과 결합
β-글로불린	트랜스페린 C_3 C_4	79.6(80~90) 180(185~190) 210	7~10 3	• 철(Fe^{3+})의 결합·운반 • 보체 제3성분(면역점착반응, 탐식반응, 항체생산능력촉진) • 보체 제4성분(고전적 경로, 제2경로의 활성화)
β~γ-글로불린	피브리노겐	334(340)	3~5(4)	• 혈액응고·응고혈전형성
γ-글로불린	IgA IgM IgG CRP	160 971(970) 160(146) 120(116)	6 5 21(19~24) 4~6(시간)	• 항체활성·분비액 • 항체활성·제1차면역응답 • 항체활성 • 보체활성화, 혈소판응집억제

혈장단백질의 60~70%는 알부민이고, 그밖에 면역기능에 관여하는 면역글로불린, 각종 생체성분의 대사에 관여하는 급성 상반응단백, 영양평가단백, 프로테아제(단백분해효소) 억제제(inhibitor) 등이 존재한다. 이들의 주요한 기능은 ① 혈액의 산염기평형(완충작용) ② 교질침투압의 유지 ③ 비타민, 호르몬, 색소, 약물, 지질, 금속 등의 운반담체 ④ 혈액응고와 선용 ⑤ 생체방어·면역(면역글로불린, 보체, 급성 상반응단백, 프로테아제 억제제) 등이다.

3-2. 혈청단백의 제어

혈청단백의 변동은 기본적으로는 합성, 이성화, 체내분포, 체내로부터 상실의 4개 인자에 의하여 조정되고 있다. 따라서 이들 4개 인자의 어떤 것이 장해로 되는 경우에는 혈청단백 농도가 변동한다.

(1) 단백합성

혈청단백은 아미노산의 폴리펩티드로서 합성에 필요한 원료·재료인 아미노산은 아미노산 저장소로부터 공급되고 있다. 이것에는 ① 음식물로서 소화관으로부터 흡수된다 ② 간장에서 합성된다 ③ 생체내의 단백질이 이성화 되어 방출된다. 3가지의 경로가 생각된다. 이들의 합성은 주로 간장에서 수행된다.

(2) 체내분포

혈청단백은 혈관벽을 통과하여 조직(간질액), 뇌척수액, 체강액 등의 혈관외부에도 분포하고 있다. 많은 혈청단백은 그의 40~50%가 혈관내부에 존재하고 있는 것에도 불구하고, 혈관과 조직간을 연락하고 있기 때문에, 혈청단백의 변동이 반드시 생체내부에서의 변동과 일치하고 있지 않은 것을 이해할 필요가 있다. 게다가 각 단백에 의하여 그의 체내분포는 다르다.

(3) 단백이성화·분해

모든 생체의 단백질은 항상 일부가 이성화·분해하고, 그것에 대신해서 새로운 단백질이 생성되며 동적 평형을 유지하고 있다. 이 단백질의 이성화·분해는 생체내부의 조직·장기에서 수행되고 있지만 간장(망상 내부계), 신장은 커다란 역할을 하고 있다.

(4) 단백상실·배설

혈청단백은 조직이나 세포에서 이성화·분해될 뿐만이 아니고, 체외부로 통하는 장기를 거쳐서 체외로 상실된다. 신장으로부터는 정상인에게 있어서도 1일 50~150 mg 단백질이 배설되며 소화관으로부터 면역글로불린A(IgA), 면역글로불린G(IgG), 알부민을 비롯하여 많은 단백질이 사용되어 체외로 배설된다.

4. 혈청단백의 각론

4-1. 혈청 총단백

(1) 생화학적 특성 및 생리학적 의의

총단백은 혈청중의 모든 단백질을 함유하고 있으며 생리적 의의는 다종다양하다. 혈청단백은 전신상태의 스크리닝으로서 영양상태, 단백질 합성이나 이성화의 상태, 단백질의 흡수·누출상태, 탈수증 등의 단백대사 이상의 지표로서 측정된다.

(2) 검사방법

1) 분석법

이전에는 굴절법, 켈달법(kjeldahl method) 등이 이용되고 있었지만, 현재는 뷰렛법이 대다수의 시설에서 이용되고 있다. 또한, 자외부 흡광법은 연구현장에서 특수한 측정법으로서 이용되고 있다.

① 뷰렛법(biuret method)

단백질이 함유하는 펩티드와 Cu^{2+}와의 킬레이트 형성에 의한 착화합물의 정색반응을 이용한 방법이다. 단백질 용액에 수산화나트륨과 황산구리를 가하면 단백질 중의 4개 펩티드결합과 Cu^{2+}가 반응하여 생성되는 자홍색 내지 청자색의 착화합물을 545 nm에서 비색 정량한다.

② 굴절법

굴절률과 단백농도 간의 관계식[예를 들면, 굴절률 + 1.3330 + 0.00229 + 단백농도(g/dL) × 0.00191]이 성립되고 있으며 이것을 이용하는 방법이다. 관계식의 1.3330은 20℃ 물의 굴절률, 0.00229는 시료중의 단백 이외의 성분 굴절률이다.

③ 자외부 흡수법

단백질 중의 방향족 아미노산 잔기는 280 nm에 극대흡수를 가지기 때문에, 이것을 이용하여 단백질 농도를 측정하는 방법이다. 방향족 아미노산중에서도 주로 트립토판과 티로신의 함유량에 영향되며 단백질에 의하여 이들의 함유율이 다른 것이 문제이다. 그러나 이 방법은 정색시약이 필요 없는 간단한 방법으로서 시료가 회수될 수 있는 것으로부터 고속액체 크로마토그래피법이나 연구용으로서 이용되고 있다.

④ 침전·비탁법

콜로이드용액인 단백질용액에 술포살리실산이나 트리클로로아세트산 등을 가하면 단백질이 석출·침전하는 것을 이용한 것이다. 술포살리실산을 사용하여 석출하는 입자를 비탁 측정하는 킹스베리-클라크법은 요단백 및 수액 단백농도의 정량에 이용되어 왔다.

2) 이 방법에 있어서 사용상황, 분석법의 변천

① 2010년도 [뷰렛법(건조 화학법 포함) : 100.0%]

② 1994년도 (뷰렛법 : 97.3%, 굴절법 : 2.5%, 기타 : 0.3%)

③ 1987년도 (뷰렛법 : 81.7%, 굴절법 : 17.5%, 기타 : 0.8%)

④ 1971년도 (뷰렛법 : 10.8%, 굴절법 : 89.0%, 기타 : 0.2%)

(3) 기준범위

■ 6.5~8.0 g/dL

(4) 샘플링이나 검체보존에 관한 주의사항

① 채혈할 때는 체위에 따라서 변동한다. 누운 자세에서는 일어선 자세·앉은 자세보다도 10~15% 낮은 값으로 된다.

② 이른 아침은 저녁보다도 5~15% 낮은 값이다.

(5) 이상치의 메커니즘과 임상적 의의(표 5 참조)

총단백질의 약 80%는 간장에서 합성되기 때문에, 간장에서의 단백질 합성능력이 저하하는 만성 간세포 장해(간경변이나 간세포암 등)에서는 저하한다. 또한, 단백질이 체외로 누출되는 질환(네프로오제 증후군, 단백누출성 위장증, 소화관 출혈)에서도 저하한다.

한편, 혈청 총단백질이 증가하는 것은 면역글로불린의 증가에 관련하고 있으며 단클론성에 증가

표 5 혈청 총단백이 변동하는 병태

		증상
혈청 총단백질이 낮은 값의 병태	1. 단백질 누출의 증가 2. 단백질 합성능력의 저하 3. 단백질 합성을 위한 재료부족	• 네프로오제 증후군, 단백누출성 위장증, 소화관 출혈 • 만성 간세포 장해(간경변, 간세포암), 악성 종양 • 기아·저영양, 악성 종양
혈청 총단백질이 높은 값의 병태	1. 면역글로불린의 증가 2. 기타	• 골수종, 매크로글로불린 혈증, 교원병, 만성 염증 • 탈수증, 각종 염증성 질환(급성 상반응단백의 증가)

하는 질환(골수증, 매크로글로불린 혈증)이나 다클론성에 증가하는 질환(교원병, 만성 염증)이 있다.

[요단백]

(1) 생화학적 특성 및 생리학적 의의

소변 중의 단백질의 대부분은 혈장단백질에 유래하고 있다. 건강인에게 있어서도 1일 50~100 mg이 배설되고 있지만 150 mg 이상 배설되는 경우는 병적이다. 건강인에게 있어서 배설되고 있는 단백질에는 저분자 단백질, 알부민이 있으며 당뇨병성 신장증에서는 조기부터 미량 알부민 소변이 확인되는 것으로부터 조기의 신장장해 표지로서 정량되고 있다.

(2) 검사방법

정성시험과 정량시험이 있으며 전자에는 술포살리실산, 트리클로로아세트산 등의 단백변성제를 이용하는 비탁법과 시험지법이 있으며 후자에는 술포살리실산을 이용한 비탁 정량법이나 색소결합법이 있다.

1) 정성시험

① 시험지법

pH 지시약이 단백질과 결합하는 것으로 색조가 변하는 것(pH 지시약의 단백 오차)을 이용한 방법이 이용되고 있다. 지시약에는 BPB(bromophenol blue)가 이용되고 있다. 알부민에 대한 반응성이 높지만, 글로불린이나 BJP(bence jones protein)에 대한 반응성이 낮기 때문에(글로불린에 대해서는 알부민의 1/10의 반응성밖에 없다), 이들의 단백질이 소변 중에 출현하는 병태(예를 들면, 골수증이나 세뇨관성 신장증)에서는 비탁법 혹은 가열·자비법을 병용할 필요가 있다.

② 비탁법

술포살리실산이나 트리클로로아세트산은 단백질을 변성시킬 수 있기 때문에, 비탁상태를 관찰하는 방법이다. 모든 단백질에 반응하기 때문에, 앞에서 설명한 BJP나 글로불린이 출현하는 소변의 단백특성에는 적합하다.

2) 정량시험

① 비탁법

정성시험과 같이 술포살리실산이나 트리클로로아세트산에 의하여 변성된 단백질의 비탁 정도가 알부민과 글로불린에서 다르기 때문에, 알부민의 비탁을 황산나트륨으로 억제한 Meulemans의 술포살리실산 개량법이 이용되고 있다.

② 색소결합법

피로갈롤레드(pyrogallol red)와 몰리브덴산으로 형성되는 착화합물은 470 nm에 극대흡수를 가지지만, 단백질과 결합하면 604 nm에 극대흡수를 가지는 화합물로 변한다. 이 반응을 이용하여 극대흡수에서의 흡광도 변화로부터 용액 중의 단백질 농도를 측정하는 방법이 있다. 뷰렛반응에 비하여 감도가 높기 때문에, 요단백을 검출하는데 이용된다. 알부민, 글로불린에서의 반응성이 다르며 글로불린은 약 1/2의 반응성이다.

(3) 기준범위

■ **음성**

(4) 샘플링이나 검체보존에 관한 주의사항

① 정성시험은 시험지법이 일반적이며, 이른 아침 제1 소변을 사용하여 측정한다.

② 소변 환경에서는 변성하기 쉽기 때문에, 신속하게 측정하지만, 보존하는 경우는 냉암소에서 수행되며 더욱이 수 시간 이내에 측정한다.

(5) 이상치의 메커니즘과 임상적 의의 (표 6 참조)

단백뇨는 생리적 단백뇨와 병적 단백뇨로 구별되며 후자는 더욱 신전성, 신장성, 신후성으로 분류된다. 신장성은 더욱 사구체성과 세뇨관성으로 분류된다. 생리적 단백뇨는 운동 후, 발열할 때 등에서 보이는 기능성 단백뇨와 기립성, 전만성(척주가 전만하여 신장을 자극한다) 등의 체위에 의하여 출현하는 체위성 단백뇨로 분류된다.

병적 단백뇨 중에서, 신전성은 혈장 중에 이상한 단백질이 출현하며, 이것이 소변 중에 출현하는 것으로서 BJP뇨, 미오글로빈뇨, 헤모글로빈뇨 등이 출현하는 병태이다.

표 6 단백뇨의 분류와 원인 질환

		증상
생리적 단백뇨	1. 기능성 단백뇨 2. 체위성 단백뇨	• 운동 후, 발열할 때에 • 기립성, 전만성
병적 단백뇨	1. 신전성 2. 신장성 사구체성 세뇨관성 3. 신후성	• BJP뇨(골수종), 헤모글로빈뇨(용혈성빈혈, 약물), 미오글로빈뇨(근좌멸증후군) • 네프로오제 증후군, 사구체신장염, 당뇨병성 신장증, 교원병 • 약물중독, 사르코이도시스, Fanconi 증후군, Wilson병 • 요관·방광·요도의 염증·출혈이나 종양, 결석

신장성은 더욱 사구체성과 세뇨관성으로 재분류되며 전자는 사구체 기저막의 단백투과성의 항진 또는 기저막 분자체의 구조장해에 의하여 비교적 저분자의 알부민이나 트랜스페린이 소변 중에 출현하는 것으로서 네프로오제 증후군이 대표이다(소변검사에서 과립원주, 지방원주, 적혈구원주나 기형 적혈구의 존재에 의하여 시사된다). 한편, 세뇨관성은 근위세뇨관에서 단백 재흡수장해에 의하여 β_2-마이크로글로불린 등이 출현하는 것과 세뇨관장해에 의하여 근위세뇨관 상피세포로부터 일탈하는 단백이나 효소[α_1-마이크로글로불린이나 NAG(N-acetyl-β-D-glucosaminidase) 등]가 출현하는 것이 있으며 아미노글루코시드, 시클로스포린, NSAIDs 등의 약물에 의한 것, 사르코이도시스나 Fanconi 증후군 등이 있다.

또한, 신후성 단백뇨는 요관·방광·요도로부터 출현하는 것으로서 이들의 염증이나 종양, 혹은 결석으로 출현한다.

[수액 단백]

(1) 생화학적 특성 및 생리학적 의의

척추수액은 측뇌실 내부의 맥락총에서 생성되며 뇌실 및 지주막 하강에 존재하며, 뇌척수를 외계로부터 기계적인 충격으로부터 보호하는 것뿐만이 아니고, 중추신경계의 대사생성물을 처리하여 뇌척수를 항상적 환경으로 유지시키는 중요한 기능을 가지고 있다. 건강인에게 있어서 뇌압은 60~150 mmH_2O에서, 총량은 120~140 mL, 총 단백은 10~40 mg/dL이다. 단백조성에서는 혈청성분과 비교해서 알부민, γ-글로불린은 적고, α_2-글로불린, β-글로불린이 많이 존재한다.

(2) 검사방법

종래는 술포살리실산법을 이용하는 비탁법이 이용되고 있었지만, 최근에는 색소법(피로갈롤 레드·몰리브덴 착화합물법)이 이용되고 있다. 또한, 글로불린의 증가에 있어서는 IgG를 면역학적 측정법으로 정량하지만, 정성시험으로서는 Nonne Apelt반응, 혹은 Pandy반응이 이용되고 있다.

1) 피로갈롤 레드와 몰리브덴산이 결합하면 470 nm에 극대흡수를 가지는 적색착화합물을 형성한다. 이 착화합물은 산성 하에서 단백질과 결합하면 청자색(604 nm)을 띠기 때문에, 이 변화의 흡광도를 측정하는 것이다.

(3) 기준범위

- 10~40 mg/dL

(4) 샘플링이나 검체보존에 관한 주의사항

① 뇌척수액 채취에 외상(채취할 때의 미스)으로 혈액이 혼입되어 허위성의 높은 값으로 되는 경우가 있다.
② 1~2세 유아에서는 15 mg/dL 이하 낮은 농도가 나타나는 경우가 있다.

(5) 이상치의 메커니즘과 임상적 의의(표 7 참조)

뇌척수의 염증성 메커니즘이 어떤 병태(뇌척수염, 다발성 경화증), 출혈(뇌출혈, 지주막하 출혈)에 의하여 뇌척수액 중의 단백이 증가한다.

표 7 뇌척수액 중의 단백이 변동하는 병태

		증상
상승하는 병태	1. 염증 2. 출혈 3. 울체	• 뇌척수염, 다발성 경화증 • 뇌출혈, 지주막하 출혈 • Guillain–Barré증후군(세포증가는 현저하지 않다 : 단백·세포해리)
저하하는 병태	1. 수액루	• 갑상선 기능항진증

4-2. 알부민(Alb)

(1) 생화학적 특성 및 생리학적 의의

알부민(albumin)은 혈장중 단백질의 주요한 성분(60~70%)으로서 교질침투압의 약 80%를 담당하고 있다. 간장에서 합성되며 분자량 약 66000, 등전점 4.7~5.2의 수용성 단백질이다. 알부민은 영양원, 교질침투압의 유지, 산-염기평형의 유지, 각종 물질(빌리루빈, 유리지방산, 갑상선 호르몬, Ca)의 역할을 담당하고 있다. 알부민의 혈중 반감기는 약 21일로서 생체 중의 영양상태를 반영하기 때문에, 영양평가단백(NAP : nutrition assessment protein)으로서 측정되고 있다.

(2) 검사방법

1) 측정법

혈청알부민 측정법은 색소결합법이다. 이용되는 색소는 BCG(bromocresol green)와 BCP (bromocresol purple)이다(그림 10).

이들은 어느 것이나 pH 지시약으로서 알부민의 등전점보다도 알칼리 쪽에서 알부민과 결합하여 발색하기 때문에, BCG법은 630 nm, BCP법은 605 nm에서 비색 정량한다. BCG는 알부민 이외에 α_1-글로불린, α_2-글로불린, β-글로불린(주로 급성 상반응단백)과 반응하기 때문에, BCP가 이용되고 있다.

BCG법과 BCP법을 비교하면 염증성 질환(급성 상반응단백이 증가하는 병태)에서는 BCP법에 비하여 BCG법이 높은 값으로 된다. BCP법은 환원형 알부민(N 말단 34번째의 시스테인 잔기의 SH기

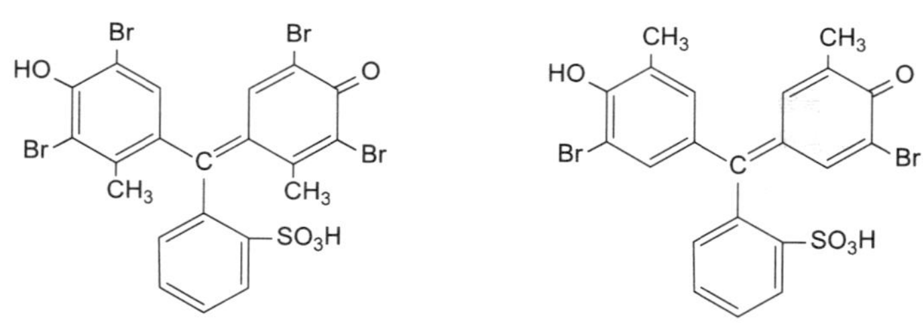

브로모크레졸그린(BCG)
$C_{21}H_{14}O_5Br_4S$ (Mr : 698)
알부민결합시 λ_{mac} : 630 nm

브로모크레졸퍼플(BCP)
$C_{21}H_{16}O_5Br_2S$ (Mr : 468)
알부민결합시 λ_{mac} : 600 nm

그림 10 BCG와 BCP

가 잔존하고 있는 것)과 산화형 알부민(SH기가 다른 물질과 공유결합한 것)에서 반응성이 다르다. 성인에 있어서는 환원형이 40~50%로 저하하고, 만성 신부전, 네프로오제 증후군, 인공투석, 간질환에서는 저하한다.

또한, 최근 산화형, 환원형 알부민과 동등한 반응성을 나타내는 것과 같이 개량된 BCP 개량법이 이용되기에 이르렀다.

더욱, 표준물질에는 인간 알부민을 사용하고, 소 알부민을 사용해서는 안 된다. 이것은 소의 알부민은 인간 알부민의 1/3 정도밖에 반응성이 없기 때문이다.

2) 이 방법에서의 사용상황(일본 의사회 정밀도 관리조사)

- 2010년도 BCG법 : 55.9%, BCP법 : 5.5%, BCP 개량법 : 34.8%

(3) 기준범위

▪ 4.0~5.0 g/dL

(4) 샘플링이나 검체보존에 관한 주의사항

① 유아에서는 낮은 값이고, 3세 정도에서는 성인의 값으로 된다.

② 일어선 자세·앉은 자세에서는 수분이 조직액에 이동하여 혈중 농도가 상대적 탈수상태로 되기 때문에 누운 자세에 비하여 10~15% 전후의 높은 값으로 된다.

(5) 이상치의 메커니즘과 임상적 의의(표 8 참조)

알부민은 간장에서 합성되기 때문에 간세포 장해(만성간염, 간경변, 간세포암)로서 저하하고, 혈중 알부민 농도에 의하여 간세포 장해의 정도를 추측할 수 있다. 또한, 알부민 합성의 원료·재료가 부족한 기하·영양 실조증에서는 저하한다. 생체중으로부터 알부민이 누출하는 질환, 즉 신장으로부터 누출하는 네프로오제 증후군이나 소화관으로부터 누출하는 단백누출성 위장증, 장관출혈에서는 혈중 농도가 저하한다. 알부민은 교질침투압의 유지기능이 있으며 2.5 g/dL 이하로 되면 침투압이 유지될 수 없기 때문에 혈중의 수분이 조직중에 누출하여 피하조직에 저류되어 부종을 발증한다. 네프로오제 증후군이나 만성 간질환에서는 알부민이 저하하기 때문에 부종을 발생한다.

혈중 알부민 농도의 임상적 의의는 혈중 농도가 저하하는 경우에 높고, 간장기능, 신장기능이나

표 8 혈청알부민이 변동하는 병태

		증상
알부민이 저하하는 병태	1. 체외로 누출 2. 알부민의 합성 저하 3. 알부민 소비의 증대 4. 섭취부족	• 네프로오제 증후군, 단백누출성 위장증, 화상, 출혈 • 만성 간세포 장해(간경변, 만성 간염, 간세포암) • 갑상선 기능항진증, Cushing 증후군 • 저영양, 기아, 소화흡수장해
알부민이 상승하는 병태	1. 알부민의 농축	• 탈수

전신상태를 반영한다. 한편, 증가하는 병태는 적고, 약간 탈수할 정도이다.

4-3. 혈청교질반응

(1) 생화학적 특성 및 생리학적 의의

혈청교질반응은 혈청에 단백질 변성시약을 가하고 현탁이나 침전의 생성상태를 측정하기 때문에, 교질 보호작용을 하는 알부민과 작용을 하지 않는 글로불린의 양적 변동을 반영한다. 특히, 글로불린의 증가에 의하여 높은 값을 나타내는 것으로부터 글로불린반응이라고도 말한다.

(2) 검사방법

많은 방법이 있으며 일상검사로서는 ① 황산아연 혼탁시험(ZTT : zink sulfate turbidity test), ② 티몰 혼탁시험(TTT : thymol turbidity test)이 있지만 수요는 감소되고 있다.

반응온도와 시간이 영향을 미치며, 온도가 상승하기도 하고, 반응시간이 연장되면 ZTT는 높은 값으로 된다(온도 5℃ 상승으로 1단위, 10~20분의 연장으로 0.5단위에 상당한다).

(3) 기준범위

① ZTT : 4~12 Kunkel 단위

② TTT : 0~5 Kunkel 단위

(4) 샘플링이나 검체보존에 관한 주의사항

① 식후 유제품 혈청의 영향을 받기 때문에 채혈시간을 고려한다(특히 TTT).

② 검체(혈청)를 장시간 보존하면 낮은 값으로 된다(특히 ZTT).

③ 혈장에서는 현저하게 낮은 값으로 되기 때문에, 검체는 혈청을 이용한다.

(5) 이상치의 메커니즘과 임상적 의의(표 9 참조)

비특이적 반응이지만, ZTT는 IgA와 양호하게 서로 관계하고 있으며 TTT는 IgG, 지질, 면역글로불린 M(IgM) 양과 서로 관계하고 있다. 따라서 IgG나 IgM 혹은 지질이 증가하는 병태[간질환, 만성 감염증, 교원병, 골수종, 고지혈증(지질 이상증)]에서 상승한다. 더욱, 단클론성에 면역글로불린이 증가하는 병태(골수종이나 매크로글로불린 혈증 등)에서는 ZTT와 TTT가 현저하게 괴리하는 증례가 있다.

표 9 혈청교질반응이 변동하는 병태

		증상
혈청교질반응이 높은 값으로 되는 병태	1. 간질환 2. γ-글로불린 증가	• 급성 간염, 만성 간염, 간경변, 간세포암 • 만성 감염증, 교원병, 골수종, 고지혈증(TTT)
혈청교질반응이 낮은 값으로 되는 병태	1. 단클론성 증가	• 골수종(TTT, ZTT에서 괴리)

4-4. 혈청단백과 그의 분획

(1) 생화학적 특성 및 생리학적 의의

혈청중에는 약 100종류 이상의 단백질이 존재하고 있다. 이들의 단백질은 각각 생리적인 의의가 있다. 개개 단백질의 생화학적 특성, 주요 기능을 표 4에 정리했지만, 상세한 내용에 있어서는 개개의 단백질 항에서 해설한다.

(2) 검사방법

혈청단백의 분획법에는 각종 방법이 있다. 단백질의 용해성 차이를 이용한 방법에는 황산암모늄 염석법, 에탄올 분획법 등이 있으며 양쪽성 전해질에서의 하전상태 차이를 이용한 방법에는 전기영

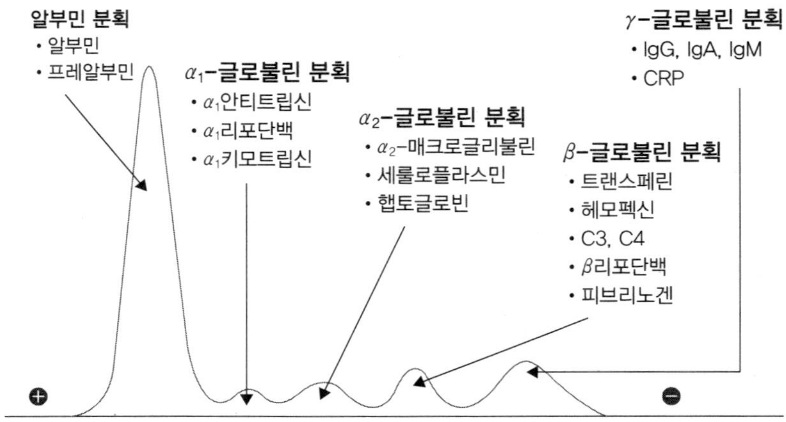

그림 11 혈청단백 전기영동의 분획과 주요한 단백

동법, 이온교환 크로마토그래피법이 분자량의 차이를 이용한 방법에는 초원심법, 겔여과 크로마토그래피법이 있다. 또한, 항원항체반응을 이용하여 각각의 단백질을 특이적으로 분획하는 각종 어피니티 크로마토그래피법이 있다.

이들 중에서 일상적으로 이용되고 있는 것은 전기영동법에 의한 분획이다. 일반적인 혈청단백 전기영동법은 셀룰로오스아세테이트막을 지지체로 하는 방법이지만, 리포단백 분획에는 아가로오스나 폴리아크릴아미드를 지지체로 하는 방법이 이용되고 있다.

더욱, 개개의 단백질은 면역학적인 측정법에 의하여 정량되고 있지만 정성적인 증감을 파악하기 위해서는 면역전기영동법이 편리하다.

(3) 기준범위

① 셀룰로오스아세테이트막, 개양귀비-3R 염색액(ponceau-3R stain solution)에 의한 혈청단백 전기영동

- 알부민 : 60~70%
- α_1-글로불린 : 2~3%
- α_2-글로불린 : 5~10%
- β-글로불린 : 7~10%
- γ-글로불린 : 10~20%

(4) 샘플링이나 검체보존에 관한 주의사항

① 장기보존 혈청, 용혈 혈청에서는 분획이 불명료하게 되는 경우가 있기 때문에, 검체채취, 보존에는 주의가 필요하다.

② 혈장에서는 β-글로불린과 γ-글로불린 분획 간에 피브리노겐의 피크가 출현한다. 혈청 전기영동에서의 단클론성 피크(M peak : monoclonal peak)로 오해하는 경우가 있기 때문에 주의해야 한다.

(5) 이상치의 메커니즘과 임상적 의의(표 10 참조)

혈청을 단백영동하면 5개 분획으로 분리되며 각각의 분획에는 많은 단백질이 존재한다(그림 11). 전기영동에 의한 각 분획의 평가에 있어서는 ① 분획비율(%) 뿐만이 아니고, 총 단백 농도를 곱해서 절대량(g/dL)으로서 평가도 수행한다. 특히 낮은 알부민 혈증을 동반하는 경우에는 중요하다. ② γ-글로불린 분획의 증가에서는 다클론성이나 단클론성을 감별한다. ③ 각 분획이 명료하게 분획되지 않는 경우에는 주의가 필요하다(특히, β-γ linking).

혈청단백 전기영동에서의 특징적 패턴은 5개이다(그림 12). 만성 간장해형, 단백누출(네프로오제)형, 감염증형(급성 염증형, 만성 염증형), M단백(단클론성)형이다.

만성 간장해형은 간경변, 만성 간염, 간세포암에서 일어나며, 다클론성에 IgG, IgA, IgM이 증가하기 때문에, β, γ분획이 융합한 β-γ linking(bridge)이 출현하고, 알부민이 합성 장해로 인하여 저하한다.

단백누출형의 대표는 네프로오제 증후군으로서 알부민의 누출로 인하여 알부민의 분획이 감소하며, 분자량이 큰 리포단백이나 α_2-글로불린 분획(α_2-매크로글로불린)이나 β-글로불린 분획(LDL)이 상승한다.

감염증 혈중의 급성 염증형에서는 염증에 의한 급성 상반응단백의 증가로 인하여 α_1-글로불린, α_2-글로불린 분획이 상승한다. 만성 염증형에서는 이것에 추가해서 IgG의 γ-글로불린 분획이 증가한다.

M단백형은 면역글로불린이 단클론성으로 증가하고, 단백 전기영동에서는 면역글로불린이 존재하

표 10 혈청단백 전기영동 패턴이 변동하는 병태

1. 만성 간장해 형	• 간경변, 만성 간염, 간세포암
2. 단백누출 형	• 네프로오제 증후군
3. 감염증 형	• 급성 감염증, 만성 감염증
4. M단백 형	• 골수종, 매크로글로불린 혈증, B세포림프종, 우량성 M단백 혈증

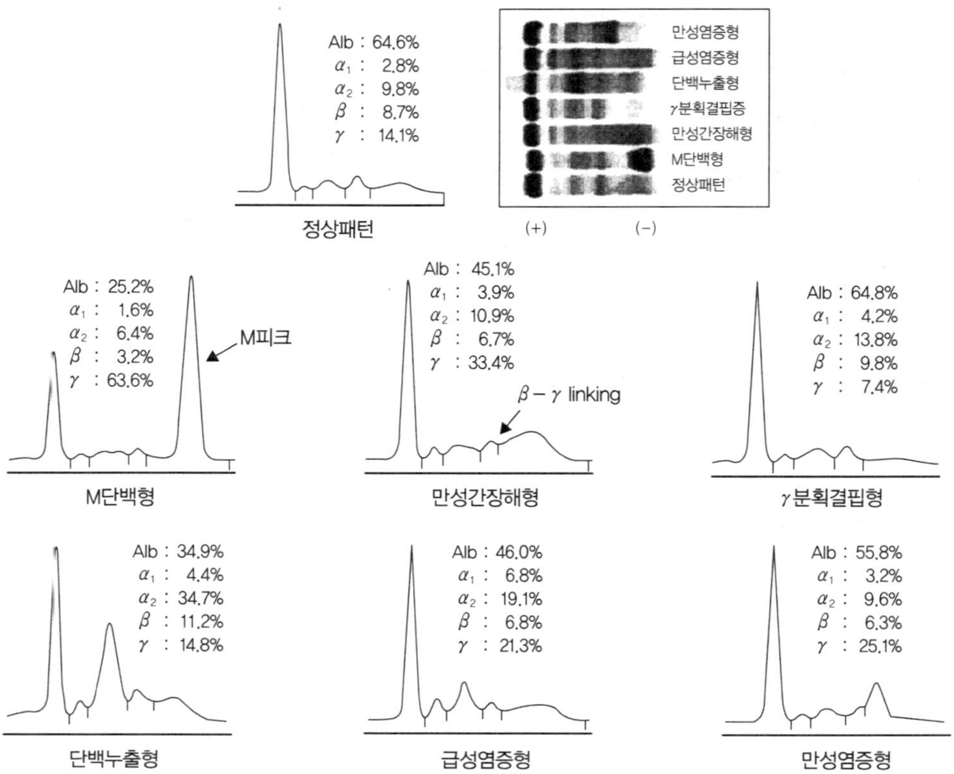

그림 12 특징이 있는 혈청단백 영동패턴

는 β－글로블린~γ－글로불린 분획에 스파이크 상태의 피크로서 관찰된다. 골수종, 매크로글로불린 혈증, B세포림프종, 우량성 M단백 혈증 등에서 확인된다. 골수종 예의 면역전기영동에서는 이상단백의 항혈청에 대해서 단클로날의 증가 M－bow가 관찰된다(그림 13).

4-5. 급성 상반응단백(APP)

(1) 생리학적 의의

급성 상반응단백(APP : acute phase protein)이란, 염증 및 조직의 파괴·변성으로부터 자극을 받은 매크로파지·간엽계 세포로부터, ANF－α(종양괴사인자－α)나 IL(인터루킨, lnterleukin)－1, IL－6 등의 시토킨(cytokine)이 분비되며 이들에 의하여 간세포로부터 유도된 단백질을 말한다. APP 개개의 단백에 의하여 그의 변동은 다소 다르지만, 염증·파괴메커니즘이 발생한 후 6시간~1일에서 상승

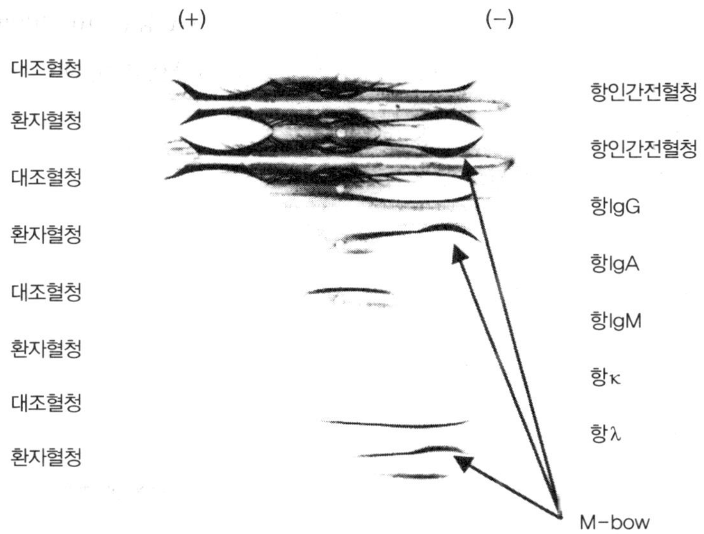

그림 13 면역전기영동(IgG, λ형 골수종)

이 시작되어 1~3일에서 피크로 되며 급격히 감소하여 기준범위로 수복되는 변동을 한다. 염증·괴사 메커니즘에 의하여 신속하게 상승하고, 수복되면 신속하게 감소하는 것으로부터, 리얼타임의 염증 표지로서 중요시 되고 있다.

이 APP로 분리되는 것으로는 α_1−글로불린~α_2−글로불린 분획에 존재하는 α_1산성 당단백, α_1−안티트립신, 햅토글로빈, β−글로불린 분획에 존재하는 보체성분, 피브리노겐, γ−글로불린 분획에 존재하는 C반응성단백(CRP), 혈청아밀로이드A단백(SAA)이 있다.

(2) 검사방법

1) 측정법

많은 APP는 20~200 mg/dL의 미량이기 때문에, 면역학적 측정법으로 측정된다. 이것은 APP 각각의 단백에 대한 특이항체를 이용하여 면역반응으로 생성된 항원항체 복합체를 비탁법 혹은 비왁스법으로 검출하는 방법으로서 면역비탁법이나 면역비왁스법이라고 불리고 있다. CRP나 SSA는 10 mg/dL 이하의 극미량이기 때문에, 면역비탁법, 효소면역 측정법 등으로 측정된다.

이들의 면역학적 측정법을 이용할 때에 중요한 것은 표준물질과 면역학적 측정법에 있어서 간섭물질이다. APP의 각 단백에 있어서는 국제표준물질이 사용가능한 단백은 그것을 이용하는 것으로서 시설간의 차이도 없는 호환성이 있는 단백 농도로 된다.

2) 주의점

많은 APP는 기준범위 상한의 2~4배로 상승하지만, CRP, SAA 등은 10~100배 이상의 높은 값으로 되는 경우도 있다. 이때에는 항원(APP) 과잉에 의한 지대현상으로 바뀌어 낮은 값으로 되는 경우도 있기 때문에 주의가 필요하다. 또한, APP의 특이항체와 반응하는 이호항체 등, 면역반응에 영향을 미치는 물질에 충분히 주의할 필요가 있다.

(3) 이상의 메커니즘과 임상적 의의

APP의 대부분은 시토킨의 유도에 의하여 간세포에서 합성·분비되기 때문에, 간세포 장해(간경변, 간세포암)로서는 증가 정도가 작은 것이 있다. 또한, 합성을 위한 원료·재료가 부족한 저영양·기아상태에서는 커다란 변동은 없고, 저분자 단백의 APP는 네프로오제 증후군에서는 소변 중으로 배설되어 낮은 값으로 된다.

한편, 감염증이나 조직·세포의 변성·괴사에서는 높은 값으로 된다. 또한, 개개의 APP는 특유한 기능을 가지고 있기 때문에, 이들에 관련된 병태에서는 증감된다.

[α_1−산성 당단백(α_1−AGP)]

(1) 생화학적 특성 및 생리학적 의의

α_1−산성 당단백(α_1−AGP : α_1−acid glycoprotein)은 분자량 40000~42000이고, 반감기가 5~5.5일의 당단백이다. 당질을 40~42% 함유하고, 시알산(sialic acid) 잔기가 많이 존재하는 것으로 등전점은 강산성(pI = 2.7)이다.

주로 간세포에서 합성되지만, 대부분의 장기·조직세포로부터 생성 분비된다. 면역글로불린과 유사성이 강하고, 백혈구 유주능력, 림파구의 증식억제 등의 항염증작용을 발휘한다. 또한, 약제(진통제, 항균제), 코르티졸 등의 운반단백으로서 약리작용을 가지는 유리형 약물과 결합하는 등의 약리작용에 영향을 미치는 경우도 있다.

APP의 하나로서 염증이나 변성·괴사메커니즘의 발생 3~5일에 기준범위 상한의 3~4배로 증가한다. 이 변동은 CRP나 SAA보다도 느리고, 게다가 변동폭도 작으며, 예민감에서는 양쪽에 비하여 떨어진다.

(2) 기준범위 40~100 mg/dL

(3) 샘플링이나 검체보존에 관한 주의사항

신생아는 낮은 값이며, 이후에는 점차로 증가하여 1세 정도에서 성인치로 된다.

(4) 이상치의 메커니즘과 임상적 의의(표 11 참조)

APP의 하나로서 염증이나 조직의 변성·괴사에서 상승하여 그 활동성의 지표로 된다. 세균감염증 쪽이 바이러스성보다 높은 값으로 된다. 단, 예민도는 CRP보다 낮기 때문에, 단독으로 측정되는 것은 적다. 간세포 장해, 저영양·기아, 네프로오제 증후군에서 저하한다.

표 11 혈청 α_1-AGP가 변동하는 병태

상승하는 병태	• 염증, 조직의 변성·괴사 • 감염증(세균성 > 바이러스성), 급성심근경색, 교원병, 관절류마티스, 악성 종양
저하하는 병태	• 간세포 장해, 저영양, 기아, 네프로오제 증후군

[α_1- 안티트립신(α_1-AT)]

(1) 생화학적 특성 및 생리학적 의의

α_1-안티트립신(α_1-AT : α_1-antitrypsin)은 분자량 52000~54000이고, 당함유량 12%, 반감기 5~7일의 당단백이다. 간세포에서 주로 생성되지만, 단구/매크로파지, 림프구에서도 생성된다. 트립신이나 플라스민을 함유한 세린프로테아제에 대한 저해기능이 있다. APP의 하나로서 염증메커니즘에 의해서 국소에서 증가하는 프로테아제를 저해하고, 염증의 진전을 방해하는 기능을 가지고 있다.

(2) 기준범위

- 90~150 mg/dL

(3) 샘플링이나 검체보존에 관한 주의사항

① 백혈구 엘라스타아제와 복합체를 형성하면 측정치가 외관상 낮은 값으로 되기 때문에, 혈청(혈장)의 분리는 신속하게 수행하여, 곧바로 측정한다. 부득이한 경우에는 냉장 보존한다.

② 임신 중에는 높은 값으로 된다.

③ 알코올 섭취, 약제(에스트로겐제제나 스테로이드 호르몬제제) 복용에서는 높은 값으로 된다.
④ 혈장 검체에서는 혈청 검체의 약 40% 정도 낮은 값으로 된다.

(4) 이상치의 메커니즘과 임상적 의의(표 12 참조)

APP의 하나로서 염증이나 조직의 변성·괴사에서 상승하여 그 활동성의 지표로 된다. 세균감염증 쪽이 바이러스성보다 높은 값으로 된다. 단, 예민도는 CRP보다 떨어지기 때문에, 단독으로 측정되는 것은 적다. 더욱, 임신이나 경구피임약 복용에서도 높은 값으로 되지만, 이것은 에스트로겐이 간세포에서 합성 촉진에 작용하기 때문이다.

유전성 결핍증이 알려져 있으며 폐기종, 신생아 호흡궁박 증후군을 발병하기 쉽고, 저하하는 병태가 부정할 수 있는 경우에는 가족조사를 포함한 검토가 필요하다.

표 12 혈청 α_1-AT가 변동하는 병태

상승하는 병태	1. 염증, 조직의 변성·괴사 : 감염증(세균성 > 바이러스성), 급성 심근경색, 교원병, 관절류마티스, 악성 종양 2. 임신, 약물(경구피임약, 에스트로겐제제)
저하하는 병타	1. 간세포 장해, 저 영양, 네프로오제 증후군 2. α_1-AT 결핍증 3. 폐기종, 신생아 호흡궁박 증후군

[햅토글로빈(Hp)]

(1) 생화학적 특성 및 생리학적 의의

햅토글로빈(Hp : haptoglobin)은 분자량 100000~115000(Hp2-1, Hp2-2에서는 3량체나 4량체도 있다)이고, 반감기 2~4일의 당단백이다. 2개의 α사슬과 β사슬이 S-S결합한 $\alpha_2\beta_2$가 기본구조이다. α사슬에는 α_1과 아미노산의 수가 약 2배의 α_2사슬이 있고, β사슬은 1종류뿐이다. 표현형은 Hp1-1($\alpha_1\beta$)2, Hp2-1($\alpha_1\beta$)($\alpha_2\beta$), Hp2-2($\alpha_2\beta$)2의 3종류 형태가 있고, 동양인은 각각 3~9%, 30~40%, 50~60%로서 혈청농도도 다르다.

Hp는 용혈에 의하여 방출되는 유리헤모글로빈과 결합하고, 이것을 망상내부계로 운반하여 처리하는 역할을 한다. 이것은 헤모글로빈에 존재하는 철의 상실과 헤모글로빈의 조직 장해(특히 신장)를 방어하기 때문이다.

이것은 APP의 하나로서 주로 간장에서 생성되며 염증이나 조직의 파괴·괴사에서는 상승한다.

(2) 기준범위

3개의 표현형이 있으며 기준범위도 다르다.

① 1–1형 : 40~180 mg/dL

② 2–1형 : 40~180 mg/dL

③ 2–2형 : 15~120 mg/dL

(3) 샘플링이나 검체보존에 관한 주의사항

① 채혈할 때의 기계적 용혈에서 헤모글로빈과 결합하여 낮은 값으로 되기 때문에 주의해야 한다.

② 남성 호르몬제제, 프로게스테론제제, 부신피질 호르몬에서 증가하고, 에스트로겐제제에서 저하한다.

③ 신생아에서는 낮은 값이고, 생후 3~12개월에서 성인치로 된다.

(4) 이상치의 메커니즘과 임상적 의의(표 13 참조)

APP의 하나로서 염증이나 조직의 변성·괴사 등에서는 상승한다. 분자량이 크기 때문에 다른 저분자 APP와는 달리, 네프로오제 증후군에서는 상승한다. 용혈성 질환(용혈성 빈혈, 야간 혈색소 소변증 등)에서는 유리헤모글로빈과의 결합에 의하여 저하하며, 용혈의 지표로서 유용하다. 또한, 간세포 장해에서는 생성장해로 인하여 저하하고, 선천성 결핍증도 존재한다.

약제에서는 부신피질 스테로이드제제, 남성 호르몬제제에서 상승하고, 에스트로겐제제, 경구피임약에서 저하한다.

표 13 혈청 Hp가 변동하는 병태

상승하는 병태	1. 염증, 조직의 변성·괴사 : 감염증, 교원병, 악성 종양 2. 네프로오제 증후군 3. 약제(부신피질 스테로이드제제, 남성 호르몬제제)
저하하는 병태	1. 용혈성 질환 (용혈성 빈혈, 거적아구성 빈혈, 골수이형성 증후군) 2. 간세포 장해, 저영양, 기아 3. 선천성 무(저)햅토글로빈 혈증 4. 약제(에스트로겐제제, 경구피임약)

[C반응성 단백(CRP)]

(1) 생화학적 특성 및 생리학적 의의

CRP(CRP : C-reactive protein)는 분자량 약 21000의 서브유닛의 5량체로서 분자량은 115000, 반감기는 4~6시간의 단백이다. CRP는 Ca^{2+} 존재하에서 폐염 구균의 C다당체로 침강하는 것으로부터 C-반응성 단백이라고 명명 되었다.

이것은 APP의 하나로서 다른 APP와 마찬가지의 메커니즘으로 주로 간세포에서 생성되어 혈중에 출현한다.

(2) 검사방법

① 면역학적 측정법(라텍스응집 면역비탁법, nephelometry)으로 측정된다. 종래는 모세관법(반정량법)도 이용되고 있었지만, 현재는 거의 이용되지 않는다.

② 이 방법에서 사용상황(일본의사회 정밀도 관리조사)

- 2010년도 라텍스 면역비탁법 : 96.4%, 면역비탁법 : 1.2%, 건조 화학법 : 4.0%, 라텍스 면역비왁스법 : 0.1%.
- 2005년도 라텍스 면역비탁법 : 88.4%, 면역비탁법 : 7.6%
- CRP의 낮은 값 영역에서의 임상적 의의가 밝혀졌으며, 감도가 좋은 라텍스 면역비탁법이 널리 이용되기에 이르렀다.

(3) 기준범위

- 0.1 mg/dL 이하

(4) 샘플링이나 검체보존에 관한 주의사항

① 나이와 함께 상승하는 경향이 있다.

② 검사방법·시약의 종류에 따라서는 유제품 혈청, M단백, 자기항체의 영향을 받는 경우도 있다.

(5) 이상치의 메커니즘과 임상적 의의(표 14 참조)

1) 변동메커니즘과 임상적 의의

마찬가지 메커니즘으로 혈중 농도가 변동한다. 다른 APP와 마찬가지의 메커니즘으로 혈중 농도가 변동한다. 또한, 고감도 측정에 의하여 low grade inflammation의 존재가 밝혀졌으며, 혈관장해·동맥경화(특히 관동맥)의 위험인자로서 혈청지질 등과는 독립된 위험인자로서 인식되고 있다. 즉, 동맥경화는 혈관의 만성 염증으로서 그 활동성으로 인하여 혈중 CRP가 낮은 농도영역에서 변동하는 것이다.

생물학적 제제(항염증성 시토카인)료법에서는 CRP가 음성화 되지만, 이것은 염증의 치유가 아니고, 약리작용에 의한 것이라고 생각할 수 있다.

표 14 혈청 CRP가 변동하는 병태

상승하는 병태	1. 급성 상반응단백 : 감염증(세균성>바이러스성), 조직괴사(급성 심근경색), 교원병, 관절류마티스, 악성 종양 2. 고감도 측정 : 혈관장해·동맥경화(특히 관동맥)
저하하는 병태	1. 생물학적 제제(항염증성 시토카인)료법

2) ARP 스코어(acute phase reactant score)

3종류의 급성 상반응단백(CRP, α_1-산성 당단백, 햅토글로빈)을 스코어화 시키고, 염증의 유무를 판정한다. CRP가 가장 예민(빠르게 반응)하고, 다른 2종류보다 한나절 정도 빠르게 변동한다. 혈청중의 시간적 변동이 다른 3종류의 급성 상반응단백을 조합시키는 것으로서 종합적으로 염증의 유무를 판정하는 것이다.

[세룰로플라스민(Cp : ceruloplasmin)]

(1) 생화학적 특성 및 생리학적 의의

세룰로플라스민(Cp : ceruloplasmin)은 α_2-글로불린 분획에 존재하는 분자량 약 132000, 반감기 4~7일의 당단백이다. 혈청중의 구리 95%가 Cp와 결합하여 존재하고 있으며 구리의 운반단백이다. 또한, 철을 2가로부터 3가로 산화시키는 반응에 관여하고 있으며 슈퍼옥사이드 작용을 하고 있다. 이것은 APP의 하나이지만, 그 목적만으로 측정되는 경우는 적다.

(2) 기준범위

- 20~40 mg/dL

(3) 샘플링이나 메커니즘과 임상적 의의(표 15 참조)

APP의 하나로서 염증이나 조직의 변성·괴사로서 다른 APP와 마찬가지의 메커니즘으로 변동한다.

낮은 값으로 되는 것은 간세포 장해나 저영양, 흡수불량 증후군이다. 또한, 선천적 구리대사 이상인 Wilson병이나 Menkes병에서는 저하한다.

표 15 혈청 Cp가 변동하는 병태

상승하는 병태	1. 급성 상반응단백 : 감염증(세균성>바이러스성), 조직괴사(급성 심근경색), 자기면역성 질환(관절류마티스), 악성 종양
저하하는 병터	1. 간세포 장해, 저영양, 흡수불량 증후군 2. 선천성 구리대사 이상증(Wilson병, Menkes병)

[혈청 아밀로이드A단백(SAA)]

(1) 생화학적 특성 및 생리학적 의의

SAA(serum amyloid A protein)는 분자량 약 115000의 단백으로서 혈중에서는 고비중의 리포단백(HDL)에 존재하며, 염증 활동성에 따라서는 아포 A I에 필적하는 비율을 점유한다. 이것은 APP의 하나로서 다른 APP와 마찬가지로 염증메커니즘으로부터 주로 간세포에서 합성되며 염증 활동성을 반영한다. 염증메커니즘이 발생하기 때문에 6~12시간에서 상승하고, 1~2일 후에 피크로 된다.

(2) 검사방법

면역학적 측정법(라텍스 응집 면역비탁법, nephelometry)에 의하여 측정된다.

(3) 기준범위

- 10 μg/mL 이하

(4) 이상치의 메커니즘과 임상적 의의(표 16 참조)

CRP와 마찬가지 메커니즘으로 혈중에 상승하지만, CRP 상승상태가 작은 바이러스성 감염증, 전신성 에리테마토서스(SLE), 스테로이드 약투여에서는 SAA 쪽이 예민하다. 또한, 관절류마티스에 합병되는 아밀로이드시스에서는 SAA가 침착단백이기 때문에, SAA의 낮은 값의 조정화가 예방·치료로 된다.

표 16 SAA가 변동하는 병태

상승하는 병태	1. 감염증(세균성> 바이러스성, 조직괴사(급성 심근경색), 교원병, 악성 종양 2. 동맥경화의 위험[CRP와 마찬가지로 low grade inflammation(10~50 μg/mL)으 면성 염증. 이것에 의한 동맥경화에서의 위험]

[헤모펙신(Hx, 혹은 Hpx)]

(1) 생화학적 특성 및 생리학적 의의

헤모펙신(HX : hemopexin)은 분자량 약 57000의 당단백이며, APP의 하나로서 주로 간장에서 합성된다. 적혈구가 용혈할 때에 유리되는 헤모글로빈 중에서 헴(heam)이 포르피린(porphyrin)의 핵에 결합한다. 이 결합능력은 알부민보다 강하고, Hx-헴 결합체는 망상내부계에서 처리된다.

(2) 검사방법

면역학적 측정법(면역비탁법, nephelometry)에 의하여 측정된다.

(3) 기준범위

- 60~110 mg/dL

(4) 샘플링이나 검체보존에 관한 주의사항

채혈할 때의 기계적 용혈검체에서는 소비되기 때문에 낮은 값으로 된다.

(5) 이상치의 메커니즘과 임상적 의의(표 17 참조)

용혈하면 유출되는 헤모글로빈에 먼저 Hp가 결합하지만, Hp에서의 처리가 따르지 못하는 경우, Hx에 의한 헴의 결합이 발생한다. 따라서 Hx 저하는 Hp 저하를 동반하고 있다. 간세포 장해에서는 합성 저하에 의하여 낮은 값으로 된다. 이것은 APP의 하나로서 염증메커니즘으로 상승하지만, 이 목적으로 측정되는 것은 적다.

표 17 혈청 Hx가 변동하는 병태

상승하는 병태	1. 염증, 조직의 변성·괴사 : 감염증, 악성 종양, 교원병, 염증성 질환, 외상 2. 단클론성 증가 : 골수종, 우량성 M단백 혈증, 원발성 매크로글로불린 혈증, H사슬병(γ사슬병, α사슬병)
저하하는 병태	1. 용혈성 메커니즘 : 용혈성 빈혈, 심장변막 치환술후 행군 증후군 2. 간세포 장해, 저영양·기아 3. 네프로오제 증후군

4-6. 영양평가단백

생체의 영양상태에 있어서 생화학 지표로서 종래는 알부민이 이용되어 왔지만, 최근 혈중 반감기가 짧은 단백(RTP : rapid turnover protein)을 직접, 혹은 현재의 영양상태를 파악하는 [영양평가단백(NAP : nutrition assessment protein)]의 지표로서 이용되고 있다. 이들에는 레티놀 결합단백, 트랜스티레틴, 트랜스페린이 있다.

[레티놀 결합단백(RBP)]

(1) 생화학적 특성 및 생리학적 의의

레티놀 결합단백(RBP : retinol binding protein)은 분자량이 약 21000이고, 반감기가 약 한나절의 당단백으로서 간세포에서 생성된다. 혈중에서는 레티놀(비타민A)과 트랜스티레틴(TTR : transthyretin)과 복합체를 형성한다. 말초조직에 레티놀을 공급하면 TTR로부터 해리하고 신장 사구체에서 여과된 후, 세뇨관에서 재흡수되어 프로테아제로서 이성화 된다. 간세포에서의 합성에는 아연이 필요하다.

(2) 검사방법

면역학적 측정법(면역비탁법, nephelometry)에 의하여 측정된다.

(3) 기준범위

- 2.2~7.4 mg/dL

(4) 샘플링이나 검체보존에 관한 주의사항

① 유아, 소아는 성인에 비하여 낮은 값(10~20%)이다.
② 남성은 여성에 비하여 높은 값(10~20%)이다.
③ 개체간의 차이가 크기 때문에, 평가전의 측정치와 비교할 필요가 있다.

(5) 이상치의 메커니즘과 임상적 의의(표 18 참조)

이것은 간세포에서 합성되기 때문에, 간세포 장해(간경변, 간세포암)에서는 저하하고, 낮은 영양에서는 합성장해로 인하여 저하한다. 또한, 부의 APP에서 염증, 조직의 변성·괴사에서는 저하한다.

한편, 이것은 저분자단백으로서 사구체 여과능력이 저하하는 신장장해에서는 상승하고, 영양과다에 의한 지방간에서는 높은 값으로 된다.

표 18 혈청 RBP가 변동하는 병태

상승하는 병태	1. 과영양성 지방간 2. 신장질환·신부전
저하하는 병태	1. 간세포 장해(간경변, 간세포암), 저영양, 흡수불량 증후군 2. 비타민A 결핍증 3. 염증, 조직의 변성·괴사

[트랜스티레틴(TTR)]

(1) 생화학적 특성 및 생리학적 의의

트랜스티레틴(TTR : transthyretin)은 간세포에서 합성되는 분자량 약 55000, 반감기 1.5~2.0일의 단백질이다. 전기영동은 알부민보다 양극 쪽(프레알부민 위치)에 영동되기 때문에, 종래는 프레알부민(prealbumin)이라고 말했다. 갑상선 호르몬(티록신 ; T_4)과 레티놀의 수송에 관여하고 있다. 혈중 T_4의 10~15%가 TTR과 결합하고 있다. TTR에는 레티놀 결합단백이 결합하고, 이 복합체에 레티놀이 결합하고 있다.

(2) 검사방법

면역학적 측정법(면역비탁법, nephelometry)에 의하여 측정된다.

(3) 기준범위

- 20~40 mg/dL

(4) 샘플링이나 검체보존에 관한 주의사항

① 유아, 소아에서는 성인에 비하여 높은 값이다(10~20%).
② 남성은 여성에 비하여 높은 값이다(10~20%).
③ 개체간의 차이가 크기 때문에, 정확한 평가를 수행하기 위해서는 평가전의 측정치와 비교할 필요가 있다.

(5) 이상치의 메커니즘과 임상적 의의(표 19 참조)

TTR은 반감기가 1.5~2.0일로서 짧은 RTP인 것으로부터 직접 영양상태를 면밀하게 반영한다. 간세포에서 합성되기 때문에 간세포 장해(간경변, 간세포암), 저영양·기아에서는 저하하고, 염증, 조직의 변성·괴사 시에는 저하한다(부의 APP).

한편, 이것은 저분자단백이기 때문에, 사구체 여과능력이 저하하는 신장장해에서는 배설장해로 인하여 상승하고, 갑상선 기능항진증에서는 조직의 대사항진으로 인하여 급성 간염의 회복기에서도 일과성으로 높은 값으로 되는 경우가 있다.

표 19 혈청 TTR이 변동하는 병태

상승하는 병태	1. 신부전, 신장장해 2. 갑상선 기능항진증 3. 급성 간염
저하하는 병태	1. 저 영양(수술 후, 영양섭취 부족, 흡수불량 증후군) 2. 간세포 장해(간경변, 간세포암) 3. 감염증, 악성 종양

[트랜스페린(Tf)]

(1) 생화학적 특성 및 생리학적 의의

트랜스페린(Hf : transferrin)은 분자량이 약 79600의 당단백으로서 β-글로불린 분획에 존재하며, 반감기는 7~10일이다. 철수송단백에 있어서 Tf 분자는 2개의 Fe^{3+}와 결합하고 있다. Tf의 약 1/3이 철과 결합하고 있으며 2/3는 Tf로서 존재하고 있다. 전자는 혈청 철로서 후자는 불포화 철결합능(UIBC : unsaturated iron binding capacity)으로서 측정된다.

(2) 기준범위

- 200~350 mg/dL

(3) 샘플링이나 검체보존에 관한 주의사항

① 남녀의 차이가 있으며 여성 쪽이 남성보다 높은 값으로서 임신중기~후기에서 상승한다.
② 10세 전후를 피크로, 나이와 함께 저하된다.

(4) 이상치의 메커니즘과 임상적 의의(표 20 참조)

혈청 Tf는 철결핍상태(철결핍성 빈혈, 진성 다혈증, 임신)에서는 될 수 있는 한 철을 집중시키려고 상승한다. 간장에서 합성되기 때문에, 간세포 장해(간경변, 간세포암)이나 저영양에서는 중증도에 따라서 저하하고, 혈청알부민 농도와 어느 정도 서로 관계하고 있다. 선천적 합성 장해인 무(저) 트랜스페린 혈증에서는 낮은 값으로 된다.

Tf는 부의 APP의 하나로서 염증이나 조직의 변성·괴사가 발증한 경우에는 저하한다. 에스트로겐 제제 투여 시에는 간장에서의 생성이 항진된다.

표 20 혈청 Tf가 변동하는 병태

상승하는 병태	1. 철결핍상태(철결핍성 빈혈, 진성 다혈증, 임신)
저하하는 병태	1. 급성 상반응단백 : 감염증(세균성>바이러스성), 조직괴사(급성 심근경색), 자기면역성 질환(관절류마티스), 악성 종양 2. 간세포 장해, 저영양 3. 선천성 무(저) 트랜스페린 혈증

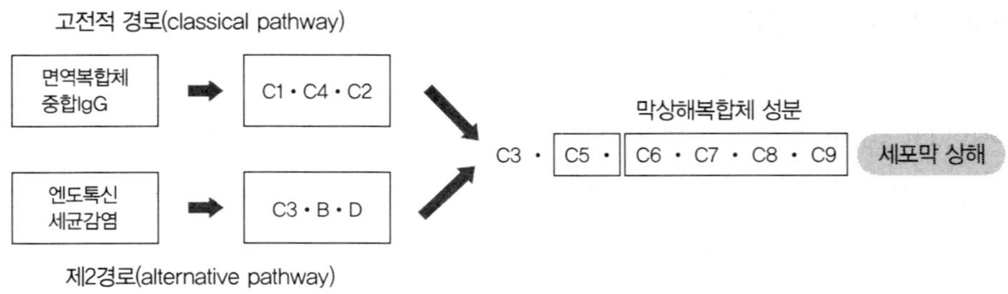

그림 14 **보체의 활성화 경로**

4-7. 보체성분

보체(complement)는 각종 면역반응이나 감염방어에 관여하는 단백질이다. 보체계는 미생물 혹은 미생물·항체복합체에 의하여 활성화 되며 이어서 유도되는 계단식 반응(cascade reaction)에 의하여 특정의 역할을 하는 분자가 생성되며 최종적으로 C9이 활성화 되어서 용해현상(용혈, 용균)을 일으킨다(그림 14).

보체성분에는 제1~제9 성분이 있으며 임상검사에서 측정되는 것은 혈중농도가 높은 C3와 C4로서 보체계를 종합적으로 평가할 수 있는 CH50이 검사된다. 이 항에서는 단백성분으로서 정량되는 C3와 C4에 대해서 설명한다.

[보체 제3 성분(C3)]

(1) 생화학적 특성 및 생리학적 의의

보체 제3 성분(C3 : complement third component)은 보체계에서의 고전적 경로, 제2 경로 및 렉틴경로(lectin pathway)의 합류점(어떤 계에서도 C3를 경유한다)으로서 보체계의 중심으로 되는 성분이다. 분자량은 185000~190000의 당단백으로서 간세포에서 합성된다. 전기영동에 있어서 신선한 혈청에서는 β_1C위치로 이동하지만, 활성화 되면 β_1A위치로 이동하기 때문에, β_1C/β_1A 글로불린이라고 불리며, APP의 1종이다.

(2) 검사방법

면역학적 측정법(nephelometry, ELISA)에 의하여 측정된다.

(3) 기준범위

- 80~160 mg/dL

(4) 샘플링이나 검체보존에 관한 주의사항

① 유아나 고령자는 성인에 비하여 낮은 값이다.

② 혈청분리 후에 저온에서 장시간 방치하면 시험관내에서 활성화 되어 CH50이 저하하지만, C3 성분은 변하지 않는다. Cold activation이라고 말한다.

(5) 이상치의 메커니즘과 임상적 의의(표 21 참조)

간세포에서 합성되기 때문에, 간세포 장해(간경변, 간세포암)에서는 저하하고, 면역학적 메커니즘 병태(SLE, 관절류마티스, 혈청병, 만성 증식성 사구체신염, 급성 사구체신염)에서는 소비되기 때문에, 저하하고 결손증도 있다.

한편, 이것은 APP의 일종이기 때문에 감염증이나 염증, 악성 종양에서는 상승하지만, CRP에 비하여 예민성이 떨어지기 때문에 임상적 의의가 작다.

표 21 혈청 C3, C4가 변동하는 병태

상승하는 병태	1. 감염증, 염증, 악성 종양(임상적 의의는 적다.)
저하하는 병태	1. 간세포 장해(간경변, 간세포암) 2. 면역메커니즘의 질환(SLE, 관절류마티스, 혈청병, 만성 증식성 사구체신염, 급성 사구체신염) 3. C3 결손증, C4 결손증

[보체 제4 성분(C4)]

(1) 생화학적 특성 및 생리학적 의의

보체 제4 성분(C4 : complement fourth component)은 분자량 약 210000의 당간백으로서 전기영동에 있어서 β_1 글로불린 분획에 존재하기 때문에, β_1E 글로불린이라고도 말한다. 고전적 경로의 초기반응에서 활성화 되어 생성되는 C4b가 세포막에 결합하고, C2a를 결합하여 C3 전이효소를 형성한다. 이것도 APP의 일종이다.

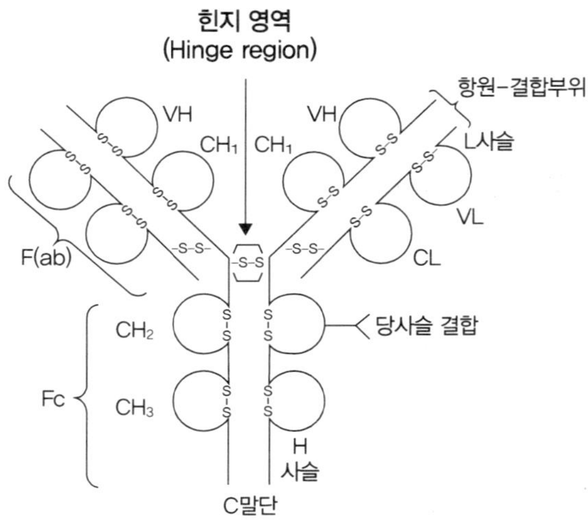

그림 15 면역글로불린의 기본구조

(2) 검사방법

면역학적 측정법(nephelometry, ELISA, 면역용혈활성)에 의하여 측정된다.

(3) 기준범위

- 20~45 mg/dL

(4) 샘플링이나 검체보존에 관한 주의사항

- 제3 성분(C3)과 동일

(5) 이상치의 메커니즘과 임상적 의의(표 21 참조)

이것은 간세포에서 합성되기 때문에 간세포 장해(간경변, 간세포암)에서는 저하하고, 면역학적 메커니즘에 의한 질환(SLE, 혈관염)에서는 소비되기 때문에 저하한다. 또한, 선천적 결손증도 있다. 이것은 APP이기 때문에, 염증이나 조직의 변성·괴사에서 상승하지만, 임상적 의의는 작다.

표 22 면역글로불린의 주요한 성상과 특징

	IgG	IgA	IgM	IgD	IgE
분자량	146000	160000	970000	184000	188000
H사슬	γ	α	μ	δ	ε
L사슬	κ, λ	κ, λ	κ, λ	κ, λ	κ, λ
반감기	19~24일	6일	5일	2~3일	2~4일
보체결합능력	+	−	3+	−	−
당질함량(%)	4	10	15	18	18
태반통과성	+	−	−	−	−
특징	• 항독소활성 • 4개 서브클래스	• 분비형 항체 • 초유에 존재 • 다량체에 존재 • 2개 서브클래스	• 면역초기 항체 • ABO혈액형 항체		• 알러지에 관여 • 비만세포·호염기구 표면에 존재

4-8. 면역글로불린

면역글로불린은 항체활성을 가지는 단백질로서 항원의 자극에 의하여 B림프구·형질세포에서 생성된다.

(1) 생화학적 특성 및 생리학적 의의

면역글로불린(immunoglobulin)에는 IgG, IgA, IgM, 면역글로불린D(IgD) 및 면역글로불린E(IgE)의 5종류가 존재하고 있으며 기본구조는 H(heavy) 사슬과 L(light)사슬의 2종류 폴리펩티드 사슬이 S-S 결합하여 분자를 구성하고 있다(그림 15). 면역글로불린의 특징을 표 22에 요약했다.

(2) 검사방법

1) 측정법

IgG, IgA, IgM은 고농도이고, 종래는 SRID(단순방사상 면역확산)법으로 측정되고 있었지만, 최근에는 면역비탁법, 면역비왁스법에 의하여 측정된다. IgD, IgE는 극저 농도이기 때문에, 면역측정법(EIA, CLIA), 라텍스응집 면역비탁법으로 검사된다.

2) 일본에서의 사용상황(일본의사회 정밀도 관리조사)

– 2010년도 면역비탁법 : 91.9%, 라텍스 면역비탁법 : 2.5%, 면역비왁스법 : 5.6%.

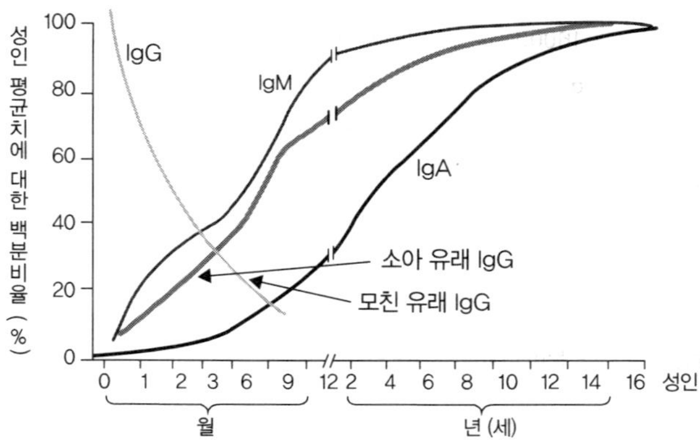

그림 16 면역글로불린의 연령변동

– 2005년도 면역비탁법 : 76.4%, 라텍스면역비탁법 : 9.6%, 라텍스 면역비왁스법 : 0.8%, 면역비왁스법 : 13.2%

(3) 기준범위

- **IgG** : 850~1,700 mg/dL
- **IgA** : 100~400 mg/dL
- **IgM** : 35~220 mg/dL
- **IgD** : 15 mg/dL 이하
- **IgE** : 10~100 μg/dL(250 IU/mL 이하)

(4) 샘플링이나 검체보존에 관한 주의사항

연령적인 변동이 크고, 특징적인 변동을 한다(그림 16).

(5) 이상치의 메커니즘과 임상적 의의(표 23 참조)

면역글로불린은 림프구(B 림프구)와 그것으로부터 분화된 형질세포에서 생성된다. 따라서 형질세포가 종양화 된 골수종, 매크로글로불린 혈증 등에서는 단클론성으로 상승하고, 만성 감염증이나 교원병 등에서는 다클론성으로 상승한다.

표 23 **혈청 면역글로불린이 변동하는 병태**

상승하는 병태	1. 단클론성 증가 : 골수종, 우량성M단백 혈증, 원발성 매크로글로불린 혈증, H사슬병(γ사슬병, α사슬병) 2. 다클론성 증가 • IgG, IgA, IgM : 만성 감염증, 교원병(SLE, 관절류마티스), 간경변 • IgE : 알러지 질환, 기생충
저하하는 병태	1. 무γ-글로불린 혈증(Bruton형, 선택적 면역글로불린 결손증) 2. 중증면역부전증 3. 골수종(해당하는 면역글로불린 이외의 면역글로불린) 4. 네프로오제 증후군, 단백누출성 위장병

면역글로불린이 생성되지 않는 무γ-글로불린 혈증이나 면역부전증에서는 저하하고, 골수종에서도 단클론성으로 상승하는 면역글로불린 이외의 면역글로불린은 골수에서 생성이 억제되어 저하한다.

4-9. 기타의 혈청단백

급성 상반응단백, 영양평가단백, 보체·면역글로불린으로 분리되지 않는 혈청단백이 있다.

[α_2-매크로글로불린(α_2-M)]

(1) 생화학적 특성 및 생리학적 의의

α_2-매크로글로불린(α_2-M : α_2-macroglobulin)은 α_2-분획에 존재하는 분자량은 720000~820000이고, 당함유량은 6~9%, 반감기는 10일의 당단백질이다. 이것은 간장, 망상내부계조직, 골격근, 단구/매크로파지 등에서 생성된다.

이것은 CRP 등의 APP와는 달리 중증화나 만성화했을 때에 상승하기 쉽다. 트름빈, 플라스민, 플라스미노겐 활성화제, 칼리크레인 등의 주로 응고선용에 관여하는 프로테아제에 결합하고 그 활성을 저해하는 기능을 가진다.

(2) 기준범위

남녀 차이가 확인된다(남성 : 100~200 mg/dL, 여성 : 130~250 mg/dL).

(3) 샘플링이나 검체보존에 관한 주의사항

① 남녀 차이가 있으며 여성 쪽이 남성보다 높은 값이다.

② 임신에 의하여 높은 값으로 된다.

③ 채혈의 체위에 의하여 변동하고, 누운 자세에서는 일어선 자세(앉은 자세)보다 20~30%의 낮은 값이다.

(4) 이상치의 메커니즘과 임상적 의의(표 24 참조)

α_2–M은 분자량이 크기 때문에 네프로오제 증후군 등에서는 소변 중에 배설되기 어렵고, 혈중농도는 상승하며, 네프로오제 증후군에서의 α_2–분획의 상승에 관여하고 있다. 응고선용계가 항진된 상태[파종성 혈관내응고(DIC), 혈전용해요법시]에서는 관여하는 응고선용계 프로테아제와 결합하여 활성을 저해하기 때문에 저하한다.

간세포 장해에서는 생성저하에 의하여 전립선암의 골전이에서는 암세포 관련의 프로테아제와 결합하기 때문에 낮은 값으로 된다. 따라서 급성 췌장염에서는 췌장으로부터 프로테아제 활성을 저해하기 때문에 낮은 값으로 된다.

표 24 혈청 α_2–M이 변동하는 병태

상승하는 병태	1. 네프로오제 증후군 2. 만성 염증성 질환 3. 고에스트로겐혈증
저하하는 병태	1. 선용항진(DIC, 혈전용해요법시) 2. 만성 간세포 장해 3. 전립선암(골전이의 어떤 증례), 급성 췌장염

[β_2–마이크로글로불린(β_2–m)]

(1) 생화학적 특성 및 생리학적 의의

β_2–마이크로글로불린(β_2–m : β_2–microglobulin)은 분자량이 약 12000의 저분자 단백질로서 인간백혈구항원(HLA : human leukocyte antigen)의 클래스 1분자의 가벼운 사슬이다. β_2–m은 신장 사구체를 통과하여 세뇨관에서 대부분이 재흡수되어, 이성화 된다. 혈중 반감기는 약 2시간이다.

(2) 검사방법

면역학적 측정법(라텍스응집 비탁법, nephelometry)에 의하여 측정된다.

(3) 기준범위

- **혈청 : 0.8~2.0 mg/L, 소변 : 200μg/L 이하**

(4) 샘플링이나 검체보존에 관한 주의사항

소변 중의 β_2−m은 pH가 5.5 이하의 산성뇨에서는 변성하기 쉽다. 따라서 산성뇨에서는 중성으로 보정할 필요가 있다.

(5) 이상치의 메커니즘과 임상적 의의 (표 25 참조)

β_2−m은 신장으로부터 배설이 이성화 경로의 대부분을 점유하기 때문에, 신장기능 저하에서는 다른 저분자단백질에 비하여 현저한 변동을 가져오며, 혈중농도가 현저하게 상승하는 것과 동시에 소변 중으로 배설량도 증가한다. 또한, 모든 유핵세포에 존재하는 HLA의 클래스 I의 가벼운 사슬이기 때문에, 이들의 turn over가 항진하는 병태(악성 종양, 혈구탐식 증후군)에서는 증가한다.

표 25 혈청 β_2−m이 변동하는 병태

상승하는 병태	1. 배설·이성화 장해 : 신장장해(특히 세뇨관 장해), 간세포 장해 2. 생성 항진 : 악성 종양, 자기면역 질환, 혈구탐식 증후군

5. 실습

5-1. 총단백 정량

■ **방법** : 뷰렛법(biuret method)

(1) 측정원리

단백질을 강알칼리성하에서 변성하여 노출시킨 펩티드결합이 구리이온(Cu^{2+})과 자홍색의 킬레이트화합물(착염)을 형성하기 때문에, 이것을 545 nm 에서 비색 정량한다. 이 반응은 트리펩티드 이상의 폴리펩티드에 반응하고, 유리아미노산이나 디펩티드에는 반응하지 않는다.

(2) 시약 및 기구

① 시료(혈청)

② **표준액[알부민 표준용액(7 g/dL)]** : 소 또는 인간혈청 알부민 0.7 g을 칭량하여 매스플라스크에 취한 후, 5 mg의 아지화나트륨을 가하고, 정제수를 가하여 10 mL로 한다. 냉장 보존한다.

③ **뷰렛 시약(6.0 mmol/L 황산구리, 21.3 mmol/L 타르타르산칼륨나트륨, 0.75 mol/L 수산화나트륨, 6.0 mmol/L 요오드화칼륨)** : 황산구리 1.5 g을 약 500 mL의 정제수에 완전히 용해시키고, 이어서 타르타르산칼륨나트륨 6.0 g을 가한다. 수산화나트륨 30 g을 교반하면서 서서히 소량씩 첨가하고, 더욱 요오드화칼륨 1.0 g을 가하여 용해시킨 후, 정제수를 가하여 1,000 mL로 한다. 이것은 갈색병에 보존하면 실온에서 3개월 이상 안정하다.

(3) 조작

① 시험관에 정제수, 표준액, 시료(혈청)를 각각 20 μl 취하고, 여기에 뷰렛 시약 4.0 mL를 가하여 잘 혼합한다.

② 실온에서 30분간 반응시킨다.

③ 정제수를 대조로 하여 545 nm에서 흡광도를 측정하고, 표준곡선으로부터 시료농도를 구한다.

(4) 주의

① 수산화제2구리의 침전을 방지하기 위해서 타르타르산칼륨나트륨을, Cu^{2+}가 Cu^{+}로 환원되는 것을 방지하기 위해서 요오드화칼륨을 첨가하고 있다.

② 시료와 뷰렛 시약의 혼합이 격렬하게 타개되도록 하면 오차가 적다. 보르텍스 믹서(vortex mixer)가 있으면 사용하는 것이 좋다.

③ 정색반응은 30분 정도는 거의 안정하며, 3시간에서도 안정하다.

5-2. 알부민 정량

■ **방법** : 브로모크레졸 그린(BCG : bromocresol green)법

(1) 측정원리

BCG는 pH 지시약이지만, pH 4.2의 완충용액 중에서 플러스로 하전한 알부민의 아미노산 사슬이 해리한 BCG의 음이온과 결합하여 황색으로부터 청록색으로 변하는(pH 지시약의 단백 오차) 것

이 측정원리이다.

(2) 시약 및 기구

① 시료(혈청)

② **표준액[알부민 표준원액(5.0 g/dL)]** : 인간혈청 알부민 500 mg을 칭량하고, 생리식염수로서 용해하여 10 mL로 하여 냉장 보존한다. 또한, 시판의 인간결정 알부민은 수 %의 물을 함유하고 있기 때문에, 수분량을 보정할 필요가 있다. 따라서 시판의 인간 알부민 표준액이나 표준혈청을 사용해도 좋다. 또한, 조제한 이 표준액을 생리식염수로서 정확히 2배로 희석하여 5.0 g/dL와 2.5 g/dL의 표준용액으로 한다.

③ **시트르산-시트르산나트륨 완충용액(200 mmol/L, pH 4.2)** : 시트르산나트륨용액 500 mL와 시트르산 용액 600 mL를 혼합하여 pH를 4.2로 조정한다.

- **시트르산나트륨 용액(200 mmol/L)** : 시트르산나트륨 58.8 g을 정제수에 용해시켜서 1,000 mL로 한다.
- **시트르산 용액(200 mmol/L)** : 시트르산 42 g을 정제수로 용해하고, 정제수로서 100 mL로 한다.

④ BCG 원액 ; 브로모크레졸 그린(BCG) 0.7 g을 0.1 mol/L 수산화나트륨 용액 10~20 mL로서 용해하고, 정제수로서 100 mL로 한다. 하룻밤 보존한 후, 여과하여 갈색병에 보존한다.

⑤ **Brij 35 수용액(10%)** : 비이온 계면활성제 Brij 35를 10 g 칭량하고, 정제수를 가한 후, 60℃ 전후의 뜨거운 중탕 중에서 가온 용해시키고, 냉각 후에 100 mL로 한다.

⑥ **발색시약** : 시약 ③을 1,000 mL, 시약 ④를 30 mL, 시약 ⑤를 24 mL 취하고, 정제수로서 2,000 mL로 한다. 갈색병에 보존하고, 냉장 보존하면 1개월 이상 안정하다.

(3) 조작

① 시험관에 정제수, 표준액, 시료(혈청)을 각각 20 μl 취하고, 여기에 발색시약 6.0 mL를 가하여 잘 혼합한다.

② 실온에서 15분간 반응시킨다.

③ 시약 블랭크(정제수)를 대조로 하여 630 nm에서 흡광도를 측정하고, 표준곡선으로부터 시료농도를 구한다.

제 9 장

비타민과 비단백성 질소

1. 비타민의 종류와 생리기능

1910년, Umetaro Suzuki는 쌀겨로부터 각기에 유효한 오리자닌(oryzanin)을 보고했고, 마찬가지로 동일의 유효성분을 발견한 C. Funk는 생명활동에 필요한 아민(vital amine)으로부터 비타민(vitamine)이라고 명명했다. 그 후, 30년간에 많은 비타민이 발견되었으며, 이들은 아민에서는 존재하지 않는 것이 많기 때문에, 현재는 영어의 어미 e를 제거하고 비타민(vitamin)이라고 정의되고 있다.

비타민은 생체 영양소 중에서, 탄소화물이나 단백질, 지질, 미네랄 이외의 영양소로서 생리작용을 유지하기 위해서 필수인 미량 유기화합물의 총칭이다. 그의 대부분은 생체내부에서 합성이 불가능하기 때문에, 주로 음식물로부터 섭취된다. 비타민은 미량으로 체내의 물질대사나 생리기능을 조절하고, 부족하면 특유의 결핍증을 나타낸다.

현재, 표 1에 표시된 13종 화합물이 비타민으로 인정되고 있다. 비타민은 물에 용해되기 쉬운 수용성 비타딘(그림 1)과, 물에 용해되기 어려운 지용성 비타민(그림 2)으로 대별된다. 이들 비타민의 생리작용과 결핍증, 기준범위, 검사방법을 표 1에 나타냈다.

1-1. 비타민의 성질

(1) 비타딘B_1

비타민B_1의 화학구조는 6원환의 피리미딘 부분과 5원환의 티아졸 부분으로서 구성되며 티아졸의 −OH기에 인산이 에스테르 결합한 3종류의 인산화합물이 있다. 모노인산이 티아민1인산(TMP : thiamine monophosphate), 2개 결합한 것이 티아민2인산(TDP : thiamine diphosphate), 그리고 3개가 결합한 것이 티아민3인산(TTP : thiamine triphosphate)이다.

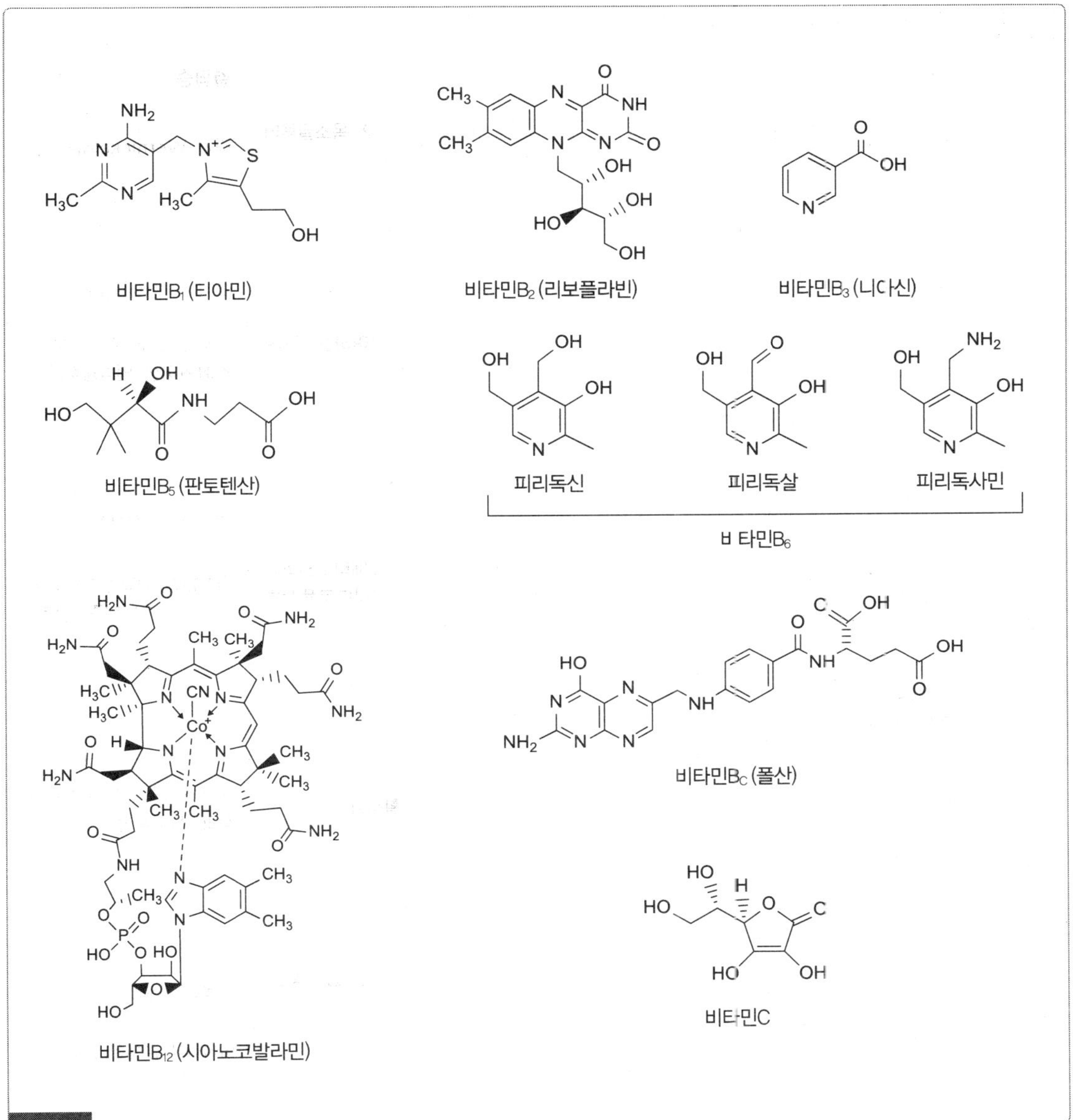

그림 1 수용성 비타민의 화학구조

비타민B_1은 효모, 돼지고기, 대두에 함유된다. 과잉으로 섭취된 티아민은 빠르게 소변중에 배설되며 과잉섭취장해는 없다고 알려져 있다. 생체내부에서는 TPP가 각종 효소의 보효소로서 작용하고, TCA사이클의 피루브산 탈수소효소 복합체 반응에 관여하며, 피루브산으로부터 CO_2를 탈탄산할 때의 보효소로서 작용한다. 또한, 인산경로에서도 트랜스케토라아제의 보효소로서 작용하며, 데옥시리보오스, 리보오스의 5탄당 생성에 관여하고 있다. 그리고 이것은 2−옥소타르타르산 탈수소효소의 보효소이기도 하다.

TDP가 결핍되면 해당계통에 장해를 일으켜서 락트산 산성 혈증에 의한 신경장해, 그리고 각기,

표 1 비타민의 분류와 특징 및 측정법

화학적 성질	비타민	화학명	생리 작용	결핍증
수용성	비타민B_1	티아민 (Thiamine)	피루브산탈수소효소, 2-옥소글루타르산탈수소효소의 보효소	각기, Wernicke뇌증
	비타민B_2	리보플라빈 (Riboflavin)	산화환원반응, 산소전이반응에 작용하는 플라빈효소의 보효소	발육장해, 구순염, 구각염
	비타민B_3	니코틴산, 니아신 (Nicotinic acid, Niacin)	산화환원효소에 관여하는 보효소, NAD(P)의 성분	펠라그라(Pellagra)
	비타민B_5	판토텐산 (Pantothenic acid)	아실기전이효소에 관여하는 CoA의 성분	피부염, 탈모, 부신장해, 소화관이상, 연각증후군
수용성	비타민B_6	피리독신, 피리독살 (Pyridoxine, Pyridoxal)	AST, ALT와 카르복실라아제의 보효소	피부염, 선단통증, 구순염, 구내염, 신경염
	비타민B_7	비오틴 (Biotin)	카르복실기전이효소의 보효소(피루브산카르복실라아제)	백발, 탈모, 습진, 염증 등의 피부증상, 결막염
	비타민B_{12}	코발라민 (Cobalamin)	아미노산 대사보효소(메티오닌합성효소 : 5-메틸테트라히드로폴산호모시스테인메틸기전이효소	악성빈혈, 메틸말론산혈증, 호모시스테인 혈증, 설염
	비타민Bc (폴산, B_9, M)	폴산, 테트라히드로폴산 (Folic acid, tetrahydrofolic acid)	푸린체의 생합성, 수소전이효소의 보효소, 폴산유도체는 일련의 메틸기전이 기질에서 DNA합성에 기여	빈혈, 신경장해, 구각염, 설염
	비타민C	아스코르브산 (Ascorbic acid)	생체이물 대사 (시토크롬 P-450활성화), 아미노산·호르몬의 대사	괴혈병, 탈모, 부신피질기능장해, 색소침착
지용성	비타민A	레티놀, 카로틴, 크립토크산틴 (Retinol, Carotine, Cryptoxanthin)	망막의 시각물질 로돕신의 구성성분	야맹증, 결막건조증, 피부·점막각질화, 갑상선기능항진증
	비타민D	칼시페롤 (Calciferol)	장관으로부터의 인, 칼슘 흡수촉진, 석회화의 촉진	구루병, 골연화증, 골조송증
	비타민E	토코페롤 (Tocopherol)	막지질의 항산화 작용	미숙아의 용혈성 빈혈
	비타민K	필로퀴논(K_1), 메나퀴논 (MK-4, MK-7) Phylloquinone(K_1), Menaquinone(MK-4, MK-7)	혈액응고인자의 활성화	혈액응고장해, 신생아 혈변

Wernicke 뇌증으로 된다. Alzheimer형 인지증 환자에게 있어서는 혈장 타아민 농도의 저하가 보인다. B_1 결핍증이 의심되는 경우에는 B_1이 결핍되어 있는지, 그의 이용 장해인지를 판별하는 방법으로서 B_1 부하시험이 시행된다. 결핍증에서는 전혈 총비타민B_1 20 ng/mL 이하이다. 혈구내부에서는 B_1이 많이 함유되기 때문에, 혈장검체에서는 용혈의 영향을 받는다. 이것은 −20℃ 보존에서 2개월 안정하다.

과잉증	기준범위	검사방법
없음	전혈 총비타민B_1 28~56 ng/mL	HPLC 형광검출법
없음	전혈 비타민B_2 65~111 ng/mL	HPLC 형광검출법
없음	전혈 총니코틴산 : 2.9~7.1 μg/mL	HPLC법, Lactobacillus plantarum ATCC 8014에 의한 미생물학적 정량법
없음	전혈판토텐산 : 0.2~1.8 μg/mL	HPLC법, Lactobacillus plantarum ATCC8014에 의한 미생물학적 정량법
	혈청 총B6 7~17 ng/mL	Saccharomyces cereviciae ATCC 9080에 의한 미생물학적 정량법
없음	혈청 총비오틴 292~1,049 pg/mL	HPLC법
없음	200~1,000 pg/mL	면역학적인 경합적 결합측정법, Latobacillus delbrueckii subsp. lactis ATCC 7830에 의한 미생물학적 정량법
없음	혈청폴산 : 2~10 ng/mL, 적혈구폴산 : 140~628 pg/mL	Lactobacillus rhamnosus ATCC7469에 의한 미생물학적 정량법, HPLC법.
없음	0.70~1.38 mg/dL	HPLC법
비타민A 과잉증 : 고지혈증, 지방간, 신부전, 갑상선 기능저하증	총레티노이드(혈청, 혈장) : 57.0±7.5 μg/dL, 레티놀(혈청, 혈장) : 88.3±36.6 μg/dL, 총 카로테노이드(혈청, 혈장) : 182.8±31.7 μg/dL,	HPLC 자외검출법
과잉증 : 고칼슘혈증, 신장사구체 장해, 고콜레스테롤 혈증	1,25-디히드록시비타민D 총량 : 20~60 pg/mL, 25-히드록시비타민D 총량 : 7~41 ng/mL	HPLC 자외검출법, ELISA, RIA
고지혈증, 임산부	혈청α-토코페롤 : 0.5~1.1 mg/dL	HPLC 형광검출법
없음	비타민K_1 : 0.15~1.25 ng/mL, MK-4 : 0.03~0.05 ng/mL	HPLC 형광검출법

(2) 비타민B_2

리보플라빈은 이소알록사진(isoalloxazine) 고리에 리비톨이 결합한 누클레오티드로서 보효소형인 플라빈 모노누클레오티드(FMN : flavin mononucleotide)는 리비톨의 선단에 인산이 결합, 그리고 플라빈 아데닌 디누클레오티드(FAD : flavin adenine dinucleotide)에는 인산 2분자를 매개로 하여 아데노신이 결합하고 있다. 양쪽 모두 탈수소효소의 보효소이지만, 실제로는 효소에 강하게 결합하

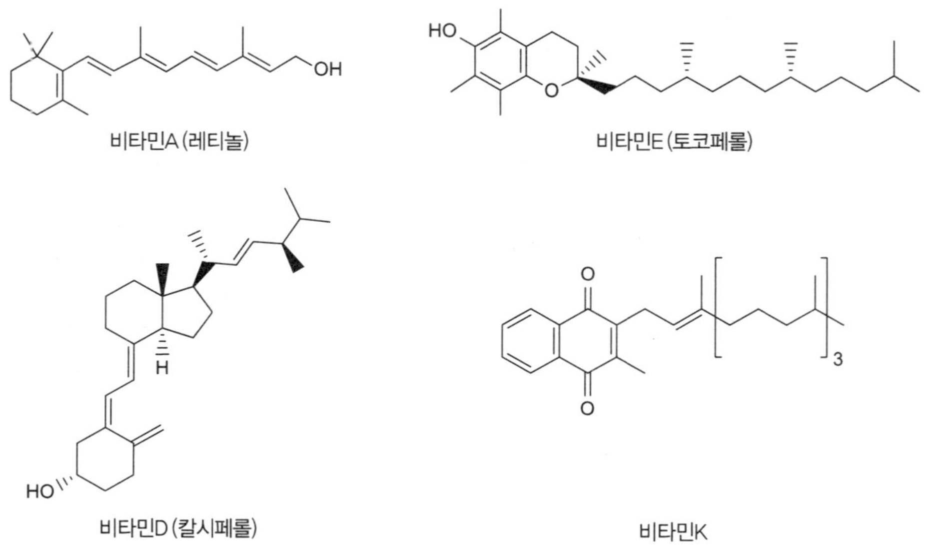

그림 2 지용성 비타민의 구조

고 있는 보결 분자족이다. 물에 가용이며, 에테르에는 불용, 수용액은 황색이며, 플라빈을 함유하는 효소도 황색이다.

FMN, FAD 모두 산화형(FMN, FAD) 및 환원형($FMNH_2$, $FADH_2$)을 취하여 1전자 환원을 받은 중간형을 생성하며, 산화환원에 관여한다. 리보플라빈의 보효소형을 배합단으로 하는 효소를 플라빈효소라고 말하며, FAD를 함유하는 효소에는 글루코오스 옥시다아제나 시트르산회로에서의 숙신산 산화환원효소, FAD를 함유하는 효소에는 전자전달계통의 NADH 탈수소효소, 숙신산 탈수소효소를 비롯하여 4종류가 있다.

리보플라빈은 효모, 계란, 간 등에 함유되어 있다. 결핍증에서는 발육장해, 구순염, 구각염이 있다. 검사법은 HPLC를 이용하고, 시료는 EDTA 가전혈을 이용하지만, 비타민B_2는 빛, 알칼리, 열에 약하기 때문에 차광하여 수송하며 측정할 때 차광은 필요 없다.

(3) 비타민B_3(Niacin)

니코틴산과 니코틴산아미드의 총칭을 니아신이라고 말하며, 니아신은 음식물 중의 니코틴산과 니코틴산아미드를 장관으로부터 흡수하는 이외에, 체내에서는 트립토판으로부터 키누레닌을 거쳐서 합성된다. 동시에 장내부에 상재하는 세균이 트립토판으로부터 니아신 합성을 수행하기 위해서 체내부에 흡수된다.

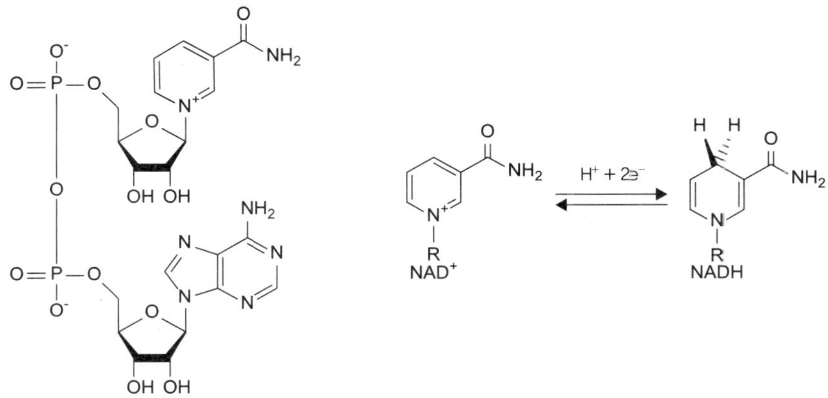

그림 3 NAD와 NADP의 화학구조와 산화환원반응

니코틴산을 부분구조에 함유하는 생체성분에는 니코틴아미드 아데닌 디누클레오티드(NAD^+)나 니코틴아미드 아데닌 디누클레오티드인산($NADP^+$)이 있으며 이들은 산화환원효소의 수소수용체로서 작용하며, 보효소로서 중요하다. NAD^+는 **그림 3**에 나타내는 바와 같이 니코틴아미드누클레오티드 및 아데노신으로 구성되며 누클레오티드의 5'가 각각 인산결합에 의하여 결합하고 있다. 아데노신의 2'에는 −OH기가 있으며 이것이 인산기에 치환되면 $NADP^+$로 된다. NAD의 산화환원에 의한 수소부가에 의한 환원형은 **그림 3**에 나타내는 바와 같이 변하며, 환원형은 340 nm에 흡수를 나타내기 때문에, 탈수소효소의 활성측정이나 효소적 측정법의 검출에 이용된다.

니코틴산의 결핍증에는 펠라그라(니아신과 트립토판의 결핍)를 비롯하여 니코틴산 합성에 관여하는 선천성 트립토판 요증, 히드록시키누레닌 요증이 있다. Hartnup병은 트립토판의 장관 흡수장해에 의하여 발증한다. 검사는 헤파린 가전혈을 이용하여 4℃의 보존에서 약 2주간 안정하며, 혈장중의 정량에서는 혈구내부 농도가 높기 때문에 주의해야 한다.

(4) 비타민B_5(Pantothenic acid)

판토텐산은 흡습성으로서 물, 알코올, 아세트산에 쉽게 용해하며, 에테르에 용해하기 어렵고, 알칼리, 열에 불안정하다. 판토텐산은 CoA(보효소 A)의 구성성분이다. CoA는 아데노신-3'-인산, 피롤린산, 판토텐산과 2-메르캅토에틸아민으로 구성되며 말단의 −SH기에 아세틸기가 결합하고 있는 것은 아세틸 CoA이다. Acetyl CoA의 대표적인 생성경로는 해당계통(EM경로)에서, 피루브산을 원료로 사용하여 피루브산데히드로게나아제 복합체의 작용에 의하여 생성된다. CoA의 유도체는 10종류 이상이 알려져 있다.

식품중에서는 거의 대부분이 CoA로서 존재하지만, 소화관 내부에서 판테테인 혹은 판토텐산으로까지 분해되며 체내에 흡수된다. 1일의 섭취 권장량은 약 6 mg이다. 냉장보존으로 1일, 장기보존에서는 냉동(−80℃)한다. 결핍증은 거의 보이지 않지만, 연각증후군 등이 있다.

(5) 비타민B_6

비타민B_6에는 생물활성을 나타내는 것으로 피리독신, 피리독살 및 피리독사민이 있으며 피리독살키나아제의 작용에 의하여 각각 인산화 되어 피리독신−5'−인산(PLP), 피리독사민−5'−인산(PMP)으로 되며 세포내에서는 인산에스테르형이 대부분이다. 이들 인산에스테르형은 각종 효소의 보효소로서 작용하며, AST나 ALT 등의 아미노트랜스페라아제에 공유적으로 강하게 결합하여 존재한다.

B_6는 많은 음식물에 함유되며 장내세균에 의하여 생합성 되기 때문에, 결핍증은 희소하지만, 구순염, 구내염, 접촉 피부염 등의 증상이 보인다. 남성은 여성보다도 낮다. 혈청은 차광 동결보존으로 2주간 안정하다.

(6) 비타민B_{12}

포르피린 유사(테트라피롤)의 콜린 고리와 누클레오티드의 구조를 가진다. 테트라피롤의 중앙에는 코발트가 착화합물로서 배위하고 있으며 적색을 띠고 있다. Co^{3+}의 리간드의 차이에 의하여 4종류의 활성체가 있으며 보효소B_{12}로서는 세포내에 시아노코발라민, 아데노실코발라민, 이외에 메틸코발라민(전체의 약 60%), 히드록소코발라민이 있다. 메틸코발라민은 메티오닌 합성효소, 아데노실코발라민은 메틸말로닐 CoA 무타아제의 효소로서 작용한다.

이 비타민은 동물의 체내에서 합성될 수 없기 때문에, 세균이 생합성된 것을 소화관으로부터 흡수하고 있다. 또한, 경구 섭취된 B_{12}는 타액 중의 단백과 결합하며, 소화효소에서 이 단백이 분해되면 위의 벽세포로부터 분비된 내인자와 결합, 회장에서 흡수된다. 따라서 위의 전적에서는 B_{12}의 흡수가 저하한다. 결핍증에 의하여 혈구의 조혈에 영향을 미치며, 악성 빈혈이나 신경증상의 발증이 보인다. 메틸코발라딘, 데옥시아데노실코발라민은 악성 빈혈 등의 비타민B_{12} 결핍증의 치료에 이용되고 있다.

시료는 공복 시에 채혈의 혈청을 이용하여 차광하고, 냉장에서 1일, 냉동에서 장시간 안정하다.

(7) 비타민Bc(Folic acid)

폴산은 비타민M, 비타민B_9, 프테로일글루탐산이라고도 불리며, 프테린에 파라아미노벤조산과 글루탐산이 결합한 구조를 가진다. 경구 섭취된 프테로일폴리글루탐산은 소장에서 효소작용을 받아서 프테로일모노글루탐산으로서 흡수된다. 문맥으로부터 간장에 수송되어 5-메틸테트라히드로폴산으로 되어 저장된다. 폴산유도체는 일련의 메틸기 전이의 기질로 되며 dUMP(deoxyuridine-5'-monophosphate)로부터 dTMP(deoxythimidine monophosphate)의 합성에도 관여하고 있다.

폴산을 많이 함유한 식품은 간, 녹황색 야채, 과일이다. 부족하면 적혈구장해나 악성 빈혈 등의 증상을 발생한다. 빈혈에 관해서는 폴산은 조혈작용에 대해서 비타민B_{12}와 협조해서 작용하며, 어떤 비타민의 결핍도 거적아구성 빈혈을 일으킨다. 이외에 결핍하면 설염, 구각염을 발증한다.

적혈구내 농도는 혈청보다도 높기 때문에 혈청폴산 측정에서는 용혈에 주의할 필요가 있다. 음식물에 영향을 받기 때문에 공복시에 채혈, 혈청, 전혈과 함께 차광하고, -20℃ 보존으로 약 1개월 안정하다.

(8) 비타민C

비타민C는 산성을 나타내며, 강한 환원력을 가지는 수용성 비타민이다. 금속을 환원하는 작용을 하기 때문에 생체금속의 측정에서는 환원제로서 이용된다. 또한, 소화관의 3가 철을 2가 철로 환원하여 철의 흡수를 높인다. 생리작용기능은 폭이 넓고, 콜라겐, 카르니틴, 부신피질 호르몬이나 카테콜아민의 생합성, 과산화지질이나 과산화물(슈퍼옥사이드, 히드록시라디칼, 과산화수소)의 분해에 관여한다. 결핍증에는 괴혈병, 부신피질기능장해, 색소침착 등이 있다.

인간을 포함한 영장류는 아스코르브산을 합성할 수 없기 때문에, 음식물로부터 섭취하고, 소장으로부터 능동수송되어 내장조직에 널리 분포한다. 비타민C는 산소, 빛, 열, 알칼리에서 매우 불안정, 혈청시료는 공복 시의 채혈에서 빠르게 분리하고, 과염소산으로 단백질을 제거한다. 혈청은 -80℃ 보존으로 1주간 안정하다.

(9) 비타민A

비타민A에는 알코올형의 레티놀, 알데히드형의 레티놀, 그리고 카르복실산의 레틴산(retinoic acid)이 있다. 그의 90%은 레티놀에서, 기타 팔미트산에스테르 등이 있다. 레티노이드(레틴산, 프로비타민A)로서 경구섭취, 소장에서 섭취되어 간장의 지방 저장세포내부에 레티닐팔미테이트로서 저장된다. 필요에 따라서 레티놀로 되며 레티놀 결합단백과 결합하고, 표적조직으로 운송된다. 비타민A는 로돕신(시각색소) 발색단을 구성하며, 시각세포에 있어서 빛에 의한 흥분작용을 하는 중요한 물질이다. 결핍증은 야맹증, 결막건조증, 갑상선 기능항진증, 과잉증에는 지질이상증(고지혈증), 지방간 등이 있다.

시료는 공복 시의 채혈, 혈청은 실온·차광으로 당일, 4℃에서 보존할 수 있다. 장기보존은 −80℃의 냉동이다.

(10) 비타민D

비타민D에는 비타민D_2(에르고칼시페롤)와 비타민D_3(콜레칼시페롤)가 있다. 비타민D_2는 동물에 많이 함유되고, 인간에게는 비타민D_3가 생리적으로 작용한다. 음식물부터 섭취된 식물 유래의 프로비타민D_2와 동물유래의 프로비타민D_3는 소장하부로부터 흡수되며 피부가 자외선에 조사되면 각각 D_2와 D_3로 전환된다. D_2와 D_3는 간장의 효소작용에 의하여 활성형인 25위치가 수산화 되며 1,25−디히드록시비타민D_3와 D_2, 그리고 25−히드록시비타민D_3와 D_2가 비타민D 결합단백질과 결합하여 혈중을 순환한다. 비타민D 생리작용은 소장에 있어서 Ca, P의 흡수촉진, 골로부터의 Ca, P의 동원, 신장 세뇨관에서 Ca, P의 재흡수, 류골조직으로의 석회화 등이 있다.

시료는 채혈 후, 곧바로 냉각 원심분리하여 혈청을 −20℃ 이하에서 보존한다. 약 1개월 안정하다.

(11) 비타민E

토코페롤은 메틸화유도체로서 메틸기의 위치에 따라서 α, β, γ, δ의 4종류가 있다. 식품의 지질에 함유되어 존재하는 비타민으로서 소장으로부터 흡수되어 킬로미크론에 둘러싸이고, 간장에 운반된다. α−토코페롤은 단백질과 결합하여 간장에 축적된다. β, γ, δ−토코페롤은 담즙 중에 배설된다. α−토코페롤의 항산화작용이 가장 강하고, 활성효소의 제거에 관여하고 있다. 지질퍼옥시라디칼의 보축제로서 지질의 과산화를 방지하고, 세포막이나 리포단백 중의 다가지방산의 안정화에 관여한다. 산화된 비타민E는 아스코르브산, 피루빈, 환원형 글루타티온, 요산이나 글루타티온퍼옥시다아제 등에 의하여 환원·재생된다. 결핍증에는 미숙아의 용혈성 빈혈이 있다.

시료는 공복 시의 채혈한 혈청(혈장)은 실온·차광으로 당일, 4℃에서 1일 보존할 수 있다. 장기보존은 −80℃의 냉동, 측정법은 HPLC법이다.

(12) 비타민K

비타민K에는 K_1(필로퀴논)과 K_2(메나퀴논 : MK−4, MK−7)가 있으며 K_1은 녹황색 야채 등에 많고, K_2에는 낫토, 우유제품 등에 많다. 비타민K는 소장으로부터 흡수되고, 킬로미크론에 둘러싸이며, 림프로부터 혈액으로 도입된다. 필로퀴논은 간장에서 MK−4의 활성형 비타민K로 변환되며 혈액응고인자의 활성화에 보효소로서 작용한다. 또한, 골아세포의 오스테오칼신이 히드록시아파타이트와 결합하여 골을 형성할 때에 관여한다.

신생아 혈변은 비타민K의 태반 통과저하나 신생아의 미발달, 모유함량의 저하 등, 그리고 간장에서의 프로트롬빈 합성의 저하 등으로부터 발증된다. 혈전 예방약의 와르파린은 비타민K 에폭사이드 환원효소의 저해제로서 응고인자의 생합성을 저해한다.

시료는 공복 시의 채혈 혈청을 사용하며, 보존은 차광 실온에서 당일, 냉장(4℃)에서 1일, 장기보존은 −80℃의 냉동이 필요하다.

2. 비단백성 질소 성분의 종류

비단백성 질소(NPN : non−protein nitrogen)는 잔여질소라고도 말하며, 단백질 이외의 질소성분인 요소(urea), 요산(uric acid), 크레아티닌(creatinine), 크레아틴(creatine), 아미노산(amino acid), 암모니아(ammonia) 등의 질소 함유 저분자의 총칭이다.

NPN의 약 50%는 요소가 점유한다. 오래전에는 NPN의 각 성분을 측정할 수 없었기 때문에, 켈달법(kjeldahl method) 등으로 총질소량을 구하고 있었지만, 현재는 각 성분이 용이하게 측정될 수 있는 것으로부터 NPN량을 측정하지 않게 되었다. 그러나 현재도 요소나 암모니아의 수량을 질소량으로서 측정하고 있다.

2-1. 구조와 종류

NPN의 주요한 5개 성분을 **그림 4**에 나타냈다. 요소는 분자량 60이고, 무색, 무취의 결정으로서 물에 잘 용해하며, 묽은 산, 묽은 알칼리, 또한 효소 우레아제에 의해서도 이산화탄소와 암모니아로 분해된다. 요소의 질소량으로부터는 2.14를 곱하는 것으로 요소량이 구해진다. 크레아틴은 분자량

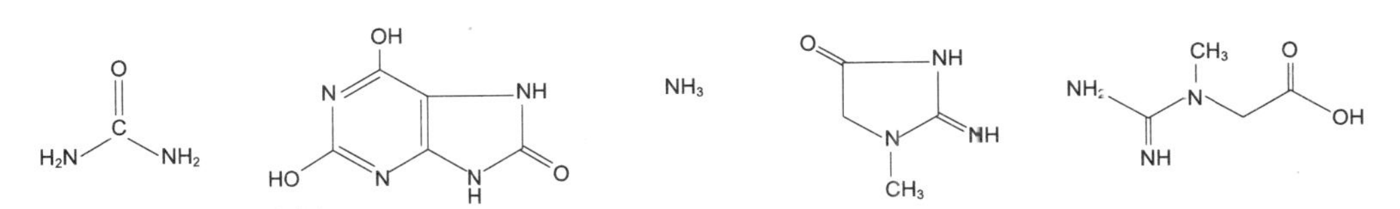

요소 요산 암모니아 크레아티닌 크레아틴

그림 4 **비단백성 질소의 종류와 구조**

131로서 냉수에 난용이고, 열수에는 용해하며, 산과 가열하면 크레아티닌으로 변한다. 크레아틴키나아제에 의하여 크레아틴인산을 생성하며, 근육의 에너지에 이용된다. 크레아티닌은 분자량 113으로서 염기성을 나타내고, 분자내부에 활성메틸렌을 가지며 알칼리성 피크르산과 반응(Jaffé 반응)하여 적색으로 정색한다. 분자내부에 고리구조를 가지기 때문에 산성에서 234 nm에 흡수를 가진다.

요산은 분자량 168로서 물에 약간 용해하지만, 리튬염에서는 용해한다. 산성에서 강한 환원력을 나타내며, 요산 1몰로서 철을 4몰 환원한다. 이 환원력을 이용하여 인텅스텐산을 환원시켜서, 그 청색을 정량에 이용하고 있다(인텅스텐산법). 암모니아는 분자량 17로서 물에 용해하고, 암모니아수(NH_4OH)를 생성하여 알칼리성을 나타낸다. 암모니아는 암모니아질소로서 검사치가 보고되고 있다.

3. 요소

3-1. 요소의 대사

생체내의 단백질이 분해되고, 아미노산을 경유하여 최종 대사산물로서 요소가 생성된다. 요소는 간세포의 미토콘드리아와 시토졸(cytosol) 중에서 5종류의 효소에 의하여 요소 사이클(urea cycle) 또는 오르니틴 사이클(ornithine cycle)이라고 불리는 사이클에서 생성되어 소변 중으로 배설된다(그림 5).

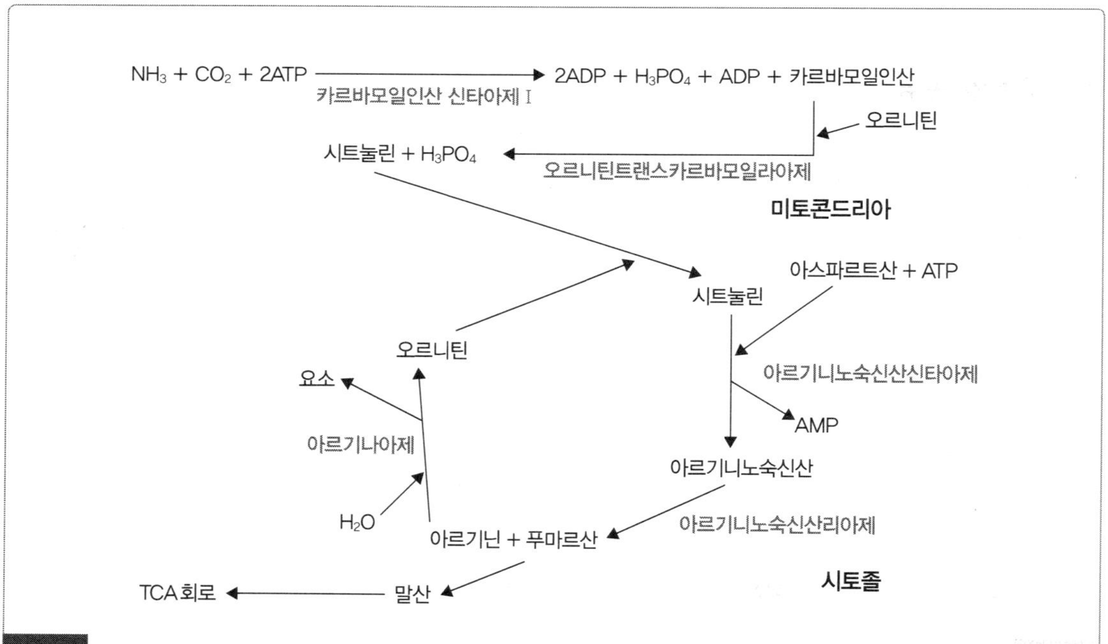

그림 5 요소 사이클

생체내부의 아미노산 분해에 의하여 생성되는 암모니아는 시토졸 내부의 pH를 상승시켜서 대사장해를 일으키기 때문에, 각 조직에서는 글루타민이나 암모니아로 변환되며 간장으로 운반되어 요소로 될 필요가 있다. 아미노산의 분해속도가 상승하면 그의 탈아미노반응에 의하여 글루탐산 합성속도가 상승하며, 이것이 시그널로 되어 N-아세틸글루탐산의 합성속도가 상승한다. 그 결과, 미토콘드리아내부의 카르바모일인산 신타아제Ⅰ(carbamoyl phosphate synthaseⅠ)이 활성화되어 요소 사이클이 활성화 된다.

3-2. 생리적 의의

생체내부에서는 단백질이 분해되어 아미노산을 생성하고, 아미노산의 분해에 의하여 암모니아도 생성되지만, 요소 사이클에서 요소로서 신장으로부터 배설된다. 신장의 사구체 여과기능의 저하에 의하여 혈액 중의 요소농도가 상승한다. 주요한 병태와 요소농도를 표 2에 나타냈다.

요소질소의 기준범위는 8~20 mg/dL(2.8~7.1 mmol/L)로서 여성은 남성에 비하여 1~2 mg/dL 낮다. 남녀 모두 연령에 따라서 상승한다.

초진의 외래환자 혈청농도가 50 mg/dL 이상의 경우, 신부전이 생각되기 때문에 담당의사에게 연락해야 한다.

표 2 병태와 요소농도

		증상
높은 값을 나타내는 질환	1. 요소의 과잉생산 2. 요소의 배설장해 3. 신장 실질장해 4. 약물	· 고단백식사, 외과적 침습, 암, 화상, 중상감염증, 소화관 출혈 · 만성신장염, 신장독성 약물, 요로폐색, 탈수 · 사구체 신장염, 신부전, 요독증 · 테트라사이클린, 부신피질 스테로이드
낮은 값을 나타내는 질환	1. 저영양상태 2. 요소생성장해 3. 신장혈류량의 저하	· 저단백식사, 요붕증 · 극증간염 · 저혈압, 심부전

3-3. 측정법

요소의 정량에는 화학적인 방법과 효소를 이용한 방법으로 대별되지만, 화학적인 방법은 이용되지 않고, 효소적 측정법이 주이다. 우레아제·인도페놀법은 효소 우레아제를 이용하여 생성된 암모니아로부터 Berthelot반응으로 인도페놀 블루를 생성시켜서, 그의 청색을 비색 정량하는 방법이다. 건조 화학법(dry chemistry method)에서는 우레아제에 의하여 생성된 암모니아에 의하여 알칼리성으로 되기 때문에 pH 지시약(브로모페놀 블루)의 색조변화를 계측한다.

1. 우레아제 · 글루탐산 탈수효소(GLDH) 법

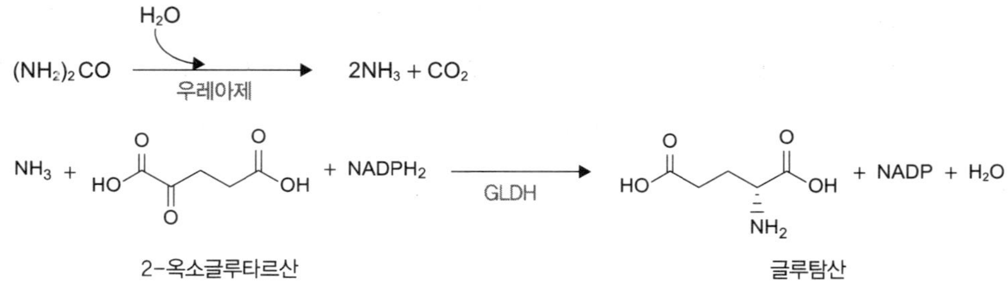

2. 우레아제 · 류신 탈수소효소(LED) 법

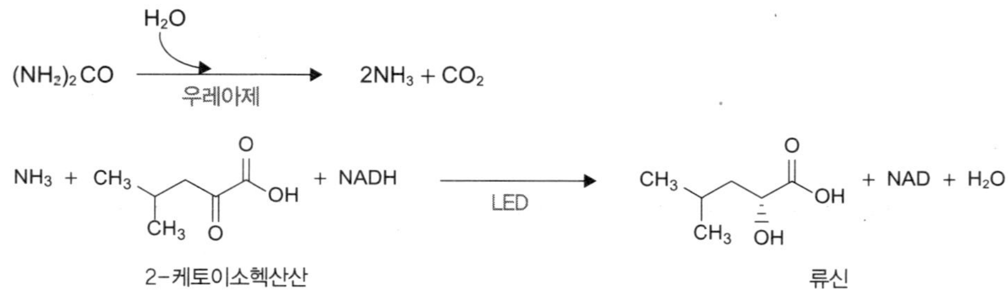

3. 건조화학

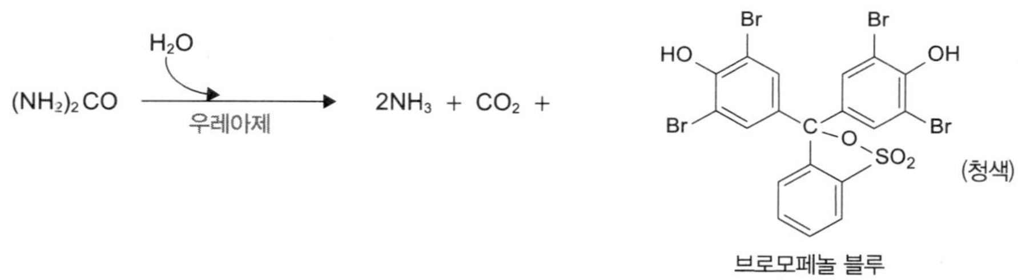

그림 6 **효소법에 의한 요소측정법의 원리**

효소적 측정법에는 우레아제·글루탐산 탈수소효소(GLDH)법이 주로 이용된다. 이것은 우레아제의 작용에 의하여 생성된 암모니아를 2-옥소글루타르산과 $NADPH_2$의 공존 하에서 반응시켜(GLDH의 효소반응), 요소량에 따르는 $NADPH_2$의 감소를 340 nm에서 계측하는 방법이다. 이 방법은 $NADPH_2$의 감소량을 계측하는 것으로부터 검량범위가 좁혀지기 때문에, 계측범위가 넓은 속도분석법도 이용된다. 속도분석법에는 우레아제와 류신 탈수소효소를 조합시킨 방법이 있으며 Km 값이 큰 류신 탈수소효소를 이용하는 것으로 반응속도가 느린 것으로부터 속도분석법으로서 이용되고 있다. 종점분석법에서는 내인성 암모니아를 소거하는 방법(이소시트르산 탈수소효소)과 미소거 방법으로 분류된다. 주요한 측정법 원리와 내인성 암모니아 소거법을 **그림 6**과 **그림 7**에 나타냈다.

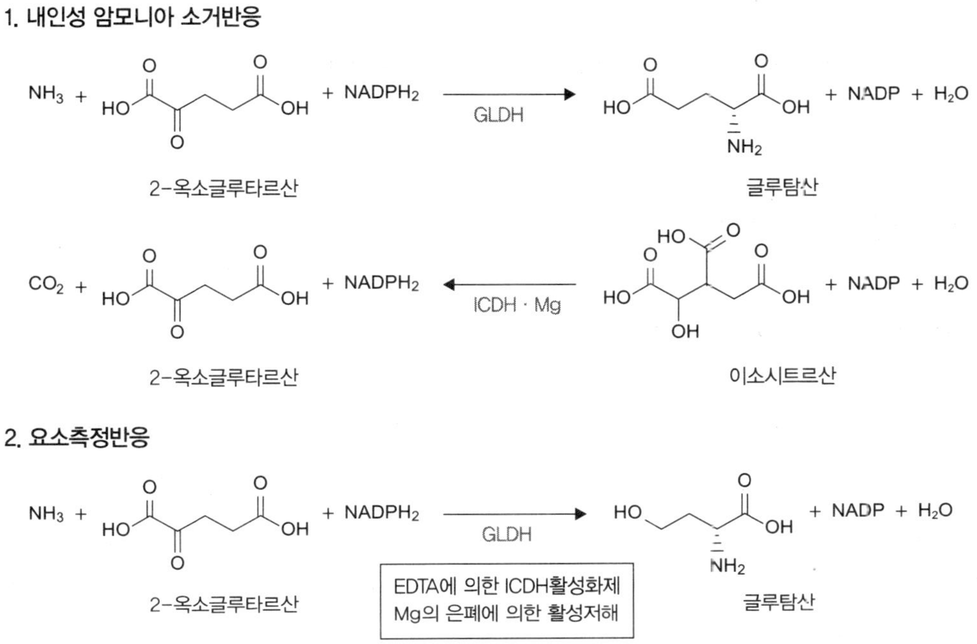

그림 7 내인성 암모니아의 이소시트르산 탈수소효소(ICDH)에 의한 소거

3-4. 분석상의 변동인자

최종적으로 암모니아를 측정하는 방법으로서는 내인성 암모니아에 의한 플러스 오차가 발생하며, 특히 소변시료나 관리혈청에서 발견된다. 이와 같은 시료에서는 내인성 암모니아를 소거하는 측정법이 유용하며, 정확한 측정치가 얻어진다. 옥살산암모늄(ammonium oxalate)이 첨가된 검체측정이나 자동분석장치 혹은 측정기구가 암모니아에 오염된 경우, 플러스 오차를 발생한다. 혈청은 동결보존으로 안정하다.

3-5. 생리적 변동요인

혈청치에 있어서 0~2세까지는 성인에 비하여 낮은 값을 나타내지만, 그 후에는 성인과 같은 수준으로 된다. 남녀 차이는 남성이 높지만, 50세 이후에는 서서히 상승하여 남녀 차이가 없어진다. 임신에 의하여 기준범위의 낮은 값으로 된다. 1일내의 변동은 주간이 높고, 야간은 낮다. 계절변동은 여름·겨울이 보다 높고, 봄·가을이 낮다.

3-6. 페닉 치(Panic value)

초진의 외래환자에서 50 mg/dL 이상이라면 담당의사에게 연락한다.

4. 크레아티닌과 크레아틴

4-1. 크레아티닌과 크레아틴의 대사

근육 중에 존재하는 아미노산의 1종인 크레아틴은 그림 8와 같이 신장에서 글리신과 아르기닌(arginine)으로부터 구아니디노아세트산(guanidinoacetic acid)을 경유하여 간장에서 생합성 되며 골격근에 비축된다. 근육내부에서는 크레아틴키나아제에 의하여 ATP의 인산을 얻어서 크레아틴인산을 생성한다. 운동할 때에는 역반응이 일어나며, 인산을 유리하는 것으로 높은 에너지를 생산한다. 휴식할 때에는 크레아틴인산을 생성한다. 근육 중에서 에너지원으로서 소비되는 크레아틴인산은 인산을 분리하고 고리구조의 크레아티닌으로 되며 신장으로부터 소변 중으로 배설된다.

크레아틴은 주로 간장에서 합성되어 혈중으로 도입되며 98%는 근육에, 1.5%는 신경계에 분포된다.

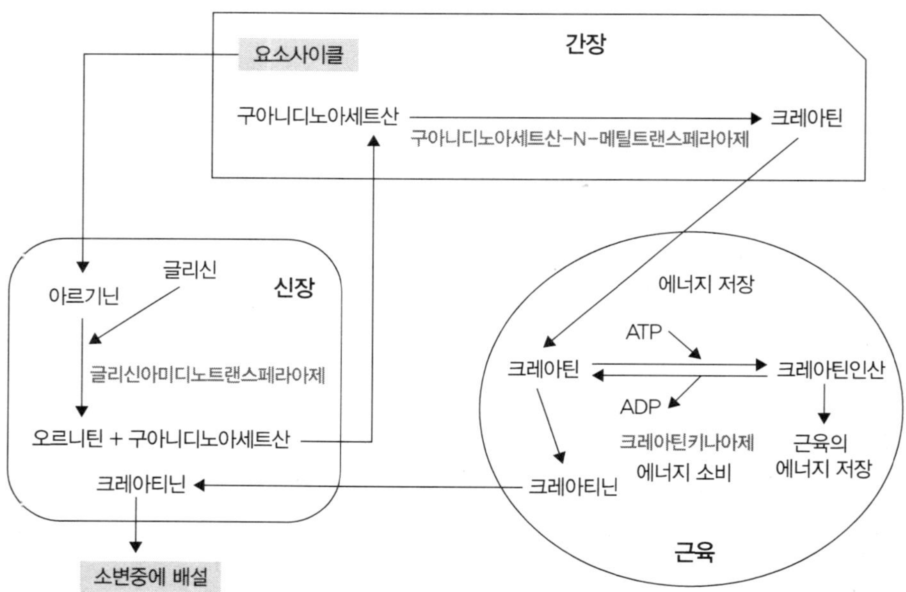

그림 8 크레아티닌과 크레아티닌의 대사

근육 중의 크레아틴의 50% 이상은 크레아틴키나아제에 의하여 크레아틴인산으로 합성되며 근육의 에너지원으로서 이용된다.

4-2. 생리적 의의

(1) 크레아틴

혈청, 소변 중의 크레아틴 값의 문제로 되는 것은 임상적으로는 거의 근육질환이다. 근육질환시에는 근육붕괴나 근막의 이상에 동반하는 크레아틴 도입의 이상, 근육 중에 보존 이상 등이 있다.

크레아틴의 값과 주요 질환과의 관계를 표 3에 나타냈다.

표 3 크레아틴 값과 주요 질환

높은 값을 나타내는 질환	근육질환, 근위축성 질환, 소아마비, 다발성 근염, 피부 근염
낮은 값을 나타내는 질환	간장장해, 갑상선 기능저하증

(2) 크레아티닌

신장의 사구체 기능장해 등에 의하여 크레아티닌이 소변 중으로 배설되지 않고 혈청 중에 정체되기 때문에 신장 기능검사로서 혈청 크레아티닌이나 크레아틴 클리어런스가 측정된다. 혈청 크레아티닌의 기준범위는 남녀 차이가 있으며 남성은 0.65~1.06 mg/dL, 여성은 0.46~0.78 mg/dL로서 남녀 모두 연령과 함께 상승한다. 혈청 크레아티닌 값과 주요한 질환과의 관계를 표 4에 나타냈다.

표 4 혈청 크레아티닌 값과 주요 질환

		증상
높은 값을 나타내는 질환	1. 사구체 기능저하 2. 근육세포비대 3. 혈액 농축	• 급성·만성 사구체신염, 울혈성 심부전, 쇼크 • 선단 거인증·하수체성 거인증 • 탈수증
낮은 값을 나타내는 질환	1. 소변중 배설량의 증대 2. 근육위축 3. 생산장해	• 요붕증, 임신 • 근육위축증, 갑상선 질환저하 • 간장장해

4-3. 측정법

효소법에서는 그림 9에 나타낸 4개의 효소를 조합시킨 방법이 이용되고 있다. 크레아티니나아제,

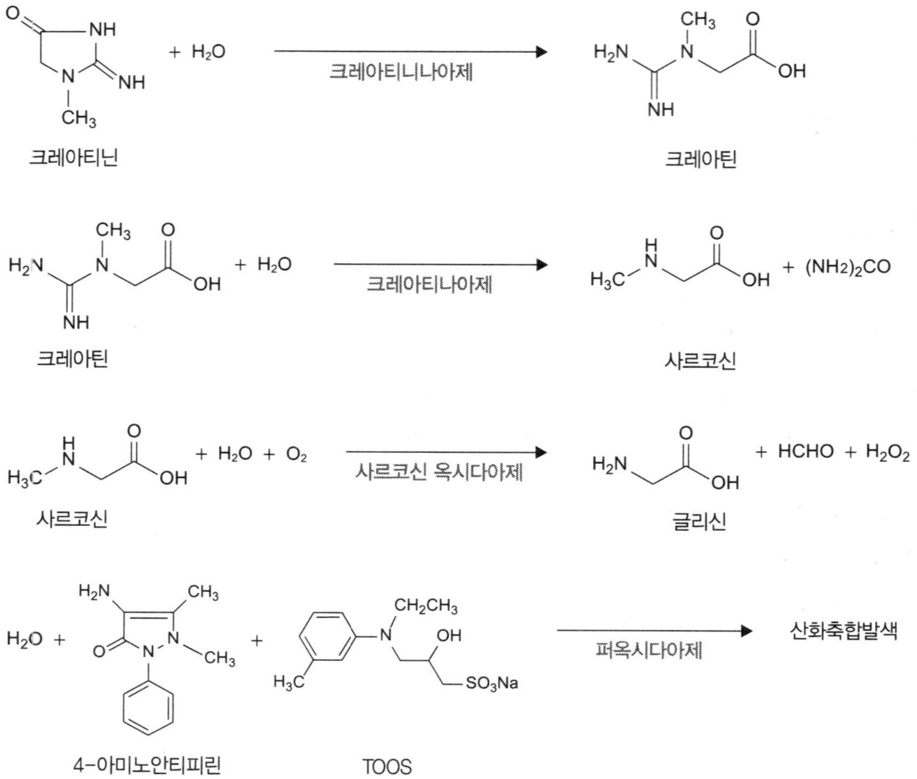

그림 9 **크레아티닌·크레아틴 측정법의 원리**

크레아티나아제, 사르코신옥시다아제를 연속적으로 작용시킨다. 다음에 생성된 과산화수소를 퍼옥시다아제에 의하여 4-아미노안티피린과 커플러가 산화 축합하여 정색하는 방법이다. 건조 화학에서는 크레아티닌에 크레아티닌데이미나아제를 작용시켜서 생성하는 암모니아에 의한 알칼리성 변화를 pH 지시약(브로모페놀 블루)의 청색변화로서 측정한다.

화학적 측정법은 크레아티닌 분자내부의 활성메틸렌기와 알칼리성 피크르산과의 정색반응(Jaffé 반응)이 이용되며 반응특이성을 향상시키기 위해서 초속도분석법이 이용되지만, 정상농도 부근에서는 0.2~0.3 mg/dL의 플러스 오차를 부여한다. 크레아틴은 크레아티나아제, 사르코신옥시다아제, 퍼옥시다아제에 의한 효소법이 이용된다.

표준법(2차 기준 측정조작법)에는 혈청을 트리클로로아세트산으로 단백질을 제거한 후, 이온교환 칼럼으로 분리하고 234 nm에서 검출하는 HPLC법이 있다.

(1) 분석상의 변동인자

Jaffé법에서는 반응의 특이성이 낮기 때문에, 활성 메틸렌기를 가지는 피루브산 등이나 단백질에 의하여 기준범위에서는 0.1~0.3 mg/dL의 플러스 오차를 나타내며, 황달혈청이나 용혈혈청에서 영향을 받는다. 또한, 항생물질(카나마이신, 메티실린)도 반응하는 것으로부터 플러스 오차를 나타내며, 특히 소변시료에서는 주의가 필요하다. 혈청중의 크레아틴, 크레아티닌은 4℃에서 3~4일 안정하다.

4-4. 생리적 변동요인

혈청 크레아티닌의 값은 남녀 차이가 있으며 남성이 높다. 연령에 동반하여 60세 이상에서 남녀 모두 상승한다. 소아기에 있어서 혈청 크레아티닌 값에 남녀 차이는 없고, 0.1~0.3 mg/dL 정도이지만, 15세 이후에는 남녀 모두 성인의 값과 동등하게 된다. 임신에서는 저하하고, 외래환자는 입원환자보다 약간 높은 값을 나타낸다.

4-5. 페닉 치(Panic value)

혈청 크레아티닌 값이 5 mg/dL 이상이라면 담당의사에게 곧바로 연락해야 한다.

1/혈청 크레아티닌 값은 신장기능의 경시적인 병태변화를 파악하는 것이 가능하기 때문에, 이 혈청 크레아티닌 값의 역수를 이용하여 장래 신장투석에 이행하는 시기를 예측할 수도 있다.

5. 요산

5-1. 요산의 대사

요산은 푸린체의 최종 대사생성물이다. 그림 10과 같이 푸린누클레오티드로부터 5'-누클레아제에 의하여 리보오스가 분리되어 구아노신, 아데노신, 이노신이 생성된다. 이들의 염기로부터 히포크산틴, 크산틴을 경유해서, 크산틴옥시다아제에 의하여 요산으로 대사된다. 최종적으로 요산을 분해하는 효소가 인간에게는 존재하지 않기 때문에, 푸린체의 최종 대사생성물로서 신장으로부터 소변 중으로 배설된다.

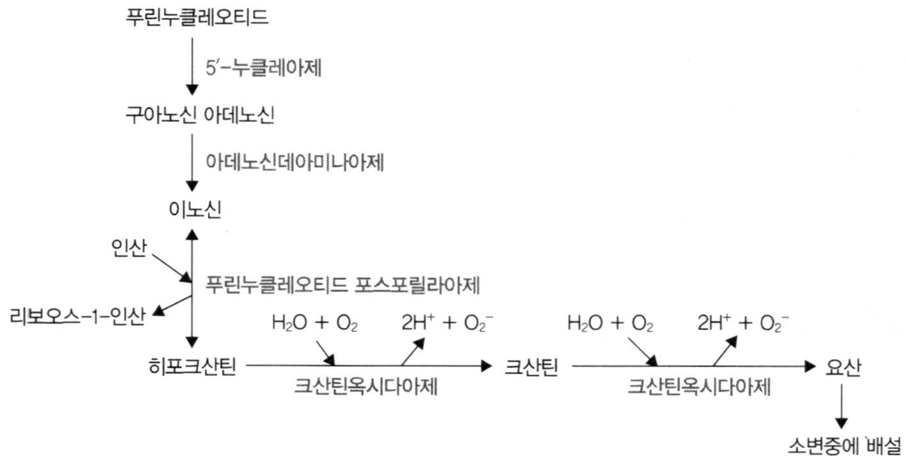

그림 10 요산의 대사

표 5 요소치와 주요 질환

		증상
높은 값을 나타내는 질환	1. 과잉생산 2. 배설저하 3. 원인불명	• 통풍, 다혈증, 백혈병, 골수종, 악성 종양, 당원병, 식사습관(지방식), 음주 • 만성신염, 임신고혈압증후군, 알코올의존증, 당뇨병, 비만, 지질이상증, 산성위축증, 약제의 복용 • 다운증후군, 갑상선 기능저하증
낮은 값을 나타내는 질환	1. 식사성 2. 중독 3. 대사이상 4. 배설항진	• 낮은 푸린식사에 의한 요산 재흡수 장해 • 카드뮴, 납 등의 중독증에 의한 재흡수 저해 • 크산틴옥시다아제 결손증 • 세뇨관 전송 이상

5-2. 생리적 의의

요산은 핵산의 구성성분인 푸린체의 종말 산물로서 세포의 증식활동에 의하여 생성된 노폐물이다. 간장의 질소대사에 의하여 생성되어 신장으로부터 배설된다. 요산은 혈청중의 용해도(약 7 mg/dL : 420 μmol/L)가 낮고, 높은 요산 혈증으로 되면 수족의 관절강이나 조직 등에 침착하고, 통풍의 발증이나 신장장해를 일으킨다. 요산치와 주요한 질환과의 관계를 표 5에 나타낸다.

5-3. 측정법

화학적 정량법에는 오래전부터 인텅스텐산을 환원하는 방법이 있지만 혈청 중에 환원물질이 있기

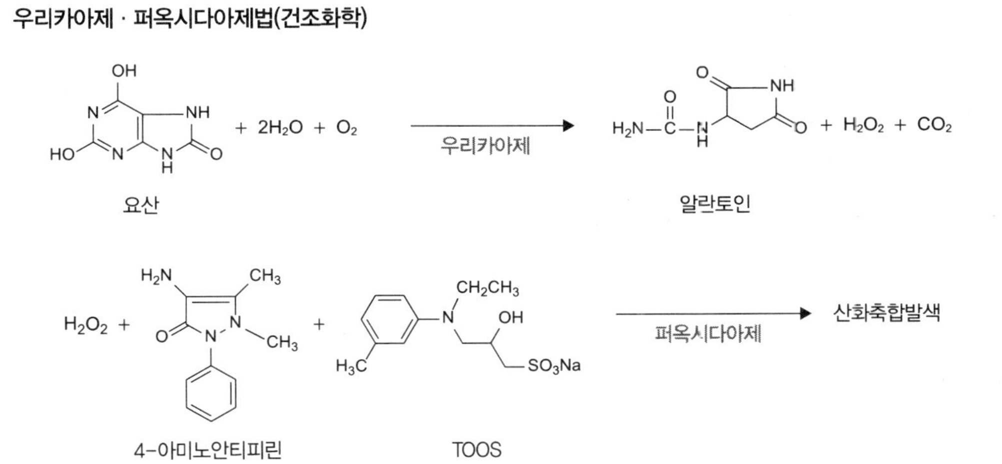

그림 11 요산 측정법의 원리

때문에 플러스 오차를 받아서 특이성이 높다고 말할 수는 없다. 또한, 고감도인 방법으로서는 요산의 환원력에 의하여 철이 2가 이온으로 환원되고, 킬레이트반응으로 측정하는 방법도 이용되었지만, 현재 화학적인 방법은 이용되지 않는다.

효소법에는 우리카아제·퍼옥시다아제(POD)·산화축합 발색법과, 우리카아제에 의하여 요산으로부터 알란토인으로 변할 때 요산 자신의 자외부 흡수(285 nm)의 감소량으로 측정하는 우리카아제 자외부 흡수법이 있다(그림 11).

POD 검출계에서는 환원물질에 의한 마이너스 오차가 발생하지만, 혈중에 공존하고 있는 아스코르브산은 아스코르브산옥시다아제 처리로서 소거된다. 간이적인 방법에는 화학건조법이 있으며 측정원리는 우리카아제·POD법이다.

표준법(2차 기준 측정조작법)에는 과염소산수용액으로 단백질을 제거한 후, 역상칼럼으로 요산을 분리하고 285 nm에서 검출하는 HPLC법이 있다.

5-4. 분석상의 변동인자

퍼옥시다아제 계통의 측정법이기 때문에, 비타민C나 포합형 빌리루빈 등의 환원물질의 영향을 받지만, 아스코르브산옥시다아제 등의 처리에 의하여 그 영향은 작다.

5-5. 생리적 변동요인

혈청요산의 값은 남녀 차이가 있으며 남성은 평균해서 여성보다 1.5 mg/dL의 높은 값이다. 혈청 중의 요산 용해도는 7 mg/dL(푸린·핵산대사학회에서는 7.0 mg/dL 이상을 이상이라고 판정)이다. 유아는 낮은 값이지만, 유소아기로부터 점점 증가 나이는 10~16세로서 재차 점점 증가하여 성인 값으로 된다. 연령에 따라서 여성은 갱년기 이후에 상승하여 남성과의 차이가 축소된다.

6. 암모니아

6-1. 암모니아의 대사

암모니아의 대사를 그림 12에 나타낸다. 세포질에서 세린이나 트레오닌의 탈아미노반응이나 소화관에서 발생한 암모니아는 소포체막에 존재하는 글루타민 합성효소에 의하여 무독의 글루타민으로 합성된다. 이 글루타민은 간장에서 요소 사이클에 조합되어 최종적으로 요소로서 신장으로부터 배설된다. 한편, 신장에서는 글루타민이 글루타미나아제에 의하여 암모니아와 글루탐산이 분리되며 생성된 암모니아의 일부는 소변 중으로 배설된다.

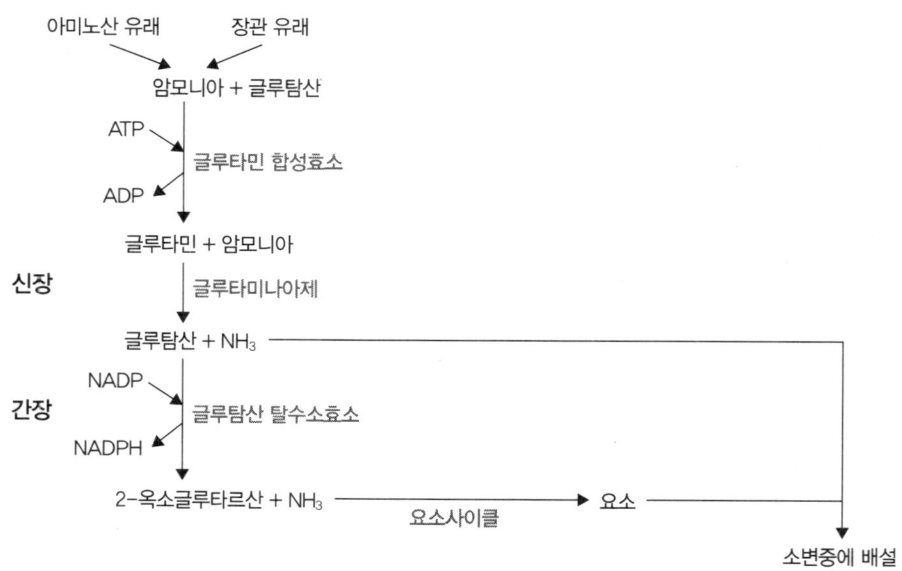

그림 12 암모니아의 대사

6-2. 생리적 의의

간경변 등의 간장질환 등에서 요소회로가 장해되어 암모니아의 처리가 불능으로 되면 높은 암모니아 혈증으로 되어 암모니아가 혈액 뇌관문으로 이행하여 중추신경에 영향을 미치며, 간성 뇌증을 발증한다. 암모니아 기준범위는 12~66 μgN/dL(9~47 μmolN/L)이다. 암모니아 값과 주요 질환을 표 6에 나타냈다.

표 6 암모니아 값과 주요 질환

		증상
높은 값을 나타내는 질환	1. 문맥-체순환션트 2. 중증 간기능장해 3. 신장기능장해 4. 선천성 유전성 질환	· 간경변, 특발성 문맥압 항진증 · 극증간염, 간경변 · 요독증, 쇼크 · 요소 사이클 효소 결손증, 아미노산 대사 이상
낮은 값을 나타내는 질환	1. 단백질 섭취부족 2. 혈액질환	· 저 영양 · 고도빈혈

6-3. 측정법

화학적인 방법으로서 인도페놀법, 효소적 측정법에는 글루탐산 탈수소효소법이 있다. 인도페놀에 비하여 특이성이 우수한 효소법이 이용된다. 암모니아가 미량이기 때문에, 글루탐산 탈수소효소법의 감도 부족을 개선한 방법으로서 효소 사이클을 이용한 고감도 측정법이 있다(그림 13).

암모니아 측정은 긴급검사로서 취급되기 때문에 간편한 방법으로서 건조 화학법이 이용된다. 시료 중의 암모니아만을 투과시킬 수 있는 막을 통과시키고, 암모니아의 약알칼리성에 의하여 pH 지시약(브로모페놀 블루)을 변색시켜서 정량하는 방법으로서 외부로부터 암모니아 오염의 영향이 작은 것이나 전혈에서도 측정할 수 있는 것으로부터 널리 이용되고 있다.

6-4. 분석상의 변동인자

혈장중의 암모니아는 급속히 하강하기 때문에 채혈 후에는 빙냉수에 넣고 곧바로 검사한다. 1시간 이내이면 빙냉수에서는 상승하지 않는다. 혈장채혈에 이용하는 항응고제는 헤파린을 이용하며, 옥살산암모늄은 플러스 오차를 나타내기 때문에 이용되지 않는다. 측정기구나 분석장치는 암모니아에 오염되는 경우가 있기 때문에, 잘 세척해서 측정할 필요가 있다. 혈구내부에는 혈장보다 3배량의 암모니아가 존재하기 때문에 용혈에는 주의가 필요하다.

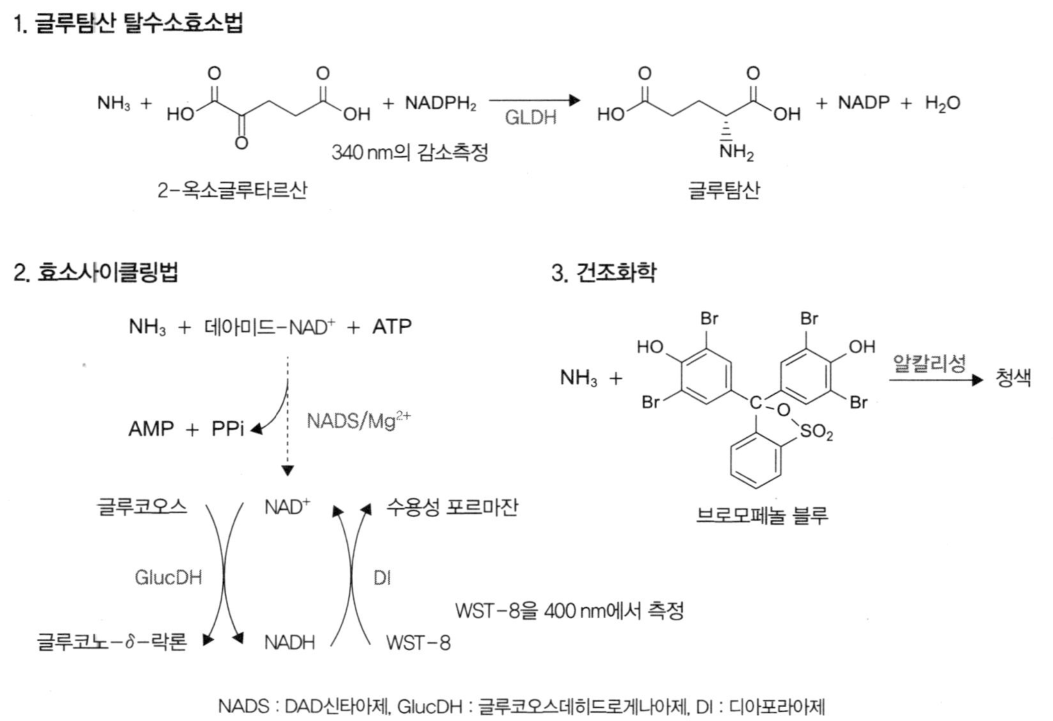

그림 13 암모니아 측정법의 원리

6-5. 생리적 변동요인

신생아는 성인보다 약간 높다. 성인에서는 남녀 차이는 없다. 근육운동이나 식사에 의하여 혈중 암모니아는 상승하기 때문에 공복 시에 안정한 상태에서 채혈을 시행한다.

6-6. 패닉 치(Panic value)

암모니아 질소량이 200 μg/dL 이상이라면 담당의사에게 곧바로 연락한다.

7. 실습

7-1. 요소질소

(1) 측정원리

요소의 효소적 측정법의 대표인 우레아제·글루탐산 탈수소효소(GLDH)법을 수행한다(그림 3 참조).

$$(\text{요소})NH_2-CO-NH_2 \rightarrow 2NH_3 + CO_2$$

$$NH_3 + 2-\text{옥소글루타르산} + NADPH + H^+ \xrightarrow[GLDH]{} \text{글루탐산} + NADP + H_2O$$

(2) 시약

① **완충용액** : pH 8.0, 0.1 mol/L 인산 완충용액을 조제하고, 이 완충용액에 10 mmol/L가 되도록 2−옥소글루타르산(FW 146.1)을 용해한다.

② **요소반응용액** : ①의 완충용액에 우레아제 5 U/mL, 글루탐산 탈수소효소 7 U/mL를 첨가하고, 보효소 NADPH는 0.27 mmol/L로 되도록 용해하고, 냉장 보관한다.

③ **표준용액** : 요소질소농도 50 mg/dL, 요소 110 mg을 정제수로서 100 mL로 용해시키고 냉장 보존한다.

(3) 조작법

	시료(Esa)	표준용액(Est)	정제수(Eb)
측정시료	10 μL	10 μL	10 μL
효소반응용액	3.0 mL	3.0 mL	3.0 mL

측정시료와 효소반응용액을 혼합하고, 37℃에서 5분간 가온한다. 정제수를 대조로 하여 340 nm에서 Esa, Est, Eb의 각 흡광도를 측정한다.
농도계산 : (Esa − Eb)/(Est − Eb)×50(mg/dL)

(4) 주의사항

① 사용하는 기구는 암모니아 오염을 피한다.

② 시료는 혈청, 혈장[헤파린, 에틸렌디아민4아세트산(EDTA), 플루오르화나트륨(NaF)은 통상

사용하는 농도에서 효소저해에 의한 영향은 적다] 및 소변이 이용될 수 있다.

③ 조제된 시약은 냉장 보존한다. 완충용액에 질화나트륨(NaN_3)을 0.1% 넣으면 1주간은 이용할 수 있다.

④ 소변이나 관리혈청을 측정하는 경우에는 내인성 암모니아가 존재하기 때문에, 효소반응시약으로부터 우레아제를 제거한 시약으로 측정하여 보정한다. 소변은 정제수로서 20배 희석하여 시료로 사용된다.

⑤ 측정파장을 NADPH의 극대흡수 340 nm로부터 366 nm로 하는 것으로 70 mg/dL까지 측정할 수 있다. 그 이상 시료는 정제수로서 희석하고, 얻어진 값에 희석배수를 곱한다. 시료 희석 없이 고농도 200 mg/dL까지 측정할 때는 속도분석법을 이용한다.

7-2. 요산

(1) 측정원리

효소법은 우리카아제·POD·산화축합 발색법이 이용된다. POD 검출계에서는 환원물질에 의한 마이너스 오차가 발생되지만, 혈중에 공존하고 있는 아스코르브산은 아스코르브산옥시다아제의 처리로서 그의 환원성을 소거한다(그림 8 참조).

$$\text{요산} + 2H_2O + O_2 \xrightarrow[\text{우리카아제}]{} \text{알란토인} + H_2O_2 + CO_2$$

$$H_2O_2 + \text{4-아미노안티피린} + \text{TOOS} \xrightarrow[\text{퍼옥시다아제}]{} \text{산화축합발색}$$

TOOS : Sodium-N-ethyl-N-(2-hydroxy-3-sulfopropyl)-m-toluidine

(2) 시약

① 좋은 완충용액(good buffers) : 0.1 mol/L BES[N,N-bis(2-hydroxyethyl)-2-amino-ethane-sulfonic acid(FW 213.2] 21.3 g을 정제수로서 용해하여 1 L로 한다. 0.1 mol/L 수산화나트륨(FW 40.0), 수산화나트륨 4 g을 정제수로서 1 L로 용해한다. 양쪽을 혼합하여 pH 7.0으로 한다.

② 제1 시약 : 1.1 mmol/L TOOS(FW 331.4) 109 mg을 완충용액 300 mL로서 용해하고, 아스코르브산옥시다아제를 2 U/mL와 퍼옥시다아제를 1 U/m가 되도록 첨가하고, 냉장 보존한다.

③ 제2 시약 : 3.0 mmol/L 4-아미노안티피린(FW 203.2) 61 mg을 100 mL의 완충용액으로 용해

하고, 우리카아제를 1.5 U/mL가 되도록 첨가하고, 냉장 보존한다.

④ 10 mg/dL **요산 표준액** : 요산 표준원액(1.0 mg/mL)을 조제하고, 이 원액을 10.0 mL 홀피펫로 취한 후, 100 mL의 메스플라스크에 넣고, 정제수로서 100 mL로 조정한 후, 냉장 보존한다. 원액은 탄산리튬 0.6 g을 200 mL의 온수로서 용해시킨 후, 요산 1.00 g을 첨가하여 완전히 용해시킨다. 용액을 실온으로 되돌리고, 염산으로 pH 8~9로 조정한 후, 전량을 정제수로서 1,000 mL로 한다.

(3) 조작법

	시료(Esa)	표준용액(Est)	정제수(Eb)
측정시료	80 μL	80 μL	80 μL
제1 시약	3.0 mL	3.0 mL	3.0 mL

측정시료와 제1 시약을 혼합하고, 37℃에서 5분간 가온한다.

제2 시약	1.0 mL	1.0 mL	1.0 mL

제2 시약을 첨가하고, 혼합한다. 37℃에서 5분간 가온한다. 반응용액을 실온으로 되돌리고, 정제수를 대조로 하여 600 nm에서 흡광도를 측정한다.
농도계산 : (Esa − Eb)/(Est − Eb) × 10.0(mg/dL)

(4) 주의사항

① 비타민C는 환원성이 있기 때문에, 마이너스 오차를 부여하지만, 아스코르브산옥시다아제에 의하여 환원성을 잃기 때문에 20 mg/dL까지 영향은 없다. 아스코르브산옥시다아제는 반응 후에 과산화수소를 생성하지 않는다. 그러나 지혈제의 에탐실레이트(ETAMSYLATE)는 환원성을 나타내기 때문에 마이너스 오차를 부여한다.

② 동절기는 소변 중의 요산이 석출하기 때문에, 측정할 때에는 가온하여 용해시킨 후, 측정한다.

③ 고도의 빌리루빈 혈청이나 용혈검체에서는 마이너스 오차를 부여한다.

제 10 장

효소

1. 효소의 기초

1-1. 효소의 역할

효소는 자신이 관여하는 특정의 기질(substrate : 출발물질)을 다른 물질(product : 생성물)로 변환시키는 화학반응의 촉매이다. 촉매란, 그 화학반응에 있어서 자신은 화학변화를 받지 않고 반응속도를 변화시키는 물질을 말한다. 효소에 의하여 화학반응을 일으키는 기질의 종류가 다르며, 각각 기질 특이성을 나타낸다. 생명을 구성하는 유기화합물·무기화합물을 취하여 많은 물질을 생성한다. 효소의 촉매로서의 성상을 정리하면 다음과 같다.

- 소량으로 유효하게 작용한다.
- 반응에 의하여 그 자신은 변하지 않는다.
- 반응속도를 높인다.
- 최종적인 생성물의 양을 증가시키는 것이 아니다.

효소 자신의 기본골격은 단백질의 설계도인 DNA로부터 제조되지만 직접 아미노산의 배열에서 제조할 수 없는 물질, 당·지질 등도 효소반응에 의하여 생성된다. 따라서 생명현상의 기본은 효소반응에 의하여 구축할 수 있다. 또한, 효소반응은 기질이나 생성물의 농도, 그 장소의 환경에 따라서도 조절되며 그것이 생체에 있어서 합목적적으로 구축되고 있다고 말할 수 있다.

1-2. 명명과 분류

효소(enzyme)는 효모 내부(in yeast)라고 하는 의미의 그리스어에 유래하는 것으로서 즉 발효가

효소반응의 하나인 것을 말하고 있다. 효소 명명법(enzyme nomenclature)은 기본적으로 기질과 촉매하는 반응에 의한다. 즉, 기질명칭과 반응형식에 추가해서 효소 공통의 어미 「-아제(-ase)」를 붙인다. 예를 들면, 락트산데히드로게나아제(LD : lactate dehydrogenase), 아밀라아제(amylase), 퍼옥시다아제(peroxydase)라고 말하는 것이다. 한편, 「-아제(-ase)」가 연결되지 않은 것도 있으며 트립신(trypsin)이나 펩신(pepsin) 등이 있다. 이들은 프로엔자임(효소의 전구체)인 트립시노겐(trypsinogen), 펩시노겐(pepsinogen)으로부터 활성형으로 변하여 효소활성을 발휘하는 효소이다.

효소의 분류와 명명법은 IUB(국제생화학연합, 현재는 IUBMB)에 의하여 결정되며 EC번호로서 분류되고 있다. 즉, 촉매하는 반응에 의하여 크게 6종류로 분류되며 더욱 미세하게 가지번호에 의하여 분류되고 있다(표 1).

표 1 효소의 분류와 명명법

EC번호	효소명	촉매하는 반응
EC 1. X.X.X	산화환원효소(oxidoreductase)	산화환원반응
EC 2. X.X.X	전이효소(transferase)	전이반응
EC 3. X.X.X	가수분해효소(hydrolase)	가수분해반응
EC 4. X.X.X	탈리효소(제거효소)(lyase)	탈리반응
EC 5. X.X.X	이성화효소(isomerase)	이성체의 상호변환
EC 6. X.X.X	결합효소(합성효소)(ligase, synthetase)	APP 등의 고에너지화합물의 가수분해에 공액

효소명에는 「상용명(관용명)」과 「계통명」이 있다. 예를 들면, EC 1.1.1.1은 알코올데히드로게나아제(상용명)로서 기질명과 반응형식을 표현한 계통명에서는 알코올 : NAD^+ 옥시도리덕타아제라고 말한다. 일상 사용하는 효소는 관용명중에서 하나의 적당한 것을 권고명으로 하고 있다. 락트산데히드로게나아제나 α-아밀라아제가 그것에 해당한다. 임상검사에서 이용되는 효소의 관용명과 약어, 계통명을 표 2에 정리했다.

1-3. 화학적 성질과 조성

효소에는 그 자신으로 활성을 나타내는 것도 있지만 자신으로는 활성이 없는 것도 있으며 이들은 보인자나 보결분자족이 갖추어져서 비로소 완전한 효소로 되어 활성을 나타낸다(표 3). 이와 같은 완전한 효소를 홀로효소(holoenzyme), 보인자 등이 없고 활성을 나타내지 않는 것을 아포효소(apoenzyme)라고 말한다.

보인자중에서 유기화합물은 보효소라고 불리며, 비타민을 보효소로서 사용하는 효소가 많다. 예로서 아스파르트산아미노트랜스페라아제(AST : aspartate aminotransferase)나 알라닌아미노트랜스

표 2 임상검사에서 측정되는 효소의 상용명과 계통명

EC번호	상용명(관용명)	약어	계통명
1.1.1.27	Lactate dehydrogenase	LD	L–Lactate : NAD + oxidoreductase
2.3.2.2	γ–Glutamyl transferase	GGT, γ–GT	(5–Glutamyl)–peptide : amino–acid 5–glutamyl transferase
2.6.1.1	Aspartate aminotransferase	AST	L–Aspartate : 2–oxoglutarate aminotransferase
2.6.1.2	Alanine aminotransferase	ALT	L–Alanine : 2–oxoglutarate aminotransferase
2.7.3.2	Creatine kinase	CK	ATP : creatine N–phosphotransferase
3.1.1.3	Triacylglycerol lipase	LIP	Triacylglycerol acyl hydrolase
3.1.1.8	Cholinesterase	ChE	Acylcholine acylhydrolase
3.1.3.1	Alkaline phosphatase	ALP	Orthophosphoric–monoester phosphohydrolase (alkaline optimum)
3.1.3.2	Acid phosphatase	ACP	Orthophosphoric–monoester phosphohydrolase (acid optimum)
3.2.1.1	α–Amylase	AMY	1,4–α–D–glucan glucanohydrolase
3.4.11.1	Aminopeptidase(cytosol)	c–LAP	α–Aminoacylpeptide hydrolase (cytosol)
3.4.11.2	Aminopeptidase(microsomal)	LAP	α–Aminoacylpeptide hydrolase(microsomal)
3.4.11.3	Aminopeptidase(cystyl)	CAP	α–Aminoacylpeptide hydrolase (cystyl)
4.1.2.13	Fructose–bisphosphate aldolase	Aldolase	D–Fructose–1,6–bisphosphate : D–glyceraldehyde–3–phosphate lyase

표 3 효소와 활성측정에 이용되는 기질, 보인자

효소	분류	활성측정의 기질	보인자, 보효소
LD	산화환원효소	락트산, 또는 피루브산	NAD, NADH
AST	전이효소	아스파르트산과 옥소글루타르산 또는 옥살로아세트산과 글루탐산	PALP
ALT	전이효소	알라닌과 옥소글루타르산, 또는 피루브산과 글루탐산	PALP
CK	전이효소	크레아틴인산, 또는 크레아티닌	
γ–GT	전이효소	γ–글루타밀펩티드	
ALP	가수분해효소	유기인산모노에스테르	Zn^{2+}
LAP	가수분해효소	L–류실펩티드	
AMY	가수분해효소	전분이나 올리고당	Ca^{2+}
ChE	가수분해효소	콜린에스테르	

페라아제(ALT : alanine aminotransferase)는 비타민B_6의 유도체인 피리독살 인산(PALP : pyridoxal phosphate)을 보효소로 하고 이것이 없으면 아포효소로 되어 활성을 잃게 된다. 보결분자족은 보인자의 하나로서 효소단백의 일부를 구성하고 있으며 항상 결합하고 있는 것이다. 금속이온도 보인자로서 작용하고 있으며 필수미량금속으로서 생리적 역할을 한다. 예를 들면, 아연은 알칼리성 포스파

타아제(ALP : alkaline phosphatase), 알코올데히드로게나아제(ADH : alcohol dehydrogenase), 안지오텐신전이효소(angiotensin transferase) 등의 보인자로서 작용한다.

세포내의 편재에도 관여하지만 막(세포막이나 세포내소화관의 막)에 결합하고 있는 막효소와 세포질이나 세포외부에 존재하는 가용성 분획의 효소로 분리되며 후자 중에서 세포외부로 분비되는 효소를 특히 분비형 효소라고 말한다. 이들의 세포내 편재의 차이는 효소 이외의 단백질과 마찬가지로 입체구조의 소수성 가지와 친수성 가지의 1차 구조에 의한다. 또한, 효소단백질도 다른 단백질과 마찬가지로 리보솜으로 합성된 후, 각각 작용하는 장소로 이동한다. 막효소는 막을 관통하고 있는 도메인을 가지는 것이나 막에 부착하고 있는 것 등이 있다. 막관통 도메인을 가지는 것은 선상 입체구조로서 물질의 수송이나 에너지 보존에 관여하는 것이 많다. 한편, 가용성 분획효소는 수용성이 높고 소화효소가 대표적인 것으로서 비교적 구상의 형태를 취하며, 세포질내의 대사에 관여하고 있다.

1-4. 생체내부 분포와 혈중효소의 기원(임상효소학 총론)

임상검사에서 측정된 효소의 대부분은 세포내에서 작용하는 것으로서 혈청 중에서 작용하지 않기 때문에 Passenger protein이라고 말한다. 혈청효소 활성을 측정하는 것에 의하여 어디로부터 어떻게 그의 활성치가 나타나는지를 추정할 수 있다. 따라서 각 효소가 어떤 조직에 분포하는지, 또한 세포의 어느 곳에 편재하고 있는지가 혈청효소 진단학의 기초지식으로서 필요하다.

(1) 혈청효소활성측정의 목적

① 어떤 병변이 존재하는지 어떤지의 스크리닝(건강진단 등) ② 이상(손상)장기의 추정 및 이상(손상)정도의 추정(중증도 판정), ③치료의 모니터링(경과 관찰)의 3가지 목적으로 혈청효소의 검사의뢰가 실시되었다.

(2) 혈청효소 레벨을 결정하는 인자

혈청효소 레벨, 즉 혈중농도는 혈액이라고 하는 저장소(pool)에 세포나 조직으로부터 유출, 분비되는 유입량과 혈액으로부터 소실(대사, 체외로 배출)되는 유출량의 밸런스에 의하여 규정되는 것이라고 말할 수 있다(그림 1). 유입량은 예를 들면, 조직파괴의 양을 반영하는 것이고 유출량은 혈액 중으로부터의 소실율, 즉 혈중 반감기에 의하여 규정된다. 효소활성치를 판독할 때에는 이들의 양쪽을 규정하는 인자를 고려할 필요가 있다.

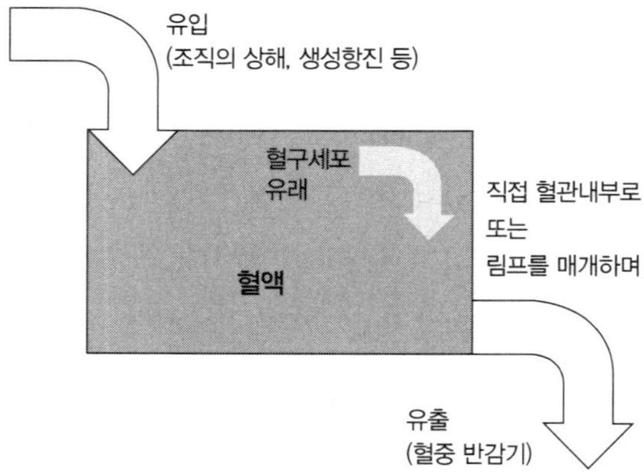

그림 1 혈청효소 레벨을 결정하는 인자

표 4 혈청효소의 세포내 편재

세포내 편재	효소명
가용성 분획 효소	• 락트산데히드로게나아제(LD) • 아스파르트산아미노기 전이효소(AST, GOT) : c−AST • 알라닌아미노기 전이효소(ALT, GPT) • 크레아틴키나아제(CK)
미토콘드리아효소	• 아스파르트산아미노기 전이효소(AST, GOT) : m−AST • 크레아틴키나아제(CK) : mt−CK
마이크로솜 효소 막결합성 효소	• 알칼리성 포스파타아제(ALP) • 류신아미노펩티다아제(LAP) γ−글루타밀트랜스페라아제(γ−GT)
리소솜효소	• 산성 포스파타아제(ACP)
분비 효소	• 아밀라아제(AMY) • 콜린에스테라아제(ChE)

유출량이 같으며, 세포가 많이 파괴된 경우, 혈청중의 효소활성은 상승한다. 그러나 한편, 유출량이 같을지라도 유출경로에 장해가 발생한 경우, 즉 통상의 스피드로서 대사되지 않게 된 경우, 이때도 혈청효소 활성은 상승한다.

(3) 혈청효소의 세포내 편재와 평가

세포내 편재에 의하여 혈청으로 출현메커니즘이 다르다. 즉, 가용성 분획효소나 미토콘드리아효소는 세포의 파괴에 의하여 혈중에 출현되는 유출효소로서 막결합효소, 리소솜효소는 생성과잉을 반영한다. 양쪽의 대표적인 효소를 표 4에 나타낸다. 유출효소 중에서 미토콘드리아효소는 미토콘드리아막도 상해를 받고 비로소 혈중에 출현하기 때문에 중증도의 판정이나 허혈의 표지로서 사용된다.

(4) 평가의 대상으로 되는 장기, 종양

혈청효소 데이터로부터 이상이 추측되는 대상으로 되는 조직은 먼저 혈액 중을 순환하고 있는 세포, 즉 혈구세포이다. 이어서 커다란 조직, 장기이다. 이들의 상해를 단정하는데 유용한 효소를 표 5에 나타냈다.

표 5 평가의 대상으로 되는 장기 또는 종양

장기 또는 종양	효소명
간장	• LD, AST, ALT(Cytosol enzymes) • ALP, LAP, γ-GT(microsomal enzymes) • ChE(secretory enzyme)
심근	• LD, AST, (ALT), CK
골격근	• LD, AST, ALT, CK
적혈구	• LD, AST
악성 종양	• LD, ALP, γ-GT, AMY

표 5에 나타낸 장기나 종양의 상해를 파악하기 위한 검사항목으로서 표와 같은 효소를 측정하는 것이 바람직하다.

(5) 유래 장기(세포) 중의 효소량 및 효소 프로파일

가용성 분획효소의 장기 프로파일을 표 6에 나타냈다. 각각의 효소비율을 알기 쉽도록 AST를 10으로 했을 때의 다른 효소량을 계산했다. 표 6 및 표 5로부터 알 수 있는 것은 LD나 AST도 거의 모두 세포에 존재하는 것으로서 이들의 효소가 상승하고 있을지라도 그것만으로는 유래 장기는 알 수 없다. 그러나 이 2개의 효소비율 LD/AST비를 보는 것에 따라서 상당히 비틀리는 것을 알 수 있다. CK는 근육조직에 상당히 특이적으로 존재하며, ALT도 비교적 간장에 풍부한 효소이다.

(6) 효소활성의 혈중 반감기

표 7에 반감기를 나타냈다.

표 6 LD를 비롯한 가용성 분획효소의 장기 프로파일

조직	AST	ALT	LD	CK	LD/AST
심근	10	0.5	50	50	5
골격근	10	0.5	70	100	7
간장	10	10	10	neg.	1
적혈구	10	0.2	250	neg.	25
백혈구	10	neg.	150	neg.	15
백혈병세포	10	neg.	150~	neg.	15~
정상파종	10	neg.	400~	neg.	40~

· neg. : negligible, 검출감도 이하
· AST를 10으로 했을 때의 다른 효소량을 개산
· LD, AST는 전세포에 존재하며, 개개의 상승에서는 유래장기가 추정곤란하기 때문에 LD/AST의 비율에 의하여 유래를 생각한다.
· CK는 근육조직에 상당히 특이적, ALT도 비교적 간장에 풍부

표 7 효소활성의 혈중 반감기

효소명	반감기	효소명	반감기
LD-1 LD-2 LD-3 LD-4 LD-5	70~80시간 60~70시간 40~50시간 10~20시간 5~10시간	ALT ALP간형 ALP골형 ALP태반형 ALPintestine	45~55시간 6~7일 1.7일 4~5일 상당히 짧다.
CK-MM CK-MB CK-BB AST(c-AST) AST(m-AST)	15시간 12시간 3시간 20~30시간 5~10시간	γ-GT AMY LIP ChE	7~10일 3~6시간 3~6시간 10일

일과성의 효소유출이라면 반감기에 가까운 속도로서 혈중으로부터 소실된다. 효소의 활성변화가 둔할수록 새롭게 혈중으로 유입하게 된다. 효소에 의하여 반감기가 다르기 때문에 간염에서도 극히 초기에는 AST가 ALT보다 높아도 곧바로 ALT 우위로 되며 시간이 경과하는 것에 따라서 ALT의 우위성이 증가하게 된다. 아이소자임이 존재하는 효소에서는 각 아이소자임의 반감기가 다른 것으로부터, 같은 병태에서도 병의 기간에 의하여 패턴이 변하는 원인으로 된다.

(7) 효소활성 판독의 함정

병태와는 직결되지 않는 선천성, 후천성의 원인으로서 혈청효소 활성치에 이상을 부여하는 가능성이 있는 인자를 표 8에 나타냈다.

검체의 문제(용혈 등), 보존조건의 문제(안정성) 등도 고려해야 하지만 이외의 원인을 대별하면 선

표 8 **효소활성 판독의 함정**

효소명	효소활성 상승	효소활성 저하
LD	· Ig 등과의 결합	· 유전성 LD-H 서브유닛 결손증* · 실활인자(Ig 등에 의한다)
AST	· Ig 등과의 결합	· 유전성 AST 결손증, 보효소(PALP)의 결핍
ALT	· Ig 등과의 결합	· 유전성 ALT 결손증 · 실활인자(Ig 등에 의한다) · 보효소(PALP)의 결핍
CK	· Ig 등과의 결합	· 유전성 CK-M 결손증
ALP	· Ig 등과의 결합(ALP-6) · 당사슬의 수식(일과성이 높은 ALP 혈증) · 가족성이 높은 ALP 혈증	· 유전성 무(저)ALP 혈증 · 실활인자(Ig 등에 의한다) · 2가의 금속이온 결핍
LAP	· Ig 등과의 결합 · 가족성이 높은 LAP 혈증	
γ-GT	· Ig 등과의 결합 · 가족성이 높은 γ-GT 혈증	· 유전성 γ-GT 결손증
AMY	· Ig 등과의 결합 · 수술 후 높은 AMY 혈증	
ChE	· 유전성이 높은 ChE혈증(C5변이 등)	· 유전성이 낮은 ChE혈증(사이렌트형 등) · 살충제의 혼입

Ig : 면역글로불린
* 유전성 LD-M 서브유닛 결손증은 LD 활성이 저하하지 않는다.

천적인 원인·유전성 변이 후천적인 원인으로는 면역글로불린 등의 다른 단백질과의 복합체 형성이나 당사슬의 수식, 보효소의 결핍 등이 있다. 각각 단독의 효소활성 이상이 발생되고 임상소견, 다른 검사 데이터간의 괴리를 확인하기 위해서 주의 깊은 관찰에 의하여 의심이 가능하다. 기묘한 데이터를 조우했을 때에는 한 번은 생각하고 검토할 필요가 있다. 이때에는 문제가 되는 효소를 전기영동 등의 분리 분석기술에 의하여 해석하게 된다.

1-5. 아이소자임

효소를 크로마토그래피나 전기영동에 걸면 같은 활성을 나타내는 성분이 복수로서 출현된다. 이 현상은 1950년대에 에스테라아제 등으로 발견되어 보고되었지만 Markert는 전분겔을 지지체로 하는 전기영동과 겔상에서의 효소활성 염색법에 의하여 효소를 분획하는 방법(zymogram)을 개발했다. 이 방법에 의하여 락트산데하이드로게나아제(LD)의 분자 다양성이 조직 특이적으로 다른 것, 발생단계에 의하여 다른 것 등을 보고했으며, 이 다양화된 효소를 아이소자임(isozyme)이라고 제창했다(1959년). 즉, 임상검사에서 잘 사용되는 LD가 아이소자임의 발단이 되었다.

아이소자임은「생화학적으로 같은 반응을 촉매하는 것에도 불구하고 단백질의 1차 구조가 다른 것」이다. 같은 효소에서도 세포질과 미토콘드리아, 특히 편재하고 있는 것에 의하여 그 효소학적 성질에는 차이가 있다. 또한, 같은 효소반응을 이용하는 것에도 장기에 따라서 기질농도나 효소농도 등에 차이가 있다. 따라서 생체내부에서는 그 환경에 적당하게 작용할 수 있도록 효소단백, 아이소자임이 제조되어 있다.

2. 효소활성의 측정

2-1. 효소반응속도론

효소에 의한 촉매반응속도의 연구를 반응속도론이라고 말한다. 이 반응에 있어서 속도는 반응시간당의 기질 혹은 생성물의 농도변화로서 나타낼 수 있다(상세한 것은 3장의「효소학적 분석법」참조). 여기서는 반응속도에 영향을 미치는 인자를 열거한다.

- **기질농도, 관련사항(반응속도상수, 최대속도)**
- **속도식** : Michaelis–Menten equation
- **영차 반응과 1차 반응** : 기질농도와 반응속도
- **Km(Michaelis 상수)** : Lineweaver–Burk equation
- **(지적)온도**
- **(지적)pH**
- **기질특이성**

효소반응은 특정의 화합물이나 약제, 독극물 등에 의하여 저해를 받아서 반응속도가 저하한다. 효소의 저하는 비가역적인 저해와 가역적인 저해로 대별할 수 있다. 가역적인 저해에는 3종류의 형이 있다.

- **경합 저해(competitive inhibition)** : Km는 변하지만 V_{max}는 변하지 않는다.
- **비경합 저해(non–competitive inhibition)** : Km는 변하지 않고 V_{max}가 감소한다.
- **무경합 저해(uncompetitive inhibition)** : Km나 V_{max}도 변한다.

2-2. 효소활성 측정법

효소활성 측정법 중에서, 반응속도가 효소활성과 비례하는 범위내에서 시간을 구별하여 계측하는 것은 고정점 측정법(fixed time assay)이라고 말하며, 효소반응이 평형에 달하는 상태에서 측정하는 것을 종말점 측정법(end point assay)이라고 말한다. 자동분석기를 이용한 일상분석에서는 대부분의 경우, 연속계측 측정법(continuous monitoring assay)이 이용된다.

한편, 생성물의 검출방법에 의하면 2가지로 대별할 수 있다. 하나는 목적으르 하는 효소반응에 의하여 될 수 있는 생성물을 용이하게 검출할 수 있는 계이다. 다른 하나는 생성물 그 자체를 검출하는 것이 분광학적으로 곤란한 경우에 있어서 다른 효소를 가하는 것에 의하여 검출하기 쉬운 생성물을 제조하는 계이다. 이 경우 첨가해야 할 효소를 공액효소라고 말하며, 표 9에 각각의 예를 정리했다.

표 9 생성물의 검출방법에 의하여 분류된 효소활성 측정법

	효소명	생성물질(공액효소)
직접 생성물을 검출하는 계	LD	NADH
	ALP	4-니트로페놀
	γ-GT	5-아미노-2-벤조산
공액효소를 이용하는 계	AST	NADH(MD)
	ALT	NADH(LD)
	CK	NADPH(HK, G-6-PD)
	AMY	4-니트로페놀(α-글루코시다아제)
	ChE	NADPH(4-히드록시벤조산 수산화효소)

MD : 말산데히드로게나아제, HK : 헥소키나아제, G-6-PD : 글루코오스-6-말산데히드로게나아제

2-3. 효소활성측정의 표준화

효소활성측정에 대해서 논의한 것은 1980년대로부터 시작된 표준화, 일본임상화학회의 권고법 및 표준화 대응법에 있어서 알아 두어야 할 필요가 있다. 표준화 이전의 효소활성측정에 있어서 문제점으로서는 다음과 같은 것이다.

① 측정법이 서로 다른 차이에 의한 측정결과의 불일치

- 완충용액의 종류·농도·pH, 기질의 종류·농도, 보효소의 농도, 측정온도 등
- 단위
- 아이소자임의 존재

② 표준물질이 없다.

- 효소활성은 직접 계량할 수 없다.
- 절대기준법이 없다. 참된 값이 없다.

따라서 대응법으로서 호환성이 보존되면 표준화가 가능하다는 생각 하에서, 다음과 같은 3가지를 수행했다.

- **권고법의 결정**
- **표준물질의 작성**
- **표준물질에 의하여 상위의 권고법으로부터 일상검사법에 측정치 전달**

권고법에 있어서는 일본임상화학회에서 8종의 효소항목으로 순서에 따라서, 측정조건을 일정(최적)하게 제시하여, 권고법이 채용되기에 이르렀다.

- **1989년 :** AST(GOT), ALT(GPT), CK, ALP, LD
- **1994년 :** γ-GT
- **2003년 :** ChE
- **2005년 :** AMY

권고법은 어디까지나 이상적 측정법인 것으로서 일상검사에 이용하는 시판시약으로 동일하게 측정할 필요가 있다. 그림 2에 추적성 연쇄가 구축되었다.

이 추적성 연쇄의 값으로 될 수 있는 측정법을 표준화 대응법, 실용적인 표준화법이라고 말한다. 즉, 다음과 같은 2가지 방법이 있다. 단, 비례 호환성이 보증된 측정시약(키트)을 사용할 때에 한정된다.

- 제조업자 제품 교정물질(효소교정기), 또는 JCCLS CRM-001, CRM-002를 이용하여 직접 검량하는 방법.
- 실측 K요소를 이용하여 상기의 교정물질을 측정하고 그 측정치가 교정물질의 표시치에 맞도록 교정하는 방법.

2-4. 효소활성 단위

효소활성은 국제단위(U/L : international unit)로서 표시된다. 이것은 1964년 국제생화학연합

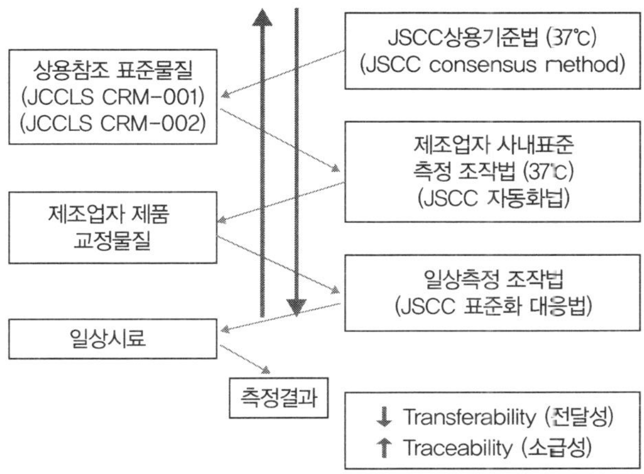

그림 2 혈청효소활성측정의 추적성 연쇄

의 「국제단위」 정의에 기인하는 것으로서 지적조건하에서, 시료 1 L 중에, 온도 30℃에서 1분간에 1 μmol의 기질을 변화시킬 수 있는 효소량을 1 단위(1 U/L)로 한다.

SI 단위계에서는 1 초간에 기질 1 몰을 변화시키는 효소량을 1 카탈(katal)이라고 말한다. 따라서 1 katal/L는 0.6×10^8 U/L이고 반대로 1 U/L은 1.67×10^{-8} katal/L이다.

검사실에서는 일반적으로 자동분석기로서 측정하기 때문에 활성은 37℃에서의 국제단위이다. 예를 들면, AST가 100 U/L이라면 혈청 1 L 중에 37℃에서 1 분간에 100 μmol 아스파르트산을 옥살로아세트산으로 변환시키는 효소량을 가지는 것을 의미한다.

지시물질의 몰흡광계수를 이용한 K요소로서 산출하는 방법과 효소 표준물질을 이용하는 방법도

표 10 효소활성(종래의 관용단위)

효소	단위	해설
AST ALT	Karmen	생성 케토산을 탈수소효소와 공액시키는 UV법으로, NADH의 감소를 340 nm에서 측정. 1단위는 혈청 1mL가 1분당 0.001의 흡광도를 감소시키는 활성
LD	Wroblewski	피루브산과 NADH를 기질로 하고 NADH 감소를 340 nm에서 측정 1 단위는 혈청 0.01 mL가 30분당 0.001의 흡광도를 감소시키는 활성
ALP	King-Armstrong	페닐인산을 기질로 하고 유리하는 페놀을 측정 1 단위는 15분간에 페놀 1 mg을 유리하는 활성.
γ-GT	Szasz	γ-Glu-pNA, GlyGly를 이용하고 생성하는 pNA를 405 nm에서 초속도 측정하는 Szasz법으로 기인하여, 몰흡광계수로부터 구하는 국제단위
AMY	Somogyi	1 단위는 30분간에 전분 10 mg을 가수분해하는 활성
ChE	ΔpH	1단위는 혈청 0.1 mL에 의하여 37℃, 60분간에 성성하는 pH의 변화량

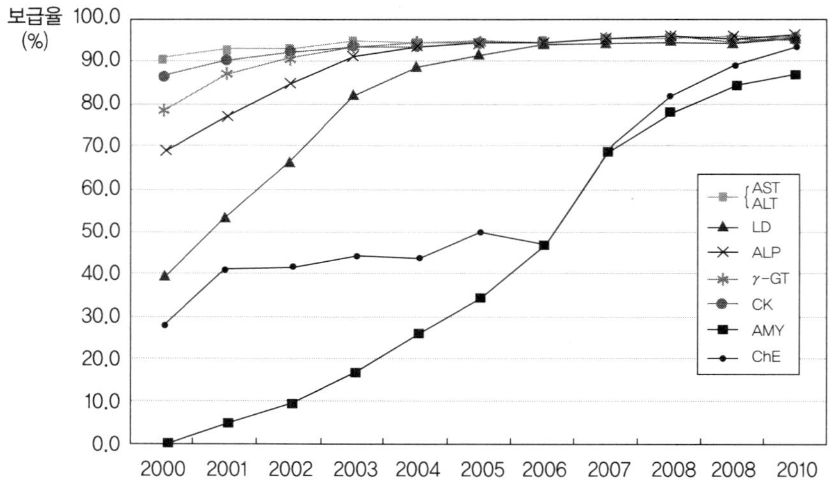

그림 3 JSCC, JCCLS, 표준화 대응법의 보급

있다. 전자는 기질 특이적인 측정치로서 오래전부터 이 관용단위로 불리는 것이 포함된다(표 10).

후자는 표준화 대응법이다. 현재 일본의사회 임상검사 정밀도 관리조사에서는 일본임상화학회의 표준화 대응법에 의한 측정이 AST, ALT, LD, CK, ALP, γ-GT에서는 95% 이상, AMY와 ChE도 80% 이상으로 대부분의 검사실에서 이용되고 있다(그림 3).

3. 효소의 검사

3-1. 아스파르트산아미노트랜스페라아제(AST)

(1) 생화학적 특성 및 생리학적 의의

임상검사에서 가장 잘 측정되는 것의 하나인 AST(EC 2.6.1.1-Aspartate : 2-oxoglutarate aminotransferase)는 알라닌아미노트랜스페라아제(ALT)와 함께, 아미노기 전이효소이다. 이 트랜스아미나아제는 하나의 아미노산으로부터 아미노기를 탈취하고 그 아미노기를 다른 케토산에 이전하여 다른 아미노산을 생성하는 효소이며, 보효소로서 피리독살 인산(PALP)을 필요로 한다.

심장, 간장, 골격근, 신장, 적혈구 등에 폭넓게 함유되며 장기(세포) 특이적이라고 말할 수 없기 때문에 혈청 AST 값의 상승으로부터 어느 곳에 상해가 있는지 어떤지는 판정할 수 없지만 어느 곳에

표 11 AST 아이소자임의 성상

	Cytosol AST	Mitochondrial AST
세포내 편재	세포질 가용성 분획	ㅁ 토콘드리아
구조	동일서브유닛의 2량체	동일서브유닛의 2량체
유전자 배위	GOT1 염색체 10번 긴팔	GOT2 염색체 16번 긴팔
분자량	93,000	89,000
등전점	5.7	9.5
열안정성	75℃	68℃
Km : 아스파르트산	2.0 mM	0.5 mM
Km : 2-옥소글루타르산	0.1 mM	1.0 mM

상해가 발생하고 있는 것은 알 수 있다. 심장, 간장, 골격근에 함유되어 있으며 신장, 췌장, 비장 등을 포함하여 많은 장기 조직 중에 존재하며, 적혈구중에도 혈장의 40배나 많이 함유된다.

AST에는 미토콘드리아내부(매트릭스)에 존재하는 m-AST(m-GOT : mitochondrial AST)와 미토콘드리아외부의 세포질(cytosol)에 존재하는 c-AST(cytosol AST)의 2종류 아이소자임이 존재한다(표 11). 이들은 다른 염색체에 배위하는 유전자 생성물이지만 아미노산 레벨에서 50% 정도의 상동성을 가지고 있다.

운전할 때나 ATP의 소비량이 많을 때에는 해당으로 세포질에 생성된 NADH는 미토콘드리아내막을 통과할 수 없기 때문에 세포질의 NADH가 미토콘드리아막을 거쳐 미토콘드리아내부로 전송되도록, 말산-아스파르트산 셔틀(malate-aspartate shuttle, malate-aspartate carrier system)이 있다(그림 4). AST는 이 셔틀을 작동시키는데 필요하며, 대부분의 조직·세포에 다량의 AST가 있는 것을 이해할 수 있다.

우선, 세포질 옥살로아세트산이 말산데히드로게나아제(MD : malate dehydrogenase)에 의하여 L-말산으로 변환되며 NADH가 NAD^+로 산화된다. L-말산은 미토콘드리아내막의 말산-2-옥소글루타르산 수송체를 통과하여, 미토콘드리아내부로 수송되며 교환되어 2-옥소글루타르산이 세포질로 수송된다. 미토콘드리아내부로 수송된 L-말산은 MD에 의하여 옥살로아세트산으로 돌아올 때에 NAD^+가 환원되어, 미토콘드리아내부에서 NADH가 생성된다. 즉, 세포질의 NADH는 미토콘드리아내부로 전송되어, 전자전달계에서 이용가능하게 된다. 이와 같이 미토콘드리아의 내외에서 AST의 작용으로, L-글루탐산으로부터 옥살로아세트산으로 아미노기가 전이되어, 2-옥소글루타르산과 아스파르트산이 생성된다. 아스파르트산은 미토콘드리아내막의 글루탐산-아스파르트산 수송체에 의하여 미토콘드리아내부로부터 세포질로 수송되며 교환으로 L-글루탐산이 미토콘드리아내부로 수송된다. 이 반복을 말산-아스파르트산 셔틀에서 수행되는 것에 의하여 간장, 심장, 신장 등에서 해

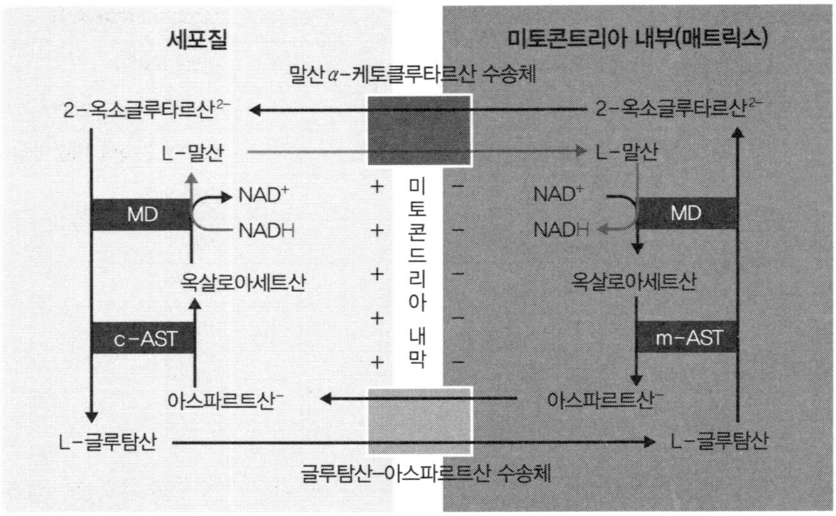

그림 4 말산-아스파르트산 셔틀과 AST의 역할

당에 의하여 생성된 NADH의 에너지를, 세포질로부터 미토콘드리아내부로 수송한다.

반대로 당의 새로운 생성이 수행될 때는 말산-2-옥소글루타르산 수송체는 간장 등에서 당의 새로운 생성에 필요한 NADH를 미토콘드리아내부로부터 세포질로 수송한다.

아스파르트산이나 L-글루탐산은 암모니아를 처리하는 요로회로에 있어서 아미노기의 공급원으로도 된다.

(2) 검사방법

1) 총 활성측정

JSCC 권고법의 측정원리를 그림 5에 나타낸다. AST는 2-옥소글루타르산의 α-케토기와 L-아스파르트산 아미노기의 전이반응을 촉매하여, 옥살로아세트산과 L-글루탐산을 생성한다. AST는 이 반응에 말산데히드로게나아제(malate dehydrogenase : EC 1.1.1.37. MD)를 공액효소로 이용하는 효소법(MD-UV 법, JSCC 법)에 의하여 측정된다.

AST의 기질로서 L-아스파르트산과 2-옥소글루타르산을 이용하여, 정제된 옥살로아세트산을 MD의 존재하에서 L-말산으로 변화시킨다. 이때, MD의 보효소 NADH는 NAD^+로 되기 때문에 파장 340 nm에 있어서 NADH의 흡광도가 감소한다. 이 감도속도로부터 AST 활성을 구한다. 이때, 혈청중의 기존의 피루브산이 있으면 마이너스 오차를 발생하기 때문에 그 내재성의 피루브산을 미리

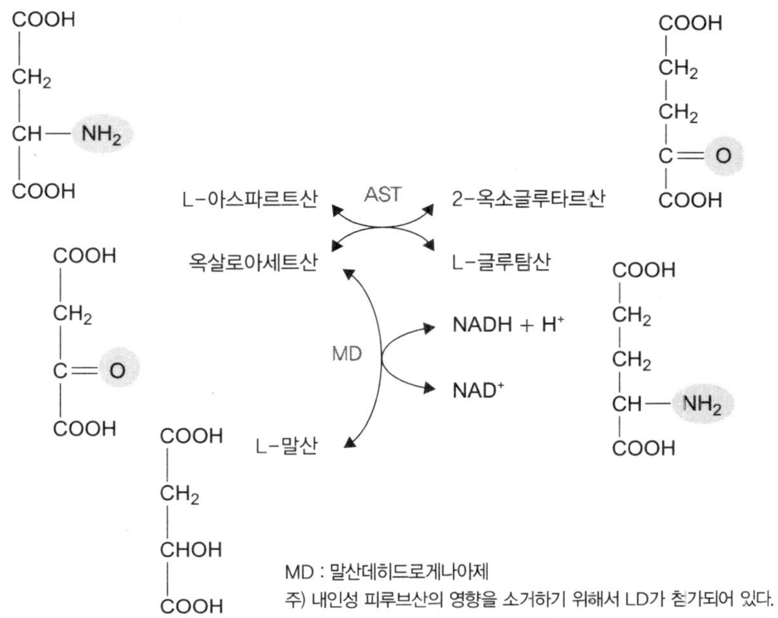

그림 5 AST 활성 측정법의 원리

소비시키기 위해서 LD를 가한다. 이 원리는 Karmen의 보고(1955년)에 준하고 있으며 이것이 개량되어 현재의 JSCC 권고법으로 형성되어 있다. 각종 권고법 등의 비교를 **표 12**에 나타냈다.

이 방법에서는 보효소인 PALP를 첨가하지 않은 측정계를 이용하고 있기 때문에 PALP가 결핍되는 병태에서는 활성이 저하된다. 국제임상화학연합(IFCC : international federation of clinical chemistry)법은 PALP를 첨가한 측정법이기 때문에 아포효소가 많은 병태에서는 JSCC법에서 상대적으로 낮은 값으로 된다. 예를 들면, 투석환자에서는 비타민B_6 결핍으로 인하여 홀로효소가 감소하고 AST 활성이 ALT 활성과 함께 저하한다. 이외에도 심근경색이나 간질환에서도 아포효소가 증가하기 때문에 주의가 필요하다.

당초 작성되었던 AST 활성측정의 권고법은 AST의 최대 활성을 측정하기 위한 기질농도, 보효소농도, pH 등을 설정하고 30℃의 측정온도에서의 초속도법이 선택되었다. 실제로는 **그림 2**에 있는 추적성 연쇄와 같이 이것이 자동분석기에 의한 37℃의 표준작업수순서(SOP : standard operating procedure)로 되며 이것에 의한 측정치가 표준물질을 매개하여 환자검체에 도움이 되었다. 이 가치에 기인하여 JSCC 표준화 대응법은 거의 대부분의 시설에서 이용되고 있다.

기타의 방법으로서 Reitman-Frankel법이 있다. 이것은 아미노기 전이반응에서 생성된 2-옥소산에 2,4-디니트로페닐히드라진을 산성 하에서 작용시켜 히드라진으로 유도한 후, 알칼리성 하에서 키

표 12 AST 활성 측정조건의 각국 권고법의 비교

방법	Karmen법	SSCC	IFCC	JSCC	ECCLS	GSCC
발표년도	1955	1974	1986	1989	1993	1994
완충용액 종류	인산	트리스-EDTA	트리스	트리스	트리스	트리스
농도(mmol/L)	33	20(트리스) 5(EDTA)	80	80	80	80
pH	7.4	7.7	7.8	7.8	7.65	7.65
L-아스파르트산 (mmol/L)	33	200	240	200	240	240
2-옥소글루타르산 (mmol/L)	6.7	12	12	10	12	12
PALP(mmol/L)	-	-	0.10	-	0.10	0.10
NADH(mmol/L)	0.16	0.15	0.18	0.16	0.18	0.18
MD(U/L)	333	600	420	500	600	600
LD(U/L)	-	200	600	500	900	900
측정온도(℃)	25	37	30	30	37	37

SSCC : Scandinavian Society for Clinical Chemistry, IFCC ; International Federation Clinical Chemistry, JSCC : Japanese Society for Clinical Chemistry, ECCLS ; European Committee on Clinical Laboratory Standards, GSCC : German Society for Clinical Chemistry.

노이드형의 히드라존(적갈색)으로 변환시키고 이것을 피루브산 표준액의 정색과 대비해서 효소활성을 나타내는 방법으로서 이 방법에서도 장기에 걸쳐 널리 이용되고 있었지만 현재는 이용되지 않는다.

2) AST 아이소자임 측정

AST 아이소자임은 프로테아제를 이용한 m-AST의 특이적인 측정법이나 전기영동에 의한 분획법도 사용되는 경우도 있었지만 현재 이 시약은 판매되지 않고 있다.

(3) 기준범위

- 10~35 U/L(JSCC 표준화 대응법)

(4) 샘플링이나 검체보존에 관한 주의사항

채혈부터 원심분리까지, 4℃에서는 24시간 이내이면 커다란 변화는 없지만 실온 방치의 경우, 상승하는 수가 있다. 혈청 AST 활성은 비교적 안정하며, 실온에서도 2~6일간 변하지 않는다. 또한 냉장, 동결하면 1개월 이내에서는 거의 안정하다. 그러나 적혈구중에는 혈청의 40배, 혈소판에도 6배,

백혈구에도 2배 이상 함유되어 있기 때문에 용혈시료에서는 높은 값을 나타내며, 혈소판 부유 혈장에서도 플러스의 오차를 나타낸다. CK가 상승하는 것과 같은 운동 후에는 골격근 유래의 플러스 오차가 발생할 가능성이 있다. 하루내의 변동이나 식사의 영향은 거의 보이지 않는다.

(5) 이상치의 메커니즘과 임상적 의의

간장, 심장, 골격근을 비롯하여 거의 모든 조직에 널리 분포되어 있기 때문에 각종의 질환, 병태에서 상승한다. 이와 같이 조직 특이성이 낮기 때문에 LD/AST비를 참고하여 유래장기(세포)를 감별하는 쪽이 좋다. 그러나 조직의 크기와 함량으로부터 간세포 장해가 우선 생각되기 때문에 보다 간장에 특이성이 높은 ALT와 함께 AST의 검사는 가끔 간기능 검사의 하나라고 생각되고 있다. 간장내부에서의 편재는 엄밀히 약간 다르며, AST는 간세포 전체에 균일하게 존재하는 것에 대해서, ALT는 주로 문맥영역에 존재하는 것으로 알려져 있으며 병변의 부위에 따라서도 AST와 ALT의 상승 정도가 다르다.

한마디로 간염이라고 말해도 시기나 병태에 따라서, ALT와의 밸런스가 변하는 것에 주의해야 한다. 급성 간염의 초기나 극증 간염에는 AST>ALT를 나타내지만 경과와 더불어 AST<ALT로 된다. AST 쪽이 ALT보다도 반감기가 짧기 때문에 AST가 기준범위에 가까울 무렵에는 AST≪ALT로 된다. 따라서 AST/ALT비는 병태를 식별할 수 있기 때문에 유효하다(표 13).

표 중에 골격근질환(급성)이라고 기재된 것은 근육위축증이나 다발성 근염 등의 만성적인 골격근 질환에서는 AST와 ALT가 동일한 것이 많고 급성의 골격근 상해에서는 ALT의 상승은 거의 보이지 않는 것에도 불구하고 만성적인 병태에서는 ALT가 상승하는 것에 유의해야 한다. 즉, ALT가 높은 것은 동질 간질환이 아니다. 이것은 ALT의 반감기가 긴 것에 의한다. 또한, 엄밀하게는 AST/ALT비는 Karmen법에서는 1이 컷오프 값이었지만 JSCC 표준화 대응법으로 되어, 동일기준은 0.87로 되었기 때문에 표의 컷오프 값도 0.87로 했다.

AST의 아이소자임 중에서, m-AST는 c-AST보다도 반감기가 짧기 때문에 AST의 하강곡선은 최초가 급격하여 m-AST가 하강하면 가파르게 된다. m-AST가 상승하는 질환은 극증 간염이나 알코올성 간장해, 심근허혈 등으로서 미토콘드리아의 상해를 동반하고 있는 것을 나타내기 때문에 중

표 13 AST/ALT비로서 기인하는 감별진단

AST/ALT비	병태·질환
>0.87	급성 간염의 초기, 극증 간염, 알코올성 간장해, 간경변, 간세포암, 심질환, 골격근질환(급성), 적혈구 파괴(용혈성 빈혈 등), 각종 악성 종양, AST-면역글로불린 복합체.
<0.87	급성 간염, 만성 간염, 급성 간염으로부터 회복기(AST/ALT비가 상당히 작아진다), 비알코올성 지방간.

독으로 예후 불량인자로 된다.

다른 효소와 마찬가지로, 유전적인 효소활성 결손이나 검체중의 실환 인자에 의한 낮은 값, 면역글로불린 복합체에 의한 높은 값 등의 병태와는 괴리하는 이상치의 존재에 주의해야 한다.

3-2. 알라닌아미노트랜스페라아제(ALT)

(1) 생화학적 특성 및 생리학적 의의

먼저 물질로서의 특징을 나타낸다.

- **구조** : 동일 서브유닛으로 형성되는 2량체
- **분자량** : 11만
- **보효소** : 피리독살 인산(PALP)
- **저해제** : 모노카르복실산, 아스파르트산, 아미노아디프산
- **활성화제** : 피리독살, 피리독사민 인산
- **지적 pH** : 약 7~9

ALT(EC 2.6.1.2 ; L–Alanine : 2–oxoglutarate aminotransferase)도 AST와 마찬가지로 피리독살 인산(PALP)을 보효소로 하는 아미노기 전이효소이다. 각종 조직에 존재하지만 비교적 간장(45U/g), 신장, 심근, 골격근 등의 한정된 조직이나 세포에 존재하고 있기 때문에 간장 특이성이 높다(단, 적혈구에도 혈청중의 7배 정도는 함유되어 있으며 다른 조직에 0이라고는 말할 수 없다). 단, 활성을 비교하면 간장에 있어서도 AST쪽이 ALT보다도 많다.

ALT도 AST와 마찬가지로 미토콘드리아 분획도 있지만 간장의 세포질(미토콘드리아외부)에 많이 함유되어 있기 때문에 임상적 의의로서 아이소자임의 개념이 없다.

생체내부에 있어서 L–알라닌 및 2–옥소글루타르산과 L–글루탐산 및 피루브산간의 아미노기 전이효소로서 질소나 탄소의 대사에 중요한 역할을 하고 있다. 알라닌은 L–글루탐산과 병행하여 혈장중에서 가장 농도가 높은 아미노산의 하나로서 간장에서는 피루브산의 공급원으로 되며 당의 새로운 생성 등에 이용되고 있다.

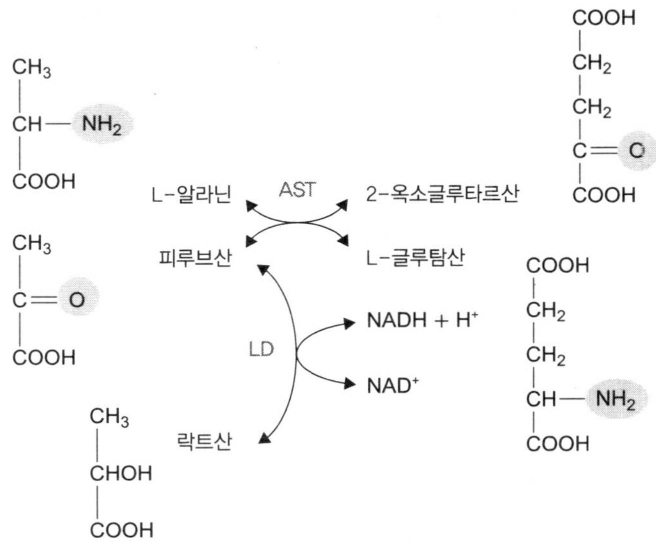

그림 6 ALT 활성 측정법의 원리

표 14 ALT 활성 측정조건의 각국 권고법의 비교

방법	Wroblewski and LaDue	SSCC	IFCC	JSCC	ECCLS	GSCC
발표년도	1956	1974	1986	1989	1993	1994
완충용액 종류	인산	트리스 EDTA	트리스 HCl	트리스 HCl	트리스 HCl	트리스 HCl
농도(mmol/L)	100	20(트리스) 5(EDTA)	100	100	100	100
pH	7.4	7.4	7.3	7.5	7.15	7.15
L-알라닌(mmol/L)	33.3	400	500	500	500	500
2-옥소글루타르산 (mmol/L)	6.7	12	15	15	12	12
PALP(mmol/L)	–	–	0.10	–	0.10	0.10
NADH(mmol/L)	0.09	0.15	0.18	0.16	0.18	0.18
LD(U/L)	333	2000	1200	2000	1700	1700
측정온도(℃)	25	37	30	30	37	37

(2) 검사방법

이것은 같은 트랜스아밀라아제의 AST와 유사하며, L-알라닌과 2-옥소글루타르산으로부터 L-글루탐산과 피루브산을 생성한다. 이 피루브산으로부터 LD를 공액효소로서 락트산으로 변환시킬 때,

NADH로부터 NAD로 산화되며 NADH의 340 nm에 있어서 흡광도 감소로부터 ALT 활성을 구한다(그림 6). JSCC 권고법에서는 IFCC법과는 달리, AST와 마찬가지로 PALP를 첨가하지 않은 측정계를 채용했다. 각종 측정법의 비교를 표 14에 정리했다.

(3) 기준범위

- 5~30 U/L(JSCC 표준화 대응법)

(4) 샘플링이나 검체보존에 관한 주의사항

채혈로부터 원심분리까지, 실온에서도 24시간 이내이면 큰 변동은 없다.

혈청 ALT 활성은 AST에 비하면 불안정하고 4℃에서는 수일간에는 변하지 않지만 실온에서는 저하되는 검체가 있다. 또한, −20℃에서는 서서히 저하한다. 적혈구 등의 혈구성분에는 소량 함유되어 있지만 용혈 등에 의한 플러스 오차는 거의 무시할 수 있다. 골격근에도 있지만 운동에 의한 상승은 그다지 없다. 1일내의 변동이나 식사의 영향은 거의 없다.

(5) 이상치의 메커니즘과 임상적 의의

간장에 가장 많이 함유되어 있기 때문에 간세포 상해의 표지로서 의의가 크다(표 13 참조). 그러나 근육, 그밖에도 함유되어 있는 것을 잊어서는 안 된다. 간질환의 감별에는 AST/ALT비가 유효하며, 이미 AST의 항에서 설명했다. 또한, ALT가 AST와 마찬가지 레벨로 상승하는 질환으로서 만성적인 골격근질환을 들었다. 재차 기재하면 LD : AST : ALT가 5 : 1 : 1에 가까운 비율로서 상승한 경우, 그 원인은 근육위축증이나 다발성 근염 등의 만성적인 골격근 질환을 최초로 의심하고 CK를 검사하는 것이 중요하다.

다른 효소와 마찬가지로 유전적인 효소활성 결손이나 검체중의 실활 인자에 의한 낮은 값, 면역글로불린 복합체에 의한 높은 값 등의 병태와는 괴리하는 이상치의 존재에는 주의할 필요가 있다. 또한, PALP 결핍의 영향에 의한 ALT의 낮은 값도 확인된다. AST 이상으로 ALT만이 저하하고 있는 경우가 많다.

3-3. 락트산데히드로게나아제(LD)

(1) 생화학적 특성 및 생리학적 의의

LD(EC 1.1.1.27 ; L–Lactate : NAD^+oxidoreductase)는 해당계통 최종단계에서 작용하는 효소로서 H(B)와 M(A)의 2종류 서브유닛으로 형성되는 4량체이다(그림 7).

양쪽 서브유닛은 330개 정도의 아미노산으로 형성되며 분자량은 약 35000씩이다. 따라서 4량체로서 약 140000이다. 양쪽의 생화학적 성상의 차이를 비교하기 위해서, H 서브유닛의 4량체인 LD–1과 M 서브유닛의 4량체인 LD–5를 비교했다(표 15).

H 서브유닛은 심근 등의 호기적인 조건에서 작용하는 조직에 많기 때문에 피루브산에 대한 친화성이 높은 것, 과잉인 피루브산에 의한 기질저해가 발생하며, 혐기적 해당으로부터 TCA 사이클에

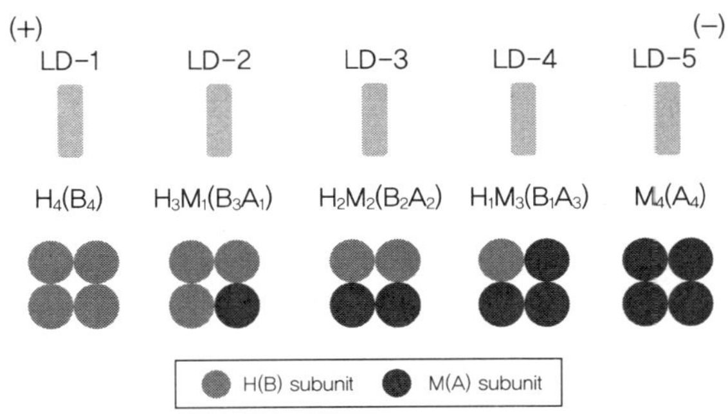

전기영동에 의한 분획에서 5종류의 아이소자임 밴드가 검출된다.

그림 7 LD 아이소자임의 서브유닛 구조

표 15 LD–1과 LD–5의 비교

		LD–1 : H4(B4)	LD–5 : M4(A4)
유전자 배좌		LDHB 12번 짧은 팔	LDHA 11번 짧은 팔
분자량		140,000	140,000
등전점		4.5	9.5
지적 pH		10.3	9.5
저해	56℃, 15분	실활되지 않는다	실활된다
	2M 요소	실활되지 않는다	실활된다
Km	NAD^+ (mmol/L)	0.18	0.22
	Lactate	2.0	5.6

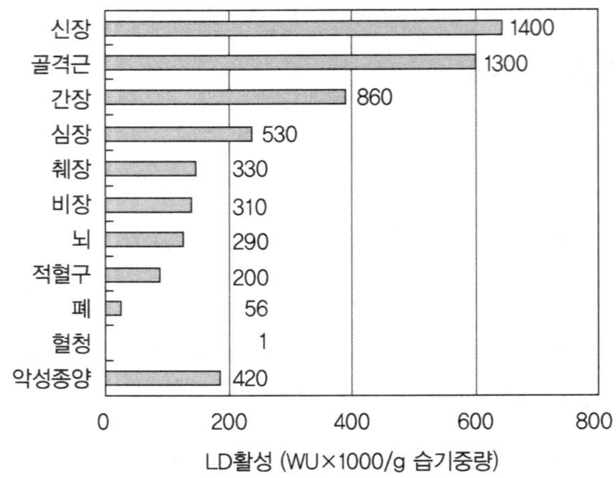

수자는 혈청(0.45WU × 1000/g 습기중량)을 1로 했을 때의 상대 활성.

그림 8 총 LD 활성의 장기 편재

유출되도록 할 수 있다고 생각된다. 한편, 격렬한 운동에 의한 허혈에 견디지 않으면 안 되는 골격근에는 M 서브유닛이 많고 고농도의 피루브산에 의해서도 저해되지 않으며, 혐기적 해당이 진전된다고 생각된다.

LD는 모든 조직·세포에 존재하기 때문에 그의 상승은 세포상해, 어떤 병태의 존재를 나타내는 스크리닝 검사항목으로서는 예민하다고 말할 수 있지만 그 반면에 어느 곳에 이상이 있는지는 이것만으로는 말할 수 없다(그림 8).

따라서 AST 등의 다른 유출효소와의 비교(LD/AST비 등), 아이소자임 패턴이 유효하다. LD 활성치를 판독하기 위해서는 각 세포에 있어서 아이소자임의 지식이 필요하다. 왜냐하면 각각의 아이소자임 반감기가 다른 것이 병태의 중독 정도나 병 기간의 예측에 연관되기 때문이다. 표 16에 각 조직·세포의 LD 아이소자임 %를 정리했다.

각 세포에서 발현하고 있는 H, M 서브유닛의 양에 의존하여, 4량체를 형성하기 때문에 H 서브유닛이 많이 발현하고 있는 심근이나 적혈구에서는 LD-1이 많고 반대로 M 서브유닛이 많이 발현하고 있는 간장이나 골격근에서는 LD-5가 많다.

(2) 검사방법

1) LD 총활성 측정

LD는 피루브산(P : pyruvate)과 락트산(L : lactate)과의 상호변환을 촉매한다(그림 9). 보효소의

표 16 각 조직의 LD 아이소자임(%)

조직	LD-1	LD-2	LD-3	LD-4	LD-5
심장	57	32	6	3	2
적혈구	38	35	25	2	0
뇌	28	32	19	16	5
신장	46	33	14	4	3
췌장	10	23	37	13	17
비장	8	22	37	26	7
소장	10	29	41	14	6
림프절	6	22	36	20	16
폐	2	5	19	31	43
골격근	2	7	24	25	42
피부	0	1	4	15	80
간장	0	1	5	9	85

NADH가 자외부(340 nm)에 흡수를 가지기 때문에 공액효소를 사용하지 않고 연속 계측이 가능하며, 피루브산을 기질로 하는 P → L 반응의 경우는 NADH 흡수의 감소로서 락트산을 기질로 한다. L → P 반응의 경우는 NADH 흡수의 증가로서 연속계측이 가능하다.

따라서, P → L로의 반응을 계측하고 있다. 즉, NADH의 340 nm에 있어서 흡광도의 감소를 측정했다. 이 반응은 중성에서 진행하며, 생체내부 조건에 가까운 것으로서 흡광고 변화가 크고 더욱 시판의 NAD에는 저해물질이 공존하고 있으며 전체로서 코스트를 낮추기 위해서도 적당하다. 한편, 피루브산의 기질저해가 큰 것이나 LD-1, LD-2, LD-3는 잘 측정되지만 LD-4, LD-5가 낮게 측정되는 등의 아이소자임에 의한 차이가 큰 것 등의 결점이 지적되고 있다. 각종 검토의 결과 이 방법에서는 L → P로의 반응계를 채용하여, 1989년에 JSCC 권고법을 발표했다(표 17).

현재, 이 방법에서는 대부분의 시설에서 JSCC 권고법으로 측정한 방법, 즉 락트산으로부터 피루브산(L → P)의 반응에서 측정하고 있다. 그 이유는

- 측정기기의 성능에 대한 규격이 P → L로의 반응에 비하여 완만한 것
- 흡광도 변화가 보다 직선적으로 진행하는 것
- 기질농도를 충분히 취하는 것이 가능한 것
- 내인성 피루브산의 소거를 위한 예비 가온이 필요 없는 것
- 아이소자임에 의한 지적 pH의 차이가 적은 것
- 아이소자임 분석에서는 L→P 반응에서 활성 염색하고 있는 것

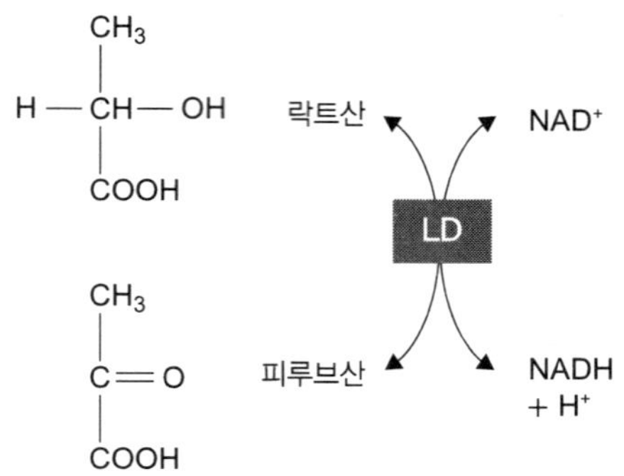

그림 9 LD 활성 측정법의 원리

표 17 LD 활성 측정조건의 각국 권고법의 비교

방법	P → L			L → P		
	GSCC	SSCC	SFBC	JSCC	GSCC	IFCC
발표년도	1972	1974	1982	1989	1994	1994
완충용액 종류 농도 (mmol/L) pH	인산 50 7.5	트리스-EDTA 50(트리스) 5(EDTA) 7.40	트리스 80 7.20	DEA 300 8.80	MEG 325 9.40	MEG 325 9.40
락트산(mmol/L)	–	–	–	60	50	50
NAD^+(mmol/L)				6	10	10
피루브산(mmol/L)	0.6	1.2	1.6	–	–	–
NADH(mmol/L)	0.18	0.15	0.20	–	–	–
NaCl(mmol/L)	–	–	200	–	–	–
측정온도(℃)	25	37	30	30	37	30

SFBC : Soc étéFrançaise de Biologie Clinique(French Society of Clinical Biology)
DEA : diethanolamine-염산, MEG : N-methyl-D-glucamine

등이 있다. 이 방법은 LD-3로 지적하고 다른 아이소자임도 최대 활성의 95% 이상의 측정이 가능하다.

2) LD 아이소자임 분석

일상검사로서 사용하고 있는 것은 아가로오스겔이나 셀룰로오스아세테이트막을 지지체로 하는 전기영동이다. 영동 후에는 그림 10에 나타내는 바와 같이 테트라졸륨염으로서 정색반응으로 유도하여 비중계로서 각 분획 %를 계측한다.

전형적인 예를 그림 11에 나타낸다.

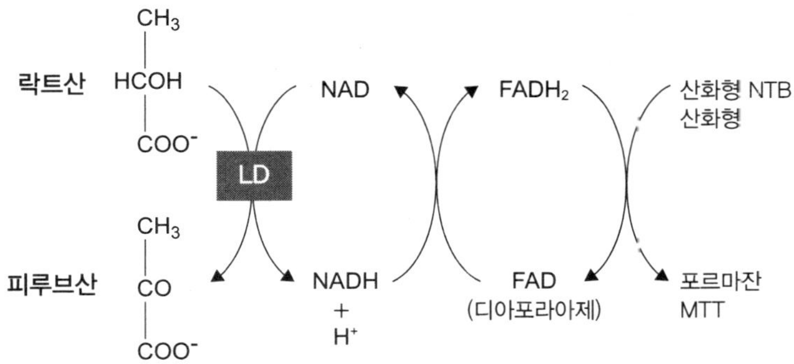

그림 10 LD 아이소자임 활성 염색법의 원리

관련항목

급성간염		(학생용 기준범위)
LD	900	(120 ~ 220 U/L)
AST	661	(10 ~ 35 U/L)
ALT	840	(5 ~ 30 U/L)

관련항목

급성심근경색		
LD	307	(120 ~ 220 U/L)
AST	111	(10 ~ 35 U/L)
ALT	25	(5 ~ 30 U/L)

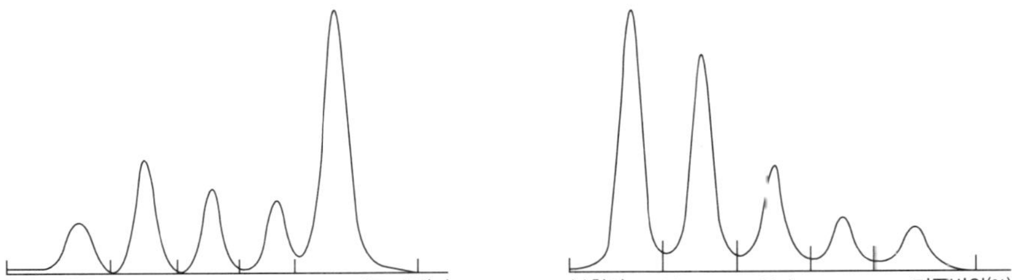

분획명	%	Unit	기준범위(%)
LD-1	9.8		20.0 ~ 31.0
LD-2	17.1		28.8 ~ 37.0
LD-3	12.1		21.5 ~ 27.6
LD-4	10.5		6.3 ~ 12.4
LD-5	50.5		5.4 ~ 13.2

분획명	%	Unit	기준범위(%)
LD-1	36.8		20.0 ~ 31.0
LD-2	31.6		28.8 ~ 37.0
LD-3	16.2		21.5 ~ 27.6
LD-4	7.8		6.3 ~ 12.4
LD-5	7.6		5.4 ~ 13.2

그림 11 LD 자이모그램(각종의 병태)

(3) 기준범위

- 120~220 U/L(JSCC 표준화 대응법)

P → L로의 반응계에서는 약 2배의 활성, 기준범위로 되는 것에 주의한다. 각 아이소자임도 포함하여 표 18에 기재했다.

표 18 LD의 총활성, 아이소자임(%)의 기준범위

항목	측정법	기준범위
LD의 총활성	JSCC 표준화 대응법	120~220 U/L
	P → L(UV)법	200~400 U/L
LD 아이소자임	전기영동법	LD-1 ; 20.0~31.0%
		LD-2 ; 28.8~37.0%
		LD-3 ; 21.5~27.6%
		LD-4 ; 6.3~12.4%
		LD-5 ; 5.4~13.2%

(4) 샘플링이나 검체보존에 관한 주의사항

채혈부터 원심분리까지, 실온에서도 6시간 이내라면 커다란 변동은 없지만 용혈에는 주의해야 한다. 혈청분리 후의 보존조건은 LD의 총활성은 실온에서도 3일 정도는 안정하지만 부패에 주의해야 한다. 냉장에서는 서서히 실활하고 특히 아이소자임의 4, 5형이 불안정하다. 동결에 있어서는 2주간 정도는 문제가 없다.

적혈구중에는 LD가 많이 함유되어 있기 때문에 용혈검체에서는 혈청 LD가 높은 값으로 된다. 아이소자임에서는 적혈구 유래의 1, 2형이 상승한다. 또한, 혈장의 경우에, 혈소판 유래의 LD가 플러스 오차를 나타내는 것이 있다. 따라서 혈소판 혈증에서는 혈장과 혈청의 LD 활성이 괴리한다. 혈장의 LD 아이소자임 분석을 수행하면 혈소판이 영동중에 파괴되어 텔링 상을 나타내기도 하고 3, 4, 5형이 상승한 패턴을 나타낸다. 골격근에도 함유되어 있기 때문에 운동 후에는 상승한다. 1일내의 변동이나 식사의 영향은 거의 보이지 않는다.

(5) 이상치의 메커니즘과 임상적 의의

LD 아이소자임 패턴과 LD/AST비를 조합하면 원인 해명에 유용하다(표 19).

반감기가 가장 짧은 LD-5가 우위로 되는 패턴은 가장 단순하며, 유래는 LD-5가 많은 세포이다. 즉, 간장, 골격근, 종양(전립선암 등)이 생각된다. 그러나 LD-2, LD-3가 높아지는 질환은 매우 다채롭기 때문에 다른 효소활성이나 검사 데이터를 참조하지 않으면 판정할 수 없는 경우도 많다. 2, 3형 우위의 전형이라고 생각되는 백혈병에서도, 만성 비활동기에는 1, 2형이 우위로 되는 것도 경험할 수 있다.

임상적으로 원인불명이 높은 LD의 혈증중에 있어서 혈중에서 LD와 면역 글로불린이 결합하고

표 19 LD 아이소자임 패턴과 LD/AST비로부터 본 유래조직·병태의 추정

패턴의 명칭	LD 아이소자임 패턴	LD/AST비	원인으로 되는 질환	추정되는 유래세포
1,2형 우위	1>2 1≧2 1>2 1≧2 1<2	5 전후 20~40 30~80 15~∞ 5~20	심근경색 등 용혈성 빈혈 등 거적아구성 빈혈 등 종양(정상피종 등) 2,3형 우위로부터의 이행 (만성 비활동기)	심근 적혈구 거적아구 종양세포 골격근, 림프구, 종양 등
2,3형 우위 2,3,4,5형 상승과 그의 유연패턴	2>3 2>3 2>3	5~15 10~20 15~∞	근육위축증, 다발성근육염 등 만성적, 지속적 효소유출 교원병, 바이러스 감염증, 피부염, 간질성 폐염 등 백혈병, 림프종 등 폐암, 위암 등의 고형암	골격근 림프구 종양세포
5형 우위	4<5 4<5 4<5 4<5	5~10 ~5 ~5 10~20	급성의 근육붕고 급성 간염 간세포암 전립선암	골격근 간세포 종양세포 종양세포

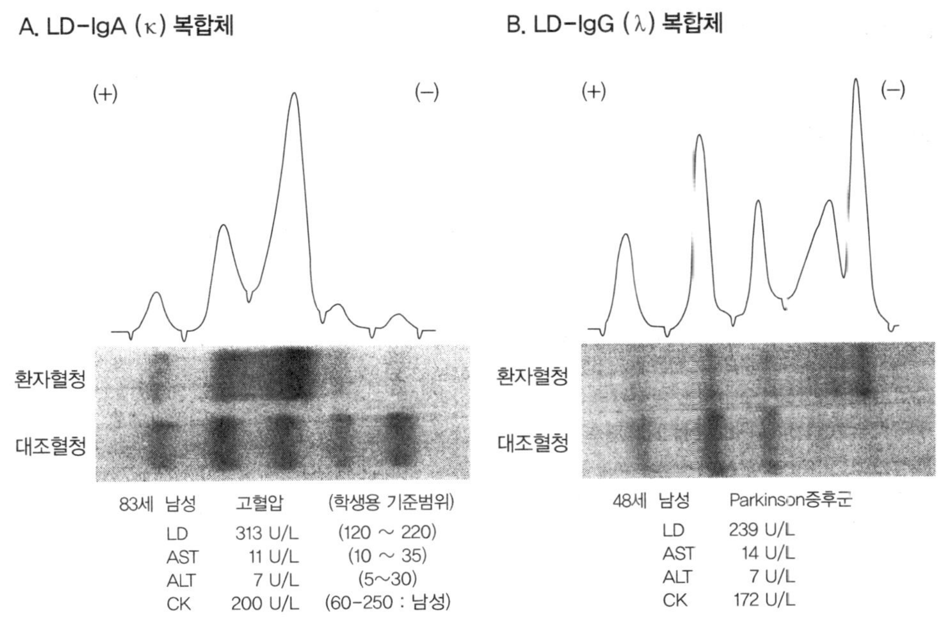

그림 12 LD 아이소자임 패턴(이상 패턴)

있는 증례가 있다. 대부분의 경우, 정확하게 5 분획되지 않기 때문에 다음에 걸린다(그림 12).

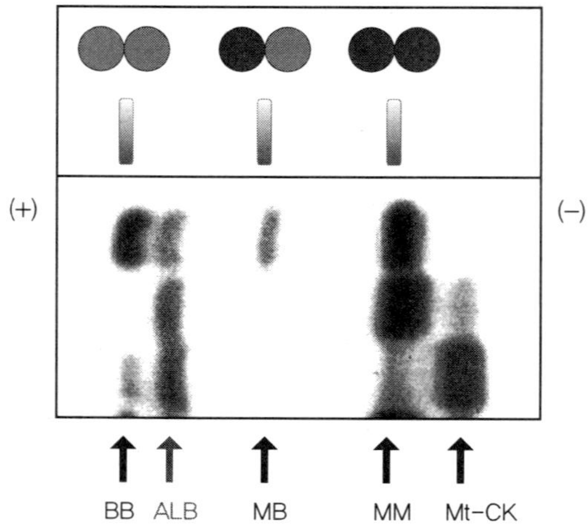

B 서브유닛 ● 과 M서브유닛 ● 으로부터 형성되는 2량체(다이머)로서, 3종류의 아이소자임을 형성한다.

그림 13 CK 아이소자임의 서브유닛 구조

3-4. 크레아틴키나아제(CK)

(1) 생화학적 성상 및 생리학적 의의

CK(EC 2.7.3.2 ; ATP : creatin N−phosphotransferase)는 에너지 인산화합물을 생성하는 역할을 하며,

$$\text{크레아틴} + \text{ATP} \rightleftarrows \text{크레아틴인산} + \text{ADP}$$

의 반응을 촉매한다.

이 반응은 생체내부에서는 왼쪽으로 치우쳐 있지만 이것은 크레아틴인산이 ATP보다 고에너지 인산결합을 가지기 때문이다. 이 고에너지 인산화합물은 근육의 수축에 관여하는 에너지원으로서 반드시 필요한 것이다.

CK는 M(muscle)과 B(brain)의 2종류 서브유닛으로 형성되는 2량체(dimer)로서 분자량은 약 80000이다. 따라서 세포 가용성 분획의 CK는 CK−BB(CK_1), CK−MB(CK_2), CK−MM(CK_3)의 3종류 아이소자임이 있다(그림 13, 표 20).

CK−BB는 주로 뇌에, CK−MM은 골격근에 존재하며, CK−MB는 혼합(hybrid)형으로서 심근에 많다. 이외에 미토콘드리아내부에도 존재하며, mitochondrial creatin kinase(mt−CK)라고 말한다.

표 20 CK 아이소자임의 생화학적 성상

	CK-BB	CK-MB	CK-MM	CKm(mt-CK)
분자량	82000	82000	82000	84000
지적 pH	6.2~6.6	6.2~6.6	6.0~6.4	6.7
Km(크레아틴인산, mM)	0.86	1.4	2.5	0.51~1.28
활성화에너지(kJ/mol)	60	66	55	100~110
등전점	4.5~5.4	5.1~5.4	6.2~6.9	6.7~7.9
반감기(시간)	3	12	15	
전기이동도	Alb보다 양극	α2 위치	γ 위치	MM위치의 음극

이 mt-CK는 미토콘드리아내막의 외측면에 결합하고 있으며 산화적 인산화에 의한 미토콘드리아내부의 에너지를 미토콘드리아외부로 전송하고 있다. 총 CK 활성의 장기편재를 **그림 14**에 나타냈다.

이들의 유전자 배좌에 있어서 CKB는 염색체 14번, CKM은 19번, 그리고 mt-CK는 5번 및 15번에 있다.

CK는 SH효소로서 각종 티올제에 의하여 활성화 되며 또한 티올기 저해제인 아이오도아세트아미드에 의하여 저해된다. 현재, CK 활성측정에 이용되는 활성화제로서는 N-acetyl cysteine(NAC)이 많이 사용되고 있지만 이외에 디티오트레이톨(dithiothreitol), 환원형 글루타티온(glutathione) 등도 알려져 있다.

(2) 검사방법

1) 총활성의 측정

CK가 관여하는 반응은 생체 중에 있어서는 왼쪽에서 오른쪽으로 진행하는 정반응이지만 CK는 오른쪽에서 왼쪽으로 진행하는 역반응도 촉매하기 때문에 이 양쪽반응을 이용한 활성 측정법이 개발되어 있다.

정반응을 이용하는 Ebashi 법은 생성하는 크레아틴인산을 측정하는 것으로서 혈청이 소량 사용되며 염가의 장점이 있는 반면에, 효소량과 활성간에 직선적 관계가 없고 무기 인산의 발색이 불안정하며, 피펫팅의 횟수가 많고 저활성에서의 오차가 크다는 등의 결점이 있기 때문에 현재는 그다지 이용되지 않는다.

한편, 역반응에서의 크레아틴을 측정하는 Hughes 법은 측정할 때에 오차가 적지만 Ebashi 법에 비하여 고가이고 활성단위가 높으며, 발색의 정도에 따라서 흡광도를 변동시키지 않으면 안 되는 결점이 있다. 그러나 발색의 안정성이 길고 많은 검체를 처리하는 것에 유리하다.

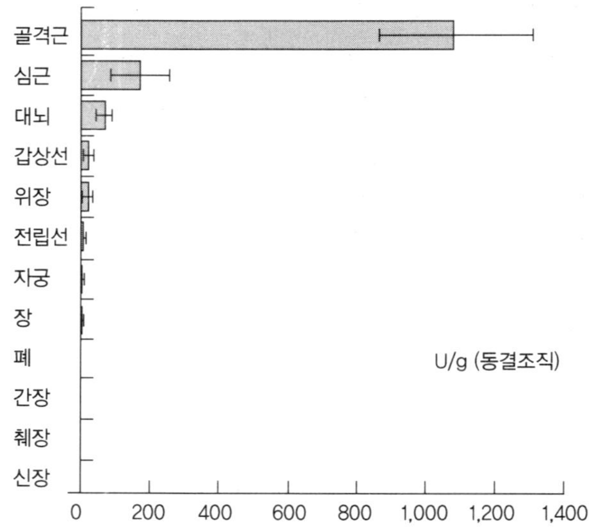

그림 14 총CK 활성의 장기편재

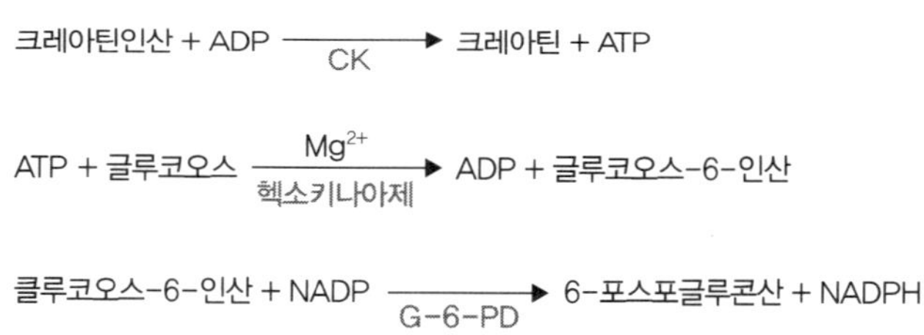

그림 15 CK 활성 측정법의 원리

역반응에서 다른 하나의 생성물인 ATP를 측정하는 방법으로서는 헥소키나아제-글루코오스-6-인산 탈수소효소를 공액시켜서 보효소의 NADP → NADPH의 변화를 340 nm의 자외부에서 관측하는 Oliver-Rosalki법에 준거하는 방법이 감도, 계측성의 점에서 우수하다. 즉, 크레아틴인산을 기질로 사용하고 CK에 의해서 생성하는 ATP를 헥소키나아제, 글루코오스-6-인산데히드로게나아제의 공액하에서 생성하는 NADPH 흡광도의 증가를 측정하는 계이다.

이 방법은 각국의 임상화학회에서 권고법으로서 채용되었다. JSCC 권고법은 IFCC의 것과 같다(그림 15).

이 방법에서는 특히 용혈에 의하여 유출된 적혈구 유래의 아데닐산키나아제(AK)에 의한 2ADH → ATP + ADP의 반응에 의하여 ATP가 플러스 오차를 받는 것을 방지하기 위해서, AK 저해제로

표 21 CK 활성 측정조건의 각국 권고법의 비교

방법	SFBC	SSCC	JSCC	IFCC	ECCLS	GSCC
발표년도	1976	1979	1989	1991	1993	1994
완충용액 종류	이미다졸 아세트산	이미다졸 아세트산	이미다졸 아세트산	이미다졸 아세트산	이미다졸 아세트산	이미다졸 아세트산
농도(mmol/L)	100	100	100	100	100	100
pH	6.60	6.50	6.60	6.60	6.50	6.50
EDTA(mmol/L)	–	2	2	2	2	2
아세트산마그네슘(mmol/L)	10	10	10	10	10	10
NAC(mmol/L)	20	20	20	20	20	20
ADP(mmol/L)	2	2	2	2	2	2
AMP(mmol/L)	5	5	5	5	5	5
PP5A(μmol/L)	10	10	10	10	10	10
D-글루코오스(mmol/L)	20	20	20	20	20	20
$NADP^+$(mmol/L)	2	2	2	2	2	2
HK(U/L)	3500	3500	3000, 30℃	3000	4000	4000
G6PD(U/L)	2000	2000	1500, 30℃	2000	2800	2800
크레아틴인산(mmol/L)	30	30	30	30	30	30
측정온도(℃)	30	30	30	30	37	37

서 AMP와 P1, P5-디아데노신-5'-펜타인산을 가하고 있지만 완전하지 않기 때문에 검체 블랭크를 제거하는 방법이 채용되고 있다. 또한, mt-CK에 관해서는 검토되지 않았다. 각국 보고안의 시약내용, 분석온도 등을 표 21에 나타냈다.

2) CK 아이소자임 분석

현재, 검사실에서 이용되고 있는 CK 아이소자임 분석법은 전기영동법, 면역저해법, 면역학적 측정법이다. 나중 2개의 목적은 심근경색의 조기진단을 위한 CK-MB 분획의 측정이다. 따라서 신속·간편하고 정밀도가 좋은 방법이 아니면 안 된다. 전기영동법은 따라서 CK-BB, mt-CK, 매크로CK 등의 해석에 사용되고 있다(그림 16).

① 면역저해법

면역저해법은 항인간 CK-M항체를 이용하여 M 서브유닛의 효소활성을 저해하고 잔존하는 비M서브유닛 활성을 측정하는 방법이다. 건강인 혈중 CK의 대부분이 MM이며, 비M서브유닛 활성은 대부분 심근 유래의 MB 활성을 반영하기 때문에 비M 활성을 2배로 하여 MB활성으로 하는 이론에 기인하고 있다. 따라서 MB 이외의 분획, 즉 BB, mt-CK, 매크로 CK가 있

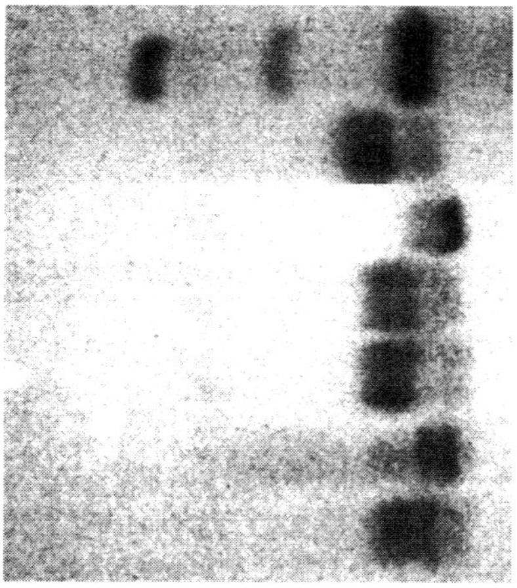

60세 여성	간세포암	(학생용 기준범위)
CK	937 U/L	(50-170 : F)
CK-MB	1998 U/L	(<25) *
LD	297 U/L	(120-220)
AST	57 U/L	(10-35)
ALT	45 U/L	(5-30)

* 총 CK활성치와 면역저해법에 의하여 CK-MB 활성의 역전이 관찰된다. 전기영동법에 의한 아이소자임 분석결과, 아노멀리상이 얻어졌다. 면역전기향류 직접법에 의하여, IgG(κ, λ)와의 결합이 확인되었다.

그림 16 CK-면역글로불린 복합체

으면 허위성의 높은 값으로 되는 것에 주의해야 한다. 최근, 항 M항체 외에 항mt-CK 항체도 추가된 측정계에 기인하는 시약도 제조되었다.

② 전기영동법

아가로오스나 셀룰로오스아세테이트막을 지지체로 하는 전기영동법에 의하여 각 아이소자임은 분획되었고 활성염색에는 NADPH-UV법 또는 NADPH-비색법의 시약이 이용된다. 면역저해법에 의한 허위성이 높은 값의 원인을 조사하는 데 도움이 된다. 그러나 전기이동도만으로는 판별할 수 없고 이때에는 각종 항체를 사용하여 감별한다.

③ 면역학적 측정법

CK-MB를 면역학적으로 정량하는 측정법으로서 각종의 면역측정법이 이용된다. 자동분석기에서 단시간으로 결과가 나오기 때문에 신속성에도 우수한 기기·시약에 의하여 판정기준이 다르다.

④ CK 아이소자임

M 서브유닛은 혈청 중에서 카르복실펩티다아제의 작용에 의하여 C말단의 리신이 가수분해된다. 이것에 의하여 M 서브유닛이 2종류 생성되며 MM이 3개로, MB가 2개로 분리된다. 이것을 장시간 또는 고분해능의 전기영동에 의하여 분리할 수 있다. 효소유출이 신선한지 오래되었는지를 판별하는 것으로서 급성 심근경색의 진단효율이 향상된다고 알려져 왔지만 현재는 거의 실시되지 않는다.

(3) 기준범위

① 총CK 활성(JSCC 표준화 대응법)

- M : 60~250 U/L
- F : 50~170 U/L
  - 기본적으로 근육량이 많을수록 좋다. 즉, 남성은 여성에 비하여 10~20% 높은 값이다. 고령자는 10~20% 낮은 값으로 된다.

② CK-MB : 측정법에 따라서 다르다. 25 U/L 이하(면역저해 UV법), 7.8 ng/mL 이하(CLIA)

③ 전기영동에 의한 아이소자임 분획

- CK-MM>94%
- CK-MB<5%
- CK-BB≪1%

(4) 샘플링이나 검체보존에 관한 주의사항

운동 후의 다음날은 수 1,000 U/L까지 상승하는 경우도 있다. 수술이나 근육주사에서도 수 1,000 U/L로 되는 증례도 있다

혈청 CK 활성의 안정성은 실온이나, 햇빛에 방치하든지, 동결융해를 반복하면 급속히 활성이 저하된다. 이 활성 저하의 정도는 아이소자임에 따라서 다르며, CK-BB가 가장 불안정하며, 다음이 MB이고 MM 분획은 가장 안정하다.

티올제의 첨가에 의하여 활성화가 가능하지만 분석은 가능한 한 혈청 채취 후에 곧바로 수행하고 보존하는 경우에는 동결이 필요하며, MB 분획은 적어도 동결로서 1주일은 거의 실활 되지 않고 측정이 가능하다.

(5) 임상적 의의

혈청 CK 활성측정은 심근경색의 조기진단이나 골격근 질환에서 진단의 지표로서 측정되어 왔다. 혈청 CK 활성의 상승은 표 22, 표 23에 나타낸 바와 같은 원인으로 확인되지만 중량당의 활성치는 압도적으로 골격근에 많고 또한 골격근은 조직으로서 크기 때문에 골격근 질환에서 상승의 비율이 크다. 격렬한 운동이나 그것에 의한 근육통이 있을 때, 근육주사 후의 등에 있어서도 골격근 유래의 CK 상승이 보이기 때문에 주의가 필요하다.

표 22 혈청 CK 상승의 원인

	원인
골격근 유래(주로 CK-MM)	· 골격근이 붕괴하는 병태·질환 · 진행성 근위축증, 피부근염, 다발성근염, 갑상선 기능저하증, 당뇨병, 경련, 외상, 혈전색전증(골격근의 영향혈관의 폐색에 의한 상해), 파상풍, 선천대사이상증(McArdle병, Tarui병, 근형 LD결손증 등의 당대사 이상 등) · 격렬한 운동, 근육통, 근육주사, 악성고열증, 말초순환부전
심근 유래(CK-MM+CK-MB)	· 급성 심근경색, 심근염, 심장수술 후
뇌 유래(주로 CK-BB)	· 뇌혈전, 뇌경색, 뇌손상, 미숙아
종양 유래(mt-CK 혹은 CK-BB)	· 고형암(특히 소화기계통의 암에서 많다) **일부의 백혈병에서 CK-BB 상승
매크로CK(CK-Ig 복합체)	· 혈중에서 CK와 면역글로불린이 복합체 형성

표 23 혈청 CK 활성의 상승레벨로서 분류한 병태·질환

혈청 CK 활성(U/L) 0	50	200	500	2000	골격근 유래(대개 CK/AST>20)	심근유래 (대개 CK/AST<10)
■					갑상선 기능항진증, 임신, 고령자, 장기 와병환자	
	■				건상, 각종 질환	
		■			신경원성 근육병, Reye증후군, 신생아	
		■	■		갑상선 기능저하증, 말초순환부전, 약제, 근육주사, 매크로CK, 소화관 악성종양, 백혈병	개흉수술 후
		■	■	■	근육위축증, 다발성 근염, 횡문근육 융해증	급성심근경색, 심근염
			■	■	악성 고열증, 바이러스성 근육염	

이어서, 심근에 많이 존재하고 심근 중에서는 약 20~30%를 MB가 점유하기 때문에 특히 CK-MB의 유무가 상승하는 것은 희귀하다. BB의 반감기가 짧은 것과 혈액 뇌관문이 있는 것 등이 원인으로 추측된다. CK-BB가 관찰되면 소화기 계통의 암인 경우가 많다. 백혈병에서도 CK-BB의 상승이 확인되는 경우가 있지만 희귀하다.

3-5. 알칼리성 포스파타아제(ALP)

(1) 생화학적 특성 및 생리학적 의의

1) 생리학적 기능

인산결합을 가지는 화합물을 가수분해하는 효소를 포스파타아제라고 말하며, 기질에 따라서 포스포모노에스테라아제, 포스포디에스테라아제, 포스포아미다아제, 피로포스파다아제 등으로 분류된다. ALP[EC 3.1.3.1 ; o-phosphoric monoester phosphohydrolase(alkaline optimum)]은 인산모노

1. 인산모노에스테르의 가수분해반응

일반 반응식 : $R\text{-}PO_4 + H_2O \longrightarrow R\text{-}OH + H_3PO_4$

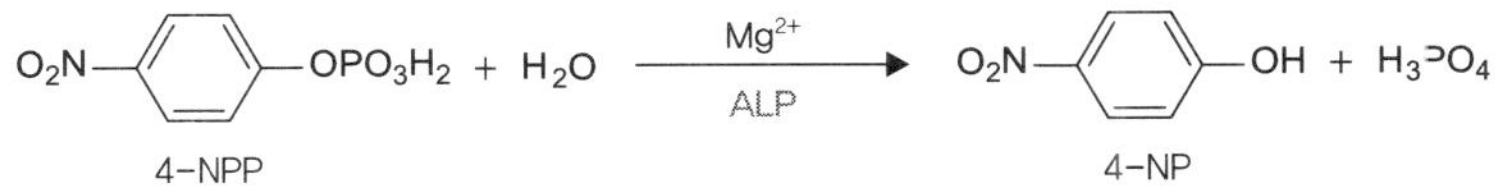

2. 인산기의 전이반응

일반 반응식 : $R\text{-}PO_4 + R'\text{-}OH$(알코올, 당) $\longrightarrow R\text{-}OH + R'\text{-}PO_4$

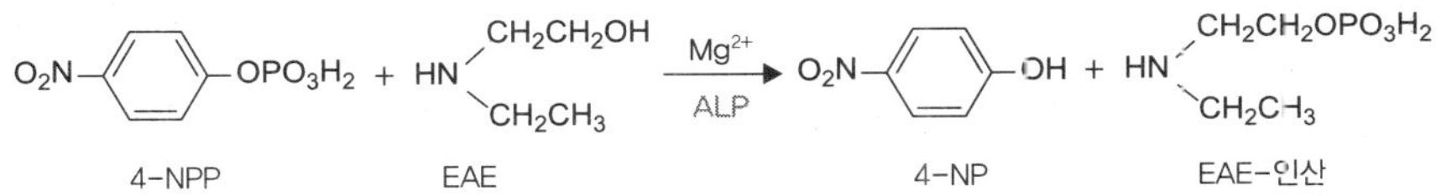

그림 17 ALP의 반응(포스포모노에스테라아제와 인산기 전이반응)

에스테르를 가수분해하는 효소 중에서 알칼리 쪽(pH 9~10.5)에 활성을 나타내며, 활성중심에 Zn^{2+}을 가지는 금속효소(metalloenzyme)이다. 또한, 인산기의 전이반응(transphosphorylation)도 촉매한다. Mg^{2+}나 Mn^{2+}는 ALP를 활성화 하고 고농도의 인산은 활성을 저해한다. 그밖에 각종 중금속, SH제 등도 저해한다. 페닐알라닌이나 류신, 호모아르기닌 등의 아미노산에 의해서 아이소자임 특이적인 저해태도를 나타낸다. 기질특이성이 빈약하고 인산모노에스테르이면 어느 것이나 가수분해한다. 예를 들면, 포스포프로테인이나 인지질 등도 가수분해한다. 또한, 인산기 전이에 기여한다. 포스포모노에스테라아제와 인산기 전이반응 2개를 그림 17에 나타낸다.

생체내부에서 어떻게 작용하는지를 생각하면 선천대사 이상에서 낮은 ALP 혈증이 모델로 된다. 이것은 조직 비특이적 ALP의 유전적인 결손증이지만 3종류의 포스포화합물, 즉 포스포에탄올아민, 피로인산, 피리독살 인산이 축적되어 있다. 이들이 내재성 ALP의 기질이라고 추정된다. 생리학적 기능으로서는 이미 물질이나 에너지 수송, 무기인의 공급, 뼈의 석회화 등이 생각되고 있었지만 다음과 같은 것이 보고되어 있다.

- **태아기의 발생과 세포분화(특히 배란세포 ALP)**
- **지질전송의 제어(소장형 ALP)** : 높은 지방의 식사 후에는 소장형 ALP가 혈중에서 증가하는 것과 연관된다.
- **소장과 신장에 있어서 인산기 전송의 제어**
- **임신할 때의 IgG의 전송**
- **췌장 선방세포에 있어서 클로라이드 채널의 제어**

- **골조직의 석회화(골아세포의 세포막에 편재하는 골형 ALP)**
- **유동이나 간세포에 발현하는 간형 ALP의 기능 :** 낮은 ALP 혈증에서도 특히 증상이 없기 때문에 기능은 불명이다.

2) 편재

세포내부에서는 막분획에 결합하여 존재하는 효소로서 혈중의 증가는 세포에서의 생산항진을 반영하고 있는 것이라고 생각된다. 기본적으로는 분자량 12000~150000과 같은 서브유닛 단백질로 형성되는 2량체이지만 간형이나 골형은 이들이 2개 집합해서 4량체를 형성하고 있다는 보고도 있다. 포스파티딜이노시톨·글리칸 앵커(phosphatidylinositol glycan anchor)를 매개하여 막으로 결합하고 있다(그림 18). 이것이 프로테아제나 포스파티딜이노시톨(PI) 특이적 포스포리파아제D나 PI 특이적 포스포리파아제C에 의하여 절단되어, 각종 분자형태로서 혈중에 존재하고 있다.

3) 유전자 배위와 아이소자임

적어도 4개의 유전자배위가 있다. 조직 비특이적 ALP(tissue-nonspecific ALP)는 염색체 1번의 짧은 사슬에 있으며 소장형 ALP(IAP : intestinal ALP), 태반형 ALP(placental ALP), 배란세포형 ALP(GCAP : germ-cell ALP, placental-like ALP)의 3개는 염색체 2번 긴 사슬에 있다. 이들 4개중에서 뒤의 3개는 아미노산 배열이 다른 진실의 아이소자임의 관계에 있다.

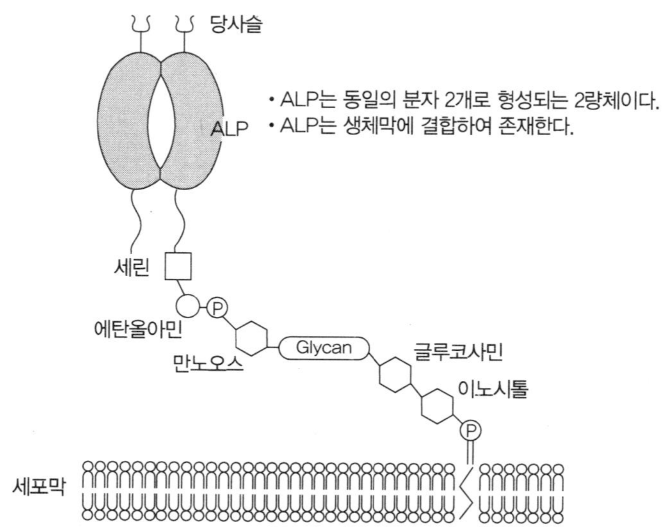

그림 18 ALP의 분자구조

조직 비특이적 ALP로부터는 번역 후에 수식에 의하여 당사슬 구조가 다른 간형이나 골형이 형성된다. 따라서 간형과 골형의 아미노산 구조는 같기 때문에 엄밀하게는 아이소자임이라고 말하는 것보다는 아이소폼(isoform)이라고 말할 수 있는 관계에 있지만 관습으로서 어느 것이나 아이소자임이라고 말하고 있다.

조직 비특이적 ALP의 유전자는 대부분이 모든 조직에서 발견되며 특히 신장, 뼈(골아세포), 간장, 폐 등에서 활성이 높다. 또한, 세균으로부터 인간에 이르기까지 널리 분포하고 있으며 게다가 아미노산의 상동성도 높기 때문에 생명의 유지에 중요하다고 생각된다.

소장형 ALP는 소장에서 강하게 발현하고 있다. 아령형으로서 태아소장형 ALP(fetal IAP)가 있으며 양수 중에 존재한다. 이것이 암세포에서 발현했던 것이 Kasahara형 아이소자임으로서 간세포암에서 발견되었다. 태반형 ALP(placental ALP)는 태반에서 강하게 발현하고 있으며 IAP 유전자와 875의 상동성을 가진다. 이것이 강하게 재발현된 것이 폐암에서 확인된 Regen형 아이소자임이다. 배란세포 ALP(GCAP : germ–cell ALP, placental–like ALP)는 정소나 흉선의 ALP를 생성하고 태반에서 약간 발현하고 있다. 폐암에서 재발현된 Nagao형 ALP가 있다. 이들의 성상을 표 24에 정리했다.

표 24 ALP 아이소자임의 성상

		태반형	소장형		장기 비특이성 (간장·골·신장 등)
			성인형	태아형	
기질 특이성*[1]		βGP>PP=pNPP	βGP=PP>pNPP		βGP<PP<pNPP
Km(pNPP, pH 10.0)		0.3～0.6	0.1～0.6		0.07～0.7
지적 pH		10.3～10.7	9.9～10.3		10.2～10.5
저해*[2]	L–Phe	+	+		–
	L–Homo	–	–		+
열실활률(%)	56℃ 15분	0～10	80～90		간형 50～80 골형 85～100
	65℃ 10분	0～40	100		간형 100 골형 100
뉴라미니다아제에 의한 이동도 변화		+	–	+	+
분자량($\times 10^3$)		116～136	168	140	160
등전점		4.6(6.4)	4.3, 4.8	4.1(5.5)	간 3.9, 골 4.1
유전자 배좌		염색체2번 긴팔	염색체2번 긴팔		염색체1번 짧은팔

*1 : βGP : β–glycerophosphate, PP : phenylphosphate, pNPP : p–nitrophenylphosphate

*2 : L–Phe : L–phenylalanine, L–Homo : L–homoarginine

(2) 검사방법

1) ALP의 활성 측정법

역사적으로는 페닐인산을 기질로 하여, pH 9.0의 탄산완충용액으로 반응시킨 후에 단백질을 제거하고 유리페놀을 정량하는 King–Armstrong법이 있었다.

이 반응에서 15분으로 1 mg의 페놀을 생성하는 활성을 1 King–Armstrong 단위라고 정의했다.

그 후, 페닐인산을 기질로 하여, 유리하는 페놀을 4–아미노안티피린과 산화적으로 축합시켜 퀴논색소를 비색 정량하는 Kind–King변법이 소화기병학회추장법으로 수행했다.

그러나 이 방법에서는 연속분석이 불가능했기 때문에 자동분석기로서 연속계측이 가능한 4–니트로페닐인산을 기질로 사용하고 ALP에 의하여 생성된 4–니트로페놀의 405 nm에서 흡광도 증가

표 25 ALP 활성 측정조건의 각국 권고법의 비교

성분	GSCC	SSCC	SFBC	IFCC	JSCC	GSCC
발표년도	1970, 1972	1974	1977	1983	1989	1994
완충용액 종류 농도(mmol/L) pH	DEA 1.0 9.8	DEA 1.0 9.8	AMP 900 10.5	AMP 0.35 10.4	EAE 1.0 9.9	MEG 0.5 10.1
HEDTA(mmol/L)	–	–	–	2.0	–	–
Mg^{2+}(mmol/L)	0.5	0.5	1.0	2.0	0.5	0.5
4NPP(mmol/L)	10	10	16	16	15	20
Zn^{2+}(mmol/L)	–	–	–	1.0	–	–
NaCl(mmol/L)	–	–	–	–	–	110
측정파장(nm)	405	405	502	405	405	405
측정온도(℃)	25	37	30	30	30	37

표 26 ALP 측정법 : 완충용액과 각 아이소자임의 상대 활성 비교

기질	페닐인산	4–니트로페닐인산			
측정법	Kind–King법	GSCC	IFCC	Ochi 등	JSCC
완충용액	탄산	DEA	AMP	MEG	EAE
블루 혈청	100	100	100	100	100
간형	100	171	196	148	173
골형	100	137	123	120	111
태반형	100	104	182	132	92
소장형	100	35	45	66	70

DEA : diethanolamine, AMP : 2–amino–2–methyl–1–propanol, MEG : N–methyl–D–glucamine
EAE : 2–ethylaminoethanol

를 측정하는 Bessey-Lowry법이 이용되기에 이르렀다. 이 방법을 기본으로 각국이 각종 완충용액을 사용하여 측정하는 계를 권고법으로 했다(표 25).

JSCC 권고법은 EAE(2-ethylaminoethanol) 완충용액을 채용했다. 완충용액에 의하여 측정치나 아이소자임 특이성이 다르기 때문에 완충용액이 다르면 측정치는 검체마다 다르다. EAE 완충용액을 사용하면 소장형을 비교적 높게 측정한다(표 26).

이미, 이 방법에서는 대부분의 시설에서 EAE 완충용액의 JSCC 표준화 대응법이 이용되고 있으며 한편, IFCC는 2-아미노-2-메틸-1-프로판올(AMP) 완충용액을 사용하고 있기 때문에 세계적인 조화관계가 앞으로의 과제이다.

2) ALP 아이소자임 분석

이것은 전기영동에 의하여 분석하는 방법이다. 단클론 항체(mAb : monoclonal antibody)를 이용한 저해법, 아미노산 저해, 내열성 시험 등이 있지만 일상검사로서 이용되고 있는 것은 전기영동법이 축으로서 불명한 분획에 대해서는 mAb나 아미노산 저해, 내열성 등을 조합해서 감별한다. mAb를 이용한 골형 ALP의 면역학적 측정법도 있다.

전기영동에는 아가로오스겔이나 셀룰로오스아세테이트막을 지지체로 하는 전하에 의한 분리, 폴리아크릴아미드겔을 지지체로 하는 전하와 분자량에 의한 분리법이 있다.

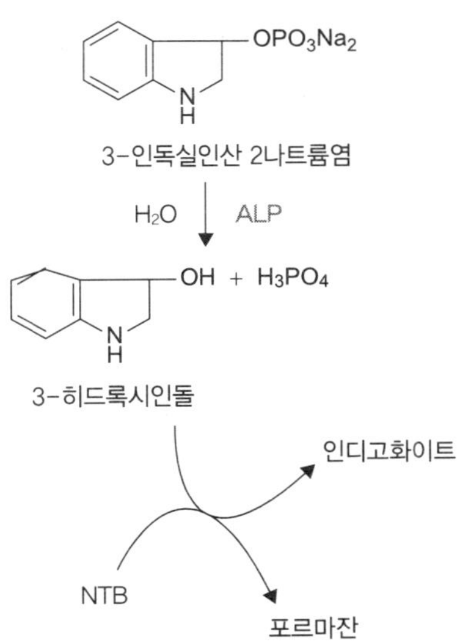

ALP 염색시약 「Quick ALP」 헬레나 사

그림 19 ALP 활성염색법의 원리

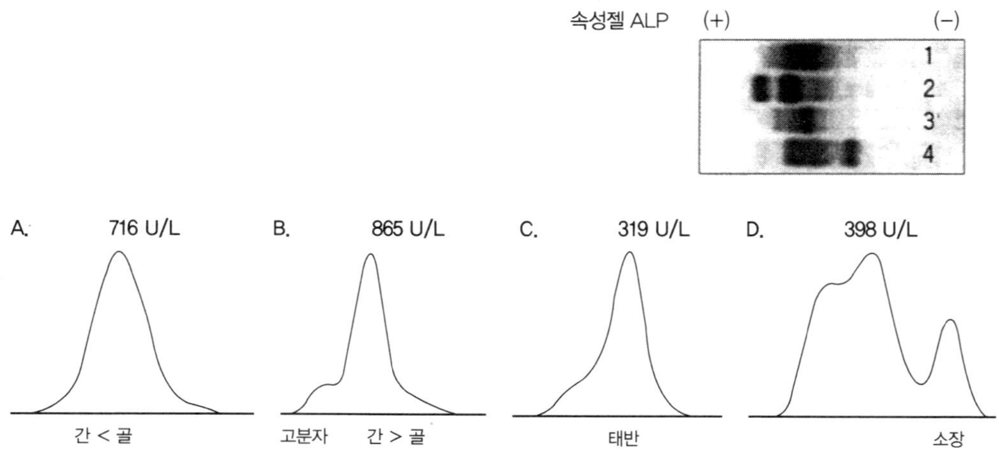

그림 20 ALP 아이소자임 패턴 예

전기영동 후에는 3-인독실인산-2-나트륨염을 기질로 하여 반응시키고 ALP 활성에 의한 생성물을 니트로테트라졸륨 블루로서 정색한 후, 비중계로서 570 nm에서 검출한다(그림 19). ALP 아이소자임분석의 결과 예를 그림 20에 나타냈다.

(3) 기준범위

- **ALP 총활성 :** 100~350 U/L(JSCC 표준화 대응법)
- **ALP 아이소자임(ALP 아이소자임 키트 :** 헬레나 연구소(Helena institute)
  - ALP2 : 35.8~74.0%
  - ALP3 : 25.1~59.0%
  - ALP5 : 0.0~16.1%

임신후기에는 태반유래의 ALP가 증가하고 다태 임신에서는 더욱 상승한다. 소아기는 골성장 때문에 골형이 높고 성인의 2~3배가 보통이다. 식사 후에, 특히 고지방 식사 후에는 혈액형B, O형 분비형에서 소장형 상승이 크다.

(4) 샘플링이나 검체보존에 관한 주의사항

채혈로부터 원심분리까지, 실온에서도 24시간 내에서는 커다란 변동은 없다. 또한 혈청분리 후에

표 27 ALP 아이소자임에 의한 병태의 감별

아이소자임	이동도	유래	병태
1	α1	고분자 막결합	폐색성 황달, 간내부 SOL, 세담관염
(2)	fast α2	당사슬 과잉결합	일과성 고ALP 혈증
2	α2	간담	간장해, 약물유도
3	$\alpha2\beta$	골아세포	골전이, 갑상선 기능항진증, 부갑상선 기능항진증, 신부전, 신성골이영양증, 구루병·골연화증, 골절
(3)	$\alpha2\beta$	간담(골형)	간경변, 담관폐색
(3)	$\alpha2\beta$	백혈구	백혈구 증다의 일부(진성 다혈증 등)
4	$\alpha2\beta$	태반(종양)	임신(폐암, 난소암 등의 악성 종양)
5	$\beta-\gamma$	소장	혈액형 B, O분비형(특히 식사 후) 간경변, 신부전, 당뇨병
6	$\beta-\gamma$	면역글로불린결합	궤양성 대장염, 자기면역질환(다종다양한 질환)

도 냉장동결에서 1개월 내에는 특히 변하지 않는다.

EDTA염, 시트르산염, 옥살산염의 혈장에서는 활성중심의 아연이온(Zn^{2+})이 킬레이트 되어 활성이 저하한다.

(5) 이상치의 메커니즘과 임상적 의의

표 27에 ALP 아이소자임의 유래, 병태를 정리했다.

ALP 높은 값의 증례에 있어서 활성별, 아이소자임별의 생각되는 원인을 그림 21, 그림 22에 나타냈다. 또한, ALP 활성뿐만이 아니고 다른 관련항목인 LAP, γ-GT, 빌리루빈의 검사결과를 조합해서 감별진단을 수행한다(표 28).

표 27이나 그림 21에 나타낸 바와 같이 간형 ALP가 높은 값에도 불구하고 빌리루빈이 상승하지 않는 경우, 간내부 점거성 병변(SOL : space occupying lesion)이 의심된다. 이것은 국소적인 폐색에서는 유도되어 발현량이 증가된 ALP는 폐색에 의하여 달아날 장소가 없어져 혈중에 넘쳐서 증가하지만 빌리루빈은 저분자이기 때문에 정상 간세포에 둘러싸여 폐색되어 있지 않은 모세담관을 경유하여 담즙 중에 배설되며 혈중 레벨의 상승은 경미하게 되기 때문이다(그림 23).

마이크로솜 효소는 어떤 종류의 약제에 의하여 그 생성이 유도되어 항진한다. 그의 원인으로 되는 약제의 대표를 표 29에 나타냈다. 이들의 약제를 사용하고 있는 경우, ALP, LAP, γ-GT의 상승이 확인되는 경우가 있다. 반응에 결핍되어 혈중 효소활성에 변화가 발생하지 않는 개체도 있다.

일과성이 높은 ALP 혈증은 fast α2 영역에 영동되는 활성대가 출현하는 독특한 아이소자임 패턴을 나타내는 것, 매우 고활성으로 될 수 있는 것, ALP 활성의 상승이 일과성인 것, 소아에게 가장

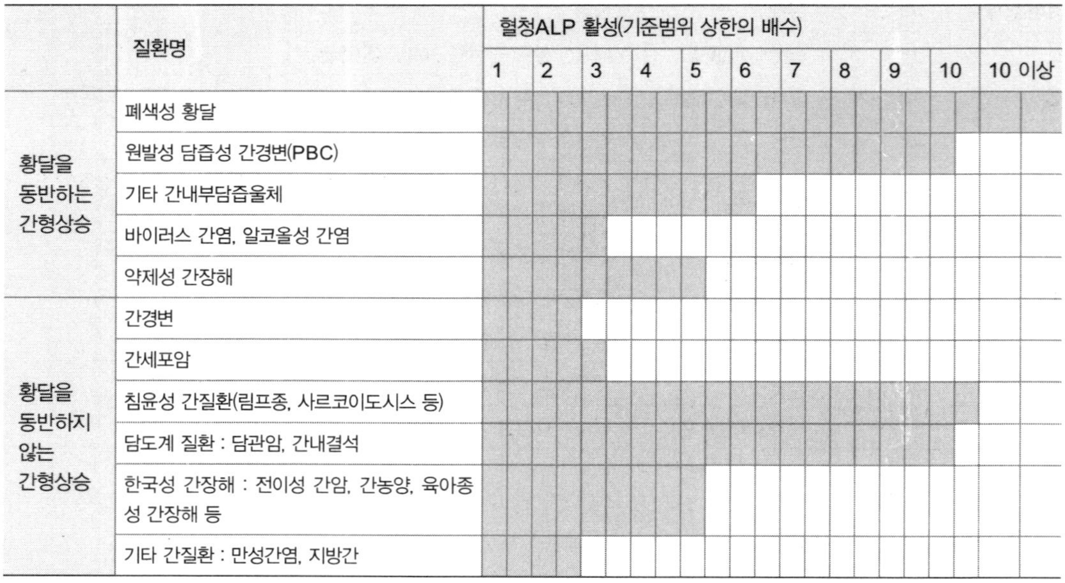

그림 21 혈청 ALP의 높은 값의 원인(간형)

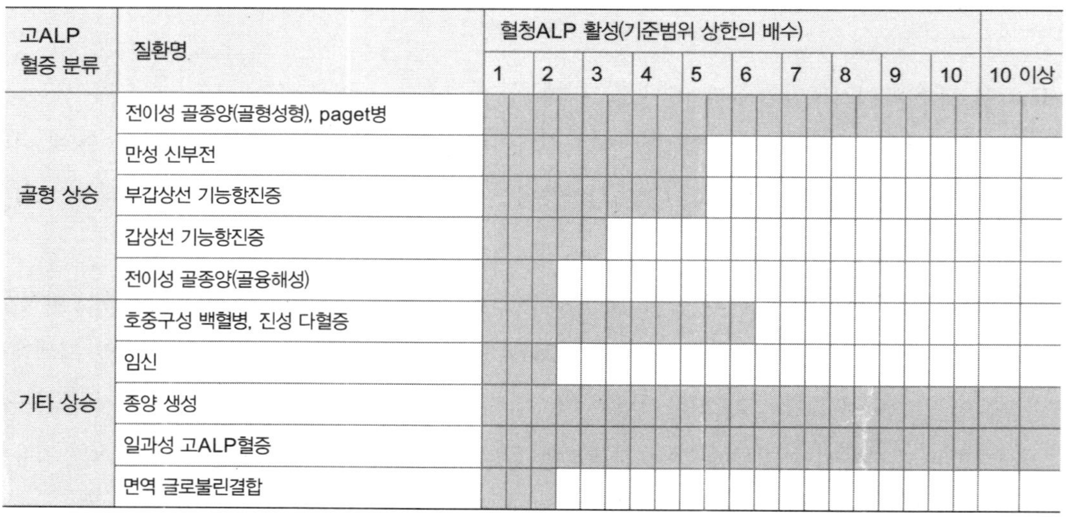

그림 22 혈청 ALP의 높은 값의 원인(골형, 기타)

잘 보이는 것이라고 하는 특징을 가진다. 특히, 소아에게 있어서 매우 높은 활성의 경우, 일과성이 높은 ALP 혈증이 빈도적으로도 가장 의심이 되는 원인이다. 더욱, 성인에게 있어서도 산발적으로 보고되기 때문에 소아에게 한정되어 발생되는 것은 아니다.

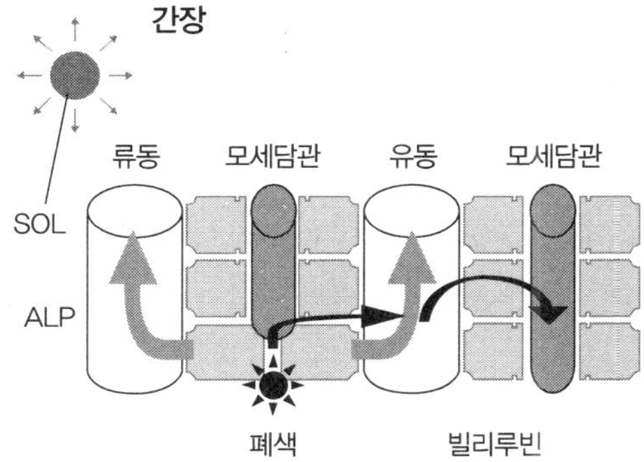

그림 23 간내부 점거성 병변에 있어서 ALP와 빌리루빈의 괴리이유

표 28 마이크로솜 효소의 조합에 의한 감별진단

ALP	LAP	γ-GT	기타	병태 등
상승	정상	정상		ALP-3,4,5,6의 상승하는 병태
고도상승 (기준치 상한의 5배 이상)	정상	정상		ALP-3,4의 상승하는 병태 혹은 이상패턴 골생성의 골전이(전립선암, 유암 등), 종양생성(폐암, 난소암), 일과성 고ALP 혈증
상승	상승	정상		임신
상승(ALP-1있음)	상승	상승	빌리루빈 상승	담도, 간외부 담관폐색
			빌리루빈 정상	간내부 SOL, 모세담관염, 침윤성 간병변
상승(ALP-1없음)	상승	상승		약제성 간장해, 효소유도

표 29 마이크로솜 효소유도를 일으키는 약제

분류	약제명
항경련제	페노바르비탈(Phenobarbital), 페니토인(Phenytoin)
항생물질	리팜피신(Rifampicin), 그리세오풀빈(Griseofulvin)
진정제	바르비탈(Barbital)
항응고제	와르파린(Warfarin)
경구피임제	프로게스테론(Progesterone)
경구당뇨병제	톨부타미드(Tolbutamide), 아세토헥사미드(Acetohexamide)
기타	알코올(Alcohol), 마리화나(Marijuana)

3-6. γ-글루타밀트랜스페라아제(γ-GT)

(1) 생화학적 성상과 생리학적 의의

γ-GT[γ-glutamyltransferase ; EC 2.3.2.2 ; (5-Glutamyl)-peptide : amino acid 5-glutamyltransferase]는 γ-글루타밀 사이클의 주요한 효소로서 글루타티온(GSH : glutathione)을 비롯하여 γ-글루타밀 펩티드를 가수분해하는 것과 동시에 γ-글루타밀기를 다른 아미노산이나 펩티드 등으로 전이하는 막 결합성의 당단백효소이다. 또한, 프로스타글란딘이나 류코트리엔 등의 내인성 매개물이나 발암물질 등의 대사·분해에도 관여한다.

조직중량당의 함량은 신장, 췌장, 간장의 순서이며, 활성화비는 약 6 : 4 : 1이다. 담도계통이나 신장에서의 γ-GT 활성이 높은 것은 간세포로부터 담도계통으로 배출된 GSH를 분해하기 때문이라고 생각된다. 이외에도 갑상선, 비장, 폐, 태반, 장, 뇌, 전립선, 고환 등을 비롯하여 각종의 암에도 발현되고 있다.

신장에서는 세뇨관 상피세포에, 췌장에서는 선방과 췌간계통에, 간장에서는 간세포의 마이크로솜 분획, 세담관, 모세담관 등에 분포되어 있다.

모세담관막 등에서 막과 강하게 결합하고 있는 막단백에서 아스파라긴결합 당사슬을 대량으로 함유한 당사슬결합 헤테로 2량체의 분자구조를 취하여(중사슬 서브유닛 약 6만, 경사슬 서브유닛 약 3만), 활성부위를 세포막의 외부로 유출하는 엑토엔자임이다.

γ-GT의 유전자 배위는 염색체 22번의 긴 팔에 있으며 생합성 과정에서는 N말단의 시그널펩티드는 절단되지 않고 남으며, 막결합 부위로 되어있다.

담즙울체에서 증가하는 γ-GT는 리포단백이나 지질과 결합한 고분자형의 γ-GT로서 담관 결합에 의한 동물 모델에서는 담관상피에서 γ-GT의 발현이 항진하지만 간세포에서의 발현은 항진하지 않는다. 한편, 상습음주나 약제의 장기복용에서는 간마이크로솜의 효소활성이 유도되며 γ-GT도 그의 하나이다.

(2) 검사방법

혈청 γ-GT 측정에 있어서 γ-글루타밀기의 수용체로서는 일반적으로 글리실글리신이 사용되며 합성기질로부터 글루타밀기 전이반응의 결과 유리되는 색소(4-니트로아닐린)를 직접 또는 다른 화학 반응과 공액시켜서 발색 정량한다.

당초 보고된 L-γ-글루타밀-4-니트로아닐리드(γ-Glu-4-NA)를 기질로 하고 생성하는 4-니트

표 30 γ−GT 활성 측정조건의 각국 권고법의 비교

성분	Szasz 변법	SSCC	IFCC	ECCLS	JSCC	GSCC
발표년도	1974	1976	1983	1993	1994	1994
완충용액 종류 농도(mmol/L) pH	트리스−HCl 100 8.25	트리스−HCl 100 7.6	글리실글리신−NaOH 150 7.90	글리실글리신−NaOH 150 7.70	글리실글리신−NaOH 150 7.90	글리실글리신−NaOH 150 7.70
공여체 기질(mmol/L)	글리실글리신 100	글리실글리신 75	글리실글리신 150	글리실글리신 150	글리실글리신 150	글리실글리신 150
수용체 기질(mmol/L)	γ−Glu−4−NA 2.9	γ−Glu−4−NA 4.0	GluCANA 6.0	GluCANA 6.0	GluCANA 6.0	GluCANA 6.0
$MgCl_2$(mmol/L)	−	10	−	−	−	−
측정 온도(℃)	25	37	30	37	30	37

γ−Glu−4−NA : L−γ−glutamyl−4−nitroanilide, GluCANA : L−γ−glutamyl−3−carboxy−4−nitroanilide

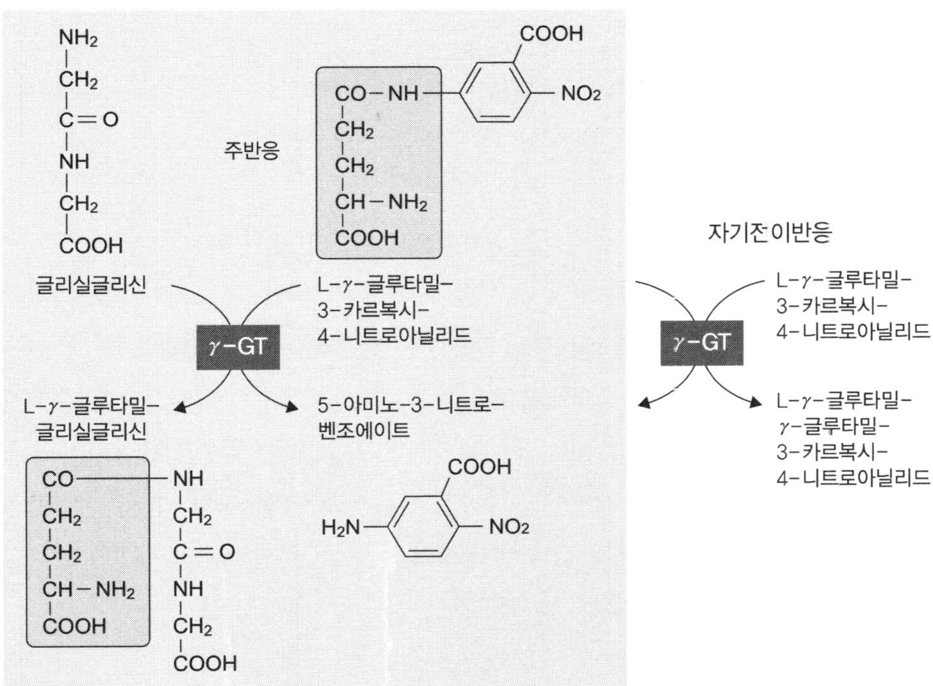

그림 24 γ−GT 측정법의 원리(JSCC 권고법)

로아닐린(4−NA)의 황색을 측정하는 Orlowski 등의 측정법은 발색시약이 불필요하며, 4−NA의 흡광계수가 크고 반응의 지적조건이 상세하게 검토되며 스칸디나비아 임상화학회(SSCC), 아메리카 임

상화학회(AACC)의 권고법으로서도 취급되었다. 방법은 간편하며, 감도·재현성에도 우수하지만 γ-Glu-4-NA는 물에 용해하기 어려운 용액으로 하는 경우의 안정성도 나쁘기 때문에 더욱 개량되었다.

그 중에서 L-γ-글루타밀-3-카르복시-4-니트로아닐리드(γ-Glu-3C-4NA : GluCANA)는 용해성, 안정성이 우수하고 γ-GT에 의하여 유리하는 5-아미노-2-니트로벤조에이트(5ANA)는 유색에서 초속도분석법이 가능하며, 이 기질에 의한 표준법의 상용기준법이 IFCC나 유럽 임상검사 표준협의회(ECCLS)로부터 발표되었으며, JSCC도 이것을 권고했고 표 30에 비교표를 나타냈다. 또한, 그림 24에 JSCC 권고법의 측정원리를 나타냈다.

기질로서 GluCANA를 사용하고 수용체 기질로서 글리실글리신을 사용하여 γ-GT의 촉매작용에 의하여 L-γ-글루타밀-글리실글리신과 5ANB를 생성한다. 이 5ANB의 파장 410 nm에서 단위시간당의 흡광도 증가를 계측하여 활성치를 산출한다. 더욱, GluCANA 자신이 글루타밀화 되는 자기전이반응도 일어날 수 있지만 1% 이하의 비율이다.

(3) 기준범위

- **성인 남성 : 10~50 U/L, 성인 여성 : 10~30 U/L**
- **신생아 : 50~150 U/L, 소아로부터 약한 사람 : 0~20 U/L**

개인차이가 크고 성별, 음주력에 의해서도 대폭적으로 다르다. 연령에 의한 차이가 있으며 신생아에 있어서는 높고 사춘기에는 성인과 거의 같은 값을 나타내게 되었으며, 고령자에게는 연령과 함께 저하한다. 남성에서는 여성보다 높고 임산부에 있어서는 정상내지 경도가 낮은 값을 나타낸다.

운동, 식사에 의한 영향은 거의 없지만 음주에 의한 영향은 크고 약주 환산으로 1일 2홉 이상의 음주가는 비음주가에 비하여 확실히 높은 값을 나타낸다. 또한, 항경련제, 항간질약 등의 약제에 의하여 마이크로솜을 유도하여 혈중 레벨이 상승하기 때문에 음주력뿐만이 아니고 투약력도 중요하다. 음주와의 관계도 깊고 더욱 정낭, 전립선, 부고환 등의 남성 생식기에는 γ-GT 활성의 분포가 높은 것이 성별차이의 원인으로 되어있다고 생각된다.

(4) 샘플링이나 검체보존에 관한 주의사항

혈청 γ-GT는 상당히 안정한 효소로서 실온에서도 2~3일, 냉장보존으로 약 1개월, 냉동보존에서는 약 1년간은 안정하다. 적혈구중에는 존재하지 않지만 용혈이나 황달, 유제 검체에서는 검체 블랭크를 취한다.

(5) 임상적 의의

γ-GT는 신장 세뇨관에 활성이 높은 것에도 불구하고 신장질환에서 혈청 γ-GT가 상승하지 않는 것은 신장에서는 세뇨관 상피세포에 있기 때문에 혈중에 출현하지 않고 소변 중으로 직접 배설되기 때문이다. 췌장은 간장에 비하여 작은 장기이기 때문에 췌장질환에서도 담도계통의 폐쇄나 염증을 동반하지 않으면 유의한 상승을 나타내는 것은 적다. 따라서 혈중의 γ-GT는 대부분이 간장에 유래한다. 간조직에서는 모세담관, 문맥영역의 담관상피, 간세포막의 담즙분비 쪽에 분포하기 때문에 담즙울체에서는 배설장해로 인하여 혈중으로 일탈하여 혈청 γ-GT가 상승한다고 생각된다. 즉, 간담도계통의 질환, 특히 알코올성 간질환, 담즙울체를 일으키는 질환, 약물우도 등이 혈중 γ-GT 상승의 병태이다. 한편, 간염 등의 간세포 상해가 주로 되는 질환군에 있어서도, 담즙울체성 병태가 합병되면 약간 상승한다. 간세포암에서는 암세포에서 γ-GT 합성이 항진되며 혈중에 간암 특이 아이소자임이 검출된다. 이상으로부터 γ-GT는 간특이성이 높은 간담도계통 질환표지로서 활용된다.

혈청 γ-GT 저하는 임신이나 경구피임약을 복용할 때에 보이며, 여성 호르몬, 특히 에스트로겐에 의한 간장에서 γ-GT의 생성억제에 기인하기 때문에 선천성 γ-GT 결손증은 정신지체, 높은 혈청글루타티온치, 글루타티온 요증을 동반하는 선천대사 이상이다.

3-7. 류신아미노펩티다아제(LAP)

(1) 생화학적 성상 및 생리학적 의의

펩티드결합을 가수분해하는 효소는 엔도펩티다아제와 엑소펩티다아제로 분류된다. 후자는 단백질분자의 아미노(N) 말단, 카르복실(C) 말단으로부터 하나씩 아미노산을 유리시키는 효소로서 아미노말단으로부터 절단하는 효소를 아미노펩티다아제, 카르복실말단으로부터 절단하는 것을 카르복시펩티다아제라고 말한다.

류신아미노펩티다아제(leucine aminopeptidase : α-aminoacyl-peptide hydrolase)란, 말단에 류신을 가지는 펩티드로부터 류신을 비교적 특이적으로 제거하는 효소로서 실질적으로는 복수의 효소가 관련된다(표 31).

(2) 검사방법

현재는 합성기질을 이용하는 시약만이 판매되고 있다. Goldberg들의 방법은 기초로 되어있는 L-

표 31 아미노펩티다아제의 성상 및 특징

상용성	류신아미노펩티다아제(LAP)	아릴아미다아제(AA)	시스틴아미노펩티다아제(CAP)
별명	가용성아미노펩티다아제(C–LAP), True LAP	마이크로좀아미노펩티다아제 (M–LAP)	태반아미노펩티다아제(P–LAP) 옥시토시나아제(옥시토신분해효소)
계통명	α–aminoacyl–peptide hydrolase(cytosol)	α–aminoacyl–peptide hydrolase(microsomal)	α–aminoacyl–peptide hydrolase
EC번호	EC 3.4.11.1	EC 3.4.11.2	EC 3.4.11.3
세포내 편재	가용성 분획	마이크로좀(막결합)	가용성 분획
장기분포	간세포, 림프구	간담도계통(모세담관측 세포막), 신뇨세관	태반합포체층
분자량	30만	24만	8만7000
지적 pH	8~9	7~8	6.5
활성화 금속	Mn^{2+}, MG^{2+}, Zn^{2+}	Co^{2+}	
기질특이성			
L–leucine amide	++	+	+
L–leucyl–p–nitroanilide	–	++	+
L–leucyl–β–naphthylamide	–	++	+
L–leucyl–3,5–dibromo–4–hydroxyanilide	–	++	–
L–leucyl–4–N,N–disulfopropyl–aminoanilide	–	++	–
L–cystinyl–4–dimethyl–aminoanilide	–	–	++
임상적 의의	간세포 상해, 백혈병, 림프종, 바이러스 감염증, 간질성 폐렴, 피부염	폐색성 황달, 약물유도	임신

류실–β–나프틸아민을 디아조화 또는 알데히드 축합반응으로 측정한다. 그러나 β–나프틸아민은 발암성의 문제로서 사용하지 않게 되었다.

L–류실–p–니트로아닐리드(LNA)를 기질로 사용하고 유리하는 p–니트로아닐린의 황색을 비색계측하는 방법이 현재는 널리 이용되고 있다. 이 방법은 GSCC 권고법으로서 아릴아미다아제(AA)와 시스틴아미노펩티다아제(CAP)가 측정된다.

이외에, L–류실–3,5–디브로모–4–히드록시아닐리드 기질법이나 L–류실–4–N,N–디술포프로필아미노아닐리드 기질법 등이 있으며 이들은 CAP를 측정하지 않고 AA 측정에 특이성이 높다.

가용성 LAP(C–LAP)는 류신아미드를 기질로 하는 방법으로 측정하고 있었지만 현재는 시판시약이 없다. 이 기질법에서는 C–LAP 이외에 AA나 CAP도 함께 측정되었다.

(3) 기준범위

- 30~70 U/L(37℃) (L-류실-p-니트로아닐리드)
- 25~40 U/L(37℃) (L-류신아미드 기질법)
- 20~50 U/L(37℃) (L-류실-4-N,N-디술포프로필아미노아닐리드 기질법)
- γ-GT와 마찬가지로, 약물유도에 의하여 아릴아미다아제 활성은 상승한다.

(4) 샘플링이나 검체보존에 관한 주의사항

안정한 효소로서 냉장이나 동결에서도 1개월 이상 안정하다.

(5) 임상적 의의

AA는 ALP나 γ-GT와 함께 간담도계통 폐색성 질환으로 상승한다. CAP는 태반에 유래하며, 임신 후기에 상승한다. C-LAP는 간세포나 활성화 림프구에 많기 때문에 간염 등의 간세포 상해와 백혈병이나 림프종 등의 혈액악성 종양, 마진 등의 바이러스 감염증, 간질성 폐염, SLE 등의 자기 면역성 질환 등으로 상승한다. CAP는 태반 유래의 효소로서 임신할 때 상승하고 태아·태반기능의 평가에 이용되고 있다.

3-8. 콜린에스테라아제(ChE)

(1) 생화학적 성상 및 생리학적 의의

콜린에스테라아제(부티릴콜린에스테라아제, 허위성 콜린에스테라아제, 혈청콜린에스테라아제 ; EC 3.1.1.8 : acylcholine acylhydrolase)는 콜린에스테르를 콜린과 유기산으로 가수분해하는 효소의 총칭으로서 대별하여 2종류가 존재한다. 하나는 신경·근육자극전달에 관여하는 아세틸콜린에스테라아제(acetylcholinesterase ; true cholinesterase ; EC 3.1.1.7)로서 아세틸콜린 수용체, 적혈구막 등에 편재하며, 아세틸콜린을 특이적으로 분해한다. 다른 하나는 각종의 아실콜린(지방산 콜린에스테르, 방향족 콜린에스테르, 마취제의 프로카인아미드 등)에 작용하는 아실콜린에스테라아제(EC 3.1.1.8)이다. 전자를 진성, 후자를 허위성의 콜린에스테라아제라고도 말하지만 임상검사에 이용되고 있는 것은 허위성 콜린에스테라아제로서 주로 간기능 검사에서 이용되고 있다. 생화학적 성상 등을 표 32에

표 32 콜린에스테라아제의 성상 및 특징

	(부티릴)콜린에스테라아제 (EC 3.1.1.8)	아세틸콜린에스테라아제 (EC 3.1.1.7)
별명	허위성(pseudo) 콜린에스테라아제	진성(true) 콜린에스테라아제
계통명	acylcholine acylhydrolase	acetylcholine acetylhydrolase
장기분포	간장, 혈청	신경조직, 근육, 적혈구
기능	불명(숙시닐콜린, 프로카인 등 약제분해)	신경·근육 자극전달(콜린작동성신경의 신경전달물질 아세틸콜린을 분해)
분자량	모노머는 약 85000, 혈청중에는 95%가 수용성 4량체로서 약 34만.	모노머는 약 7만. 혈청중에 50%가 4량체이고 나머지는 2량체나 모노머
지적 pH	8.0~8.5	7.5~8.0
기질특이성		
아세틸콜린	++	+++
벤조일콜린	+++	±
부티릴콜린	+++	±
유기인제에 의한 저해	+	+
유전자 배위	BCHE 염색체 3번 긴 팔	ACHE 염색체 7번 긴 팔

정리했다.

ChE의 유전성 변이는 근육 이완제 투약시의 전이성의 무호흡이 문제로 되며 약리 유전병이라고 위치가 결정되어 있다. 따라서 유럽에서는 ChE 활성측정은 수술전의 검사로서 위치가 결정되어 있으며 활성의 저하뿐만이 아니고 저해제인 플루오르화나트륨 혹은 디부카인 내성의 효소가 문제로 되어 왔다. 또한 활성의 대부분이 확인되지 않는 변이는 사이렌트형 변이라고 말한다. 이들을 판별하는 방법으로서는 디부카인 수(DN : dibucaine number)나 플루오라이드 수(FN : fluoride number)를 측정하는 것이 있다.

(2) 검사방법

아세틸콜린 등의 기질이 가수분해 되는 생성물을 측정하는 것이 기본이다. 오래전에는 다카하시-시바타법(takahashi·shibata method)이 있으며 아세틸콜린이 가수분해 되어 생성된 아세트산에 의한 pH의 변화를 측정하고 △pH라고 하는 단위로서 표시했다. 그 후, 생성물을 특이적으로 측정하는 방법이 개발되었으며, 대별하면 다음과 같은 2종류로 분류된다.

- **티오콜린 유도체를 기질로서 유리하는 티올기를 정색시키는 방법**
- **벤조일콜린 유도체를 기질로서 유리하는 콜린을 효소적으로 측정하는 방법**

P-히드록시벤조일콜린 + H_2O —(ChE)→ 콜린 + P-히드록시벤조산

P-히드록시벤조일콜린 + NADPH + O_2 —(4-히드록시벤조산수산화효소)→ 프로토카테쿠산 + NADP + H_2O

프로토카테쿠산 + O_2 —(프로토카테쿠산 산소첨가효소)→ β-카르복시무콘산

그림 25 ChE 측정법의 원리(JSCC 권고법)

전자는 아세틸티오콜린, 부티릴티오콜린, 프로피오닐티오콜린, 디메톡시벤조일티오콜린 등을 기질로 사용하고 ChE에 의하여 생성되는 티오콜린과 5,5'-디티오비스-2-니트로벤조산(DTNB : 5,5'-dithiobis-2-nitrobenzoic acid)에서 SH기의 변환반응을 수행하여 생성된 색소, 트리니트로벤젠(TNB : trinitrobenzene)을 비색 정량한다.

후자는 벤조일콜린이나 o-톨루오일콜린(o-toluoylcholine)을 기질로 사용하고 생성하는 콜린을 효소학적으로 정량하는 방법과 p-히드록시벤조일콜린(pHBC : p-hydroxybenzoylcholine)을 기질로 사용하는 JSCC 권고법이 있다(그림 25). 즉, 기질인 pHBC가 ChE에 의하여 가수분해 되어, 콜린과 4-히드록시벤조산(pHBA : p-hydroxybenzoic acid)을 생성한다(제1 반응).

pHBA는 NADPH 존재하에 4-히드록시벤조산-3-수산화효소(4HBO : 4-hydroxybenzoate 3-monooxygenase)에 의하여 프로토카테쿠산(PCA : protocatechuic acid)으로 변환된다(제2 반응). 이때, NADPH가 산화되는 것에 의한 340 nm의 흡광도 감소로부터 ChE 활성을 구한다. 제2 반응에서 생성된 PCA는 그대로 두면 더욱 4HBO에 의하여 반응이 진행하기 때문에(부반응), NADPH가 감소하여 계속되며 흡광도 저하가 커진다. 따라서 PCA가 축적되지 않도록 프로토카테쿠산디옥시게나아제에 의하여 PCA를 β-카르복시무콘산으로 산화시켜 반응계로부터 제거, 플러스 오차가 발생되지 않도록 하고 있다.

이 방법에서는 2010년의 일본의사회 임상검사 정밀도 관리조사에서, 이미 90%를 초과하는 시설에서 JSCC 표준화 대응법이 이용되고 있으며 동등의 측정법이 얻어진다.

(3) 기준범위

- 200~450 U/L(JSCC 표준화 대응법)

(4) 검체 채취의 주의점

ChE는 안정한 효소로서 냉장보존에서도 장기 안정하다. 주의해야 할 것은 살충제 등의 혼입이다. 이상적 낮은 값의 검체가 집중되는 경우, 바퀴벌레의 퇴치를 위한 구충제가 혈청에 혼입되기 때문에 ChE 활성이 제로로 된다고 하는 가능성도 있다.

(5) 임상적 의의

ChE의 활성측정은 ① 스크리닝 검사와 ② 간 기능검사로서(ChE는 간장에서 제조되며 그의 혈중 반감기가 약 10일로서 알부민보다 짧기 때문에 예민한 간장에서의 단백질 합성기능의 지표로서 이용되고 있다). ③ 유기인 중독(농약 중독), 사린중독(sarin poisoning)이 의심되는 경우에 수행된다. 그중에서 간경변 등의 만성 질환에 의한 낮은 값은 그다지 긴급성을 필요로 하지 않지만 농약 등의 유기인제 중독이나 일본 지하철 사린중독사건 등의 테러에 의한 낮은 값은 긴급성이 있다. 패닉치(panic value)로서는 40 U/L을 기준으로 하지만 상황에 따라서 대응해야 할 것이다.

혈청 ChE 활성이 저하하고 있는 경우, 선천적인 유전성 변이에 의한 것과 각종 병태에 의하여 일어나고 있는 2차적인 것을 생각한다(표 33).

ChE 활성이 거의 검출되지 않는 경우, 2차적인 원인으로서는 농약(유기 인제) 중독이나, 중증의 간기능장해이다. 이들의 가능성이 부정되면 사이렌트형 유전자의 호모복합체라고 생각된다. 한편, 중정도로 저하하고 있는 경우, 낮은 ChE 혈중 원인(간경변 등의 간기능장해, 암, 심근경색, 만성소모성 질환, 만성감염증, 영양장해)의 어느 것이나 가능성이 있다. 또한, 유전성 변이 특히 사이렌트형 유전자의 헤테로 접합체의 가능성도 고려한다(약 150~200인에 대해서 1인 빈도).

반대로 높은 값의 경우에는 네프로오제 증후군이나 지방간이 의심되지만 유전적인 C5 변이 등의 가능성도 부정할 수 없다.

표 33 저콜린에스테라아제 혈증의 원인

유전성	콜린에스테라아제의 유전자 변이·다형
2차성	• 간질환(특히 간경변), 심근경색, 감염증, 악성 종양, 요독증, 저영양
의원성 외인성	• 유기인제(농약, 살충제 등)의 중독(자살, 사고)
	• 사린중독(테러 : 1995년의 일본 지하철사린중독 사건), 콜린 작동약(네오스티그민, 디스티그민 등 : 중증근육무력증이나 배뇨장해의 치료약으로서 처방된다 : 특히 콜린 작동성 억제제일 때에 ChE 저하).
	• 항암제
	• 방사선 치료

3-9. 아밀라아제(AMY)

(1) 생화학적 성상 및 생리학적 의의

AMY(EC 3.2.1.1 ; 1,4−α−D−glucan glucanohydrolase)는 19세기어 전분분해에 관계하는 효소로서 발견되었으며, 임상검사 영역에서도 가장 오래전부터 활용되어 왔다. AMY에는 다당류에 대한 각각의 작용부위에 의하여 α−아밀라아제, β−아밀라아제, γ−아밀라아제, 이소아밀라아제 등이 있지만 인간혈청이나 소변에 존재하는 AMY는 어느 것이나 α−아밀라아제, 전분, 아밀로오스, 아밀로펙틴, 덱스트린 등의 α1−4 결합을 내부로부터 분해하는 엔도글리코시다아제이다. α1−6결합을 분해하는 활성은 없다.

인간AMY는 대별하면 췌장형(P−AMY)과 타액선형(S−AMY)이 있다(표 34). 대부분은 췌장과 타액선에 유래하는 분비효소로서 소화효소이지만 이외에 폐나 간장, 난소 등에도 발현하고 있다.

AMY 유전자는 타액선형, 췌장형 어느 것이나 염색체 1번 짧은 팔에 배위하고 있다. 타액 AMY 유전자의 하나인 AMY1의 복제 수(copy number)가 사람에 따라서 다르며, 특히 탄수화물이 많은 음식물을 섭취하는 사람은 복제 수가 많고 AMY 활성이 높게 진화했다. 이 유전자의 복제 수가 많은 다형은 타액중의 AMY 활성과 서로 관계하고 있다.

AMY는 상당히 안정한 효소로서 1가의 음이온, 특히 Cl^-으로 활성화 된다. 킬레이트 작용을 하는 항응고제[에틸렌디아민4아세트산(EDTA : ethylenediamine tetraacetic acid), 옥살산 등]와 중금속(Cu^{2+}, Hg^{2+}, Pb^{2+} 등)은 활성치를 저하시킨다.

대사경로는 신장으로부터 소변 중으로 배설되는 것 이외에 간장이나 세포망의 내부계통에서 처리된다. 혈중으로 이탈된 AMY의 반감기는 주로 신장으로부터 통관되기 때문에 약 3시간으로 짧다.

표 34 아밀라아제의 특징

	췌장형 아밀라아제 (P−AMY)	타액선형 아밀라아제(S−AMY)	
		패밀리−A	패밀리−B
분자량	54000	62000	56000
당사슬구조	적다	있음(약 10%)	적다
전기영동 위치	fast γ	fast pre γ	slow pre γ
지적 pH	6.9~7.0		
활성화 물질	1가의 음이온, 특히 Cl^-		
저해물질	킬레이트제, Cu^{2+}, Hg^{2+}, Ag^{2+}, Pb^{2+}		
유전자배위	염색체 1번 짧은 팔		

(2) 검사방법

1) 총활성 측정

원리별로 아밀로클래스틱 법(amyloclastic method), 사카로게닉 법(saccharogenic method), 크로모게닉 법(chromogenic method), 효소법(enzyme method)으로 대별되지만 현재는 합성 올리고당을 기질로 사용하는 효소법 측정법이 90% 이상을 점유한다(표 35).

환원말단에 4-니트로페놀(PNP), 혹은 2-클로로-4-니트로페놀(CNP)을 수식하고 아밀라아제가 기질을 가수분해한 후, 글리코아밀라아제나 α-글리코시다아제를 작용시켜서 PNP나 CNP를 405 nm에서 측정한다. 올리고당의 비환원 말단을 화학수식하고 공액효소로서 이용하는 글루코아밀라아제나 α-글루코시다아제의 아밀라아제의 기질에 대한 작용을 억제하는 비환원 말단 수식기질과 블록 되어있지 않은 비수식 기질이 있다.

표 35 아밀라아제 측정법의 분류

측정법	개요
아밀로클라스틱법	전분이 가수분해 되면 요오드전분반응으로 정색하는 비율이 감소한다. 예 : Caraway 법.
사카로게닉법	전분이 가수분해 되면 환원성을 가지는 당(말토오스, 덱스트린 등)이 증가한다. 예 : Somogyi 법.
크로모게닉법	색소를 표지한 불용성 기질이 가수분해 되면 가용성의 색소 표지 저분자 기질이 유리한다. 예 : Rinderknecht 법.
올리고당 기질법	가수분해 된 생성물에 효소를 공액시켜서 생성된 글루코오스를 NAD(P)H 측정계, H_2O_2 측정계로 유도하여 측정하는 방법.
합성 기질법	PNP 등의 발색단을 환원말단에 수식한 기질을 이용하는 방법으로서 비환원말단을 수식한 기질, 수식하지 않은 기질로 분리한다. 현재는 비환원말단을 수식한 기질이 많이 이용된다.

표 36 아밀라아제 활성측정의 권고법

권고법	IFCC	JSCC	코멘트
발표년도	1998	2005	
Buffer	HEPES	HEPES	
농도(mmol/L)	50	50	
pH	7.10 (30℃)	7.00 (37℃)	지적 pH는 온도에 의존
ENM(mmol/L)	5.0	5.0	
NaCl(mmol/L)	70	70	
$CaCl_2$(mmol/L)	1.0	1.0	
α-글루코시다아제	80 μKat(4800 U/L)	135 μKat(8100 U/L)	양쪽방법은 같은 양으로 온도에 의한 활성 차이가 있다.
측정파장(nm)	405	405	
온도(℃)	30	37	측정온도가 다르다.

비환원 말단의 수식에는 벤질, 3-케토부티리덴, 6-아실화, 벤질리덴, 4,6-에틸리덴 이외에 갈락토오스를 부착시킨 기질도 이용되고 있다. IFCC 권고법은 글루코오스 중합도가 7개의 말토헵타오스(G7)의 비환원 말단에 에틸리덴기를, 환원 말단에 PNP를 수식하는 방법이 있다(그림 26).

이외에도, 글루코오스 중합도가 3개의 말토트리오스(G_3)의 환원말단에 CNP를 수식한 기질을 사용하고 공액효소를 이용하지 않고 측정하는 방법이 개발되어 있다. 또한, 수식기를 가지지 않는 올리고당을 사용하고 NADH의 생성속도로서 활성을 구하는 측정방법도 개발되어 있다. 글루코오스 중합도가 5개의 말토펜타오스(G5)를 기질로 사용하고 말토포스포릴라아제 등을 공액효소로 사용하는 측정방법도 있다. JSCC도 각종 검토결과 국제적인 표준화의 생각으로 IFCC법을 권고법으로서 채용했다(표 36).

1. 올리고당을 기질로 하는 측정법

G5 —(아밀라아제)→ G3 + G2 —(α-글루코시다아제)→ 글루코오스

글루코오스의 정색계 ········ 글루코오스 옥시다아제

········ 헥소키나아제 G6PDH계

2. 합성 발색기질을 이용하는 측정법

비환원말단 비수식기질을 이용하는 방법

G5-PNP —(아밀라아제)→ G3 + G2-PNP —(α-글루코시다아제)→ 글루코오스 + PNP

G7-PNP —(아밀라아제)→ G2-PNP + G3-PNP + G4-PNP —(α-글루코시다아제)→ PNP + G1 ηχ

비환원말단 수식기질을 이용하는 방법

3-KB-G5-β-CNP —(아밀라아제)→ G3-β-CNP + G2-β-CNP
+ G-β-CNP
+ 3KB-G2 + 3KB-G3
+ 3KB-G4

—(β-글루코시다아제)→ CNP + G1 + G2 + G3

3. JSCC권고법 (비환원말단을 4,6-에틸리덴으로 수식한 기질을 이용한다.)

4,6-E-G7-PNP —(아밀라아제)→ 4,6-E-G_x + $G_{(7-x)}$-PNP

$G_{(7-x)}$-PNP —(α-글루코시다아제)→ $G_{(7-x)}$ + PNP

3-KB-G5-β-CNP : 3-케토부티리덴-β-2-클로로-4-니트로페닐말토펜타오시드

4,6-E-G7-PNP : 4,6-에틸리덴-4-니트로페닐말토헵타오시드.

그림 26 AMY 활성 측정법의 원리

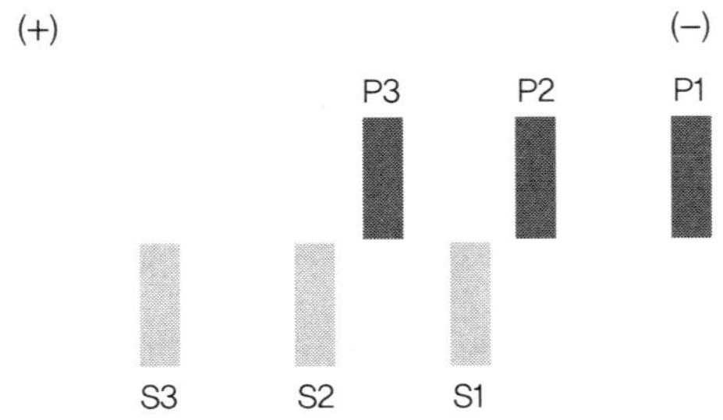

검체보존에 의해서도, 탈아미노효소 활성에 의하여 탈아미드화 되어 양극 쪽으로 시프트 한다.

그림 27 전기영동에 의한 아밀라아제 아이소자임 분획

2) 아이소자임 분석

AMY의 아이소자임의 분석에 있어서 이전에는 전기영동에 의하여 수행되었지만 현재는 전자동분석기에 의한 S-AMY의 활성측정이 수행되고 있다. 단, 임상소견이나 다른 검사소견과 모순될 때에는 전기영동에 의한 해석을 수행하는 경우가 있다. 아가로오스겔이나 셀룰로오스아세테이트막을 지지체로서 전기영동을 수행하고 색소 전분(blue starch)으로 염색한다.

면역글로불린 등과의 결합에 의한 매크로아밀라아제도 이상한 전기영동 패턴으로부터 발견된다. 통상은 P-AMY가 음극 쪽으로서 양쪽 AMY 모두 음극 쪽으로부터 P1, P2, P3, S1, S2, S3라고 말한다(그림 27). 검체보존 등에 따라서, 탈아미노효소(deamidase) 활성에 의하여 탈아미노화 되어 양극 쪽으로 시프트 한다.

(3) 기준범위(JSCC 표준화 대응법)

- **혈청** : 40~130 U/L
- **췌장아밀라아제** : 15~50 U/L
- **소변** : 80~550 U/L

신생아 혈청에는 거의 없고 생후 1~2개월에서 혈중에 출현하며, 1세 이상으로 되면 성인 레벨에 달한다.

정상 혈청에서는 P-AMY가 약 40%(30~60%), S-AMY가 약 60%(40~70%)의 비율로서 함유되어 있다. 신장으로부터의 AMY 배설율은 정상인에서는 거의 일정하며, 정상 소변에서는 P-AMY가 약 70%이고 S-AMY가 약 30%를 점유하며, 췌장 AMY가 약간 작은 것으로 소변 중에 배설되기 쉽다.

표 37 아밀라아제의 임상적 의의

	췌장형(P형)	타액선형(S형)	P형, S형 양쪽	비정상(이상패턴)
상승 ↑	급성췌장염 만성췌장염 췌장암	이하선염, 타액선 폐색질환, 수술, 열상, 쇼크, 간장해, 폐질환, 신경성 식사부진증, 아밀라아제생성 종양(폐암, 난소암)	신부전에 의한 신장으로부터 통관 저하	매크로아밀라아제 혈증
저하 ↓	췌장적출 췌장의 황폐 중도의 당뇨병	타액선 적출, 방사선 조사에 의한 타액선의 황폐		

(4) 검체채취의 주의점

혈청, 소변이 주된 시료로 사용된다. 안정한 효소이지만 실온에 방치하면 탈아미노효소에 의하여 아이소자임의 전기이동도가 변하기 때문에 주의해야 한다. 타액은 AMY 활성이 높기 때문에 그 혼입에도 주의가 필요하다.

(5) 임상적 의의

급성 췌장염일 때에, 소변 중에서 AMY가 상승하기 때문에 췌장검사로서 이용되어 왔다. 분자량이 약 55000~60000으로서 알부민보다 작기 때문에 신장의 사구체토부터 여과되어 소변 중으로 배설된다. AMY 활성 이상이라고 생각되는 병태를 표 37에, 대표적인 높은 AMY 혈증 예를 그림 28에 나타냈다.

P-AMY의 높은 값은 급성췌장염, 만성췌장염, 췌장암 등이 한편, S-AMY의 높은 값은 유행성

1. 대표적인 아밀라아제 고치증례의 아밀라아제 관련 자료

증례	1		2		3	
측정법	면역 저해법	전기 영동법	면역 저해법	전기 영동법	면역 저해법	전기 영동법
총AMY (U/L)	3648	3648	1862	1862	1347	1347
P-AMY (U/L)	101	187	1841	1804	976	153
P-AMY (%)	3%	5%	99%	97%	72%	11%
소변중AMY (U/L)	2262		1339		146	
병명	이하선염		급성췌장염		습관성 악관절 탈구	

2. 대표적 질환의 AMY 아이소자임 분획

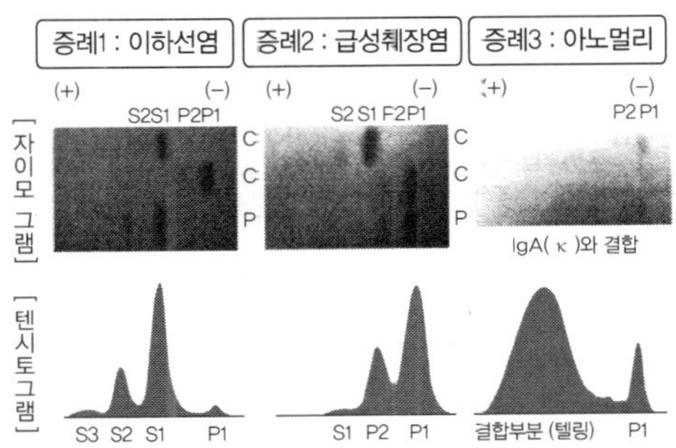

그림 28 대표적인 높은 AMY 혈증 예

이하선염, AMY 생성종양(폐암, 난소암, 골수종) 등의 동시에 증가하고 있는 경우는 신부전, 이상한 분획 패턴일 때는 매크로아밀라아제 혈증이라고 생각된다. P-AMY의 낮은 값은 만성췌장염(비대사성), 췌장암(말기), 췌장절제 후 등의 S-AMY의 감소는 타액선 적출 등이 생각된다. 혈청 AMY는 급성췌장염의 발증 후, 수 시간 이내부터 상승하기 시작하여 1~2일에서 피크에 달하며, 그 후에 감소한다. 6일에서 기준범위로 돌아온다. 소변 AMY는 혈청 AMY보다 수 시간 느리게 증가하며, 비교적 장기에 걸쳐서 이상치를 유지한다.

3-10. 리파아제

리파아제(lipase)는 넓은 의미로 지질의 에스테르 결합에 작용하여 분해하는 효소를 나타내며, 췌장으로부터 분비되는 소화효소로서 영향을 받는 호르몬 감수성 리파아제, 리포단백 대사에 관한 리포단백 리파제와 간성 트리글리세리드 리파아제 등이 있다(표 38). 각각은 단백구조나 효소학적 성상도 다른 효소이지만 호르몬 감수성 리파아제를 제외하고는 유전자나 아미노산에서의 상동성이 높다. 임상검사에서 잘 측정되는 것은 췌장 리파아제(리파아제라고 말하면 우선 이것이다), 리포단백 리파아제이기 때문에 여기서는 이 2종류에 대해서 설명한다.

표 38 리파아제의 종류와 성상

효소명	췌장 리파아제 pancreatic lipase (LIP)	호르몬감수성리파아제 hormone sensitive lipase(HSL)	리포단백리파아제 lipoprotein lipase (LPL)	간성리파아제 hepatic triglyceride lipase(HTGL)
분포	췌장의 선방세포	지방세포 (기타 난소나 부신에서 스테로이드 생산에 관여)	지방조직, 내피세포	간장
유전자배위	염색체10번 긴 팔	염색체 19번 긴 팔	염색체8번 짧은 팔	염색체15번 긴 팔
분자량	약 50,000	약 85,000	약 60,000	약 65,000
지적 pH	8.6~9.2	6.8	8.2~8.5	8.8~9.0
활성화제 (인자)	NaCl, Ca^{2+}, Mg^{2+} 혼성 리파아제, 담즙산	아드레날린, 갑상선 호르몬. ACTH, GH, Mg^{2+}, cAMP	헤파린 아포CII	헤파린
저해제	중금속, 요오드	아세톤, 인슐린, 프로스타글란딘E_2	NaCl, 프로타민, 아포CIII	
기질특이성	트리글리세리드의 α위치 제1 에스테르결합	트리글리세리드, 콜레스테롤에스테르	킬로미크론, VLDL	렘넌트, 중간밀도 리포단백(IDL), HDL_2

[췌장 리파아제(LIP)]

(1) 생화학적 성상

췌장 리파아제(pancreatic lipase ; EC 3.1.1.3 : Triacylglycerol acylhydrolase)는 췌선방 세포에서 생성되고 췌액 중에 분비되어 소화효소로서 작용한다. 분자량은 약 50000으로서 알부민보다 작다. 트리글리세리드의 긴 사슬 지방산에스테르를 가수분해하지만 기질특이성이 있으며 α위치(1, 3위치)의 지방산에스테르만을 가수분해하여 β(2)-모노글리세리드와 지방산으로 분해한다. β-모노글리세리드는 α형으로 이성화된 후, 리파아제의 작용으로 글리세롤과 지방산으로 분해된다.

효소활성이 충분히 발휘되기 때문에 혼성 리파아제라고 하는 췌장으로부터 분비되는 단백질 이외에 담즙산 등의 계면활성제를 필요로 한다.

(2) 활성의 측정법

리파아제 측정법을 이해하는데 있어서 중요한 것은 리파아제는 지방산에스테르와 수층의 계면이 아니면 작용하지 않는 것이다. 따라서 기질은 에멀젼으로서 준비할 필요가 있었다. 만일, 이 계면이 잘 형성되지 않으면 다른 비특이적인 에스테라아제의 활성을 습득하는 것으로 된다. 헤파린정의 주입 후에는 리포단백 리파아제 활성이 혈중에서 상승하기 때문에 이 영향을 받지 않는 췌장 리파아제에 특이성이 높은 측정계가 필요하다.

고전적인 방법으로서 유명한 것이 Cherry-Crandall법(중화 적정법)이며, 올리브유 에멀젼을 기질

1,2-dioleoylglycerol + H_2O $\xrightarrow[\text{pancreatic Lipase}]{}$ 2-monooleoylglycerol + oleic acid

2-mono oleoylglycerol + H_2O $\xrightarrow[\text{MGLP}]{}$ glycerol + oleic acid

glycerol + ATP $\xrightarrow[\text{GK}]{}$ ADP + glycerol-3-P

ADP + D-glucose $\xrightarrow[\text{ADP-HK}]{}$ D-glucose-6-P + AMP

D-glucose-6-P + $NADP^+$ $\xrightarrow[\text{G6PDH}]{}$ D-glucono-δ-lactone-6-P + NADPH + H^+

D-glucono-δ-lactone-6-P + H_2O $\xrightarrow[\text{6-PGL}]{}$ 6-phosphogluconate

MGLP : monoglyceride lipase, Gk : glycerol kinase, ADP-HK : ADP-dependent hexokinase,
G6PDH : glucose-6-phosphate dehydrogenase, 6-PGL : 6-phosphogluconolactonase.

그림 29 디올레오일글리세롤 기질에 의한 리파아제 측정법의 원리

로 하여 pH 7.0, 37℃, 24시간 배양하여 생성되는 유리지방산을 페놀프탈레인을 지표로 하여 수산화나트륨으로 중화 적정하는 방법이다. 이외에, 유리지방산과 반응하여 청색색소를 형성하는 비색법, 에멀젼 흐림의 감소를 비탁법(vogel−zieve법) 또는 비왁스법으로 모니터링 하는 방법 등이 있다.

현재는 효소법이 여러 가지로 개발되기에 이르렀지만 대별하면 디글리세리드법(레시틴 유래)과 합성기질법으로 분리된다. JSCC는 국제적인 권고법으로서 디글리세리드법을 제안하고 있다. 반응원리는 그림 29에 나타낸 바와 같이 디올레일글리세롤을 기질로 사용하여 생성되는 글리세롤을, ATP, 글루코오스, $NADP^+$의 존재 하에서, 글리세롤키나아제, 헥소키나아제, 글루코오스−6−인산 탈수소효소에 의하여 생성되는 NADPH의 증가를 측정하는 것이다.

한편, 유럽은 합성기질법을 권장하고 있다. 1,2−o−디라우릴−rac−글리세로−3−글루타르산−(6−메틸레조르핀)에스테르를 기질로 사용하고 리파아제에 의하여 1,2−o−디라우릴−rac−글리세롤과 글루타르산−(6−메틸레조르핀)에스테르로 분해된다. 불안정한 중간물질인 글루타르산−(6−메틸레조르핀)에스테르는 알칼리 조건하에서 자발적으로 가수분해 되어 글루타르산과 메틸레조르핀(적색색소)을 생성한다. 이 적색색소의 생성량을 흡광도로부터 측정하여 리파아제 활성을 구할 수 있다.

(3) 기준범위

- 10~50 U/L

(4) 임상적 의의

췌장 리파아제는 췌장에 특이성이 높기 때문에 급성췌장염, 만성췌장염 등의 췌장질환, 췌액의 울체를 일으키기 쉬운 담도질환 등으로 상승한다. 또한, 분자량이 작기 때문에 신부전에 의한 관통 저하에 의해서도 상승한다.

[리포단백 리파아제(LPL)]

(1) 생화학적 성상 및 생리학적 의의

리포단백 리파아제(lipoprotein lipase : EC 3.1.1.34)는 448개의 아미노산으로부터 형성되는 분자량 약 60000의 당단백으로서 지방조직, 심근, 골격근 등에 분포되어 있고 혈관내피세포 관강 쪽의 헤파란황산프로테오글리칸에 연결된 형태로서 존재하고 있다.

가장 중요한 역할은 트리글리세리드(TG)의 가수분해로서 킬로미크론 및 초저밀도 리포단백

(VLDL) 등의 TG가 풍부한 리포단백에 작용하여 이성화 되는 것과 동시에 고밀도 리포단백(HDL)을 생성한다. 활성을 발휘하기 위해서는 아포단백CⅡ가 필요하다.

(2) 측정법

활성과 단백량이 측정되고 있다. LPL은 공복 시에 혈중에서는 거의 대부분이 검출되지 않기 때문에 헤파린정제의 주입에 의하여 헤파란황산프로테오글리칸(heparan sulfate proteoglycan)으로부터 혈중으로 유리된 LPL을 측정한다. 단, 간장성 리파아제(HTGL)도 유리하고 있기 때문에 LPL만을 측정하지 않으면 안 된다.

이른 아침 공복 시에 헤파린정제 주입 후의 EDTA 혈장을 시료로 한다. 50% 코코넛유, 10% 대두유, 트리올레인 등을 기질로 하여 단위시간에 유리한 유리지방산을 계측한다. HTGL 활성을 저해하기 때문에 염화나트륨이나 황산프로타민, HTGL에 대한 항체 등을 이용한다. 단백량은 LPL에 대한 항체를 이용한 엘라이자(ELISA)로서 측정한다.

(3) 기준범위

- 160~280 ng/mL(헤파린정제 주입 후)

(4) 임상적 의의

높은 TG 혈증의 원인을 감별하기 위해서 유효하다. 특히 혈청이 유제에서 킬로미크론의 증가가 생각될 때에는 감별진단을 위해서 필수이다.

- **LPL의 높은 값 :** 비만
- **LPL의 낮은 값 :** LPL 결손증이나 기능 이상증, 아포CⅡ 이상증, 중도의 당뇨병 등

3-11. 산(성) 포스파타아제(ACP)

(1) 생화학적 특성 및 생리적 의의

ACP[Acid phosphatase ; EC 3.1.3.2 : o-phosphoric monoester phosphohydrolase(acid optimum)]

는 인산모노에스테르를 기질로 사용하고 산성 쪽(pH 5.0 부근)으로 지적 pH를 가지는 가수분해효소로서 ALP와 마찬가지로 인산기의 전이반응도 촉매한다. 전립선, 적혈구, 혈소판, 골, 간장 등을 대표로 하지만 대부분의 조직·세포에서 발현하고 있다. 분자량은 약 100000으로서 3개의 아이소자임이 알려져 있으며 동일 서브유닛으로 형성되는 2량체로서 존재한다. 전기영동에 의하여 6개의 밴드로 분획된다. 그중에서 전립선의 가용성 분획에 있는 ACP, 혈소판이나 간장·신장의 리소솜에 존재하는 ACP는 타르타르산에 감수성을 나타낸다. 한편, 매크로파지·골격세포나 적혈구의 ACP는 타르타르산 저항성산 포스파타아제(TRACP : tartrate resistant ACP)이다.

건강인 혈중의 ACP는 약 1/3이 혈소판 유래의 리소솜형, 2/3는 파골세포 유래로서 전립선 유래의 PAP(prostatic ACP)는 매우 적다. PAP는 전립선 상피세포에서 생성되어 정액 중으로 이행하기 때문에 정액 중에는 혈청의 약 30만 배 이상의 활성이 확인된다. 또한, 적혈구 중에도 혈청의 70배, 혈소판에도 1.5배의 높은 농도로서 존재한다. 따라서 혈중의 ACP 활성을 확인하기 위해서는 이들의 체액이나 혈구세포의 간섭을 피할 필요가 있다.

ACP의 생리적 의의는 리소솜효소로서 세포내 소화에 관여하는 것과 동시에 정액 중에서는 정자의 활동에 관여하고 있는 것으로 알려져 있다.

(2) 검사방법

ALP와 마찬가지로 인산모노에스테르를 가수분해하는 효소로서 페닐인산을 기질로 사용하는 Kind-King법, p-니트로페닐인산을 기질로 사용하는 Bessey-Lowry법 등이 있다. 일반의 임상검사에서는 그다지 사용되지 않기 때문에 JSCC 권고법은 없다. 잘 사용되고 있는 것은 2,6-디클로로-4-아세틸페닐인산(DCAP-P)이나 2-클로로-4-니트로페닐인산(CNPP)을 기질로 사용하는 방법이 있으며 산성영역에서 가능하다.

기질 DCAP-P는 검체중의 ACP에 의하여 가수분해 되어, DCAP를 유리한다. 이 DCAP의 흡광도 증가속도를 측정파장 340 nm에서 측정하는 것으로 검체중의 ACP 활성을 측정할 수 있다. 또한, 타르타르산에 의한 감수성의 차이를 이용하여 ACP의 총활성과 함께 타르타르산 저해 후의 잔존활성(TRACP 활성)을 측정하는 것에 의하여 타르타르산 감수성 ACP 활성(총활성-잔존활성)을 PAP로서 전립선 질환의 표지, TRACP를 파골세포 유래라고 생각하고 골대사 표지로서 검사진단에 이용된다.

파골세포 유래의 타르타르산 내성 ACP에 대한 항체로서 보촉하여, 그 활성을 측정하는 측정시약도 시판되고 있다[male theo links「TRAP-5b」]. PAP, TRACP는 면역측정법으로 직접 측정할 수도 있다.

(3) 기준범위와 시료의 취급

- 7~14 U/L(DCAP 기질법)
- 170~590 mU/dL(남성), 120~420 mU/dL(여성) (항체보촉 후의 CNPP 기질활성 측정법)

채혈로부터 원심분리까지 실온에 방치하면 혈구내부 ACP가 유출되어 허위성의 높은 값으로 된다. 냉장보존하면 그 정도로 상승되지 않는다. 혈청분리 후에는 실온이나 냉장보존에서는 알칼리 쪽으로 기울어서 활성이 저하하기 때문에 동결보존이 좋다.

(4) 임상적 의의

ACP는 각종 조직에 존재하고 있지만 임상적으로 사용되는 것은 PAP와 TRACP이다. PAP는 전립선암의 종양 표지로서 사용되었지만 조기암에서는 상승하지 않는 등의 감도, 특이도가 빈약하기 때문에 전립선 특이항원(PSA : prostate specific antigen)으로 대신 취급되었다. PSA와 마찬가지로 ACP도 전립선 자극 시에는 허위성의 높은 값을 나타낸다.

파골세포 유래의 TRACP는 골대사 표지로서 파골세포 활성을 나타내며, 글종양, 골형성 부전증, 폐경 후의 골조송증, 원발성 부갑상선 기능항진증 등의 골흡수성 질환에 있어서 높은 값을 나타낸다. 또한, TRACP는 망내부 계통세포에도 존재하며, Hairy cell leukemia에서는 높은 값을 나타내고 골수성이나 림프성 백혈병과의 감별에 유용하다.

3-12. 기타 효소의 임상적 의의

(1) 아데노신 데아미나아제(ADA)

1) 생화학적 성상 및 생리적 의의

ADA(adenosine deaminase ; EC 3.5.4.4 : adenosine aminohydrolase)는 푸린체의 분해와 재이용에 관여하는 효소의 하나로서 아데노신의 아미노기를 가수분해하여 이노신과 암모니아를 생성하는 효소이다.

$$\text{Adenosine} + H_2O \rightarrow \text{Inosine} + NH_3$$

이것은 인간의 조직에 널리 분포하며, 특히 장관점막, 흉선, 지라, 편도나 림프구에 활성이 높다. 림프구 증식 시에 활성이 상승하는 이 효소 결손증은 T 및 B 림프구의 기능부전으로부터 중증복합 면역부전증을 일으키며, 이것은 유전자치료에 선구로 되었다.

2) 검사방법

ADA는 위에서 설명한 반응식을 촉매하기 때문에 아데노신을 기질로 사용하여 생성되는 암모니아를 계측하는 계에서 ADA 활성을 측정할 수 있다. 예를 들면, 암모니아를 보효소 β–NADPH의 존재하에서 글루탐산데히드로게나아제의 작용에 의하여 α–케토글루타르산과 반응시켜서 L–글루탐산을 생성시킨다. 이때, β–NADPH는 산화되어 β–NADP$^+$로 변환되기 때문에 β–NADPH의 흡광도의 감소속도로부터 ADA 활성치를 구할 수 있다.

3) 기준범위 및 시료의 취급

- **혈청 :** 5.0~20.0 U/L

ADA는 혈구 중에 다량으로 함유되어 있기 때문에 용혈검체에서는 허위성 높은 값을 나타낸다. 흉수를 채취할 때에는 혈구성분의 혼입에 주의해야 한다. 고농도의 암모니아는 플러스 오차의 원인으로 된다.

4) 임상적 의의

혈청에서는 결손증과 과잉생성을 본다. 상승은 푸린대사 그것의 항진(통풍), 종양성 증식에 의한 푸린 대사의 항진, 림프구 활성화에 의한 푸린 대사의 항진 및 세포외부로 분비되는 ADA의 증가가 주된 원인이다. 따라서 간질환, 혈액질환, 감염증, 악성 종양 등으로 높은 값을 나타낸다. 한편, ADA 결손증에서는 낮은 값으로 된다.

흉수 ADA 활성을 측정하는 것에 의하여 결핵성 흉막염에서는 암성 흉막염이나 심부전에 비하여 높은 값으로 되는 것을 이용하여, 암성 흉막염(낮은 값)과 결핵성 흉막염(높은 값)의 감별에 유용하다. 결핵성 흉막염의 경우는 림프구, 특히 T림프구가 많기 때문에 ADA 활성이 상승하여 100 U/L 전후의 높은 값을 나타내는 것에 대해서, 암성 흉막염에서는 20 U/L 전후, 심부전에 의한 누출성 흉막염에서는 10 U/L 미만인 것이 많다. 대개 50 U/L 이상은 결핵이 강하게 의심된다.

(2) 알돌라아제(ALD)

1) 생화학적 성상 및 생리적 의의

ALD(aldolase ; EC 4.1.2.13 : D-fructose-1,6-bisphosphate : D-glyceraldehyde-3-phosphate lyase)는 해당계에 있어서 중요한 역할을 하고 있는 분자량 약 160000의 효소로서 A, B, C의 3종류 아이소자임이 알려져 있다. 프룩토오스-1-인산으로부터 디히드록시아세톤인산(DHAP)과 D-글리세르알데히드-3-인산(GA3P)의 3탄당으로 하는 반응, 프룩토오스-1-인산으로부터 디히드록시아세톤인산과 D-글리세르알데히드로의 반응을 촉매한다. 이미 세포의 가용성 분획에 존재하고 있지만 특히 에너지 대사에 관여하는 근육, 간장, 뇌에 많고 특히 근육질환의 검사진단에 응용되고 있다.

$$\text{FDP} \rightarrow \text{DHAP} + \text{GA3P}$$

2) 검사방법

위에서 설명한 알돌라아제의 촉매활성을 나타내는 경로에 있어서 FDP를 기질로 사용하여 생성된 GA3P를, 더욱 트리오스인산이성화효소(TPI)의 작용에 의하여 DHAP로 변환된다. 생성된 DHAP가 글리세롤-3-인산데히드로게나아제의 존재하에서 글리세롤-3-인산으로 변할 때에, NADH가 NAD로 되며 340 nm의 흡광도가 감소한다. 이 NADH의 감소속도를 측정하는 것에 의하여 알돌라아제의 활성을 구할 수 있다.

3) 기준범위 및 시료의 취급

- 1.7~5.7 U/L

엄밀하게는 CK와 마찬가지로 근육량이 많은 남성에서 1.1~1.3배 높다. 신생아나 유아에서는 성인에 비하여 높은 값을 나타낸다.

적혈구에도 알돌라아제는 존재하고 있기 때문에 허위성 높은 값을 나타낸다. 따라서 채혈 후에는 곧바로 혈청분리를 수행하는 것이 좋다. 혈청은 4℃에서도 저하하기 때문에 보존은 동결하는 것이 좋다.

4) 임상적 의의

근육위축증 등에 있어서 골격근의 광범한 손상에 의하여 상승한다. 심근경색에서도 발증 1~2일에서 피크로 되며 5일 전후에서 기준범위 레벨로 복귀된다. 악성 종양에서는 20~30%정도 상승한다.

실지임상에서 이용되고 있는 것은 주로 신경근질환의 감별이다.

(3) 안지오텐신 전환효소(ACE)

1) 생화학적 성상 및 생리적 의의

안지오텐신 전환효소(angiotensin converting enzyme ; EC 3.4.15.1 : dipeptidyl carboxypeptidase)는 활성중심에 Zn^{2+}을 가지는 메탈로프로테아제로서 염색체 17번에 배위하고 있다. 폐나 신장의 내피에서 생성되어 그 세포막상에 존재하며, 안지오텐신Ⅰ로부터, 승압작용을 가지는 활성형의 안지오텐신Ⅱ로 변환시키는 효소이다. 동시에 혈관확장 작용을 가지는 부라디키닌(bradykinin)을 분해·불활성화 한다.

2) 검사방법

카사하라법(kasahara method)이 알려져 있다. p-히드록시히푸릴-L-히스티딜-L-류신을 기질로 사용하고 ACE에 의하여 생성된 p-히드록시히푸르산과 L-히스티딜-L-류신 중에서, 전자를 사용하고 히푸리카아제(hippuricase)에 의하여 p-히드록시벤조산과 글리신을 생성시킨다. 더욱 전자의 p-히드록시벤조산을 4-아미노안티피린과 산화 축합시켜서 생성된 퀴논이민 색소를 505 nm에서 비색 정량한다.

3) 기준범위 및 시료의 취급

- 8~22 U/L

검체는 혈청을 이용한다. 혈장으로도 측정 가능하지만 EDTA 혈장은 효소활성 실활로 인하여 측정할 수 없다.

유전자 다형이 있으며 유전형에 의하여 개체 차이가 있는 것으로 알려져 있기 때문에 개인의 기준범위를 고려하는 것과 경시적인 변화를 보는 것이 중요하다.

4) 임상적 의의

- **상승 :** 유육종증(Sarcoidosis), 규폐증 등의 다른 육아종성 질환, 갑상선 기능항진 등
- **감소 :** 폐암, 클론병 등(낮은 값에 진단적 의의는 적다.)

유육종증에서는 ACE가 상승하지만 이것은 유사 상피세포 육아종에서도 생성되기 때문이다. 혈

청중의 ACE는 특히 승압작용을 하지 않는다. 따라서 혈청 ACE 측정은 주로 유육종증의 보조진단이나 치료효과의 판정에 이용되고 있다.

(4) 레시틴콜레스테롤 아실전환효소(LCAT)

LCAT(lecithin-cholesterol acyltransferase ; EC 2.3.1.43 : phosphatidylcholine-sterol O-acyl-transferase)는 간장에서 생성된다. 분자량 약 63000의 당단백질로서 염색체 16번에 배위한다.

리포단백상에서, 레시틴(포스파티딜콜린)의 β위치 아실기를 유리콜레스테롤로 전이시키고 리조레시틴(lysolecithin)과 콜레스테롤에스테르(CE)를 생성하는 역할을 하고 있다. HDL에 결합하고 있으며 말초조직의 세포막으로부터 유리콜레스테롤을 분리하여 CE로 변환시켜서 HDL로 취하고 간장으로 운반하는 콜레스테롤의 역전송 계통에 중요한 역할을 하고 있다.

1) 측정법

LCAT의 측정에는 항체를 이용하여 단백량을 정량하는 방법과 활성측정이 있다. 활성측정에는 기질을 과잉으로 가하여 활성을 측정하는 공통기질법과 혈장을 그대로 배양하여 CE의 증가, 또는 유리콜레스테롤의 감소로부터 산출하는 자기기질법이 있다.

2) 기준범위 및 시료의 취급

- **자기기질법 :** 60~120 mmol/mL/hr
- **효소단백량 :** 5.0~10.0 μg/mL(ELISA)

혈청 혹은 EDTA 혈장을 시료로 한다. 4℃ 보존에서 1주일 정도 안정하다.

3) 임상적 의의

- **LCAT 저하 :** 간실질장해, LCAT 결손증, 갑상선 기능저하증, 무β-리포단백혈증, 아포AⅠ 결손증
- **LCAT 상승 :** 원발성 고지혈증, 비만, 지방간, 네프로오제 증후군, 원발성 담즙성간경변, 당뇨병 등

4. 실습

JSCC 권고법에 있는 효소항목으로부터 몇 개의 항목을 30℃에서 측정하기로 한다. 이하에 AST,

ALT, LD, ALP의 4종류를 설명한다.

이 JSCC 권고법(30℃ 측정)을 시약조건 등의 변경 없이 37℃에서 측정하는 방법을 JSCC 상용기준법이라고 말한다.

4-1. 아스파르트산아미노트랜스페라아제

JSCC 권고법은 말산데히드로게나아제(MD)를 공액염기로 하는 NADH의 감소계통을 채용하고 있다. 보효소의 PALP를 함유하지 않는 것은 IFCC법과 크게 다른 점이다.

(1) 원리

L–아스파르트산을 기질로 사용하고 AST 반응으로 생성하는 옥살로아세트산을 MD와 공액시켜서 NADH의 흡광도 감소를 340 nm에서 경시적으로 추적한다. 원리적으로는 공액효소로서 MD만으로 좋지만 시료중의 피루브산을 사전에 소거하고 또한 불안정한 옥살로아세트산이 비효소적으로 피루브산으로 분해되는 것에 의하여 생성하는 마이너스 오차를 방어하기 위해서 MD를 가한다.

(2) 시약

모든 시약을 88 mmol/L 트리스 염산완충용액(pH 7.8, 30℃)이 되도록 하고 1/10량의 혈청 첨가 후에, 종말 농도를 80 mmol/L 트리스 염산 완충용액(pH 7.8, 30℃)이 되도록 한다.

1) 완충용액

① **염산용액**(1 mol/L) : 진한 염산(36% HCl) 22 mL에, 정제수를 가해서 전량을 250 mL로 한다.

② **트리스 염산 완충용액**(176 mmol/L, pH 7.8, 30℃) : 트리스(히드록시메틸)아미노메탄(분자량 121.1) 21.32 g을 정제수 약 800 mL에 용해시키고 30℃에서 1 mol/L 염산을 가하여 pH 7.8로 조정한 후, 정제수로서 전량을 1,000 mL로 한다.

③ **트리스 염산 완충용액**(88 mmol/L, pH 7.8, 30℃) : ②의 완충용액 250 mL를 취하고 정제수로서 2배로 희석한다.

④ **수산화칼륨용액**(5 mol/L) : 수산화칼륨(분자량 56.1) 70 g을, 정제수로서 전량을 250 mL로 한다.

2) 효소용액

⑤ L-아스파르트산 용액(500 mmol/L) : 아스파르트산(분자량 133.1) 33.28 g을 정제수 약 150 mL에 용해시킨다. ④의 5 mol/L 수산화칼륨용액(약 60 mL)을 가하면서 30℃에서 pH 7.8로 조정한다. 여기에 ②의 완충용액 250 mL를 가하고 정제수로서 전량을 500 mL로 한다.

⑥ 효소 용해액 : 알부민 1.5 g을 ②의 완충용액 25 mL에 용해시킨 후, 글리세롤(분자량 92.1) 25 mL를 가하고 정제수로서 전량을 50 mL로 조정한다.

⑦ 락트산데히드로게나아제(LD) 용액(625 U/mL) : LD의 글리세롤용액을 ⑥으로 625 U/mL가 되도록 조정한다.

⑧ 말산데히드로게나아제(MD) 용액(625 U/mL) : MD의 글리세롤용액을 ⑥으로 625 U/mL가 되도록 조정한다.

3) 시약(Ⅰ, Ⅱ 모두 동시조정)

⑨ 시약 Ⅰ : ⑤의 L-아스파르트산 용액 250 mL에, ⑦의 LD용액 0.5 mL, ⑧의 MD 용액 0.5 mL를 가한 후, NADH(β-NADH$\cdot Na_2 \cdot xH_2O$: 분자량 709.4+18x : 흡습성으로 분해하기 쉽다)를 (71+1.8x) mg 가한 후에 곧바로 용해시킨다. ③의 완충용액으로 최종용량을 500 mL로 한다.

⑩ 시약 Ⅱ(100 mmol/L 2-옥소글루타르산 용액) : 2-옥소글루타르산(분자량 146.1) 1.46 g을 50 mL의 정제수에 용해시키고 ④의 수산화칼륨용액을 가하면서 30℃에서 pH 7.8로 조정한 후, 정제수로서 전량을 100 mL로 한다.

(3) 측정 조작법

- **준비하는 것 :** 항온조, 분광광도계, 각 셀, 피펫
- **시약 Ⅰ, 시약 Ⅱ는 예비 가온시켜 둔다.**

시약 등	측정 시료	시약 블랭크(생리 식염수)
시약 Ⅰ	2.40 mL	2.40 mL
검체	0.30 mL	0.30 mL
30℃에서 8분간 예비 가온		
시약 Ⅱ	0.30 mL	0.30 mL
합계	3.0 mL	3.0 mL
빠르게 혼합하고 30℃에서 1분간 방치, 그 후 340 nm에서 흡광도 변화를 2분간 계측		
	$\triangle A_1$/min	$\triangle A_2$/min

(4) 시약조성과 종말 농도

시약 I의 조성	시약 I의 농도	종말 농도
트리스 염산 완충용액 (pH 7.8, 30℃)	88 mmol/L	80 mmol/L
L-아스파르트산 (트리스 완충용액)	250 mmol/L	200 mmol/L
NADH	0.2 mmol/L	0.16 mmol/L
MD(U/L, 30℃)	625 U/L	500 U/L
LD(U/L, 30℃)	625 U/L	500 U/L

시약 II의 조성	시약 II의 농도	종말 농도
트리스 염산 완충용액 (pH 7.8, 30℃)	88 mmol/L	80 mmol/L
2-옥소글루타르산	100 mmol/L	10 mmol/L

(5) 활성치의 계산

$$\text{AST 활성(U/L, nmol/min/mL, 30℃)} = \frac{(\Delta A_1/\text{min} - \Delta A_2/\text{min}) \times 3.0}{6.3 \times 10^3 \times 0.3} \times 10^6$$

1 nkat/L = U/L×16.7,

NAD^+의 몰흡광계수 : 6.3×10^3 L/mol·cm

4-2. 알라닌아미노트랜스페라아제

JSCC 권고법은 락트산데히드로게나아제(LD)를 공액효소로 하는 NADH의 감소계를 채용하고 있다. AST와 마찬가지로, 보효소의 PALP를 포함하지 않는 것은 IFCC법과 크게 다른 점이다.

(1) 원리

L-알라닌을 기질로 사용하여 ALT반응으로 생성하는 피루브산을 MD와 공액시키고 NADH의 흡광도 감소를 340 nm에서 경시적으로 추적한다.

(2) 시약

모든 시약을 111 mmol/L 트리스 염산 완충용액(pH 7.5, 30℃)이 되도록 조정하고 1/10량의 혈청 첨가 후의 종말 농도를 100 mmol/L 트리스 염산 완충용액(pH 7.5, 30℃)이 되도록 조정한다.

1) 완충용액

① **염산용액**(1 mol/L) : AST와 마찬가지로, 진한 염산(36% HCl) 22 mL를, 정제수를 가하여 전량을 250 mL로 한다.

② **트리스 염산 완충용액**(222 mmol/L, pH 7.5, 30℃) : 트리스(히드록시메틸) 아미노메탄(분자량 121.1) 26.89 g을 정제수 약 800 mL에 용해시키고 30℃에서 1 mol/L 염산을 가하여 pH 7.5로 조정한 후, 정제수로서 전량을 1,000 mL로 한다.

③ **트리스 염산 완충용액**(111 mmol/L, pH 7.5, 30℃) : ②의 완충용액 250 mL을 취하고 정제수로서 2배로 희석한다.

④ **수산화칼륨용액**(5 mol/L) : AST와 마찬가지로, 수산화칼륨(분자량 56.1) 70 g을, 정제수로서 전량을 250 mL로 한다.

2) 효소용액

⑤ **L−알라닌 용액**(1,000 mmol/L) : 알라닌(분자량 89.1) 44.55 g을 정제수 약 200 mL에 용해한다. ④의 5 mol/L 수산화칼륨용액을 소량(약 0.5 mL)을 가하면서 30℃에서 pH 7.5로 조정한다. 여기에 ②의 완충용액 250 mL을 가하고 정제수로서 전량을 500 mL로 한다.

⑥ **효소 용해액** : AST와 마찬가지로, 알부민 1.5 g을 ②의 완충용액 25 mL에 용해시킨 후, 글리세롤(분자량 92.1) 25 mL를 가하고 정제수로서 전량을 50 mL로 조정한다.

⑦ **LD용액**(500 U/mL) : LD의 글리세롤용액을 ⑥으로 500 U/mL가 되도록 조정한다.

3) 시약(Ⅰ,Ⅱ 모두 동시 조정)

⑧ **시약 Ⅰ** : ⑤의 L−알라닌 용액 312.5 mL에, ⑦의 LD용액 2.5 mL을 가한 후, NADH(β−NADH·Na_2·xH_2O : 분자량 709.4 + 18x : 흡습성으로 분해하기 쉽다)를 (71 + 1.8x) mg 가하고 바로 용해시킨다. ③의 완충용액으로 최종용량을 500 mL로 한다.

⑨ **시약 Ⅱ**(150 mmol/L 2−옥소글루타르산 용액) : 2−옥소글루타르산(분자량 146.1) 2.19 g을 50 mL의 정제수에 용해시키고 ④의 수산화칼륨용액을 가하면서(약 0.2 mL), 30℃에서 pH 7.5로 조정한 후, 정제수로서 전량을 100 mL로 한다.

(3) 측정 조작법

- **준비하는 것** : 항온조, 분광광도계, 각 셀, 피펫
- **시약 Ⅰ, Ⅱ는 예비 가온시켜 둔다.**

시약 등	측정 시료	시약 블랭크(생리 식염수)
시약 I	2.40 mL	2.40 mL
검체	0.30 mL	0.30 mL
30℃에서 5분간 예비 가온		
시약 II	0.30 mL	0.30 mL
합계	3.0 mL	3.0 mL
빠르게 혼합하고 30℃에서 1분간 방치, 그 후 340 nm에서 흡광도 변화를 2분간 계측		
	$\triangle A_1$/min	$\triangle A_2$/min

(4) 시약조성과 종말 농도

시약 I의 조성	시약 I의 농도	종말 농도
트리스 염산 완충용액 (pH 7.5, 30℃)	111 mmol/L	100 mmol/L
L-알라닌 (트리스 완충용액)	625 mmol/L	500 mmol/L
NADH	0.2 mmol/L	0.16 mmol/L
LD(U/L, 30℃)	2500 U/L	2000 U/L

시약 II의 조성	시약 II의 농도	종말 농도
트리스 염산 완충용액 (pH 7.5, 30℃)	111 mmol/L	100 mmol/L
2-옥소글루타르산	150 mmol/L	15 mmol/L

(5) 활성치의 계산

$$\text{ALT 활성(U/L, nmol/min/mL, 30℃)} = \frac{(\Delta A_1/\text{min} - \Delta A_2/\text{min}) \times 3.0}{6.3 \times 10^3 \times 0.3} \times 10^6$$

1 nkat/L = U/L×16.7,
NAD^+의 몰흡광계수 : 6.3×10^3 L/mol·cm

4-3. 락트산데히드로게나아제

(1) 원리

반응계에서 NADH가 직접 340 nm에 흡수를 가지기 때문에 직접 흡광도의 변화를 추적할 수 있고 연속 계측이 가능하다. 종래 사용되고 있던 피루브산으로부터 락트산으로 계는 다르며, JSCC 권고법에서 채용되었던 락트산으로부터 피루브산으로의 반응은 보다 직선적으로 반응이 진행하는 것,

내인성 피루브산을 소거하기 위해서 예비 가온을 필요로 하지 않는 것, 아이소자임 분석에 있어서 염색법과 같은 반응을 이용하는 것, LD-3에 지적해서 다른 아이소자임도 95% 이상의 측정이 가능한 것 등의 장점을 가지고 있다.

(2) 시약

1) 완충용액

① **염산 용액**(1 mol/L) : 진한 염산(36% HCl) 22 mL에 정제수를 가해서 전량을 250 mL로 한다.

② **수산화나트륨 용액**(0.01 mol/L) : 수산화나트륨(분자량 40.0) 0.1 g을 정제수로서 가하여 전량을 250 mL로 한다.

③ **디에탄올아민(DEA)-HCl 완충용액**(450 mmol/L, pH 8.8, 30℃) : DEA(분자량 104.14) 46.863 g을 정제수 약 600 mL에 용해시키고 30℃로 유지하면서, ①의 1 mol/L 염산을(약 277 mL) 가하여 pH 8.8로 조정한 후, 정제수로서 전량을 1,000 mL로 한다.

④ **L-락트산리튬 용액**(360 mmol/L, pH 8.8, 30℃) : L-락트산리튬(분자량 96.01) 3.456 g을 정제수에 용해시키고 0.01 M 수산화나트륨으로 pH 8.8로 조정한 후, 전량을 100 mL로 한다.

2) 시약

⑤ **시약 Ⅰ**(360 mmol/L DEA, 72 mmol/L **락트산리튬**, pH 8.8, 30℃) : ③의 DEA-HCl 완충용액 8에 대해서, ④의 L-락트산리튬 용액 2의 비율로서 혼합한다.

⑥ **시약 Ⅱ**(60 mmol/L NAD^+ **용액**) : NAD^+(분자량 663.44) 3.981 g을 정제수로 용해시켜서 전량을 100 mL로 한다.

(3) 측정 조작법

■ **준비하는 것** : 항온조, 분광광도계, 각 셀, 피펫

시약 등	측정 시료	시약 블랭크(생리 식염수)
시약 I	2.50 mL	2.50 mL
시약 II	0.30 mL	0.30 mL
30℃에서 5분간 예비 가온		
검체	0.20 mL	0.20 mL
합계	3.0 mL	3.0 mL

빠르게 혼합하고 30℃에서 20초간 방치, 그 후 340 nm에서 흡광도 변화를 1분간 계측		
	$\triangle A_1$/min	$\triangle A_2$/min

(4) 시약조성과 종말 농도

시약 I의 조성	시약 I의 농도	종말 농도
pH (30℃)	8.80	8.80
DEA-HCl	360 mmol/L	300 mmol/L
락트산	72 mmol/L	60 mmol/L

시약 II의 조성	시약 II의 농도	종말 농도
pH (30℃)	8.80	8.80
NAD^+	60 mmol/L	6 mmol/L

(5) 활성치의 계산

$$\text{LD 활성(U/L, nmol/min/mL, 30℃)} = \frac{(\Delta A_1/\text{min} - \Delta A_2/\text{min}) \times 3.0}{6.3 \times 10^3 \times 0.2} \times 10^6$$

1 nkat/L = U/L×16.7,
NAD^+의 몰흡광계수 : 6.3×10^3 L/mol·cm

이 방법에서 측정영역은 15~350 U/L(30℃)이다.

4-4. 알칼리성 포스파타아제

JSCC 권고법은 2-에틸아미노에탄올을 완충용액으로 하는 4-니트로페닐인산법을 채용하고 있다.

(1) 원리

이 방법은 4-니트로페닐인산(4-NPP)을 기질로 사용하고 생성하는 인산기를 수용하는 2-에틸아미노에탄올(EAE)을 완충용액으로 하여 생성되는 4-니트로페놀(4-NP) 405 nm에 있어서 흡광도의 증가를 측정하는 것이다.

이 반응용액 중에서 ALP는 4-NPP를 가수분해하여 4-NP와 인산기를 생성한다. ALP가 충분한 활성을 나타내기 위해서는 혈청 중에 자연히 존재하는 마그네슘이온(Mg^{2+})에서는 불충분하기 때문에 적당한 농도로서 Mg^{2+}을 첨가한다. 또한, 아이소자임간의 차이가 작아지도록 pH 9.90(30℃)에서 시행한다.

(2) 시약

1) 용액

① 염산 용액(2 mol/L)

② $MgCl_2$ 용액(50.5 mmol/L) : $MgCl_2 \cdot 6H_2O$(분자량 203.31) 1.02 g을 정제수로 용해하여, 용액의 전량을 100 mL로 한다.

2) 시약

③ 시약 I(1.01 mol/L EAE-HCl, 0.505 mmol/L $MgCl_2$ 완충용액, pH 9.87, 30℃) : EAE(분자량 89.14) 90.0 g을 1,000 mL의 비커에 칭량하고 냉각 정제수 약 500 mL를 가한다. 이 비커를 얼음물 중에 담그고 냉각시킨 ①의 2.0 mol/L HCl 용액 약 270 mL를 교반하면서 서서히 가한다. 다음에 ②의 50.5 mmol/L $MgCl_2$ 용액 10.0 ml를 가한다. 30℃로 유지하면서 pH를 9.87로 조정한다. 이 조정에는 2.0 mol/L HCl 용액을 약 280 mL 첨가할 필요가 있다. 이 용액을 1,000 mL의 매스플라스크에 옮기고 정제수로서 전량을 1,000 mL로 조정한다.

④ 시약 Ⅱ(75.75 mmol/L 4-NPP 완충용액, pH 9.95, 30℃) : 4-NPP$\cdot 6H_2O$(분자량 371.15) 2.811 g을 ③의 시약 I에 용해시켜서 100 mL로 조정한다. 얻어진 용액의 pH는 9.95로 된다. 이 시약은 사용직전에 조제한다.

(3) 측정조작법

- **준비하는 것 :** 항온조, 분광광도계, 각 셀, 피펫
- **시약 Ⅰ, Ⅱ는 30℃로 예비 가온시켜 둔다.**

시약 등	측정 시료	시약 블랭크(정제수)
시약 I	2.00 mL	2.00 mL
검체	0.025 mL(25 μL)	0.025 mL(25 μL)
30℃에서 5분간 예비 가온		
시약 II	0.50 mL	0.50 mL
합계	2.525 mL	2.525 mL

충분히 혼합한 후, 30℃에서 1분간 방치, 그 후 405 nm에서 흡광도 변화를 2분간 계측		
	ΔA_1/min	ΔA_2/min

(4) 시약조성과 종말 농도

시약 Ⅰ의 조성(pH 9.87)	시약 Ⅰ의 농도	종말 농도
EAE–HCl 완충용액 (pH 9.87, 30℃)	1.01 mol/L	1.0 mol/L
Mg^{2+}	0.505 mmol/L	0.50 mmol/L
시약 Ⅱ의 조성(pH 9.95)	**시약 Ⅱ의 농도**	**종말 농도**
EAE–HCl 완충용액 (pH 9.87, 30℃)	1.01 mol/L	1.0 mol/L
Mg^{2+}	0.505 mmol/L	0.50 mmol/L
4–NPP	75.75 mmol/L	15.0 mmol/L

최종적인 반응용액은 pH 9.90으로 된다.

(5) 활성치의 계산

$$\text{ALP 활성(U/L, nmol/min/mL, 30℃)} = \frac{(\Delta A_1/\text{min} - \Delta A_2/\text{min}) \times 2.525}{18.70 \times 10^3 \times 0.025} \times 10^6$$

1 nkat/L = U/L×16.7,
4–NPP의 몰흡광계수 : 18.7×10^3 L/mol·cm

이 방법에서 측정영역은 10~1,600 U/L(30℃)이다.

제 11 장

호르몬

신경계·내분비계·면역계는 서로 밀접한 관계를 유지하면서, 생체에 있어서 항상성(homeostasis)을 유지하고 있다. 내분비계의 정보전달물질을 호르몬(hormone)이라고 말하며, 종래 「도관이 없고 그 분비물을 선세포로부터 직접 혈액 중으로 방출하는 내분비선으로부터 분비되며 혈루를 매개로 하여 운반되고 표적기관으로 작용하는 화학물질」로 이용되어 왔다.

요즈음, 심장, 혈관 내피세포, 소화관, 지방조직 등의 종래는 내분비선으로 인식되지 않았던 조직으로부터도 각종의 생리활성물질이 생성·분비되는 것으로 밝혀졌으며, 더욱 혈류를 매개로 하는 것 뿐만이 아니고 방분비(paracrine), 자기분비(autocrine), 세포내분비(intracrine)라고 말하는 국소에서의 분비·작용메커니즘이 밝혀지기에 이르렀다. 따라서 최근에는 종래의 정의에 추가해서 국소 분비계를 포함하여 「세포에서 생성되며 표적세포의 수용체에 도달하여 미량으로 생리작용을 발휘하는 생체내부 정보 전달물질」을 넓은 의미로서 호르몬이라고 부르게 되었다. 그의 생리적 역할은 개체의 생명과 활동성의 유지, 성장과 성숙, 생식기능의 유지 등의 많은 용도에 사용된다.

1. 호르몬의 종류와 성질

호르몬은 화학적 구조로부터 펩티드·당단백 호르몬, 스테로이드 호르몬, 아민·아미노산 유도체, 기타로 분류된다(그림 1).

2. 호르몬의 작용과 조절메커니즘

호르몬은 표적세포 수용체와 결합하여 작용을 발휘한다. 수용체는 세포막에 존재하는 막수용체

시상하부	
성장호르몬방출호르몬 (GHRH)	펩티드
소마토스타틴	펩티드
프로락틴방출억제인자 (PIF, 도파민)	아민
갑상선자극호르몬방출호르몬 (TRH)	펩티드
부신피질자극호르몬방출호르몬 (GRH)	펩티드
성선자극호르몬방출호르몬 (GnRH)	펩티드
하수체전엽	
성장호르몬 (GH)	펩티드
프로락틴 (PRL)	펩티드
갑상선자극호르몬 (TSH)	당단백
부신피질자극호르몬 (ACTH)	펩티드
란포자극호르몬 (FSH)	당단백
황체형성호르몬 (LH)	당단백
하수체후엽	
옥시토신	펩티드
바소프레신 (AVP)	펩티드

고전적내 분비장기

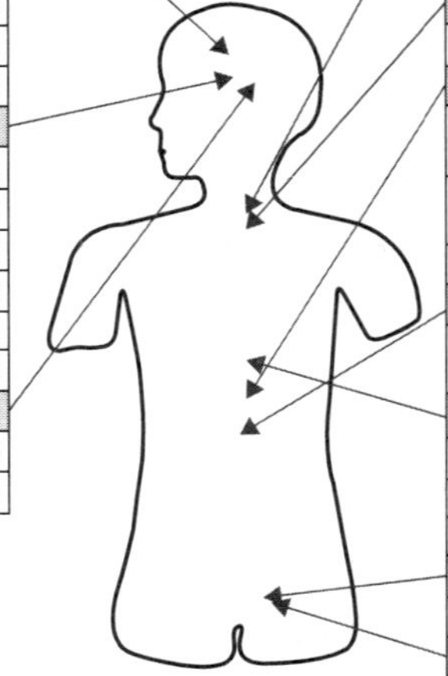

갑상선	
티록신	아미노산유도체
트리아이오도티로닌	아미노산유도체
칼시토닌	펩티드
부갑상선	
부갑상선호르몬 (PTH)	펩티드
부신피질	
코르티졸 (당질코르티코이드)	스테로이드
알도스테론 (무기질코르티코이드)	스테로이드
부신안드로겐	스테로이드
부신수질	
카테콜아민 (도파민, 노르아드레날린, 아드레날린)	아민
췌장	
인슐린	펩티드
글루카곤	펩티드
소마토스타틴	펩티드
정소 (고환)	
테스토스테론	스테로이드
난소	
에스트로겐	스테로이드
프로게스테론	스테로이드
태반	
인간융모성 고나도트로핀 (hCG)	당단백
인간융모성 락토겐(hPL)	펩티드

기타의 내분비기관	
심장	
심방성나트륨 이뇨펩티드 (ANP)	펩티드
뇌성나트륨 이뇨펩티드 (BNP)	펩티드
간장	
인슐린유사성장인자 I (I GF-1)	펩티드
안지오텐신	펩티드
신장	
레닌	펩티드
에리트로포이에틴	당단백
활성형비타민D3	스테로이드
소화관	
가스트린	펩티드
세크레틴	펩티드
콜레시스토키닌	펩티드
GIP	펩티드
VIP	펩티드
GLP-1	펩티드
지방조직	
디포카인 (레프틴, 아디포네쿠틴 등)	펩티드, 기타
혈관	
엔도세린	펩티드
아드레노메둘린	펩티드

그림 1 호르몬의 종류와 분류

와 세포내부에 존재하여 핵으로서 작용하는 세포내(핵내) 수용체로 분류된다.

2-1. 막수용체

펩티드호르몬이나 아민은 세포막에 있는 막수용체에 결합하여 2차 전달자(second messenger)를 매개하여 단백질을 활성화(인산화)하고 효소활성의 제어나 복사조절을 수행한다(그림 2).

① **G단백 공액 형** : 세포막을 7회 관통하는 구조로서 세포외부 도매인에 호르몬이 결합하면 G단백을 매개하여 세포내부의 시그널로 변환된다.

② **프로테인키나아제 형** : 세포막을 1회 관통하는 구조로서 세포내부 도매인에 프로테인키나아제(protein kinase)를 가지며 호르몬이 결합하면 수용체의 자기 인산화가 일어나며, 세포내부 시그널로 변환된다.

③ **구아닐산 사이클라아제 형** : 세포내부 도매인에 구아닐산 사이클라아제(guanylate cyclase)를 가지며 호르몬의 결합에 의하여 GTP로부터 사이클릭 GMP(cGMP)가 생산되며 cGMP 의존성 프로테인키나아제가 활성화 된다.

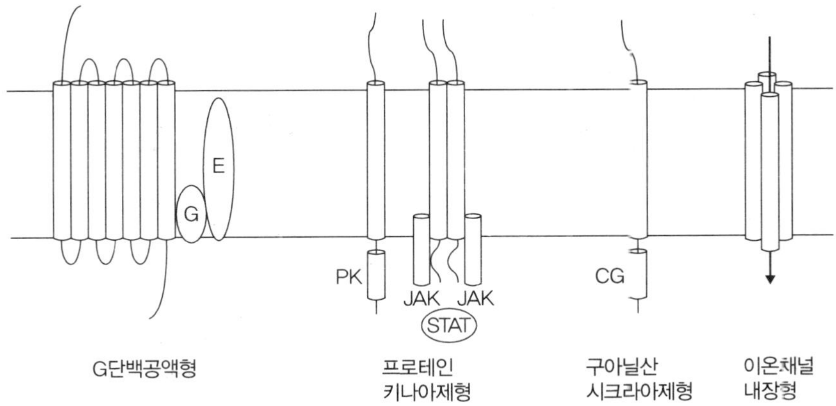

그림 2 막수용체의 종류

④ **이온채널내장 형 :** 몇 개의 막관통 서브유닛이 집중해서 중앙부분에 친수성의 포아를 형성하고 이것을 이온이나 물이 선택적으로 관통하여 세포기능을 변화시킨다.

2-2. 세포내 수용체(핵내 수용체)

지용성 호르몬(스테로이드 호르몬이나 갑상선 호르몬 등)은 세포내에 수용체를 가지고 있다. 호르몬 수용체의 결합에 의하여 수용체 표적 유전자의 전사가 제어된다(그림 3).

2-3. 호르몬의 분비와 피드백 조절메커니즘

호르몬의 분비는 계층적으로 조절되고 있으며 상위 호르몬에 의한 하위 호르몬의 합성·분비의 조절과 하위 호르몬에 의한 상위 호르몬의 합성·분비의 조절이 수행된다. 이 메커니즘을 피드백 조절메커니즘이라고 말한다(그림 4). 시상하부-하수체-표적기관계는 그의 전형이고 표적기관으로서 갑상선, 부신피질, 성선(정소, 난소) 등이 있다. 피드백 조절메커니즘에는 네거티브 피드백과 포지티브 피드백의 메커니즘이 있으며 네거티브 피드백메커니즘이 호르몬 분비조절의 중심적인 역할을 하고 있다.

갑상선 호르몬을 예로서 설명하면 다음과 같다. 혈중 갑상선 호르몬이 높아지면 네거티브 피드백 메커니즘에 의하여 갑상선 자극호르몬 방출호르몬(TRH : thyrotrcpin-releasing hormone), 갑상선

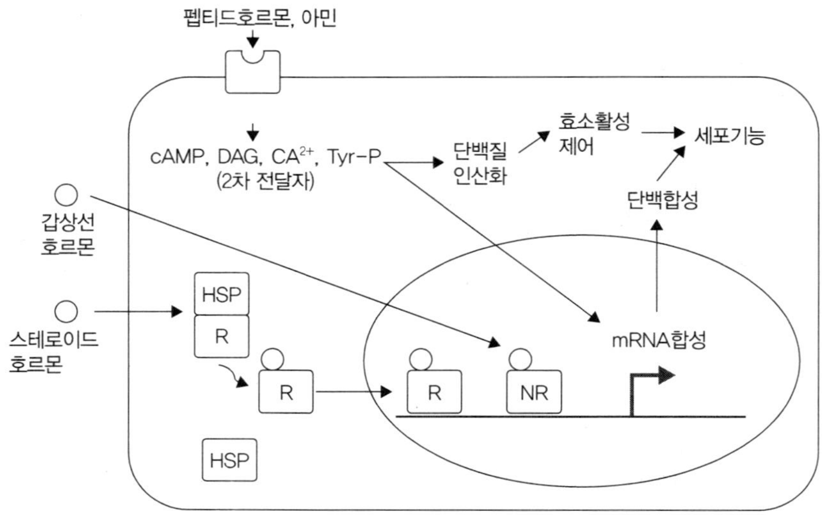

cAMP : 사이클릭 AMP, DAG : 디아실글리세롤, Tyr-P : 티로신인산화효소,
HSP : 열쇼크단백질, R : 세포질내 수용체, NR : 핵내수용체, mRNA : 메신저 RNA

그림 3 호르몬의 작용메커니즘

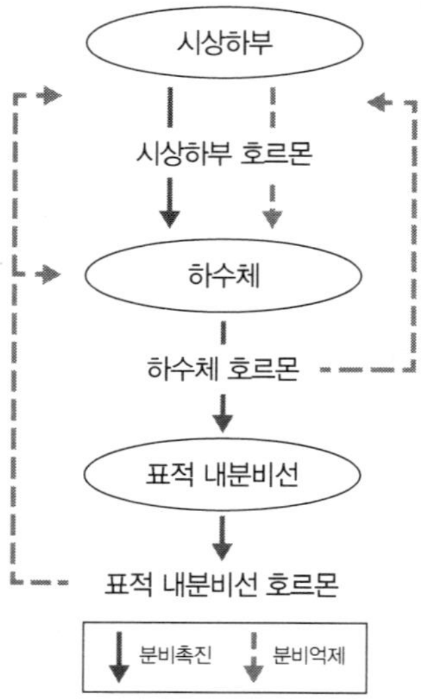

그림 4 피드백 조절메커니즘

자극호르몬(TSH : thyroid stimulating hormone)의 분비가 억제되며 반대로 갑상선 호르몬이 저하하면 TRH, TSH분비가 촉진되는 것으로 갑상선 호르몬을 일정하게 유지하는 작용을 한다. 포지티

브 피드백메커니즘 예는 배란할 때 에스트로겐에 의한 고나도트로핀(gonadotropin)의 증가가 있다.

2-4. 호르몬 분비의 생리적 변동

호르몬에는 통상 일정한 농도로서 분비되는 것뿐만이 아니고 리듬을 가지고 분비되는 것도 있다. 코르티졸(cortisol)은 아침에 높고 저녁에 낮다고 하는 변동(1일내 변동)이 있다. 또한, 성장호르몬(GH)은 맥동적으로 분비되며 수면 시에는 증가한다. 더욱, GH 분비는 사춘기에 증가하며, 연령과 함께 감소하는 등의 생리적 변동이 존재한다.

펩티드호르몬이나 아민은 세포막 수용체에 결합하여 ① 사이클릭 AMP나 디아실글리세롤 등의 2차전달자를 매개하고 ② 세포내부로 칼슘 등의 이온을 유입시키며 ③ 수용체의 세포내 도매인에 존재하는 티로신인산효소 등의 단백질인산화 효소를 활성화 하는 것어 의하여 세포내 칼슘의 증가나 세포내 단백질의 인산화를 일으켜서 효소활성의 제어나 전사조절을 수행한다. 갑상선 호르몬은 핵내 수용체에 결합하고 표적 유전자의 발현조절을 수행한다. 스테로이드 호르몬은 세포질내에서 열쇼크 단백질과 복합체를 형성하고 있는 스테로이드 호르몬 수용체에 결합하는 것에 의하여 수용체가 핵내로 이동하여 표적 유전자의 발현조절을 수행한다.

3. 호르몬 검사와 임상적 의의

3-1. 시상하부 호르몬(hypothalamus hormone)

시상하부는 간뇌의 일부로서 제3 뇌실의 측벽~하벽을 형성하는 신경핵 그룹이며, 자율신경의 중추로서 각종 생명활동 조절에 중심적인 역할을 하고 시상하부 호르몬, 하수체후엽 호르몬을 생성하고 있다. 시상하부 호르몬은 하수체전엽 호르몬의 분비조절에 방출 촉진인자(releasing factor) 혹은 방출 억제인자(inhibiting factor)로서 관여한다(표 1).

시상하부 신경세포에서 합성되어 하수체 문맥을 통과하여 하수체전엽 세포에 도달하는 시상하부 호르몬의 자극을 받고 하수체전엽 호르몬의 분비는 조절된다.

하수체후엽 호르몬은 시상하부 신경세포(시색상핵, 실방핵)에서 합성되며 신경세포의 축색내부를 수송하고 하수체후엽에 분포하는 신경종말로부터 분비된다. 바소프레신(vasopressin)과 옥시토신의 2 종류가 있다.

현재, 알려져 있는 시상하부 호르몬은 대부분이 펩티드호르몬으로서 이외에도 아민이 있다. 시상

표 1 시상하부 호르몬

시상하부 호르몬	약칭	생리작용 등
갑상선자극호르몬 방출호르몬	TRH	TSH와 PRL의 분비를 촉진
성선자극호르몬 방출호르몬	GnRH	LH와 FSH의 분비를 촉진
성장호르몬 방출 억제인자 소마토스타틴 (Somatostatin)	SRIF	GH와 TSH의 분비를 억제
부신피질 자극호르몬 방출호르몬	CRH	ACTH의 분비를 촉진
성장호르몬 방출호르몬	GHRH	GH의 분비를 촉진
프로락틴 방출 억제인자 도파민(Dopamine)	PIF	Dopamine D_2 수용체를 매개하여 PRL의 분비를 억제 TSH, LH, FSH 분비도 억제
프로락틴 방출인자	PRF	혈관작동성 장관 폴리펩티드(VIP), TRH, 옥시토신, 펩티드히스티딘 이소류신(PHI) 등이 생각되고 있다.

TRH : thyrotropin–releasing hormone, LHRH : luteinizing hormone–releasing hormone.
SRIF : somatotropin release–inhibiting factor, CRH : corticotropin–releasing hormone.
GRH : growth hormone–releasinghormone, PIF : prolactin release–inhibiting factor.
PRF : prolactin releasing factor.

표 2 시상하부 호르몬

1일내 리즘에 기인하는 조절	• 하수체–부신피질계 : 아침에는 높고 저녁에는 낮다. • 성장호르몬(GH) : 잠이 든 후, 서서히 수면할 때가 피크 • 갑상선자극호르몬 : 잠이 들기 2~3시간 전부터 상승, 잠들기 전이 피크 • 프로락틴(PRL) : 잠이 든 후, 서서히 상승, 이른 아침이 최고
Feed back에 의한 하수체 호르몬의 분비조절	• Long feed back : 네거티브피드백, 포지티브 피드백 • Short feed back : GH, PRL(하수체 문맥혈중 PRL 상승 → 도파민 상승 → PRL 저하)
스트레스에 의한 하수체 호르몬의 분비자극	• 부신피질 자극호르몬 : GH, PRL • 인터루킨1(IL–1)에 의한 발열시의 하수체·부신계의 항진

하부 호르몬에 의하여 하수체전엽 호르몬의 분비조절이 시행되고 있으며 ① 1일내 리듬에 기인하는 조절 ② 말초로부터의 네거티브피드백메커니즘을 매개하는 하수체 호르몬의 분비조절 ③ 스트레스에 의한 하수체 호르몬의 분비자극이라고 하는 조절이 수행된다(표 2).

(1) 검사방법

주로 면역측정법으로 측정되지만 시상하부 호르몬의 혈중농도는 상당히 낮고 시상하부에서의 분비변동을 말초혈중농도로서 평가하는 것은 곤란하며, 그 측정은 일반적이 아니고 이소성 호르몬 생성종양의 평가에 사용되는 등의 특수한 경우 이외에는 이용되지 않는다.

(2) 주의점

펩티드호르몬은 혈청중의 펩티다아제, 프로테아제의 작용으로 분해되는 것이 많기 때문에 채혈할 때에 아미노펩티다아제, 프로테아제의 저해제를 첨가하고 혈장에서 측정하는 경우가 많다. 보존하는 경우에는 곧바로 동결한다.

(3) 임상적 의의

시상하부–하수체–호르몬생성 표적기관(갑상선이나 부신, 성선 등)의 일련의 제어메커니즘 중에서 시상하부 호르몬의 이상을 확인해야 할 필요가 있으며 각종 하수체 호르몬의 분비동태를 검사하고 화상진단(CT, MRI 등)의 결과를 합쳐서 시상하부 장해유무를 판정한다.

3-2. 하수체전엽 호르몬(hypophysenvorderlappen hormone)

하수체는 뇌저부의 접형골에 의하여 형성되는 터키안장내부(intrasella turcica)에 있으며 무게 0.5~1.0 g의 장기이다. 선세포로 형성되는 하수체전엽과 시상하부로부터 신장되어 있는 다수의 신경선유와 글리알 세포(glial cell)에 유사한 후엽세포로 형성되는 하수체후엽으로 구성되어 있다.

전엽호르몬은 시상하부에서 생성되어 하수체 문맥을 경유하여 전엽에 달하는 시상하부 호르몬에 의하여 합성·분비가 조절되지만 후엽호르몬은 시상하부에서 합성된 호르몬이 후엽으로 신경축색을 통하여 운반되어 분비된다.

주요한 호르몬은 표 3에 나타낸 6종류의 하수체전엽 호르몬[GH, TSH, 황체형성 호르몬(LH), 란포자극 호르몬(FSH), 부신피질 자극호르몬(ACTH), 프로락틴(PRL)]과 2종류의 하수체후엽 호르몬(바소프레신, 옥시토신)이다. 시상하부 호르몬과 하수체 호르몬의 기본적인 관계를 **그림** 5에 나타낸다.

하수체전엽으로부터는 주로 GH, PRL, ACTH의 펩티드호르몬과 TSH, FSH, LH가 분비된다. TSH, FSH와 LH는 당단백호르몬으로서 α와 β 2종류의 서브유닛으로 구성되며 α서브유닛은 공통이고 β서브유닛은 개개의 호르몬으로서 다르게 되어있다.

하수체전엽에는 공통의 줄기세포로 분화된 5종류의 호르몬 생성세포(GH세포, PRL세포, TSH세포, LH·FSH세포, ACTH세포)가 존재한다. 병리조직학적인 차이에 의하여 호산성 세포, 호염기성 세포, 혐색소성 세포로 분리되며 호산성 세포에는 TSH세포, LH·FSH세포, ACTH세포가 포함된다. 면역염색법을 이용하면 위에서 설명한 5종류의 호르몬 생성세포가 구별된다.

표 3 하수체 호르몬과 그의 주요 작용

	하수체 호르몬		약칭	생리작용 등	
전엽	성장호르몬		GH	IGF-1의 분비를 촉진, 신체의 성장을 촉진	
전엽	프로락틴		PRL	유즙생산을 촉진, 모성행동을 촉진	
전엽	부신피질 자극호르몬		ACTH	부신피질 성장촉진, 당질코르티코이드의 분비촉진	
전엽	갑상선자극호르몬		TSH	갑상선 성장촉진, T_3, T_4의 분비촉진	
전엽	성선자극 호르몬	란포자극호르몬	FSH	여성	란포 성장촉진, 에스트로겐 분비촉진
				남성	정자 형성촉진
		황체형성 호르몬	LH	여성	배란유기 황체형성, 에스트로겐, 프로게스테론 분비촉진
				남성	테스토스테론 분비촉진
후엽	바소프레신(항이뇨호르몬)		AVP	수분유지촉진	
후엽	옥시토신		OT	자궁수축, 유즙사출	

GH : growth hormone, PRL : prolactin, ACTH : adrenocorticotropin, TSH : thyroid-stimulating hormone, FSH : follicle-stimulating hormone, LH : luteinizing hormone, AVP : vasopressin, OT : oxytocin

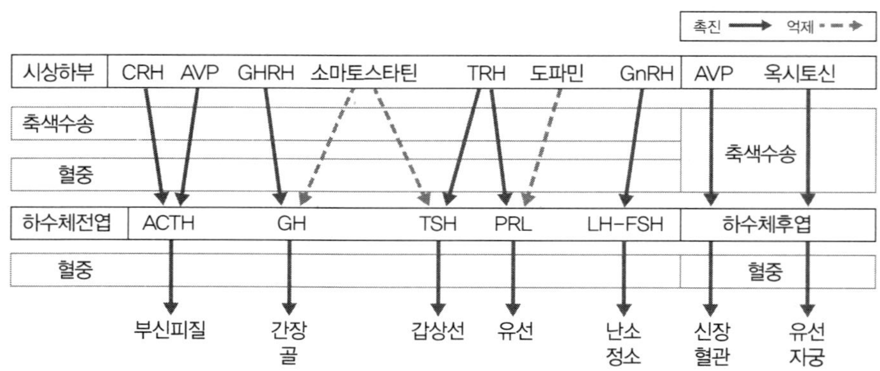

그림 5 시상하부 호르몬과 하수체 호르몬

[성장호르몬(GH : growth hormone)]

(1) 생리적 의의

성장호르몬은 하수체전엽 GH 분비세포로부터 합성·분비되는 펩티드호르몬이다. 그 분비는 시상하부로부터 분비되는 GH 분비촉진 작용성을 가지는 성장호르몬 방출호르몬(GHRH : growth hormone releasing hormone)과 분비억제 작용성을 가지는 소마토스타틴(SRIF : somatostatin, somatotropin release inhibiting factor) 및 위장으로부터 분비되는 GH 분비촉진인자인 그렐린(ghrelin) 등에 의하여 조절을 받고 있다.

GH는 GH수용체에 결합하여 작용을 발휘한다. 간장이나 연골에서는 인슐린과 유사한 성장인자(IGF-1 : insulin-like growth factor-1, 별명 somatomedin-C)의 성성을 재촉하여 성장촉진에 작용하는 이외에, 전신조직에 직접 GH수용체를 매개로 작용하여 당, 단백질, 지질, 물, 전해질의 대사, 세포의 증식이나 분화 등의 다채로운 작용을 발휘한다.

GH는 맥동적으로 분비되며 수면개시에 서서히 수면 중에 최고치를 취한다. GH의 혈중농도는 출생 직후에는 높고 그 후 저하하여 사춘기에 재차 증가하지만 그 후는 연령에 동반하여 감소한다. 성별 차이가 있으며 에스트로겐의 영향에 의하여 남성에 비하여 여성이 높은 값을 나타낸다. 수면 저혈당, 스트레스, 운동, 식사 등에 의하여 GH분비는 증가한다.

(2) 검사방법

GH는 면역측정법으로 측정되며 이전에는 방사면역측정(RIA : radioimmunoassay)법에 의하여 측정되었지만 최근에는 면역방사정량측정(IRMA : immunoradiometricassay)법, 고감도 효소면역측정(EIA : enzyme immunoassay)법 등에 의한 측정이 수행되고 있다. 2005년 4월부터 모든 GH 측정키트의 표준품이 재조합 GH로 통일되어, 키트간의 차이가 작아졌다.

(3) 기준범위

① 혈중의 GH
- 남성 : 1.0 ng/mL 이하
- 여성 : 5.0 ng/mL 이하

② 소변 중의 GH
- 성인에서 10 pg/mg Cr 이하

(4) 검체채취의 주의점

검체는 혈청, 혈장, 소변에 대해서 측정되며 −20℃ 이하에 동결 브존한다. 혈액의 채취는 스트레스를 피하고 안정을 유지하여 시행할 필요가 있다. 소변은 축뇨의 일부 또는 조기 제1 소변 등을 1% 소혈청 알부민(BSA)과 0.1M HEPES 완충용액을 첨가한 용기에 채취하고 측정치는 동시 측정한 소변 중의 크레아틴 값으로 보정한다.

(5) 임상적 의의

- **높은 값 :** GH 생성종양(선단거대증, 하수체성 거인증), 저영양 상태(신경성 식욕 부진증 등), 성장호르몬 불응증(Laron형 저신장증), IGF-1 유전자 결손증, 신부전, 간부전, 우울증 등
- **낮은 값 :** GH분비부전증 등. GH 기초 값은 건강인일지라도 감도 이하의 낮은 값을 취하는 경우가 있으며 GH 기초 값만으로는 분비저하라고 판단할 수 없다. 따라서 GH 분비결핍증의 진단을 수행하는 데에는 GH분비 자극시험을 실시할 필요가 있다.

[성선자극호르몬(Gonadotropin)]

(1) 생리적 의의

성선자극호르몬은 하수체 고나도트로핀의 분비세포로부터 분비되는 당단백 호르몬으로서 황체형성 호르몬(LH : luteinizing hormone)과 란세포자극호르몬(FSH : follicle stimulating hormone)이 있다. LH 및 FSH는 TSH와 공통의 α서브유닛과 LH 및 FSH에 특이적인 β서브유닛이 각각 2량체를 형성하고 있다.

LH와 FSH의 분비는 시상하부로부터 맥동적으로 분비되는 성선자극호르몬 방출호르몬(GnRH : gonadotropin releasing hormone)에 의하여 촉진되며 성스테로이드에 의하여 네거티브 또는 포지티브의 피드백 조절을 받고 있다. 여성의 월경주기에 있어서 란포기와 황체기에는 LH와 FSH 값은 낮고 배란기에는 큰 배란성 분비를 나타내고 월경주기에 있어서 분비가 변동한다. 남성에서는 낮은 펄스상의 분비가 보인다.

LH 및 FSH의 수용체는 세포막을 7회 관통하는 G단백 공액형 수용체이다. 남성에서는 FSH는 정세관내부의 Sertoli 세포에 작용하여 정자 형성을 촉진하고 LH는 정소간질의 Leydig 세포의 테스토스테론 생성을 높인다.

여성에 있어서 FSH는 란포의 발육과 성숙, 에스트로겐 생성을 촉진하고 LH는 배란과 란포의 황체화, 프로게스테론과 에스트로겐 생성에 중요한 역할을 담당하고 있다.

LH와 FSH의 혈중농도는 유아기에 높은 값을 나타내고 그 후는 저하하여 사춘기까지는 낮은 값을 나타내며, LH는 12세 무렵부터, FSH는 10세 무렵부터 상승하여 성인레벨에 달한다. 월경주기나 임신에 의하여 크게 변동하며, 폐경 또는 연령에 의한 성선기능의 저하에 의하여 높은 값을 띠게 된다.

(2) 검사방법

β서브유닛에 대한 특이적 항체를 이용한 면역측정법으로 측정되며 이전에는 방사성 동위원소(RI)를 이용한 RIA가 중심으로 되었지만 최근에는 non-RI법으로 측정되는 경우가 많다. 측정키트에 의하여 기준치에 차이가 있다. 검체는 통상 혈청을 이용하지만 혈장으로도 좋고 또는 용혈의 측정치에 영향도 작다. 혈청은 4℃의 보존으로 1주간은 안정하며, -20℃로 동결보존하면 장시간 안정하다.

(3) 기준범위

① LH

- 남성 : 2~5 mU/mL
- 여성 : 2~10 mU/mL(란포기), 5~35 mU/mL(배란기), 1~10 mU/mL(황체기), 10~40 mU/mL(폐경 후)

② FSH

- 남성 : 2~10 mU/mL
- 여성 : 5~10 mU/mL(란포기), 5~25 mU/mL(배란기), 1~5 mU/mL(황체기), 25~100 mU/mL(폐경 후)

(4) 검체채취의 주의점

LH와 FSH 값은 1일내 변동, 1일 차이 변동이 있기 때문에 복수회수로 측정하는 것이 바람직하다.

(5) 임상적 의의

- **높은 값 :** 원발성 성선기능저하증, 다양포성 난소증후군, 폐경후 등
- **낮은 값 :** 속발성(시상하부·하수체성) 성선기능저하증 등. LH, FSH분비자극 부하시험(GnRH 부하시험)을 시행하고 평가한다.

[갑상선자극호르몬(TSH : thyroid stimulating hormone, thyrotropin)]

(1) 생리적 의의

갑상선자극호르몬은 당단백 호르몬으로서 LH, FSH, hCG 등과 공통의 α서브유닛과 TSHP 특이적인 β서브유닛의 2량체로 형성된다.

하수체전엽에 있어서 TSH의 합성·분비는 시상하부 호르몬의 갑상선자극호르몬 방출호르몬(TRH : thyrotropin-releasing hormone)에 의하여 촉진되며 소마토스타틴이나 도파민에 의하여 억제된다. 더욱 갑상선 호르몬에 의한 피드백 조절을 받아서 합성과 분비가 억제된다.

TSH는 갑상선여피상피의 세포막상에 존재하는 G단백 공액형의 TSH수용체에 작용하여 여포세포의 요오드 섭취나 티로글로불린(thyroglobulin)의 합성을 촉진하고 갑상선 호르몬의 합성과 분비를 촉진한다.

TSH의 분비는 야간 수면 전에 증가하고 오전 0시 무렵에는 최고치로 되는 1일내 변동을 가지고 있지만 그의 폭은 작고 통상, 채혈시각은 문제로 되지 않는 것의 경도의 중추성 갑상선 기능저하의 경우에는 야간의 채혈도 고려할 필요가 있다. 성별 차이는 거의 보이지 않지만 임신의 초기에서는 인간 융모성 고나도트로핀이 갑상선자극 작용성을 가지기 때문에 TSH는 약간 억제된다. 또한, 신생아에 있어서 출생 직전부터 생후 수개월간은 성인에 비하여 높은 값으로 된다.

(2) 검사방법

이전에는 IRMA가 중심이었지만 측정감도가 향상된 전기화학발광 면역측정법(ECLIA : electrochemiluminescence immunoassay), 화학발광 면역측정법(CLIA : chemi-luminescence immunoassay), 화학발광효소 면역측정법(CLEIA : chemiluminescence enzyme immunoassay) 등으로 측정되는 경우가 많다. 현재, 범용되고 있는 제3 세대의 TSH 측정법에 의한 기준치는 0.3~4.0 μU/mL(CLIA법에 의한)이지만 측정키트나 시설에 의하여 약간의 차이가 보인다.

환자의 혈중에 항마우스 IgG 항체(HAMA : human anti-murine antibody)가 존재하면 마우스 항인간 TSH 측정계에 있어서는 TSH가 허위성의 높은 값으로 되기 때문에 주의가 필요하다.

(3) 기준범위

- 0.3~4.0 μU/mL

(4) 검체채취의 주의점

이른 아침 공복 시의 채혈이 바람직하지만 식사의 영향은 거의 받지 않는다. 검체는 혈청, 혈장 어떤 것이나 측정가능하다. 혈중의 TSH는 비교적 안정하고 저온에서 수일간 보존가능하며, 동결 보존의 시료는 수년간 안정하다.

(5) 임상적 의의

혈중 TSH의 측정은 시상하부–하수체–갑상선계통의 기능장해를 파악하는데 유용하다. 갑상선호르몬의 피드백 조절은 예민하고 신생아의 선천성 갑상선 기능저하증의 스크리닝에 TSH의 측정이 이용되고 있는 것으로부터도 아는 바와 같이 갑상선 기능의 약간의 변화가 TSH에 반영되어 TSH의 측정이 갑상선 기능을 평가하는 지표로서 널리 이용되고 있다.

TSH를 측정하면 동시에 유리티록신(FT_4 : free thyroxine)과 유리트리아이오도티로닌(FT_3 : free triiodothyronine) (적어도 FT_4)을 측정하고 이들의 결과를 합쳐서 통합적으로 평가할 필요가 있다. 또한, 병태에 의하여 변동하기 때문에 한 시점만의 진단이 아니고 경시적인 관찰이 필요하다.

- **TSH의 낮은 값, FT_4의 높은 값** : 갑상선 중독증(Basedow병 등의 갑상선 기능항진증이나 파괴성 갑상선염 등)
- **TSH의 낮은 값, FT_4의 낮은 값** : 속발성(시상하부성·하수체성) 갑상선 기능저하증
- **TSH의 높은 값, FT_4의 높은 값** : TSH 생성 하수체종양 등
- **TSH의 높은 값, FT_4의 낮은 값** : 원발성 갑상선 기능저하증

[부신피질 자극호르몬 (ACTH : adrenocorticotropic hormone, corticotropin)]

(1) 생리적 의의

부신피질 자극호르몬은 하수체전엽의 ACTH 생성세포로부터 분비되는 39개의 아미노산으로 형성되는 펩티드호르몬으로서 Proopiomelanocortin(POMC)이라고 불리는 전구체를 거쳐서 합성·분비된다. ACTH의 합성·분리는 주로 시상하부로부터 분비되는 부신피질 자극호르몬 방출호르몬(CRH)에 의하여 조절되며 ACTH는 부신피질에 작용하여 부신피질 호르몬의 합성·분비를 촉진한다.

ACTH의 가장 중요한 작용은 생명유지에 필수인 코르티졸의 합성·분비의 촉진이다. 이외에 부신

안드로겐의 합성·분비촉진이나, 알도스테론의 분비 촉진작용도 있다.

ACTH는 부신피질세포의 ACTH 수용체(G단백 공액형)에 결합하고 아데닐산사이클라아제의 활성화를 매개하여 cAMP의 생성이 촉진되는 것에 의하여 콜레스테롤로부터의 코르티졸과 부신안드로겐의 합성·분비를 촉진한다.

ACTH의 분비는 시상하부 호르몬의 CRH, 1일내 리듬, 스트레스에 의한 촉진 및 부신피질 호르몬에 의한 피드백 등에 의하여 조절되고 있다. ACTH의 분비에는 명확한 1일내의 변동이 존재하지만 이것은 시상하부에 존재하는 체내시계에 의한 것으로서 ACTH의 혈중농도는 이른 아침, 각성직후가 가장 높고 심야, 취침할 때에 최저로 된다. 장기간의 야근자에게는 ACTH와 코르티졸의 1일내의 리듬은 역전되고 있으며 정상적 리듬으로 돌아오는 데에는 1주간을 필요로 한다. 육체적 및 정신적 스트레스에 의하여 높은 값을 나타낸다. 임신 시에는 태반 유래의 CRH, ACTH 분비가 항진하기 때문에 혈장 ACTH는 높은 값을 나타낸다. 당질코르티코이드 투여로서 혈장 ACTH는 낮은 값을 나타낸다.

(2) 검사방법

IRMA법으로 측정되는 것이 많지만 CLIA법, ECLIA법도 이용되기에 이르렀다.

(3) 기준범위

- 60 pg/mL 이하

(4) 검체 채취의 주의점

검체는 조기 공복 시에 30분 이상의 안정상태를 거친 후에 EDTA 채혈관에 채취한다. 혈청 및 헤파린 Na(heparin sodium) 채혈관에서는 경시적으로 현저하게 저하하기 때문에 사용하지 않는다. 채취 후에 빠르게 빙냉한 후, 혈장을 원심분리하고 −20℃ 이하에서 동결 보존한다. 용혈하면 낮은 값으로 되기 때문에 주의를 필요로 한다.

(5) 임상적 의의

혈중 ACTH의 측정은 시상하부−하수체−부신계통의 기능장해를 파악하는 것에 유용하다.

ACTH와 함께 코르티졸도 동시에 측정하여, 1일내 변동의 확인이나 각종의 분비자극시험 혹은 억제시험을 조합하여 시상하부-하수체-부신계통의 기능을 평가할 필요가 있다.

- **ACTH의 낮은 값, 코르티졸의 높은 값 :** 부신선종·암에 의한 Cushing 증후군
- **ACTH의 낮은 값, 코르티졸의 낮은 값 :** 하수체전엽 기능저하증, ACTH 단독결손증
- **ACTH의 높은 값, 코르티졸의 높은 값 :** 하수체 ACTH 생성종양(Cushing병), 이소성ACTH생성종양
- **ACTH의 높은 값, 코르티졸의 낮은 값 :** 원발성 부신피질 기능저하증(Addison병)

[프로락틴(PRL : prolactin)]

(1) 생리적 의의

프로락틴은 199개의 아미노산으로 구성되는 펩티드호르몬으로서 하수체전엽의 PRL 분비세포(lactotroph)로부터 분비된다. 구조나 작용면에서 성장호르몬이나 태반성 락토겐과 유사점이 많다.

PRL의 수용체는 GH에 유사한 프로테인키나아제형이다. PRL의 주요한 작용은 임신 중의 유선발달의 촉진과 산도기에 있어서 유즙의 생성·분비의 촉진이나 성선의 억제이다. PRL은 고나도트로핀 방출호르몬(GnRH) 분비의 억제나 고나도트로핀의 성선으로의 작용을 저해하는 것에 의하여 성선의 억제작용을 나타낸다.

PRL의 분비는 시상하부로부터 방출되는 PRL 방출인자(PRF : prolactin-releasing factor)와 PRL 방출 억제인자(PIF : prolactin release-inhibiting factor)에 의하여 조절되고 있지만 PIF에 의한 억제적 조절이 우위이다. 따라서 시상하부 장해가 발생하면 다른 하수체 호르몬 분비가 저하하는 것에 대해서 PRL의 분비는 항진한다. PIF의 주요한 인자는 도파민이다. 갑상선자극호르몬 방출호르몬(TRH)은 PRL의 분비를 촉진하지만 PRL의 분비를 특이적으로 촉진하는 시상하부 호르몬은 밝혀져 있지 않다.

여성에서는 남성에 비하여 약간 높다. 혈중 PRL 농도는 수면 시에 있어서 특히 각성 전에 상승한다. 또한, 식사의 섭취 후나 운동, 유방자극, 정신적 혹은 육체적 스트레스, 흉부열상 등으로 일과성으로 상승한다. 성주기에서는 배란기에 높은 값을 취하고 임신에서는 월수와 동시에 상승하며, 산도기는 저하하지만 포유자극으로 일과성으로 상승한다. 수유를 중지하면 서서히 저하하고 3개월 이내에 정상화 된다. 연령에 의한 변동은 적다.

(2) 검사방법

PRL은 면역측정법으로 측정되며 이전에는 주로 RIA법이 이용되고 있었지만 최근에는 IRMA법이나 CLIA법 등으로 측정되고 있다. 측정키트에 따라서 기준치에 차이가 있다.

(3) 기준범위

- **남성 :** 5~20 ng/mL
- **여성 :** 7~40 ng/mL(란포기, 배란기, 황체기), 4~25 ng/mL(폐경 후)

(4) 검체채취의 주의점

PRL은 수면후반기, 식사 후, 운동, 스트레스 등으로 상승하기 때문에 채혈은 아침, 안정 공복상태에서 시행하는 것이 좋고 식후 채혈하는 경우에는 적어도 1시간 후에 시행하는 것이 바람직하다. 검체는 혈청, 혈장 어느 것이나 측정 가능하다. 원심분리 후에는 측정까지 −20℃에서 동결 보존한다.

(5) 임상적 의의

- **높은 값 :** PRL 생성종양, 선단 거대증, 시상하부 장해, 무월경·유즙분비 증후군, 약제성(도파민 차폐약 등), 원발성 갑상선 기능저하증, 임신, 간경변 등
- **낮은 값 :** 하수체 기능저하증, 도파민 작동약 투여 등

3-3. 하수체후엽 호르몬(posterior pituitary grand hormone)

하수체후엽으로부터는 바소프레신(vasopressin)과 옥시토신의 2종류 호르몬이 분비된다. 하수체전엽과는 달리, 하수체후엽에 이들의 호르몬을 생성하는 세포는 없고 시상하부의 시색상핵이나 실방핵에 있는 신경세포에서 생성되며 축색내부를 통하여 하수체후엽에 운반되어 저장되며 분비된다.

[바소프레신(AVP : arginine vasopressin)]

(1) 생리적 의의

바소프레신은 9개의 아미노산으로 형성되는 펩티드호르몬이다. 시상하부의 신경핵(시색상핵 및 실방핵)에서 생성되며 축색내부를 통하여 하수체후엽으로 운반되어 저장, 분비된다. AVP 수용체는 G단백 공액형 수용체로서 V_1 수용체와 V_2 수용체가 확인되고 있다. AVP는 신장 집합관의 V_2 수용체에 작용하여 물의 투과성을 항진시키고 물의 재흡수와 소변 농축을 촉진하는 것으로부터 항이뇨호르몬(ADH : antidiuretic hormone)이라고도 말한다. 또한, AVP는 고농도로서 미세동맥의 V_1 수용체에 작용하여 혈관수축을 촉진한다.

AVP의 분비는 침투압과 순환 혈액량에 의하여 조절되고 있으며 혈장침투압이 역치(280 mmol/kg)를 초월하면 AVP의 분비는 촉진되며 반대로 역치 이하로 저하되면 AVP의 분비는 억제되어 수이뇨(water diuresis)가 발생되며 혈장침투압이 일정하게 유지된다. 침투압 수용기는 전시상하부의 제3뇌실전벽의 종판기관(OVLT : organum vasculosum lamia terminalis)에 존재한다. 순환혈액량의 감소, 혈압저하, 좌방압력의 저하는 경동맥동, 대동맥, 좌방의 압력 수용기에서 감지되며 미주신경을 매개하여 시상하부에 전달되어 AVP의 분비가 촉진된다.

물을 마시는 행동의 영향을 받기 쉬우며, 물을 마시는 것에 의하여 혈장침투압이 저하되면 낮은 값으로 된다. 구역질이나 저산소혈증, 흡연도 AVP의 강한 분비자극으로 된다. 혈장 AVP 농도에는 약 1일내 변동(야간에 높은 값)이 있는 것으로 알려졌다. 서있는 자세는 누어있는 자세에 비하여 높은 값으로 된다. 또한, 고령자의 경우는 신장의 농축능력이 저하하기 때문에 대상적으로 AVP는 높은 값을 가지는 경향으로 된다. 임신한 경우에는 혈장침투압이 10 mmol/kg 정도 저하하지만 이 상태에서도 AVP는 임신하지 않은 경우와 같은 레벨을 나타낸다.

(2) 검사방법

AVP는 RIA법에 의하여 측정된다.

(3) 기준범위

- 0.3~3.5 pg/mL

(4) 검체채취의 주의점

자유로 물을 마시고 30분간 안정하게 누운 후, EDTA가 도입된 채혈관을 이용하여 채혈하고 채혈 후에는 얼음 중에 혹은 냉장 보존하고 빠르게 냉각원심에 의하여 혈장을 분리한 후, 측정까지 −20℃로 보존한다. 혈청에서는 경시적으로 AVP 농도가 상승하며, 헤파린나트륨 채혈관에서는 반대로 저하한다. 임신 중에는 태반으로부터 분해효소가 분비되기 때문에 분해효소의 저해약 페난트롤린(phenanthroline)의 첨가가 필요하다. 또한, AVP의 혈장농도는 건강인에 있어서도 상당히 낮은 값이기 때문에 추출조작이 필요하며, 다른 호르몬검사에 비하여 채혈량이 많을 필요가 있다.

(5) 임상적 의의

AVP의 측정치는 동시에 측정한 혈장침투압, 혈청나트륨 및 소변침투압 등과 대비해서 평가해야 할 필요가 있다.

- **높은 값 :** 항이뇨 호르몬 부적합 분비증후군(SIADH : syndrome of inappropriate secretion of antidiuretic hormone) (혈장침투압이 낮은 값인 것에도 불구하고 ADH 값의 억제가 확인되지 않는다), 이소성 ADH 생성종양, 신장성 요붕증 등
- **낮은 값 :** 중추성 요붕증(혈장침투압이 높은 값인 것에도 불구하고 ADH 값은 저하한다) 등

[옥시토신(OT : oxytocin)]

옥시토신은 시상하부에서 생성되며 축색내부를 통하여 하수체후엽으로 운반되어 분비된다. 9개의 아미노산으로 형성되는 펩티드호르몬으로서 AVP와 아미노산이 2개 다를 뿐이다. OT의 생리작용은 임신말기의 자궁근육 수축작용과 수유기의 유선근육 상피세포의 수축작용이다(사유반사). 이외에도 OT는 시상하부나 해마에 있어서 신경 전달물질로서 기능하고 난소나 정소에 있어서도 호르몬 합성 촉진 작용성을 가지고 있다. 옥시토신의 임상적 의의는 불명한 점이 많고 확립된 검사법이 없다.

3-4. 갑상선 호르몬(thyroid hormone)

(1) 생리적 의의

갑상선 호르몬은 갑상선여포 상피세포에서 생성·분비되는 아미노산 유도체 호르몬으로서 1-티로닌(1-thyronine)을 기본골격으로 하는 요오드화아미노산이다. 갑상선으로부터 분비되는 갑상선 호르몬은 티록신(T_4 : thyroxine)과 트리아이오도티로닌(T_3 : 3,5,3'-triiodothyronine)으로서 주로 T_4가 갑상선으로부터 분비되고 탈요오드반응에 의하여 강한 생리활성을 가지는 T_3로 전환된다(그림 6).

음식물로부터 섭취된 무기 요오드(I^-)는 장관으로부터 흡수되며 Na^+I^-신포터(NIS)에 의하여 갑상선에 능동적으로 둘러싸여 농축된다. 갑상선내부에 둘러싸인 I^-은 펜드린(PDS)에 의하여 여포강 내부로 수송되며 여포상피세포의 여포 쪽에 있는 미세한 융모 부분에서 갑상선퍼옥시다아제(TPO : thyroperoxidase)에 의하여 유기화 되어 티로글로불린(Tg : thyroglobuline)의 티로신 잔기에 결합한다.

티로신 잔기의 3위치에 I^-이 결합한 것이 모노아이오도티로신(MIT : monoiodothyrosine)으로서 3, 5위치에 I^-이 결합한 것이 디아이오도티로신(DIT : diiodothyrosine)이다. MIT와 DIT의 축합(cupling)에 의하여 T_3가 2개의 DIT의 축합에 의하여 T_4가 Tg 상에서 생성되어 여포강 내부에 저장된다. 여포내부의 Tg와 결합하고 있는 갑상선 호르몬은 갑상선자극호르몬(TSH) 등의 자극에 의하여 여포상피세포내부에 둘러싸이며, 프로테아제에 의하여 가수분해 되어 T_4와 T_3가 형성되며 혈중에 분비된다.

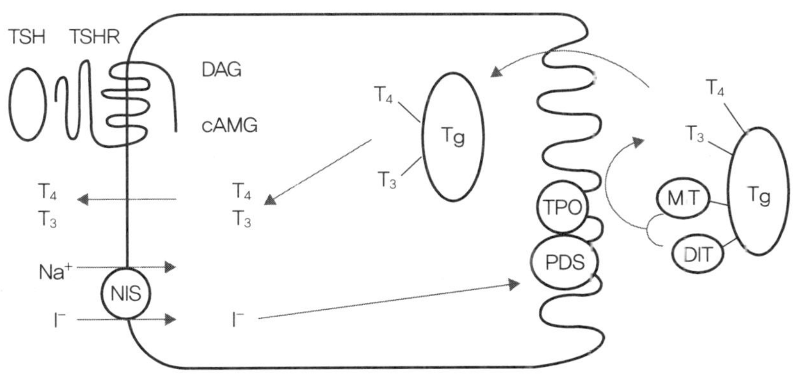

TSH : 갑상선자극호르몬, TSHR : 갑상선자극호르몬 수용체, DAG : 디아실글리세롤, cAMP : 사이클릭AMP, NIS : Na^+/I^-신포터, TPO : 갑상선퍼옥시다아제, PDS : 펜드린, TG : 티로글로불린, MIT : 모노아이오도티로신, DIT : 디아이오도티로신, T_4 : 티록신, T_3 : 트리아이오도티로닌

그림 6 갑상선 호르몬의 합성과 분비

1) 갑상선 호르몬의 분비조절

갑상선 호르몬의 합성과 분비는 시상하부-하수체-갑상선계에 의하여 제어되고 있다. 혈중에서 증가된 갑상선 호르몬은 네거티브 피드백에 의하여 시상하부 및 하수체에 작용하여, TRH 및 TSH의 분비가 억제되며 갑상선에 있어서 갑상선 호르몬 생성이 억제된다. 혈중 갑상선 호르몬이 저하되면 TRH 및 TSH의 분비가 촉진되며 갑상선에 있어서 갑상선 호르몬 생성이 자극된다. 이외에 임신되었을 때나 포상기태일 때에 높은 값을 나타내는 인간 융모성 고나도트로핀(hCG : human chorionic gonadotropin)은 TSH 수용체에 작용하여 갑상선 기능항진작용을 나타낸다. 또한, 대량의 요오드는 갑상선 기능을 억제한다.

2) 갑상선 호르몬의 작용

혈중에 분비된 T_4와 T_3의 대부분은 갑상선 호르몬 결합단백에 결합하고 있으며 생리적인 작용을 발휘하는 유리호르몬은 T_4에서 0.03%, T_3에서 0.3% 정도에 불과하다. T_4는 T_3로 변환되어 생리작용을 발휘하며, T_3의 약 70%는 말초조직에서 T_4의 탈요오드에 의하여 생성된다. 또한, 갑상선으로부터는 주로 T_4가 분비되는 것으로부터, 갑상선 기능의 평가로서는 유리T_4 측정이 우위에 있다. T_4의 약 40%는 5위치의 탈요오드에 의하여 호르몬활성을 가지지 않는 리버스T_3(rT_3 : reverse T_3)로 변환된다(그림 7).

갑상선 호르몬 결합단백에는 티록신결합글로불린(TBG : thyroxine-binding globulin), 트랜스티레틴(TTR : transthyretin) 및 알부민이 있으며 이들 중에서 TBG가 T_4나 T_3와의 결합친화성이 가장

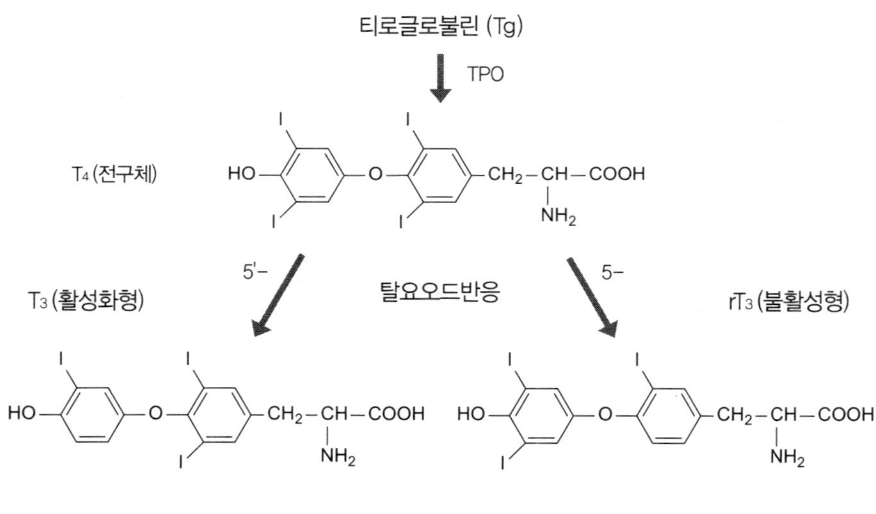

그림 7 갑상선 호르몬의 대사경로

높고 혈중 T_4와 T_3의 약 70%와 결합하고 있다. TBG는 간장에서 합성되며 임신이나 에스트로겐 투여 등에 의하여 혈중 TBG 값이 상승하여, 총T_4와 총T_3 값의 상승을 일으키지만 유리T_4와 유리T_3 값은 영향을 받지 않는다.

갑상선 호르몬의 작용은 주로 핵내부 수용체인 갑상선 호르몬 수용체에 결합하여 표적 유전자의 발육조절을 수행하는 것에 의하여 발휘된다. 이 작용은 기초대사의 유지와 항진이나 지질대사와 당대사의 활성화 등이 있으며 출생 후의 중추신경계의 발달이나 소아기의 성장에 반드시 필요한 호르몬이다. 또한, 교감신경계를 자극하고 순환기계통에 대해서 심박출량, 심근수축력, 심근량을 증가시킨다. 이외에 소화기계통, 근육, 골 등의 전신에 작용을 미친다.

(2) 검사방법

갑상선 호르몬(총T_4, 총T_3, 유리T_4, 유리T_3)의 측정은 면역측정법(RIA, ECLIA, CLIA 등)으로 수행되며 진단·치료의 지표로는 생리활성을 가지는 유리호르몬의 측정이 널리 이용되고 있다. 검체는 일반적으로 혈청이 이용되며 동결 보존하면 장기간 안정하다.

본래의 유리호르몬의 측정은 평형 투석법(혈청검체를 도입한 투석막셀을 완충용액에 넣고 셀 내외에서 평형에 달할 때에 완충용액 중의 호르몬을 측정하는 방법)이 기본이며, 평형투석–질량분석법이 표준측정법으로 되어있지만 손기술이 번잡하여 일상검사에 이용되는 것은 불가능하다. 현재, 통상의 측정에 이용되고 있는 방법은 어느 것이나 경합법으로서 효소 혹은 방사성물질 표준항체에 대해서 고상 리간드와 검체중의 유리호르몬을 경합적으로 반응시키는 1 스텝법이나, 고상 항체와 검체중의 호르몬을 우선 반응시키고 세척한 후, 표지항원을 반응시키는 2 스텝법 등이 있다.

신부전, 심부전, 중증질환을 동반하는 환자에 있어서 투석법으로 측정한 유리형 호르몬은 기준범위내라고 보고되어 있지만 이들의 경합법에 의한 유리형 호르몬측정에서는 중질 질환에 동반하는 측정치가 낮은 값으로 되며 반드시 혈중 유리형의 갑상선 호르몬 값을 반영하고 있지 않을 가능성도 있는 것에 주의가 필요하다. 또한, 항갑상선 호르몬항체의 존재에 의하여 측정상의 간섭에 의한 이상치가 있을 가능성도 있으며 유리형 호르몬 검사치의 해석에는 환자의 전신 상태나 TSH를 비롯한 다른 검사치를 고려하여 총합적으로 판단할 필요가 있다.

(3) 기준범위

① 총T_4 : 5.0~10.0 μg/dL

② 총T_3 : 0.5~2.0 ng/dL

③ 유리T_4 : 1.0~2.0 ng/dL

④ 유리T_3 : 2.4~4.0 pg/mL

(4) 검체채취의 주의점

측정치에 생리적 변동은 거의 없고 성, 연령(신생아 기간을 제외하고)에도 영향을 받지 않으며, 식사 섭취의 영향도 없다. 임신이나 에스트로겐 제제의 사용에 동반하여, 혈중 TBG가 증가하고 총호르몬 측정치는 상승하지만 유리호르몬치는 정상이다.

(5) 임상적 의의

- **높은 값** : 생체내부에 갑상선 호르몬이 존재하고 그로 인하여 갑상선 호르몬의 작용이 과도하게 발휘되고 있는 상태를 갑상선 중독증(thyrotoxicosis)이라고 말하며, 갑상선에서의 호르몬의 합성·분비가 항진하고 있는 갑상선 기능항진증(Basedow병, Plummer병 등)과 갑상선에서의 호르몬의 합성·분비를 동반하지 않는 상태(아급성 갑상선염, 무통성 갑상선염, 과잉량의 갑상선 호르몬 섭취 등)가 있다. 또한, 희귀하게 TSH 생성종양, 갑상선 호르몬 불응증 등에서 높은 값으로 된다. 임신초기(gestational thyrotoxicosis)나 포상기태에 있어서 hCG의 영향으로 상승하는 예도 보이며, 혈중 TSH 값과 대비하여 판단한다. 임신에 동반하여 혈중 TBG 값이 상승하고 총T_4와 총T_3 값의 상승을 일으키지만 유리T_4와 유리T_3 값은 영향을 받지 않는다.
- **낮은 값** : 갑상선 기능저하증의 병태에서, 갑상선 자체에 원인이 있는 원발성 갑상선 기능저하증(하시모토 병이나 아급성 갑상선염, 무통성 갑상선염의 경과중 등)과 중추성(시상하부성·하수체성) 갑상선 기능저하증의 상태가 있다. 간경변, 신부전, 암말기 등, 갑상선 이외의 장기질환에 동반하여, 갑상선 자체에는 이상은 없지만 혈중 TSH와 갑상선 호르몬 값에 이상이 보이는 상태를 비갑상선 질환(non-thyroidal illness)이라고 말하며, T_3만의 낮은 값을 나타내는 경우가 있으며 이것을 낮은 T_3증후군이라고 말한다.

3-5. 칼슘 조절 호르몬(Calcium regulatory hormone)

(1) 혈중 칼슘(Ca) 농도의 유지메커니즘

Ca는 생체의 세포기능 유지·조절에 필수이며, 골의 주요 구성성분으로서 골의 구조와 강도의 유지에도 중요한 역할을 하고 있다. 혈중 Ca 농도는 8.5~10.0 mg/dL의 범위에 엄밀하게 제어되고 있으며 혈중 Ca 농도가 저하하면 부갑상선세포보다 부갑상선 호르몬(PTH)이 분비된다. PTH는 골아세포막상에 발현하고 있는 PTH 수용체로 작용하고 골아세포를 매개하여 활성화 하여 골로부터 Ca를 동원한다. 동시에 신장 세뇨관의 PTH 수용체에 작용하여 Ca의 재흡수와 인(P)의 배설을 촉진한다. 더욱, PTH는 신장 세뇨관에 발현하고 있는 비타민D 활성화효소(1α-수산화효소)를 활성화 하고 25-수산화비타민D(25-OH-D)를 활성형 비타민D[1,25-$(OH)_2$-D]로 변환된다.

활성형 비타민D는 소장에 작용하여 Ca의 흡수를 촉진하는 것과 동시에 신장 세뇨관에서의 Ca결합단백의 합성 촉진작용 등을 통하여 PTH의 Ca 재흡수 촉진작용을 유지한다. 혈청 Ca 값이 상승하면 부갑상선 세포막에 존재하는 칼슘 감지수용체(CaSR : calcium-sensing receptor)가 이것을 감지하여 PTH의 분비는 억제된다. 이와 같은 네거티브 피드백메커니즘에 의하여 혈중 Ca 농도는 항상 일정한 농도로 유지되고 있다.

[부갑상선 호르몬(PTH : parathyroid hormone)]

(1) 생리적 의의

부갑상선 호르몬은 갑상선 전엽 후엽의 상·하극 뒤쪽에 4개 존재하는 부갑상선(상피소체)으로부터 분비되는 84개의 아미노산으로 형성되는 펩티드호르몬[PTH(1-84)]이다. PTH(1-84)는 간장이나 신장에서 N말단부, 중간부 및 C말단부의 조각으로 분해된다. PTH의 생물활성은 N말단부[PTH(1-34)]에 있으며 부갑상선 기능은 생물활성이 있는 혈중PTH 농도[PTH(1-84)]를 측정한다. PTH(1-84)는 일반적으로 intactPTH라고 말한다.

맥동적 분비가 있으며 야간 수면 시에 상승하는 1일내 변동이 있다. 격렬한 운동으로 상승한다는 보고가 있다. 음식물의 영향은 극단적으로 Ca, P 등의 섭취가 없는 한 문제가 없다. Ca 제제나 비타민D 제제 등의 약제는 PTH 분비에 영향을 미친다. PTH(7-84)는 신장으로부터 배설되기 때문에 신장 기능의 영향을 받는다.

(2) 검사방법

PTH는 N말단부와 C말단부를 인식하는 2종류의 항체를 이용한 샌드위치법이나, PTH의 중간부분을 인식하는 항체를 이용한 면역측정법으로 측정된다. 종래의 intactPTH 측정법에서는 N말단부의 항체는 N말단부의 중간부를 인식하고 있기 때문에 PTH(1-84) 뿐만이 아니고 PTH(7-84)와 같은 분해생성물도 함께 측정하고 있었지만 최근에는 최선단부의 N말단을 인식하는 항체를 이용하여 PTH(1-84)만을 정확히 측정하는 방법(whole PTH 측정)이 개발되어 있다. 일반적으로 whole PTH의 측정치는 intactPTH의 70% 정도이다.

갑상선 기능은 일반적으로 intactPTH를 측정하는 것이 많지만 PTH(7–84)는 신장으로부터 배설되기 때문에 신장 기능의 영향을 크게 받으며, 신부전 환자에게서는 whole PTH법 쪽이 보다 정확하게 부갑상선 기능을 평가할 수 있다. PTH의 중간부분을 인식하는 항체를 이용한 고감도 PTH 측정(HS–PTH)도 유용하다.

(3) 기준범위

- 10∼60 pg/mL

(4) 검체채취의 주의점

채혈은 이른 아침 공복 시에 시행하는 것이 바람직하다. 검체는 EDTA–2Na가 도입된 채혈관에 채취하고 빠르게 냉각 원심분리된 혈장을 측정까지 동결 보존하여 저장한다.

(5) 임상적 의의

혈중 Ca 농도를 동시에 측정하여 평가한다.

① 신장기능 건강인

- PTH의 높은 값, Ca의 높은 값 : 원발성 부갑상선 기능항진증
- PTH의 높은 값, Ca의 낮은 값 : 속발성 부갑상선 기능항진증, 만성 신부전, 허위성 부갑상선 기능저하증
- PTH의 낮은 값, Ca의 높은 값 : 만성 종양에 의한 고칼슘혈증, 사르코이도시스, 비타민D 중독, 갑상선 기능항진증 등
- PTH의 낮은 값, Ca의 낮은 값 : 특발성·속발성 부갑상선 기능저하증

② 신부전(투석) 환자

- PTH 상승은 속발성 부갑상선 기능항진증, PTH 저하는 속발성 부갑상선 기능저하증

[비타민D]

(1) 생리적 의의

비타민D에는 비타민D_3와 비타민D_2가 있으며 비타민D_3는 자외선을 받을 때에 피부를 생성하는

것과 음식물로부터 흡수되는 것이 있지만 비타민D_2는 식물에서 합성된 음식물에 의하여 흡수된다.

비타민D는 지용성 호르몬으로서 혈중에서는 비타민D 결합단백과 결합하여 운반되며 간장에서 25위치가 수산화된 후, 신장 근위세뇨관에서 1α-수산화효소에 의하여 1위치가 수산화 되어 활성형 비타민D[1,25-$(OH)_2$-D]로 된다. PTH나 저인혈증, 저칼슘혈증, 1α-수산화효소의 활성을 높힐 수 있지만 PTH가 가장 중요한 조절인자이다. 부갑상선기능의 저하나 고인혈증, 고칼슘혈증은 1α-수산화효소의 활성을 억제한다. 동시에 25-수산화 비타민D(25-OH-D)의 대부분은 신장에서 24-수산화효소에 의하여 24위치가 수산화 되며 불활성형의 24,25-수산화비타민D[24,25-$(OH)_2$-D]로 된다. 활성형의 1,25-$(OH)_2$-D는 스스로 1α-수산화효소의 활성을 억제하는 것과 동시에 24-수산화효소의 발현을 높이고 불활성형의 24,25-$(OH)_2$-D의 생성을 높인다. PTH에 의하여 혈중 Ca와 활성형의 1,25-$(OH)_2$-D가 증가하면 1,25-$(OH)_2$-D의 생성은 저해되며 불활성형의 24,25-$(OH)_2$-D의 생성이 높아진다.

1,25-$(OH)_2$-D는 장관의 Ca와 인의 흡수를 촉진하고 골에서는 골아세포에 작용하여 골기질단백의 발현을 향상시키는 것과 동시에 파골세포의 분화를 조절한다. 더욱 신원위요세관에서는 칼슘 결합단백의 합성촉진 등을 매개하여 PTH의 칼슘 재흡수 촉진작용을 유지한다.

(2) 검사방법

RIA(2항체법)나 엘라이자(ELISA) 등에서 측정되고 있다.

통상, 1,25-$(OH)_2$-D_2와 1,25-$(OH)_2$-D_3를 동시에 측정하여 1,25-$(OH)_2$-D로 하고 있다. 혈중의 25-수산화비타민-D(25-OH-D)를 측정하면 비타민D의 과부족상태가 가장 잘 반영된다. 25-OH-D도 25-OH-D_2와 25-OH-D_3를 동시에 측정하고 있다.

(3) 기준범위

① 25-OH-D : 20~60 ng/mL(부족 없음), 10~20 ng/mL(경도 부족), <10 ng/mL(극단 부족)

② 1,25-$(OH)_2$-D(RIA 2항체법) : 20~60 pg/mL(성인), 20~70 pg/mL(소아)

(4) 검사채취의 주의점

채혈은 이른 아침 공복 시가 바람직하지만 통상의 식사라면 식후에도 가능하다. 채혈 후에 빠르게 혈청 또는 혈장을 원심분리하고 측정까지 -20℃ 이하에서 동결 보존한다(실온에서 72시산 정도는 안정하다).

(5) 임상적 의의

- **높은 값 :** 원발성·속발성 부갑상선 기능항진증, 비타민D 제제 투여환자, 사르코이도시스 등
- **낮은 값 :** 비타민D 저항성 구루병, 특발성 부갑상선 기능저하증, 만성 신부전, 만성투석환자, 수술후성 부갑상선 기능저하증, 허위성 부갑상선 기능저하증, 비타민D 의존증 1형 등

[칼시토닌(CT : calcitonin)]

(1) 생리적 의의

칼시토닌은 갑상선방 여포세포(C세포)에서 합성되는 아미노산 32개로 형성되는 펩티드호르몬이다. 주요한 작용은 파골세포에 작용하며, 골흡수를 억제하여 혈중 칼슘 농도를 저하시키는 것과 신장 세뇨관에 작용하여 인의 재흡수를 억제하고 칼슘과 인의 배설을 촉진시키는 것이다. 생체에서 분비되는 칼시토닌의 혈청 Ca 저하작용은 약간이며, 칼시토닌의 생리적 의의는 인간의 경우에는 불명한 점이 많다. 현재, 갑상선 수양암에 있어서 종양표지로서 측정되고 있다. 갑상선 C세포로부터의 CT 분비는 혈중 칼슘 농도에 의하여 조절되고 있다.

프로칼시토닌(PCT : procalcitonin)은 건강인에 있어서는 CT의 전구단백으로서 갑상선의 C세포에 있어서 생성되는 116개의 아미노산으로 형성되는 단백질이지만 PCT는 전신성 감염증, 특히 세균성 감염증으로 상승하는 것이 밝혀졌다. 혈액중의 PCT 값은 패혈증(sepsis)에 있어서 중증도와 강한 상호관계를 나타내는 것으로부터, 패혈증에 있어서 중증도의 판정에도 이용되기에 이르렀다.

CT는 성장의 영향을 받으며, 생후부터 1개월경까지 약간 높은 값을 취하며, 1세 이후 6세 무렵까지 일정하게 나타낸 후, 연령과 함께 저하한다. 성별 차이에서는 남성이 여성에 비하여 높은 값을 나타내고 음식물의 섭취에 의하여 분비가 자극된다. 1일내 변동도 있으며 점심 이후 최고치를 나타내고 야간에 저하한다.

PCT에는 생리적 변동은 거의 없고 항상 기준치 이하의 일정한 값을 취한다.

(2) 검사방법

측정은 면역측정법(RIA, ECLIA 등)으로 시행된다.

(3) 기준범위

① 칼시토닌 : 20~60 pg/mL(RIA2 항체법)
② 프로칼시토닌 : 0.05 ng/mL 이하

(4) 검체채취의 주의점

검체는 혈청, 혈장 어느 것이나 가능하며, 측정까지 장기 보존하는 경우에는 −20℃ 이하로 냉동 보존한다. CT는 섭취에 의한 분비자극의 영향을 받기 때문에 이른 아침 공복 시의 채혈이 바람직하다. 한편, PCT는 수시측정이 가능하다.

(5) 임상적 의의

칼시토닌은 갑상선 수양암에서 높은 값을 나타내고 진단 및 종양적제 후의 경과관찰에 이용된다. RCT 측정은 세균성 감염증과 비세균성 감염증의 감별에 유용하며, 세균성 패혈증의 중증도의 평가도 마찬가지로 시행하는 것이 가능하다.

[부갑상선 호르몬 관련 단백 (PTHrP : Parathyroid hormone related protein)]

(1) 생리적 의의

부갑상선 호르몬 관련단백은 악성 종양에 의한 고칼슘혈증의 야기인자로서 발견된 호르몬과 같은 물질로서 고칼슘혈증의 감별, 특히 악성 종양에 동반하는 고칼슘혈증의 감별에 이용된다. PTHrP의 N말단부는 PTH와 높은 상동성을 가지며 PTH와 마찬가지로 PTH 수용체를 자극하여 골흡수를 촉진하고 신장 세뇨관보다 Ca의 재흡수를 촉진시키는 것에 의하여 현저한 고칼슘혈증을 야기한다.

PTHrP는 태반이나 유선에서도 많이 생성되기 때문에 임신 중이나 수유 중에 혈중PTHrP가 높은 값으로 되며 경도가 높은 칼슘 혈증을 일으키는 경우도 있다.

(2) 검사방법

IRMA법이나 RIA법 등에서 측정된다.

(3) 기준범위

- 1.1 pM 이하(IRMA)

(4) 검체채취의 주의점

검체는 분해를 방지하기 위해서 EDTA와 아프로티닌 도입의 채혈관에 채취하고 신속하게 혈장을 분리 후에, 측정까지는 −20℃ 이하로 동결 보존한다.

(5) 임상적 의의

- **높은 값 :** 악성 종양에 동반하는 고칼슘혈증, 수유중의 고칼슘혈증

3-6. 부신피질 호르몬(Adrenal cortical hormone)

부신피질은 신장과 마찬가지의 중배엽성 상피로부터 생성된 내분비기관이다. 부신피질 호르몬은 콜레스테롤에 유래하는 프레그네놀론(pregnenolone)의 유도체로서 스테로이드핵을 골격에 가지는 것으로부터 스테로이드 호르몬이라고 말한다. 부신피질은 외부 쪽의 순서로 구상층, 속상층, 망상층의 3층으로 형성되며 각각 무기질코르티코이드, 당질코르티코이드 및 부신안드로겐을 합성, 분비한다. 부신피질 호르몬에 있어서 생리활성을 가지는 중요한 호르몬에는 무기질코르티코이드인 알도스테론(aldosterone), 당질코르티코이드인 코르티졸(cortisol), 부신안드로겐인 데히드로에피안드로스테론 설페이트(DHEA-S : dehydroepiandrosterone sulfate) 및 데히드로에피안드로스테론(DHEA : dehydroepiandrosterone)이 있다(그림 8).

[코르티졸(Cortisol)]

(1) 생리적 의의

코르티졸은 스트레스나 운동 등으로 분비가 증가된 시상하부의 CRH, 하수체전엽의 ACTH를 매개하여 분비를 자극하고 또한 네거티브 피드백에 의하여 이들 호르몬의 분비를 억제하고 있다(그림 9A). 코르티졸의 분비는 ACTH와 마찬가지로 맥동적이며, 이른 아침에 최고치, 심야에 최저치로서 1일내 변동을 나타낸다고 하는 특징을 가진다.

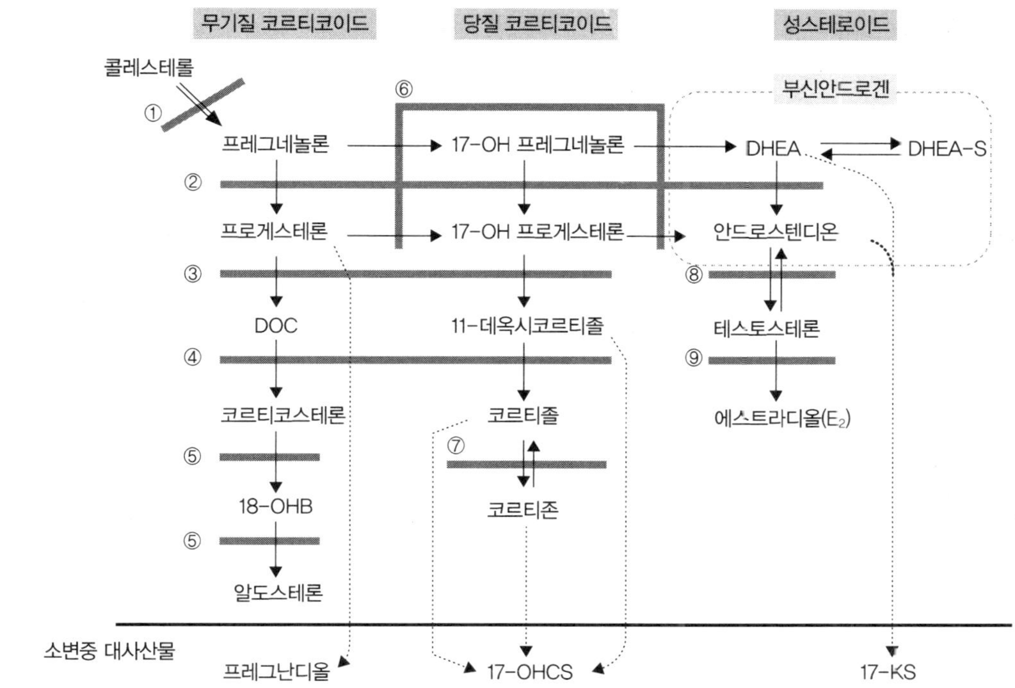

DOC : 데옥시코르티코스테론, 18-OHB : 18-OH코르티코스테론,
① 콜레스테롤 가지 절단효소 ② 3-히드록시스테로이드탈수소효소 ③ 21-수산화효소 ④ 11-수산화효소 ⑤ 알도스테론 합성효소
⑥ 17α-수산화효소 ⑦ 11β-히드록시스테로이드탈수소효소 ⑧ 17β-히드록시스테로이드탈수소효소 ⑨ 아로마타다제

그림 8 스테로이드 호르몬의 합성 및 대사경로

혈중에 분비된 코르티졸은 말초 표적 장기에 있어서 다채로운 작용을 발휘하지만 그 작용에는 당, 단백질, 지질, 골대사, 물·전해질의 대사, 순환기능, 면역기능 및 정신신경계로의 작용 등이 있다(그림 9B).

혈중코르티졸의 약 80%는 코르티코스테로이드 결합단백(CBP)과 약 10%는 알부민과 결합하고 있으며 유리코르티졸은 약 10%이다. 코르티졸의 대사는 간장 및 신장에서 시행되며 17-히드록시코르티코스테로이드(17-OHCS)로서 소변 중으로 배설되지만 유리코르티졸의 그대로 일부는 소변중에 배설된다.

(2) 검사방법

부신피질로부터 코르티졸의 분비를 반영하는 검사는 혈중코르티졸 및 소변 중의 코르티졸이다.

혈중코르티졸 및 소변 중의 유리코르티졸의 측정에는 지금까지 RIA법이 이용되고 있었지만 현재는 CLEIA, ECLIA, EIA, CLIA, 형광편광 면역측정(FPIA : fluorescence polarization immunoas-

A. 코르티졸의 분비조절

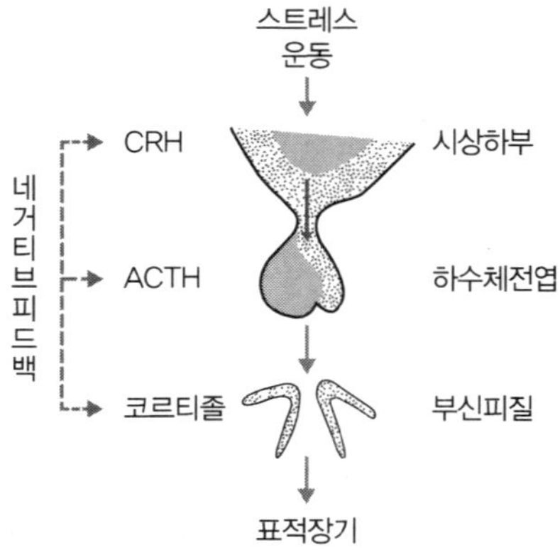

B. 코르티졸의 작용

① 당대사	당신생촉진, 간장에서의 글리코겐 합성
② 단백대사	단백이화촉진, 간장에서는 아미노산으로부터 단백으로의 동화
③ 지질대사	지방분해, 체간에서는 지방합성·침착
④ 골대사	골흡수의 촉진, 골신생의 억제
⑤ 물·전해질대사	나트륨 재흡수, 칼륨 배설의 촉진
⑥ 순환기능	전해질, 물의 보유에 의한 혈압 유지
⑦ 면역기능	면역기능의 억제, 항염증 작용
⑧ 정신신경계로의 작용	중추신경세포의 피자극성의 항진

그림 9 코르티졸의 분비조절과 작용

say)법 등의 키트도 사용되고 있다.

17−OHCS의 측정은 지금까지 비색법에 의하여 수행되었지만 번잡하여 오차가 많은 것으로부터 현재는 이용되지 않고 있다.

(3) 기준범위

① **혈청** : 5~20 μg/dL(오전)

② **소변** : 30~100 μg/일

(4) 검체채취의 주의점

코르티졸은 스트레스에 의하여 분비가 항진하기 때문에 정확을 기할 때에는 미리 채혈침을 유치하고 30분 정도 안정하게 누운 후에 채혈하는 경우도 있다. 혈중코르티졸의 측정에 이용되는 검체는 주로 혈청이지만 혈장을 사용할 수 있는 키트도 있다. 소변 중의 유리코르티졸 측정은 24시간 축뇨 후의 검체를 이용하는 것으로 스트레스의 영향을 받기 어렵다. 이때는 부패방지를 위해서 축뇨병에 톨루엔을 소량 첨가해 둔다.

표 4 Cushing 증후군의 분류와 특징

<table>
<tr><th rowspan="2"></th><th rowspan="2">정상</th><th colspan="5">Cushing 증후군</th></tr>
<tr><th>하수체성(Cushing 병)</th><th colspan="3">부신성</th><th>이소성 ACTH 생성종양</th></tr>
<tr><td>ACTH
과잉의 임상증상</td><td>–</td><td>△ 보이는 경우가 있다.</td><td colspan="3">× 거의 확인되지 않는다.</td><td>○ 확인된다.</td></tr>
<tr><td>코르티졸
과잉의 임상증상</td><td>–</td><td>○</td><td colspan="3">○</td><td>◎</td></tr>
<tr><td rowspan="2">안드로겐
과잉의 임상증상</td><td rowspan="2">–</td><td rowspan="2">○</td><td>선종</td><td>암</td><td>과형성</td><td rowspan="2">○</td></tr>
<tr><td>△</td><td>○</td><td>△</td></tr>
<tr><td>혈장 ACTH</td><td>→</td><td>↑</td><td colspan="3">↓</td><td>↑↑</td></tr>
<tr><td>혈청 코르티졸
소변 중의 17–OHCS</td><td>→</td><td>↑</td><td colspan="3">↑</td><td>↑</td></tr>
<tr><td rowspan="2">혈청 DHEA–S
소변 중의 17–KS</td><td rowspan="2">→</td><td rowspan="2">↑</td><td>선종</td><td>암</td><td>과형성</td><td rowspan="2">↑</td></tr>
<tr><td>↓</td><td>↑↑</td><td>→</td></tr>
<tr><td>덱사메타손 억제시험</td><td>억제된다.</td><td>소량은 억제되지 않지만 대량은 억제된다.</td><td colspan="3">소량에서도 대량에서도 억제되지 않는다.</td><td>소량에서도 대량에서도 억제되지 않는다.</td></tr>
<tr><td>CRH 부하시험</td><td></td><td>과잉반응</td><td colspan="3">피드백으로 억제되며 낮은 값에서 무반응</td><td>CRH에 의한 자극을 받지 않고 높은 값에서 무반응</td></tr>
</table>

(5) 임상적 의의

부신피질로부터 코르티졸의 과잉분비를 가져오는 질환을 Cushing 증후군이라고 말한다. 병의 원인으로서 하수체성 ACTH 생성종양(cushing병), 이소성 ACTH 생성종양, 부신종양(선종, 암) 및 부신피질 과형성 등이 있다. 병의 원인뿐만이 아니고 혈중코르티졸은 높은 값을 나타내며, 1일내 변동은 소실된다. 또한, 소변 중의 유리코르티졸 및 17–OHCS는 높은 값을 나타낸다. Cushing 증후군의 병인의 감별에는 혈장 ACTH의 측정 이외에, 혈중 DHEA–S, 소변 중의 17–케토스테로이드(17–KS)의 측정, 내분비 기능검사로서 덱사메타손(dexamethasone) 억제시험, CRH 부하시험이 시행되며 각각의 병인과 검사결과의 관계를 표 4에 나타낸다.

부신피질 기능저하증에는 부신의 장해에 의한 원발성 부신기능 저하증(addison병)과 시상하부 및 하수체의 장해에 의한 속발성 부신기능 저하증으로 분류된다. 원발성, 속발성 모두 혈중코르티졸의 저하, 소변 중의 유리코르티졸, 17–OHCS 및 17–KS의 저하가 확인된다. 한편, 혈장 ACTH는 Addison병으로 높은 값을 나타내지만 속발성에서는 낮은 값을 나타낸다. 또한, 기능검사로서의 ACTH 신속부하시험에서는 속발성에서 혈중코르티졸의 상승이 확인되지만 Addison병에서는 반응이 저하하고 있다.

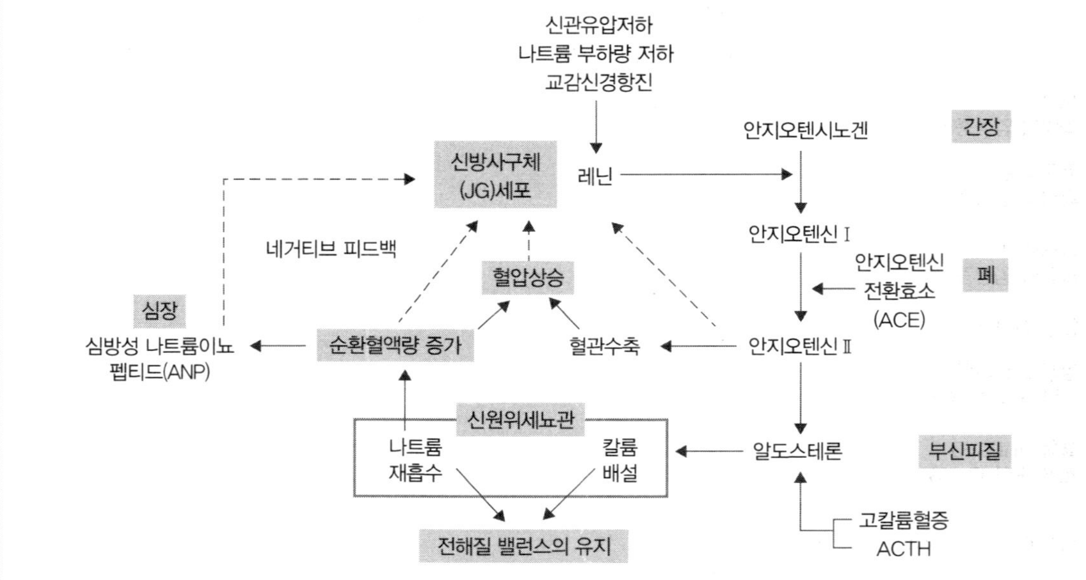

그림 10 레닌-안지오텐신-알도스테론계

[알도스테론(Aldosterone)]

(1) 생리적 의의

알도스테론은 신장의 원위세뇨관에 있어서 나트륨 재흡수 및 칼륨 배설을 촉진하며, 이것에 의하여 전해질의 항상성을 유지하는 것과 동시에 레닌-안지오텐신-알도스테론계로서 체액량의 조절과 혈압 유지에 중요한 역할을 하고 있다(그림 10).

안드로스테론의 분비는 주로 안지오텐신II에 의하여 촉진되고 고칼륨혈증 및 ACTH에 의해서도 분비가 촉진된다. 혈중의 알도스테론 농도는 연령과 함께 감소하며, ACTH에 의한 1일내 변동으로서 이른 아침에 높은 값, 심야에 낮은 값을 나타낸다. 또한, 체위, 식염 섭취량, 약물 등의 각종 인자의 영향을 받는다.

(2) 검사방법

부신피질로부터의 알도스테론의 분비는 혈중 알도스테론에서 평가되지만 동시에 혈장 레닌 활성의 측정과 합쳐서 평가하는 것이 중요하다. 혈중 알도스테론 및 혈장 레닌 활성의 측정에는 RIA법이 이용되고 있다.

(3) 기준범위

① **혈청 및 혈장 알도스테론** : 30~160 pg/mL(누운 자세)
② **혈장 레닌 활성** : 0.5~2.0 ng/mL/시(누운 자세)

(4) 검체채취의 문제점

레닌 활성 및 알도스테론은 체위에 의한 영향을 강하게 받기 때문에 30분 정도의 안정한 누운 자세에서 채혈을 한다. 알도스테론의 혈중 농도는 검체로서 혈청과 혈장으로서 유의한 차이는 확인되지 않지만 동시에 혈장 레닌 활성을 측정하는 것이 많기 때문에 EDTA-2Na 채혈관에 채취한 후에 냉각원심하고 측정까지는 -20℃에서 동결 보존한다.

(5) 임상적 의의

혈중 알도스테론이 높은 값을 나타내는 대표적인 질환으로서 원발성 알도스테론증이 있다. 원발성 알도스테론증은 부신피질의 종양 또는 과형성에 의하여 알도스테론이 과잉으로 생성, 분비되는 질환이다. 세뇨관에서의 나트륨 재흡수 및 칼륨 배설이 항진하기 때문에 고혈압, 두통, 다음·다뇨, 근력저하, 주기성 사지마비 등의 증상을 일으키고 검사소견에서는 혈중 알도스테론의 높은 값, 레닌 활성의 낮은 값, 저칼륨혈증 및 대사성 염기증(alkalosis) 등이 확인된다. 또한, 푸로세미드(furosemide) 선 자세 부하시험 및 카프토프릴(captopril) 부하시험에 의하여 혈중 알도스테론의 높은 값과 레닌 활성의 낮은 값의 유지가 확인된다.

한편, 알도스테론, 레닌 활성과 함께 높은 값을 나타내는 질환에는 신장혈관성 고혈압, 레닌 생성 종양, 바터 증후군 이외에, 설사, 탈수, 이뇨제 투여 등의 순환 혈장량의 감소 등이 있다. 알도스테론, 레닌 활성과 함께 낮은 값을 나타내는 병태로서 글리시리진(glycyrrhizin)을 투여했을 때의 허위성 알도스테론증 등이 있다. 알도스테론의 낮은 값, 레닌 활성의 높은 값은 Addison병 등으로 확인된다.

[데히드로에피안드로스테론 설페이트 (DHEA-S : dehydroepiandrosterone sulfate)]

(1) 생리학적 의의

부신안드로겐에는 DHEA와 그의 황산염인 DHEA-S(dehydroepiandrosterone sulfate) 등이 함

유되며 이 중에서 분비량이 가장 많은 것은 DHEA−S이다. DHEA−S는 거의 100% 부신으로부터 분비되며 ACTH에 의하여 조절을 받는다. 따라서 ACTH와 마찬가지의 1일내의 변동을 가지지만 DHEA−S의 혈중 반감기가 길기 때문에 그 변동은 작다. DHEA−S는 남성 호르몬으로서 활성을 가지지만 테스토스테론의 약 5%이다.

부신안드로겐은 간장에서 대사를 받으며, 17−KS로서 소변 중으로 배설된다. 이외에 정소 유래의 테스토스테론, 코르티졸 등의 당질코르티코이드 일부도 17−KSDP 대사된다.

(2) 검사방법

부신 유래의 안드로겐은 혈중 DHEA−S로서 평가된다. 측정에는 RIA법 또는 CLEIA법이 이용되고 있다.

17−KS의 측정은 지금까지 비색법에 의하여 수행되었지만 번잡하여 오차가 많은 것으로부터 현재는 이용되지 않고 있다.

(3) 기준범위 및 검체채취의 문제점

혈중 DHEA−S 농도는 여성에 비하여 남성에서 약간 높은 값으로서 10세대에서 최고치를 나타내고 연령에 동반하여 서서히 저하한다.

DHEA−S는 안정한 혈중 동태를 나타내며, 혈청, 혈장과 함께 사용가능하다.

(4) 임상적 의의

혈중 DHEA−S의 높은 값은 표 4에 표시한 Cushing 증후군에 있어서 Cushing병, 부신암, 이소성 ACTH 생성종양에 있어서 확인되는 이외에, 선천성 부신피질 과형성에 있어서 21−히드록시라아제(수산화효소) 결손증, 11β−히드록시라아제 결손증 등으로 확인된다. 혈중 DHEA−S의 낮은 값은 부신선종에 의한 Cushing 증후군 이외에, Addison병, 선천성 부신피질 과형성에서 17α−히드록시라아제 결손증으로 확인된다.

3-7. 부신수질 호르몬(Adrenal medulla hormone)

부신수질은 외배엽의 척수신경절세포와 동일 기원의 크롬 친화성 세포로부터 생성된 내분비기관

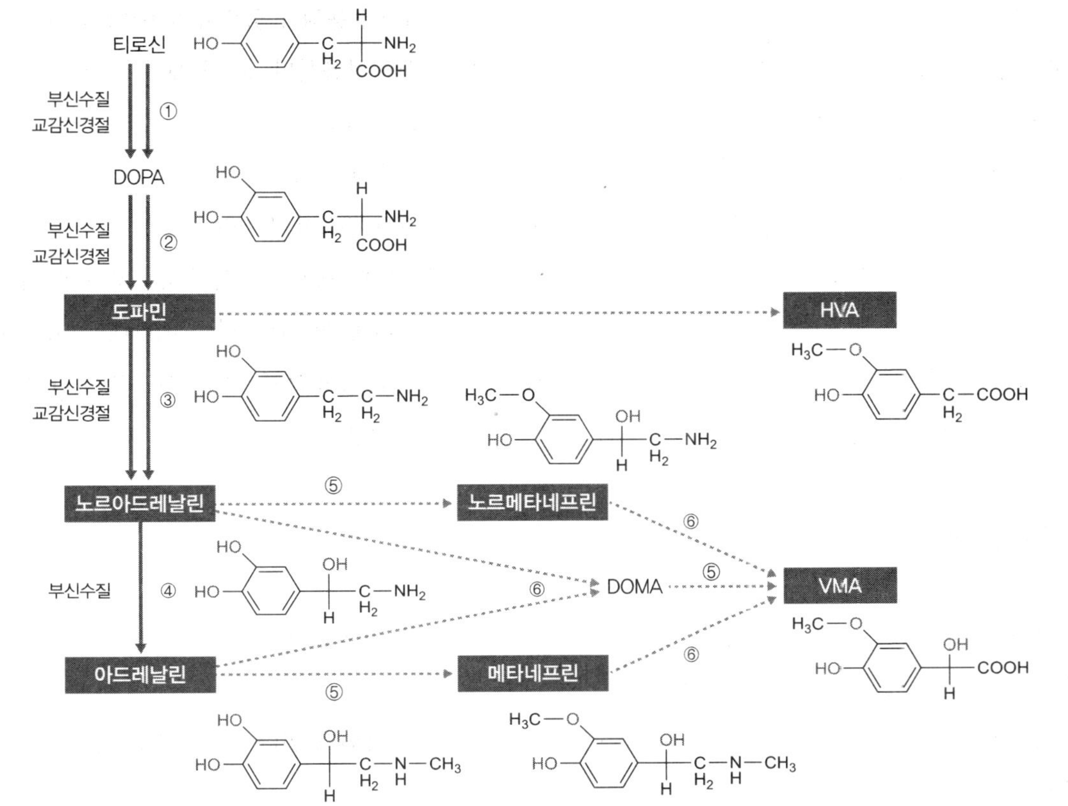

HVA : 호모바닐산, VMA : 바닐릴만델산
① 티로신수산화산소 ② 방향족 L-아미노산탈탄산효소(도파탈탄산효소) ③ 도파민β-수산화산소 ④ 페닐에탄올아민 N-메틸기전이효소 ⑤ 카테콜 O-메틸기전이효소(COMT) ⑥ 모노아민산화효소(MAO)

그림 11 부신수질에 있어서 카테콜아민의 합성 및 대사경로

이다. 부신수질 호르몬인 카테콜아민이란, 카테콜 골격을 가지는 생리활성 아민의 것으로서 티로신을 원료로 순차적으로 합성된 도파민(dopamine), 노르아드레날린(noradrenaline, 또는 norepinephrine), 아드레날린(adrenaline 또는 epinephrine)의 3종류가 있다(그림 11).

[카테콜아민(Catecholamine)]

(1) 생리적 의의

도파민은 중추신경, 노르아드레날린은 교감신경절로부터 대부분이 분비되며 주로 신경전달물질로서 작용하지만 노르아드레날린의 일부는 혈중으로 이행된다. 한편, 아드레날린은 부신수질로부터 혈중으로 분비되며 호르몬으로서 작용한다.

각종 장기에 발현하는 카테콜아민의 수용체에는 α수용체와 β수용체가 있으며 노르아드레날린은 주로 α수용체를, 아드레날린은 α와 β의 양쪽 수용체를 매개하여 작용한다. α수용체는 α_1과 α_2로 분류되며 α_1수용체를 매개한 혈관 수축작용이 주요한 것이다. 또한, β수용체는 β_1, β_2 및 β_3로 분류되며 β_1수용체를 매개한 심박수 및 심수축력의 증가 β_2수용체를 매개한 기관지 확장 및 근육글리코겐 분해에 의한 혈당 상승, β_3수용체를 매개한 지방분해 등의 작용이 주요한 것이다.

카테콜아민은 간장에서 대사를 받고 각각의 대사생성물은 소변 중으로 배설된다. **그림 11**에 나타낸 바와 같이 노르아드레날린은 노르메타네프린(normetanephrine), 아드레날린은 메타네프린(metanephrine)을 거쳐 최종 생성물인 바닐릴만델산(vanillyl−mandellic acid)으로 대사된다. 한편, 도파민은 최종적으로 호모바닐산(HVA : homo−vanillic acid)으로 대사된다.

(2) 검사방법

카테콜아민 분비의 지표로서 혈중 및 소변 중의 카테콜아민 3분획, 소변 중의 메타네프린, 노르메타네프린, VMA 및 HVA가 측정된다.

이들의 측정은 고속액체 크로마토그래피(HPLC)로서 분리 정량되고 있다. 또한, 소변 중의 VMA 및 HVA는 페이퍼 크로마토그래피법으로도 간이측정이 가능하다.

(3) 기준범위

① 아드레날린

− 소변 : ＜15 μg/일, 혈장 : ＜100 pg/mL

② 노르아드레날린

− 소변 : ＜120 μg/일, 혈장 : ＜100~400 pg/mL

③ 도파민

− 소변 : ＜200~1000 μg/일, 혈장 : ＜20 pg/mL

④ 메타네프린

− 소변 : 0.05~0.23 mg/일

⑤ 노르메타네프린

− 소변 : 0.07~0.26 mg/일

(4) 검체채취의 주의점

카테콜아민의 분비는 선 자세, 운동, 정신적 스트레스 등으로 용이하게 증가되기 때문에 혈장 카테콜아민을 측정할 때에는 정확을 기할 목적으로 채혈침을 미리 유치하고 30분 후의 안정한 누운 자세에서 채취하는 경우도 있다. 채혈관은 EDTA–2Na가 도입된 것을 이용하고 채취 후에는 빠르게 냉각원심으로 혈장을 분리한 후에, –20℃에서 보존한다.

소변 중의 카테콜아민 및 대사 생성물을 측정할 때의 24시간 축뇨에서는 6N 염산을 미리 첨가한 축뇨병을 이용한다. 또한, 소변 중의 카테콜아민 및 대사 생성물은 바나나, 감귤류 등의 식품이나 α–메틸도파(α–methyldopa) 등의 약제에 의하여 측정계가 간섭을 받아서, 오차를 발생하기 때문에 주의가 필요하다.

(5) 임상적 의의

카테콜아민이 과잉으로 생성, 분비되는 질환으로서 갈색세포종과 신경아세포종이 있다. 갈색세포종은 부신수질 및 교감신경절에 존재하는 크롬 친화성 세포로부터 발생하는 카테콜아민 생성종양이다. 임상증상은 다채로우며, 고혈압(hypertension), 고혈당(hyperglycemia), 대사항진(hypermetabolism), 발한과다(hyperhidrosis) 및 두통(headache)의 두문자를 취하여 "5H"라고 특징적으로 표시된다. 검사소견으로서 소변중 및 혈중의 노르아드레날린·아드레날린, 그 대사 생성물인 소변 중의 노르메타네프린·메타네프린 및 VMA의 높은 값이 확인된다.

신경아세포종은 교감신경모세포 또는 교감신경아세포가 종양화 되어 생성하는 카테콜아민 생성종양이다. 주로 유아기에 잘 발생하며, 소아고형종양 중에서 가장 빈도가 높다. 조기부터 림프절, 간장, 골, 폐, 골수 등으로 이전하기 때문에 조기의 진단, 치료가 중요하다. 검사소견에서는 소변 중의 카테콜아민에 추가하여 특히 소변 중의 VMA 및 HVA가 높은 값을 나타내기 때문에 신생아 매스스크리닝으로서 소변 중의 VMA의 측정이 수행되어 왔다. 그러나 이것에 의하여 발견된 유아의 신경아세포종은 예후가 양호하고 자연 퇴치되는 증례가 존재하기 때문에 매스스크리닝은 현재 중지되어 있다.

3-8. 성 호르몬(Sex hormone)

성선으로부터 생성·분비되는 성 호르몬으로서 남성에서는 정소로부터의 테스토스테론(testosterone)이 여성에서는 난소로부터의 에스트로겐(estrogen) 및 프로게스테론(progesterone)이 있다. 테스토스테론, 에스트로겐 및 프로게스테론은 콜레스테롤에 유래하는 스테로이드 골격을 가지는 것으로부터 성스테로이드라고도 불리운다. 또한, 여성에 있어서 임신했을 때에 태반으로부터 분리되는 호르몬으로서 에스트로겐, 프로게스테론 이외에 인간 융모성 고나도트로핀(hCG : human chorionic gonadotropin) 및 인간 태반성 락토겐(hPL : human placental lactogen)이 있다.

[테스토스테론(Testosterone)]

(1) 생태학적 의의

남성 호르몬 안드로겐에는 정소(leydig) 세포에서 합성되는 테스토스테론과 부신안드로겐의 DHEA, DHEA-S 등이 있지만 가장 강한 생리활성을 가지는 것은 테스토스테론이다(그림 12).

테스토스테론의 합성·분비는 시상하부의 GnRH, 하수체의 성선자극호르몬인 LH, FSH에 의하여 조절을 받으며, 네거티브 피드백에 의하여 이들의 분비를 억제한다.

테스토스테론은 혈중에 분비되면 대부분은 혈청단백과 결합하고 생리활성이 있는 유리테스토스테론은 1~3%이다. 각각의 표적 장기에서 디히드로테스토스테론(DHT : dihydrotestosterone)으로 변환되어 작용을 발휘한다. 성기로의 작용으로서 성기발육, 정자형성의 촉진 등이 있으며 또한 성기 외에서는 골격근에서의 단백질 동화촉진이나 체모 발육촉진 등의 작용이 있다.

(2) 검사방법

남성 호르몬의 활성은 혈중 테스토스테론으로서 평가되며 정소기능을 반영한다. 혈중의 테스토스테론의 측정에는 혈중 총테스토스테론과 유리테스토스테론이 있지만 특히 잘 서로 관계하기 때문에 총테스토스테론이 일반적으로 측정된다.

테스토스테론의 측정은 RIA법 이외에, EIA, CLIA, CLEIA, ECLIA 등의 방법이 이용되고 있다.

(3) 기준범위

① 총테스토스테론

- 남성 : 250~1,100 ng/dL, 여성 : 6~82 ng/dL

② 유리테스토스테론

- 남성 : 7.6~27.9 pg/mL, 여성 : ≦3 pg/mL

남성의 혈중 테스토스테론 농도는 출생 후의 수개월이 높은 값을 나타내고 그 후에는 급격히 저하한다. 사춘기 이후에 재차 급격한 증가를 나타내고 성인에서는 60세 정도까지는 일정한 값으로 유지된다.

(4) 검체채취의 주의점

테스토스테론의 분비는 아침에 높은 값, 저녁에 낮은 값으로 되는 1일내 변경을 가지기 때문에 채혈은 오전 8~10에 시행하는 것이 바람직하다. 혈중 테스토스테론의 측정에는 혈청이 이용된다.

(5) 임상적 의의

혈중 테스토스테론의 낮은 값은 남자의 사춘기 지연을 가져오며 LH, FSH의 높은 값을 가져오는 질환에 클라인펠터 증후군(klinefelter's syndrome) 등에 의한 정소기능장해, LH, FSH가 낮은 값을 가져오는 질환에 Kallmann 증후군이나 뇌종양 등에 의한 시상하부-하수체계통의 장해가 있다.

혈중 테스토스테론의 높은 값은 테스토스테론 생성종양으로서 부신암이나 남성에서는 정소종양, 여성에서는 난소종양으로 확인된다. 또한, 선천성 부신피질 과형성중에서 21-히드로키나아제 결손증, 11β-히드로키나아제 결손증 등은 테스토스테론 등의 성스테로이드 및 부신안드로겐이 증가하기 때문에 여아의 남성화 및 남아의 사춘기 조기발달을 가져오며, 부신성기 증후군이라고 말한다.

[에스트로겐(Estrogen)]

(1) 생리학적 의의

에스트로겐이란, 에스트론(E_1), 에스트라디올(E_2) 및 에스트리올(E_3)의 3종류를 총칭한다(그림 12). 어느 것이나 난포발육, 자궁의 내막, 근육, 경관선의 증식, 유선발육, 골발육 촉진 및 골량 유지 등의 다채로운 작용을 가진다. 비임신 시에는 난소과립막세포로부터 주로 분비되며 에스트로겐 중에서 에스트라디올이 가장 강한 생리활성을 가지고 있다. 한편, 임신 시에는 특히 태아태반계로부터의 에스트리올 분비가 증가하며, 혈중 에스트로겐의 대부분을 점유하게 된다.

(2) 검사방법

에스트로겐의 측정에 있어서 비임신 시의 난소기능의 지표로서 혈중 에스트라디올이 주로 이용된다. 또한, 임신시의 태아태반계의 지표로서는 소변 중의 에스트리올이 주로 이용된다.

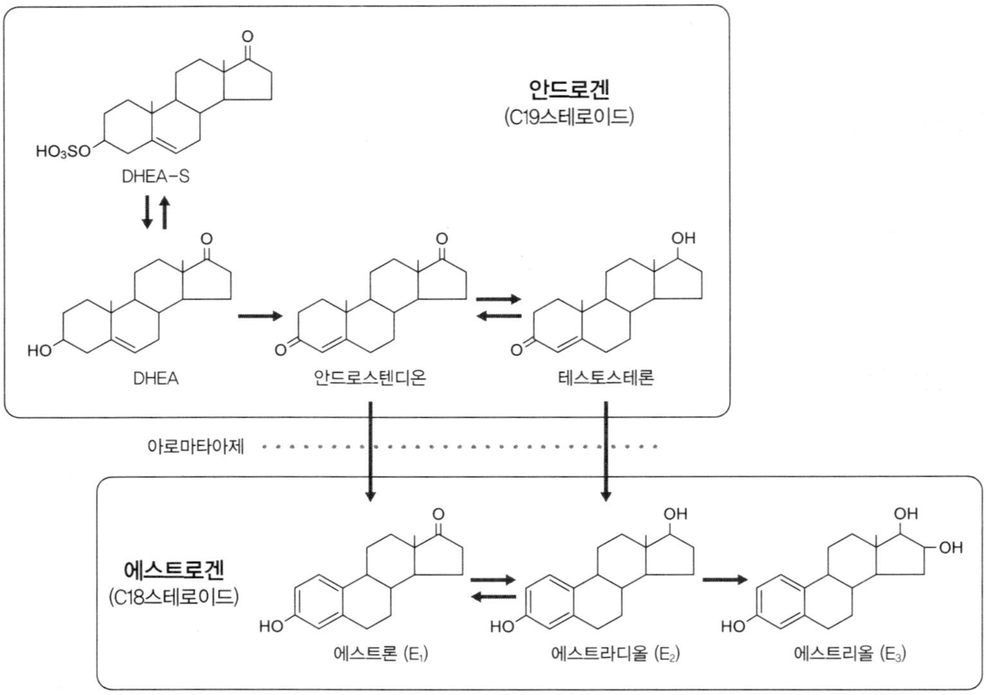

그림 12 안드로겐과 에스트로겐

혈중 및 소변 중의 에스트라디올 및 에스트리올 측정은 RIA법 이외에 EIA, CLIA, CLEIA, ECLIA 등의 방법이 이용된다. 또한, 소변 중의 에스트리올은 반정량법에 의한 간이측정이 가능하다.

(3) 기준범위

① 혈중 에스트라디올

- 남성 : 15~35 pg/mL
- 여성 : 20~85 pg/mL(난포기 전반), 25~350 pg/mL(난포기 후반), 50~550 pg/mL(배란기), 45~300 pg/mL(황체기), ≦21 pg/mL(폐경기)

② 소변 중의 에스트리올(1일 축뇨량)

- 기준범위, 경계치, 위험치의 순으로 기재
- 임신 32~36 주 : ≧ 15 mg/일, 10~15 mg/일, < 10 mg/일
- 임신 37~38 주 : ≧ 20 mg/일, 10~20 mg/일, < 10 mg/일
- 임신 39~41 주 : ≧ 25 mg/일, 15~25 mg/일, < 15 mg/일

③ 소변 중의 에스트리올(간이검사)

- 임신 : 32~36 주 : ≧ 5 μg/mL
- 임신 : 37~38 주 : ≧ 10 μg/mL

(4) 검체채취의 주의점

에스트로겐의 평가는 성주기 및 임신주수에 따르는 해석이 필요하다. 검체로서 혈중 에스트라디올 및 혈중 에스트리올의 측정은 혈청을 이용한다. 소변 중의 에스트리올의 측정은 축뇨병에 톨루엔을 가하고 1 일량을 평가하지만 반정량법에 의한 간이검사의 경우에는 수시 소변을 이용하여 평가 가능하다.

(5) 임상적 의의

혈중 에스트라디올은 비임신 시에 있어서 배란장해, 무월경에 있어서 난소기능의 지표로서 이용되는 이외에, 배란 유발제 사용 시의 난포발육의 모니터링에 중요하다. 혈중 에스트라디올의 낮은 값은 터너 증후군 등의 배란 저형성이나 시한 증후군 등의 시상·하부-하수체계의 기능장해에 의한 난소기능저하에서 확인되며 여아의 사춘기 지연이나 무월경의 증상을 나타낸다. 혈중 에스트라디올의 높은 값은 에스트로겐 생성 난소종양 등에서 확인된다.

소변 중의 에스트리올은 임신 시에 있어서 태아태반계의 기능지표로 되며 높은 값은 다태 임신으로 확인되고 낮은 값은 포상기태나 중상임신 고혈압 증후군, 자궁내의 태아발육장해를 포함한 태아태반 기능부전으로 확인된다.

[프로게스테론(Progesterone)]

(1) 생리학적 의의

프로게스테론은 성선, 부신피질에서 합성, 분비되며 여성에서는 난소 및 태반으로부터 분비된다. 프로게스테론의 작용은 자궁에 대해서 분비내막으로의 변화촉진, 유선의 발육, 체온상승 등이 있다. 프로게스테론은 소변 중의 대사생성물인 프레그난디올(pregnanediol)로서 배설된다.

비임신 여성에 있어서 정상성 주기의 호르몬 변동을 **그림 13**에 나타낸다.

배란기에서는 FSH에 의하여 에스트라디올의 분비가 점점 증가하고 난포가 성숙하면 급격한 에스트라디올의 증가에 의한 포지티브 피드백에 의하여 하수체로부터 LH surge라고 말하는 급격한 LH

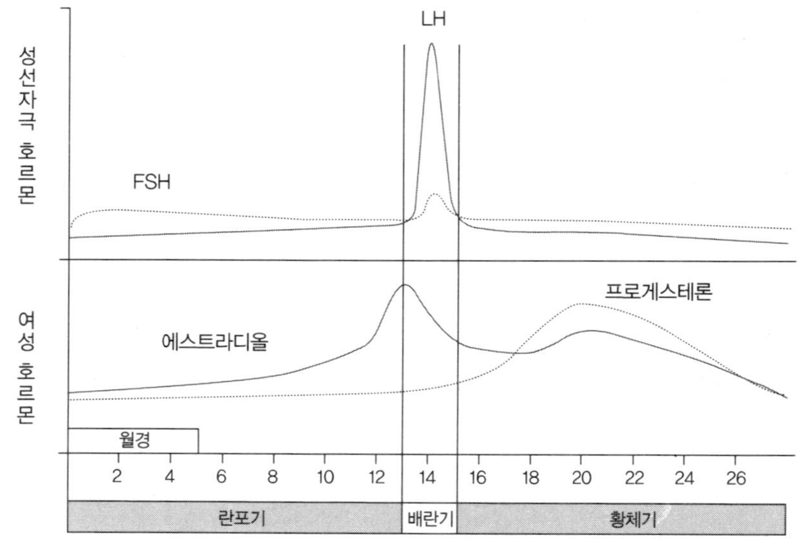

그림 13 여성의 성주기에 있어서 성선자극호르몬 및 여성 호르몬의 변화

분비가 일어나며 배란이 유발된다. 배란 후의 황체기에 있어서는 LH의 작용으로 황체가 형성되며 황체로부터는 프로게스테론의 분비가 서서히 증가한다.

임신이 성립되지 않으면 황체의 퇴화와 함께 프로게스테론은 감소하고 월경으로 된다. 한편, 임신 시에서는 프로게스테론의 분비는 증가하고 8주 미만은 임신황체로부터, 10주 이후는 태반으로부터 주로 생성된다.

(2) 검사방법

프로게스테론은 혈중 프로게스테론(blood progesterone) 및 소변 중의 프레그난디올(urinary pregnanediol)이 황체기능의 지표로서 측정된다.

프로게스테론의 측정은 RIA법 이외에, EIA, CLIA, CLEIA, ECLIA 등의 방법이 이용된다. 소변 중의 프레그난디올의 측정에는 주로 가스크로마토그래프법이 이용된다.

(3) 기준범위(혈중 프로게스테론)

- **남성 :** 0.2~1.4 ng/mL
- **여성(비임신) :** 0.2~1.5 ng/mL(배포기), 0.8~3.0 ng/mL(배란기), 1.7~27 ng/mL(황체기), 0.1~0.8 ng/

mL(폐경기)

(4) 검체채취의 주의점

프로게스테론의 평가는 에스트로겐과 마찬가지로 성주기 및 임신주수에 따라서 해석이 필요하다. 검체로서 혈중 프로게스테론의 측정에는 혈청을 이용한다. 소변 중의 프레그난디올의 측정은 축뇨병에 톨루엔을 가하고 1 일량을 평가한다.

(5) 임상적 의의

혈중 프로게스테론 및 소변 중의 프레그난디올의 낮은 값은 황체 기능부전 이외에, 임신시의 태반 기능부전으로 확인된다. 또한, 부신질환에서도 이상치를 가져오며, 부신암에서 높은 값, Addison병에서 낮은 값으로 확인된다.

[융모성 고나도트로핀(hCG : human chorionic gonadotropin)]

(1) 생리학적 의의

hCG는 α, β 2개의 서브유닛으로 형성되는 당단백으로서 α서브유닛은 하수체 호르몬인 LH, FSH 및 TSH와 공통의 구조를, β서브유닛은 특이적인 구조를 가진다. 수정란이 착상하면 융모로부터 생성되며 황체를 자극하여 프로게스테론의 생성을 재촉하고 임신을 지속시키는 작용성을 가진다. 임신의 극히 초기부터 생성되며 혈중 레벨은 임신 10주 무렵에 피크로 되며 그 후에는 임신말기를 향해서 점차로 감소한다.

(2) 검사방법

혈중 및 소변 중의 hCG의 측정에는 β서브유닛을 인식하는 모노클로날 항체(monoclonal antibody)를 이용한 면역측정법이 이용되며 RIA법, EIA법 등이 있다. 또한, 소변 중의 hCG는 반정량적으로 페이퍼 크로마토그래피법에서 고감도로 측정하는 것이 가능하며, 임신 검사약으로서 OTC에서도 시판되고 있다.

(3) 기준범위 및 검체채취의 주의점

건강한 남성 및 임신하고 있지 않은 여성에서는 hCG는 생성되지 않는다.

검체로서 혈중 hCG 측정에는 혈청을 이용한다. 소변 중의 hCG의 측정은 수시 소변으로서 이른 아침 소변을 이용한다.

(4) 임상적 의의

임신반응으로서의 소변 중의 hCG 반정량법에서는 거의 대부분 키트의 측정감도가 25 U/L이며, 임신 4주 후에는 거의 모든 예에서 양성으로 된다. 혈중 및 소변 중의 hCG는 정상임신 이외에, 자궁외임신, 포상기태, 절박유산 등의 이상임신, 융모암 등의 융모성 질환으로서 높은 값을 나타낸다.

3-9. 췌장 호르몬(Pancreatic hormone)

췌장은 소화관으로 췌액을 분비하는 외분비선이 90% 이상을 점유하지만 혈중으로 호르몬을 분비하는 내분비선으로서의 작용도 중요하다. 췌내분비선은 랑게르한스섬(langerhans' islands)이라고 불리우며, α세포, β세포, δ세포 및 PP세포 등으로 형성되지만 β세포의 점유비율이 70% 정도로서 최다이다. 췌장 랑게르한스섬으로부터 분비되는 호르몬은 모두 펩티드호르몬으로서 α세포로부터 글루카곤(glucagon), β세포로부터 인슐린(insulin), δ세포로부터 소마토스타틴(somatostatin)이 분비된다.

[인슐린(Insulin)]

(1) 생리학적 의의

인슐린은 A사슬, B사슬의 2종류 폴리펩티드가 2개소에서 S-S결합하고 또한 A사슬내부에서 1개소 S-S 결합한 구조를 가진다. 췌장 β세포에서 합성된 전구체인 프로인슐린이 프로호르몬 변환효소(PC2) 및 PC3에 의하여 2개소에서 단절되며 인슐린과 C-펩티드(C-peptide)가 1 : 1 비율로서 생성되며 모두 혈중으로 분비된다(그림 14).

인슐린은 혈중의 당대사에 있어서 가장 중요한 호르몬으로서 생체내부에서 유일한 혈당저하작용을 가진다. 주요한 표적 장기는 근육, 간장, 지방조직으로서 근육, 지방조직 등에서는 혈중으로부터 포도당 도입을 촉진하며, 간장, 근육에서는 글리코겐 합성을 촉진, 더욱이 간장에 있어서 새로운 당의 생성을 억제하는 것에 의하여 혈당을 저하시킨다. 이외에 지방합성이나 단백질 합성을 촉진하는

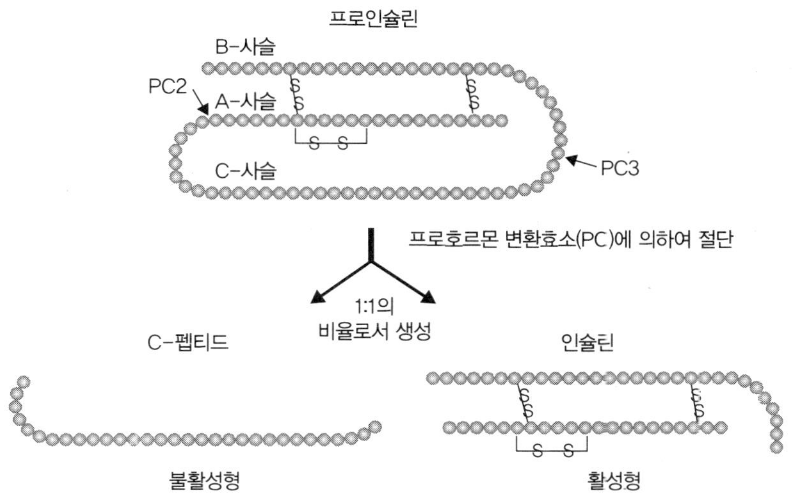

그림 14 **인슐린의 생합성**

작용성도 가진다. 한편, C- 펩티드에 호르몬으로서의 생리활성은 없고 소변 중으로 배설된다.

인슐린은 혈중의 포도당에 의하여 분비가 촉진된다. 이 분비에는 음식물과는 관계없고 지속적으로 분비되고 있는 기초분비와 음식물에 의한 혈당상승에 따라서 분비되는 추가분비가 있다. 경구혈당 강하약인 설포닐요소(SU : sulfonylurea)제는 β세포막상의 SU 수용체를 매개하여 인슐린의 분비를 촉진한다. 또한, 상부소장 K세포로부터 분비되는 GLP-1은 인크레틴(incretin)이라고 불리며, 혈당 의존적으로 인슐린 분비를 촉진하며, 새로운 당뇨병 치료약의 표적으로 되어 주목을 집중시키고 있다.

(2) 검사방법

췌장으로부터 인슐린 분비능력의 지표로서 측정되는 혈중 인슐린은 특이항체에 의한 면역측정법이 이용되기 때문에 측정치는 면역반응성 인슐린(IRI : immunoreactive insulin)이라고 말한다. 측정법으로서 RIA법이 이전에는 이용되고 있었지만 현재는 CLIA 및 CLEIA법이 주로 이용되고 있다.

C-펩티드도 인슐린과 마찬가지로 RIA법 또는 CLIA법 등의 면역측정법이 이용되며 측정치는 연결펩티드 면역반응성(CPR : connecting-peptide immunoreactivity)이라고 말한다.

(3) 기준범위

① 인슐린(IRI) : 5~10 μU/mL(혈청, 공복시)

② C−펩티드(CPR) : 1.0~3.0 ng/mL(혈청, 공복시), 50~100 μg/일(축뇨)

(4) 검체채취의 주의점

혈중의 인슐린 및 C−펩티드는 혈청을 이용하여 측정하지만 식사의 영향을 크게 받기 때문에 혈청도 포함해서 종합적으로 판단할 필요가 있다. 한편, C−펩티드는 축뇨검체로서 측정하는 것에 의하여 1일에 있어서 내인성의 인슐린 분비능력을 평가할 수 있다. 소변 중의 C−펩티드는 세균의 번식에 의하여 분해되기 때문에 방부제로서 아지화나트륨을 첨가한다.

(5) 임상적 의의

당뇨병은 인슐린 작용부전에 의하여 만성적으로 고혈당을 가져오는 병태이다. 당뇨병에는 자기면역메커니즘 등이 원인으로서 췌장 β세포의 파괴에 의하여 인슐린이 절대적으로 결핍하는 1형과 비만 등에 의한 인슐린 저항성이나 인슐린 분비의 저하가 원인으로 되는 2형이 있다.

IRI의 낮은 값은 1형 당뇨병, 2형 당뇨병 이외에 췌장암이나 만성 췌장염 등의 췌장 질환에 의한 당뇨병 등으로 확인된다. IRI의 낮은 값은 인슐린 저항성에 의한 2형 당뇨병, 인슐린 항체에 의한 인슐린 자기면역 증후군, 인슐린 생성종양인 인슐린 종(insulinoma)으로 확인된다.

여기서 인슐린 치료 중에 있어서 외인성의 인슐린이 존재하는 경우나 인슐린 항체가 존재하는 경우에는 IRI에서는 진정한 내인성 인슐린을 평가할 수 없기 때문에 혈중 및 소변 중의 C−펩티드를 측정하는 것으로 내인성 인슐린 분비능력을 평가할 수 있다.

더욱, IRI는 혈당과 조합시키는 것으로 당 대사의 상세를 평가하는 것이 가능하다. 인슐린 저항성의 지표로 되는 HOMA−IR, 인슐린 분비능력의 지표로 되는 HOMA−β는 공복시의 혈당(mg/dL)과 IRI(μU/mL)에 의하여 다음과 같이 계산된다.

$$\text{HOMA−IR} = \frac{\text{공복시 IRI} \times \text{공복시 혈당}}{405}$$

$$\text{HOMA−}\beta = \frac{\text{공복시 IRI} \times 360}{\text{공복시 혈당} - 63}$$

HOMA−IR은 1.6 이상에서 인슐린 저항성이 의심되며 2.5 이상에서 인슐린 저항성이라고 평가된다. HOMA−β는 80 이하에서 인슐린 분비저하가 의심되며 40 이하에서 인슐린 분비저하라고 평가된다.

또한, 75 g 포도당 부하시험에 있어서 부하 30분 후와 부하 전의 IRI 및 혈당 각각의 차이(△IRI 및 △혈당)로부터, 인슐린 초기분비기능의 지표로 되는 insulinogenic index(Ⅱ)가 △IRI(μU/mL)/△혈당(mg/dL)로서 계산된다.

$$H = \frac{\text{부하 후 30분 IRI} - \text{이전치}}{\text{부하 후 30분 혈당치} - \text{이전치}}$$

0.4 이하에서 인슐린 초기분비의 저하라고 평가된다.

[글루카곤(Glucagon)]

(1) 생리학적 의의

글루카곤에는 췌장 α세포로부터 분비되는 췌장 글루카곤과 하부소장 L세포로부터 분비되는 장관 글루카곤이 있다. 동일의 전구체인 프레프로글루카곤으로부터 다른 프로세싱을 받는 것으로서 각각의 세포로서 다른 분자량의 호르몬이 분비된다. 주로 췌장글루카곤이 호르몬으로서 생리적으로 중요한 역할을 한다.

글루카곤은 코르티졸이나 카테콜아민 등과 마찬가지로 혈당 상승작용을 가지지만 그의 작용은 생체내부에서 가장 강력하다. 혈당 상승작용은 간장에서의 글루카곤 분해, 새로운 당의 생성 및 포도당 방출의 촉진에 의하여 일어나지만 한편으로 췌장 β세포에서는 인슐린 분비를 촉진하는 작용성도 가진다.

글루카곤의 분비는 저혈당에 의하여 강하게 자극되며 이외에 아미노산이나 스트레스 등에 의하여 분비가 촉진된다.

(2) 검사방법

글루카곤의 분비는 혈중 글루카곤으로서 측정된다. 글루카곤은 췌장 글루카곤의 특이항체를 이용한 RIA 2항체법으로 측정되고 있었지만 항체가 부족하여 동등의 항체가 얻어지지 않았기 때문에 현재는 보험인가로부터 제외되고 있다.

(3) 기준범위 및 검체채취의 문제점

- 50~150 pg/mL

혈중 글루카곤은 음식물이나 자율신경의 영향을 받기 때문에 이른 아침 공복 시에 기초치로서 판단한다. 글루카곤은 혈중의 효소에 의하여 분해되기 때문에 단백질 분해효소 저해제의 트라실롤(trasylol)과 EDTA–2Na를 첨가한 채혈관에 채취하고 잘 혼합한 후에 빠르게 4℃에서 원심분리하고 혈장을 –20℃에서 보존한다.

(4) 임상적 의의

혈중 글루카곤의 현저한 높은 값은 글루카곤 생성종양인 글루카고노마(glucagonoma)로서 확인된다. 이외에 혈중 글루카곤의 높은 값은 신부전, 간경변, 외상이나 감염에 의한 스트레스 등으로 확인된다. 당뇨병에서는 혈중 글루카곤은 높은 값을 나타내는 것이 많고 특히 혈당치에 비교한 글루카곤의 상승이 건강인보다도 강하다. 더욱, 아르기닌 부하시의 글루카곤 반응도 항진하고 있다.

혈중 글루카곤의 높은 값은 췌장 적출 후에 또는 만성 췌장염 등에서 확인된다.

3-10. 소화관 호르몬(Gastrointestinal hormone)

소화관으로부터 혈중으로 분비되는 호르몬은 가스트린(gastrin), 세크레틴(secretin), 글루코오스 의존성 인슐린 분비자극 폴리펩티드(GIP : glucose–dependent insulinotropic polypeptide), 글루카곤 유사펩티드 1(GLP–1 : glucagon–like peptide–1), 콜레시스토키닌(cholecystokinin), 혈관 작동성 장관 폴리펩티드(VIP : vasoactive intestinal polypeptide) 등의 펩티드호르몬이 있다. 각각의 호르몬 생성부위와 작용에 대해서 표 5에 나타낸다. 여기서는 혈중 호르몬 값의 측정법이 확립되었고 혈중 농도의 이상과 질환과의 관련이 밝혀져 있는 가스트린(gastrin)에 대해서 설명한다.

표 5 주요한 소화관 호르몬의 생성부위와 작용

소화관 호르몬	생성 부위	주요한 작용
가스트린	유문부, 십이지장, G세포	위산 분비촉진
세크레틴	십이지장, S세포	췌장효소 분비촉진, 위산분비 억제
GIP	상부소장, K세포	인슐린 분비촉진(인크레틴 작용), 췌장β세포보호, 지방합성촉진
GLP–1	하부소장, L세포	인슐린 분비촉진(인크레틴 작용), 췌장β세포보호, 식욕억제
콜레시스토키닌	십이지장, I세포	췌장효소분비촉진, 담낭수축

[가스트린(Gastrin)]

(1) 생리학적 의의

가스트린은 위장 유문부 및 십이지장 점막에 존재하는 G세포로부터 분비된다. 가스트린의 분비는 식사 후의 pH상승 등의 화학적 자극에 추가해서 기계적인 자극으로 촉진된다.

가스트린의 작용은 위벽세포로부터 위산분비를 촉진한다. 또한, 위산에 의하여 위장내부의 pH가 저하하면 피드백에 의하여 가스트린의 분비는 억제된다.

(2) 검사방법

혈중 가스트린의 측정에는 RIA-PEG법이 이용된다.

(3) 기준범위 및 검체 채취의 주의점

■ ＜200 pg/mL

가스트린의 분비는 식사에 의하여 자극을 받기 때문에 이른 아침 공복 시에 시행한다. 검체는 혈청 또는 혈장을 이용하지만 단백질의 분해를 피하기 위해서 검체는 4℃에서 원심분리한 후에, -20℃에서 보존한다.

(4) 임상적 의의

혈중 가스트린의 높은 값을 가져오는 질환으로서 가스트리노마(zollinger-ellison 증후군)가 있지만 가스트린이 종양에 의하여 지속적으로 생성되기 때문에 위산분비도 항진되고 이것에 의하여 난치성 소화성 궤양을 일으킨다. 한편, 가스트린은 높은 값에서도 위산분비의 항진이 확인되지 않는 것으로서 만성 위축성 위염, 악성 빈혈, 부갑상선 기능항진증 등의 질환에 추가해서, H_2 차단제나 프로톤 펌프억제제(PPI : proton pump inhibitor) 등의 위산분비 억제약의 복용 등이 있다.

[인크레틴(Incretin)]

인크레틴이란, 혈당 의존적으로 췌장 β세포로부터의 인슐린 분비를 촉진하는 소화관 호르몬으로서 상부소장 K세포로부터 분비되는 GIP와 하부소장 L세포로부터 분비되는 GLP-1이 인크레틴으로서 알려져 있다.

GIP 및 GLP-1은 모두 식사에 의한 소화관내부의 각종 영양소에 의하여 분비가 자극되며 췌장 β 세포에 있어서 인슐린 분비촉진 이외에 아포토시스(apotosis) 억제 등의 보호작용 등도 가진다. 더욱, GIP에서는 지방 합성촉진, 글루카곤 분비촉진의 작용을 가지는 것에 대해서 GLP-1에서는 식욕억제, 위장배출의 억제, 글루카곤 분비억제작용을 가진다.

GIP 및 GLP-1은 활성형으로서 혈중에 분비된 후에 혈중 및 전신의 장기에 널리 존재하는 DPP-4에 의하여 빠르게 분해되어 불활성형으로 된다.

이전에 당대사에 있어서 인크레틴의 역할이 밝혀지는 것과 동시에 인크레틴을 표적으로 하는 당뇨병 치료약이 개발되어 주목을 집중하고 있다. 현재, GIP 및 GLP-1을 분해하는 DPP-4의 작용을 억제하는 DPP-4 저해약, 인슐린 분비와 함께 식욕억제에 의한 체중 감소효과가 기대되는 GLP-1 수용체 작동약이 치료약으로서 사용되고 있다.

GIP 및 GLP-1의 혈중농도를 측정하는 RIA법 및 ELISA법의 키트는 개발되어 있지만 인크레틴이 DPP-4에 의하여 빠르게 분비되는 것이나, 항체에 비특이적인 반응이 있고 측정결과가 안정하지 않은 것 등, 다수의 문제점이 존재하고 있다. 혈중 인크레틴에 있어서는 앞으로 더욱 양호한 측정법이 개발되는 것으로 당뇨병을 비롯하여 각종 질환과의 관계가 밝혀질 것으로 기대하고 있다.

3-11. 나트륨 이뇨 펩티드(Natriuretic peptide)

나트륨 이뇨 펩티드는 3종류의 펩티드호르몬으로 형성되며 심방성 나트륨 이뇨 펩티드(ANP : atrial natriuretic peptide), 뇌성 나트륨 이뇨 펩티드(BNP : brain natriuretic peptide) 및 C형 나트륨 이뇨 펩티드(CNP : C-type natriuretic peptide)가 있다.

(1) 생리학적 의의

ANP는 인간 및 쥐의 심방으로부터 단리되어 발견되었다. 주로 심방으로부터 분리되며 심방근의 성장에 의하여 분비가 촉진된다.

BNP는 돼지 뇌로부터 단리되어 발견되었지만 주로 심실로부터 분비되며 심부전이나 심근장해에 의한 심근에의 부하에 의하여 분비가 촉진된다. BNP는 심근내부에서 전구체로서 생산된 proBNP로부터 절단되어, NT-proBNP와 함께 혈중에 분비된다(그림 15).

ANP 및 BNP는 주로 나트륨 이뇨작용 이외에 혈관 확장작용, 레닌-안지오텐신-알도스테론계를

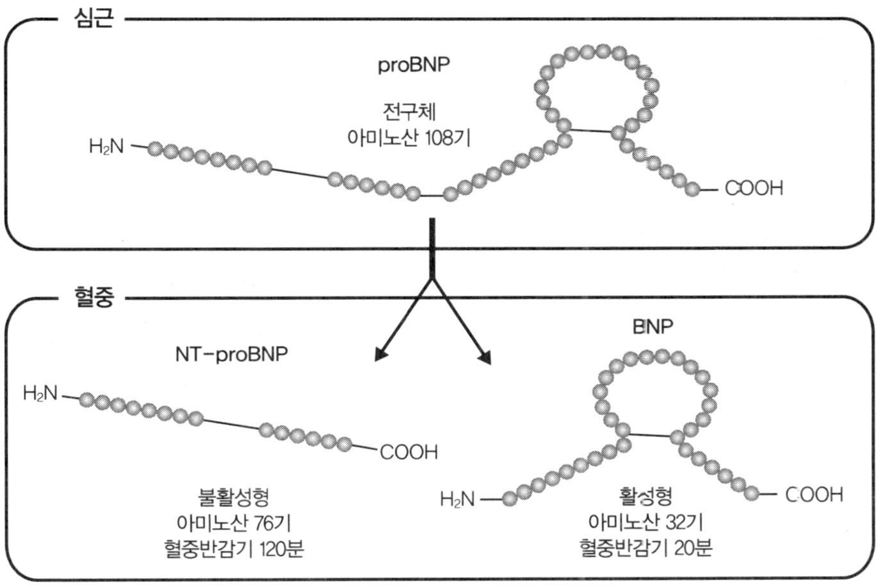

그림 15 BNP의 생합성

억제하는 작용성을 가지며 이것에 의하여 심부전이나 신부전 등의 병태에 있어서 체액저류의 억제에 중요한 역할을 하고 있다. 한편, NT-proBNP는 생리학적 활성을 가지지 않는다.

CNP는 BNP와 마찬가지로 돼지의 뇌로부터 단리되며 뇌에서 신경펩티드로서 작용하는 이외에, 혈관내피세포나 매크로파아지에서도 분비되는 것으로 밝혀졌다.

혈중의 ANP 및 BNP는 연령과 함께 증가한다. 또한, 체위, 식염섭취, 운동 등의 각종 인자로부터 영향을 받는다.

병태에 관련되는 혈중 호르몬 값으로서 혈중의 ANP, BNP 및 NT-prcBNP가 측정된다. 혈중 ANP, BNP 및 NT-proBNP는 CLEIA법 등의 면역측정법으로 측정된다. BNP 및 NT-proBNP에는 POCT(point of care testing)로서 신속 게다가 간편하게 전혈을 이용하여 측정 가능한 면역크로마토그래피에 의한 정량법도 있다.

(3) 기준범위

① ANP(혈장) : ≦40 pg/mL

② BNP(혈장) : ≦20 pg/mL

③ NT-proBNP(혈청) : ≦125 pg/mL(만성심부전의 제외 진단), ≦300 pg/mL(급성 심부전의 제

외 진단)

(4) 검체채취의 주의점

혈중의 ANP, BNP 및 NT-proBNP 농도는 각종 요인으로부터 영향을 받기 때문에 이른 아침 공복 절음상태에서 30분간의 안정한 누운 자세 후에 채혈한다.

검체로서 ANP, BNP와 함께 혈장을 이용하지만 특히 ANP에서는 분해저해가 있기 때문에 아프로티닌 도입의 EDTA 채혈관을 이용할 필요가 있다. 또한, 채혈 후의 검체는 모두 불안정하기 때문에 곧바로 4℃에서 원심분리한 후에 -20℃에서 동결 보존한다. 한편, NT-proBNP는 혈장 이외에, 혈청을 이용하는 것도 가능하며, 분리 후의 검체는 2~3일은 냉장 보존으로 안정하다.

(5) 임상적 의의

혈중 ANP는 체액량 저류의 지표로서 측정되며 심부전, 신부전, 고혈압증 등으로 상승한다. 또한, ANP는 제제로서 심부전 치료에 이용되며 투여시의 혈중 ANP 농도의 모니터로서도 측정된다.

혈중 BNP는 ANP와 마찬가지로 심부전으로 증가하지만 BNP에서는 중독도에 따라서 보다 예민하게 반영하여 높은 것을 나타내기 때문에 심부전의 진단 및 중증도의 판정으로서 유용하다. NT-proBNP는 BNP에 비하여 혈중 반감기가 길고 혈청 검체에서 안정적으로 측정 가능하기 때문에 임상적으로 유용성이 높다. 또한, 혈중 BNP 및 NT-BNP는 신부전에서도 높은 값을 나타낸다.

제 12 장

유전정보

1. 총론

1-1. 센트럴 드라마

인간의 유전정보는 DNA에 비축되어 있다. 생식세포 이외의 세포(체세포)는 모친 유래와 부친 유래의 DNA를 각각 한 뭉치로 가지고 있으며 그 한 뭉치를 게놈(genome)이라고 말한다. 증식 중의 세포에서는 DNA 복제메커니즘이 작용하여 게놈DNA는 복제되어 2배로 되고 세포분열이 진행하면 2개로 균일하게 분할되어 원래 세포와 같은 2쌍의 딸세포가 탄생한다. 즉 유전정보는 세포분열을 매개하여 개체를 제작하는 모든 체세포에 공유되어 있다. 또한, 그 유전정보는 생식세포를 통하여 자손에게 전달된다.

DNA가 가지는 유전정보는 RNA로 전사된다. 그 RNA 배열정보 일부는 리보솜에서 염기배열의 정보로부터 단백질의 아미노산 배열정보로 번역되어, 각종 기능을 가지는 단백질이 합성된다. 즉, DNA로부터 RNA를 매개하여 단백질에 이르는 유전정보의 흐름은 분자생물학의 센트럴 드라마로 되며 대부분의 생물에 있어서 공통적이다(그림 1).

1-2. DNA와 RNA

DNA(deoxyribonucleic acid)는 당과 인산과 염기가 결합하여 생성되는 누클레오티드(nucleotide)가 사슬상으로 연결되어 다량체를 형성하는 것이다. 통상, 사슬간에서 마주보는 염기간의 수소결합이 형성되어 2개 사슬로 되며 2중나선구조를 형성한다. 2중나선구조의 도랑에 전사인자 등의 단백질이나 약제가 결합한다.

DNA의 당은 데옥시리보오스로서 그의 5번째(5')와 3번째(3')의 탄소원자에 각각 인산이 연결되고

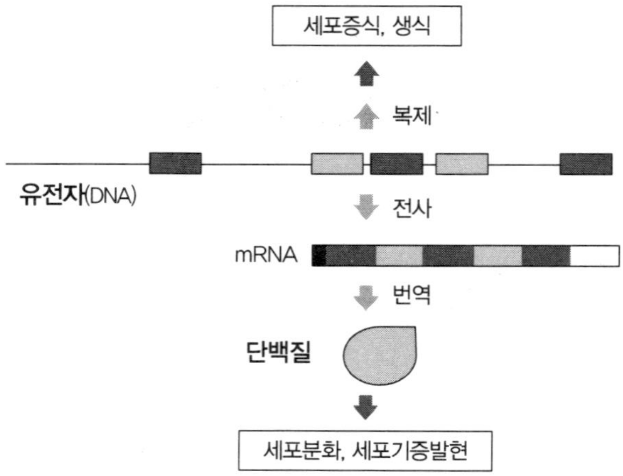

그림 1 센트럴 드라마

당-인산-당-인산이라고 하는 외측에 친수성 나선구조를 형성한다. DNA 사슬이 방향을 나타낼 때에는 말단에 있는 탄소번호를 사용하여 5'말단, 3'말단이라고 말한다. 2중나선구조의 2개 DNA사슬은 반대방향을 향하고 있고 절단된 한쪽이 5'말단이라면 반대쪽은 3'말단이다. DNA에 함유된 염기는 아데닌(A : adenine), 구아닌(G : guanine), 시토신(C : cytosine), 티민(T : thymine)의 4종류가 있고 아데닌과 구아닌은 푸린염기(purin base)라고 말하며, 티민과 시토신, RNA에 함유되는 우라실(U : uracil)은 피리미딘염기(pyrimidine base)라고 말한다.

2중나선구조의 중심에서 수소결합을 하고 있는 가로방향의 2개 염기를 염기쌍(bp : base pair)이라고 말하며, 염기쌍의 수가 2개 사슬의 DNA사슬을 표현하는 단위로 된다. 수소결합이 형성되는 염기의 조합은 A와 T, G와 C로 결정되어 있으며 2개 사슬 DNA의 염기쌍은 항상 이 조합에 따른다(상보성). 유전정보를 결정하고 있는 것은 DNA사슬에 있어서 세로로 염기가 늘어서는 순번(염기서열)이다. 원래의 DNA사슬에서 한쪽 사슬의 염기배열에 대응하는 염기를 연결하면 같은 유전정보를 전달하는 염기배열을 가지는 DNA를 복제할 수 있다. 이때 원래의 DNA사슬은 주형의 역할을 한다. 주형이란, 용해된 금속을 일정한 형태로 굳힐 때에 흘러들어가는 형태의 것이다.

RNA(ribonucleic acid)는 DNA와 유사한 구조이지만 당은 리보오스이고 T 대신에 U가 사용되고 있으며 통상은 1개 사슬로서 존재한다. 「데옥시」란, 「산소가 없다」라고 하는 의미로서 리보오스(ribose)와 데옥시리보오스(deoxyribose)는 1개의 산소원자 이외에는 동일의 구조이다. RNA도 A와 U, G와 C의 염기쌍을 제작하며, DNA가 가지는 유전정보를 복제하는 능력을 가진다.

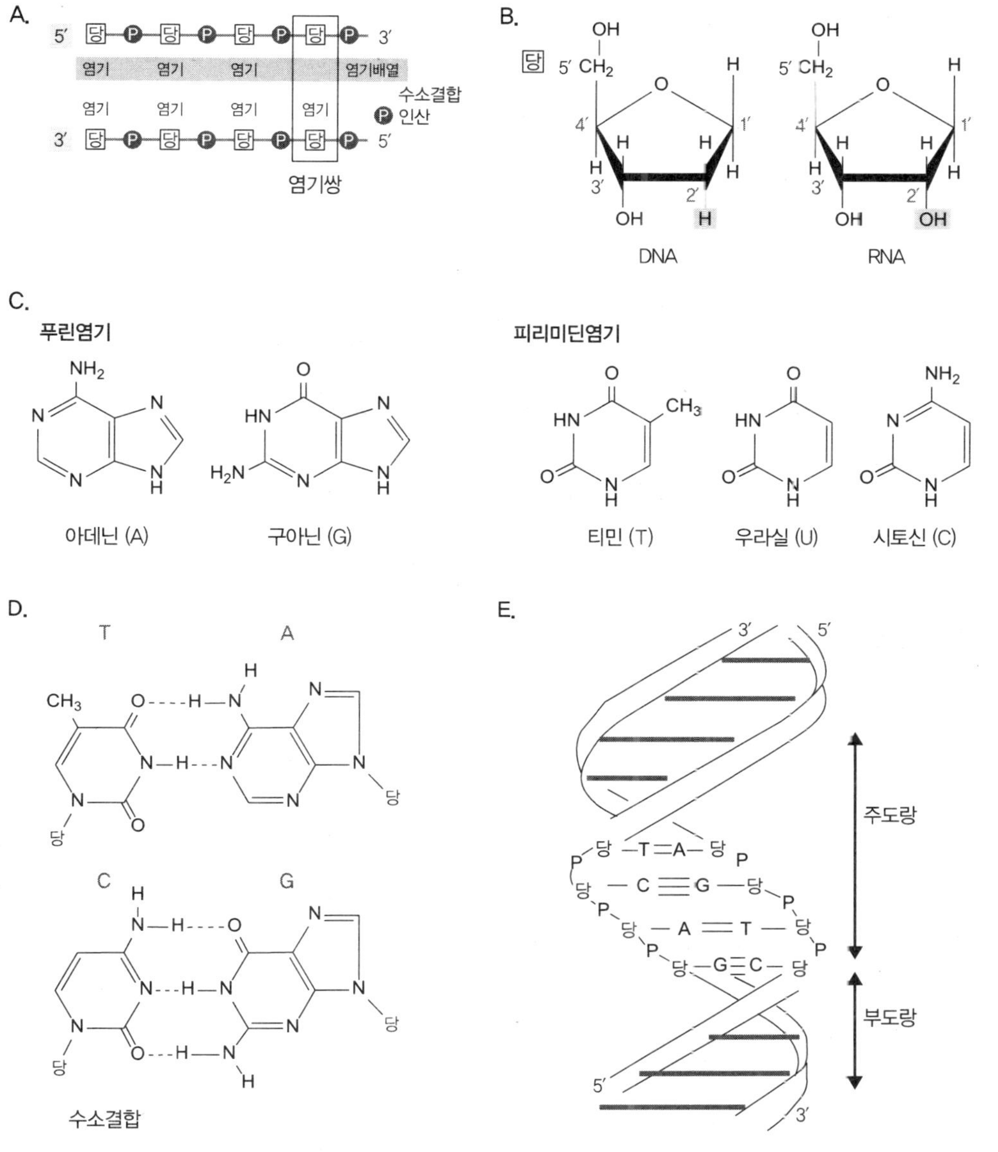

A : DNA의 기본구조, B : DNA와 RNA에 함유되는 당의 구조, C : 염기의 구조, D : 염기쌍을 형성하는 수소결합 E : 2중나선구조

그림 2 DNA의 구조

1-3. 전사와 번역

세포나 개체가 그 기능을 발휘하는 데에는 DNA의 정보를 기본으로 RNA나 단백질을 제작하는 것이 필요하다. 어떤 유전자가 발현할 때에는 그 유전자 부분의 DNA–DNA의 2개 사슬구조가 풀

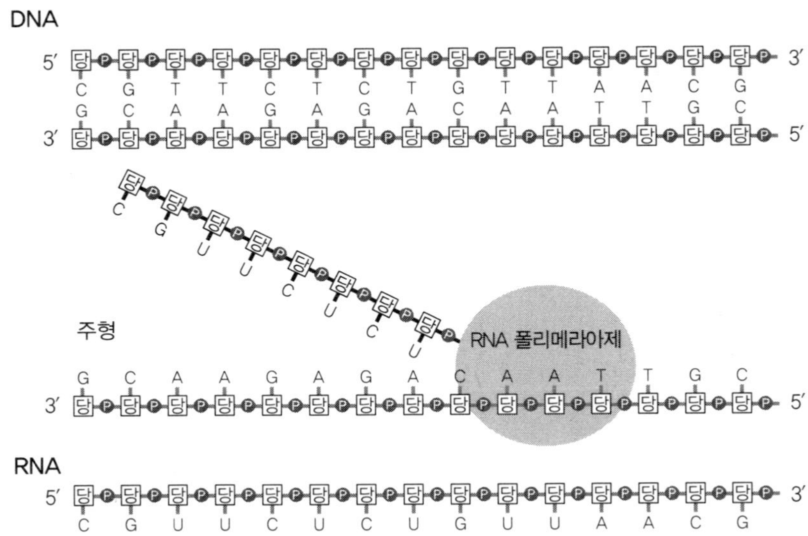

RNA는 DNA의 안티센스 가닥을 주형으로 하여 상보적으로 합성된다.

그림 3 DNA와 RNA

리고 DNA를 주형으로 하여 상보적인 배열을 가지는 RNA가 합성된다(전사). RNA 합성의 주형으로 되는 DNA 사슬을 안티센스 가닥(antisense strand), 주형으로 되지 않는 사슬을 센스 가닥(sense strand)이라고 말한다. 센스 가닥 DNA의 염기배열은 U와 T를 교체하면 전사되는 RNA의 염기배열과 동일하다. RNA의 일부는 전령-RNA(mRNA : messenger-RNA)로서 작용하여, 그의 염기배열 정보를 기본으로 아미노산 배열이 결정되며 단백질이 합성된다(번역).

1-4. DNA의 고차구조와 염색체

2중나선구조를 취하는 2개 사슬 DNA는 2 nm 정도의 미세한 선유이지만 히스톤(histone)으로 감겨서 누클레오솜 구조를 형성하고 누클레오솜은 구슬상으로 연결되어 서로 감겨서 각종 단백질과 결합하여 굵은 선유상으로 된다. 또한, 발판으로 되는 단백질에 결합하여 루프구조(loop structure)를 형성한다. 이와 같이 해서 핵내부의 DNA는 다수의 단백질과 함께 크로마틴(chromatin)이라고 불리는 복잡한 고차구조를 형성한다. 크로마틴의 구조는 유전자의 기능과 밀접한 관계를 가지며 기능하고 있지 않은 부분의 DNA는 굵은 선유에 밀착하고 활발하게 전사하고 있는 부분의 DNA는 완만한 누클레오솜 구조로 되어있다.

세포분열 시기에 있어서 DNA는 더욱 밀착되어 있는 염색체로서 광학현미경으로도 관찰할 수 있

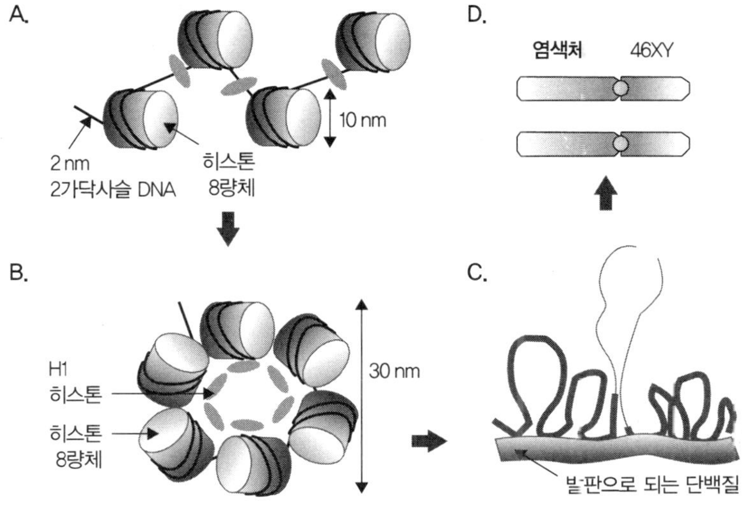

그림 4 DNA가 형성되는 고차구조

게 된다. 염색체는 세포분열에 동반하여 2개의 세포로 공평하게 분배된다. 1개 게놈의 DNA는 성염색체인 X 또는 Y 염색체를 함유하는 23개의 염색체에 함유되어 있다. 성염색체 이외의 염색체(상염색체)는 1개의 세포에 각각 2개씩 존재한다. 이 2개는 같은 유전자에 관한 부친 유래와 모친 유래의 정보를 가지는 것으로부터 상동염색체라고 말한다.

1-5. 인간 게놈의 크기

1개의 세포에 함유되는 DNA의 총연장은 약 31억 개의 염기쌍으로서 대부분의 DNA는 핵에 존재한다. 핵에 있는 DNA 중에서 90% 이상의 부분은 짧은 염기배열을 반복하고 있는 부분 등의 기능이 미해명인 영역이다. DNA로부터 전사되어 기능을 발휘하는 유전자는 26,000개 이상이 있으며 정확한 수는 불명이다. 단백질로서 작용하는 유전자는 약 21,000개로서 이 유전자 영역의 DNA는 핵 DNA의 1.1%에 해당한다. 그 밖에 RNA로서 기능하는 유전자나 유전자 발현을 제어하는 영역으로서 6,000개 이상의 유전자가 있는 것으로 알려져 있다.

미토콘드리아에도 극히 소량의 DNA(약 16,600 염기쌍)가 있으며 미토콘드리아의 기능에 연관되는 유전자의 정보를 전달한다. 핵의 DNA는 염색체로서 분배되지만 미토콘드리아의 DNA는 세포질의 미토콘드리아와 함께 전달되기 때문에 친자간에는 난자를 가지는 모친 유래의 유전자가 자손에게 전파된다.

표 1 인간의 세포에 함유되는 DNA

	핵 DNA	미토콘드리아 DNA
길이	3.1기가(31억) 염기쌍	16.6킬로(16.6천) 염기쌍
유전자 수	26,000개 이상(정확히는 불명)	
단백질로서 작용하는 유전자	약 21,000개(1.1%)	13개(약 66%)
RNA로서 작용하는 유전자	6,000개 이상(~4%)	24개(~32%)
반복배열 DNA	50% 이상	거의 없음
기타 배열	49~50%	2%
유전형식	염색체로서 분배, 멘델유전	모친과 같은 것을 계속 받음

2. DNA의 복제와 수복

2-1. DNA의 복제메커니즘

DNA는 세포가 분열하여 증식할 때에 복제된다. 복제과정의 제1 단계에서는 2중나선구조의 DNA가 헬리카제(helicase)라고 하는 효소에 의하여 풀려서 1개 사슬로 된다. 풀린 DNA사슬이 각각 주형으로 되고 상보적인 염기를 가지는 데옥시리보누클레오티드 3인산(deoxyribonucleotide triphosphate)이 DNA 폴리메라아제(DNA polymerase)에 의하여 연결되어 새로운 DNA 사슬이 제작되며 원래의 DNA 2중나선과 같은 염기배열을 가지는 DNA가 2조 생성된다. 이와 같은 복제방법은 반보존적 복제라고 말한다.

DNA 복제가 시작되는 장소는 복제기점이라고 불리는 특정의 장소에 한정된다. 복제가 진행되고 있는 장소는 Y자형을 취하고 있으며 복제 포크(replication fork)라고 불리운다. DNA 폴리메라아제는 데옥시리보오스 3'쪽의 OH기에 데옥시리보누클레오티드 1인산(deoxyribonucleotide monophosphate)을 부가하기 때문에 합성되는 DNA의 5'말단 쪽으로부터 3'말단 쪽의 한 방향으로 진행한다. 따라서 복제 포크로 향하여 복제되는 DNA사슬(leading strand)은 1개의 DNA로 제작되지만 반대쪽의 DNA사슬(lagging strand)에서는 복제 포크와 반대쪽으로 향해서 새로운 DNA사슬의 합성이 진행된다. lagging strand에서 100~1000 누클레오티드 길이의 DNA 작은 단편을 계속 제작하는 것은 이들을 연결시키는 방법으로 DNA의 복제가 수행된다. DNA 폴리메라아제는 진핵세포에 수 종류가 존재하지만 거의 대부분은 다르게 도입된 염기를 교정하는 기능을 가지며 주형으로 되는 DNA의 정보를 충실하게 복제하는 능력이 높다.

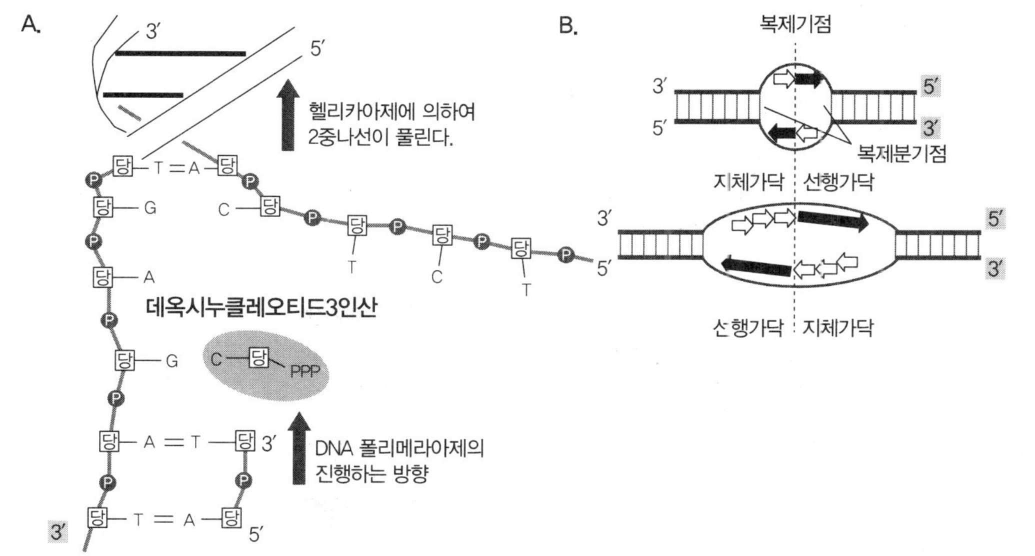

그림 5 DNA 복제과정

2-2. 세포증식, 생식과 유전자 정보

종말 분화된 세포 등의 증식되지 않은 세포에서는 DNA의 복제가 일어나지 않는다[휴지기(G_0기)]. 증식능력을 가지는 세포는 증식자극에 의하여 G_1기로 이행하고 다음에 S기로 진입하여 DNA의 복제를 시행한다. G_2기를 거치고 M기에서는 복제된 DNA는 2개의 딸세포로 분배되어, 다음의 G_1기로 진입된다. 이 사이클을 세포주기라고 말한다.

1개의 게놈을 n이라고 하면 G_0기나 G_1기에 있는 세포는 2n, 즉 인간의 경우는 46XX 또는 46XY의 염색체에 함유되는 게놈을 가지고 있으며 S기를 거치고 G_2기로 진입되는 시기에는 4n으로 되며 M기를 거쳐서 각각 2n의 2개 세포로 분배된다(체세포분열).

한편, 생식세포에서는 DNA 복제에 의하여 4n으로 되며 분열의 최후에는 1 세포당 n, 즉 염색체로서 23X 또는 23Y를 가지는 정자나 난자가 제작된다(감수분열). 수정란은 새로운 조합의 2n 게놈을 가지며 새로운 개체를 제작한다.

DNA에 변이가 도입되어 정자나 난자의 생식세포 유전자가 질환의 원인으로 되는 유전자로 변화된 경우에는 태어난 자손에게 유전성 질환이 발증한다(생식세포계열의 변이). 한편, 출생 후에 일부의 세포 유전자에 변화가 일어난 경우(체세포 변이)에는 변화된 유전자를 가지는 세포가 암 등의 질환의 원인으로 되지만 생식세포에 이상이 없으면 자손에게는 그 형질이 유전되지 않는다. 예를 들면,

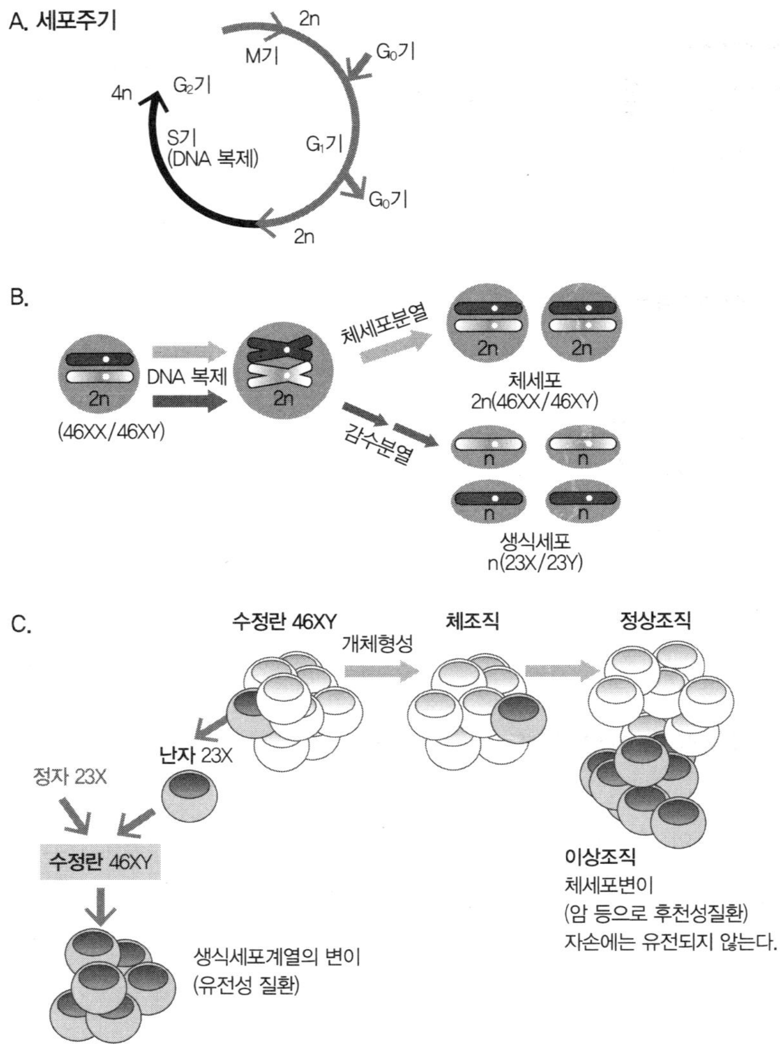

A : 세포의 주기와 DNA 복제, B : 체세포분열과 감수분열, C : 생식세포계열의 변이와 체세포변이

그림 6 **DNA와 세포의 관계**

담배연기에 함유된 물질이 폐 세포의 유전자에게 변이를 일으켜서 흡연자가 폐암에 걸렸다고 해도 폐암으로 되는 성질은 자손에게는 유전되지 않는다.

2-3. DNA 수복

복제에는 에러를 방지하는 교정메커니즘이 작용하고 있지만 그러나 복제를 반복하고 있는 중에,

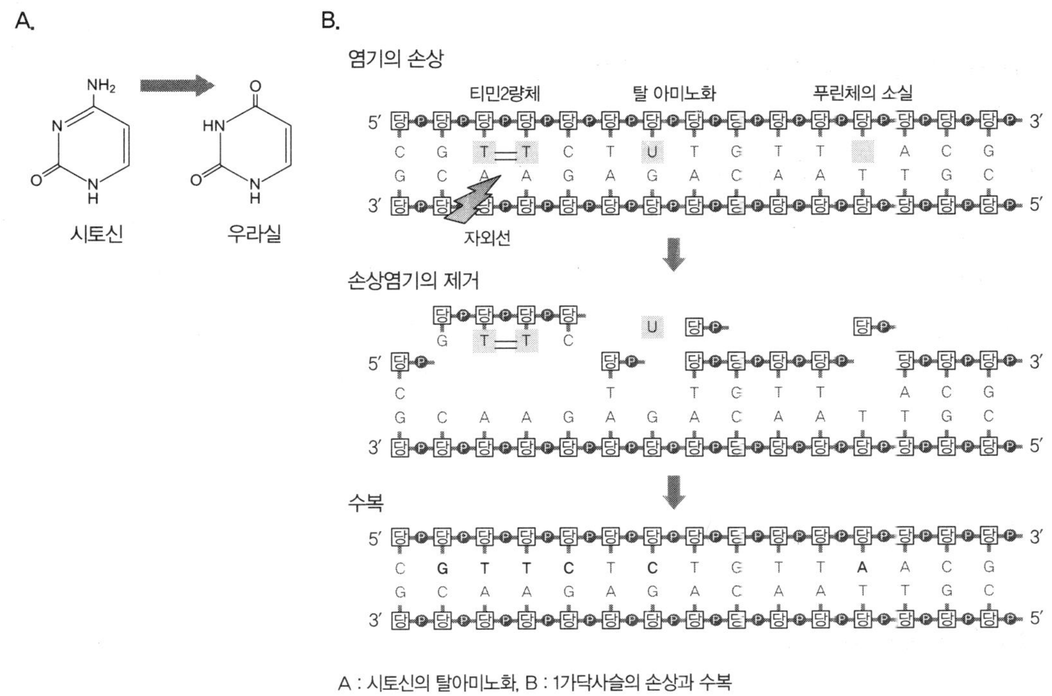

그림 7 DNA의 수복

가끔 잘못된 염기쌍 형성이나 누클레오티드 삽입 등의 에러가 발생된다. 또한, 자외선이나 화학물질, 체내에도 어떤 스트레스 등에 의하여 DNA의 손상이 일어난다. 예를 들면, 자외선은 인접하는 2개의 티민간에 공유결합을 형성하여 2량체를 생성한다. 또한, 고에너지 전리방사선은 DNA의 2개 사슬을 동시에 절단한다. 더욱, 자연의 경과로서 탈아미노화에 의하여 C가 U로 변하기도 하고 푸린염기가 소실되기도 한다. 포유류에서는 1일에 1세포당 수천의 염기가 스스로 변하기도 하고 소실되기도 한다고 알려져 있다.

세포 중에는 이와 같은 변화를 수복하는 메커니즘이 준비되어 있다. 한쪽 DNA사슬의 염기가 손상되면 그 부분의 사슬이 약화되어, 1 누클레오티드, 혹은 티민 2량체의 경우에는 여러 개의 염기가 절단된다. 그 후, 정상인 다른 한쪽의 사슬을 주형으로 하여 그 부분의 DNA를 합성하는 메커니즘이 작용하여 염기의 손상이 수복된다.

이 메커니즘에 작용하는 유전자의 기능이 손상되면 DNA의 손상은 비축되고 암이 발증하기 쉬워진다. 유전성 대장암의 일부나 색소성 건피증의 증례에서는 DNA를 수복하는 메커니즘에 관여하는 유전자에 있어서 생식세포계열의 변이가 있으며 유전적으로 암에 걸리기 쉬운 것으로 알려져 있다. 고에너지 전리방사선에 의하여 DNA의 2개의 사슬이 동시에 절단된 경우에도 수복메커니즘이 작용하지만 주형이 없기 때문에 1개 사슬의 절단보다도 에러가 남을 활률이 높다.

2-4. DNA 폴리메라아제를 사용한 유전자 검사법

DNA를 주형으로 DNA를 복제하는 DNA폴리메라아제의 활성을 이용하여, 폴리메라아제 연쇄반응(PCR : polymerase chain reaction)이 일어난다. 상보적인 짧은 DNA 단편(primer)를 사용하여 복제하는 DNA 영역을 특정하고 복제반응을 수십 회 반복하는 것에 의하여 검체 중에 극미량 함유되어 있는 유전자를 증폭시켜서 검지하는 검사법으로서 임상적으로도 응용범위가 넓다. RNA를 주형으로 DNA를 합성하는 효소반응을 조합시키는 방법(RT-PCR법)도 검사법으로서 널리 이용되고 있다.

3. 전사레벨의 발현과 조절

3-1. RNA의 종류와 기능

유전자의 기능발현에는 DNA로부터 RNA로 전사가 일어나는 것이 중요하다.

세포에 있는 RNA의 약 80%는 리보솜RNA(rRNA : ribosome RNA)로서 몇 종류의 단백질과 함께 리보솜을 제작하고 단백질 합성의 장소를 제공한다. 세균 등의 원핵생물에는 3종류(23S, 16S,

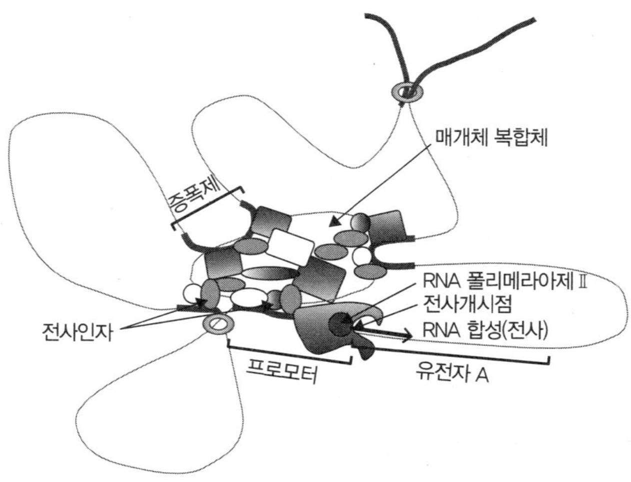

그림 8 전사 제어메커니즘에 연관되는 DNA 영역과 결합인자

5S), 인간 등의 진핵생물에는 4종류(28S, 18S, 5.8S, 5S)의 rRNA가 있다. 트랜스퍼-RNA(tRNA : transfer-RNA)는 80 염기 정도의 짧은 1개 사슬 RNA로서 리보솜에 아미노산을 운반하는 역할을 한다. 단백질로서 기능을 발휘하는 유전자는 전사되어 메신저-RNA(mRNA : messenger RNA)로 된다. mRNA는 세포내전 RNA의 5% 정도로 존재하고 유전자의 정보를 세포질에 운반하여 단백질 합성의 아미노산 배열을 결정한다. 전사된 후에 RNA로서 기능을 발휘하는 것은 이외에도 다수 알려져 있으며 이들의 기능에 대해서도 해명이 진전되고 있다.

3-2. RNA 폴리메라아제의 종류

인간 세포의 핵에는 DNA로부터 RNA로 전사에 작용하는 3종류의 RNA 폴리메라아제가 존재한다. RNA 폴리메라아제 1개는 핵소체로 존재하며 rRNA 유전자를 전사하여 18S, 5.8S, 28S rRNA를 생산한다. RNA 폴리메라아제Ⅱ는 이외에 여러 종류의 저분자 RNA의 생산에도 연관되어 있다. RNA 폴리메라아제Ⅲ는 tRNA, 5S 리보솜RNA 등의 작은 RNA를 합성한다.

3-3. 전사의 제어메커니즘

개체를 제작하는 다수의 세포는 기본적으로 같은 게놈을 가지고 있다. 그러나 각각의 기기나 조직을 형성하는 조직이 발현하는 단백질의 종류는 크게 다르며, 각각의 기능에 특화된 단백질을 발현한다. 또한, 병원체나 화학적 자극에 따라서 세포의 기능이 변할 때에도 단백질 발현의 변화를 동반한다. 이와 같은 단백질 발현을 변화시키기 위한 제어는 RNA로부터 단백질로 번역되는 단계에서도 수행되지만 주요한 부분은 DNA로부터 RNA로 전사되는 단계를 담당하고 있다.

RNA 폴리메라아제Ⅱ가 전사를 개시하는 염기(전사 개시점)의 5'말단 쪽(센스 가닥)에는 프로모터(promoter)라고 불리는 배열이 존재한다. 모든 세포에서 같은 기능을 발휘하는 유전자에는 G나 C가 연결된 GC박스라고 불리는 배열이 있다. 한편, 특정의 세포종이나 특정 시기에만 발현하는 유전자의 대부분에는 TATAA라고 하는 TATA박스라고 불리는 배열이 있다. 전사인자라고 불리는 단백질은 특정의 염기배열을 인식하여 결합하고 전사의 개폐(on-off)에 관련되는 제어를 수행한다. 전사 개시점 근방의 배열에 결합하는 전사인자(기본전사인자)는 다수의 인자와 결합하여 커다란 복합체를 형성하고 RNA 폴리메라아제Ⅱ가 DNA 위에 결합하는 위치를 결정하며, 전사를 개시할 수 있도록 한다. 더욱, 프로모터 영역의 5'말단 쪽에는 각종의 전사인자가 결합하는 배열이 있다. 이 부분에 결합하는 전사인자는 조직 특이적인 유전자 발현의 유도나 시그널에 따르는 전사 활성의 조절 등에 연관된다.

전사를 제어하는 영역은 프로모터뿐만이 아니고 멀리 떨어진 곳에도 존재하며, 전사 활성화에 작용하는 영역은 인핸서(enhancer)라고 말한다. 멀리 있는 제어영역에도 많은 전사인자가 결합하고 이들이 유전자 근방으로 끌어 당겨서 전사인자 간의 상호작용이나, 여러가지 작용성을 가지는 단백질이 모여서 메디에이터 복합체(mediator complex)를 형성하여 유전자의 전사를 제어하고 있다. 전사를 제어하는 방향으로 작용하는 전사인자도 있으며 개개 유전자의 전사량이 상황에 따라서 크게 변동하는 것을 가능하게 하고 있다.

3-4. 유전자의 고차구조와 전사

핵에 있는 DNA는 각종 단백질과 함께 염색질(chromatin)을 형성하고 있다. 분화된 세포에 있어서 전사되어 필요 없는 유전자는 응축된 염색질의 구조 중에 밀착되며 구조면에 있어서도 유전인자 등이 간단하게 도입되지 못하도록 제어되고 있다.

전사되어 있는 유전자는 완만한 염색질 구조를 가지는 부분에 존재하는 경우가 많다. 이와 같이 완만한 구조 중에서 전사인자는 용이하게 결합배열을 취하여 결합할 수 있으며 중개하는 인자를 매개하여 부근의 히스톤(histone)에 아세틸화나 메틸화의 수식을 시행한다. 수식된 히스톤은 부근의 염색질의 구조를 변화시키고 다른 전사인자도 DNA에 결합할 수 있는 상태를 형성시켜서, 더욱 전사는 활성화 된다. 상당히 멀리 있는 제어영역을 근방으로 끌어당겨서 루프를 제작하는 활성을 가지는 인자나, 염색질 구조의 경계를 결정하는 인자도 유전자의 전사제어에 연관되어 있다.

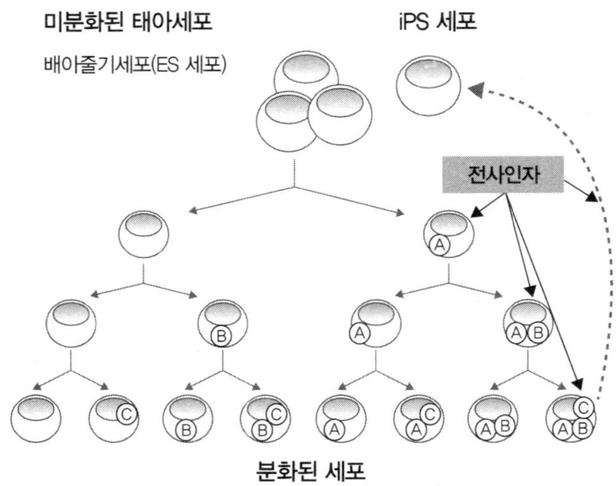

그림 9 세포의 분화를 제어하는 전사인자

3-5. 세포의 분화와 전사인자

수정란으로부터 발생과정의 초기에는 피부, 신경, 장관, 근육 등의 신체를 구성하는 모든 세포로 될 가능성을 가지는 세포가 존재한다. 배아줄기세포(ES cell : embryonic stem cell)는 이와 같은 세포에 유래하는 세포이다. 더욱 발생이 진행되면 전사인자 등의 유전자발현 제어인자가 작용하여 세포분화가 일어난다. 이때, 발현하는 인자에 치우침이 발생하면 분열 후의 2개의 세포는 다른 성질을 나타내게 된다. 이와 같은 세포분열의 반복에 의하여 다양한 기능을 가지는 개체가 형성된다.

2012년에 노벨 생리학·의학상을 수상한 Yamanaka 교수는 4종류의 전사인자를 분화시킨 세포에 도입시켜서, 분화된 세포의 성질을 상실한 태아기 초기의 성질을 가지는 유도성 다기능 줄기세포(iPS-cell : induced pluripotent stem cell)를 제작하는 것에 성공했다. 이 연구에 있어서도, 전사인자가 세포분화의 제어에 중요한 역할을 하고 있다.

4. 번역레벨의 발현과 조절

4-1. RNA 프로젝트

단백질을 발현하는 유전자로부터 전사된 RNA는 핵의 내부에서 수식된다. 5'말단에는 7-메틸구아노신이 부가된다(5'capping 형성). 이 5'캡 구조는 RNA의 안정성, 세포질에의 수송, 번역 등이 중요하다. RNA 폴리메라아제Ⅱ의 전사산물은 대부분의 경우, AAUAAA 등의 배열이 확인되고 있으며 그의 3'말단 쪽 15-30 누클레오티드의 곳에서 절단되어 200개 정도의 A가 부가되어 폴리(A) 꼬리부위로 된다. 폴리(A) 꼬리부위는 mRNA의 세포질에의 수송과 안정화, 리보솜에 의한 mRNA 인식 등에 연관된다고 생각된다.

최종적으로 mRNA로서 세포질에 운반되는 것은 전사되는 RNA의 일부이며, 이 부분을 엑손(exon)이라고 말한다. 또한, 2개의 엑손의 사이를 인트론(intron)이라고 말한다. 전사반응이 시작되면 최초에 유전자 전체길이에 상보적인 1차 전사산물 RNA가 제작되고 이어서 인트론이 절단되며 남은 엑손 간에 서로 결합한다[RNA splicing(접합)]. 이 반응에는 핵내부의 저분자 RNA와 50종류 이상의 단백질로 형성되는 거대한 복합체가 연관된다. 많은 경우, 접합을 받은 장소는 고정되어 있지만 다양한 접합이 일어나는 유전자도 있고 접합은 1개의 유전자로부터 다양한 단백질을 생산하는 메커니즘의 하나로서 중요하다.

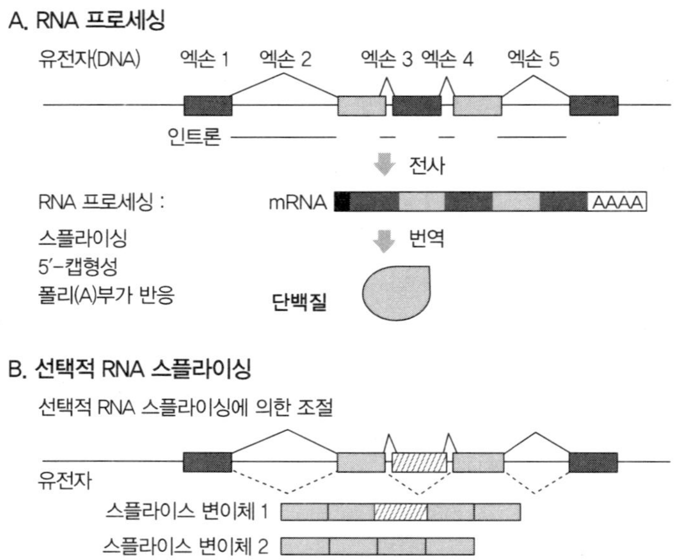

그림 10 mRNA의 구조

4-2. 코돈(codon)

전사된 RNA는 5'캡 형성, 폴리(A) 부가반응, RNA접합을 받아서 mRNA로 되며 세포질에 운반된다. 리보솜의 위에서 nRNA의 염기배열 정보는 단백질의 아미노산 배열의 정보로 변환된다. 「아미노산 배열정보로 되는 염기배열을 가진다」라고 하는 의미에서 「코드한다」라고 하는 표현이 사용된다. 3개의 염기배열이 1개의 아미노산에 대응하며, 이 3개의 배열을 코돈이라고 말한다. 가능한 64개 코돈 중에서 61개가 20종류의 아미노산을 코드한다. UAA, UAG, UGA의 3개 코돈은 아미노산을 코드하지 않기 때문에 종지코돈이라고 말하며, mRNA 중에서 최초로 이들이 출현한 곳이 단백질 합성의 종료점이다.

4-3. 번역의 분자메커니즘

mRNA는 세포질에 이동하여 리보솜이나 기타의 성분이 연관되어 번역이 시작된다.

리보솜은 거대한 RNA-단백질복합체로서 인간의 세포에서는 거대한 60S 서브유닛과 작은 40S 서브유닛으로 형성된다. 60S 서브유닛은 28S, 5.8S, 5S의 rRNA와 약 50종류의 단백질을 함유한다. 40S 서브유닛은 18S rRNA와 30종류 이상의 단백질을 함유한다.

표 2 아미노산과 코돈의 대응표

GCA	AGA	GAC	AAC	UGC	GAA	CAA	GGA	CAC	AUA
GCC	AGG	GAU	AAU	UGU	GAG	CAG	GGC	CAU	AUC
GCG	CGA						GGG		AUU
GCU	CGC						GGU		
	CGG								
	CGU								
알라닌	아르기닌	아스파라긴	아스파르트산	시스테인	글루타민	글루탐산	글리신	히스티딘	이소류신
Ala	Arg	Asp	Asn	Cys	Glu	Gln	Gly	His	Ile
A	R	D	N	C	E	Q	G	H	I

UUA	AAA	AUG	UUC	CCA	AGC	ACA	UGG	UAC	GUA	UAA
UUG	AAG		UUU	CCC	AGU	ACC		UAU	GUC	UAG
CUA				CCG	UCA	ACG			GUG	UGA
CUC				CCU	UCC	ACU			GUU	
CUG					UCG					
CUU					UCU					
류신	리진	메티오닌	페닐알라닌	프롤린	세린	트레오닌	트립토판	티로신	발린	정지
Leu	Lys	Met	Phe	Pro	Ser	Thr	Trp	Tyr	Val	stop
L	K	M	F	P	S	T	W	Y	V	

리보솜은 단백질 합성을 위한 장소를 부여하고 그 반응을 촉매한다. 40S 서브유닛에는 mRNA가 결합한다. 60S 서브유닛에는 아미노아밀 tRNA의 2개 결합부위, 즉 폴리펩티드에 결합한 tRNA가 진입하는 P위치와 아미노아실 tRNA가 결합하는 A부위가 있다.

tRNA는 분자내에서 부분적인 상보적 염기쌍 구조(stem)를 형성하고 3개의 스템루프(stem loop) 구조에 의한 입체적 구조를 가진다. mRNA와 상보적 염기쌍을 형성하는 안티코돈(anti codon)이라고 불리는 3개의 염기가 있으며 3'말단에는 안티코돈의 염기배열에 대응하는 아미노산이 결합한다(aminoacyl–tRNA).

tRNA 분자는 각각 1종류의 아미노산과 결합한다. 아미노산마다 특정의 아미노아실 tRNA합성효소가 작용하여 아미노아실 tRNA를 생성한다. 이것에 의하여 tRNA의 안티코돈과 3'말단에 결합된 아미노산이 결합된 아미노산이 대응하는 관계가 될 수 있다.

mRNA의 5'말단과 3'말단에는 번역되지 않는 부위가 존재하며, mRNA를 안정화시켜서 번역효율을 향상시킨다. 번역을 시작하기 전에, mRNA는 5'캡에 의하여 인식되어 리보솜의 정위치에 결합한다. 다음에, 리보솜이 mRNA 위를 3'방향으로 향하고 AUG와 그 주변의 배열이 적절한 번역개시점인 것을 특정하면 개시 메티오닌 tRNA가 P부위에 결합한다. 따라서 번역은 항상 메티오닌으로부터

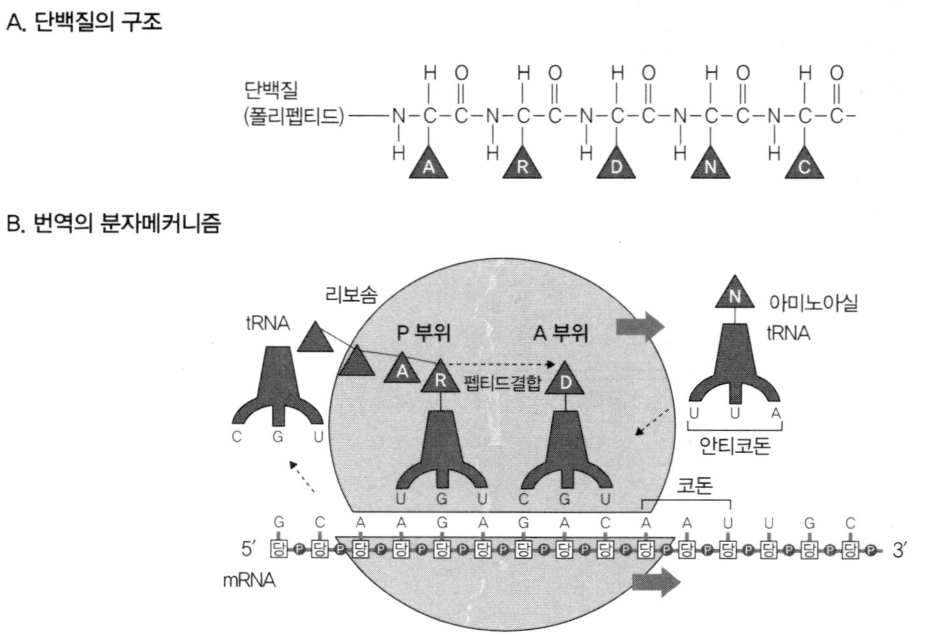

그림 11 mRNA의 번역

개시된다. 다음에 2번째의 코돈에 대응하는 안티코돈을 가지는 아미노아실 tRNA가 A부위에 결합하고 60S 서브유닛의 활성에 의하여 tRNA에 결합하고 있는 아미노산간에 펩티드결합을 형성한다. 그 후, P부위의 tRNA는 리보솜으로부터 탈리하고 A부위의 tRNA가 P부위로 이동하여, A부위에는 다음의 아미노아실 tRNA가 도입한다. 이 반복에 의하여 코돈의 배열정보는 아미노산의 1차 구조로 읽혀지며, 종지코돈의 곳에서 단백질 합성이 종료된다. 1개의 리보솜이 mRNA의 3'방향으로 이동하면 5'캡 구조를 인식하여 새로운 리보솜이 결합하여 번역을 개시한다. 번역이 빈번하게 시행되고 있는 mRNA에는 리보솜이 구슬처럼 연결되어 있는 상황이 관찰되는 경우가 있다. 더욱, 미토콘드리아의 유전자로부터 전사된 mRNA는 미토콘드리아내부에서 전용의 리보솜에 의하여 번역된다.

4-4. 번역의 제어

번역의 과정도 유전자 발현제어 포인트의 하나이다. 번역개시에 관여하는 인자의 하나가 인산화되면 활성을 잃는다. 또한, mRNA에 결합하는 단백질에 의하여 mRNA의 안정성이 변하여 번역량을 제어하는 메커니즘도 존재한다.

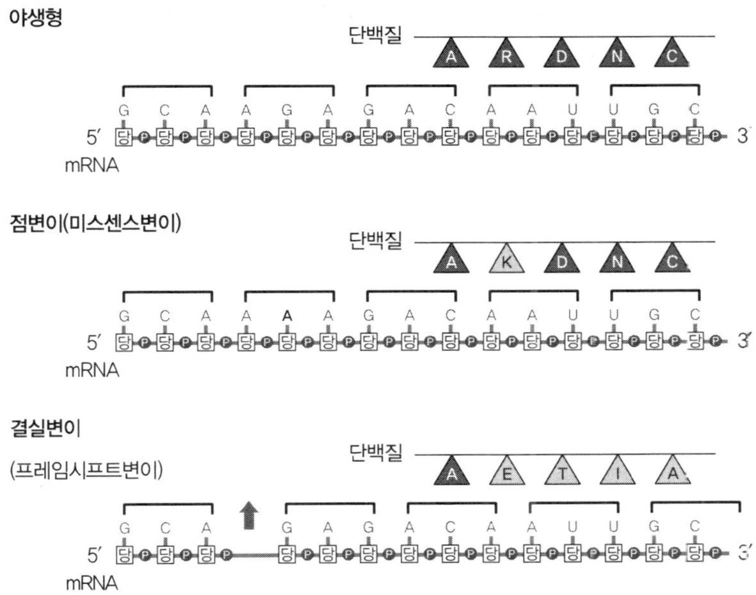

그림 12 유전자의 변이와 단백질의 변화

4-5. 유전자 변이의 영향

유전자 염기배열의 변화가 유전성 질환이나 암의 원인으로 되는 것이 있다.

단백질을 코드로 하는 유전자 부분에 1 염기의 변이(점변이)가 일어나고 단백질의 1 아미노산이 치환되는 것을 미스센스 변이(missense mutation)라고 말한다. 코돈의 3번째 염기가 변위된 경우 등에는 점변이(point mutation가 있어도 아미노산은 변하지 않는 경우도 있다(silent mutation). 점변이에 의하여 종지코돈으로 변한 경우에는 부적절한 장소에서 단백질 합성은 종지하고 보다 짧은 단백질이 생성된다(nonsense mutation).

1개 혹은 2개의 누클레오티드가 결실 또는 부가되면 본래의 코돈에서 벗어난 3 염기가 1 코돈으로서 읽혀지는 프레임 시프트 변이(frame-shift mutation)가 일어난다. 프레임 시프트 변이에서는 원래의 단백질과는 전혀 다른 아미노산 배열을 가지는 단백질이 합성되지만 도중에 새로운 종지코돈이 출현하여 짧은 단백질이 생산된다. 이와 같은 단백질은 정상적인 기능을 가지지 못하는 것이 많고 질환의 원인으로 된다.

접합(splicing)이 일어나는 장소에 유전자 변이가 일어나면 부적절한 접합이 일어나는 경우가 있다. 접합변이에서는 인트론(intron)의 부분도 번역되기도 하고 코돈(codon)이 벗어나기도 하여, 도중부터 본래와는 다른 아미노산 배열을 가지는 이상 단백질이 제조된다.

유전성 질환의 진단에는 PCR을 응용하여 이와 같은 유전자의 변이를 검출하는 방법이 수행되고 있다. 또한, 암세포에 특이적인 유전자 변이를 검출하여 진단을 확정하고 그 변이를 가지는 세포에 특이적으로 유효한 분자 표적치료를 시행하는 것에 의하여 일부 악성 종양의 치료성적은 극적으로 개선되었다. 유전자 검사는 질환 유전자의 동정이나, 약제 감수성의 예측 등에 널리 이용되고 있다.

제 13 장

미량금속과 약물 · 독극물

1. 미량금속의 검사목적

생체를 구성하는 원소는 상량원소와 미량원소로 대별된다. 상량원소는 탄소, 산소, 질소, 수소 등의 11종류이고 미량원소는 생체내부의 존재량이 0.01% 이하의 원소이다. 생체내부에서 필요로 하는 필수미량원소(essential minor elements)로서는 철(0.086 g/kg)보다 적은 것으로서 생체에 있어서 필수라고 증명되어 있는 원소이다. 그 존재량의 순서는 철, 아연, 구리, 셀렌, 망간, 요오드, 몰리브덴, 크롬, 코발트의 9종류이다. 이외의 원소로서 필요한 것은 규소, 플루오르, 니켈 등이다. 미량원소 중에서도 생체에 있어서 불필요한 원소는 비필수미량원소(nonessential minor elements)로서 그의 생체농도가 높으면 유해한 작용성을 나타내는 것이 유해원소이다. 이들 중에는 일정한 농도 이상으로 되

표 1 필수미량원소와 그의 생리적 역할

원소명	생리적 역할
철(Fe)	헤모글로빈의 구성성분으로서 산소를 운반한다. 또한, 결핍에 의하여 빈혈을 일으킨다.
아연(Zn)	미각감지, 면역기구, 창상치유, 정자 형성에 관여하고 아연을 함유하는 효소는 100종을 넘는다. 가수분해효소로서 핵산이나 인산에스테르 가수분해에서 작용, 세포분열에 필수이다.
구리(Cu)	철 대사에 관여하고 구리가 부족한 것으로 철의 흡수량이 저하하여 빈혈로 된다. 생체내부에 있어서 산화환원반응에 관여하는 효소를 활성화 시킨다.
셀렌(Se)	셀레노프로테인의 구성성분으로 활성산소나 라디칼로부터 생체를 방어한다.
망간(Mn)	골형성·발육의 알칼리포스파타아제, 새로운 당 생성에 있어서 피루브산카르복실라아제, 동맥경화에 관여하는 항산화작용의 슈퍼옥사이드디스무타아제의 활성에 관여한다.
요오드(I)	갑상선 호르몬의 구성성분으로서 작용한다.
몰리브덴(Mo)	크산틴산화효소제에 함유되어 요산합성에 관여하고 통풍에 관여한다. 알데히드탈수소효소제의 구성성분으로서 알코올의 대사에 필수적인 효소이다.
크롬(Cr)	인슐린의 수용체의 결합 보조인자로서 내당인자를 구성하는 재료이다.
코발트(Co)	비타민B_{12}의 구성성분으로서 적혈구나 핵산의 합성에 필요하다.

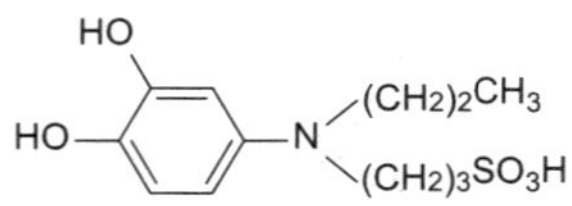

철킬레이트시약 : nitroso–PSAP
〔2–니트로소–5[N–n–프로필–N(3–술포프로필)–아미노]페놀〕

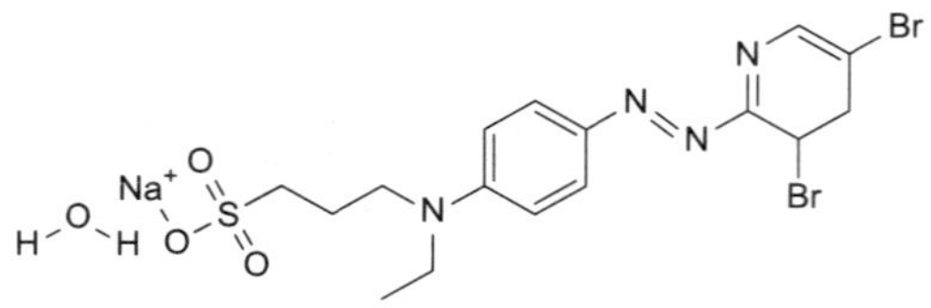

구리킬레이트시약 : 3,5–DiBr–PAESA
〔4–(3,5–디브로보–2–피리딜아조)–N–에틸–N–술포프로필아닐린〕

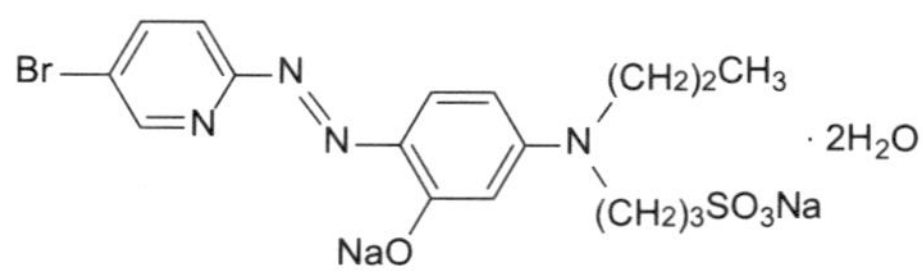

아연킬레이트시약 : 5–Br–PAPS
〔2–(5–브로모–2피리딜아조)–5–[N–n–프리필–N–(3–술포프로필)아미노]페놀, 2나트륨염, 2수화물〕

그림 1 **주요한 미량금속 측정의 킬레이트 시약**

면 인체에 중독증을 일으키는 것도 있다. 필수미량원소는 인체에 있어서 최적농도가 존재하고 이 농도 이하에서는 결핍증을 나타내며, 과잉이면 중독증을 나타낸다. 한편, 비필수미량원소는 일정 농도까지는 인체에 장해를 나타내지만 그 이상의 농도에서는 중독증을 나타낸다.

표 1에는 필수미량원소와 그 생리적 역할을 나타냈다. 미량원소로서 일상검사에서 측정되고 있는 원소는 철, 구리, 아연으로서 동시에 **그림 1**에 나타낸 고감도의 킬레이트 시약에 의하여 비색 정량할 수 있다. 기타의 원소는 원자 흡광법이 이용되며 각종의 금속을 동시에 측정할 수 있는 유도결합 플라즈마 질량분석법(ICP–MS : atomic emission spectrometry–mass spectrometry)도 이용된다.

1-1. 철(Fe)

(1) 생리적·임상적 의의

생체내부의 철(iron)은 음식물에 의하여 2가 철(Fe^{2+})과 3가 철(Fe^{3+})로서 섭취되며 십이지장, 소장 상부에 있어서 환원되어 Fe^{2+}로서 흡수된다. 장점막내부에서 Fe^{2+}는 산화되어 Fe^{3+}로 되며 아포페리틴(apoferritin)과 결합한다. 아포페리틴은 철이 2000~3000 원자 결합한 것이 페리틴이다. 체내의 철 저장량은 혈청 페리틴 농도를 반영한다. 아포페리틴의 철은 분리되어 문맥에 방출되고 철수송 단백인 트랜스페린과 결합하여 전신으로 운반된다. 트랜스페린에 결합하고 있는 철량(Fe^{3+})은 전 철량의 0.1%로서 매우 적지만 그 회전율은 높게 철분의 수송에 도움을 주고 있다.

표 2 **철에 관한 주요한 질환**

질환	혈청 철	TIBC	UIBC
철결핍성 빈혈	↓↓	↑	↑
재생불량성 빈혈	↑↑	↘	↓↓
악성 빈혈	↑	↘	↘
용혈성 빈혈	↑	↓	↓
급성 간염	↑↑	↑↑	→
간경변	→	↓	↘
네프로오제 증후군	↓	↓	↓
헤모크로마토시스	↑	↑	↓

이 트랜스페린은 골수적아구의 세포표면에 있는 트랜스페린 수용체에 결합하여 도입된다. 트랜스페린은 분자량 8만의 당단백에서 혈장 중에 있는 철분의 약 3배량과 결합할 수 있는 양이 존재하고 있다. 혈중 트랜스페린의 1/3은 철과 결합하고 나머지의 2/3는 유리트랜스페린으로서 존재한다. 이 트랜스페린과 결합할 수 있는 철의 총량을 총철 결합능력(TIBC : total iron-binding capacity), 또한 미결합의 트랜스페린과 결합할 수 있는 철량을 불포화철결합능력(UIBC : unsaturated iron-binding capacity)으로 나타내며, TIBC는 UIBC와 혈청 철의 합계량으로서의 관계가 성립한다. TIBC와 UIBC는 모두 철량(μg/dL)으로서 표현되며 단백농도로서는 표현하지 않는다. 표 2에 주요한 질환을 나타냈다.

(2) 측정법

혈청 철의 국제적 표준법으로서는 킬레이트 시약으로서 바소페난트롤린술폰산나트륨을 이용한 Matsubara method가 있다. 이 방법에 있어서 혈청 철은 트랜스페린과 결합하고 있기 때문에 혈청을 염산으로 처리하여 트리클로로아세트산에 의하여 단백질을 제거한다. 철의 측정에 이용되는 킬레이트 시약은 그의 대부분이 2가 철로서 배위하여 강하게 발색하기 때문에 환원성을 가지는 아스코르브산이나 티오글리콜산 등을 이용하여 모든 철을 2가 철로서 발색시켜서 정량한다. 최근에는 단백질의 제거조작을 생략한 직접법이 이용되며 pH 4.5에서 몰흡광계수가 45000이라고 하는 고감도의 킬레이트 시약 nitroso-PSAP(2-nitroso-5-[N-n-propyl-N-(3-sulfopropyl)amino]phenol)을 이용하고 756 nm의 청색으로 측정한다. 직접법에서는 단백질 변성제나 계면활성제 등을 이용하여 철을 트랜스페린으로부터 유리시켜서 킬레이트 발색에 유도되고 있다.

(3) 분석상의 변동인자

혈청 철의 수량은 μg/dL로서 상당히 미량이며, 측정기구 철 오염의 영향을 받기 쉽기 때문에 측정기구는 4 mol/L 염산용액에 하룻밤 침적시키고 정제수로서 세척한 후 이용한다.

용혈은 헤모글로빈 철이 플러스 오차를 부여하기 때문에 주의가 필요하다. 황달 혈청은 Matsubara method에서는 단백질 제어조작, 또한 nitroso-PSAP법은 756 nm의 청색에서 측정하기 때문에 간섭하지 않는다.

(4) 생리적 변동요인

혈청 철은 성별 차이가 있으며 남성이 여성보다 높지만 여성의 폐경 후에는 남녀차이가 없는 것으로부터 여성은 연령과 함께 상승한다. 또한 여성에서 임신이 진행하는 것에 의하여 저하한다. 1일내 변동이 크고 아침이 높고 저녁이 낮기 때문에 채혈시간은 이른 아침 공복 시에 시행한다.

(5) 기준범위

① 혈청 철

- **성인 남성 :** 80~180 μg/dL(14.3~32.3 μmol/L)
- **성인 여성 :** 70~170 μg/dL(12.5~28.7 μmol/L)

② 총철 결합능력(TIBC)

- **성인 남성 :** 250~400 μg/dL
- **성인 여성 :** 250~400 μg/dL
- **불포화철결합능력(UIBC)**
- **성인 남성 :** 150~300 μg/dL
- **성인 여성 :** 150~350 μg/dL

1-2. 구리(Cu)

(1) 생리적·임상적 의의

음식물에 함유되는 구리(copper)는 소장으로부터 흡수되며 혈액중의 구리는 혈청에 60%, 혈구내부에 40% 함유되며 최종적으로 대사 생성물은 담즙으로 배설된다. 혈청중의 구리는 그의 90% 이상이 세룰로플라스민(ceruloplasmin)에 함유되며 그의 1분자내에 8개의 Cu^{2+}이온을 함유하고 페로옥시다아제 활성을 가지며 철의 환원작용을 나타내는 것으로부터 철 대사에 관여한다. 적혈구내의 60% 구리는 슈퍼옥사이드디스무타아제(SOD)로서 존재한다. 장관세포로부터 구리의 운반은 알부민이나 아미노산으로 생각되며 세룰로플라스민은 관여하지 않는다. 세포내부로 도입은 세룰로플라스민의 수용체를 매개하여 도입된다. 임신 중의 에스트로겐에 의하여 세룰로플라스민 합성이 촉진되며 혈청구리가 상승한다. 구리에 관련되는 주요한 질환 · 상태를 표 3에 나타낸다.

표 3 혈청구리가 변동하는 주요한 질환 · 상태

		증상
높은 값을 나타내는 질환 · 상태	1. 혈청	급성 백혈병, 다발성 골수종, 폐색성 황달, 임신
	2. 소변	감염증, 간질환, 담도폐색증, 철결핍성 빈혈
낮은 값을 나타내는 질환 · 상태	1. 혈청	Wilson병, Menkes병, 네프로오제 증후군, 아연 과잉
	2. 소변	Wilson병, Menkes병, 네프로오제 증후군, 영양 불량

(2) 측정법

혈청구리의 측정에는 킬레이트 시약에 의한 비색법이 이용되며 원자흡광법도 이용되고 있다. 종래부터 이용되고 있던 킬레이트법에 있어서는 바토쿠프로인 디술폰산염(BCP : bathocuproine disulfonate)법이 있고 일상검사법으로서는 [3,5−DiBr−PAESA : (3,5−dibromo−2−pyridylazo)−N−ethyl−N−sulfopropylaniline]을 이용한 방법이 이용되고 있다. BCP법에서는 혈청구리의 90%가 세룰로플라스민구리에 함유되며 세룰로플라스민과 구리의 결합이 강고하기 때문에 최초에 아스코르브산으로 2가 구리를 환원, 묽은 염산을 첨가하고 가열한다. 다음에 트리클로로아세트산으로 단백질 제거조작을 시행하는 것으로 구리이온(Cu^{2+})이 유리되고 BCP와 킬레이트 결합하여 발색된 황등색을 485 nm에서 비색 정량한다. 3,5−DiBr−PAESA법은 혈청과 단백질 변성제(계면활성제)가 첨가된 3,5−DiBr−PAESA 시약과 환원제로서 Cu^{2+}로 환원하고 pH 4.7의 산성 조건하에서 직접 발색시켜서 청자색을 582 nm에서 비색 정량한다.

(3) 분석상의 변동인자

혈청 농도가 미량이기 때문에 사용하는 기구나 분석 장치로부터의 오염에 주의할 필요가 있다.

(4) 생리적 변동요인

성별 차이가 확인되며 여성이 약간 높다. 연령변동에 있어서는 신생아는 낮은 값이지만 2~3세에서 성인치와 같아진다. 1일내 변동은 아침이 높고 야간에 낮아진다. 임신 시에는 세룰로플라스민 합성이 항진(에스트로겐의 작용)하여 높은 값으로 된다.

(5) 기준범위(혈청구리)

- **남성 :** 82~134 μg/dL(12.9~21.1 μmol/L)
- **여성 :** 103~159 μg/dL(16.2~25.0 μmol/L)

1-3. 아연(Zn)

(1) 생리적·임상적 의의

아연(zinc)은 십이지장과 공장으로부터 흡수되며 혈장중의 2/3는 알부민과 결합하고 혈구내부에서는 혈장 농도의 20배로 존재한다. 아연을 함유하는 효소는 100종류 이상이 있으며 알칼리성 포스파타아제, RNA 및 DNA 폴리메라아제, 알코올 탈수소효소 등이 알려져 있으며 세포분열, 핵산대사, 효소의 보인자로서 관여하고 있다. 미각이나 취각, 발육, 성장, 창상치유, 정자의 생산 등에 관여하는 필수원소이다. 표 4에 주요한 질환을 나타낸다.

표 4 혈청 아연이 변동하는 주요한 질환

		증상
높은 값을 나타내는 질환	1. 혈청	용혈성 빈혈, 적혈구 증다증, 호산구 증다증, 갑상선 항진증
	2. 소변	다발성 신경염, 간경변, 당뇨병, 신장질환
낮은 값을 나타내는 질환	1. 혈청	미각마비, 성장지연, 성적 성숙지연, 창상치유장해, 섭취부족(인공영양), 저영양, 흡수장해(염증성 장질환)
	2. 소변	다발성 근육염, Parkinson병, 중증 근육무력증

(2) 측정법

종래는 원자흡광법이 이용되고 있었지만 현재는 고감도인 킬레이트 비색법인5-Br-PAPS : 2-(5-bromo-2-pyridylazo)-5-[N-n-propyl-N-(3-sulfopropyl)amino]phenol, disodium salt)이 이

용되고 있다. 아연은 효소 등의 단백질 중에 조합되어 있기 때문에 단백질 변성제로서 단백질로부터 Zn^{2+}을 유리시켜서 5−Br−PAPS와 반응시키고 적색착화합물을 비색 정량한다. 혈청중의 Fe^{3+}, Cu^{2+}가 방해하지만 마스킹제로서 은폐할 수 있다.

(3) 분석상의 변동인자

용혈에 의하여 상승, 혈액 중에서는 적혈구에 대부분이 존재(혈청의 20배)하고 채혈용기의 고무마개로부터 오염의 가능성이 있기 때문에 전용의 채혈관을 사용한다.

(4) 생리적 변동요인

혈청 농도에 성별 차이는 없고 남녀 모두에게 연령에 따라서 저하하며, 또한 임신에서는 경과에 따라서 저하한다. 1일내 변동은 낮에는 낮은 값이고 저녁에 높은 값이며, 공복 시에는 높은 값으로 된다. 혈장 알부민 값과 혈청 아연 값은 서로 관계하여 알부민의 저하에 의하여 아연도 저하한다.

(5) 기준범위(혈청 아연)

- 66~118 μg/dL(10.1~18.0 μmol/L)

2. 유해 금속원소의 중독

유해 금속원소의 중독은 생체내부의 농도가 중독 농도영역에 도달하면 각종의 장기나 전신에 증상이나 후유증을 부여한다. 이들 금속의 폭로형식에 의하여 금속중독의 발증 부위가 다르다. 중독을 일으킨 금속마다 각각 침입하기 쉬운 장기가 있으며 이들을 표적 장기나 임계 장기라고 말한다. 주요한 각종 금속에 의한 표적 장기와 임상적 특징을 표 5에 정리했다.

측정대상 시료는 혈액, 혈청, 소변, 분변, 모발, 손톱 등이 있으며 장시간의 과거에 있어서의 금속오염에는 모발이나 손톱이 대상으로 된다. 주요한 금속검출을 위한 생체시료를 표 6에 나타냈다.

표 5 금속의 표적 장기와 임상적 특징

금속	소화관	호흡기	중추신경	간장	신장	골	피부	조혈기	증상
카드뮴(Cd)	++	++	+	+	++	+			Fanconi 증후군
크롬(Cr)	+	++					+		비중격천공, 폐암
무기수은(Hg)	+	+	++		++			+	진전, 신경증상
유기수은(Hg)			++						Hunter-Russell 증후군
탈륨(Tl)	++	+	++	+	+		++		다발 말초신경증, 탈모
구리(Cu)	++	++	+						금속열
납(Pb)	++		++		+	+		++	빈혈, 다발 말초신경증
비소(As)	++	+	+	+	++		++	+	다발 말초신경증, 피부증상
리튬(Li)	+	+	++		++				뇌증

표 6 금속검출을 위한 생체시료

금속	비소 (As)	크롬 (Cr)	납 (Pb)	망간 (Mn)	무기수은 (Hg)	메틸수은 (Hg)	니켈 (Ni)	셀렌 (Se)	텔루루 (Te)
생체 시료	모발, 소변	소변	혈액, 소변	혈액	소변	모발	소변	혈액	소변

3. 실습

3-1. 혈청 철

(1) 측정원리

일상검사법에서는 혈청에 직접 킬레이트 시약을 혼합하고 발색시키는 방법이 이용되고 있지만 철과 단백질의 결합을 유리시키기 위해서 계면활성제나 단백질 변성제가 시약으로 첨가되고 있다. 여기서는 국제적인 준거법인 Matsubara method를 취급했다.

혈청에 염산을 가하여 가열하고 트랜스페린(transferrin) 등의 단백질로부터 철을 유리시킨다. 더욱 트리클로로아세트산으로 단백질제거·원심분리하고 그 상등의 철을 아스코르브산으로 2가 철로 환원시킨 후, 킬레이트 시약인 바토페난트롤린과의 킬레이트반응으로 생성된 적등색을 535 nm에서 비색 정량한다.

(2) 시약

① 200 g/L 트리클로로아세트산 용액

② 1 mol/L 염산용액 : 정밀분석용 염산을 정제수로서 12배로 희석한다.

③ 아스코르브산 : 특급 아스코르브산 10 mg을 정제수 50 ml에 용해한다. 측정 직전에 조제한다.

④ 200 g/L 아세트산나트륨 : 아세트산나트륨 3수염 300 g을 정제수 1 L로서 용해한다.

⑤ 발색시약 : 바토페난트롤린술폰산 2나트륨염 60 mg을 ④에 용해시키고 갈색병에 보존한다.

⑥ 표준액 : 시판의 철 표준액(1.0 g/L)를 0.01 mol/L 염산용액으로 희석하고 200 μg/dL로 조제한다.

(3) 조작법

	A : 혈청(ml)	B : 표준액(ml)	C : 정제수(ml)
측정시료	2.0	2.0	2.0
1 mol/L 염산	1.0	1.0	1.0

잘 혼합하고 마개를 닫은 후, 80~90℃의 중탕에서 5분간 가열한다.

트리클로로아세트산	1.0	1.0	1.0

믹서로서 잘 교반하고 3,000 rpm으로 약 5분간 원심분리한다.

원심분리 후의 상등액	2.0	2.0	2.0
아스코르브산	1.0	1.0	1.0
발색시약	1.0	1.0	1.0

잘 혼합하고 물을 대조로 하여 535 nm에서 비색한다.

- 혈청 철의 농도(μg/dL) = (A−C)/(B−C)×200

(4) 주의사항

① 사용하는 기기는 모두 4 mol/L 염산용액에 침적하고 하룻밤 방치하여 철의 제거조작을 시행한 후, 정제수로서 세척하고 건조시킨다.

② 용혈은 헤모글로빈 유래의 철로서 플러스 오차가 발생하기 때문에 주의해야 한다.

③ 채혈시간은 이른 아침 공복 시에 시행한다.

4. 약물 · 독극물의 검사목적

치료를 목적으로 투여되는 약제의 혈중 농도는 「유효 혈중농도」로 관리되어 비로소 약물효과를 발휘한다. 그러나 이 유효 혈중농도를 초과하면 부작용을 나타내기 때문에 혈중 약물농도 모니터링(TDM : therapeutic drug monitering)이 필요하다. 투여된 약물의 혈중농도는 연령, 성별, 질병, 음식물, 병용약제 등의 환경인자와 약물 대사효소 등의 유전적 인자가 관여한다.

특히 TDM을 필요로 하는 약물은 지적 범위가 좁고 중독량이 접근하고 있는 약물이며, 중독의 예로서는 디곡신(digoxin)에 의한 부정맥이나 아미노배당체 항생물질의 신장 독성과 난청 등이 있다. 약물 대사효소(cytochrome P450)는 개인에 따라서, 유전적으로 규정되어 있는 것도 있고 개인별로 투여법의 설정도 필요하다. 따라서 최근에는 약물대사에 관련되는 효소의 유전자 진단이 도입되어 있다.

5. 생체내의 약물동태

투여된 약제는 최초에 투여 부위로부터 혈중이나 림프액에 흡수되며 그리고 간장에서 해독작용을 받는다. 많은 약제는 소장으로부터 흡수되며 지용성의 약제일수록 흡수율이 높지만 너무나 지용성이 높으면 흡수되기 어려운 경우도 있다. 다음에 혈액 중으로 이행된 약물의 조직이나 세포로의 이행, 세포내에 이행된 약물의 체내효소에 의한 변환, 더욱 약물이나 대사생성물의 체외로의 배설에 의하여 약물동태가 영향을 받는다. 세포 중에 도입된 약물은 가수분해, 산화, 수산화, 탈알킬화, 글루쿠론산(glucuronic acid) 포합 등을 받아서 수용성 대사물질로 변환되어 배설을 용이하게 하고 있다.

약물 대사반응은 제1 상반응과 제2 상반응으로 대별되며 전자는 산화, 환원, 가수분해에 의하여 수산기, 카르복실기, 아미노기 등의 기가 생성 혹은 도입된다. 후자에서는 포합반응이 일어나 글루쿠론산 포합, 황산 포합 등의 각종 포합체로 대사되며 수용성으로 되어 배설된다. 제1 상반응의 주요한 대사효소에는 Cytochrome P450(CYP)이 담당하고 있다. CYP에는 다수의 분자종이 있으며 화학물질의 대사에 관여하는 분자종 뿐으로도 20종류 정도 알려져 있다. 이들의 CYP에는 각종 유전자의 많은 형태가 보고되고 있으며 인종이나 개체에 의해서도 다르기 때문에 TDM은 그의 중요성이 증가하고 있다(그림 2).

혈액 중에 흡수된 약물은 2계통의 이물배설 메커니즘인 간장과 신장으로부터 담즙중이나 소변 중으로 배설된다. 소변의 배설에서는 지용성이 높은 약제는 세뇨관에서 재흡수 되기 때문에 배설속도는 작아진다.

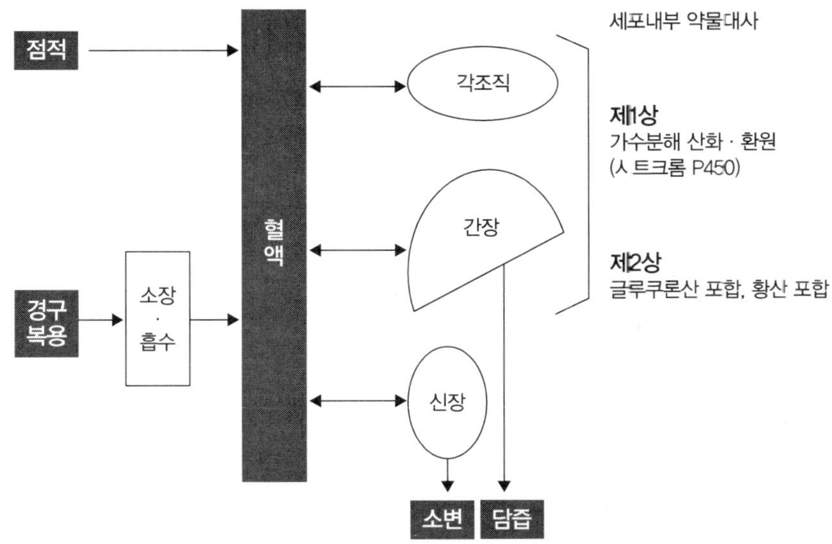

그림 2 생체내의 약물대사

6. 약물동태를 변동시키는 인자

약물동태를 변동시키는 인자에는 연령, 질병, 유전자에 의한 영향이 있으며 개인차가 크다(표 7).

연령에서는 기본적으로 신생아, 유아, 소아의 발육단계에 있어서 변화가 있으며 대사에 걸리는 시간은 미숙아에서는 성인에 비하여 길고 연령과 함께 짧아지지만 소아는 성인보다 약간 짧다. 출생 직후의 간장대사 효소활성은 20% 이하이지만 생후 급속히 증가한다. 한편, 포합대사에 있어서는 황산이나 글리신의 각 포합은 빠르지만 글루쿠론산 포합의 발달은 느리다. 또한, 배설 기능도 낮다.

고령자에서는 많은 장기가 연령에 동반하여 기능 저하를 일으키고 있으며 간장에서 대사되는 약물의 혈중농도로부터 소실은 지연되기 때문에 부작용이나 독성작용을 일으킬 가능성이 있다.

질병에 이환되는 영향은 약물을 대사하는 장기인 간장이나 신장에서의 병태로서 발생한다. 간장에서는 약물대사 활성저하, 간의 혈류량 저하, 단백결합율의 저하, 금즙배설의 저하가 확인된다. 급성 간질환시에 비하여 만성질환인 간경변에서는 확실한 저하를 나타낸다. 신장질환에서는 사구체 여과속도, 세뇨관 분비가 저하하기 때문에 약물의 배설이 저하한다. 기타의 요인으로서는 약물대사의 트랜스포터(trans porter), 대사효소의 결손이나 변이가 있다(표 7 참조).

표 7 약물동태의 변동인자

변동 인자	대사 능력
인종	백인>동양인
연령변화	유아 < 소아 < 성인 < 고령자
연령증가변화	고령자 < 성인
개인차	유전적 요인
성별차	약물에 의하여 변한다.(성별 있음)
간질환	경증 : 변화 없음, 중증 : 저하
신장질환	신부전 : 저하
섭취음식물	식 후는 흡수의 지연

표 8 약물의 유효 혈중농도와 채혈시간, 중독증상

약물	약물명	채혈시간	유효 혈중농도	중독 증상
항간질약	Phenytoin	정상후의 차회 투여직전	10~20 μg/mL	안진, 운동실조, 의식장해
	Valproic acid	정상후의 차회 투여직전	50~100 μg/mL	경면, 진전, 혈액응고장해
	Carbamazepin	정상후의 차회 투여직전	4~12 μg/mL	면기, 어지러움, 운동실조
	Phenobarbital	정상후의 차회 투여직전	10~30 μg/mL	면기, 운동실조, 호흡마비
강심배당체	Digoxin	정상후의 차회 투여직전	0.5~2 ng/mL	식욕부진, 오심, 구토
항천식약	Theophylline	정상후의 차회 투여직전	10~20 μg/mL	소화기증상, 심박증가
항생물질	Amikacin	점적 직후, 차회 직전	15~25 μg/mL (피크일 때)	귀장해, 신장독성
	Vancomycin	점적 직후, 차회 직전	20~40 μg/mL (피크일 때)	신장장해, 어지러움, 귀울림
항악성 종양약	Methotrexate	투여 후, 24, 48, 72시간	10 μg/mL 이하 (24시간의 값)	백혈구감소, 간장·신장장해
면역억제제	Cyclosporin	차회 투여 직전	50~250 ng/mL	간장·신장장해, 진전
	Tacrolimus	정상후의 차회 투여직전	5~20 μg/mL	구토, 경련, 고혈당, 신장장해

7. 약물의 유효 혈중농도와 채혈시간

투여된 약제의 혈중농도는 통상 대수적으로 감소하지만 그 속도는 반감기(t 1/2)나 단위시간당의 제거량인 통관치(clearance value)로서 표시된다. 주요한 약물의 유효 혈중농도와 채혈시간, 중독증상을 표 8에 나타낸다.

약물 혈중농도의 유효성을 이해하는데 있어서는 치료농도 영역내의 유지형과 peak·through 관리형에 의하여 구별된다. 치료농도 영역내의 유지형은 약의 혈중농도를 항상 지적 범위내에서 유지되고 그의 범위 폭을 좁혀서 관리하는 약물이다. 예로서는 항간질약이 있으며 약의 투여에 의하여 치료 지적범위로 되어 정상상태를 모니터링 한다. 경구투여에서의 혈액중의 약물 투여농도의 경시변화를 그림 3에 나타냈다.

peak·through 관리형은 약물농도의 피크와 투여 후의 최저치 농도인 through농도의 2점을 항

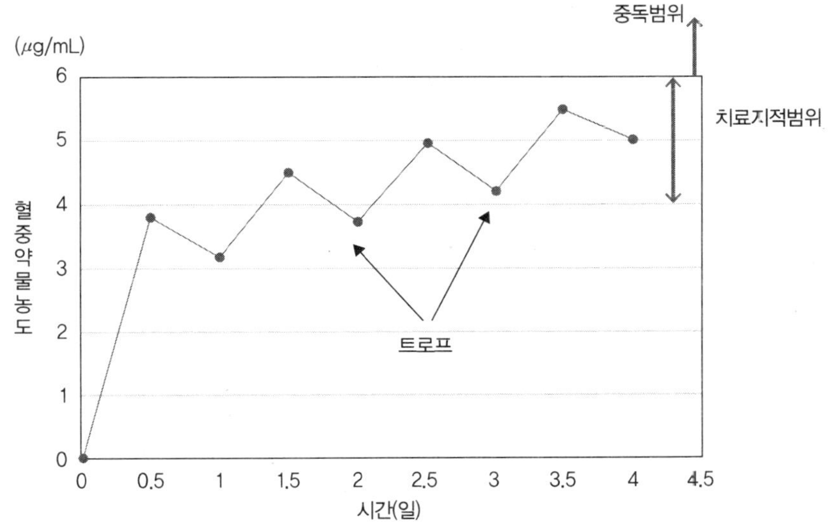

그림 3 경구투여에 있어서 혈액중의 약물농도

상 측정 관리하는 방법으로서 항생물질이나 항종양약 등이 그 대상으로 되는 약제이다. 이들의 투여한 약물이 신체조직에 독작용을 가지는 것으로부터 최초에 투여한 약물농도가 through 농도까지 저하하는 것을 확인하고 다음 회의 약제를 투여할 필요가 있다. 이들의 약제에는 메토트렉사이트(methotrexate, 항종양약)나, 겐타마이신(gentamycin, 아미노배당체 항생물질) 등이 있으며 환자의 상태나 부작용을 확인하면서 약제투여와 TDM을 시행하는 것이다.

8. 혈중 약물측정

TDM 측정에 이용되는 측정법은 면역학적 측정법, 고속액체 크로마토그래피(HPLC) 등의 분리분석법, 그리고 리튬 등의 금속 측정법으로서 원자흡광 광도법, 염광광도법이나 유도결합 플라즈마분석(ICP : inductively couled plasma)법 등이 있다. 그의 주요한 측정법과 원리를 표 9에 정리했다.

TDM을 위한 채혈에서는 약제를 투여 중에 채혈하는 경우, 반드시 점적하고 있는 팔과 반대쪽의 팔로부터 채혈할 필요가 있다. 혈청의 채취에 이용되는 채혈관에는 혈청 분리제가 도입되어 있으며 많은 약물은 이 분리제에 흡착되는 것으로 보고되어 있다. 기본적으로는 분리제가 들어 있는 채혈관은 이용하지 않는 쪽이 좋다. 또한, 시클로스포린(cyclosporin)이나 타크롤리무스(tacrolimus)의 채혈관에는 EDTA-2Na가 사용되지만 기타의 항응고제에는 재현성의 저하를 초래하는 경우가 있다.

표 9 TDM에 이용되는 측정법

측정원리	측정법	측정 대상물질
면역학적 측정법	방사성 면역측정법(RIA)	항간질약
	형광편광 면역측정법(FPIA)	각성제
	라텍스 면역응집 저해법	대마
	금콜로이드 응집법	모르피네계 약제
	화학발광 면역측정법(CLIA)	3환계 항우울제
효소 면역법	호모지니어스효소 면역측정법	항간질약
	효소표지 면역측정법	각성제
	미립자효소 면역측정법	강심배당체
	건조 화학법(Dry chemistry method)	항천식약
분리분석법	고속액체 크로마토그래피	약물전반
	고속액체 크로마토그래피 질량분석법	농약
	가스 크로마토그래피	항간질약
	가스 크로마토그래피 질량분석법	농약
물리적 방법	원자흡광광도법, 염광광도법	리튬, 중금속

9. 독물 · 독극물의 분석

독물이나 독극물에 의한 중독환자는 대부분이 긴급환자로서 수진하는 경우가 많다. 이들 환자의 체액으로부터 중독 원인물질의 특정을 신속하게 시행하는 것이 초기 구명에 있어서 검사의 중요성이다. 독물은 인간의 생명에 중독한 영향을 부여하는 물질로서 치사량은 2 g 정도이다. 독극물은 독물 정도는 아니지만 신체에 형편이 좋지 않은 것을 부여하는 물질로서 치사량은 2~20 g 정도이다.

이들의 독물·독극물에는 화학물질, 천연물질(식물, 동물), 의약품 등이 있으며 의약품 및 의약부외품은 독물이나 독극물일지라도 독물 및 독극물에는 포함되지 않는다. 독약이나 극약은 의약품으로서 승인되어 있는 것이 통상의 독극물과 다르다.

치사성의 발생수가 많은 중독물질에는 메탄올, 바르비탈계 약물(barbital-based drug), 3·4고리계 항우울약, 유기인계 농약, 파라콰트(paraquat), 비소, 일산화탄소, 황화수소 등이 있다. 중독을 일으키는 주요한 물질을 표 10에 나타냈다.

9-1. 독극물의 분석

독극물의 분석에는 긴급검사로서 이용되는 난용약물 스크리닝 검사, 유기 인계 농약검출키트, 아지화나트륨 간이검출키트, 정밀기기에 의한 분석법으로서 가스 크로마토그래피(GC), 가스 크로마토

표 10 중독물질의 분류와 종류

종류	중독 물질
공업화학물질	일산화탄소, 황화수소, 유기용매, 금속, 산, 알칼리
중추신경 작용약	최면·진통제, 향신경약, 마약, 각성제, 알코올
농약	유기인제, 카르바메이트제, 파라콰트
동·식물 독	복어 독, 조개 독, 뱀 독, 버섯 독, 고깔꽃 독

표 11 Triage DOA의 검출약물과 최저 검출농도

약물명	최저 검출농도(ng/mL)
펜시클리딘(Phencyclidine)류	25
코카인(Cocaine)계 마약	300
각성제	1,000
대마	50
모르핀(Morphine)계 약제	300
벤조디아제핀(Benzodiazepine)류	300
3고리계 항우울제	1,000

그래피 질량분석장치(GC-MS), 액체 크로마토그래피 질량분석장치(LC-MC) 등이 이용되며 금속에서는 원자흡광법이나 유도결합 플라즈마 발광분광법이 이용된다.

(1) 난용약물 스크리닝 검사(Triage DOA ; Sysmex)

항원항체반응을 이용한 간이측정기구(POCT : point of care testing)로서 금콜로이드 약물표지와 소변 중의 약물이 멤브레인에 고정화된 모노클로날 항체에 의하여 검출된다. 이 POCT 검사는 동시에 7개 항목의 약물을 약 11분으로 검출할 수 있으며 마찬가지로 POCT 시약은 수 종류가 있다(표 11).

(2) 유기 인계 농약 검출키트

유기 인계 농약은 생체내부에서 신경전달물질인 콜린에스트라제(choline esterase)의 활성을 저해하고 축동이나 의식장해 등의 중독증상을 일으킨다. 이들의 농약은 원예용에도 시판되고 있으며 용이하게 입수할 수 있기 때문에 오음이나 자살 등의 중독사고가 많다. 농약의 주요한 종류와 검출감도를 표 12에 나타냈다. 시료는 소변을 이용하고 가열, 니트로벤질피리딘법에 의한 시약과의 반응, 유기용매(디에틸에테르)의 추출을 거쳐서, 그 에테르층의 정색(520 nm)으로부터 판단한다.

표 12 주요한 농약과 검출감도(독물약제 분석용 스크리닝 키트)

화합물	검출감도(ppm)
디클로르보스(dichlorvos)	1
페니트로티온(Fenitrothion)	1
아세페이트(Acephate)	10
다이아지논(Diazinon)	10
에치온(Ethion)	10
말라티온(Malathion)	10
포스메트(Phosmet)	10
피리다펜티온(Pyridaphenthion)	10
트리클로르폰(Trichlorfon)	10
부타미포스(Butamifos)	50

9-2. 시료의 취급

임상검사에서의 독물분석의 시료로서는 혈액, 소변, 위장 내용물이 대상으로 된다. 시료는 2등분하여 하나는 분석에 사용하고 다른 하나는 냉동 보존하여 둔다. 시료에는 시료명, 환자명, 환자 ID, 채취일시 등을 기록하여 둔다.

최초는 스크리닝 검사를 시행하고 시료 중에 존재하는 독물을 추정한다. 「Triage DOA」나 「유기인계 농약검출키트」에서는 소변 이외의 시료는 이용될 수 없다. 스크리닝에서 검출된 독물에 있어서는 스크리닝과 확인검사가 동시에 시행되는 GC-MS 및 LC-MS를 사용한 경우 이외에는 반드시 확인검사를 시행한다. 확인검사는 스크리닝을 이용한 방법으로부터 특이적으로 감도가 높은 방법을 이용한다.

제 14 장

방사성 동위원소 검사

1. 기초적 사항

1-1. 방사성 동위원소

(1) 원자의 구조

물질을 구성하는 원자는 원자핵과 그의 주변을 음전하를 띠는 전자가 고속으로 회전하고 있으며 궤도전자라고도 말한다. 원자핵은 양전하를 띠는 양자와 전하를 가지지 않는 중성자로 형성되어 있으며 이들은 핵자라고 말한다.

원자 질량의 대부분은 원자핵에 있고 양자와 중성자의 질량은 거의 같으며, 전자 질량의 약 1,800배이다. 양자의 수를 원자번호(Z)라고 말하고 양자 수와 중성자 수(N)의 합을 질량 수(A)라고 말한다. 일반적으로 전자의 수는 원자번호와 같고 원자 전체로서는 전기적으로 중성이다. 원자의 크기는 약 10^{-10} m, 원자핵의 반경은 이것보다 상당히 작고 약 10^{-15} m이다(표 1).

표 1 원자의 구성

입자			전하		질량			크기		입자수
			쿨롱(C)	상대비	단위(amu)	단위(kg)	상대비	직경	상대비	원자번호(Z) 중성자수(N) 질량수(A)
원자	원자핵	양자p (proton)	$+1.602\times10^{-19}$	+1	1.007276	1.673×10^{-27}	1837	원자 10^{-10}m	원자 10^{-4}~10^{5}	Z } A
		중성자n (neutron)	0	0	1.008665	1.675×10^{-27}	1839	원자핵 10^{-15}~		N
	전자 e(electron)		-1.602×10^{-19}	−1	0.005486	9.110×10^{-31}	1	10^{-14}m	원자핵 1	Z와 동일

(2) 핵종

양자 수와 중성자 수, 에너지준위에 의하여 분류되는 원자를 핵종이라고 말한다. 원자번호와 같지만 질량수가 다른 핵종을 동위원소(isotope) 또는 동위체라고 말한다. 양자 수는 같지만 중성자 수가 다른 핵종, 혹은 질량수는 다르지만 궤도전자 수는 같은 핵종이라고 바꾸어 말할 수도 있다.

동위원소에는 에너지적으로 안정 동위원소와 불안정 동위원소가 있다. 후자를 방사성 동위원소(radioisotope)라고 말하며, 에너지적으로 불안정 상태로부터 방사선을 방출하는 것에 의하여 보다 안정한 원자로 바꾸려고 하는 성질이 있다.

동위원소를 기호로서 표시하는 경우에는 왼쪽어깨에 질량수를, 왼쪽아래에 원자번호를 표시한다. 원자번호와 질량수가 같을지라도, 핵의 에너지준위가 다른 핵종을 서로 핵이성체(^{99}Tc와 ^{99m}Tc 등)라고 말한다. m은 metastable(준안정)을 의미한다. 기타의 핵종을 표 2에 나타낸다.

표 2 핵종의 종류

	양자 수(Z)	중성자 수(N)	질량 수(A)
동위체	같음	다름	다름
동중성자체	다름	같음	다름
동중체	다름	다름	같음
핵이성체	같음	같음	같음

(3) 방사선의 종류와 성질

방사성동위원소로부터 방출되는 방사선에는 α선, β선, γ선 또는 X선, 중성자선, 양자선, 중양자선 등이 있지만 여기서는 α선, β선, γ(X)선에 대해서 설명한다.

1) α선

고속으로 달리는 양자 2개와 중성자 2개로 형성되는 α입자의 흐름에 있어서 $^4_2$He의 원자핵과 같다. 물질에 대한 투과력(비정)은 β선, γ(X)선에 비하여 가장 작다. 반대로 전리능은 가장 크다.

2) β선

고속으로 달리는 전자에는 음전자(β^-선)와 양전자(β^+선)가 있다. 질량이 작고 투과력은 α선보다 크지만 γ(X)선보다 작다. 전리능은 α선보다 작고 γ(X)선보다 크다.

3) γ(X)선

전자파의 일종으로서 질량이나 전하도 없다. 투과력은 α선, β선에 비하여 가장 크지만 전리능은 가장 작다. γ선이나 X선도 같은 전자파이지만 γ선은 원자핵으로부터 방출되며 X선은 핵외로부터 방출되는 것으로서 명칭이 다르다.

1-2. 방사성 붕괴

불안정한 핵종이 방사선을 방출하여 다른 핵종으로 변하는 현상을 원자핵 붕괴 또는 방사성 붕괴라고 말한다. 붕괴(decay)는 괴변(disintegration)이라고도 말한다. 방사성 붕괴에는 수종의 형식이 있다. 각각의 방사성동위원소는 고유 형식에 의하여 붕괴한다.

(1) 붕괴의 종류

표 3 붕괴의 종류

명칭		형식	붕괴 후의 핵내변화		예
			원자번호	질량수	
α붕괴		${}^{A}_{Z}X \rightarrow {}^{A-4}_{Z-2}Y + {}^{4}_{2}\alpha$	−2	−4	${}^{226}_{88}Ra \rightarrow {}^{222}_{86}Rn + \alpha$
β붕괴	β^- 붕괴	${}^{A}_{Z}X \rightarrow {}_{Z+1}{}^{A}Y + \beta^- + \nu$	+1	0	${}^{14}_{6}C \rightarrow {}^{14}_{7}N + \beta^- + \nu$
	β^+ 붕괴	${}^{A}_{Z}X \rightarrow {}_{Z-1}{}^{A}Y + \beta^+ + \nu$	−1	0	${}^{11}_{6}C \rightarrow {}^{11}_{5}B + \beta^+ + \nu$
	전자포획	${}^{A}_{Z}X + e^- \rightarrow {}_{Z-1}{}^{A}Y + \nu$	−1	0	${}^{125}_{53}I + e^- \rightarrow {}^{125}_{52}Te + \nu$
γ선의 방출		핵이성체 전이, 내부전환 등	0	0	${}^{99m}_{43}Tc \rightarrow {}^{99}_{43}Tc + \gamma$

1) α붕괴

에너지적으로 불안정한 원자핵이 α선을 방출하고 다른 원자핵으로 변하는 과정을 α붕괴라고 말한다. 붕괴 전을 친핵종(parent nuclide), 붕괴 후를 딸핵종(daughter nuclide)이라고 말한다. 친핵종이 α선을 방출하면 질량수가 4, 원자번호가 2 작아지는 딸핵종으로 된다. α붕괴는 원자번호 81 이상, 질량수 200 이상의 방사성 핵종에서 일어난다.

2) β붕괴

불안정한 원자핵으로부터 전자를 방출하기도 하고 흡수하기도 하여 다른 원자핵의 딸핵종으로 변하는 과정을 β붕괴라고 말하며, β붕괴에는 β^-붕괴, β^+붕괴, 전자포획의 3종류가 있다.

β^-붕괴에서는 원자핵이 β^-선(음전자)를 방출하고 다른 원자핵으로 변한다. 이때, 원자핵내의 1개의 중성자가 음전자와 중성미자(neutrino, ν)를 방출하고 양자로 변한다. 중성미자는 무전하로서 질

량도 거의 없다. β^-붕괴하면 원자번호가 1 커지며, 질량수는 변하지 않는다.

β^+붕괴에서는 원자핵이 β^+선(양전자)를 방출하고 다른 원자핵으로 변한다. 이때, 원자핵내의 1개 양자가 양전자와 중성미자를 방출하고 중성자로 변한다. β^+붕괴하면 원자번호가 1개 작아지며, 질량수는 변하지 않는다.

전자포획에서는 원자핵의 양자가 궤도전자(주로 K궤도)를 포획하여 중성자와 중성미자로 변한다. 전자포획이 일어나면 원자번호가 1 작아지며, 질량수는 변하지 않는다.

3) γ선의 방출

α붕괴, β붕괴에 부수해서 γ선의 방출을 동반하는 경우가 많다. 친핵종의 α붕괴, β붕괴가 일어난 직후에는 딸핵종이 일시적 에너지적으로 불안정상태(여기상태)로 되고 그 에너지를 전자파로서 방출하여 안정상태(기저상태)로 된다. 이 전자파를 γ선이라고 말한다. γ선을 방출해도 원자번호나 질량수는 변하지 않는다. 이와 같은 일시적 불안정상태는 일반적으로 극히 단시간(10^{-10}초 이내)으로 일어나지만 비교적 장시간으로 일어나는 경우에는 그 여기상태에 있는 핵종을 핵이성체라고 말하며, 에너지가 높은 준안정상태로부터 γ선을 방출하여 에너지 0의 기저상태로 변하는 과정을 핵이성체전이(IT : isomeric transition)라고 말한다. 또한, 여기상태로부터 기저상태로 변할 때에 γ선을 방출하지 않고 핵의 여기에너지를 직접 궤도전자에 부여하여 이것을 방출시키는 경우도 있고 이것을 내부전환(IC : internal conversion)이라고 말하며, 방출된 전자를 내부전환전자라고 말한다.

(2) 붕괴도형

붕괴의 형식, 이 과정의 에너지 상태, 방출되는 방사선의 비율, 반감기 등의 표현법을 정하고 알기 쉽게 도시한 것을 붕괴도형이라고 말한다. 세로축은 에너지준위(위쪽에 에너지가 높다)를, 가로축은 원자번호(오른쪽에 원자번호가 크다)를 나타낸다. 또한, β^-붕괴 등의 원자번호가 증가하는 붕괴는 오른쪽 아랫방향, α붕괴, β^+붕괴 등의 원자번호가 감소하는 붕괴는 왼쪽 아랫방향, 핵이성체전이(IT), 내부전환(IC) 등의 원자번호가 변하지 않는 붕괴는 아랫방향의 화살표로서 표시한다(그림 1).

(3) 방사능, 반감기

방사능(radioactivity)이란, 원자핵이 방사능붕괴를 일으켜서 방사선을 방출하는 능력, 성질의 것이다. 그러나 이것은 방사선을 방출하는 능력, 방사성물질 그것, 방사성의 강도, 방사성물질의 양 등의 많은 언어로서 사용되고 있다.

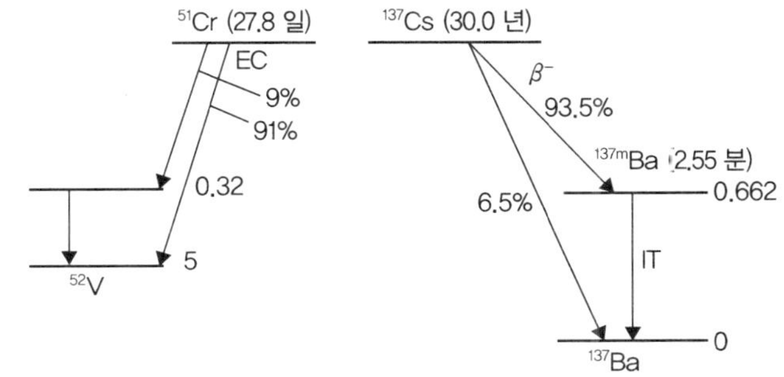

그림 1 붕괴도형

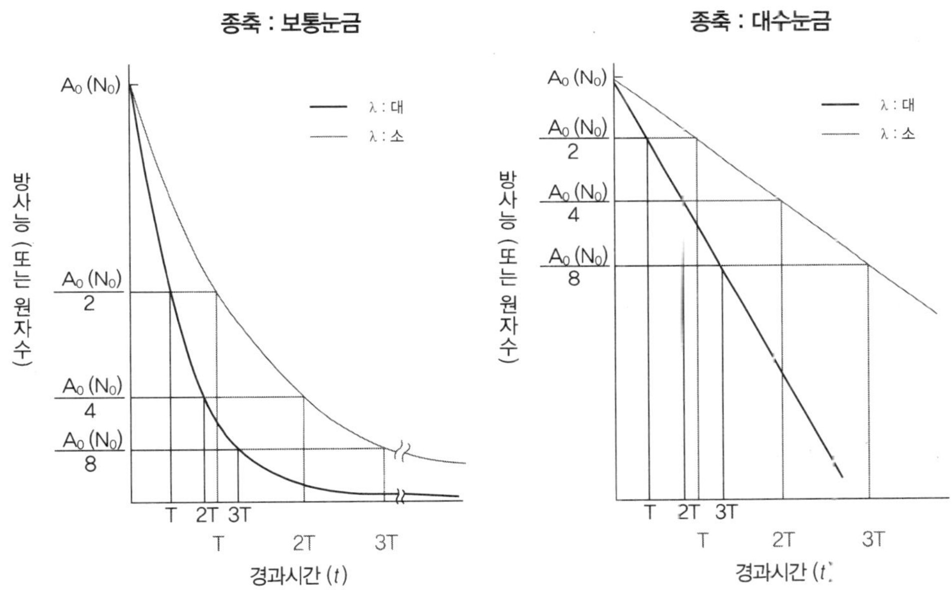

그림 2 방사선의 감쇠와 반감기

방사능의 강도는 그 방사성 동위원소의 단위시간당 붕괴하는 원자 수로서 나타낸다. 이 단위의 기호는 SI단위에서는 베크렐(Bq : becquerel)이다. 1 Bq는 1 초간에 1개의 원자핵이 붕괴하는 것을 나타낸다.

원자핵이 붕괴하는 과정은 불규칙적인 현상으로 확률의 법칙으로 일어난다. 따라서 원자 1개로서는 생각할 수 없고 집단으로 생각된다. 이 집단내부에서 원자핵은 그곳에 존재하는 원자의 수(N)에

표 4 주요한 방사성 핵종과 반감기

핵종	반감기	핵종	반감기	핵종	반감기
^{3}H	12.3년	^{59}Fe	44.5일	^{99m}Tc	6시간
^{11}C	20.4분	^{58}Co	70.8일	^{111}In	2.8일
^{14}C	5730년	^{67}Ga	78시간	^{123}I	12.3시간
^{13}N	10분	^{68}Ga	68분	^{125}I	60일
^{15}O	2분	^{75}Se	120일	^{131}I	8일
^{18}F	110분	^{81m}Kr	13초	^{133}Xe	5.24일
^{32}P	14일	^{81}Rb	4.6시간	^{198}Au	2.7일
^{51}Cr	27.7일	^{99}Mo	66시간	^{201}Tl	73시간

비례한다. 1개 원자핵의 단위시간당 붕괴하는 확률은 붕괴상수(λ)로서 표시되며 각각의 방사성 동위원소에 고유의 값을 가진다. 어느 시각에 그곳에 존재하는 방사성 동위원소의 원자 수(N)가 단위시간(dt)에 dN개가 붕괴했을 때의 방사능의 강도(A)(단위시간당의 붕괴 수)는 $A = -dN/dt = \lambda N$이다. 이것을 적분하고 최초($t = 0$)에 존재했던 원자 수를 N_0, 원자 수가 반절로 될 때까지의 시간 즉 반감기(half life)를 T라고 하면 $N = N_0(1/2)^{t/T}$로 되어, 그림 2와 같이 된다. 원자 수 N은 경과시간 t에 대해서 지수 함수적으로 감소한다.

원자핵과 마찬가지로 방사능의 강도도 T시간이 경과하면 1/2로 감쇠한다. 각각의 방사성 동위원소는 고유의 반감기 T를 가지고 있다(표 4). 반감기가 클수록 붕괴상수는 작아지며, 반감기와 붕괴상수는 반비례의 관계로 된다.

1-3. 방사선과 물질과의 상호작용

방사선과 물질과의 상호작용은 방사선을 측정하기도 하고 생물에 대한 영향을 생각하기도 하는 경우에 중요하다. 그 상호작용은 방사선의 종류에 따라서 다르다.

(1) α선의 상호작용

α선은 전하를 가지는 입자로서 물질원자와의 충돌에 의하여 그 원자에 대해서 전리(궤도전자를 원자외부로 배척하여 이온화 시킨다)나 여기(궤도전자를 외측궤도로 이동시킨다)를 일으켜서 에너지를 잃고 정지한다. α선은 질량이 크기 때문에 물질 중을 직진한다.

(2) β선의 상호작용

β^-선이나 β^+선 등의 β선도 전하를 가지는 입자로서 물질 중을 통과할 때, 충돌에 의하여 전리나 여기를 일으켜서 에너지를 잃고 정지한다. 그러나 β선은 궤도전자와 같은 질량으로 가볍기 때문에 충돌해도 산란되어 물질 중을 지그재그로 운동하여 진행한다. 물질 원자의 원자번호가 높고 β선의 에너지가 높을수록 β선은 핵의 근처를 통과할 때에 핵의 쿨롱력으로 진행방향이 변할 뿐만이 아니고 핵전하에 의하여 속도가 감속되어, 잃은 에너지를 전자파(제동 방사선)로서 방출하는 제동방사가 일어난다.

더욱, β^+선은 불안정하여 물질 중에서 에너지를 잃고 정지하면 물질 중에서 주위의 음전자와 결합으로 전자쌍을 형성하여 곧바로 소멸하면서, 2개의 γ선(0.51 MeV)을 180° 정반대 방향으로 방출한다.

(3) γ(X)선의 상호작용

α선이나 β선은 하전입자로서 물질원자를 직접 전리하기 때문에 직접 전리방사선이라고 불리는 것에 대해서, γ(X)선은 질량이나 전하도 없는 전자파이기 때문에 상호작용의 결과 2차적으로 생성된 전하입자가 간접적으로 전리하는 간접 전리방사선이라고 불리고 있다. γ(X)선이 물질 중을 통과할 때에는 다음의 3가지 상호작용을 일으켜서 에너지를 잃고 정지한다.

1) 광전효과(photo electric effect)

γ(X)선이 원자에 입사될 때, 물질원자의 1개의 궤도전자에 충돌하여 그의 전에너지를 궤도전자에게 부여하여 원자외부로 광전자로서 비산시키고 자신은 에너지를 잃고 정지하는 현상이다. 에너지가 비교적 낮은 핵종에서 일어난다.

2) 콤프톤산란(Compton scattering)

γ(X)선이 궤도전자에 충돌하여 그 궤도전자를 원자외부로 비산시키는 것과 동시에 자신은 보다 낮은 에너지로 감약되어 다른 방향으로 산란하는 현상이다. 에너지가 낮고 고밀도물질에서 일어나기 쉽지만 중간 에너지영역에서는 이 현상이 중심이다.

3) 전자쌍 생성(electron pair creation)

γ(X)선이 원자핵 근처로 통과할 때에, 그의 전장 중에서 음·양의 전자쌍을 형성시키고 자신들은 에너지를 잃고 소멸되는 현상이다. 1.02 MeV 이상의 고에너지 영역에서 일어나는 상호작용이다.

1-4. 방사성 동위원소의 양과 단위

표 5 방사성 동위원소에 관계되는 단위

단위명	기호(읽는 방법)	내 용
방사능(괴변율)	Bq(becquerel), 베크렐	1 Bq = 1 붕괴/초
원자레벨의 에너지	eV(electron volt), 일렉트론 볼트	1 eV = 1.6×10^{-19} J
흡수선량	Gy(gray), 그레이	1 Gy = 1 J/kg
조사선량	C/kg(Coulomb per kilogram), 쿨롱 매 킬로그램	1 R = 2.58×10^{-4} C/kg
선량당량, 등가	Sv(sievert), 시버트	
선량, 실효선량		

(1) 방사능의 단위

방사능의 강도는 방사성 동위원소의 단위시간당 붕괴하는 원자 수, 즉 붕괴율을 나타낸다. 이 단위는 이전에는 Curie(Ci)가 사용되었지만 현재는 SI단위의 Bq(붕괴 수/초)가 사용되고 있다. 편의적으로 붕괴 수/초(dps : disintegration per second)나 붕괴 수/분(dpm : disintegration per minute)도 이용된다.

$$1\ \text{Ci} = 3.7 \times 10^{10}\ \text{Bq}(37\ \text{GBq})$$

$$1\ \text{Bq} = 1\ \text{dps} = 60\ \text{dpm}$$

방사능의 강도는 방사성 동위원소의 원자 수에 비례하는 것으로부터, 방사능의 단위 Bq는 방사성 동위원소의 양을 나타내는 단위이기도 하다.

(2) 에너지의 단위

방사선 에너지의 단위는 전자 볼트(eV, electron volt)를 이용한다. 1 eV는 전자 1개가 1 V의 전위차로서 가속되었을 때에 얻어지는 운동에너지의 크기를 의미한다. 운동에너지는 SI 단위계에서는 줄(J)이 알려져 있으며 다음식의 관계가 있다.

$$1\ \text{eV} = 1\ \text{e} \times 1\ \text{V} = 1.6 \times 10^{-19}\ \text{C} \times 1\ \text{V}$$
$$= 1.6 \times 10^{-19}\ \text{J}$$

(3) 선량의 단위

방사선량은 방사선이 물질과의 상호작용을 일으킨 결과 생성된 효과 영향의 정도를 나타낼 때에 사용된다.

1) 흡수선량(absorbed dose)

흡수선량은 방사선에 조사된 물질이 그 물질의 단위질량당에서 얼마만큼의 에너지를 흡수했는지를 나타내고 있다. 방사선이 물질에 미치는 영향의 정도를 나타내는 기본적인 것으로서 단위에는 gray(Gy)가 사용된다. 1 Gy는 물질 1 kg당 1 J의 에너지를 흡수한 것을 나타낸다. 이전에는 rad가 사용되었고 다음 식의 관계가 있다.

$$1\ \text{Gy} = 1\ \text{J/kg} = 100\ \text{rad}$$

2) 조사선량(exposure dose)

γ(X)선에만 사용되는 조사선량은 γ(X)선(광자)에 의하여 조사를 받는 경우에, 그 장소의 γ(X)선의 강도를, 공기에 대한 전리능으로 나타내고 있다. 단위로는 Coulomb (C)/kg이 사용된다. 1 C/kg은 공기 1 kg 중에 전리에 의하여 1 C의 전기량을 생성시키는 γ(X)선의 선량을 나타낸다. 이전에는 Röntgen(R)이 사용되었으며, 다음 식의 관계가 있다.

$$1\ \text{R} = 2.58 \times 10^{-4}\ \text{C/kg}$$

3) 선량당량, 등가선량, 실효선량

방사선의 인체에 미치는 영향의 정도는 같은 흡수선량(Gy)를 받아도 같다고는 한정할 수 없다. 방사선의 종류, 에너지, 대상조직 등에 따라서 다르다. 이것을 보정해서, 방사선의 인체에 미치는 효과 영향을 공통의 척도로서 나타내기 위한 선량으로서는 선량당량, 등가선량, 실효선량이 있다. 단위는 sievert(Sv)이다.

① 선량당량(dose equivalent)

장소나 개인의 모니터링 등의 방사선 방호를 목적으로 하는 단위로서 흡수선량에 선질 계수, 기타의 계수를 곱하여 구한다. 실제로 측정 가능한 선량이다.

선량당량 (SV) = 흡수선량 (Gy) × 선질 계수 (Q) × 기타의 계수(통상은 고려하지 않는다)

② **등가선량**(equivalence dose)

조직, 장기에 있어서 국소의 피폭 영향을 평가하는 것으로서 그의 조직·장기의 평균 흡수선량에 방사선 가중계수를 곱하여 구한다. 방사선 방호의 기준으로서 사용되지만 측정 불가능한 선량이다.

$$\text{등가선량 (Sv)} = \text{조직의 흡수선량 (Gy)} \times \text{방사선 가중계수 } (W_R)$$

③ **실효선량**(effective dose)

몸 전체의 피폭 영향을 평가하는 것으로서 등가선량에 각 조직·장기마다 조직 가중계수를 곱한 것의 총계이다. 방사선 방호의 기준으로서 사용되지만 측정 불가능한 선량이다.

$$\text{실효선량 (Sv)} = \Sigma\{\text{각 조직·장기마다의 등가선량(Gy)} \times \text{각 조직·장기마다의 조직 가중계수}(W_T)\}$$

2. 방사능 · 방사선의 측정

방사선 측정에는 방사능의 강도를 구하는 경우와 방사선량을 구하는 경우가 있다. 방사능은 의학영역에서는 치료나 진단을 위한 임상검사 등에 사용되며 방사선량은 인체의 피폭 정도의 측정 등으로 사용되고 있다.

2-1. 검출원리

방사선이 물질과의 상호작용으로 다음과 같은 현상을 이용하는 것으로 방사선을 검출하고 있다(표 6).

(1) 기체, 고체의 전리작용을 이용하는 방법

방사선이 기체에 입사되면 기체의 분자나 원자에 대해서 전리작용이 일어나며, 전자와 양이온의 쌍(이온쌍)이 생성된다. 전극간에 인가된 전압에 의하여 전자는 양극, 양이온은 음극에 모여서 전리전류 또는 전기펄스로서 측정된다. 전극 간의 전압의 크기를 변화시키는 것으로 검출장치도 다르다. 전리박스, GM 계수관, 비례계수관 등이 있다.

표 6 방사선의 검출원리와 주요한 측정기기

원리	측정 기기
전리작용을 이용 1. 기체의 전리작용 2. 고체의 전리작용	 • 전리박스, 비례계수관, GM계수관 • 반도체 검출기
발광작용을 이용 1. 섬광(scintillation) 2. 열발광	 • 웰형 신틸레이션검출기, 액체 신틸레이션검출기, 신틸레이션카메라 • 열발광 선량계(TLD : thermoluminescent dosimeter)
감광작용을 이용	• 필름 배지(film badge)
기타의 원리	• 화학적 검출기 등

또한, 방사선이 반도체인 실리콘이나 게르마늄 등의 고체에 입사되면 전자–정공 쌍을 생성하기 때문에 이것을 전리전류로서 측정할 수 있으며 반도체 검출기는 그 예이다.

(2) 발광현상을 이용하는 방법

방사선이 어떤 물체에 입사되면 에너지를 빛으로서 방출하는 현상이 있다. 이 발광현상을 섬광(scintillation)이라고 말하며, 발광하는 물질을 섬광체(scintillator)라고 말한다. 이 빛(섬광)을 광전자증배관에서 전기적 펄스로 변환시켜서 측정한다. 이와 같은 검출기를 섬광계수기(scintillation counter)라고 말하며, 방사성 동위원소를 이용한 임상검사에도 가장 많이 이용되고 있다. 섬광체로서는 탈륨 활성화 요오드화나트륨[NaI(Tl)] 등의 고체 등과 폴리페닐렌옥사이드(PPO : polyphenylene oxide) 등의 유기섬광체를 크실렌, 톨루엔 등의 유기용매에 용해시킨 액체 등이 있다. 섬광체의 종류에 따라서 대상으로 하는 방사선에 적합한 것이 있다.

발광현상의 일종이지만 다른 원리로서 선량을 측정하는 경우도 있다. 방사선이 LiF, CaF_2 등에 입사되면 전자가 여기 되어 준안정상태로 된다. 여기에 열을 가하면 전자는 재차 원래 상태로 되돌아오며, 여분의 에너지를 빛(luminescence)으로서 방출(열섬광 현상)하기 때문에 이것을 광전자증배관으로 계측한다.

(3) 감광작용을 이용하는 방법

방사선이 필름에 입사되면 표면에 코팅되어 있는 사진유제가 감광하여 흑화 되는 현상이 있다. 필름배지는 이 감광작용을 이용하여 개인 피폭선량을 측정한다.

2-2. 측정기기

(1) 시료의 측정기기

in vitro의 임상검사에서 가장 널리 이용된다. 혈액이나 소변 등의 시료 중에 있는 방사능을 측정한다.

1) NaI(Tl) well(우물)형 섬광체

발광 증감제로서 Tl이 혼입된 NaI를 well(우물)형으로 구멍을 뚫고 그곳에 시료가 혼입된 시험관을 삽입하고 측정한다. 섬광체 내부에서 발광하는 빛을 광전음극에서 광전자로 변환시키고 광전자 증배관에서 증폭하여 전기적 펄스로서 측정한다. 우물형으로 하는 것은 계수효율을 향상시키기 위해서이지만 동시에 액체시료의 측정도 가능하다. α선, β선에는 부적당하며, ^{125}I, ^{51}Cr, ^{59}Fe 등의 γ(X)선 방출핵종을 함유하는 시료측정에 적당하다(그림 3).

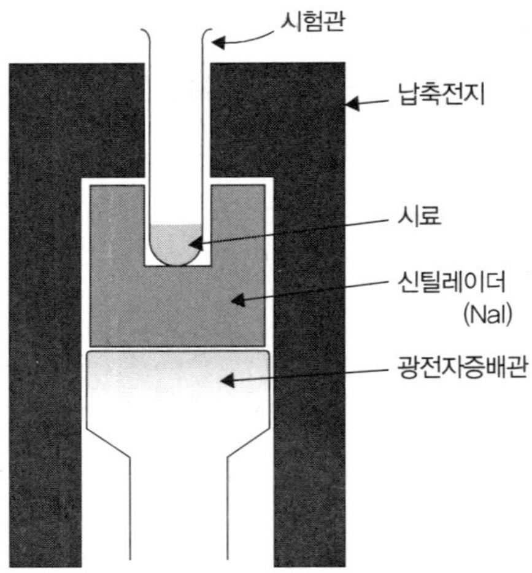

그림 3 well(우물)형 섬광체의 검출기

2) 액체 섬광체

전용 바이알병중의 액체섬광체에 시료를 넣고 발생하는 빛을 광전자 증배관에서 측정한다. 방사성 핵종과 섬광체가 직접 접촉하기 때문에 α선이나 낮은 에너지 β선(^{3}H, ^{14}C 등)의 측정에 적당하다.

(2) 체외 측정기기

γ(X)선 방출 핵종을 함유하는 방사성 의약품을 체내에 투여하고 목적 장기로부터 발광하는 γ(X)선을 체외로부터 측정하는 기기이다.

1) 섬광 카메라

복수 개 또는 대구경의 NaI(Tl) 섬광체를 장비하고 목적장기에 분포된 방사성 핵종 또는 표지 화합물로부터 발광하는 γ(X)선을 체외로부터 측정하고 그 분포를 화상화 시키기도 하고(scintigraphy, 핵의학), 방사능을 경시변화(동태기능검사)를 계측할 수 있는 장치이다. 장기전체가 나타날 수 있도록 검출부에는 직경 30~50 cm의 단결정 NaI(Tl)을 이용하여 수십 개의 광전자 증배관에 연결되어 있다. 이 검출기를 주사하기도 하고 혹은 베드를 작동하기도 하여 전신상을 촬영하는 장치이기도 하다.

2) 에미션 CT(emission computed tomography)

체내로부터 발생하는 방사선을 다방면으로부터 검출하여 컴퓨터로서 처리하고 신체 축에 대한 횡단층상을 얻기 때문에 요즈음 질병검사나 진단에는 없어서는 안 되는 기기로 되어있다. 이 단층법을 에미션 CT라고 말한다. 에미션 CT는 일반적인 단일 γ선 방출핵종의 방사선을 측정하는 single photon emission CT(SPECT)와 ^{11}C, ^{13}N, ^{15}O, ^{18}F 등 단반감기의 양전자 방출핵종으로부터 방출되는 γ선을 측정하는 positron ECT(PET)로 분리된다. 검출법으로서는 SPECT에서는 검출기 회전형과 링배열 검출기형이 PET에서는 링배열 검출기형이 있다. 동시다층 단층상을 얻기 위해서는 검출기의 링이 복수로 되어있는 것도 있다. 최근에는 SPECT와 PET가 겸용으로 될 수 있는 장치도 개발되어 있다.

3) 동태기능 측정장치

레노그램(renogram) 측정장치, 갑상선 방사성 요오드 섭취율 측정장치 등이다.

(3) 방사선관리 측정장치

개인의 피폭선량을 측정하는 기기와 공간이나 장소 표면의 오염을 측정하는 기기로 분류된다.

1) 개인 피폭량 측정장치

열발광 선량계(TLD : thermoluminescent dosimeter), 형광글라스 선량계(fluorescent glass dosimeter), 광학적 자극발광(OSL : optically stimulation luminescence) 선광계, 필름 배지(film badge), 포켓 선량계(전리 상자식, 반도체식), 전신 계측장치(whole body counter) 등이 있다.

2) 작업환경관리 측정장치

작업실내부와 그 주변의 외부 방사선량(공간 선량률)이나 표면오염을 측정하는 survey meter(전리 상자식, GM식, 섬광식), 관리구역 출입구에서 작업자의 손, 발, 작업복의 표면오염을 측정하는 hand-foot-cloth monitor, 바닥·배기·배수·외부 방사선량 등을 측정하는 플로어모니터, 가스모니터, 수도모니터, 구역모니터 등이 있다.

3. 임상검사

3-1. 방사성 의약품

진단이나 치료에 이용되는 비밀봉의 방사성 동위원소, 그 화합물이나 이들의 제제로서 체내에 투여하는 in vivo용과 투여하지 않은 in vitro용으로 분류된다. 일반의 의약품과 다른 다음과 같은 특징이 있다. 방사성 동위원소를 함유하기 위한 사용이나 폐기의 법적 규제를 받는다. 약리작용을 가지지 않는 비방사능(Bq/g)이 높고 진단에는 측정기기가 필요하며, 검출감도가 매우 높은 것 등이다.

방사성 의약품에 함유되는 방사성 핵종은 원자로, 사이클로트론(cyclotron) 등으로 제조되지만 의료현장에서 사용되는 단반감기 핵종의 제조에는 RI generator 장치에서도 제조된다.

3-2. 시료 측정법

방사성 동위원소를 사용한 임상검사는 시료측정법과 체외측정법으로 대별된다.

시료측정법으로는 환자에게 방사성 동위원소를 투여하는 검사와 투여하지 않는 검사가 있다. 환자에게 투여하는 방법은 투여 후의 혈액, 소변, 분변 등의 시료를 채취하고 그 방사능을 측정하여 체액량, 생체기능, 대사기능 등을 파악하는 것이다. 한편, 환자에게 투여하지 않는 방법에는 환자시료만을 채취하고 in vitro에서 방사성 의약품과 반응시켜서 그 방사능을 측정하여 체액 중의 목적 물질량을 파악하는 것이다.

(3) 체외 측정법

환자에게 방사성 의약품을 투여하고 체내로부터 발생하는 γ(X)선을 체외로부터 신티카메라 등으로 측정하는 방법이다. 목적 장기의 방사능 분포상을 파악하는 신티그래피, 방사능 경시변화를 파악하는 동태기능검사, 장기로의 섭취율을 파악하는 섭취율 측정검사 등이 있다.

4. 방사선 관리

4-1. 관계법규

방사선 방호의 기본개념이나 기준을 국제적으로 보고 권고하고 있는 것이 국제 방사선 방호위원회(ICRP : International Commission on Radilogical Protection)이다.

방사선 장해 방지법은 방사성 동위원소의 사용, 판매, 폐기, 기타의 취급, 방사선 발생장치의 사용 및 방사성 동위원소에 의하여 오염된 물질의 폐기 기타의 취급을 규제하는 것에 의하여 방사선 장해를 방지하고 공공의 안전을 확보하고 있다. 이들의 사용자, 판매업자. 폐기업자에게는 장소나 사람의 측정, 교육훈련, 건강진단, 기장 등의 의무를 부과하고 있다.

4-2. 인체에 미치는 영향

(1) 신체적 영향과 유전적 영향

방사선의 인체에의 영향은 피폭된 개인에게 나타나는 신체적 영향과 그 자손에게 나타나는 유전적 영향으로 분류된다.

1) 신체적 영향

피폭 후 수 주간에서 피부의 홍반, 탈모, 혈액장해로서 나타나는 급성 영향과 피폭 후 수개월로부터 수십 년에서 나타나는 발암, 백내장, 태아에의 영향으로서 나타나는 만성 장해가 있다.

2) 유전적 영향

유전자의 돌연변이 등으로서 나타나리라고 생각되고 있다.

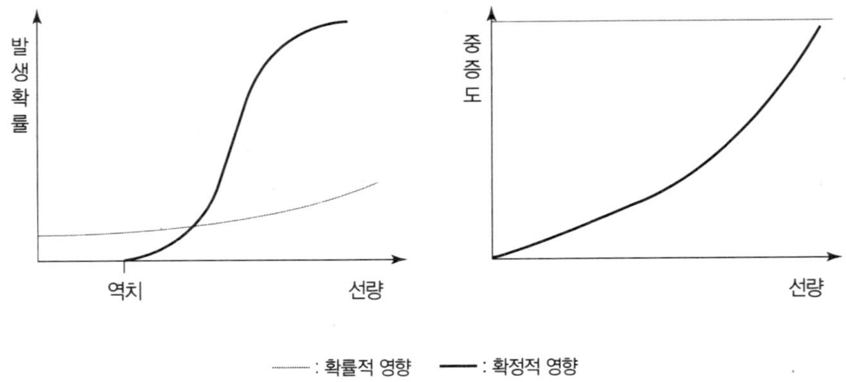

그림 4 확률적 영향과 확정적 영향

(2) 확률적 영향과 확정적 영향

방사선의 인체에의 영향을 피폭선량과 그 영향이 나타나는 방법(발생확률, 중증도)의 차이로부터 본 경우에, 확률적 영향과 확정적 영향으로 대별된다(그림 4).

1) 확률적 영향

피폭선량과 함께 영향의 발생확률이 커지며, 역치는 없다. 영향의 크기(중증도)는 피폭선량에 관계하지 않는다. 확률적 영향에는 발암, 유전적 영향이 있다.

2) 확정적 영향

피폭선량이 역치를 초월한 경우에 발생확률이 급하게 증대한다. 영향의 크기는 피폭선량과 함께 중증화 된다. 홍반, 탈모, 혈액장해, 백내장, 태아에게 영향 등이 있다.

(3) 방사선 감수성

방사선의 영향을 방사선 감수성으로부터 보면 장기·조직으로의 감수성이 높은 것에는 림프조직(흉선), 골수, 생식기 등이 있으며 낮은 것에는 근육조직, 지방조직, 결합조직, 신경조직 등이 있다(표 7).

표 7 장기·조직, 종양의 방사선 감수성

	정도	장기·조직명
장기·조직의 방사선 감수성	높다	림프조직(흉선), 골수, 생식기, 대소장 상피(직장 제외)
	비교적 높다	피부, 점막상피(각막, 구강점막, 식도, 직장, 질, 자궁경부, 방광, 요관)
	중정도	미세혈관계, 간질결합조직, 신경교질세포, 성장기의 골·연골
	비교적 낮다	연골·골, 타액선, 폐포상피, 간장, 신장, 췌장, 갑상선, 부신, 하수체
	낮다	근육조직, 지방조직(뇌, 척수), 결합조직, 신경조직
종양의 방사선 감수성	높다	신경아세포종, 신아종(willms 종양), 악성 림프종, 미둔화암
	낮다	선유육종, 악성 흑색종

4-3. 방사선 방호

(1) 외부피폭과 내부피폭

방사선 피폭은 체외(외부) 피폭과 체내(내부) 피폭으로 분류된다. 외부피폭은 치외로부터 방사선을 쬐는 것으로서 α선, β선에 비하여 투과력이 크고 차폐가 용이하지 않은 γ(X)선에 있어서 문제로 된다. 내부피폭은 방사성 동위원소를 함유하는 먼지 등을 흡입하든지 마시는 것으로 체내의 방사성 동위원소에 의하여 피폭되는 것이다. 이 경우에는 γ(X)선, β선에 비하여 전리능이 큰 α선이 조직에 접하는 것으로 문제가 되며 인체에는 외부피폭 이상으로 커다란 영향을 부여한다.

(2) 외부피폭 방호의 3원칙

외부피폭을 방호하는 것으로서는 다음의 3원칙이 있다.

1) 거리

선원에 가까운 곳을 될 수 있는 한 피하고 거리를 두는 것이다. γ(X)선의 선량은 점선원으로부터 거리의 2승에 반비례하기 때문에 고에너지 γ(X)선 방출 핵종을 사용하는 경우에는 집게 등의 기구를 사용하여 선원으로부터의 거리를 멀리 하는 것이다.

2) 차폐

선원과 인체와의 사이를 차폐하는 것이다. 플라스틱, 글라스, 알루미늄 등의 판이나, 아연이나 철 등의 블록을 차폐물로 이용한다.

3) 시간

방사성 동위원소를 사용하는 작업시간을 될 수 있는 한 짧게 하는 것이다. 미리 방사성 동위원소를 사용하지 않고 작업의 연습을 하는 것(cold run)이 좋다.

(3) 선량한도

방사선 업무 종사자 또는 방사선 진료 종사자는 표 8에 있는 선량한도를 초과하지 않도록 주의해야 한다.

표 8 방사선 업무(진단) 종사자의 선량한도

		내용
실효 선량 한도	1. 방사선 업무 종사자	100 mSv/5년
	2. 방사선 진료 종사자	50 mSv/년
	3. 여자	5 mSv/3월
	4. 임신한 여자	임신사실을 확인한 후부터 출산까지 내부피폭에 있어서 1 mSv
등가 선량 한도	1. 눈의 수정체	150 mSv/년
	2. 피부	500 mSv/년
	3. 임산부 복부표면	2 mSv/월

제 15 장

세포의 기능

1. 세포의 기본구조

세포는 생체막으로 둘러싸인 「생명의 기본단위」이다. 세포는 여러가지 형태로서 살아 있다. 세포의 형태를 유지하기 위해서는 세포골격이라고 불리우는 여러가지 단백질이 필요하고 세포의 형태는 세포골격 단백질의 동태에 의존하며, 세포골격 단백질의 동태는 그 세포가 존재하는 장소에 따라서 결정된다. 「세포가 살아 있다」고 하는 것은 게놈을 복제하여 세포분열(자기복제)을 하면서 「미래를 사는 것」이라고 하는 에너지 대사를 하면서 「현재를 사는 것」을 동시에 수행하는 것이다.

1-1. 생체막과 그의 기능

생체막은 그림 1과 같이 양쪽 친매성의 인지질이 소수성의 꼬리를 내부 쪽으로, 친수성의 머리를 외부 쪽으로 배향 횡렬하여 형성되는 지질 이중층이다. 즉, 막은 각종 용질의 이동에 대한 장벽 등이다. 특히, 이온이나 당 등의 친수성 용질은 막조직을 간단히 통과할 수 없다. 왜냐하면 소수성의 막을 통과하는 데에는 이들의 표면에 형성되어 있는 수화수를 잃을 필요가 있기 때문이다. 이것으로부터 첫째로, 막에 있어서 한쪽 수용액의 조성은 반대쪽 수용액의 조성과는 달라도 좋다. 실제로 살

표 1 포유류의 세포내외에 있어서 5개의 중요한 이온의 표준농도

이온	세포질 내부	세포 외부
나트륨 이온(Na^+)	10 mmol/L	150 mmol/L
칼륨 이온(K^+)	140 mmol/L	5 mmol/L
칼슘 이온(Ca^{2+})	150 mmol/L	1 mmol/L
염소 이온(Cl^-)	5 mmol/L	100 mmolL
수소 이온[H^+(H_3O^+)]	60 mmol/L, 또는 pH 7.2	40 mmol/L, 또는 pH 7.4

아 있다고 하는 것은 세포막의 장벽기능에 의하여 단백질, 당, 아데노신 5'–삼인산(ATP : adenosine 5'–triphosphate), 그 밖에 많은 당질을 세포내외에 부등으로 분포되어 있는 것이다. 표 1은 5개의 중요한 이온이 세포질과 세포외액에 있어서 각각 다른 농도로서 존재하고 있는 것을 나타내고 있다. 둘째로, 세포는 친수성 용질의 막투과를 보조하는 채널이나 수송체라고 불리우는 단백질을 가지지 않으면 안 된다.

이온은 세포막의 지질 이중층을 통과할 수 없지만 세포막에 의존하는 이온에 특이적인 채널이나 수송체가 있으면 이들을 매개로 하여 통과할 수 있다. 예를 들면, 나트륨·칼륨 ATPase(Na^+/K^+–ATPase)가 ATP의 가수분해에 의한 에너지를 이용하여, 나트륨이온을 세포내부로 도입시킨다. 이것에 의하여 칼륨이온 농도는 세포외부보다 세포내부 쪽이 보다 높은 것으로 된다(칼륨이온 농도는 통상 세포외부에 있어서는 5 mmol/L인 것에 대해서, 세포질 내부에서는 140 mmol/L이다).

1-2. 세포를 본다

세포관찰의 역사는 오래되었고 광학현미경의 발명·개발의 역사와 표리일체를 이룬다. Hooke R의 「세포」의 발견(1665년), Schleiden M.J(1838년)과 Schwann T(1839년)에 의한 「세포설」의 제창은 Darwin C.R의 종의 기원(1859년)이나 Mendel G.J의 잡종의 연구(1865년)보다도 오래된 것은 흥미 깊다. 따라서, 생물학 실습에서 최초로 수행된 것이 양파의 표피세포나 구강점막 상피세포의 광학현미경의 관찰이었지만 특히 세포를 「보기」 위해서는 편광판이나 세포염색이 필수이다. 우선, 세포를 3,3'–디헥실옥사카르보시아닌아이오다이드($DiOC_6$: dihexyloxacarbocyanine iodide)라고 하는 색소로서 염색하면 세포막이나 핵막 등의 생체막을 볼 수 있다. 아세토카민(aceto carmine)이나 4',6–디아미디노–2–페닐인돌(DAPI : 4',6–diamidino–2–phenylindole)로서 염색하면 염색체나 크로마틴이 보이게 되며 항액틴항체로서 염색하면 세포골격의 일종인 액틴필라멘트가 관찰된다. 그림 1의 세포 모형도는 세포막과 함께 생체막으로 둘러싸인 세포내의 구조체(세포소기관)을 나타내고 있다.

최대의 세포소기관은 세포핵이고 이어서 미토콘드리아나 골지체이다. 소포체, 골지체, 리소솜, 엔도솜은 1중 생체막으로 형성(1중 막세포 소기관)되어 있으며 세포내막계를 구성하고 있다. 세포핵, 미토콘드리아, 식물 특유의 엽록체는 2중의 생체막으로 형성(2중 막세포 소기관)되어 있으며 그 중에 각각 특유의 게놈DNA를 가지고 있다. 2중 막세포 소기관은 원래 별도의 원핵생물이었던 것이 다른 세포와 공생하여 형성된 것이라고 생각되고 있다.

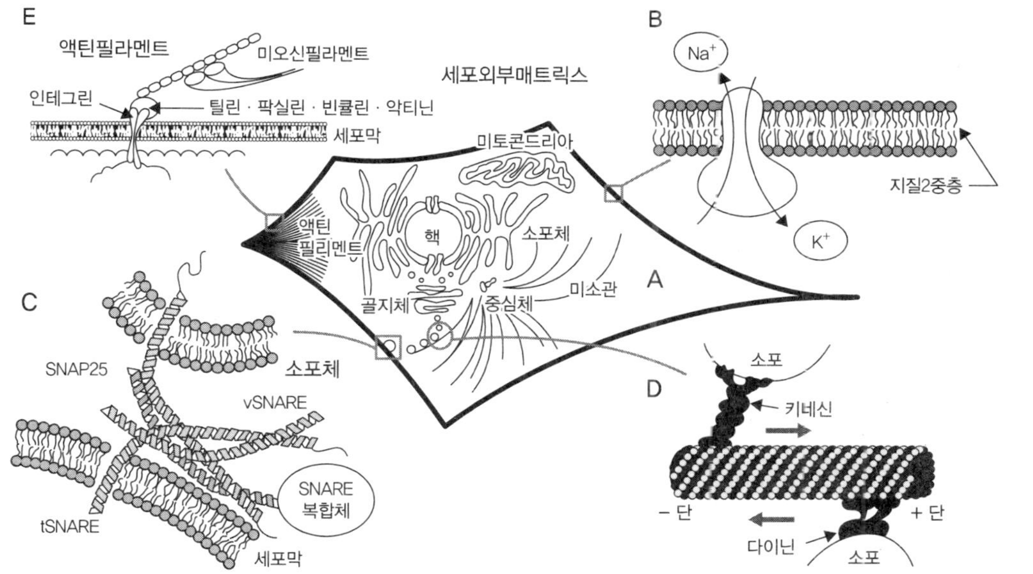

A : 세포의 모형. 각종 기능단백이나 구조단백이 매몰된 지질 2중층에 둘러싸이고, 그 중에는 세포핵, 골지체, 소포체, 미토콘드리아 등의 세포 소기관이 존재한다.

B : 세포의 모형. 지질 2중층 중에, 나트륨이온을 세포외부로 밀어내어 칼슘이온을 흡입하는 「나트륨 펌프(Na^+/K^+–ATPase)」가 기능단백질의 예로서 표시되어 있다.

C : 소포체로부터 골지체를 거쳐서 운반된 「소포」가 세포막과 융합하는 최초의 단계. 소포막상의 vSNARE와 세포막상의 tSNARE, 그리고 세포질의 SNAP25라고 불리우는 단백질이 SNARE 복합체를 형성하고 있다. 그 후, 저분자량 G단백질인 Rab 등의 도움으로 막융합이 일어난다. 이것이 호르몬 등의 「개구 분비」의 분자메커니즘이다.

D : 골지체로부터 출아하는 소포는, 중심체로부터 신장되고 있는 「미소관」의 위를 키네신(kinesin)이나 디네인(dynein) 등의 모터 단백질에 의하여 소정의 장소로 운반된다.

E : 기저막상의 세포는, 세포막상의 인테그린이라고 불리는 단백질을 매개하여, 세포외부 매트릭스와 세포내부 액틴필라멘트를 연결시키고 있다.

그림 1 세포의 모형도

1-3. 세포질

세포질에는 해당계에 속하는 효소, 펜토스인산(pentose phosphate) 회로의 효소, 지방산 합성이나 핵산대사에 관여하는 효소, 아미노산 대사와 요소회로 등의 몇 개 효소, 그 밖에 많은 효소가 존재한다. 또한, 단백질 합성에 관여하는 mRNA나 tRNA, 리보솜이 존재한다.

그림 1의 세포 모형도는 세포골격에 대해서도 나타내고 있다. 세포골격에는 튜불린(tubulin)이라고 하는 단백질로 형성되는 미소관(microtubuline), 액틴(actin)이라고 하는 단벅질로 형성되는 액틴필라멘트 이외에 비멘틴(vimentin)이나 케라틴(keratin) 등의 단백질로 형성되는 중간구경 필라멘트가 있다. 미소관은 세포분열할 때에 중심체로부터 신장되어 방추체를 형성한다. 액틴필라멘트는 세포의 이동이나 수축 등의 세포운동의 중심적 역할을 한다.

2. 세포소기관의 기능

2-1. 세포핵

핵은 핵산이라고 불리는 2중의 생체막으로 형성되어 있으며 세포의 분열기에는 붕괴하고 분열 후에는 재구성된다. 핵막에는 핵막공이라고 불리는 분자량 약 125 MDa의 크기인 분자복합체(핵막공 복합체)가 있으며 이것을 통하여 mRNA, 리소솜, 전사인자, 그 밖에 많은 물질이 세포질과 핵질간을 왕래한다. 40~60 kDa 이하의 분자는 핵막공 복합체를 통과할 수 있지만 그 이상의 분자에는 통과할 수 있는 것과 없는 것이 있다. 통과할 수 있는 커다란 분자의 몇 개는 임포틴(importin) 등의 단백질을 함유하는 카리오페린(karyopherin)이라고 불리는 수송인자에 결합하여 운반된다. 이들의 단백질분자는 핵이행 시그널이라고 불리는 10~20개의 아미노산으로 형성되는 배열을 가지고 있으며 이 배열이 카리오페린에 인식된다. 일단 핵막공 복합체를 통과하면 핵내의 저분자량 G단백질인 Ran-GTP에 의하여 단백질분자는 카리오페린으로부터 해리된다.

핵막의 세포질 쪽(핵막 외막)은 소포체와 연결되어 있다. 핵질 쪽(핵막 내막)은 핵막을 보증하는 단

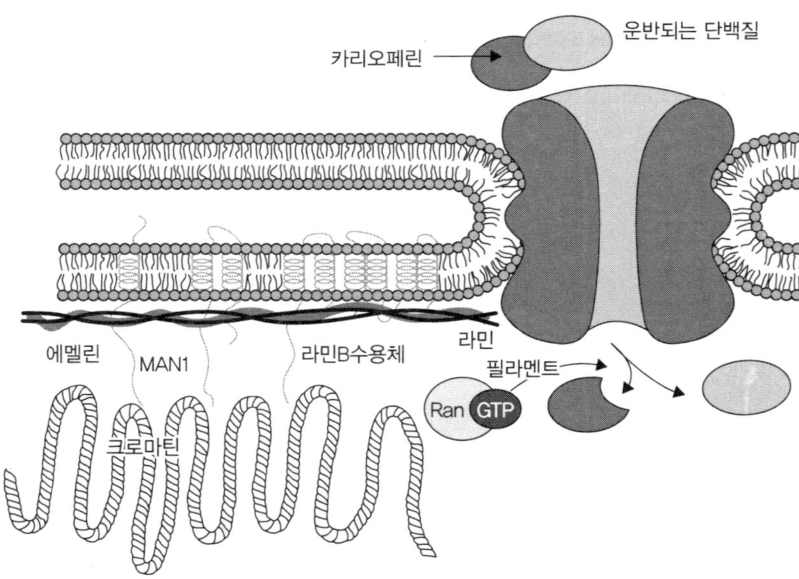

핵막은 이중막이다. 미토콘드리아와 같이, 지질 이중층이 간강을 격리하여 핵질을 이중으로 둘러싸고 있다.
1개의 핵당 수천 개의 핵막공 복합체가, 이 이중막을 관통하고 있다. 대부분의 생체고분자는 카리오페린과 결합하는 것으로 핵막공 복합체를 통과하고, 핵내외로 운반된다. 몇 개의 핵막 내막 단백질은 크로마틴과 직접적 혹은 간접적으로 상호작용하며, 유전자 발현을 조절하고 있다.

그림 2 핵막

백질인 라민(lamin)의 필라멘트에 의하여 망목상으로 지탱되고 있다. 이 라민에는 laminA, laminB, laminC가 알려져 있지만 laminA에 변이가 도입하면 라민병(핵막병)이라고 불리는 각종 질환이 일어난다. 핵막에는 특유의 핵막단백질이 있다. laminB 수용체나 에메린(emerin) 등의 핵막내막 단백질은 직접적 혹은 간접적으로 크로마틴(chromatin)과 결합하여 크로마틴 기능을 제어한다(그림 2). 핵산에는 이들 이외에, 80종류 이상의 단백질이 동정되어 있다.

따라서, 세포핵은 게놈의 수용 장소로서 게놈 기능발현의 장소이기도 하다. 게놈DNA는 히스톤(histone)이라고 불리는 염기성 단백질 기타와 결합하여 크로마틴이라고 불리는 고차구조를 형성하고 있다.

게놈 중에서도 전사활성이 높은 곳은 유크로마틴(euchromatin), 응집도가 높고 전사활성이 낮은 곳은 헤테로크로마틴(heterochromatin)이라고 불리우며, 핵내에서는 편재화 되어있다. 또한, 진핵생물의 게놈은 직선상으로 몇 개의 염색체로 분리되어 있지만 이들의 염색체도 핵내에서는 결정된 위치인 염색체 지역(chromosome territory)을 점유하고 있다.

2-2. 소포체

소포체(ER : endoplasmic reticulum)는 관상구조가 망상처럼 연결되어 있고 핵막외막과도 미토콘드리아외막과도 연결한다. 이곳은 단백질 합성의 장소로서 세포내 소포수송의 출발점이기도 하다.

분비단백질이나 막단백질은 소포체에 부착된 리포솜에서 합성된다. 이들의 단백질에는 아미노산 20개 전후로 형성되는 소수성이 풍부한 시그널배열이 있으며 이것이 시그널 인식입자(SRP : signal recognition particle)가 결합하면 소포체막상에 있는 SPR 수용체에 보족되며 트랜슬로콘(translocon)이라고 불리는 채널을 통하여 소포체막에 도입된다(그림 3A : 소포체 내부로 단백질의 도입). 단백질의 시그널배열은 소포체 내부의 효소(signal peptidase)에 의하여 절단되면 소포체 내부에 절단되어 분비 단백질로 된다. 한편, 절단이 일어나지 않는 경우에는 막단백질로서 막상에 정류된다. 복수의 막관통 영역을 가지는 막단백질의 경우는 막관통 영역이 트랜슬로콘을 통할 때마다 막에 도입되며 친수성 영역은 세포질내부 혹은 소포체 내부에 잔류된다.

소포체 내부에는 단백질의 당사슬 수식에 연관되는 효소나 단백질의 구조를 정상으로 유지시키는 작용을 하는 단백질도 존재한다(그림 3B : 당사슬의 부가). 소포체 내부에 도입된 단백질이 「아스파라긴-X-세린/트레오닌」이라고 하는 아미노산배열을 가지면 이 아스파라긴 잔기에 만노오스형의 올리고당(소포체막상의 돌리콜인산에 부가되어 있던 것)이 전이한다. 2개의 시스테인 잔기 간에서는 디설파이드(S-S)결합이 형성된다. 더욱, 고차의 겹침은 샤프롱(chaperone)이라고 하는 단백질에 의하여 제어되고 있다. 정확하게 접히지 않은 단백질은 Bip(binding protein)로 인식되어, 소포체 관련 분해

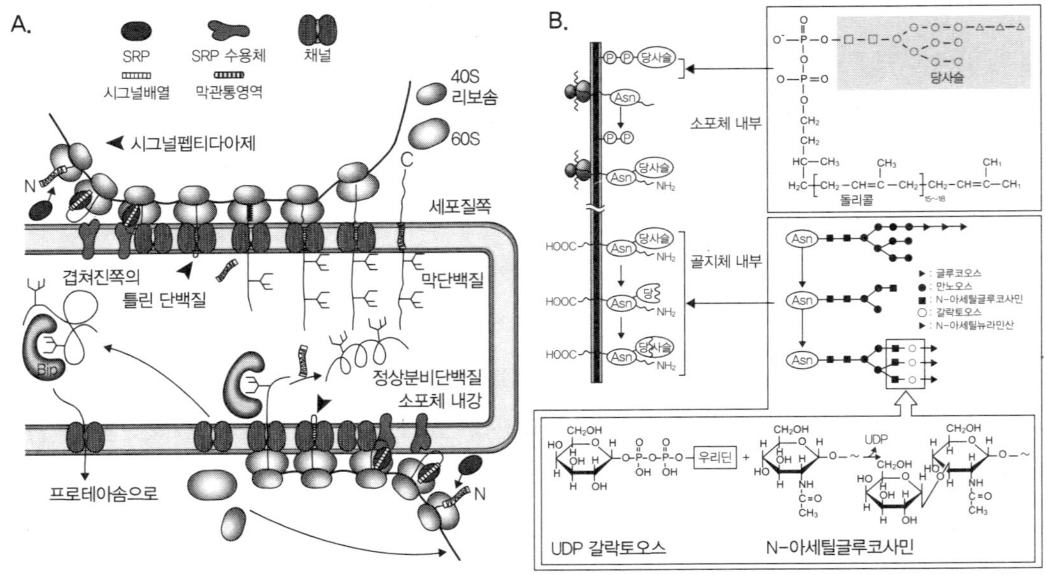

A : 진핵생물에 있어서 단백질의 소포체 내부로의 도입과 품질관리. 소포체막으로의 도입에는, 단백질 자신이 가지는 시그널 배열, SRP, SRP 수용체, 트랜슬로콘이 관여하며, 시그널 펩티다아제에 의한 절단의 유무가, 분비단백질로 될지 막단백질로서 막에 저류될지를 결정하고 있다. 단백질의 고차구조는 Bip라고 불리는 분자에 의하여 감시되고 있다.

B : 소포체와 골지체에 있어서 당사슬 수식, 소포체 내부에서 아스파라긴 잔기에 부가된 만노오스형의 올리고당은, 골지체 내부에서 더욱 수식을 받는다. N-아세틸글리코사민에 갈락토오스가 부가되는 반응도 나타냈다.

그림 3 **소포체에 단백질의 도입과 단백질에 당사슬 부가**

(ERAD : ER associated degradation)라고 불리는 메커니즘으로 세포질로 되돌아와서 분해된다. 이와 같이 소포체는 단백질의 품질관리 상에서 중요한 역할을 담당하고 있다. 단백질 겹침이 잘 성립되지 않으면 폴리글루타민병(polyglutamine disease), 알츠하이머병(alzheimer disease), 프리온병(prion disease) 등의 「Folding 이상병」이 발생한다.

따라서, 당사슬 수식이나 S–S 결합형성을 거쳐서 정확하게 겹친 단백질은 소포체로부터 출구에서 골지체로 운반되는 「소포」에 도입된다(그림 1).

2-3. 골지체

1중의 생체막이 제작된 편평한 주머니가 겹치게 되어, 세포핵의 주변에 존재하는 것이 골지체(golgi body)로서 시스골지, 중간골지, 트랜스골지네트워크(TGN : trans–golgi network)로 기능적으로 분리된다. 우선, 소포체로부터 운반된 「소포」의 막과 시스골지체의 막이 융합하여 소포내부 혹은 소포막상의 단백질은 골지체로 전이된다. 소포체로부터 운반된 단백질의 아스파라긴 잔기에 부가되어 있는 만노오스형의 올리고당은 골지체에서 더욱 수식을 받는다(그림 3). 시스골지체에서 많은 만노오스가 제거되며 중간골지체에서 시알산(sialic acid) 등을 함유하는 복잡한 당이 부가된다. 그리고 TGN을 통하여 각각의 목적지로 향하여 소포로 선별된다. 즉, 골지체는 단백질의 최종적 당사슬 수식을 허가할 뿐만이 아니고 세포막이나 엔도솜막으로 단백질의 세포내부에서 흐름(세포내부 트래픽)의 사령탑인 것이다(그림 1C, D : exocytosis와 세포내부 소포수송).

2-4. 막 융합의 메커니즘

소포체막에 조합되든지 혹은 소포체 내부에 도입된 단백질은 세포내막계, 세포막으로 수송되며 막단백질로서 세포막에 저류되든지, 혹은 엑소자임(개구분열)에 의하여 분비단백질로 된다. 이들에 있어서 일련의 과정(세포내부 소포수송)의 기본적인 메커니즘은 「특정의 막과 막간의 융합」이다. 이것을 가능하게 하는 것이 각각의 막상에 존재하는 특이적 SNARE 단백질과 Rab이라고 불리우는 저분자량 GTPase이다(그림 1C : exocytosis).

2-5. 미토콘드리아와 엽록체

미토콘드리아와 식물의 엽록체는 호흡과 광합성이라고 하는 에너지 대사에 있어서 중심적 역할을 한다(그림 1). 미토콘드리아는 산화적 인산화능력을 가지는 호기적 세균과 엽록체는 광합성능력을 가지는 시아노박테리아가 원시진핵세포에 도입되어 공생하는 것으로 기원을 가진다. 따라서 이들의 세포소기관의 내막은 원핵세포에, 외막은 세포막에 유래하여, 내부에 각각 독자의 게놈DNA를 가지고 있다. 또한, 미토콘드리아나 엽록체도 핵과는 달리 독자적으로 분열·융합을 반복한다.

미토콘드리아의 형태는 다양하지만 기본적으로는 관상이다. 외막에는 막단백질인 포린(porin)이 내막에는 호흡사슬(전자전달계)의 단백질과 ATP 합성효소가 있다. 내막은 미토콘드리아의 내부쪽으로 조여져서 주름상태의 크리스테(cristea)를 형성하여, 매트릭스를 분할하고 있다. 매트릭스에는 시트르산 회로의 효소나 지질대사에 관한 효소가 함유되어 있다. 또한, 뒤에서 설명하는 바와 같이 아포토시스(apotosis)에도 중요한 역할을 하고 있다.

엽록체는 다량의 엽록소(chlorophyll)를 함유하기 때문에 일반적으로는 녹색으로 보인다. 2중의 막을 가지며 외막에서 둘러싸인 내부공간을 스트로마(stroma)라고 불리며, 틸라코이드(thylakoid)라고 불리우는 원반상의 소포가 도입되어 있다. 틸라코이드막에는 광합성 색소나 광합성의 빛에 관련되는 반응에 관한 효소가 위치하고 있다. 틸라코이드는 겹쳐있는 그라나(grana)라고 불리는 것으로서 덩어리로 뭉쳐있다. 일부의 틸라코이드는 가늘고 길게 늘어서서 그라나간을 연결시키고 있다. 이것을 라멜라(lamella)라고 말한다. 광합성에 의하여 틸라코이드 내부의 수소이온 농도가 높아진다. 틸라코이드막상에 분포하는 ATP 합성효소가 수소이온농도 구배를 이용하여 아데노신 5'–2인산(ADP : adenosine 5'–diphosphate)으로부터 세포의 에너지원인 ATP를 합성한다.

2-6. 리소솜과 엔도솜

리소솜은 프로테아제(단백질 분해효소), 글리코시다아제(당사슬 절단효소), 리파아제(지방산 유리효소), 포스파타아제(탈인산화 효소)등의 산성 영역에서 작용하는 각종의 가수분해효소를 함유하고 있다. 리소솜막상에는 ATP 가수분해의 에너지를 사용하여 H^+을 취하는 V형 ATPase가 있으며 리소솜 내부는 pH 5 정도의 산성으로 되어있다.

엔도솜은 엔도사이토시스에 의하여 형성된 소포로서 세포외부 분자의 탈취·분해나, 세포표면 분자의 분해나 제이용에 관여한다. 불필요한 분자는 엔도솜이 리소솜과 융합하는 것으로 분해된다. 재이용되는 분자는 소포수송에 의하여 세포막으로 수송된다.

2-7. 오토 파아지

오토 파아지는 효모로부터 인간에 이르기까지의 진핵생물에 보이는 메커니즘으로서 자신들의 세포성분(세포질 성분이나 세포내막계)을 2중막세포 소기관인 오토파고솜에서 도입하고 리소솜과 융합하여 도입된 성분을 분해 혹은 재이용하기 위한 것이다. 과잉으로 단백질을 합성했을 때나 기아상태에 몰입되었을 때 등의 세포내에서의 이상으로 단백질의 축적이 방해되든지, 단백질의 재순환을 수행하든지, 세포질 내부에 침입된 병원 미생물을 배제하는 것으로 생체의 항상성 유지에 관여하고 있다. 개체 발생의 과정에서 프로그램 세포사멸이나 세포의 암화 억제에도 관여하는 것으로 알려져 있다.

3. 세포의 제어

3-1. 세포의 주기

증식기에 있는 세포는 DNA의 복제와 염색체분배·세포질분열을 반복하고 있다. 분열 직후 1개의 세포가 새로운 2개 세포로 될 때까지의 기간을 세포주기라고 말하며, G_1(Gap–1, S기 개시에 필요한 조건을 준비하는 기간), S(synthesis, DNA 합성의 시기), G_2(Gap–2, M기 개시에 필요한 조건을 준

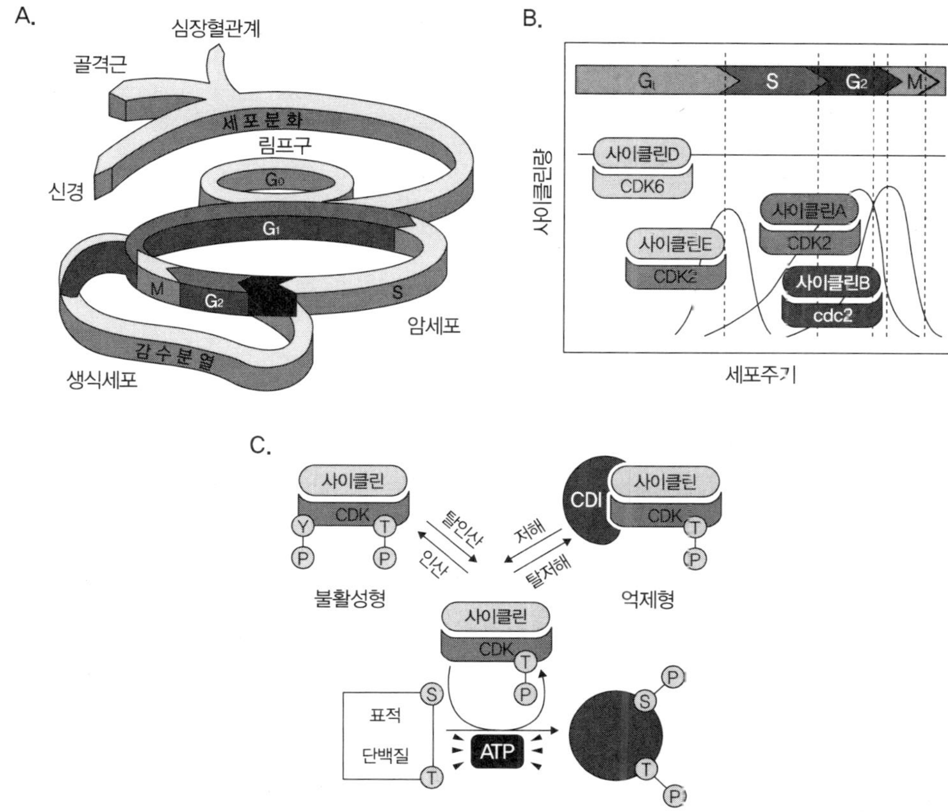

A : 세포주기의 개요

B : 세포주기출연자. 세포주기를 통하여 양적으로 변동하는 사이클린과 변동하지 않는 사이클린이 있다.

C : CDK의 저해단백질(CDI) 및 인산화·탈인산화에 의한 사이클린/CDK 복합체의 활성제어

cdc : cell division cell

그림 4 세포주기와 그의 조절

비하는 시기), 및 M(mitosis, 세포분열의 시기)의 4개 시기로 구별된다(그림 4A). 항원의 자극을 받기 전의 림프구 등에 보이는 G_0(증식을 정지하고 있는 시기)는 G_1의 특별한 시기로서 신경세포나 근육세포로의 분화입구도 G_1이다.

미소관은 세포분열간기(G_1으로부터 G_2의 기간)에서는 소포수송이나 세포내 소기관의 배향결정에 관여하고 있지만 분열기로 되면 일단 붕괴·소실하고 새로운 방추체 미소관이 형성된다.

세포주기의 연출자는 사이클린과 사이클린 의존성 키나아제(CDK : cyclin-dependent kinase)이다. 지금까지 많은 사이클린(A, B, E 등)과 CDK(CDK1, CDK2 등)가 관찰된다. 이들의 사이클린과 CDK와의 조합, 및 표적단백질분자의 기능적 발현에 의하여 세포주기가 구동되고 있다(그림 4B, C).

세포주기 연출자의 조절은 저해단백질(CDI : CDK inhibitor)과 CDK의 인산화·탈인산화, 사이

클린의 생합성·프로테아솜에 있어서 분해에 의한다. 그림 4C에 나타내는 예에서는 CDI에 의한 저해가 취해지면 CDK/사이클린은 활성화 되며 활성화CDK/사이클린의 CDK가 더욱 인산화 되면 불활성으로 된다. 한편, 세포 주기적으로 수량이 변동하는 사이클린분자는 N말단이나 C말단에 「파괴 박스」라고 불리는 아미노산배열을 가지며 유비퀴틴화(ubiquitination)된 후, 프로테아솜에 의하여 분해된다. 즉, 세포주기에 있어서 사이클린의 양적 변동은 ubiquitin/proteasome계에 의하여 CDK의 활성은 사이클린과의 복합체 형성과 함께 자신의 인산화·탈인산화에 의하여 제어되고 있다. 그 이상은 암화에 관계된다.

3-2. 세포분화

특수화 되어있지 않은 세포가 보다 특수화된 형태의 세포로 변하는 프로세스를 세포분화라고 말하며, 고도로 제어된 유전자 발현에 의하여 진행된다. 면역계의 세포 등에 몇 개의 예외를 제외하고 세포의 분화는 DNA배열 자체에 변경을 거의 동반하지 않는다. 따라서 다른 세포는 같은 게놈을 가지는 것에도 불구하고 상당히 다른 물리적·생물학적 특성을 가질 수 있다. 배아 이외의 모두 성인의 조직으로 분화할 수 있는 능력을 만능성이라고 말한다. 동물의 배아 줄기세포나 식물의 분열조직 세포가 이 능력을 보유하고 있다. 한편, 배아를 포함하여 모든 세포로 분화할 수 있는 능력을 전능성이라고 말하며, 이것을 가지는 세포를 포유류에서는 수정란이 이것에 계속되고 할구 유래의 세포뿐이다.

수정 후의 초기 배아로부터 세포조작에 의하여 얻어지는 ES세포(embryonic stem cell : 배아 줄기세포)는 상당히 많은 세포로 분화할 수 있는 분화 만능성(pluripotency)을 가진다. 한편, 체세포로 수종류의 유전자를 도입시키는 것에 의하여 본열증식을 거쳐도 그것을 유지할 수 있는 자기 복제능을 가지는 세포, 인공 다기능성 줄기세포(iPS세포 : induced pluripotent stem cells)를 제작할 수 있다.

3-3. 세포접착과 세포운동

세포분열과 마찬가지로, 세포접착이나 세포운동에도 세포골격은 동적으로 관련된다. 세포운동의 유익한 예로서 골격근세포의 수축은 ATP를 이용한 액틴 필라멘트와 미오신필라멘트와의 상호작용인 것이 알려져 있다(그림 8). 「액틴과 미오신과의 상호작용」은 세포의 내부에서 원형질이 흐르는 것과 같이 운동 「원형질 유동」 하기 때문에 세포전체의 운동인 「아메바 운동」과 같은 것까지, 많은 세포운동의 원리이기도 하다. ATP를 에너지원으로 하여, 세포골격을 형성하고 있는 마이크로(액틴) 필라멘트와 모터단백질(미오신 등)과의 상호작용에 의하여 유동력이 생성하는 것이다.

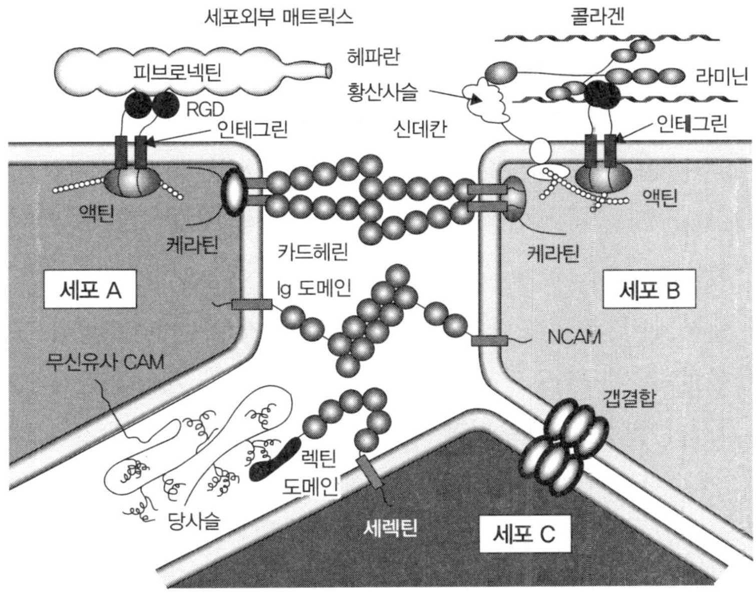

대표적인 세포접착분자(CAM: cell adhesion molecule)로서 카드헤린(cadherin)이나 NCAM[Neural CAM 혹은 면역글로블린(Ig) 슈퍼패밀리-CAM]이 있다. 이들의 분자는 세포외부 영역에서는 인접세포와 같은 분자 간에서 결합하고, 세포나부에서는 케라틴 등의 세포골격과 상호작용하고 있다. 셀렉틴(selectin)은 렉틴 도메인(lectin domain)을 매개하여 인접세포의 뮤신유사CAM(mucin-like CAM)의 당사슬과 결합한다. 인테그린(integrin)은 피브로넥틴(fibronectin)이나 라미닌(laminin)의 아르기닌-글리신-아스파르트산(RGD) 배열에 결합한다.

그림 5 세포접착의 기본적 양식

한편, 세포는 접착반점을 매개하여 기질과 접착하고 있다. 여기서는 막단백질인 인테그린(integrin)이 그 세포외부 영역을 매개하여 피브로넥틴(fibronectin) 등의 세포외부 매트릭스와 세포내부 영역에서 결합하는 탈린(talin), 팩실린(paxillin), 빈큘린(vinculin) 복합체를 매개하여 액틴필라멘트와 결합하여 세포형태를 유지하고 있다(그림 1E). 이 접착반점의 형성에는 저분자량 GTPase인 Rho 단백질 패밀리가 관여하고 있으며 세포증식인자 등의 세포외부 시그널의 수용체를 대개하여 Rho 이하의 단백질 산화효소가 활성화 된다.

세포 간의 접착에는 각종 세포접착인자가 관련되어 있다(그림 5). 인접하는 2개 세포의 세포막상에는 커넥션이라고 하는 단백복합체가 복수로 병렬하여 「Gap junction」이라고 불리는 채널이 형성된다. 이것을 통하여 무기 이온이나 작은 수용성 분자가 인접세포의 세포질로부터 세포질로 직접 이동할 수 있다. 카드헤린(cadherin)이라고 불리는 세포접착 단백질은 2개의 세포를 칼슘이온 의존적으로 접착시킨다. 라미닌(laminin), 콜라겐(collagen), 헤파란황산(heparan sulfate) 등을 함유하는 당단백질이나 피브로넥틴 등의 구조단백질은 「세포외부 매트릭스」를 형성하고 세포막의 증식인자 수용체나 인테그린이라고 하는 단백질을 매개하여 세포질 쪽을 제어하고 있다.

3-4. 아포토시스

아포토시스(apotosis)란, 다세포 생물의 개체 혹은 개체 발생을 보다 좋은 상태로 유지하기 위해서 적극적으로 수행되며 관리·조절된 세포의 자살, 즉 "프로그램 된 세포 사멸"의 것이다. 이것에 대해서 세포내외의 환경악화나 외상에 의하여 일어나는 단순한 세포 사멸은 네크로시스(necrosis) 또는 "괴사"라고 말한다.

다세포생물의 생체내부에서는 암화 된 세포(이외에 내부에 이상을 일으킨 세포)의 대부분은 아포토시스에 의하여 계속 제거되고 있다. 또한, 생물의 발생과정에서는 미리 결정된 장소에서 세포사멸이 일어난다. 올챙이로부터 개구리로 변태할 때에 꼬리가 없어진다. 사람의 손가락도 최초는 손가락 사이가 매몰된 상태에서 형성된 후에 손가락 사이의 세포가 사멸된다. 이와 같은 현상은 유명하지만 이들은 아포토시스에 의하기 때문에 면역계에서도 자기항원에 반응하는 세포의 제거에 있어서 중요한 역할을 한다.

4. 세포내의 시그널 전달

세포에는 자기로부터 자기의 자손에게 전달되는 「유전적 정보」와 자기로부터 다른 쪽으로 전달되는 「생리적 정보」가 있다. 유전적 정보는 핵산에 의하여 전달되는 것은 이미 배웠다. 여기에서 생리적 정보는 단백질(펩티드) 및 그 복합체나 비교적 작은 화학물질에 의하여 전달되는 것을 배운다. 자기로부터 다른 것(시그널세포로부터 표적세포)으로 시그널의 전달은 시그널세포에 있어서 시그널의 생성 및 방출, 표적세포에 있어서 시그널의 수용 및 변환, 표적세포의 운동이나 분화라고 하는 응답과 과정을 거쳐서 달성된다.

4-1. 세포막 수용체에 의한 세포외 시그널의 수용

신경계나 내분비계에서 관찰되는 바와 같이 세포외부로 분비된 호르몬이나 작은 화학물질은 표적세포막상의 수용체에 의하여 인식된다. 그 밖에 면역계에서 관찰되는 것과 같이 수상세포 등의 항원제시세포의 세포막상에 제시된 항원단백질 단편은 T림프구의 수용체에 의하여 인식되며 또한, 세포접착에서 관찰되는 바와 같이 세포외부 매트릭스를 매개하는 시그널은 인테그린을 매개하여 인식된다(그림 6).

신경계나 내분비계의 수용체에는 복수의 서브유닛으로 형성되는 채널형 수용체와 G단백질과 공

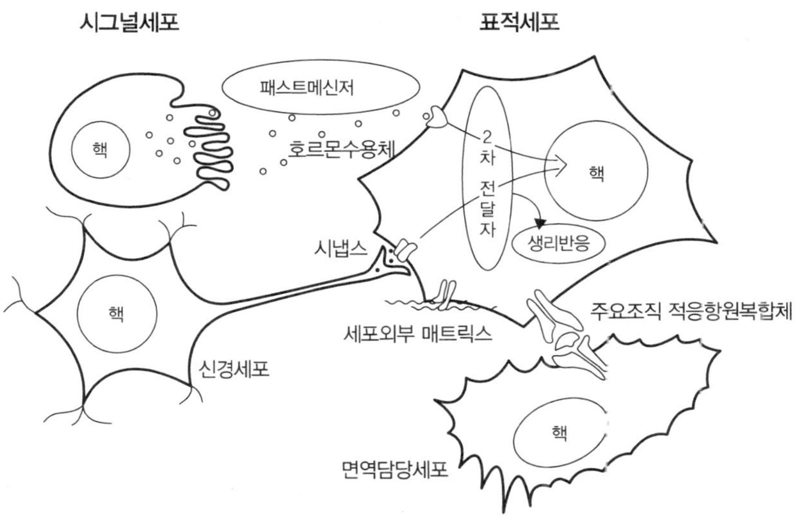

그림 6 세포 간에 있어서 시그널 전달의 일반적 양식

액한 7회 막관통형의 수용체[G단백 공액형 수용체(GPCR : G protein coupled receptor)]가 있다(그림 7). 노르아드레날린과 같은 작은 화학물질(신경전달물질)이나 글루카곤과 같은 호르몬은 GPCR에 결합한다. 아세틸콜린이나 도파민, 세로토닌 등과 같은 신경전달물질은 채널형 수용체에도 GPCR에도 결합한다. 취각, 미각에는 GPCR이 관여하며 각각 수백 종류의 GPCR에 의하여 지각된다. GPCR은 전단백질 중에서 최대의 슈퍼패밀리를 형성하고 많은 질환에도 관여하고 있기 때문에 시판되는 약의 비율이 GPCR을 표적으로 하고 있다.

성장인자나 증식인자는 1회 막관통형의 수용체에 결합하고 2량체를 형성한다(그림 7). 1회 막관통형 수용체의 대부분은 그 자신이 티로신키나아제 활성을 가지는 효소(수용체형 티로신키나아제)이기도 하다.

4-2. 세포막에 있어서 시그널의 변환

채널형 수용체에 신경전달물질이 결합하면 채널이 개구하고 수용체 특이적인 이온이 유출한다. 아세틸콜린 수용체의 경우는 주로 나트륨이온이 γ–아미노부티르산(GABA : gamma–amino butyric acid) 수용체의 경우는 염소이온이 유출한다. 이것이 세포의 막전위를 변화시키는 것으로 된다.

GPCR은 세포내부영역에서 3량체 G단백질과 결합하여 호르몬이나 신경전달물질이 결합하면 구아노신 5'–3인산(GTP : guanosine 5'–triphosphate)이 결합한 활성형의 G단백질을 생성한다(표 2).

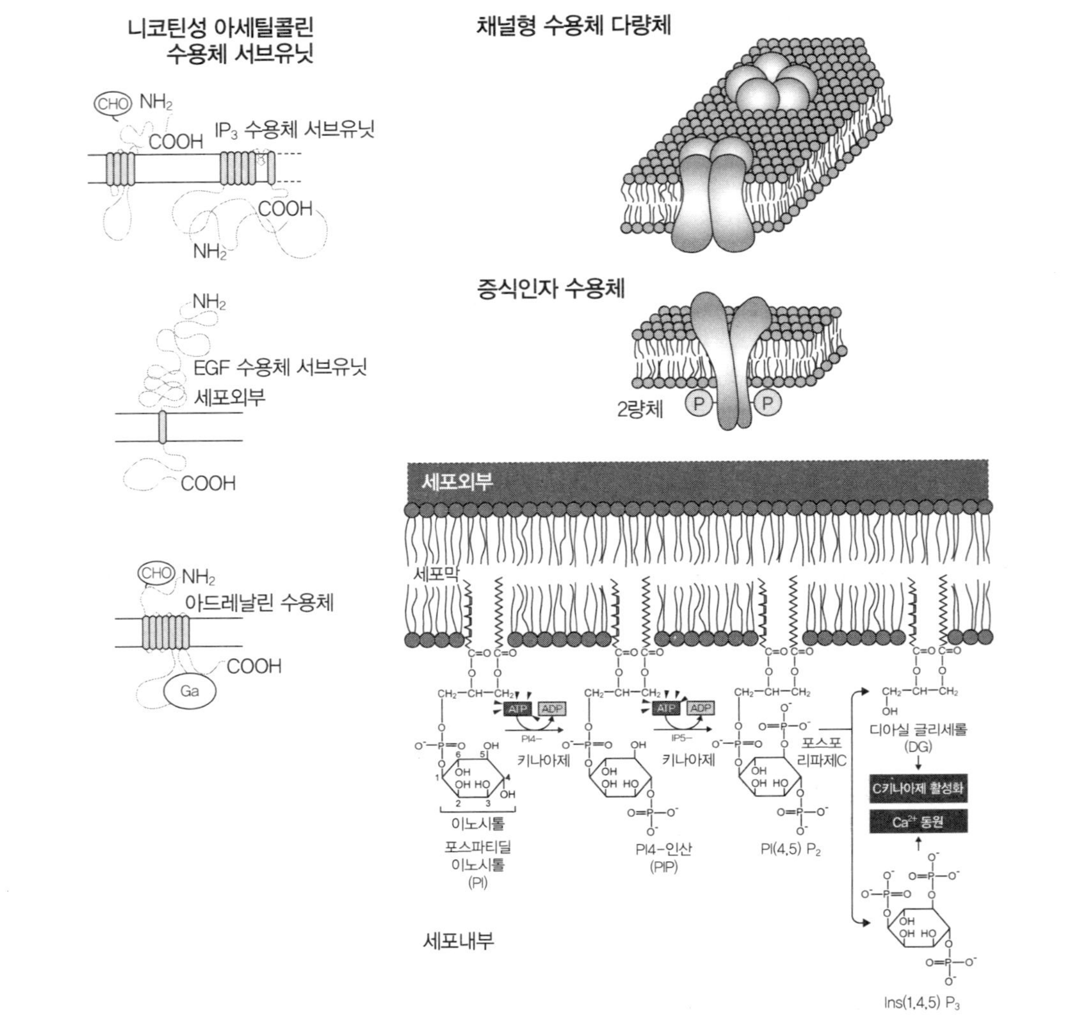

A : 이온 채널형 수용체. 골격근에 있어서 아세틸콜린 수용체(좌)는 유사의 서브유닛 5개로 형성되며, 신경전달물질인 아세틸콜린이 결합하면 채널이 열린다. 소포체에 있어서 IP_3 수용체는 동일의 서브유닛 4개로 형성되며, 세컨드메신저인 IP_3가 결합하면 채널이 열려서 칼슘이온을 통한다.

B : 증식인자의 수용체는 수용체형 티로신키나아제이다. 증식인자가 결합하면 2량체화 되고, 서로 다른쪽의 티로신 잔기를 인산화 한다. 이 인산기를 각종 어댑터 단백질이 인식되고, 하류의 시그널 전달계가 부활된다(그림 9 참조).

C : 아드레날린 수용체는 G단백질과 공액한 GPCR이다. GPCR에 있어서 생체내부에는 2,000종류 이상이라고 추정되며, 아드레날린 수용체에도 많은 서브형태(α_1, α_2, β_1, β_2 등)가 있다. 아드레날린은 β수용체에 결합하면 아데닐사이클라아제(adenyl cyclase)를 활성화 하고, cAMP 레벨을 상승시키지만, α수용체에 결합하면 포스포리파아제C를 활성화 하고, IP_3와 DG를 방출시킨다. 이것은, 각각의 수용체에 공액하는 3량체 G 단백질이 다르기 때문이다.

그림 7 막수용체의 대표적인 3종류와 세포막(소포체막)에 있어서 시그널 변환

3량체 G단백질은 α, β, γ의 3종류 서브유닛으로 형성되며 α서브유닛이 GTP를 결합한다. 이 α서브유닛에는 Gsα, Giα, Gqα 등의 여러가지 종류가 있으며 GTP가 결합한 활성형의 α서브유닛의 종류에 따라서 다른 기능이 발휘된다. 콜레라 독소는 Gsα 중앙부의 아르기닌 잔기를 ADP 리보실화

표 2 GPCR의 형태와 공액 G단백질 α서브유닛의 예

GPCR의 형태	Gα의 형태
아드레날린 수용체 β_1, β_2 글루카곤 수용체 도파민 수용체 D_1	Gsα
무스카린성 아세틸콜린 수용체 M_2 도파민 수용체 D_2	Giα
아드레날린 수용체 α_1 세로토닌 수용체 $5HT_2$ 무스카린성 아세틸콜린 수용체 M_1, M_3, M_5	Gqα

하고 Gsα를 항상적으로 활성화 하며, 백일해 독소는 Giα를 ADP 리보실화 한다. Gsα는 주로 아데닐사이클라아제(adenyl cyclase)라고 하는 효소를 활성화 하여 사이클릭AMP(cAMP : cyclic AMP)를 생성하고 Giα는 이것을 저해한다. Gqα는 포스포리파아제를 활성화 하고 다아실글리세롤(DG : diacylglycerol)과 이노시톨-1,4,5-3인산(IP_3 : 1,4,5-inositol triphosphate)을 생성한다. 이들 cAMP, DG, IP_3는 세컨드메신저라고 불리며, 세포내부에서 시그널을 전달하는 최초의 동력자이다. cAMP는 cAMP 의존성 단백질 인산화효소인 프로테인키나제A(PKA : protein kinase A)에 결합하여, 이것을 활성화 시킨다. DG는 칼슘 의존성 단백질 인산화효소인 프로테인 키나아제C(PKC : protein kinase C)를 활성화 시키고 IP_3는 소포체막상의 IP_3 수용체에 결합하여 IP_3 수용체 채널을 열어서 소포체 내부의 칼슘이온을 방출시킨다

수용체형 티로신키나아제는 세포외부에 증식인자의 결합부위를 가지며 세포질 영역에 티로신키나아제 활성부위를 가지고 세포의 분열, 분화, 형태형성으로 중요한 역할을 하고 있다. 이 형태에는 상피 증식인자(EGF : epidermal growth factor) 수용체, 혈소판 유래 증식인자(PDGF : platelet-derived growth factor) 수용체, 인슐린 수용체 및 인슐린 유사 증식인자(IGF : insulin-like growth factor) 수용체, 혈관내피세포증식인자(VEGF : vascular endotheial growth factor) 수용체 등이 있다. 증식인자가 세포외부 영역에 있는 수용체와 결합하면 수용체는 세포막상을 이동하고 다른 수용체에 결합하여 2량체를 형성한다. 따라서, 2량체의 한쪽이 다른 한쪽을 인산화 하고 이 인산화 된 부위가 세포내부의 각종 결합 단백질에 의하여 인식된다.

4-3. 세포내 시그널 전달의 카스캐이드

신경세포에 있어서는 세포체의 채널형 수용체가 활성화 되며 이온전류에 의하여 초절의 막전위가 역치에 달하면 활동전위가 발생한다. 활동전위는 축색을 전도하여 신경종말에 달하면 칼슘 채널이 열리고 신경종말부에 칼슘이온이 유입된다. 따라서 SNARE 단백질 그 밖의 도움으로 시냅스 소포

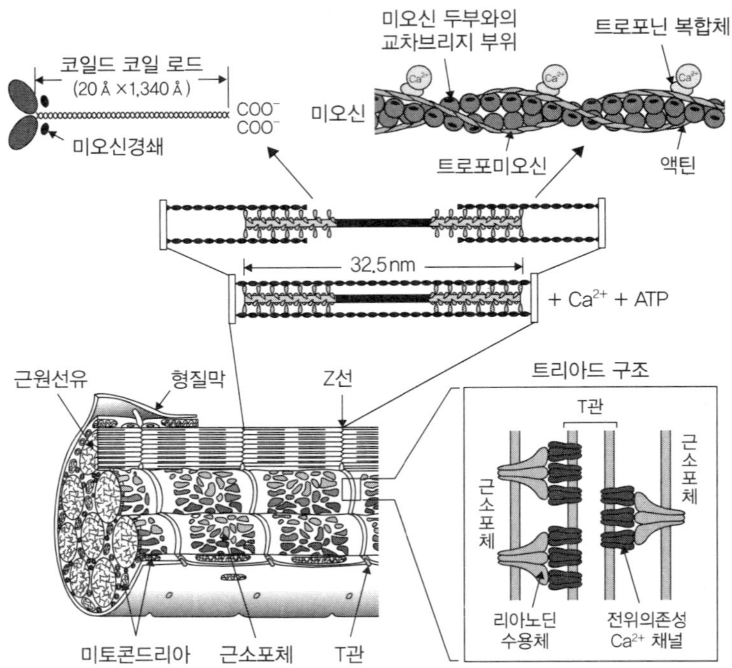

골격근세포에는 가로무늬가 있으며 가로무늬의 단위(sarcomere)는 Z선으로부터 Z선까지의 사이이며, 그 곳에는 액틴필라멘트와 미오신필라멘트가 규칙 바르게 병렬되어 있다. 세포막은, 이 Z선 위에서 T관이라고 하는 내부로의 함몰구멍을 형성하고 있다.
이 T관은 근육소포체로 좁혀져 있으며 트리아드(triad)구조를 형성하고 있다. T관에는 전위 의존성 Ca^{2+} 채널이, 근육 소포체막에는 리아노딘(ryanodine) 수용체(Ca^{2+} 채널형 수용체)가 존재하며, 세포막의 활동전위가 T관에 전달되면 양쪽 채널이 열려서 세포질의 칼슘이온 농도가 상승한다. 이 칼슘이온이 트로보닌(trobonin) 복합체에 결합하면 액틴필라멘트와 미오신필라멘트의 슬라이드(근육수축)가 일어난다.

그림 8 골격근의 세포구조와 수축 단백질

(synaptic vesicle)가 세포막과 막융합을 일으켜서 신경전달물질이 방출된다. 방출된 신경전달물질은 표적세포(신경세포나 근육세포)의 수용체를 활성화 시킨다.

골격근에 있어서는 운동신경의 종말로부터 분비되는 아세틸콜린이 채널형 수용체를 활성화시키고 활성전위를 발생시킨다. 이 활동전위는 근육세포막의 오목(T관 계통)한 막을 탈분극하고 전위 의존성의 칼슘 채널을 활성화 시킨다. 그 결과 세포외부로부터 칼슘이온이 유입되고 동시에 근육소포체로부터도 리아노딘(ryanodine) 수용체를 매개하여 칼슘이온이 세포질로 방출된다. 이 칼슘이온도 세컨드메신저의 하나로서 근육수축을 일으킨다(그림 8).

간장의 세포에 있어서 글루카곤이나 아드레날린은 GPCR과 결합하고 Gsα의 활성화를 매개하여 세포내 cAMP 농도를 상승시킨다(그림 9).

cAMP는 PKA를 활성화 시킨다. PKA는 포스포릴라아제 키나아제(phosphorylase kinase)를 인산화 하고 인산화 된 포스포릴라아제 키나아제는 포스포릴라아제를 인산화 시킨다. 이 인산화 된 포스

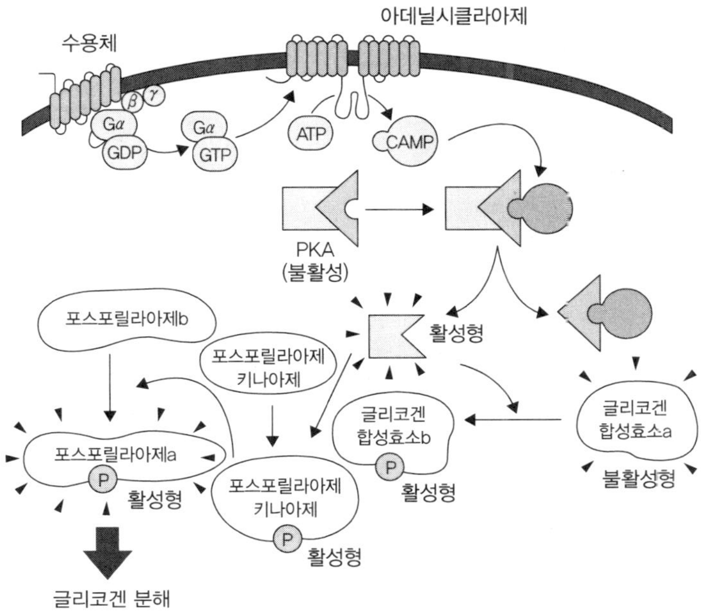

글루카곤이나 아드레날린은 GPCR에 결합하고, Gsα의 활성화를 매개하여 세포내부 cAMP 농도를 상승시키고, PKA를 활성화시킨다.
PKA는 통상, 조절 서브유닛에 의하여 활성이 제어되고 있지만, 조절 서브유닛에 cAMP가 결합하고 있는 것에 의하여 효소활성 서브유닛이 해방(활성화) 된다. PKA는 각종 효소단백질을 인산화 한다. 이 인산화 된 효소는 활성형의 경우도 있으며 또한, 불활성형의 경우도 있다.
결과적으로 글리코겐 분해를 촉진하고, 동시에 글리코겐 합성을 저하시키는 것으로 혈당치가 상승한다.

그림 9 간장세포에 있어서 cAMP를 매개하는 시그널 전달계

포릴라아제가 글리코겐을 가인산분해하여, 글루코오스 1−인산(glucose−1−phosphate)을 방출한다. 글루코오스는 최종적으로 혈중에 방출되며 혈당치가 상승하는 이유이다. cAMP는 동시에 글루코겐 합성효소를 인산화 시킨다. 인산화 된 글루코겐 합성효소는 불활성이며, 글루코겐 합성은 정지된다. 여기서 나타내는 것은 인산화 카스캐이드의 일례로서 실제로 PKA는 각종 단백질의 세린 혹은 트레오닌을 인산화 하고 각종 세포기능을 조절하고 있다.

증식인자가 수용체형 티로신키나아제를 활성화 시키고 수용체 자신의 티로신 잔기를 자기 인산화 시키면 이 인산화 부위는 특정의 어댑터(adaptor) 인자(그룹)에 의하여 인식되며 저분자량 G단백질(Ras) 활성화(GTP 결합형 Ras를 생성한다)하고 이어서 저분자량 G단백질(Raf)을 활성화 시키는 것으로 된다(그림 10).

이 하류에는 MAP 키나아제 카스캐이드가 있으며 최종적으로는 전사인자를 제어하여 유전자 발현을 조절한다. 어댑터 인자로서는 2면신 야누스와 같은 야누스 키나아제(JAK : janus kinase)도 알려져 있다. JAK는 STAT(signal transducers and activators of transcription)를 인산화 시키고 인산화 된 STAT는 2량체를 형성하고 핵내부로 이행하여 전사를 활성화 시킨다. 이 시그널 전달계를 JAK−

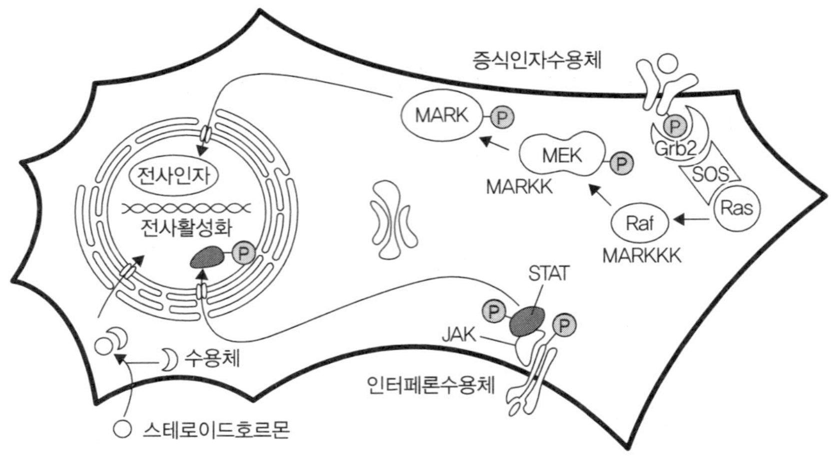

수용체 자신의 티로신 잔기가 자기 인산화 하면 이 인산화 부위는, 특정의 어댑터인자(그룹)에 의하여 인식된다. 저분자량 G단백질을 매개하여, 하류의 MAP 키나아제 카스캐이드로 시그널이 전달되는 경우나, 직접 JAK-STAT계로 시그널 전달되는 경우, 아무튼 시그널은 핵내부로 이행하고, 전사를 조절한다.

그림 10 수용체형 티로신키나아제를 매개하는 시그널 전달

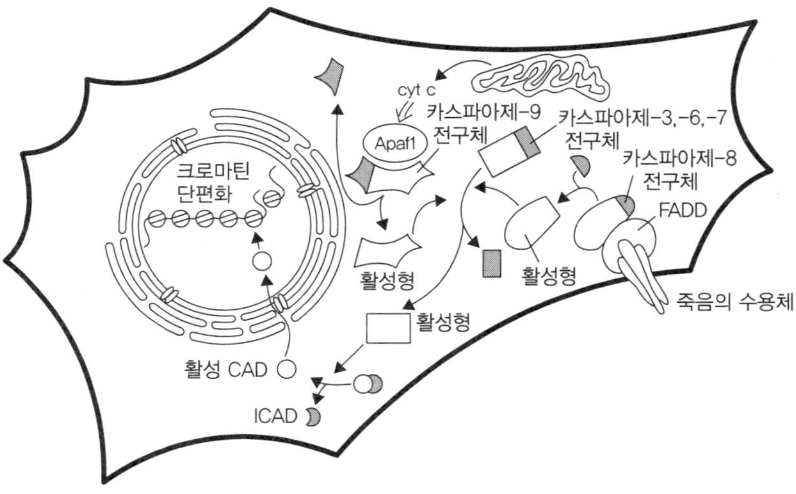

아포토시스에 있어서는, 카스파아제라고 총칭되는 일련의 프로테아제가 중심적인 작용을 한다. 여기서는, 사멸 리간드에 의한 세포외부로부터의 시그널이 "사멸 수용체"를 매개하여 아포토시스를 유도하는 경로, 미토콘드리아로부터의 cyt c 누출을 통하여 아포토시스에 이르는 경로를 나타낸다.

그림 11 아포토시스에 있어서 시그널 전달

STAT계라고 말한다. 이것은 MAP 키나아제계를 매개하지 않기 때문에 보다 직접적인 카스캐이드라고 하는 것이라고 생각된다. 스테로이드 호르몬은 직접 세포내부로 도입되어 세포내부 수용체에 결합하고 핵내부로 수송되어 유전자 발현을 조절한다.

아포토시스에 있어서는 카스파아제(caspase)라고 총칭되는 일련의 프로테아제가 중심적인 작용을 하고 하류의 카스파아제를 순서로 절단·활성화 시키며, 최종적으로 크로마틴의 단편화가 일어난다(그림 11).

아포토시스의 주경로에는 3개가 있다.

① 사멸 리간드(death ligand)라고 불리우는 Fas 리간드에 의한 세포외부로부터의 시그널이 "사멸 수용체(death receptor)"라고 불리는 수용체를 매개하고 순차로 카스파아제를 활성화 하는 경로, 사멸 수용체의 세포내부 영역에는 어댑터 분자인 FADD를 매개하여 카스파아제-8이 결합하고 있으며 수용체로의 Fas 리간드의 결합에 의하여 자기 절단으로 활성화 된 카스파아제-8이 하류의 카스파아제를 활성화 시킨다.

② DNA 손상이나 미토콘드리아 자체의 이상에서 관찰되는 바와 같이 미토콘드리아로부터 시토크롬 C(cyt C)의 누출을 통하여 카스파아제를 활성화 하는 경로(이 의미에서는 미토콘드리아는 「아포토시스의 사령탑」)이다. 방출된 시토크롬 C가 세포질에 존재하는 Apaf-1이나 카스파아제-9와 결합하면 활성화 된 카스파아제-9가 하류의 카스파아제를 활성화 시킨다.

③ 소포체 스트레스라고 불리우는 「소포체에서 이상한 단백질이 생성하는 경우」 등에서 관찰되는 바와 같이 카스파아제가 기타의 단백질을 분해하는 경로이다. 따라서 최종 단계에서는 카스파아제에 의하여 ICAD[inhibitor of caspase activated DNase(CAD)]라고 불리우는 단백질이 불활성화 되면 그의 억제를 수행하지 않은 DNA 분해효소 CAD가 핵내부로 도입되며 DNA를 단편화시키는 것으로 세포의 사멸이 유도된다고 생각되고 있다.

제 16 장

장기의 기능

1. 간 기능

간장의 작용은 단백질의 합성, 아미노산 대사, 당대사(해당, 글리코겐 합성 등), 지질대사, 빌리루빈 대사, 약물이나 알코올의 대사 등으로서 다양하며, 이들의 기능에 대응하는 임상검사 항목이 존재한다(표 1).

표 1 간장의 작용과 각 기능에 대응하는 대표적인 임상검사 항목

간장 기능	임상검사 항목
단백질의 합성	총단백질, 알부민, 콜린에스테라아제, 프로트롬빈 시간, 헤파플러스틴테스트
아미노산 대사	혈중 아미노산 레벨
당 대사	글루코오스, 당부하 시험
지질대사	아포단백, 콜레스테롤
빌리루빈 대사	총빌리루빈, 포합형 빌리루빈
약물·색소 처리능력	약물부하 시험, ICG 시험

간장 기능검사라고 하는 용어를 엄밀하게 정의하면 이들 간장의 작용(기능)을 반영하는 검사에 한정되며 가장 널리 알려져 있는 트랜스아밀라아제(AST, ALT) 등의 세포장해의 결과 혈액 중에 방출되는 것은 간장 기능검사라고는 말할 수 없게 된다. 그러나 관습적으로 간장 기능검사는 간질환에 있어서 변동하는 검체의 의미로서 이용되는 경우가 많기 때문에 이와 같이 취급한다.

간질환의 검체 검사항목은 다양하지만 간질환을 수습하는 것으로 선별검사, 질환의 중증도·진행 정도를 보는 검사의 3그룹으로 나누어서 생각하면 이해하기 쉽다(표 2).

표 2 목적별로 본 간질환의 검체 검사

간질환을 수습하기 위한 검사	① 간세포 장해(일탈효소)의 선별 • 바이러스 간염(급성, 만성), 알코올성 간장해, 비알코올성 지방성 간질환, 약물성 간장해, 자기면역성 간염, 울혈간 등 • AST(GOT), ALT(GPT) 및 양쪽의 비(AST/ALT) ② 간울체의 선별 • 간내담즙 울체, 폐색성 황달 • ALP, γ-GTP, 총빌리루빈·포합형 빌리루빈의 비율 ③ 과잉 음주의 선별 γ-GTP, CDT(당사슬 결손 트랜스페린) ④ 체질성 황달(주로 Gilbert증후군)의 선별 • 총빌리루빈·비포합형 빌리루빈의 비율 ⑤ 트랜스아미나아제의 상승이 없는 간염바이러스 캐리어의 선별 • HBs항원, HCV항체
병인의 검색을 위한 검사	① 간염바이러스 표지(표 3) • 급성간염 : IgM-HA항체, HBsAg, IgM-HBc항체, HCV-RNA, IEV-RNA 등 • 만성간장해 : HBs항원, HBe항체, HBV-DNA 정량, HCV항체, HCV-RNA ② 항핵 항체, 항평활근 항체 • 자기면역성 간염 ③ 항미토콘드리아 항체, 항M2 항체 • 원발성 담즙성 간경변 ④ 세룰로플라스민, 소변 중의 구리 • Wilson병 ⑤ 페리틴, 트랜스페린 철포화도 • 혈색소 침착증
중증도 진전도 평가를 위한 검사	① 프로트롬빈 시간 • 급성 간장해의 중증도 ② 간섬유화 검사(Ⅳ형 콜라겐, 히알루론산, 혈소판 • (주로 c형) 만성 간장해의 진전도 ③ Child-Pugh분류에 포함되는 항목 • 간경변의 중증도

1-1. 간질환을 취급하기 위한 선별검사(screening test)

(1) 간세포가 파괴되면 증가하는 것(일탈효소)

아스파르트산아미노트랜스페라아제(AST), 알라닌아미노트랜스페라아제(ALT)로 대별된다. 이들은 이전에 각각 GOT, GPT라고 불리고 있었지만 최근에는 AST, ALT의 호칭으로 일반화 되어있다. 조직중의 AST 농도는 심장, 간장에서 가장 높고 이어서 골격근, 신장, 뇌, 췌장, 폐, 백혈구, 적혈구의 순이다. ALT도 간장에 많이 함유되어 있으며 AST보다도 간의 특이성이 높다.

AST, ALT 이외에도 간세포 장해로서 혈중으로 일탈하는 효소가 다수 있으며 락트산 탈수소효소(LD)로 대표된다. LDH는 AST, ALT보다도 간의 특이성이 낮지만 아이소자임 패턴을 보는 것이 간질환과 비간질환에 있어서 감별의 참고로 된다.

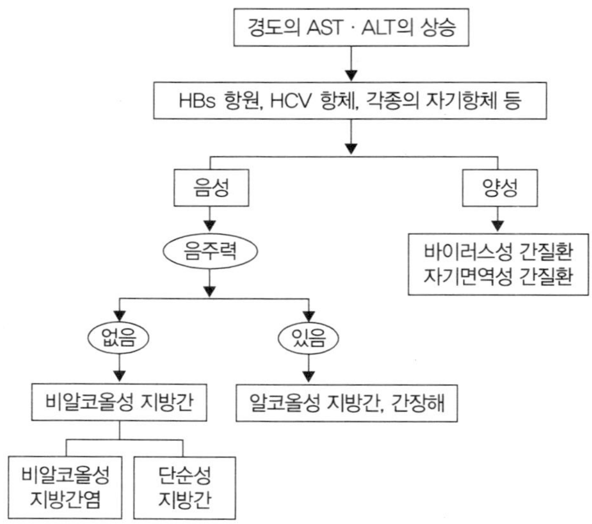

그림 1 경도의 트랜스아미나아제치 이상 진단의 진행방향

AST, ALT에서는 그의 비율에 주의할 필요가 있다. 알코올성 간장해에서는 AST>ALT인 경우가 많은 것에 대해서, 비만을 동반하는 단순성 지방간에서는 AST<ALT인 것이 많다. 만성 바이러스간염, 알코올성 간장해, 비알코올성 지방간 등의 많은 만성 간장해가 건강진단이나 인간 건강검진에 있어서 트랜스아미나아제의 이상으로서 발견되지만 그의 감별은 **그림 1**과 같은 흐름으로 시행된다.

AST, ALT는 근육질환, 혈액질환, 심장질환 등의 간장 이외의 질환에 있어서도 일탈효소로서 이상치를 나타내는 경우가 많은 것을 잊어서는 안 된다.

(2) 담즙울체를 반영하는 검사

간세포에서 생산되는 담즙은 모세담관 내부에 분비되며 최종적으로 총담관을 통하여 Vater 유두부로서 십이지장으로 배설된다. 어떤 요인으로 담즙의 흐름이 악화되면 담즙울체가 일어난다. 이 병태를 반영하는 대표적인 검사항목은 알칼리성 포스파타아제(ALP), γ-글루타밀트랜스페라아제(γ-GT, γ-GTP : 담도계효소라고 불리운다), 빌리루빈이다.

1) 담도계효소

ALP는 대부분 모든 장기에 존재하지만 간장에 있어서는 간세포막의 특히 모세담관 표면에 분포하고 있다. 담즙울체증이 생기면 반응성에 ALP단백의 합성이 증가한다. 골조직에도 높은 활성이 보

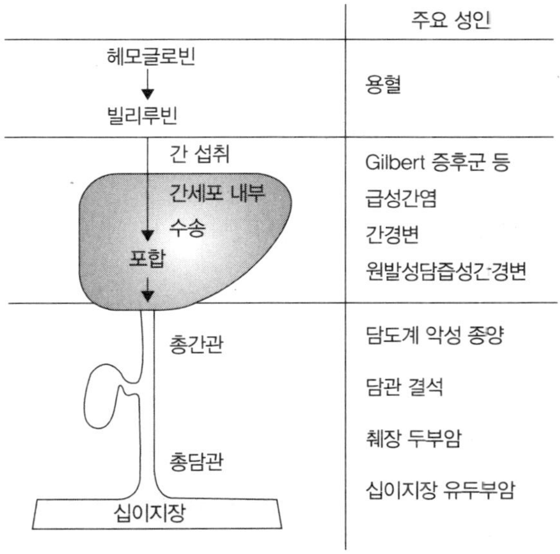

그림 2 **황달의 부위별 분류**

이며, 골의 새로운 생성상태를 파악할 수 있다. 골성 장기에는 골형 ALP가 현저하게 증가하기 때문에 총ALP 활성이 기준범위보다도 훨씬 높은 값을 취하는 것이 보통이다.

혈청 γ−GT의 높은 값이 진단의 원인으로 되는 병태로서 담즙울체 이외에 습관성 음주가 있다. 장기 음주에 의한 γ−GT의 상승과 단주 후의 저하는 알코올성 간장해의 진단기준에서 중요한 항목이다.

2) 빌리루빈

망내부계에서 생성된 빌리루빈(비포합형)은 주로 알부민과 결합하여 간장에 이른다. 그 후, 글루쿠론산 포합을 받아서 수용성의 포합형으로 되어 모세담관막으로 운반된다. 모세담관 내부에 분비된 포합형 빌리루빈은 복합 미셀에 조합된 상태로서 담관 내부로 운반되어 담낭에 저장되며 십이지장으로 배설된다. 이상의 경로장해에 의하여 고빌리루빈 혈증으로 된다(그림 2). 그 장해부위가 글루쿠론산 포합 후의 경우는 고빌리루빈 혈증이 포합형 우위(반절 이상이 포합형), 앞의 경우는 비포합형 우위(80% 이상이 비포합형)로 된다. 폐색성 황달 등의 담즙울체에 의한 황달의 경우는 포합형 빌리루빈 우위로 된다.

혈청 빌리루빈 농도가 2.5~3.5 mg/dL를 초과하면 안구결막, 피부점막 황염으로서 육안적인 황달로서 확인되기에 이르렀다.

포합형 빌리루빈이 알부민과 공유결합한 델타빌리루빈은 체내로부터 배설이 지체되기 때문에 델타빌리루빈의 비율이 커지면 총빌리루빈의 개선이 병태의 개선보다도 느려지는 경우가 있다.

더욱, 담즙울체와는 직접 관계하지 않지만 건강 등에 있어서 고빌리루빈 혈증을 지적하는 경우의 원인으로서 가장 많은 것은 글루쿠론산 포합효소 활성저하에 의하여 비포합형 빌리루빈이 증가하는 Gilbert증후군으로서 일본인의 3~5%에서 확인된다.

1-2. 간장해의 원인이나 병태를 탐구하는 검사

(1) 간염바이러스 검사

간염바이러스를 구성하는 단백질이나 핵산 그 것, 혹은 바이러스 관련 항원에 대한 항체를 조사하는 간염바이러스 표지검사는 간기능 검사와는 다른 범주이지만 간질환의 진료에 있어서 매우 중요한 검사이다. 각종 간염바이러스 검사를 표 3에 나타냈다.

표 3 각종 간염바이러스 검사와 그의 임상적 의의

A형 간염	HA항체(IgG급) IgM–HA항체	• HAV의 감염개왕 • 급성 A형 간염의 진단
B형 간염	HBs 항원 HBs 항체 HBc 항체 HBe 항원 HBe 항체 HBV–DNA HBV–DNA폴리메라아제 HBV코어관련 항원정량 HBV유전자형	• 현재 HBV에 감염되어 있다(HBc 항체도 동시에 양성의 것이 많다). • HBV의 감염개왕(HBc 항체도 동시에 양성의 것이 많다) • HBV 백신의 접종 후 • HBV의 감염개왕(HBs 항체도 동시에 양성의 것이 많다) • 현재 HBV에 감염되어 있다(HBs 항원도 동시에 양성의 것이 많다). • HBV의 증식력이 강하다. • HBV의 증식력이 약하다. • HBV량을 반영 • HBV량을 반영(현재는 그다지 이용되지 않는다) • HBV량을 반영(간세포중 cccDNA량) • HBV의 감염경로, 경과예측
C형 간염	HCV 항체 HCV 코어항체 HCV–RNA HCV 코어항원 HCV세로형·유전자형	• 현재 HCV에 감염되어 있다(고역가). • HCV의 감염개왕(저역가) • 치료효과 예측·판정 • HCV 감염의 확인 • 항바이러스요법의 효과예측과 모니터링 • 항바이러스요법의 효과예측과 모니터링 • 항바이러스요법의 효과예측
D형 간염	HD 항체 HDV–RNA	• HDV의 감염개왕(HBV의 감염개왕도 있음) • HDV에 감염되어 있다(HBs항원도 양성). • HDV에 감염되어 있다(HBs항원도 양성).
E형 간염	HE 항체 HEV–RNA	• HEV의 감염개왕(IgG형만이 양성) • 급성 E형 간염(IgA형, IgM형이 동시 양성) • HEV에 감염되어 있다.

(2) 자기항체

자기면역에 의하여 발증하는 간질환으로서 중요한 것은 자기면역성 간염과 원발성 담즙성 간경변이다. 어느 것이나 병변의 진행도를 포함한 정확한 진단에는 병리학적 검사가 필요하지만 자기면역성 간염에서는 항핵 항체, 항평활근 항체가 또한 원발성 담즙성 간경변에서는 항미토콘드리아 항체, 항 M_2 항체가 진단상에 있어서 중요하다.

(3) 습관 음주표지

과도의 음주에 의하여 혈중에서 증가하는 습관 음주 검사는 알코올성 간장해 진단의 일조로서 또한 단조의 지시가 지켜지고 있는 것의 확인에 있어서 중요하다. 담도계 효소의 항에서 설명한 γ-GT 이외에, 당사슬 결손 트랜스페린(CDT)이 잘 알려져 있다.

(4) 기타

간장 내외 션트 등의 문맥혈이 체순환에 유입되는 병태나 요소회로의 선천 이상일 때에 상승하는 암모니아, 혈색소 침착증(hemochromatosis)에 있어서 높은 페리틴의 값, Wilson병에 있어서 혈청 세룰로플라스민(ceruloplasmin) 저하·소변 중의 구리의 상승 등은 특징적인 병태를 반영하는 검사의 예이다.

1-3. 질환의 중증도 · 진행도를 보기 위한 검사

(1) 급성 간염의 중증화·극증화의 예측에 이용되는 검사

급성 간장해의 정도를 리얼타임으로 평가하기 위해서는 이성화가 빠른 단백질의 생산능력을 파악하는 것이 유용하다. 알부민의 반감기는 약 3주간인 것에 대해서 혈액응고인자, 특히 제Ⅶ인자는 수 시간으로 짧다. 따라서 혈액응고인자의 활성을 보는 프로트롬빈 시간, 혈액응고 검사(hepaplastin test)는 급성 간장해 중증도 평가에 필수이다.

(2) 만성 간장해의 진전도 평가

만성 간장해의 진전도, 즉 간경변에 어느 정도로 근접하고 있는지를 파악하기 위한 검사로서는 혈소판 수, IgG치, 각종 간섬유화 검사(Ⅳ형 콜라겐, 히알루론산 등), 혈청콜린에스테라아제 활성 등이 이용된다. 또한, 간경변의 중증도 분류로서는 Child-Pugh 분류가 널리 이용되고 있다. 이 분류에서는 임상검사 항목으로서 혈청 총빌리루빈, 혈청 알부민, 프로트롬빈 시간, 임상소견으로서 복수와 뇌증 정도의 5항목의 스코어를 합계하여 평가된다. 만성 간장해의 진전도나 병발하는 간세포암의 진단에는 복부초음파 검사(abdominal echo inspection), X선 CT, MRI 등의 화상검사와 검체검사를 조합시키는 것이 필수이다.

2. 신장 기능

만성 신장병(CKD : chronic kidney disease)은 원인질환을 불문하고 단백질 등의 신장 장해 혹은 사구체 여과량(GFR : glomerular filtration rate) 60 mL/분/1.73 m^2 미만의 신장 기능저하의 어느 것이나 혹은 양쪽이 3개월 이상 지속되는 것이라고 정의되며 일본 전국에서 1,300만 명을 넘고 현재도 계속 증가하고 있다. 또한, CKD 환자는 심혈관계 질환을 발병하기 쉽고 생명 예후나 QOL에도 영향을 부여하는 경우가 있다. 신장 기능 및 단백뇨가 각각 독립했다. 생명 예후, 심혈관계 질환의 발증, 말기 신부전의 위험인자인 것으로부터, 이 정도에 의하여 CKD의 중증도 분류가 시행되고 있다. 신장 기능 및 단백뇨를 정확하게 평가하고 만성 신장병을 조기에 진단하는 것은 임상상에 있어서 매우 중요하다.

2-1. 신장의 구조와 작용

신장은 후복막강에 위치하는 좌우 1쌍의 누에콩에 유사한 형태의 장기로서 1개의 신장은 길이 10~12 cm, 중량 120~130 g 정도이다. 신장의 실체는 외측의 피질과 내측의 수질로 형성되어 있다. 신장의 실질을 구성하는 최소 기능단위를 네프론(nephron)이라고 말하며, 1개의 신장에 약 100~200만개가 존재한다. 네프론은 사구체와 세뇨관으로 구성된다. 세뇨관은 사구체 쪽으로부터 근위세뇨관, 헨레루프(Henle's loop), 원위세뇨관, 집합관의 조각으로 분류되고 주위의 모세혈관 간에서 재흡수나 분비를 매개하여 물질의 주고받기를 수행하여, 원뇨 성분의 최종 조정을 수행하고 있다(그림 3).

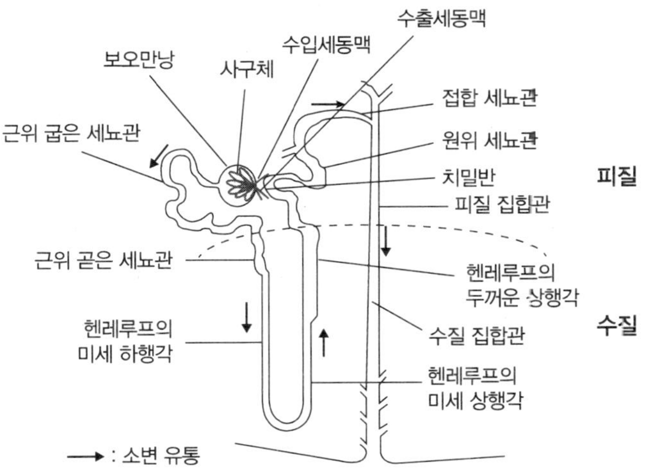

네프론은 사구체 및 그 후에 계속되는 세뇨관으로 형성되며, 세뇨관은 더욱 근위세뇨관, 헨레계 발굽(thick of the loop of Henle), 원위세뇨관, 집합관으로 분류된다.

그림 3 네프론의 구조

혈관은 신문부로부터 동맥이 유입되고 신장내부에서 분리되어 사구체 모세혈관으로 되며 그 후 세뇨관 주위의 모세혈관을 거쳐서 정맥계로 된다. 신장에는 심박 출량의 약 20%에 상당하는 대량의 혈액이 유입되고 사구체에서 1일에 약 1,600 L의 혈액이 여과되며 약 150~200 L의 원뇨를 생성한다. 원뇨는 하류의 세뇨관을 통과하는 사이에 99%가 혈관계를 통하여 체내로 재흡수되며 최종적으로 1~1.5 L/일 정도가 소변으로 배설된다. 얼핏 쓸데없는 작업처럼 보이는 대량의 여과와 재흡수를 수행하는 것에 의하여 체내의 노폐물을 효율 좋게 배설하여 소변량과 조성을 큰 폭으로 게다가 신속하게 증감시키는 것이 가능하다. 신장의 주요작용으로서 ① 대사 노폐물이나 산의 배설(배설기능) ② 침투압, 전해질 농도, 산 염기평형의 조정(내부환경의 항상성 유지) ③ 에리트로포이에틴(erythropoietin), 활성형 비타민D, 레닌(renin), 키닌(kinin), 프로스타글란딘(prostaglandin) 등의 호르몬 분비와 적혈구 조혈, 칼슘·인 대사, 혈압 조정(내분비 기능) ④ 저분자단백질, 폴리펩티드 대사(대사기능) ⑤ 절식상태에 있어서 아미노산이나 다른 전구물질로부터 포도당 합성과 혈중 방출(새로운 당 생성)을 들 수 있다.

2-2. 사구체의 구조와 기능

사구체는 모세관과 그 주위를 덮는 사구체 주머니(Bowman's capsule)로서 구성된다. 사구체내의 혈관계는 7~8개의 루프상으로 분리된 모세혈관과 그 전후의 저항혈관인 수입 및 수출 미세동맥으로 형성된다. 루프 중심부에는 혈관 평활근에 유사한 성질을 가지는 메산기움 세포(mesangium cell) 및 그 주위의 메산기움 기질(mesangial matrix)이 존재한다(그림 4A). 메산기움 세포는 사구체 모세혈관을 중심부에 연결시키고 수축하는 것으로 사구체 혈류의 조절기능을 가진다. 또한, 모세관 혈벽은 내강 쪽으로부터 내피세포, 기저막, 상피세포의 3층 구조로 되어있다. 사구체 모세혈벽에는 혈관강으로부터 사구체 주머니 쪽으로 혈류가 통과될 때에, 물이나 전해질, 분자량 1~3만 이하의 물질은 자유로 통과하지만 6만 이상의 단백질 투과를 방해하는 체의 메커니즘이 존재한다(그림 4B).

사구체 신장염이나 네프로오제 증후군 등의 사구체질환에 있어서는 사구체 국소에 발생하는 면역학적 염증에 의한 모세혈관벽의 기질적 장해, 사구체 투과성 인자의 작용 등에 의하여 체메커니즘이 장해를 받아서 단백뇨, 혈뇨가 발생하고 사구체 혈류가 장해되면 여과기능의 저하를 확인하는 경우가 있다.

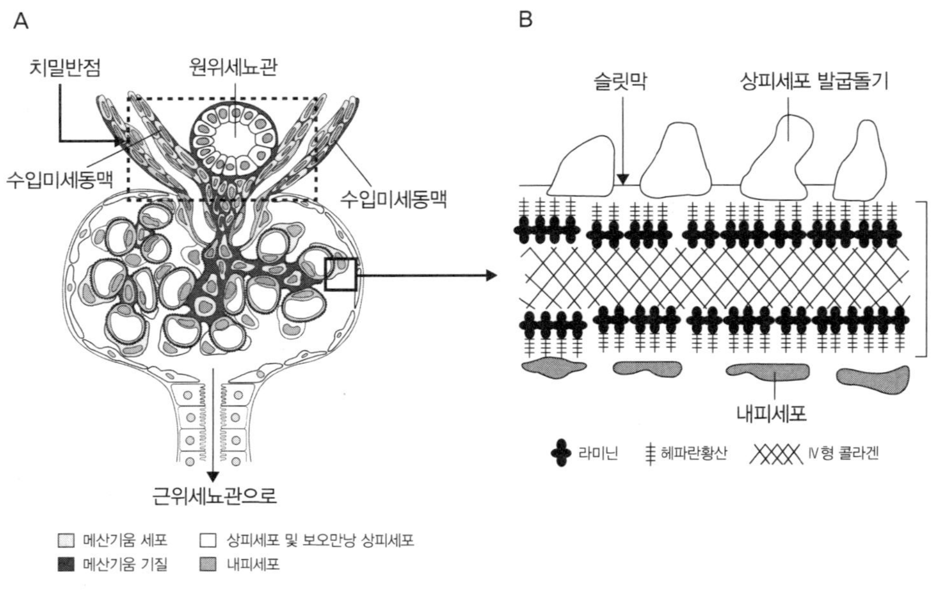

A : 사구체는 전후를 수입 및 수출 미세동맥으로 좁혀진 몇 개의 루프상 모세혈관으로 형성되어 있으며 그 중심부에 메산기움 세포 및 메산기움 기질이 존재한다. 메산기움 세포는 수축능력을 가지며 사구체 혈행 동태의 조절을 수행하는 것과 동시에 사구체내에 유입되는 물질의 처리나 세포 외부기질의 생성 등을 수행한다. 사구체 수입 미세동맥은 신장동맥에 높은 압력이 걸리면 자동적으로 수축하고, 사구체 내압이 상승하지 않도록 조절하고 있다(근원반응). 또한, 수출 미세동맥도 저항혈관으로서 작용하며, 사구체 내압조절을 수행하고 있다. 사구체모세혈관은 내피세포, 기저막, 상피세포의 3층 구조를 나타내며, 사구체 여과를 수행할 때, 물질의 체로서 기능하고 있다. 또한, 수입 및 수출 미세동맥으로 좁혀진 부분에 자신의 네프론 원위세뇨관이 접하여, 세뇨관내부를 흐르는 NaCl의 농도변화를 감지하고, 수입 미세동맥을 수축시키는 것에 의하여 GFR이 일정하게 되도록 조절하고 있다(사구체 세뇨관 피드백메커니즘).

B : 사구체 모세혈관벽은 내피세포, 기저막, 상피세포의 3층 구조로 형성되며, 라미닌(laminin), 헤파란황산(heparan sulfate) 등의 음성 하전물질에 의한 충전장벽(charge barrier), Ⅳ형 콜라겐의 망상구조나 상피세포 발굽 간에 있어서 슬릿막의 작은 구멍에 의한 사이즈장벽 메커니즘이 존재한다.

그림 4 사구체의 구성세포와 체메커니즘

(2) 사구체 여과의 조절메커니즘

1) 사구체 여과의 구조

사구체에서는 모세혈관벽을 통해서 사구체 주머니 쪽으로 혈장성분의 일부를 여과하고 방출시키는 여과가 수행된다. GFR을 결정하고 있는 것이 사구체 모세혈관 내부와 사구체 주머니 내부의 정수압 및 교질침투압의 차이 및 혈관벽의 투과성으로서 다음 식으로 표시된다.

$$GFR = LpS[(Pge - Pbs) - s(\pi p - \pi bs)] \quad (1)$$

Lp는 모세혈관의 단위투과성, S는 여과 가능한 모세혈관 표면적, Pge는 사구체 모세혈관 내부의 정수압, Pbs는 사구체 주머니 내부의 정수압, πp 및 πbs는 혈장 및 사구체 주머니 내부의 교질침투압, s는 단백질의 투과 어려움을 나타내는 계수로서 단백질이 자유로 통과하는 경으는 0, 전혀 통과 불능이면 1로 된다. 통상, 교질침투압의 형성에 필요한 알부민은 사구체 주머니에서는 거의 존재하지 않으며, πbs는 0, s는 1로 간주하는 것이 가능하며, (1)식은 다음과 같이 고쳐서 나타낼 수 있다.

$$\mathrm{GFR} = \mathrm{LpS}\ [(\mathrm{Pge} - \mathrm{Pbs}) - \pi \mathrm{p}]$$

신장 기능이 안정한 상태에서는 LpS, Pbs, πp의 변동은 적고 GFR에 크게 기여하는 인자가 사구체 모세혈관 내부압력(Pge)이라고 생각된다.

2) 사구체 여과의 내인성 조절

사구체에서는 앞에서 설명한 바와 같이 1일에 대량의 혈액을 여과하는 필요성으로부터, 모세혈관 내부압력은 전신혈압의 약 2분의 1에 상당하는 50 mmHg라고 하는 높은 압력으로 유지되고 있다. 그리고 신장 동맥압력이 80~180 mmHg의 범위에서 크게 변동해도, 항상 일정한 신장혈류 및 GFR에 유지되도록, 수입 미세동맥의 근원반응 및 사구체 세뇨관 피드백이라고 하는 2개의 조절메커니즘이 작용하고 있다(그림 4 참조).

3) 사구체 여과의 외인성 조절

신장혈관에 풍부하게 분포하는 교감신경은 α수용체를 매개하여, 사구체 수출입 미세동맥을 수축시켜서 GFR을 저하시킨다. 또한, 안지오텐신Ⅱ(AⅡ), 아데노신, 일산화질소(NO), 프로스타글란딘 등의 액성 인자에 의한 조절도 수행되고 있다. 특히, AⅡ는 사구체 수출 미세동맥을 보다 강하게 수축시키는 것에 의하여 사구체 내압을 상승시킨다. 탈수 등으로 신장혈류가 저하된 경우에는 AⅡ의 생성이 항진되며 GFR을 일정하게 유지시키는 메커니즘이 작용한다.

2-3. 사구체 기능의 평가법

(1) 클리어런스의 개념

신장의 배설 기능의 지표로서 이용되는 개념으로서 일정시간(1분간)에 어떤 물질 X가 신장에 의하여 혈장으로부터 소변으로 제거되는 비율(제거율)을 X의 클리어런스(Cx)라고 말한다. 물질 X의 혈장농도를 Px, 소변 중의 농도를 Ux, 일정시간(1분간)에 배설되는 소변량을 V라고 하면 물질 X가 혈장으로부터 제거되는 량과 소변 중으로 배설되는 량은 같기 때문에 다음의 식이 성립된다.

$$Px \times Cx = Ux \times V$$

Cx를 1분간당의 클리어런스라고 하면

$$Cx\ (mL/분) = Ux\ (mg/mL) \times V\ (mL/분)/Px\ (mg/mL)$$

클리어런스란, 신장이 어떤 물질을 1분간당 얼마만큼의 혈장으로부터 완전히 제거(소변 중으로 배설) 되는 것이 가능한가를 나타내고 있다.

(2) GFR과 그의 평가법

사구체의 가장 중요한 기능은 여과기능이며, 그 지표로서 GFR이 있다. GFR은 단위시간당 신장의 모든 사구체에서 여과되는 소변량, 즉 단위시간당 생성되는 원뇨로서 평가한다. 생체에 있어서 직접 GFR을 측정하는 것은 불가능하며, 사구체에서 자유로 여과되며 그 하류의 세뇨관으로 분비나 재흡수를 받지 않는 물질(GTF 측정물질)의 신장에서의 클리어런스를 평가하는 것으로 구해진다.

클리어런스를 평가하는 검사로서 ① 이눌린 클리어런스(Cin) 검사 ② 크레아티닌 클리어런스(Ccr) ③ 혈청 크레아티닌(Cr) ④ 추산 사구체 여과량(eGFR) ⑤ 혈청 시스타틴 C(cystatin C)가 있다.

2-4. 단백뇨의 생성원인과 평가법

(1) 단백뇨의 생성원인

1) 기능성 단백뇨

발열, 격렬한 운동 후 스트레스에 동반하여 일과성으로 출현하는 생리적 단백뇨와 안정하게 누운 자세에서 단백뇨는 확인되지 않았고 서있는 자세에서는 출현하는 기립성 단택뇨가 있다. 어느 것이나 2g/일을 초과하는 것은 드물다.

2) 병적 단백질

① **신전성 단백뇨**

사구체 기저막을 통과할 수 있는 소분자의 단백질이 과잉으로 생산되어 세뇨관에서 재흡수 되지 않고 누출되는 것으로서 다발성 골수종에서의 Bence–Jones 단백 등이 그 예이다.

② **사구체성 단백뇨**

신염, 네프로오제 등의 사구체 질환에 의하여 사구체 모세혈관벽이 장해되어 생성되는 단백뇨, 1 g/일 미만의 경도의 것으로부터, 3.5 g/일을 초과하고 네프로오제 증후군을 띠는 것까지 여러 가지이다.

③ **세뇨관성 단백뇨**

분자량 4만 이하의 저분자 단백질이 세뇨관의 장해에 의하여 재흡수되지 않고 소변으로 출현하는 것으로서 대부분은 1~2 g/일 미만으로 되는 경도이다.

④ **요로성 단백뇨**

하부 요로(신우 이하)의 염증, 결석, 종양 등에 의하여 요로점막으로부터 분비되는 단백뇨로서 통상 0.5 g/일 미만으로 되는 경도이다.

(2) 단백뇨의 평가법

1) 요단백 정성시험

주로 검진이나 진료시 등의 선별에 이용된다. 일반적으로 시험지법으로 시행되며 (±)~(4+)의 5단계 평가를 이용하는 것이 많다. (1+)는 30 mg/dL, (2+)는 10 mg/dL에 상당하지만 농축뇨나 희석뇨에서는 허위성 양성이나 허위성 음성으로 되는 경우도 있으며 이상이 의심되는 경우는 뒤에서 설명하는 요단백 정량시험도 시행된다.

2) 요단백 정량시험

요단백 양성 예에 대해서, 요단백의 생성원인, 질환의 중증도 추정을 목적으로 시행한다. 정상뇨에도 1일 40~80 mg 정도의 단백뇨가 배출되고 있지만 150 mg/일을 초과하는 경우는 이상이다. 1일 배설량의 평가에는 정확한 24시간의 축뇨가 필요하지만 외래에서 시행하기에는 번잡하며, 오차도 많다. Cr은 매일 일정량(약 1 g) 소변 중으로 배설되기 때문에 수시로 소변 중의 단백질 농도와 Cr 농도의 비율을 취하여, 추정 1일 요단백 배설량으로 하고 있다(단위는 g/gCr).

CKD 중증도를 평가할 때에는 주로 요단백/Cr 비율을 이용하여, 당뇨병에서 신증 전기 혹은 조기 신증 예에서는 소변 중의 알부민을 면역측정법으로 측정하고 소변 중의 Cr과의 비율을 이용하여 평가한다.

3) 요단백 선택성(SI)

일반적으로 분자량이 적고 양성으로 하전하는 물질일수록 사구체 모세혈관벽을 통과하기 쉽다. 사구체의 체메커니즘에는 모세혈관벽에 존재하는 라미닌이나 헤파린황산 등의 프로테오글리칸이 음성으로 하전하는 알부민과 반발하여, 그 투과를 방해하는 충전장벽과 기저막의 4형 콜라겐의 망목구조와 사구체 발굽간의 슬릿막에 존재하는 작은 구멍에 의하여 알부민보다 커다란 분자의 통과를 방해하는 사이즈장벽이 존재한다(그림 4B). 분자량 15,000의 IgG와 분자량 88,000의 트랜스페린(Tf)의 클리어런스 비율 CIgG/CTf를 요단백 선택성(SI : selectivity index)이라고 말한다. SI<0.25의 경우에 고선택성의 단백뇨라고 한다. 네프로오제 증후군 중에서도, 미소변화형 네프로오제에서는 충전장벽의 장해에 의하여 알부민을 주체로 하는 단백뇨를 띠고 고선택성의 단백뇨로 되며 막생신증과 같이 사이즈 장벽의 장해가 주체의 병형태에서는 저선택성으로 된다. 고선택성 단백뇨의 경우는 스테로이드 치료에 대한 반응성이 양호한 경우가 많다.

2-5. 세뇨관 기능 평가법

(1) 소변 중의 N-아세틸-β-D-글루코사미니다아제(NAG)

NAG는 세포의 라이소자임에 존재하는 단백질 분해효소의 하나로서 근위세뇨관 세포에 많이 함유되어 있다. 허혈이나 신장 독성약물, 신장염 등의 사구체 장해로서 2차적으로 세뇨관의 장해가 발생된 경우 등에, 소변 중으로 일탈하기 때문에 세뇨관의 장해검사로서 이용된다. 단, 만성 신부전과 같은 NAG를 생성하는 세뇨관 상피세포 수가 감소하는 병태에 있어서는 낮은 값을 나타낸다.

(2) 소변 중의 β_2 마이크로글로불린(β_2-MG)

β_2-MG는 세포표면의 classⅠ 주요조직 적합성 항원의 L사슬에 상당하며, 모든 유핵세포에 존재한다. 분자량 11,800의 저분자 단백질로서 사구체를 자유로 통과하고 그의 대부분이 근위세뇨관에서 재흡수 되고 이성화 되며 정상에서는 소변 중으로 거의 배설되지 않는다. 혈액질환, 교원병 등에서 혈중의 β_2-MG 농도가 4.5 mg/L 이상으로 상승하면 세뇨관의 재흡수 능력을 초과하여 소변 중으로 배설된다. 또한, 세뇨관 장해 시에는 그의 재흡수나 이성화가 장해되어서 소변 중의 농도가 증가한다. 따라서 세뇨관 장해 검사로서 이용되는 경우에는 동시에 혈중의 β_2-MG도 측정하고 β_2-MG 클리어런스도 평가하는 것이 요망된다.

3. 심장 · 순환기 기능

3-1. 심장의 흥분으로부터 수축에 이르는 전체상

심장은 수축과 이완(확장)을 반복하는 것에 의하여 전신에 혈액을 송출하는 펌프의 작용을 담당하고 있다. 규칙 바르게 생화학적 반응 메커니즘은 1일에 약 10만회에 이르며, 반복되는 심장박동에 규율을 부여하고 있다. 따라서 그의 파종은 대부분의 경우, 병태에 연결된다고 생각해도 좋다. 정밀하고 게다가 다이나믹하게 변하는 장기기능을 가지는 심장을 이해하기 위해서는 심근세포의 흥분과정에 따라서 해부학적, 생리학적 지식을 복습하면서 생화학적 메커니즘을 이해하는 것이 필요하다. 심장의 자극전달계를 매개하여 전파되는 전기적 흥분이 말초심근에 있어서 수축이라고 하는 형태로 변환된다. 그 메커니즘을 이해하는데 있어서 이들의 지식은 필수인 것과 동시에 사정이 좋지 않은 것이 발생된 심장의 병태 메커니즘의 이해도 중요하다.

심장의 전기적 활동은 동결절(동방결절)로부터 시작되며 그의 활동전위는 자동능력을 가지고 규칙 바르게 발생하고 있다(그림 5①).

심근세포의 활동전위는 세포의 내외를 나트륨(Na), 칼슘(Ca), 칼륨(K)의 3종 이온이 이동하는 것에 의하여 형성되어 있다. 이 활동전위가 주변의 심방근에 활동전위를 발생시키고 이것이 심방전체에 전파하여 심방의 수축을 일으킨다(그림 5②). 동결절을 발생시킨 흥분의 전파는 특수 심근에서 구성되는 자극전파계를 통하여 우심방 쪽의 심방중격의 하단에 있는 방실결절에 도달한다(그림 5③). 이 부근까지 오면 자극의 전도는 극단적으로 느려져서, 활동전위의 발생에는 시간이 걸리게 된다. 처음에 서서히 탈분극이 발생하며, 이것이 어떤 역치에 달하여 비로소 활동전위가 발생한다. 이것에 의하

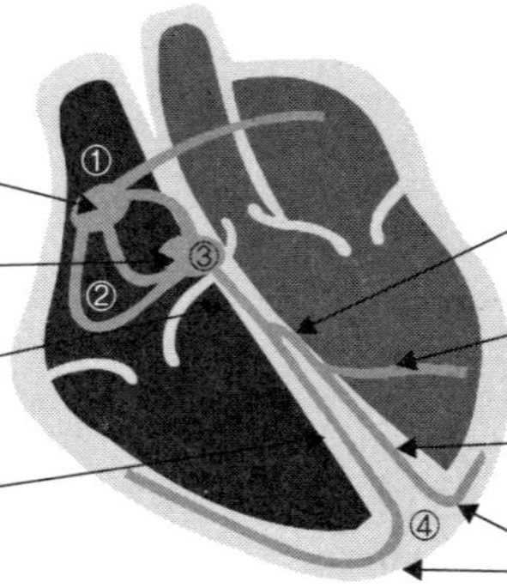

그림 5 심장 자극전달계

여 심방과 심실의 순서였던 리드미컬한 수축의 타이밍이 도모되고 있다. 그 후의 활동전위는 히스다발(bundle of his)을 거쳐서 심실에 전달된다(그림 5④). 히스다발 이래의 자극전달계는 푸르킨에섬유(purkinje fiber)로 되어있으며, 활동전위가 전달되는 속도는 매우 빠르고 방실결절 전후의 전달이 몇십배의 속도를 가진다. 심실에서는 좌우로 분리되어 있으며 이것을 우각, 좌각이라고 말한다. 푸르킨에섬유는 미세하게 분지되어 망목상으로 좌우 심실내벽을 덮고 있다. 따라서 활동전위는 한번 푸르킨에섬유에까지 도달하면 이 후에는 상당히 빠른 속도로서 심실내벽 전체(작업 심근)로 확대된다. 좌우로 밸런스가 취해진 형태로서 전달된 작업 심근의 흥분은 심실 전체가 동기된 수축을 일으키고 펌프로서의 효율을 높일 수 있다.

3-2. Ca^{2+}의 세포막으로부터의 유입

세포내부에 비해서 세포외부의 Ca^{2+} 농도는 상당히 높고 활동전위의 발생에 의하여 세포내부에 도입된 Ca^{2+}은 심장수축과 그것에 관여하는 분자의 생화학적 변화를 생각하는데 있어서 매우 중요한 역할을 하고 있다. 심근세포의 표면에는 Ca^{2+}만을 통하는 채널 구조가 존재한다. 이 채널은 확장된 심실심근에서는 폐쇄되어 있지만 수축의 전기적 시그널이 전달되면 열리고 세포내외의 Ca^{2+}의 농도구배에 따라서 Ca^{2+}는 외부로부터 내부로 유입된다. 즉, 채널이 어떤 메커니즘으로 개시될지가 Ca^{2+} 유입의 이해에는 중요한 점이다. 많은 채널이 복잡하게 연동하여 개폐를 반복하는 전위의 변화를 일으킨다. 결과로서 Ca^{2+}뿐만이 아니고 Na^{+}도 유입되고 K^{+}는 배출된다. Ca^{2+}를 이와 같이 강조하는 이유는 Ca^{2+}야 말로, 심근 수축에 연결되는 시그널을 형성하기 때문이다.

전기적 흥분은 동결절로부터, 방실결절, 히스다발, 푸르킨에섬유와 같이 자극전달계를 구성하는

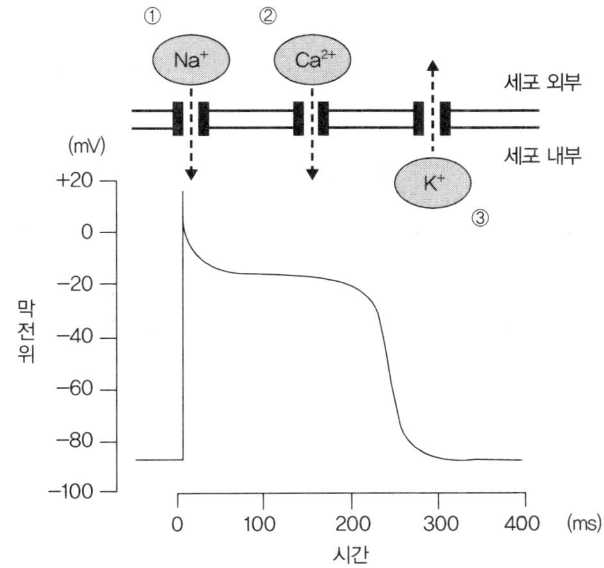

그림 6 **심근세포 활동전위**

특수심근을 거치고 말초의 작업 심근인 심실근에 전달된다고 설명했다. 따라서 그림 6을 보면서, 수축성에 영향을 부여하는 심실근에 있어서 1회의 심실박동간의 세포내부 Ca^{2-}의 변화에 대해서 생각해 보기로 한다.

심근세포에 전기적 자극이 전달되면 세포막의 전위가 변한다. 전위는 세포내부와 외부에 있는 이온구배와 채널의 개폐에 의하여 형성된다(그림 6).

전위는 mV의 단위에서 표시되는 전기적 특성이다. 수축상태에 없는 심근에서는 세포막 내부 쪽의 전위는 약 −90 mV이다. 자극전달계를 전달한 전기신호는 Na 채널을 일시적으로 여는 것에 의하여 상당히 빠른 스피드로서 이 전위를 플러스 쪽으로 가져가는 자극을 좌심실 전체로 보낸다(그림 6①).

세포내부와 비교해서 세포외부에 대량으로 함유되는 플러스의 Na^{+}가 외부로부터 내부로 유입되면 세포막의 전위(막전위)는 플러스 쪽으로 진동한다. 그러나 아직 이 단계에서 Ca^{2+}채널은 열리지 않는다. 전위의 변화를 최초로 감지한 Na 채널은 순간적으로 세포막의 전위를 −40 mV 정도까지 끌어올린다. 따라서 최초로 Ca^{2+}채널이 열리고 Ca^{2+}가 유입된다(그림 6②). 막전위는 플러스까지 상승하지만 이윽고 이들의 채널은 닫히고 대신에 K 채널이 열리며, 세포내부에 있는 대량의 K^{+}가 K 채널을 매개로 하여 세포외부로 유출된다. 그 결과 재차 막전위는 −90 mV까지 되돌아온다(그림 6③). 이 과정에 있어서 Ca^{2+} 채널도 전위의 변위에 동반하여 열린다. 여기서 거의 1박이 완료되기 때문에 약 1초간의 사이에 동결절로부터의 전기신호에 반응하며, 많은 채널이 복잡하게 연동하여 개폐를 반복하는 전위의 변화를 일으킨다. 그 결과로서 Ca^{2+}가 일정량 일정시간만큼 유입하게 된다.

임상적으로는 Ca^{2+}에 한정되지 않고 이들의 많은 이온채널이 1개라도 기능부전을 일으키면 중독의 부정맥을 일으키는 것으로 알려져 있다. 또한, 이들 채널의 개폐를 조작하는 것에 의하여 반대로 부정맥의 치료가 가능하게 된다. 실제로, 많은 항부정맥 약이 이들 채널의 개폐를 제어하는 약제이다. 이들의 병태형성 메커니즘이나 임상약제의 효과발현 메커니즘을 연구하는 것에 의하여 많은 채널이 어떻게 잘 협조하여 심장의 전기적 안정성을 확보할 수 있는지를 파악할 수 있다.

3-3. Ca^{2+} 유발성 Ca^{2+} 방출에 의하여 상승한 Ca^{2+}에 의한 근육의 수축

흥분수축 관련이라고 알려진 심근이 수축에 이르기까지 과정에 있어서 Ca^{2+}는 세포외부로부터 세포막을 통하여 유입하는 중에, 매우 귀중한 역할을 하고 있다. 이것을 알아두어야 할 것은 이 영역을 이해하는데 있어서 매우 중요하다. 당연하지만 이온의 출입에 있어서 채널의 개폐, 각종 효소활성의 제어, 단백질과 단백질의 결합 등의 각종 생화학적 메커니즘이 이들 심장의 흥분으로부터 수축에 이르는 현상의 기초로 되어있다. 골격근과 달리, 주기적이고 게다가 항상적으로 박동한다고 하는 심근의 특징적인 수축메커니즘으로서 더욱이 심부전 병태로서도 이해해야 할 중요한 생화학적 현상으

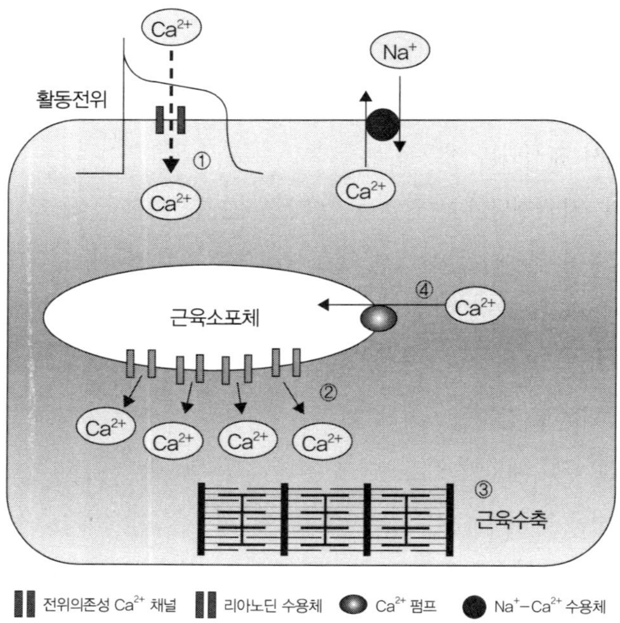

그림 7 Ca^{2+} 유발성 Ca^{2+} 방출에 의한 심근수축의 메커니즘

로서 Ca^{2+} 조절제어에 의한 근육수축메커니즘에 있어서 이하에서 상세히 설명한다.

페이스메이커로서 작동하는 동결절로부터 흥분의 전파와 함께 작업 심근에 전달된 전기자극에 의하여 심근세포막에 활동전위가 발생한다. 그 결과 세포내부에 Ca^{2+}가 유입(그림 7①)하고 유입된 Ca^{2+}가 원인이 되어 세포내부의 Ca^{2+}가 방출(그림 7②)되며 이것이 수축단백에 작용하여 심근세포의 수축을 일으킨다(그림 7③, 그림 8).

복잡한 채널의 조합에 의하여 일시적으로 상승된 Ca^{2+}량은 심근의 수축에 충분한 량이 아니다. 부족한 Ca^{2+}를 보충하기 위해서, 심근은 독자의 메커니즘을 가지고 있다. 심근세프의 Ca^{2+} 채널은 세포막과 심근소포체막이 접근한 접합막 구조에 편재한다. 재빠르게 Ca^{2+} 상승을 동기적으로 수행하기 위해서, 심실근에는 T관 구조라고 하는 특수한 세포막의 함몰이 다수 존재하며, 심근세포체로의 거리가 가까운 이 부분에 Ca^{2+} 채널의 발현을 집약시키고 있는 것이다. 이것에 의하여 전위를 감지한 Ca^{2+} 채널에 의한 Ca^{2+} 유입(그림 7①)은 그 바로 밑의 심근소포체의 리아노딘(ryanodine) 수용체를 자극하여 소포체로부터 순간적으로 Ca^{2+}를 방출한다(그림 7②). 이와 같이 해서, Ca^{2+} 유발성

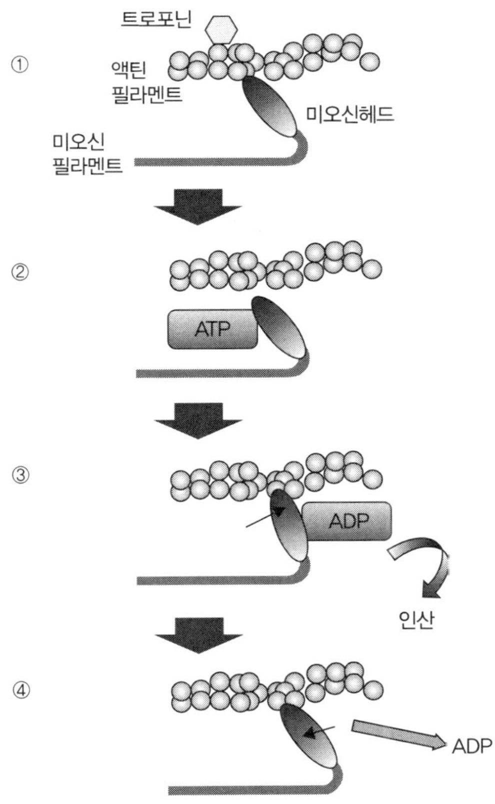

그림 8 액틴, 미오신에 의한 근육수축의 메커니즘

Ca^{2+} 방출을 유도하여 일거에 세포내부의 Ca^{2+} 농도를 심근수축이 일어나는 레벨까지 상승시키고 있다.

근육수축은 액틴필라멘트와 미오신필라멘트와의 구조변화에 의하여 일어난다(그림 7③, 그림 8). 수축에 충분한 수량까지 상승한 Ca^{2+}는 조절단백질인 트로포닌(troponin)과 결합하고 액틴과 미오신간에 가교를 형성(그림 8①)하고 아데노신 5'−삼인산(ATP : adenosine 5'−triphosphate)이 미오신과 결합한다(그림 8②). 상당히 짧은 시간내에 미오신 ATPase의 활성이 상승하고 가수분해에 의하여 아데노신 5'−2인산(ADP : adenosine 5'−diphosphate)과 인산으로 분해된다. 이 분해로서 미오신 헤드(myosin head)의 구조가 변하며, 액틴에 따라서 이동하며, 새로운 장소에 약하게 결합한다. 따라서 인산이 분리되고 더욱 강한 결합으로 된다(그림 8③). 그 후, ADP가 미오신으로부터 분리하고 미오신의 구조변화에 의한 인장이 T축으로 된다(그림 8④). 이 메커니즘은 더욱 세포질 중의 Ca^{2+} 이온농도의 변화에 의하여 제어된다. 수축단위로서의 액틴, 미오신으로 형성되는 사르코메어(sarcomere) 구조를 매개하여 근육을 일과성으로 수축하게 된다.

Ca^{2+}는 근육의 수축에 필요한 수량까지 약 0.1초간 상승하고 그 후 재차 빠르게 소포체 내부로 Ca^{2+} 펌프를 경유하여 능동적으로 도입된다(그림 7④). 이 오묘한 분자메커니즘은 심근의 전기적 자극에 의한 약한 Ca^{2+}의 유입을 빠르게 증폭하고 근육의 수축에 연결시키기 위해서 진화된 심장 독자의 생리기능이라고 생각된다. 따라서 일련의 Ca^{2+}의 동태와 함께 심근세포의 수축은 실행되고 있다.

생리적 변화인 교감신경의 항진이나 아드레날린에 의한 심근수축력의 증강은 근육 소포체의 Ca^{2+} 상승펌프가 활성화 되어 Ca^{2+}시그널이 증강하기 때문이다. 한편, 임상병태에서 부전심근에 있어서는 심근소포체를 매개하는 Ca^{2+}의 동작이 매우 악화되며 충분한 수축·이완이 될 수 없다. 또한, 심부전뿐만이 아니고 심근허혈(협심증, 심근경색)의 병태에 있어서는 심근소포체로 Ca^{2+} 저장이 증가하고 과부하의 상태로 된다.

Ca^{2+} 과부하는 심근의 탈분극을 재촉하고 치사적인 부정맥의 유발에도 관련된다고 상정되어 있다. 이와 같이 생리적 또는 병적 환경에 있어서 Ca^{2+} 동태의 변화가 심장의 수축변화에 여러가지 영향을 미치고 있는 것으로 알려졌다.

3-4. 심근수축 단백그룹의 이상과 심근증

액틴, 미오신으로 형성되는 사르코메어 구조는 심장에 있어서 장력 발생을 담당하는 가장 중요한 기능 분자집합체이다. 이들 분자의 기능부전은 심근증 등의 병태에 직접 관계하는 것으로 알려져 있으며 그 중에서도 미오신은 그의 변이가 비대형 심근증 뿐만이 아니고 확장형 심근증, 심근 치밀화 장해 등의 원인으로 되는 것도 알려져 있다. 유전자 정보의 충실에 따라서 이들의 질환을 분자레벨로부터 진단하고 치료에 응용하는 것은 앞으로의 임상에 있어서 더욱 더 중요성을 증대시킬 것이라고 생각된다. 유전자 해석기술의 비약적인 진보에 의하여 가족성에 발증하는 심근증의 원인 유전자가 계속적으로 발견되고 있다. 심근증의 원인으로서 동정된 유전자는 액틴, 미오신, 트로포닌(troponin)이나, 이들의 수축장치를 세포막 등과 연결된 분자그룹(디스트로핀, 사르코글리콘) 등이다. 이들의 이상이 심근수축부전에 연결된다는 것은 반대로 이들 분자의 심근수축에 있어서 중요성이 증명되기에 이르렀다. 그 중에서도 가장 많은 유전자 이상이 확인되는 것이 미오신이다. 특히, 미오신 중쇄의 많은 변이가 비대형 심근증, 확장형 심근증, 심근 치밀화 장해의 원인으로서 동정되고 있다. 이 사실은 병태로서 다른 가장 빈도가 많은 3가지 심근증이 같은 병인을 가지고 있는 것을 나타내고 있으며 심질환에 있어서 수축단백그룹의 유전자 이상의 중요성을 강하게 시사한다.

심부전, 허혈성 심질환, 부정맥 등의 실지임상에서 조우하는 질환에 이온채널이나 사르코메어의 분자구조, 그리고 세포내부의 Ca^{2+} 동태의 변화까지를 생각하고 진료에 임하는 임상가는 적다라고 생각된다. 그러나 각종 분자구조 및 동태변화가 발생하고 이들의 심질환 병태가 형성되는 것, 그리고 약제는 이들의 작용점을 고려하여 이용되고 있는 것을 답습하여 임상진료에 도입시키는 것으로서 보다 병태의 이해가 깊을 것이라고 생각된다.

3-5. 심장 순환기질환에 관련된 검사항목

심부전에 있어서는 심방성 Na 이뇨펩티드(ANP), 뇌 Na 이뇨펩티드(BNP, NT-pro-BNT)가 심근경색에 있어서는 심근장해 검사[크레아틴키나아제(심근형, CK-MB)], ALT, AST, LD, 심근 미오신경쇄, 트로포닌T, 트로포닌I, 미오글로빈, 심장형 지방산 결합단백) 등이 검사항목으로 들 수 있다. 증상이나 생리기능검사, 카테테르 검사 등의 소견과 합쳐서 판단하는 것으로 심질환의 정확한 진단과 치료가 가능해진다.

4. 소화관 기능

인간의 몸은 외부 쪽을 피부, 내부 쪽을 점막이라고 하는 일종의 원통으로서 그 원통의 양쪽 말단을 항문이라고 간주할 수 있다. 소화기는 이 점막 및 이것에 부속되는 기관이며, 점막의 총면적은 피부의 약 200배에 달한다. 소화관은 ① 경구 섭취된 음식물을 소화하여 영양소로서 체내에 흡수시키는 기능과 ② 음식물을 함유하는 다양한 이물질에 대한 감염을 방어한다고 하는 커다란 2가지 기능을 가지고 있으며 이 항에서는 소화관에 있어서 이들의 2가지 기능에 대해서 설명한다.

4-1. 구강 · 인두

(1) 해부, 생리

경구에 섭취된 음식물은 구강내부에서 치아와 혀에 의하여 씹히고 타액과 혼합된 후, 크기 수 cm의 음식물 덩어리로 정돈된다. 인두에 도달한 음식물 덩어리는 정교하고 치밀한 협조운동인 연하에 의하여 비강이나 기관에 도입되지 않고 식도로 보내진다.

(2) 타액의 생리

1) 타액

약염기성인 타액은 구강내부에 개구하는 3쌍의 대분비선(이하선, 악하선, 설하선)과 구강점막에 분포하는 다수의 분비선에서 분비되며 그 분비량은 1일 약 1.0~1.5 L이다.

2) 타액의 기능

타액에는 당분해효소 아밀라아제나 지방분해효소 리파아제가 함유되며 음식물의 소화는 구강내부로부터 시작된다. 그러나 그 영양소의 분해에 관한 기여는 작고 타액의 주요한 기능은 구강점막의 보호이다. 타액은 구강점막이나 이를 물리적으로 세척하는 것과 동시에 타액 중에 함유되는 가수분해효소 리소좀 등에 의하여 화학적으로 구강내부를 보호한다. 더욱 항원자극이 가해지면 편도조직으로부터 타액 중으로 분비형 IgA가 생성되며 면역학적으로도 구강내부를 비롯하여 소화관 전체를 방어하고 있다.

(3) 연하기능의 이상

연하가 정상적으로 수행되지 않고 세균 등을 포함한 음식물 덩어리가 기관에 미입하면 허위성 연성 폐염이 발생한다.

4-2. 식도

(1) 해부, 생리

식도는 길이 약 25 cm, 직경 3 cm의 소화관으로서 평활한 내강을 가진다. 식도는 연동운동도 보조적으로 작용하고 있지만 주로 중력의 작용에 의하여 음식물 덩어리를 위장으로 유도한다. 식도내강을 윤택하게 하는 분비액은 식도를 보호하고 음식물 덩어리를 쉽게 통과시키는 작용 뿐으로서 소화효소는 함유되어 있지 않다.

(2) 기능이상

강산성의 위장 내용물이 역류하지 않도록 식도와 위의 접합부는 하부식도 괄약근(LES : lower esophageal sphincter)에 의하여 통상 폐쇄되어 있다. 그러나 LES의 기능이 저하하면 식도점막은 위액에 의하여 장해되어 역류성 식도염을 일으킨다.

4-3. 위장

(1) 해부, 생리

위장은 입구를 분문, 출구를 유문이라고 하는 용량 약 1.5 L의 자루상태 장기로서 머리 쪽으로부터 순서로 저부, 체부, 전정부로 분류되며 그 내강에는 입 쪽으로부터 항문 쪽으로 향하는 주름이 있다. 그 표면에는 위소와라고 말하는 무수한 구멍상태의 구조가 분포되어 있으며 부위에 따라서 그 분비액(위액)의 조성이 다르다(그림 9).

유문으로부터 도입된 음식물 덩어리는 발달된 평활근에 의하여 위액과 강하게 교반되며, 3시간 정도의 연동운동에 의하여 크기 1~2의 반유동 물질로 된다. 그 후, 전정부에 저류되며, 소량씩 십이지장으로 보내진다.

(2) 위액분비와 그의 작용

1일에 약 2.5 L 분비되는 강산성(pH 1~2) 위액은 대량의 소화효소를 함유하며, 위선(고유위선이라고도 말한다)에서 생성된다. 위선은 저부와 체부에 분포하고 수개의 위선이 합류하여 위소와에 개

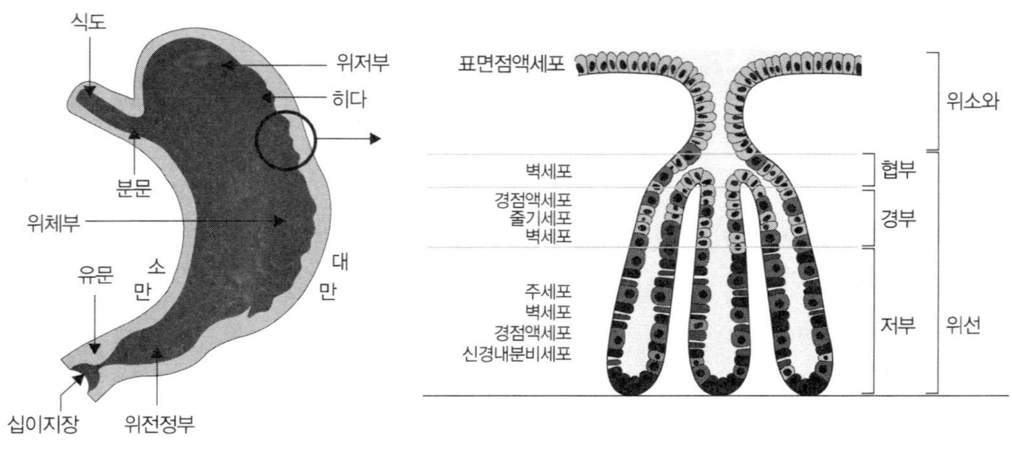

그림 9 위장의 구조

구한다(그림 9). 위선 중앙부의 벽세포에서는 염산과 내부 인자가 생성되며 위선심부의 주세포로부터는 단백질 분해효소 전구체인 펩시노겐과 지질분해효소인 리파아제가 생성되어 분비된다. 내부인자는 십이지장에서 비타민B_{12}와 결합하고 회장말단에서 비타민B_{12}와 함께 장의 상피세포에 흡수되는 단백질이다. 펩시노겐은 위선내강에서는 활성화 되지 않지만 위소와를 나와서 강산에 접하면 활성화되어 강력한 단백질 분해효소인 펩신으로 된다. 지질분해는 위장의 리파아제에 의해서도 촉진되지만 그 대부분은 췌장 리파아제에 의한 것으로서 위장의 역할은 크지 않다.

음식물 덩어리 중의 세균은 위산에 함유되는 염산에 의하여 살균되지만 위점막은 강산에 의한 장해를 받기 어려운 구조로 되어있다. 그 이유는 ① 위점막에 분포하는 배아세포로부터 분비되는 염기성의 중탄산에 의하여 염산은 중화되는 것과 ② 당단백 뮤신(mucin)을 성분으로 하는 두께 100~300 μm의 점액층과 그 이하의 두께 수 100 nm의 당의층에 의하여 위점막이 보호되어 있기 때문이다.

(3) 위장에서 분배되는 소화관 호르몬

음식물 덩어리의 저장에 의하여 위장의 전정부가 크게 신전하면 그 점막에 분포하는 G세포로부터 가스트린(gastrin)이 혈중으로 분비된다. 이 호르몬은 위선에서 염산과 펩시노겐의 합성을 자극하고 또한 위점막과 소장이나 대장점막의 성장에 관여하고 있다. 가스트린은 십이지장 점막으로부터 분비되는 호르몬의 세크레틴(secretin)에 의한 억제를 받는다. 더욱, 위체부의 X/A 유사세포로부터 그렐린(ghrelin)이 분비되면 식욕이 항진하며, 하수체에서 성장호르몬의 분비도 자극된다.

(4) 주요한 위장병변

상부 소화관 조영(소위 위장투시)검사에 있어서 입위충영상에서는 위체부소만이 접히는 각도를 만드는 부위가 존재하며, 이것을 위각부라고 말한다. 위산에 의하여 점막이 장해되어 생성하는 위궤양은 이 위각부에서 잘 발증한다. 이 발증에는 위내강의 강산성 환경에서도 생존 가능한 헬리코박터 파일로리(helicobacter pylori)가 관여하고 이 균은 위암, 위장 MALT(mucosa-associated lymphoid tissues) 림프종 등의 발증에도 깊이 관여하고 있다.

위장의 절제 후에는 비타민B_{12} 흡수가 장해되며 거적아구성 빈혈로 되는 수가 있다.

4-4. 소장

(1) 해부, 생리

소장은 십이지장, 공장, 회장으로 이어지고 전장 5~7 m, 구경 2.5~4 cm의 장관으로서 본 절의 앞에서 설명한 소화관의 기능 ①, ②를 함께 담당하고 있다. 십이지장은 췌장의 오른쪽과 발쪽을 감싸려고 위치하는 길이 약 25 cm(12횡지)의 장관으로서 구부, 하행부, 수평부 및 상행부로 형성된다. 하행부와 수평부는 후복막에 고정되어 있기 때문에 가동성이 없고 상행부에서 트레이츠 인대(treitz ligament)에 고정되어 공장으로 이행한다. 공장과 회장 간에 확실한 경계는 없지단 통상 입구 쪽의 2/5는 공장, 나머지 3/5은 회장으로 구별되어 있다.

소장은 주름상태로 불리는 사복구조에 의하여 용적을 확장시키기도 하고 자유로 굴곡시킬 수 있다. 소장의 내강은 높이 약 1 mm의 돌기물인 융모에서는 거의 전면이 덮여 있으며 그의 표면은 1층의 상피세포로서 구성된다. 이 세포막의 관강 쪽은 높이 약 1 μm의 미세 융모가 정연하게 수립되고 이 막으로부터 각종 영양소가 흡수되는 구조로 되어있다. 이와 같은 다중구조를 가지기 때문에 장관의 전표면적은 성인에서 테니스코트 1면적 분량(약 240 m^2)에 달한다(그림 10). 융모의 기초부에는 깊이 0.3~0.5 mm의 보조개가 무수하게 분포하고 있으며 이 보조개를 (장)음와라고 말한다. 음와에는 장관 상피세포가 존재하며, 상피세포에 활발하게 계속 분화되고 융모의 정상부로 향한다. 융모의 정상부에 이르며, 상피는 아포토시스(apoptosis)를 일으켜서 세포의 종독을 맞이한다.

(2) 장관면역과 감염방어

소장은 영양소를 소화 흡수하는 장소인 것과 동시에 인체 최대의 면역조직인 장관 관련 림프조직

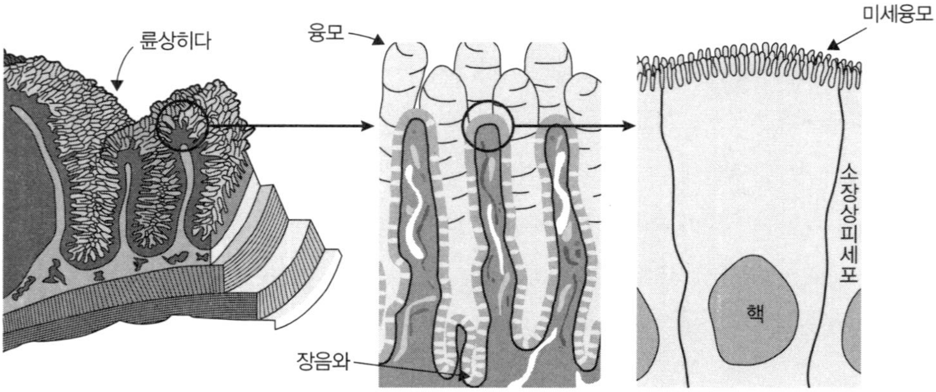

그림 10 소장의 구조

(GALT : gut-associated lymphoid tissue)을 구성하고 있다. 체내에 도입된 음식물을 비롯한 이물질은 인체에 대해서 항원으로서 작용한다. 장의 상피세포 간에는 타이트한 정크션에 의하여 치밀하게 결합하고 있기 때문에 항원은 침입할 수 없고 소장 점막에 산재하는 파이어 판(peyer's patch)의 M세포로부터 도입된다. 음와의 가장 깊은 부분에는 파네스 세포(paneth cell)가 분포하고 항균작용을 가지는 α-디펜신(α-defensin)이나 리소자임(lysozyme)을 장관내강으로 분비된다. 또한, 대장보다 적지만 공생세균도 상재하고 있으며 장내환경의 유지에 커다란 역할을 하고 있다(공생세균은 십이지장에서 내용물 1 g당 1만 개이지만 소장하부로 되면 1 g당 10만~1,000만 개로 증가한다). 대장에서는 1 g당 1,000억 개에 달한다).

염증성 장질환(IBD : inflammatory bowel disease)에서는 장관면역기능이 파종되고 과잉의 면역반응이 발생하고 있기 때문에 요즈음 "항원에 대한 방어메커니즘도 장해된 병태"라고 인식되고 있다. 따라서 장관내부의 항상성이 파종되고 과잉의 면역반응에 의한 각종 증상이 전이된다.

(3) 소화, 흡수

위의 유문을 나와서 음식물 덩어리가 소장에 도입되면 장관의 분절 수축에 의하여 음식물 덩어리는 더욱 교반되며 소화액과 혼화하여 미죽상태로 된다. 십이지장으로 유입하는 소화액은 췌액과 담즙이 있으며 췌액은 췌외 분비선에서 1일에 약 700 mL가 생성된다. 담즙은 간세포로부터 1일 약 500 mL 분비된 후, 담낭에서 농축되고 췌액과 함께 십이지장 하행부에 있는 바터 유두(vater's palilla)로부터 유입된다. 담즙내부에는 지방을 미셀화 하는 담즙산이 함유된다. 약염기성(pH 8~8.3)을 나타내는 이들의 소화액으로 인하여, 십이지장에서 미죽상태의 액성은 강산성으로부터 중성으로 변한다. 소장 상피로부터도 소화효소가 분비되며 당, 단백질의 소화를 더욱 촉진시킨다.

1) 당

미죽내의 다당은 췌액 중의 아밀라아제에 의하여 이당류인 말토오스로 분해된다. 더욱 미세 융모에 존재하는 효소인 말타아제에 의하여 단당인 글루코오스로 분해되어서, Na 의존성 글루코오스트랜스포터(SGLT : sodium-dependent glucose transporter)에 의하여 소장 상피세포에 도입된다.

2) 단백질

췌액에 함유되는 프로효소의 트립시노겐(trypsinogen)은 미세 융모로서 단백질 분해효소인 트립신에 의하여 활성화 된다. 트립신은 더욱 췌액중의 트립시노겐이나 다른 프로단백 분해효소를 활성화 하고 활성화된 이들의 효소에 의하여 단백질은 소장내강에서 아미노산(모노펩티드), 디펩티드, 트리펩티드까지 분해된다. 아미노산은 각각 아미노산 특이적인 막수송 단백에 의하여 소장 상피세포내부에 도입된다. 디펩티드나 트리펩티드는 H^+ 공수송체(PEPT : peptide transporter) 1에 의하여 소장상피세포내부에 수송되며 단백질 분해효소 펩티다아제에 의하여 아미노산으로 분해된다.

프로단백질 분해효소가 췌관내부에서 활성화 되고 이소성으로 단백질 분해효소인 포스포리파아제A_2가 작용하면 급성 췌염을 발증하여 혈장중의 아밀라아제는 현저하게 상승한다.

3) 지방

지방은 췌액중의 리파아제의 작용에 의하여 소장내강에서 지방산과 모노글리세리드로 분해된다. 물에 수용성의 장쇄 지방산(탄소 수 12개 이상의 지방산)은 담즙산에 의하여 미셀화 되며 주로 회장말단에서 장의 상피세포에 도입된다. 한편, 중쇄 지방산(탄소 수 8~10개)이나 단쇄 지방산(탄소 수 6개 이하)은 엔도사이토시스(endocytosis)에 의하여 세포내부로 이동한다. 지방의 흡수에는 수송단백(FATP : fatty acid transport protein)을 매개하는 경로도 발견되고 있다.

4) 기타의 영양소 : 비타민, 원소

지용성 비타민(A, D, E, K)은 지방 흡수와 마찬가지로, 미셀내부에 도입되어 지방산과 동시에 흡수되지만 수용성 비타민은 종류에 따라서 흡수경로는 여러 가지이다. 비타민B_1은 고농도의 경우, 수동 수송되며 저농도에서는 수송단백 ThTr(thiamin transporter) 1/2에 의하여 흡수된다. 비타민B_1은 당대사에 필요한 보효소로서 부족하면 락트산 산성 혈증, 각기, Wernicke 뇌증 등을 발증한다.

칼슘(Ca)이나 철(Fe)은 강산성인 위액의 작용에 의하여 이온화 되며 십이지장 상피세포에 있는 2가 이온 수송체에 의하여 흡수된다.

(4) 소장에서 분비되는 호르몬

1) 세크레틴, 콜레시스토키닌(CCK : cholecystokinin)

위산의 유입에 의하여 십이지장의 pH가 4.5 이하로 되면 십이지장 점막에 존재하는 S세포로부터 세크레틴이 혈중으로 분비되며 췌장이나 담도에서 중탄산의 분비를 촉진한다. 세크레틴에는 다기능성이 있으며 CCK가 가지는 췌장 소화효소의 분비작용을 증강하는 것과 동시에 위산분비를 억제하며, 유문 괄약근을 수축시킨다. CCK는 아미노산이나 지방산의 자극에 의하여 십이지장이나 공장에 존재하는 I세포로부터 분비된다. 담낭 수축물질로서 발견된 CCK에도 다기능성이 있으며 췌액이나 담즙의 유입구인 바터 유도부의 괄약근을 이완시켜서, 췌액분비를 촉진하는 세크레틴의 작용을 증강하고 소장이나 대장의 연동을 항진시킨다. 더욱, CCK는 가스트린과 함께 글루카곤의 분비를 촉진하는 작용성을 가진다.

2) 모틸린

모틸린(motilin)은 십이지장이나 공장으로부터 분비되는 호르몬으로서 장크롬친화성 세포(EC : enterochromaffin cells)나 M세포에서 합성된다. 공복 시의 전파성 수축운동(IMC : interdigestive migrating contractions)을 일으키고 장관의 연동을 항진시켜서 음식물덩어리를 항문 쪽으로 이동시킨다. 식간기에 모틸린의 혈중 농도는 약 100분 간격으로 변동하고 있지만 섭취에 의하여 그 분비는 억제된다. 모틸린은 위로부터도 분비되며 위 평활근을 이완시켜서 음식물덩어리를 위장내부로 저류시키는 작용성도 있다.

3) 세로토닌

세로토닌(serotonin)도 EC세포에서 생성되는 호르몬으로서 소장내부에 유입된 음식물덩어리에 의하여 분비가 촉진된다. 장관 평활근을 수축시키는 것과 함께, 구토중추를 자극하여 오심·구토를 일으킨다. 간의 전이가 잘 발동하는 카르시노이드(carcinoid) 종양에서는 과잉 분비되는 경우가 있다.

4) 기타

회장에서 분비되는 호르몬도 있으며 식사 후, 회장점막의 L세포로부터 글루카곤 유사펩티드-1(GLP-1 : glucagon-like peptide-1)이 혈중에 방출된다. GLP-1은 인슐린 분비를 항진시키고 위장의 배출능력을 억제하여 만복감을 가져온다. GLP-1 분비가 불충분하면 식사 후 고혈당으로 된다. GLP-1은 DDP-4라고 하는 효소로서 분비되기 때문에 최근 DDP-4 저해약이 항당뇨병약으로서 개발되었다.

(5) 주요한 소장병변

장폐색(ileus)은 소장에서 잘 발생한다. 장관이 폐색되면 그 입구 쪽에 대량의 장액이 저류되고 전신성의 전해질 이상이 일어나기 때문에 신속한 전해질 보정이 필요하다(표 4).

장기적인 절식일 때나, 고도 침습일 때 등에, 병원체나 독소가 장관 장벽을 초월하여 장관 상피세포로 침입하는 병태인 박테리아 트랜스로케이션(bacterial translocation)을 병발하는 수가 있다. 이와 같은 경우, 체내에는 대량의 염증성 중재자(mediator)가 혈중에 방출되어 전신성의 염증반응이 발생하여 중독상태로 된다.

표 4 소화액의 분비량과 전해질 조성

소화액	분비량 (mL/일)	Na (mEq/L)	K (mEq/L)	Cl (mEq/L)	HCO_3^- (mEq/L)
타액	1,500	10	25	10	15
위액	2,500	70	10	100	0
담즙	500	140	5	100	30
췌액	700	140	5	100	70
장액	3,000	140	10	100	25
혈장	2,500	140	5	100	27

4-5. 대장

(1) 해부, 생리

회장 말단에는 회맹변이라고 불리는 역류방지 뚜껑이 있으며 이 뚜껑을 넘으면 맹장으로 되며 결장으로 이행된다. 회맹변에 의하여 영양소를 함유하는 미죽상태는 소장내부에 일정시간 저류되며 또한 대장내부에 대량으로 상재하는 세균이 소장으로 이동하는 것을 방지하고 있다.

대장은 전장 약 1.5 m, 직경 약 9 cm의 소화관으로서 입구 쪽으르부터 충수가 부속되는 맹장, 결장(상행·횡행·하행·S상의 순으로 연결), 직장으로 구성되며 소화관은 항문에서 끝난다.

대장은 윤상의 주름이나 융모 구조를 가지지 않기 때문에 단순 X선 사진으로 평활한 장관벽으로서 나타나며 소장과 구별가능하다. 대장의 기능은 ① 물·전해질의 흡수 ② 변의 생성과 저류, 및 ③ 장내 세균총의 유지이다. 음료수나 분비액에 의하여 소화관에는 1일 약 10 L의 수분이 유입되어 있지만 그 중 대부분은 소장에서 흡수되며 대장에 달하는 것은 약 10%의 1.0 L이다. 대장에서는 더욱 그의 대부분이 변으로서 배설되는 수분량은 약 100 mL이다. 상행결장의 연동은 통상 역행성으로 생성된 액상의 내용물을 비교적 길게 저류시키지만 횡행결장이나 하행결장에서는 순행성의 연동으로 되며 변의 덩어리는 간헐적으로 항문 쪽으로 이송된다. 일반적으로 대장에는 약 3일분의 분변이 저류되며 4일째의 음식물 잔사가 대장으로 들어오면 1일분이 배출된다.

(2) 장내세균

대장의 다른 하나의 특징은 대량의 세균과 공생하고 있는 것이다. 그 세균 수는 100조 개에 달하며, 인체를 구성하는 세포 수 160조 개보다도 훨씬 많다. 이들의 세균은 대장에 도달한 음식물 잔사의 부페나 이상발효를 방지하고 단쇄 지방산(SCFA : short−chain fatty acid), 부티르산, 프로피온산, 아세트산을 생성한다. 대장 상피세포에서 흡수되는 SCFA는 상피세포의 에너지원으로 되어 대장기능을 유지하며, 또한 대장내부를 산성으로 유지하는 것으로 클로스트리듐 디피실레(clostridium difficile) 등의 병원성 세균의 증식을 억제한다.

비타민K나 비타민B_6 등은 장내세균에 있어서도 생합성 되기 때문에 항생물질의 투여에 의하여 장내세균총이 유지되지 않게 되면 비타민K 결핍증이 되는 수가 있다.

(3) 주요한 대장변병 : 변비·설사

경구 항균약의 투여중이거나 투여 후에 설사로 되는 것을 항균약 관련 대장염이라고 말한다. 이것은 항균약 투여에 의하여 장내세균총이 무너지는 것에 의하여 발생하는 대표적인 원인균으로서 C. difficile를 들 수 있다. 설사에 의하여 대량의 장액을 상실하면 탈수, 저K 혈증에 답습되는 수가 있기 때문에 주의를 필요로 한다.

4-6. 소화관 질환에 관련된 검사항목

소화관 질환의 검사에는 혈액검사(혈액생화학, 종양검사 등), 화상검사(X선조영검사, 내시경검사, 복부초음파검사, CT검사), 기능검사(식도내압검사, 요소호기검사 등), 분변검사(변잠혈, 원충, 충란) 등 각종의 것이 있다. 단, 소화관질환에서는 단일검사에 의하여 확정 진단(악성이면 병기 진단)이 가능한 것은 적고 복수검사를 종합적으로 판단할 필요가 있다.

5. 조혈기 기능

5-1. 태생기와 출생 후의 혈구 생산부위의 변동(그림 11)

인간에 있어서는 태생 2주경에 난황낭에 의하여 초기 조혈이 개시되며 원시적아구가 생성된다. 원시적아구는 핵이 있는 특유의 헤모글로빈(Hb gower)에 의하여 산소를 운반하고 혈관 형성에 따라서 그 내부를 유동하기 시작한다. 이어서 태생 2개월 경부터 조혈의 주체는 간장이 이행하는 것과 동시에 난황낭 조혈은 종료된다. 간장에서는 적혈구가 왕성하게 생성되지만 헤모글로빈은 태아형(HbF, 헤모글로빈$\alpha_2\gamma_2$)이다. 비장과 일부의 림프절에서도 조혈이 개시되며 림프구도 생성된다. 간장에 있어서 조혈은 태생 4~5개월경이 피크로 되며 이 후에는 소퇴된다. 한편, 골수에 있어서 조혈은 태생 4개월경부터 시작되며 여기서 비로소 과립구나 혈소판이 생산되기에 이른다. 골수조혈은 태생 7개월 후에 본격화 되며 출생 후 생애에 걸쳐서 골수가 주요한 조혈조직으로 된다. 더욱, 태생기에 제조되는 헤모글로빈은 골수에 있어서도 태아형이지만 출생과 동시에 대부분이 성인형(HbA, 헤모글로빈 $\alpha_2\beta_2$)로 치환된다.

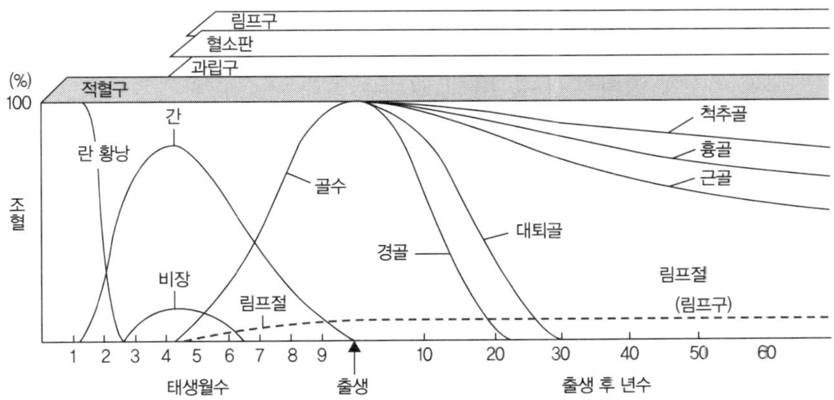

그림 11 혈구 생산부위의 변동

5-2. 골수와 조혈 시스템

골수는 전신의 골내부에 분포되어 있으며 성인의 경우, 총중량 2 kg 전후에 미치는 거대한 조혈조직이다. 골의 표면은 극히 경질이지만 내부는 골양이 들어있는 조직으로서 스펀지와 같이 극간 투성이의 구조로 되어있으며, 그의 극간에 조혈세포나 기타 각종의 골수구성세포가 충만되어 있다(그림 12A, B).

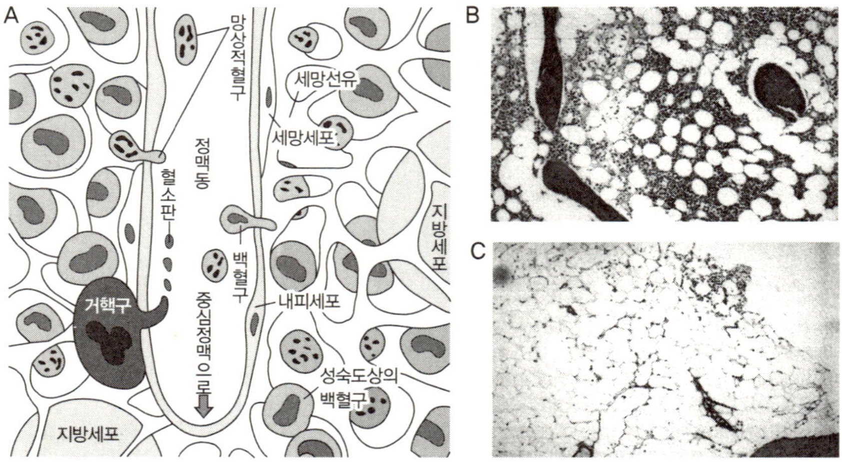

A. 골수조직의 모형도
B. 정상인 골수 [생검상, 헤마톡실린(haematoxylin), 에오신(eosin) 염색 100배]
C. 재생 불량성 빈혈의 골수 [생검상, 헤마톡실린(haematoxylin), 에오신(eosin) 염색 100배]

그림 12 골수의 구조

출생 후의 유아기까지는 거의 전신의 골내부가 세포수이고 적혈구 조혈을 비롯하여 활발한 조혈이 수행되고 있으며 적색조로 보이는 것으로부터 적색수라고 불린다. 그 후, 소아기에 이르면 사지 장관골의 중간부로부터 지방조직으로 치환되어 가며, 성인에서는 장관골 골수는 말단부를 제외하고 지방수화 된다(황색수). 이것에 대해서 흉골, 척추, 장골과 같이 체간부에 가까운 부위의 골수는 성인기 후에도 조혈이 유지되지만 연령에 동반해서 특히 장골의 지방수화가 진행된다. 단, 지방수는 단순히 퇴화조직이 아니고 용혈성 빈혈이나 조혈기 종양과 같이 조혈이 활발화 하면 재차 세포수로 된다.

혈관계에 있어서는 동맥이 외부로부터 골피질을 관통하여 골수내부로 들어오며, 세동맥, 더욱 미세하게 분리되어 내피세포 간극의 어떤 특수한 모세혈관(정맥동 혹은 류동이라고 말한다)으로 되어 골수 중을 망목상으로 분포된다. 혈액세포는 내피세포 간극을 통하여 골수와 혈류의 사이를 출입하는 것으로 된다. 류동은 재차 합류하여 중심정맥을 구성하고 골수외부로 유출된다. 성숙혈구는 이 흐름에 따라서 전신을 순환한다.

모든 혈액세포의 공통 기원이라고 말할 수 있는 다기능성의 조혈줄기세포는 미분화된 성질을 유지하면서 스스로 똑같은 세포를 생산하는 능력(자기복제능력)을 가지고 있지만 다음에 골수계 줄기세포와 림프계 줄기세포로 분리된다고 생각되고 있다. 골수계 줄기세포는 과립구·적아구·매크로파아지·거핵구계 전구세포(CFU-GEMM : colonyforming unit-granulocyte/erythroid/macrophage/megakaryocyte)라고 불리우며, 골수계세포 공통의 전구세포이다. 한편, 림프계 줄기세포는 B세포, T세포, NK세포 및 수상세포 일부의 공통 전구세포라고 생각되고 있다. 따라서 골수는 흉선과 함께

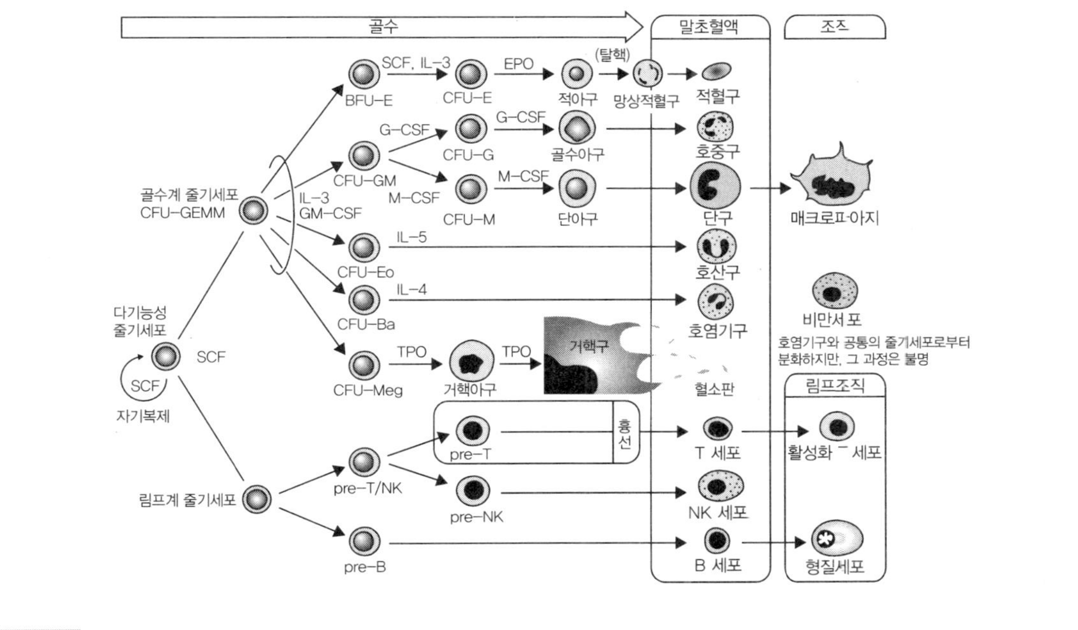

그림 13 **혈액세포의 분화과정**

1차 림프기관으로서 역할을 하고 있다. 골수계 줄기세포, 림프계 줄기세포 양쪽 모두, 각 세포계열로 분화 결정된 전구세포를 거쳐서 각각 성숙되어 간다. 이들 분화과정의 전체상태를 그림 13에 나타낸다.

조혈줄기세포는 표면마커-CD34(surface marker-CD34) 양성이며, 조혈줄기세포를 이식할 때에는 이 CD-34 양성세포가 제공자로부터 환자에게 수주되는 것에 의하여 제공자 유래의 조혈·면역시스템이 환자의 골수내부에 재구축된다.

조혈줄기세포가 존재하는 장소는 골수중에서도 심부에 상당하는 골피질 내벽에 가까운 틈새영역(niche area)이라고 생각되고 있으며 조혈전구세포를 거쳐서 각 계열의 성숙세포에 이르기까지 증식·분화·성숙과정은 각각 다양한 액성 인자에 의하여 자극 혹은 제어되며 더욱 골수중의 간질세포, 지방세포, 골아세포 등의 조혈지지세포와의 상호접촉도 수용하면서 조혈미소환경(bone marrow micro-environment)이라고 불리우는 조혈시스템이 성립되고 있다.

액성 인자 중의 인터루킨-3(IL-3 : interleukin-3)나 SCF(stem cell factor)는 비교적 미분화된 단계의 세포증식을 자극한다. 한편, 과립구콜로니 자극인자(G-CSF : granulocyte CSF)는 호중구계의 증식·분화·성숙·활성화에 작용하고 에리트로포이에틴(EPO : erythropoietin)은 적아구계 전구세포의 증식·분화를 자극한다. 또한, 트롬보포이에틴(TPO : thrombopoietin)은 거핵구의 증식·분화·성숙·혈소판의 생산을 촉진한다. 더욱, 케모카인(chemokine)의 일부는 조혈계에도 작용하여 전구조직의 활성화나 골수내부 이동 등에 관여하는 것으로 알려져 왔다.

정상조혈에 대해서, 만성 골수성백혈병, 진성 적혈구증가증 등의 골수 증식성종양은 다기능성 조혈줄기세포 혹은 골수계 줄기세포의 단계에서 종양화라고 생각되고 있으며 종양세포는 성숙능력을 유지하고 있다. 한편, 골수이형성 증후군에서는 일부의 성숙능력에 결함이 있다고 상정된다. 급성골수성 백혈병은 더욱 하류의 과립구계 또는 단구계 전구세포레벨에서의 종양화로서 더욱이 성숙능력이 정지된 병태라고 생각된다. 림프성 백혈병은 림프계 조혈세포 이후의 어떤 단계에서 종량화 된 것이라고 생각되며 유약세포로 형성되는 급성형과 성숙세포가 주체로 되는 만성형으로 구분된다. 또한, 조혈줄기세포가 자기면역적 메커니즘에 의하여 상해를 받으면 재생불량성 빈혈증으로 연결된다고 생각되고 있으며 진행하면 병적인 지방수로 된다(그림 12C 참조).

5-3. 림프절

림프절은 전신의 림프관에 따라서 산재하는 직경 수 mm로부터 2~3 cm에 달하는 콩 형태의 소기관으로서 비장과 함께 2차 림프기관이다. 표면은 피막으로 덮여 있으며 내부구조는 외부로부터 피질, 방피질, 수질로 구분된다. 피질은 주로 B세포로서 구성되지만 특히 B세포가 명료하게 밀집된 영역을 림프여포(또는 림프소절)라고 불리며, 림프여포 중에서 경험상 좌우지간 명료하게 보이는 부위는 B세포의 활성화·증식의 왕성한 장소로서 배아중심이라고 말한다. 방피질은 주로 T세포로 형성되는 영역, 수질은 B세포가 최종적으로 성숙된 형질세포가 집합되어 있는 영역이다.

림프절을 순회하는 맥관계에는 림프관계와 혈관계가 있다. 말초의 림프류는 수입 림프관을 통하여 림프절 주위의 변연동으로 도입되고 유동을 경유하여 수출림프관으로부터 유출된다. 한편, 혈관계로서는 수입동맥이 림프절 내부에서 분리되어 피질조직 내부에서 모세혈관망으로 되며 재차 합류

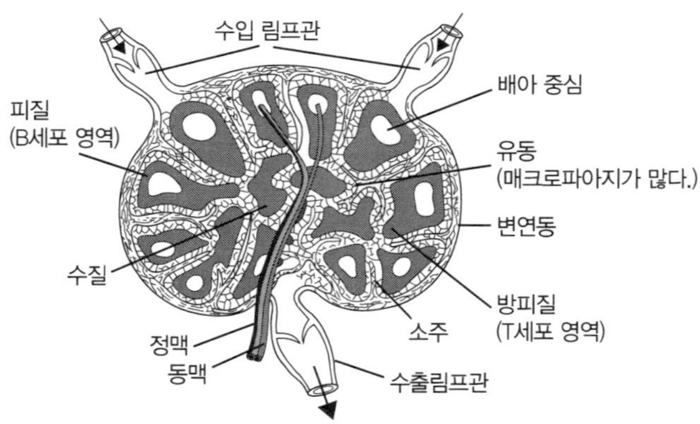

그림 14 림프절의 구조

하여 세정맥으로 되지만 방피질 내부에서는 고내피세정맥(HEV : high-endothelial venule)이라고 하는 특수한 혈관구조를 나타내며, 림프구는 이것을 통과하여 림프조직 내부로 이동한다. 고내피세정맥은 합류를 중첩하여 통상구조의 정맥으로 되어 림프절 외부로 유출된다.

말단조직에 침입한 미생물 등의 항원은 항원제시세포(APC : antigen-presenting cells)에 포촉·탐식된다. 항원제시세포는 항원을 포촉한 그대로 림프류를 경유하여 수입림프관을 통하여 림프절 내부로 들어가서 방피질 영역에 이른다. 이곳이 항원제시의 장소로 되고 대응하는 T세포, 이어서 B세포가 활성화 된다. 이 B세포는 피질로 이동하여 림프여포의 배아 중심에서 성대하게 증식되며 그 일부가 항체생성세포(형질세포)나 메모리 B세포로 된다.

이와 같이 정상인 림프계 세포는 분화단계에 따라서 각각 림프절 내부의 고유영역에 분포하고 있지만 각각의 발생모지에 연관되어 대응하는 성격을 가지는 다양한 악성 림프종이 발증한다. 한편, 형질세포의 종양인 다발성 골수종은 많은 경우 골수를 모체로 하여 발증한다. 림프절에 유사한 절외부에 림프기관으로서 점막 관련 림프조직(MALT)이 있으며 편도나 장관 파이어판이 해당한다. 이들은 점막 바로 아래에서 림프여포를 발달시키지만 명확한 피막을 가지고 있지 않다.

5-4. 비장

2차 림프기관인 비장은 위의 왼쪽 후방에 있는 무게 100~150 g 정도의 실질장기로서 내부쪽 중앙부의 비문을 매개하여 혈관계, 신경계가 출입하고 있다. 혈류는 비동맥으로 들어가서 비정맥으로 나와서 문맥으로 주입되지만 간경변 기타의 원인으로 문맥압력 항진증을 일으키면 비정맥이 현저하게 울체되어 비장은 종대한다.

비장의 조직구조는 림프구의 집합으로 형성되는 소절(백비수)와 다량의 혈액세포가 비장실질 중의 비색 및 비동(개방성의 세정맥계) 간에 충만된 영역(적비수)으로 대별된다. 비동맥은 비장내부에서 분리되어 중심동맥으로 되고 백비수내부에서 더욱 분리되어 필모동맥, 더욱 분리하여 협동맥이라고 말하는 말단이 개방성의 혈관으로 되고 적비수에 주입되어 비동에 합류된다. 노화 혹은 상해된 적혈구는 비동에서 매크로파아지에 포촉·처리되며 헤모글로빈 중의 철원자가 회수된다. 한편, 백비수는 다른 림프여포와 마찬가지로 항원자극에 의하여 배아중심을 형성하여 B세포가 빈번하게 증식되어 항체생성의 장소로 된다.

비장의 기능으로서는 ① 조혈능 : 태생기 조혈에는 관련되지만 출생 후에는 사실상 정지된다. 단, 골수선유증과 같이 골수기능이 폐절되는 것과 같은 특수한 상황일 때는 재차 조혈의 장소로 되는 수가 있다(수외조혈) ② 림프구 증식과 항체 생산의 장소로 된다 ③ 노화혈구 등의 탐식·처리 ④ 혈구의 저장 장소로 된다(특히 혈소판에서는 총수의 약 3분의 1이 비장에 저장되어 있다) 등을 들 수 있다.

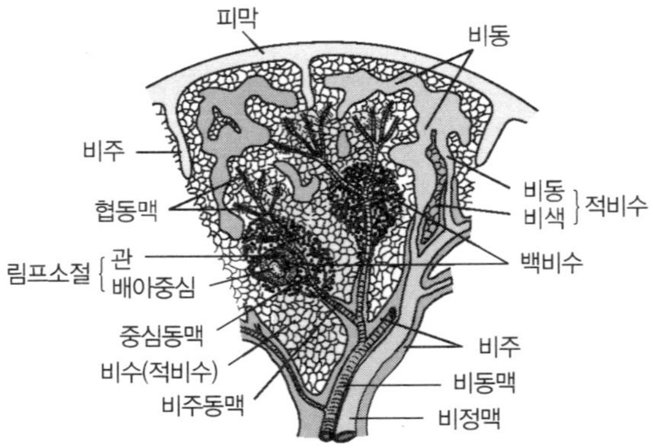

그림 15 비장의 구조

5-5. 흉선

흉골의 후방, 심장의 전상부에 있으며 T세포의 분화·성숙의 장소로 되는 1차 림프기관이다. 소화기에 발달하고 사춘기에 최대(30~40 g)로 되지만 이후에는 연령에 따라서 위축하여 지방조직으로 치환된다. 전체는 피막으로 덮여있으며, 피막으로부터 신장된 중격에 의하여 실질이 소엽으로 분리된다. 소엽은 조직학적으로는 피질과 수질로 분리되며 피질에는 미숙 T세포와 이들의 분화성숙을 지지하는 보육 세포(nurse cell)가 존재한다. 수질에는 주로 성숙 T세포 수용체 유전자의 재구성이 일어나며, 자기항원으로의 반응성 유무에 따라서 크론(crohn)이 선택되는 장소라고 생각되고 있다.

6. 내분비 기능

6-1. 호르몬과 내분비 기능

호르몬은 생체 내외로부터의 정보에 대응하고 특정의 세포에서 합성 분비되며 혈액 등의 체액을 통하여 체내를 순환하면서, 표적세포(호르몬 수용체가 있는 세포)에서 그 효과를 발휘하는 생리활성 물질을 가리킨다. 인체는 세포간이나 장기간에서 취하는 것으로 생명을 유지하고 있으며 중요한 정보전달계인 신경조직과 함께, 호르몬은 생체의 항상성이나 대사기능을 유지하는 것에 필수로 된다. 호르몬의 과잉이나 결핍은 생물의 성장과 생명의 유지기구가 파종되어 각종 질환을 발생시킨다. 따라서 호르몬 혈중농도나 호르몬 수요라고 하는 정보를 호르몬 생산세포가 받아서 적절한 호르몬 생산량을 유지시키는 기구가 구축되어 있다. 혈중 호르몬농도가 높을 때에, 호르몬 생산을 억제하는 정보를 생산세포가 받고 호르몬 생산을 억제하는 네거티브 피드백메커니즘은 대표적인 조절기구이다.

호르몬은 체내에 분비되는 것으로부터, 호르몬을 분비하는 기관을 내분비장기라고 말하며, 땀이나 췌액 등의 체외(소화관내도 포함)로 분비되는 외분비와 대비되고 있다.

호르몬에는 많은 종류가 있으며 내분비 장기는 시상하부, 하수체, 갑상선, 부갑상선, 부신, 췌장, 난소, 정소 등의 많은 장기가 포함된다. 요즈음, 지방조직도 내분비장기로서 당지질대사에 관여하는 것으로 판명되었다. 표 5에 대표적인 호르몬의 생산 장기와 작용을 나타낸다.

대다수의 호르몬인 펩티드호르몬은 세포막에 존재하는 호르몬 수용체에 결합하여 자극이 전달되는 것에 대해서 갑상선 호르몬, 부신호르몬, 성 호르몬은 세포막을 통과하여 세포질내의 호르몬 수용체에 결합한 후, DNA의 유전자 전사부위에 결합하는 것으로 유전자 발현을 조절한다.

호르몬의 체액 중의 농도는 상당히 미량으로 생리적 변동이 있다. 저분자량 호르몬의 혈액중의 농도는 10^{-6}~10^{-8} mol/L, 폴리펩티드 호르몬에서 10^{-9}~10^{-12} mol/L 정도이다.

6-2. 내분비 질환의 원인과 종류

호르몬은 생산세포에서 체액 중으로 분비되며 표적세포의 수용체에 결합하여 작용한다. 내분비 질환은 호르몬 생산세포, 호르몬 표적세포 어느 것의 이상으로 발생된다. 호르몬 생산세포의 이상증식(암이나 선종)에서는 정상적인 호르몬 생산조절메커니즘이 파종되어 네거티브 피드백메커니즘이 기능하지 않기 때문에 호르몬 생산이 증가된다. 자기면역이나 염증 등에 의하여 호르몬 생산세포에 장해가 발생하면 호르몬 생산이 저하된다. 혈중 호르몬농도가 저하하면 호르몬 생산세포에 대해서 호르몬 생산을 촉진시키는 자극이 가해져서 정상적인 호르몬 생산세포라면 혈중 호르몬농도는 정상으로 회복되지만 장해를 받은 세포에서는 자극에 대응하여 호르몬 생산이 증가하지 않기 때문에 혈중 호르몬 농도는 계속 낮은 값을 취하게 된다.

호르몬 표적장기에 있어서 호르몬 수용체 및 수용체 이외의 세포내 정보전달계의 유전적 결손·변이가 있으면 혈중 호르몬 농도가 높은 값일지라도 호르몬 작용은 저하한다. 호르몬 표적장기의 이상은 유전적 요인에 기인하는 것이 많기 때문에 많은 질환의 발증은 출생 직후인 것이 많다.

내분비 질환은 당뇨병과 같이 환자수가 많은 질환으로부터 희귀한 질환까지 각종 질환이 존재하지만 표 5에서 예를 든 모든 호르몬에서 호르몬 생산세포의 이상, 표적세포의 이상에 기인하는 환자가 존재한다. 표 6에 대표적인 내분비 질환과 관련되는 호르몬 생산 장기를 표기했다.

하수체전엽 호르몬의 대부분은 다른 호르몬 생산 장기에 작용하여 호르몬 생산을 조절한다. 하수체는 호르몬 생산 장기 중에서도 중추적인 역할을 하지만 하수체 호르몬의 생산은 호르몬 혈중농

표 5 대표적인 호르몬의 생산 장기와 작용

장기	호르몬	작용
하수체전엽	• Corticotropin(ACTH) • 성장호르몬 • 황체형성 호르몬(LH) • 난포자극호르몬(FSH) • Prolactin(PRL) • 갑상선자극호르몬(TSH)	• 부신피질에 작용하여 코르티졸의 생산을 자극 • 성장과 발육을 촉진, 단백질의 합성을 촉진 • 정자와 정액 생산, 난자의 성숙, 월경주기 등의 생식기능 조절 • 남녀의 성징을 촉진 • 여성의 유즙생산을 촉진, 월경을 억제 • 갑상선 호르몬의 생산을 자극
하수체후엽	• 항이뇨호르몬(바소프레신)	• 신장에서 수분의 재흡수를 촉진
부갑상선	• 부갑상선 호르몬(PTH)	• 골, 신장에서 칼슘·인대사를 조절하여 혈중 칼슘을 상승
갑상선	• 갑상선 호르몬(T_3, T_4)	• 세포 ATP소비 항진, 활성상승(심장에서 맥박, 수축증가)
부신피질	• Aldosterone • Cortisol	• 신장에서 염분(특히 칼슘) 배설로서 혈압, 혈중염농도조절 • 혈압, 혈당을 상승시켜, 면역 억제작용 및 항염증 작용
부신수질	• Adrenalin/Noradrenalin	• 심장, 혈관계를 자극하여 혈압을 상승
췌장	• Glucagon • Insulin	• 혈당을 상승 • 혈당을 저하, 단백질, 지방대사를 조절
신장	• Erythropoietin • Rennin	• 적혈구의 생산을 촉진 • 심장, 혈액계에 작용하여 혈압을 상승
난소, 태반	• Estrogen, Progesterone	• 여성의 성증과 생식기관의 발달을 촉진
정소	• Testosterone	• 남성의 성증과 생식기관의 발달을 촉진
지방조직	• Resistin • Leptin	• 인슐린의 근육으로의 작용을 억제 • 식욕을 억제

표 6 대표적인 내분비질환과 호르몬의 생산 장기

호르몬 생산장기	내분비 질환
뇌시상하부·하수체	소인증(성장호르몬 저하), 선단 거대증(성장호르몬 증가), Cushing병(부신피질 자극호르몬 증가)
갑상선	Basedow병(갑상선 호르몬 증가), 만성 갑상선염(갑상선 호르몬 저하)
부갑상선	부갑상선 기능항진증(부갑상선 호르몬 증가)
췌장	1형 당뇨병(인슐린 저하), 인슐린종양(인슐린 증가)
부신	원발성 알도스테론증(알도스테론 증가), 갈색세포종양(카테콜아민 증가), 부신부전(코르티졸 저하)
난소·정소	성선 기능저하증(성 호르몬 저하)

도, 시상하부에 의하여 제어되고 있다. 갑상선자극 호르몬은 혈중갑상선 호르몬농도에 따라서 생산량이 조절된다. 따라서 갑상선 호르몬농도에 이상이 있는 경우에는 갑상선자극 호르몬농도를 측정하는 것으로 인질환에 존재하는 것이 하수체가 갑상선원인지의 감별이 가능하다. 따라서 혈중 호르몬농도는 단독으로 판단할 수 없고 관련 호르몬 혈중농도와 병행해서 진단에 이용할 필요가 있다. 호르몬의 작용 이상이 생산세포, 표적세포의 어느 것에 기인해도 질환의 증상은 동일하며, 관련된 호르몬의 혈중호르몬 농도측정, 내분비 부하시험을 수행하는 것은 진단에 이르는 중요한 단계이다.

6-3. 호르몬의 생리적 변동과 혈중호르몬 농도

생체환경에 의하여 수요가 크게 변동하는 호르몬에 코르티졸, 아드레날린, 노르아드레날린이 있다. 대표적인 부신피질 호르몬인 코르티졸은 수술·외상·감염증 등의 스트레스 하에서는 기준치의 4배 이상의 혈중농도가 유지되기 때문에 혈중농도는 높은 값을 나타내는 것이 정상이며, 기준범위내의 값을 나타내는 경우에는 부신기능부전을 의심할 필요가 있다.

일교차 변동을 나타내는 호르몬으로서는 월경주기를 조절하는 하수체 호르몬인 황체형성 호르몬, 난포자극 호르몬이 있다. 월경주기에 의하여 혈중농도는 생리적으로 크게 변동한다. 에스트로겐, 프로게스테론이라고 말하는 여성 호르몬도 월경주기에 의하여 변동한다. 임신에 의하여 여성 호르몬은 크게 변동한다.

1일내의 변동을 나타내는 호르몬으로서는 코르티졸, 부신피질 자극호르몬, 성장호르몬이 있다. 코르티졸·부신피질 자극호르몬은 오전 중에 높은 값을 취하고 저녁부터 야간은 낮은 값을 나타내며, 성장호르몬은 야간 취침 중에 높은 값을 나타내기 때문에 채혈시간을 고려하여 해석할 필요가 있다.

연령에 의하여 기준범위가 다른 호르몬에는 성장호르몬, 성 호르몬이 있다. 성장호르몬은 소아기에서 높은 값을 나타내고 성 호르몬은 사춘기부터 증가하고 노년기로 되면 저하한다. 성 호르몬은 남성·여성에 의하여 기준치는 크게 다르다.

호르몬 혈중농도의 해석에 있어서는 해당하는 호르몬에 생리적 변동이나 연령·성별차이에 의한 기준범위의 설정이 다른 것에 주의할 필요가 있다.

6-4. 내분비 부하시험

호르몬 생산세포에 있어서 호르몬 생산을 자극 혹은 억제하는 믈질을 부여하여 호르몬 생성량의 변화를 보는 검사를 내분비 부하시험이라고 말한다. 통상은 부하 전부터의 혈중 호르몬농도를 시간별로 측정하고 부하 전치에 대해서 최대 증가치 혹은 최대 감소치를 비교 평가한다.

자극물질의 투여에 의하여 호르몬 생산은 증가하고 일정시간 후 피크에 달한 후에 저하한다. 생산세포의 이상 세포증식(선종 등)이 원인이면 과잉의 호르몬 증가반응이 발생한다. 부신피질 자극호르몬을 부하한 경우, 부신에 코르티졸 생산선종이 존재하는 경우에는 코르티졸 생산은 과잉으로 증가하여 부신선종이 코르티졸 생산능력을 가지는 내분비 기능이라고 진단된다. 생산세포에 경도의 세포장해가 있는 것의 혈중 호르몬농도는 기준범위 내에 유지되고 있는 경우에는 자극물질에 대한 호르몬 증가반응이 저하한다. 저신장 소아의 혈중성장호르몬농도는 기준치인 경우가 많지만 성장호르몬

자극호르몬 부하에 의한 증가반응이 확인되지 않든지 약한 경우에는 성장호르몬 저하에 의한 소인증이라고 진단되며 호르몬 보충요법의 적응으로 된다.

억제물질의 투여에 의하여 호르몬 생산은 저하하지만 생산세포의 이상증식(선종 등)에서는 저하가 확인되지 않는 경우가 많다.

내분비 질환의 진단에서는 혈중 호르몬 농도에 생리적 변동 등에 의한 차이가 크기 때문에 내분비 부하시험이 중요한 검사로 된다. 요즈음, CT/MRI 등의 화상진단 정밀도가 향상된 것으로부터, 검진 등으로 우연히 내분비 장기에 종양이 발견되는 경우가 많다. 이와 같은 증례의 대부분은 내분비 부하시험에 의해서 종양이 호르몬을 생산하는 내분비 종양인 것인지 무기능성 종양인지를 감별한다.

7. 골대사 기능

7-1. 골조직

골은 중력을 반대로 신체를 지탱하는 장기인 것과 동시에 미네랄의 저장고이기도 하다. 진화적으로는 바다에서 태어난 생물이 지상으로 상륙했기 때문에 더욱 발달된 장기이기도 하다. 또한, 태배기에서의 개체 형성에 있어서는 체격의 형성이나 발달의 지지를 보증하는 장기로서 중요한 작용을 하고 있다. 따라서 골조직의 발달·성장은 복잡한 과정으로 형성된다. 또한, 매우 흥미 깊은 것으로서 골절에서도 자명한 바와 같이 골조직에는 재생기능도 유지하고 있다.

인간의 생체를 구성하는 골조직은 발생학적인 시점으로부터 크게 2가지로 대별된다(그림 16). 하나는 두개골로 대표되는 막성 골화를 거쳐서 형성되는 골조직이다. 이 부위의 골은 연골로부터의 치환에 의하여 형성되는 경골이 아니고 막상의 골조직으로부터 두껍게 변화되는 것으로서 형성된다. 한편, 사지내부의 골과 같은 소위 장골이라고 불리우는 골은 최초에 연골이 생성하고 서서히 경골로 치환되며 골조직이 형성·성장한다. 이와 같은 골화를 내연골성화라고 말한다.

이와 같은 골조직의 장축으로의 성장은 말단에 위치하는 골단 연골의 성장(연골조직의 증식)을 담당하고 있다. 증식성 연골은 골단에서 성숙하고 최후에는 골아세포로 치환되는 것으로 경화되지만 이 연골조직의 성장이 정지하면 골성장은 멈추게 된다(골단의 폐쇄). 척추동물의 체장은 골장으로 규정되기 때문에 결국 골단 연골층의 증식이 골조직으로부터의 시점은 성장의 엔진으로 보인다.

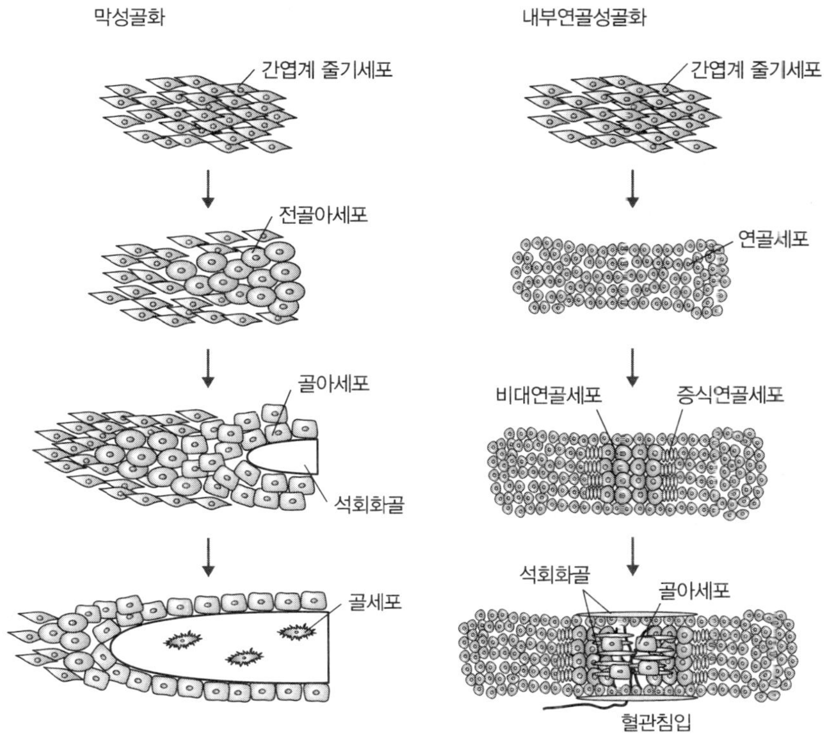

신체를 구성하는 골조직은, 부위에 따라서 다른 골화 과정을 거쳐서 완성된다.

그림 16 막성 골화와 내연골성 골화

7-2. 골세포종양

(1) 골세포

골조직은 복수의 기능이 전혀 다른 세포로부터 구성되어 있다(그림 17).

연골을 형성하는 연골세포는 간엽계 줄기세포로부터 분화(그림 18)하고 성숙하면 연골조직을 형성하는 세포외 매트릭스를 분비하여 연골층을 형성한다. 골단의 성숙연골은 최종적으로는 주변의 파골세포에 의하여 탐식되든지 세포사멸에 의하여 소실된다. 골아세포는 연골세포와 마찬가지로 간엽계 줄기세포로부터 분화된다(그림 18). 성숙된 골아세포는 미네랄의 침착을 재촉하는 골기질 단백질을 분비하고 골형성을 담당하고 있다. 성숙된 골아세포는 자신이 골내부에 매몰되면 더욱 골세포로 분화된다. 골세포는 활발하게 골기질 단백질을 생산하지 않지만 세포간의 연락 네트워크를 골내부에 구축하고 있다. 요즈음, 골세포는 혈중의 미네랄 농도를 감지하고 센서로서 기능하는 것으로서

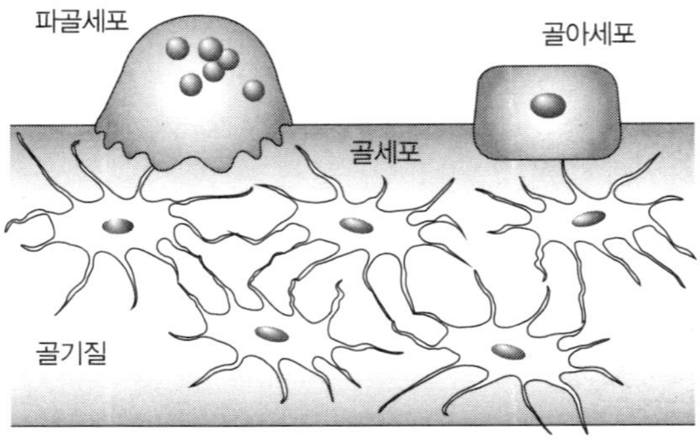

골표면에는 골아세포와 파골세포가 존재하며, 골형성과 골흡수를 연휴하면서 수행되고 있다. 한편, 골조직 내부에는 성숙된 골아세포로부터 더욱 분화 된 골세포가 매몰되어 있는 것처럼 존재하며, 골세포간에 네트워크를 구성하고 있다.

그림 17 골세포종 그룹과 골조직

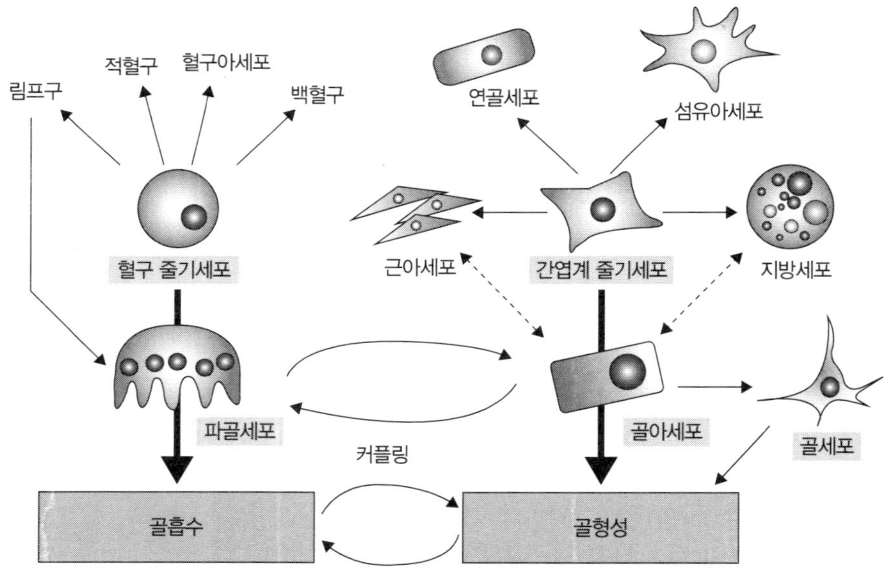

간엽계 줄기세포는 다분화 능력을 가지며 여러가지 다른 세포로 분화된다. 파골세포는 다핵의 매크로파아지와 같은 거대세포로서, 혈구계 세포와 같은 줄기세포로부터 분화된다.

그림 18 골세포그룹의 분화과정

FGF23를 생산하는 것으로 알려져 있다. 파골세포는 다핵의 매크로파아지와 같은 거대세포로서 혈구계 줄기세포 유래의 세포이다(그림 18). 성숙된 파골세포는 골조직을 그의 효소에 의한 분해 소화에 의하여 골흡수를 활발하게 수행한다.

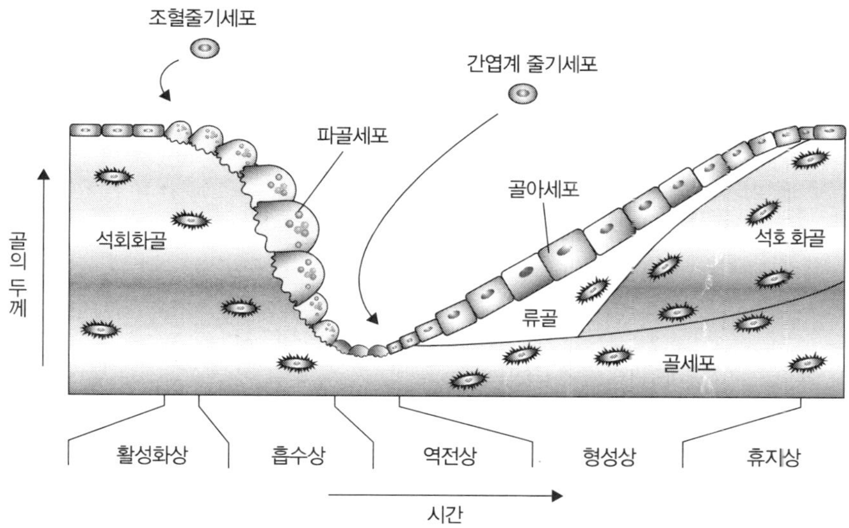

골대사는, 골아세포가 골 형성을, 파골세포가 골 흡수를 담당하고 있다. 이 상반되는 기능을 가지는 2개의 세포종은, 서로 연휴(커플링)하는 것으로 세포 수를 조정하고 있다.

그림 19 골아세포와 파골세포와의 커플링

(2) 골세포그룹의 세포증식과 세포분화

골아세포, 골세포, 연골조직은 앞에서 설명한 바와 같이 같은 간엽계 줄기세포로부터 증식 분화된다. 간엽계 줄기세포는 지방세포나 근육세포에도 분화되는 다분화 능력을 가진다. 따라서 줄기세포로부터 최종적으로 각종 특징이 있는 세포종으로 분화되는 데에는 엄밀한 제어를 받고 있으며 각종 제어인자가 존재한다. 그 중에서도, DNA 결합성 전사제어 인자그룹은 분화결정인자로서 작용하는 것으로 알려져 있다. 골아/골세포로의 분화에는 Osetrix, Runx2가 연골세포에는 Sox9이 필수로서 각각의 유전자 결손 동물을 이용한 동물개체의 골변이 해석으로부터, 필수성이 증명되어 있다. 파골세포는 혈구계 매크로파아지와 같은 기원의 줄기세포로부터 유래하며, 역시 몇 개의 분화결정인자가 존재하지만 최종 분화에 이르기까지, DNA 결합전사 제어인자뿐만이 아니고 각종 사이토카인(cytokine)에 의한 제어도 필수인 것을 알 수 있다.

이와 같이 골·골아세포로의 분화계보와 골세포분화의 계보는 전혀 다르며, 별개의 제어를 받아서 증식·분화되지만 이 2개의 세포종은 더욱 커플링이라고 불리는 제어에 의하여 세포수가 제어되고 있다(그림 18). 이것은 이들 2개 세포그룹의 기능과 밀접하게 관계하고 있다. 뒤에서 설명하는 바와 같이 파골세포는 골흡수를 수행하고 골아세포는 골형성을 수행한다. 이 기능이 상반하는 2개의 세포그룹의 작용에 의하여 골조직은 항상 다이나믹하게 골대사가 수행되고 있다.

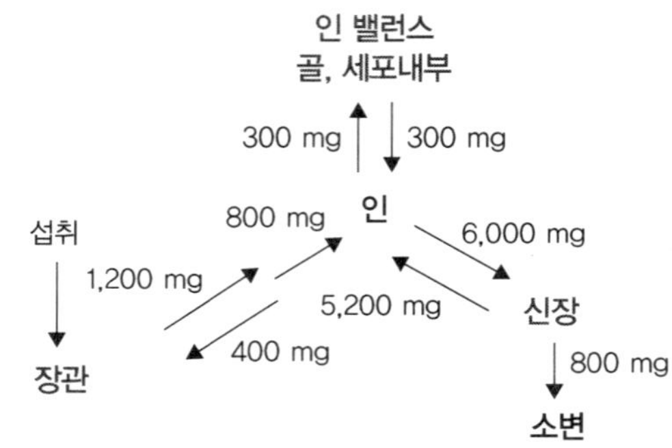

그림 20 혈중 칼슘조절과 장기간의 연락

골대사에 있어서는 정상상태를 유지하기 위해서 골형성과 흡수의 밸런스를 취하고 있다. 이 밸런스가 붕괴되면 각종 골장해가 일어난다. 따라서 골아세포와 파골세포와는 적정한 세포 수나 세포기능을 조정할 필요가 있다. 그 메커니즘의 하나가 커플링으로서 세포 접착인자와 그 수용체와의 이종세포 간에서 세포 간의 정보전달에 의하여 제어되고 있다(그림 18, 그림 19).

골대사는 골아세포가 골 형성을, 파골세포가 골 흡수를 담당하고 있다. 이 상반되는 기능을 가지는 2개의 세포종은 서로 연휴(커플링)하는 것으로 세포 수를 조정하고 있다.

7-3. 골대사와 혈중미네랄 조절

(1) 미네랄대사에 있어서 골조직의 역할

다이나믹한 골대사는 적정한 혈중미네랄을 확보하기 위해서 필수적인 생명활동이다. 특히, 혈중칼슘은 세포내부의 각종 생물반응을 지탱하는 미네랄로서 부족하면 각종 장해를 일으킨다. 장기 레벨에서도 근육의 수축활동 등의 생리활성을 지탱하고 있다. 한편으로 혈중 칼슘농도가 과잉으로 되면 혈관내의 석회화를 촉진시킨다. 따라서 골 흡수와 형성은 지속적이며 게다가 협조적으로 수행되고 있다(그림 19). 혈중 미네랄은 골조직이 미네랄 저장고로서 작용하는 한편, 장은 흡수, 신장은 흡수·배설장기로서 기능하는 것으로 조절되고 있다(그림 20). 혈중 미네랄 중에서도, 칼슘이 가장 주요한 미네랄이기 때문에 그의 조절은 생리적으로 상세하게 알려져 있다(그림 20). 이 3종류의 다른 장기의 연대 하에서, 혈중 칼슘은 적정한 농도로 유지되고 있다.

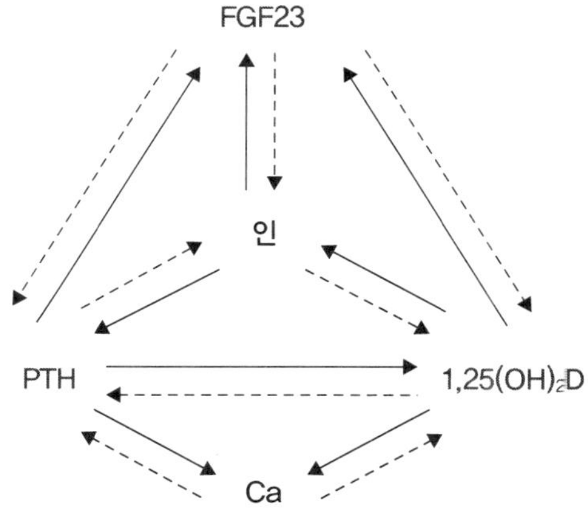

그림 21 혈중 칼슘조절 호르몬

(2) 혈중 미네랄대사 호르몬

혈중 칼슘을 조절하는 주요 호르몬은 비타민D, 부갑상선 호르몬(PTH : parathyroid hormone), FGF23이다(그림 21). 비타민D는 체내의 칼슘 출납을 플러스로 경사시키는 작용이 있다. 장으로부터 칼슘 흡수를 촉진하고 신장으로부터 칼슘 배출을 억제한다.

골조직에 대해서는 미네랄 저장의 방향으로 작용하고 비타민D는 그의 특이적 핵내부 수용체인 비타민D 수용체(VDR)를 매개하여 그의 생리작용을 발휘한다. VDR은 핵내부 스테로이드 호르몬 수용체 슈퍼패밀리의 일원으로서 비타민D 의존성 전사제어인자로서 기능한다. 비타민D가 결합한 VDR은 표적유전자 프로모터 상의 특이적 DNA 배열을 인식, 결합하는 것으로 표적유전자의 발현을 전사레벨에서 제어되고 있다. 이와 같이 비타민D-VDR에 의한 유전자 발현제어가 그의 생리작용 발휘의 분자기반이다. 그러나 그의 표적유전자로서 동정된 종류는 한정되어 있고 각종 장기에 대한 폭넓은 비타민D의 생리작용의 이해와는 아직 갭이 존재한다.

PTH는 골흡수나 골형성 양쪽에 작용하는 것으로서 골대사를 활발하게 하는 작용이 있다. 병태의 상태에 있어서 고PTH증에서는 골량의 감소를 일으킨다. 한편 약리적으로, PTH 단 1회의 투여에서는 오히려 골형성을 자극하는 것으로 알려져 있으며 실제로 골조송증 환자에게 항골 조송증제로서 임상적으로 사용되고 있다. PTH는 막수용체를 매개하여 세포내부 인산 신호전달을 활성화 하여 생리작용을 발휘하는 것으로 알려져 있지만 비타민D와 같이 그 생리·약리작용의 전체 이해와는 아직 괴리하고 있다.

FGF23은 최근 발견된 칼슘대사 호르몬으로서 칼슘대사를 직접 제어하는 작용보다, 오히려 인산

대사를 매개하는 간접적 작용에 의하여 칼슘대사를 제어하고 있다. FGF23에 의한 인산대사 제어메커니즘이나 조절인자에 있어서는 현재 활발하게 연구가 수행되고 있다.

7-4. 골조송증

(1) 여성 호르몬 결핍에 의한 골조송증

골 관련의 질환으로서 가장 잠재화 되어있는 것이 골조송증이다. 골조송증은 골량의 감소를 동반하지만 통상 잠재화 되어있으며 골절의 최대 위험인자이다. 고령에 있어서 골절에 의하여 일어나는 와병생활은 의료비의 압박(일본에서는 약 25%)뿐만이 아니고 더욱 사망을 재촉한다. 이 질환은 특히 선진 고령자가 많은 나라에서는 사회적으로 중대한 질환인 것으로 급속히 인지되고 있다. 골조송증 중에서도 가장 많은 요인은 폐경 후의 여성 호르몬(에스트로겐)의 결핍이다. 폐경 후의 고령 여성의 약 4명 중에서 3명이 발증한다. 골량은 남녀 모두 25세를 피크로 연령과 함께 감소하지만 폐경에 의

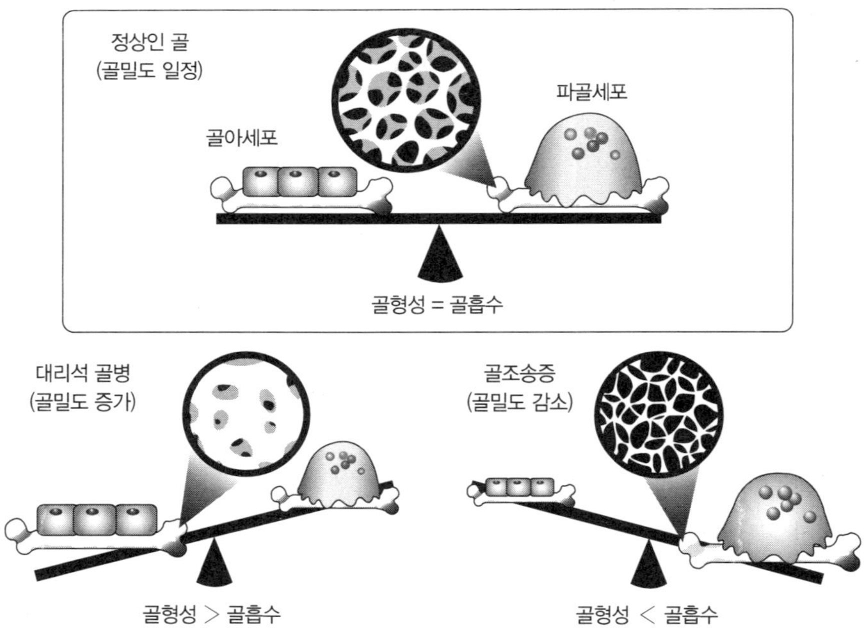

골 형성과 골 흡수의 적정한 밸런스가, 혈중 칼슘의 적정한 농도조절을 가능하게 하고 있다. 골 흡수가 항진하든지, 골 형성이 감소하면 결과적으로는 골량 감소를 일으킨다. 가장 보편적으로 관찰되는 폐경기의 골조송증에서는, 골 흡수의 촉진에 의한 골량 감소와, 높은 골 흡수에 기인하는 높은 골 형성에 의한 높은 회전형의 골대사를 나타낸다(흡수는 형성을 상회하기 때문에, 골량은 감소한다).

그림 22 골대사와 골조송증

한 난소에서의 생산 정지에 의한 에스트로겐 결핍은 급속한 골량 감소를 동반한다. 또한, 골대사는 고회전형으로 시프트(그림 22)하는 것으로부터, 에스트로겐은 골흡수에 억제적으로 작용하는 것으로 골량을 유지하는 것이라고 해석되고 있다. 실제로, 인간 혹은 난소 적출모델 실험동물에 에스트로겐이나 에스트로겐 유사활성이 있는 화합물을 투여하면 골량의 회복과 골대사의 정상화가 관찰된다.

골 형성과 골 흡수의 적정한 밸런스가 혈중 칼슘의 적정한 농도조절을 가능하게 하고 있다. 골 흡수가 항진하든지 골 형성이 감소하면 결과적으로는 골량 감소를 일으킨다. 가장 보편적으로 관찰되는 폐경기의 골조송증에서는 골 흡수의 촉진에 의한 골량 감소와 높은 골 흡수에 기인하는 높은 골 형성에 의한 높은 회전형의 골대사를 나타낸다(흡수는 형성을 상회하기 때문에 골량은 감소한다).

(2) 기타의 골조송증

여성에서는 폐경 후의 에스트로겐 결핍이 주요한 요인인 한편, 요즈음 남성에서의 골조송증의 위험성도 계속 밝혀지고 있다. 남성에서는 남성 호르몬(안드로겐)이 골의 방어를 담당한다고 생각되고 있다. 연령과 함께 남성 호르몬농도는 저하하고 게다가 연령에 의한 골의 감소가 추가되기 때문에 고령의 남성에서는 골조송증을 발증하는 빈도가 현저하게 된다. 80세 이상에서는 5명 중에서 1명이 이환되고 있다. 그 밖에 선천성 질환에 의하여 골조송증에 이르는 예도 존재하지만 가료에 의하여 2차성의 골조송증을 발증한다. 여성 호르몬 작용을 차단한 유암환자나 남성 호르몬 작용을 차단한 전립선암환자 이외에 항염증 작용을 기대하여 약리적인 글루코코르티코이드제의 사용에 의해서도 발증한다.

7-5. 항골조송제

항골조송제로서 현재 가장 임상적으로 성공하고 게다가 크게 시장을 점유하고 있는 것이 비스포스포네이트 제제이다. 이 약제는 안골기질로서 작용하는 것으로 파골세포에 기능을 억제하기 때문에 결과로서 골 흡수를 억제하고 골 량을 증가한다. 한편, 여성 호르몬 관련 제제는 본래의 여성 호르몬작용에 의한 골 흡수 억제에 의하여 효과를 나타낸다. 또한, 비타민D 관련 제제는 미네랄대사를 개선하는 것으로 골 량의 회복에 작용한다. 더욱, 최근에는 골 형성을 자극하는 것으로 골 량의 회복을 계측하는 PTH 관련 제제가 시장에 출품되고 있다. 이와 같이 골조송증은 그 병태에 의하여 테일러메이드(tailor-made)치료가 가능하게 되었다. 일본에서는 잠재적으로 약 1,300만 명이 존재한다고 알려져 있는 골조송증환자에게는 폭넓은 치료법이 가능하게 되었다.

7-6. 골대사 관련의 검사항목

생화학 검사로서 I형 콜라겐가교 N−텔로펩티드(NTx : N−telopeptide), I형 콜라겐가교 C−텔로펩티드(CTx : C−telopeptide), 데옥시피리디놀린(DPD : deoxypyridinoline), 타르타르산저항성 포스파타아제(TRAPC−5b : tartrate−resistant acid phosphatase) 등의 골 흡수 검사와 골 형성 알칼리포스파타아제(BAP : bone specific alkaline phosphatase), 오스테오칼신(OC : osteocalcin), 인턱트I형 프로콜라겐−N−프로펩티드(intactPINP : intact type I procollagen−N−propeptide) 등의 골 형성 표지를 들 수 있다. 이들의 혈중 혹은 소변검사에 의하여 골대사 상태를 파악하고 더욱 DXA법(dual energy X−ray absorptiometry) 등으로 골 량의 소견을 합쳐서 종합적으로 골대사 질환을 검진하고 정확한 골대사 개선치료약을 이용한 치료에 이르고 있다.

제 17 장

기능검사

혈액중의 생체성분량은 각 장기의 기능을 확정하기 위해서 측정된다. 예비능력을 가지는 간장, 신장, 췌장 등의 기능 및 내분비 장기의 예비기능 등의 변화일지라도, 각각의 장기에 대해서 부하 또는 자극을 가하는 것에 의하여 미묘한 기능의 변화나 혈중성분의 변화로부터는 추정할 수 없는 변동을 취하는 것이 가능하다. 확실히 1점의 혈중농도의 측정에서도 어느 정도의 장기기능을 추정할 수 있지만 부하와 동시에 대사되는 변화량을 2점 이상의 계측 점으로 측정하는 것은 장기의 기능을 직접 반영하는 결과가 얻어지기 때문에 중요하다.

1. 간(담도) 기능검사

간장은 생체내부에서 각종 생체성분의 합성, 분해, 보존, 해독, 이물(색소) 배설 등의 각종 기능을 가지는 장기이다.

1-1. 이물(색소) 배설 기능검사

간 기능의 이물(색소) 배설 기능검사로서 인도시아닌 그린(ICG : indocyanine green) 시험과 브로모설파레인(BSP : bromosulphalein) 시험이 있다.

[ICG 시험]

(1) 임상적 의의

ICG를 부여하면 대부분은 α_1-리포단백과 결합하여 간장으로 운반되며 간세포에 도입된다. 그러나 간세포에서는 포합되지 않고 유리된 그대로 담즙 중으로 배설된다. 간장 병태의 파악, 간장 예비능력의 검사로서 이용된다. 간 절제수술에 있어서 수술 전의 검사로서는 필수이다. 부작용이 적기 때문에 BSP로 대체되어 이물(색소) 배설능력의 검사시약으로서 이용된다. 평가에는 15분 정체율(R_{15})과 혈장 소실율(K_{ICG})의 어느 것이 이용된다. ICG의 15분치는 간 혈류량을 잘 반영하기 때문에 간경변 등의 간 혈류량 감소를 동반하는 중독된 간장해에서는 ICG시험이 유용하다.

(2) 검사방법과 평가

이른 아침 공복 시에 ICG 앰플(25 mg)을 증류수로서 5 mL로 조제하고 체중 10 kg당 1 mL를 주정맥으로부터 채혈하고 15분 정체율과 혈장 소실율(k')을 구한다(그림 1).

만성 간염, 간경변, 체질성 황달(rotor 증후군) 등에 있어서 15분 정체율은 높은 값을 나타내며, 혈장 소실율은 낮은 값을 나타낸다.

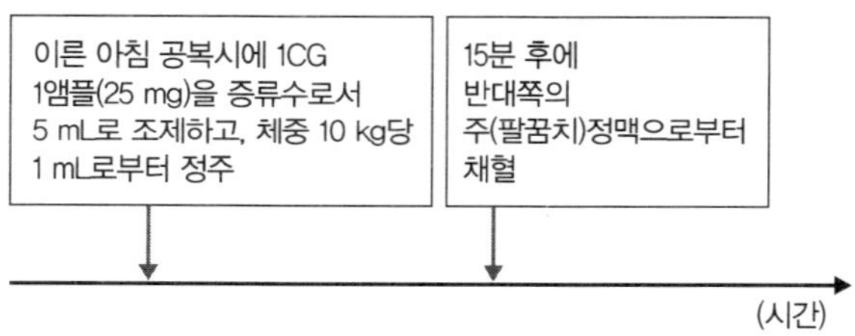

그림 1 ICG시험의 수순

(3) 기준범위

- **15분 정체율** : 10% 이하
- **혈장 소실율(K_{ICG})** = $0.693/T_{1/2*}$
- **혈장 소실율(k)** : 0.168~0.206

편대수 그래프의 종축에 흡광도, 횡축에 시간을 취하고 주사 후에 5, 10, 15분의 값을 플롯하여, 이것을 연결하는 직선과 종축과의 교점을 C_0로 하고 그의 1/2에 대응하는 반감시간 $T_{1/2}$을 구하면 혈중 ICG 소실율은 $K_{ICG} = 0.693/T_{1/2}$로 된다.

[BSP 시험]

(1) 임상적 의의

BSP를 투여하면 대부분이 알부민과 결합하여 간장으로 운반되며 간세포에 도입된다. 간세포에서는 글루타티온 포합을 받아서 담즙 중에 대부분이 배설된다. ICG시험과 마찬가지로, 간장 병태의 파악, 간장 예비능력의 검사로서 이용된다. BSP에 의하여 중독된 과민반응을 나타내는 증예가 있으며 현재는 그다지 시행되지 않는다. 그러나 ESP시험은 체질성 황달의 하나인 Dubin-Johnson 증후군에서는 90~120분에 걸쳐서 BSP 농도의 재상승이 보이기 때문에 진단에 유효하다.

(2) 검사방법과 평가

이른 아침 공복 시에 5% BSP 수용액(1 앰플, 3 mL)을 체중 1 kg당 0.1 mL를 서서히 주정맥으로부터 정주하고 45분 후에 반대쪽의 주정맥으로부터 채혈하여, 45분 후의 정체율을 구한다.

만성 간염, 간경변, 체질성 황달(dubin-johnson 증후군) 등에서는 높은 값을 나타낸다.

(3) 기준범위

- **45분 정체율 :** 5% 이하

2. 신장 기능검사

신장은 생체의 내부 환경에 있어서 항상성 유지에 반드시 필요하며, 그의 주요한 작용은 ① 물, 전해질의 출납에 의한 전해질 및 침투압의 조절 ② 수소이온, 중탄산이온 등의 출납에 의한 혈액 산염기 평형의 조절 ③ 종말 대사생성물의 배설 등이다.

신장 기능검사는 크게 신장 혈장유량, 사구체 기능, 세뇨관 기능의 3가지로 분류된다.

2-1. 신장 혈장유량 검사

신장동맥으로부터의 혈액은 사구체 혈관망으로부터 세뇨관 주위의 혈관망을 매개하여 신장정맥으로 돌아오기 때문에 사구체 기능이나 세뇨관 기능에도 크게 영향을 미친다. 신장 혈장유량 검사에는 파라아미노히푸르산클리어런스(C_{PAH} : p−amino hippuric acid clearance), 페놀술폰프탈레인(PSP : phenolsulfonphthalein) 시험이 있다.

[파라아미노히푸르산클리어런스(C_{PAH})]

(1) 임상적 의의

신장 혈장유량 측정에는 1회의 순환으로 사구체로부터 여과되며 세뇨관에서 완전히 배설되어 재흡수 되지 않는 것과 같은 물질이 적당하며, 파라아미노히푸르산(PAH)이 이용된다. PAH는 체내에서 분해되지 않고 주로 근위세뇨관으로부터 배설되며 그의 클리어런스는 거의 신장 혈장유량에 상당한다고 생각되고 있다.

(2) 검사방법과 평가

공복 시에 10% PAH(12 mL)를 정주 후에, 채혈, 채뇨하고 각각의 PAH 농도를 측정하여, 이론적으로 구한 체내혈장 PAH 값(mg/dL)과 소변 PAH 값(mg/dL) 및 1분간 소변량(mL/분), 체표면적(m^2)으로부터 클리어런스 값을 산출한다. C_{PAH}(mL/분)는 다음과 같이 계산된다.

$$C_{PAH} = \frac{\text{소변 PAH값} \times \text{1분간 소변량} \times 1.73}{\text{혈장PAH값} \times \text{체표면적}}$$

탈수, 심부전, 쇼크, 신장동맥협착, 사구체 신장염, 간질성 신장염, 요관결석 등에서는 낮은 값을 나타낸다.

(3) 기준범위

- 410~760 mL/분

[PSP 시험]

(1) 임상적 의의

PSP는 혈중에서 알부민과 결합하기 때문에 거의 사구체로부터 여과되지 않지만 근위세뇨관에서 대부분이 분비되며 이후에는 재흡수 되지 않는다. 소변 중의 PSP 배설은 신장 혈장유량, 근위세뇨관 기능, 요로의 상태를 반영하고 특히 PSP 정주 후의 15분 값은 신장 혈장유량과 서로 관계되며 게다가 범용되고 있었지만 채뇨가 불완전하면 재현성이 좋지 않은 것으로부터, 요즈음은 그다지 이용되지 않고 있다. 이 시험은 신장 혈장유량의 추정 이외에 근위세뇨관 기능의 평가에도 이용되고 있다.

(2) 검사방법과 평가

배뇨 후에 물 500 mL를 마시고 30분후에 0.6% PSP 1 mL를 정주하고 정주 후 15분, 30분, 60분, 120분에 채뇨하고 각각의 PSP 농도를 구하여 투여량에 대한 비율(%) DMF를 누적해서 나타낸다(그림 2).

PSP 정주후의 15분 값은 신장 혈장유량을 추정하고 120분 값의 총량 배설은 근위세뇨관 기능을 추정할 수 있다. 신부전, 간질성 신장염, 근위세뇨관 장해, 물의 이뇨부족, 요로폐색 등에서는 낮은 값을 나타낸다.

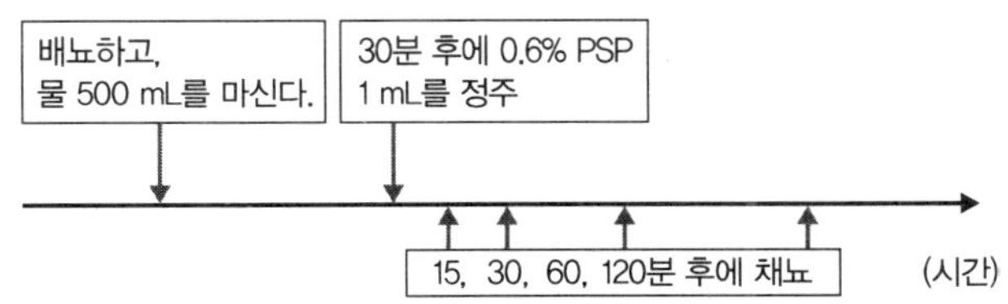

그림 2 PSP 시험의 수순

(3) 기준범위

- **15분치 :** 25~50%
- **30분치 :** 40~60%
- **60분치 :** 50~75%
- **120분치 :** 55~85%

2-2. 사구체 기능검사

[크레아티닌 클리어런스(Ccr : Creatinine clearance)]

(1) 임상적 의의

사구체 기능검사는 사구체 여과량(GFR : glomerular filtration rate)을 평가하는 검사이지만 이것을 직접 측정할 수 없기 때문에 클리어런스 시험이 시행된다. 이눌린(inulin), 티오황산나트륨, 크레아틴 등은 체내에서 아무 변화를 받지 않고 사구체에서 여과되며 세뇨관에서 재흡수나 분비되지 않고 소변 중으로 배설되기 때문에 클리어런스 시험목적에 적당하다. 앞의 2가지는 생체내부에 존재하지 않고 주사에 의하여 부하를 부여하지 않으면 안 되지만 후자는 생체내부에 존재하고 게다가 혈중농도의 생리적 변동(식사 등의 영향)이 적기 때문에 부하를 부여하지 않고 클리어런스를 측정할 수 있는 장점이 있다. 따라서 내인성 크레아티닌 클리어런스는 이눌린 클리어런스에 비하여 정밀도가 약간 떨어지는 사구체 여과치에 근사하는 것으로 잘 이용되고 있다.

(2) 검사방법과 평가

클리어런스의 산출에 있어서는 축뇨를 필요로 한다. 검사방법에는 2시간법과 24시간법이 있다.

1) 2시간법(그림 3)

물(400~500 mL)을 마시고 60분 후에, 완전배뇨(0분)하고 60분 후와 120분 후에 채뇨하고 그 중간점의 30분, 90분의 시점에서 채혈한다. 혈액, 소변의 Cr농도를 측정하고 혈청 Cr치(mg/dL)와 소변

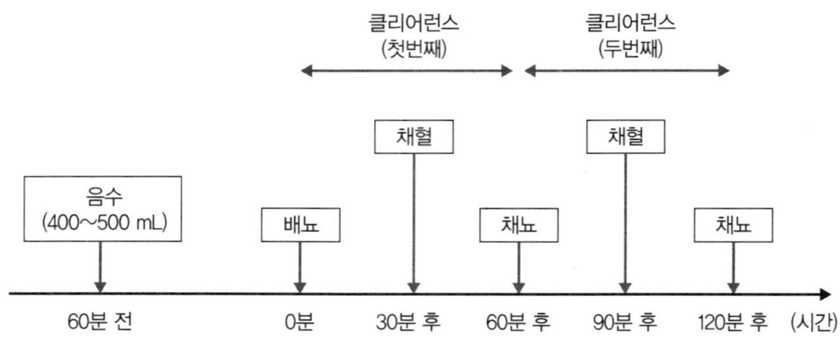

그림 3 크레아티닌 클리어런스의 2시간법의 수순

중의 Cr치(mg/dL) 및 1시간 소변량(mL), 체표면적(m^2)으로부터 클리어런스 값을 산출한다. 1시간마다 2회의 클리어런스 평균치를 Ccr로 한다. Ccr(mL/분)은 다음과 같이 계산된다.

$$\text{Ccr} = \frac{\text{소변 Cr치} \times \text{1시간 소변량} \times 1.73}{\text{혈청 Cr치} \times 60 \times \text{체표면적}}$$

2) 24시간법

아침의 일정한 시각에 완전 배뇨하여 이것을 버리고 이후 다음날 아침 동일 시간까지 축뇨하고 채혈은 점심식사 전에 시행한다. 혈액, 소변의 크레아티닌 농도를 측정하고 혈청 Cr치(mg/dL)와 소변중의 Cr치(mg/dL) 및 1일 소변량(mL), 체표면적(m^2)으로부터 클리어런스치를 산출한다.

$$\text{Ccr} = \frac{\text{소변 Cr치} \times \text{1일 소변량} \times 1.73}{\text{혈청 Cr치} \times 1440 \times \text{체표면적}}$$

사구체 신장염, 간질성 신장염, 신경색, 울혈성 심부전, 쇼크, 요로폐색 등에서는 2시간법 및 24시간법에서 낮은 값을 나타낸다.

(3) 기준범위

- 91~130 mL/분

2-3. 세뇨관 기능검사

세뇨관 기능은 재흡수 및 분비능력을 보는 근위세뇨관 기능검사와 소변의 농축·희석능력을 보는 원위세뇨관(수질) 기능검사로 분류된다. 근위세뇨관 기능검사에는 기출의 PSP시험, 원위세뇨관 기능검사에는 Fishberg 농축시험이 있다.

[Fishberg 농축시험]

(1) 임상적 의의

수분섭취를 제한하고 일정시간 후의 소변의 농축능력을 조사하는 검사이다. 소변의 농축은 세뇨관, 특히 신장수질 기능(원위세뇨관으로부터 집합관의 기능)을 반영한다.

(2) 검사방법과 평가

검사전일 오후 6시까지 건조식품을 섭취하고 이후에는 일체 음식을 금지한다. 취침 전에 배뇨하고 오전 6시에 1회째 채뇨하고 더욱 60분후, 120분후 채뇨하여, 합계 3회에 걸쳐 채뇨한다. 각각의 소변에 대해서 정확하게 비중과 침투압을 측정한다(그림 4).

신부전, 요붕증, 간질성 신장염, 만성 신우신염, 폐색성 요로질환 등에서는 낮은 값을 나타낸다.

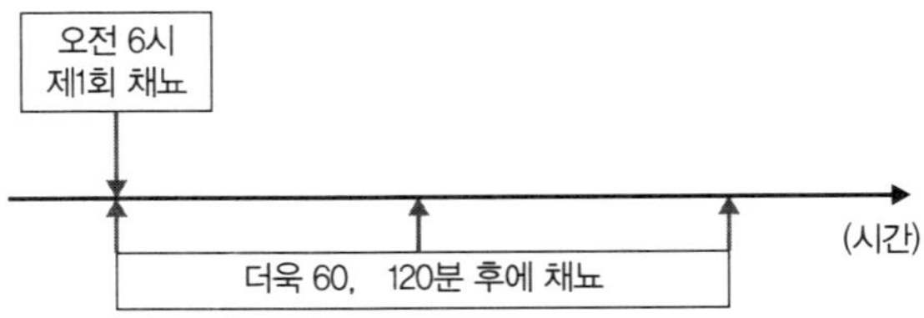

그림 4 Fishberg 농축시험의 수순

(3) 기준범위

3회의 소변중에서 어느 것에서 소변 비중 1.022 이상, 소변침투압 850 mOsm/kg H_2O 이상.

3. 췌장 기능검사

췌장은 소화액(췌액)을 생성하여 분비하는 외분비조직과 인슐린, 글루카곤, 소마토스타틴 등의 호르몬을 생성하여 분비하는 내분비조직으로 형성된다. 각각의 조직은 소화흡수에 관계하는 췌외분비 기능이나 혈당조절에 관계하는 췌내분비 기능을 가진다. 따라서 췌장의 기능검사는 췌외분비 기능검사와 췌내분비 기능검사로 분류된다.

3-1. 췌외분비 기능검사

췌액분비능력을 보는 검사로서는 세크레틴 시험의 신뢰에 관한 것이지만 자극물질의 입수나 췌액채취 등의 실시가 곤란하기 때문에 췌액채취에 의하지 않는 간편한 방법인 췌장기능(PFD : pancreatic function diagnostant) 시험이 이용되고 있다.

[세크레틴 시험]

(1) 임상적 의의

소화관 호르몬인 세크레틴을 정맥 투여 후에, 분비되는 췌액의 액량, 중탄산염 농도, 아밀라아제 배설량을 측정하고 췌외분비 기능을 평가하는 검사이다. 위액의 혼입이 없는 십이지장액을 채취하기 위해서, 검사 시에는 위 십이지장 존데(duodenal sonde)의 삽입이 필요하고 침습을 등반하지만 신뢰성이 높은 검사법이다. 그러나 세크레틴 제제는 2003년에 판매가 중지되었고 현재는 실시되지 않는다.

(2) 검사방법과 평가

이른 아침 공복 시에 위 십이지장 존데를 삽입하고 투여전의 채혈과 십이지장액의 채취를 시행하고 세크레틴 100단위를 정주 후에, 10분 간격으로 60분간(계 6분획)의 십이지장액을 채취하고 최후에 채혈한다. 채취한 십이지장에 있어서는 액량, 최고 중탄산염 농도, 아밀라아제의 양을 각각 측정한다.

만성 췌장염, 췌장암, 췌석증, 췌양포성 질환, 췌장절제 후 등에 있어서는 분비기능 저하를 나타낸다. 알코올성 만성 췌장염의 초기, 지속성 췌장염, 간경변 등에서는 분비기능의 항진을 나타낸다.

(3) 기준범위

- **액량 :** 2.8~5.0 mL/kg
- **최고 중탄산염 농도 :** 78~142 mEq/L
- **아밀라아제 양 :** 1,349~3,631 SU/kg

[PFD 시험(BT-PABA 시험)]

(1) 임상적 의의

위 십이지장 존데 삽입의 필요가 없는 간편한 췌외분비 기능검사이다. 경구 투여된 BT-PABA(N-benzoyl-L-tyrosyl-p-aminobenzoic acid)는 내복 후에, 췌외분비 효소의 하나인 췌장 키모트립신에 의하여 특이적으로 분해된다. 생성된 PABA는 소장으로부터 흡수되며 간장에서 포합된 후에 소변 중으로 배설된다. PABA의 소변 중의 배설율로부터 췌외분비 기능(키모트립신 활성)을 추정한다. 따라서 췌외분비 기능의 저하 이외에, 소장에 있어서 흡수저하가 있는 경우, 간장기능이나 신장

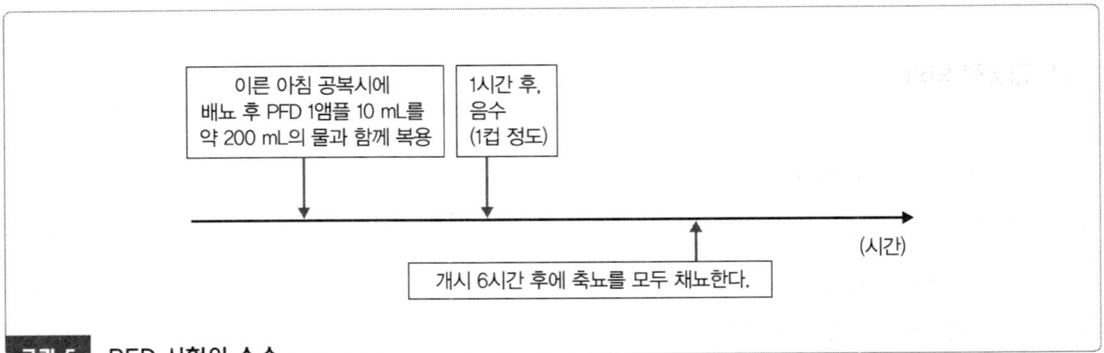

그림 5 PFD 시험의 수순

기능 저하가 있는 경우에도 소변 중의 값은 저하한다. 이 시험은 세크레틴 시험과 같이 직접 췌외분비 기능을 보지 않으며, 세크레틴 시험에 비하여 감도가 낮다.

(2) 검사방법과 평가

이른 아침 공복 시에 있어서 배뇨 후에, PFD 앰플 용액(BT–PABA) 10 mL를 200 mL의 물과 함께 복용하고 1시간 후에 물 1컵을 마시고 개시 6시간 후의 축뇨 중의 PABA를 정량한다(그림 5).

만성 췌장염, 췌장암, 급성 췌장염 후, 등에서는 낮은 값을 나타낸다. 단, 소장에서의 흡수장해, 간장 기능장해, 신장 기능장해에서도 낮은 값을 나타내기 때문에 주의가 필요하다.

(3) 기준범위

- **6시간 후의 소변 중의 배설율 71% 이상**

3-2. 췌내분비 기능검사

췌장 랑게르한스섬에는 β세포가 존재하고 인슐린을 분비하며, 혈당의 조절을 수행하고 있다. 췌내분비 기능검사는 인슐린 분비반응을 평가하는 검사이며, 인슐린 분비 자극물질로서 포도당을 이용한 75% 경구 포도당 부하시험(75g OGTT : 75g oral glucose tolerance test), 글루카곤을 이용한 글루카곤 부하시험이 있다.

[75g OGTT]

(1) 임상적 의의

포도당 부하에 의하여 인슐린 분비를 자극하고 경시적인 혈당치의 추이를 조사하여, 췌장 랑게르한스섬 β세포의 기능평가를 수행하는 부하시험으로, 당뇨병 진단목적의 임상검사로서 수행하는 경우가 많다.

(2) 검사방법과 평가

10시간 이상의 절식 후 공복 시에 채혈하고 75 g 포도당 용해액을 마시고 부하 후 30, 60, 120, (180)분에 채혈하여 혈당치 및 인슐린치를 측정한다. 당뇨병의 진단목적뿐이라면 공복 시와 부하 후 60분, 120분 혹은 공복 시와 부하 후 120분의 혈당치로서 좋다. 위장절제 후 환자나 반응성 저혈당을 의심하는 경우에는 혈당치 측정은 부하 후 180분 등의 혈당치에 따라서 길게 경과를 파악할 필요가 있다.

(3) 기준범위

- **부하 전의 혈장 혈당치 :** 110 mg/dL 미만
- **부하 후의 2시간 혈장 혈당치 :** 140 mg/dL 미만

혈당치의 판정기준에 따라서 당뇨병형, 경계형, 정상형의 어느 것으로 판정한다(표 1).

정상형일지라도 1시간치가 180 mg/dL 이상의 경우에는 180 mg/dL 미만의 것에 비하여 당뇨병으로 악화되는 위험성이 높기 때문에 경계형에 준하는 취급(경과 관찰 등)이 필요하다.

표 1 공복시 혈당치 및 75g OGTT에 의한 판정구분과 판정기준

	혈당측정시간			판정구분
	공복시		부하 후 2시간	
글루코오스 농도 (정맥 혈장)	126 mg/dL 이상	또는	200 mg/dL 이상	당뇨병형
	당뇨병형에도 정상형에도 속하지 않는 것			경계형
	110 mg/dL 미만	및	140 mg/dL 미만	정상형

[글루카곤 부하시험]

(1) 임상적 의의

글루카곤 부하에 의하여 포도당 대사와는 무관계로 인슐린 분비를 자극하고 부하전후의 혈중 C-펩티드치의 변화를 조사하여, 췌장 랑게르한스섬 β세포의 예비능력 평가를 수행하는 부하시험이다.

(2) 검사방법과 평가

10시간 이상의 절식 후에 공복 시에 채혈하고 글루카곤 1 mg을 정맥주사, 부하 후 5분 또는 6분 후에 채혈하여 혈중 C-펩티드치를 측정한다. 단, 글루카곤은 다른 내분비 호르몬도 분비하기 때문에 갈색세포종의 환자에게는 금기이다.

(3) 기준범위

인슐린 분비능력의 평가에 있어서는 표 2를 참조.

표 2 글루카곤 부하시험에 있어서 인슐린 분비능력의 평가

글루카곤 부하 후의 혈중 C-펩티드의 최고치	글루카곤 부하 전후의 혈중 C-펩티드의 차(△C-펩티드)	인슐린 분비능력의 평가
• 4.0 ng/mL 이상 • 2.0~4.0 ng/mL • 1.0~2.0 ng/mL • 1.0 ng/mL 미만	• 2.0 ng/mL 이상 • 1.0~2.0 ng/mL • 0.5~1.0 ng/mL • 0.5 ng/mL 미만	• 비교적 반응성 유지 • 반응성 불량 • 고도 인슐린 분비부전 • 인슐린 의존상태

4. 내분비 기능

4-1. 내분비 질환의 진단과 검사

내분비 질환은 호르몬의 결핍증과 과잉증을 가져오는 병태로 대별되며 이외에 비기능성의 내분비 조직종양이 있다. 호르몬의 생성·분비, 혈류를 매개로 하는 운반, 표적세포의 수용체·수용체 이후의 정보전달, 이들의 어느 단계에 있어서 이상에서도 내분비 질환의 원인으로 된다.

내분비 질환을 진단하기 위해서는 먼저 임상증상이나 일반검사 소견보다, 호르몬 이상의 존재를 의심하는 것이 중요하다. 호르몬은 전신적인 작용을 미치는 것이 많고 전신의 주의 깊은 진찰(문진과

신체 소견)과 전해질·당·지질·혈청침투압의 이상 등으로부터, 내분비 질환의 존재를 의심하고 호르몬 및 그의 대사생성물의 측정을 시행한다. 더욱, 진단을 확정하기 위해서, 내분비 기능을 평가하는 부하시험이나 화상검사를 시행한다.

호르몬의 측정치나 부하시험의 결과판정에는 호르몬의 분비동태나 분비조절메커니즘을 이해하는 것이 중요하다. 더욱, 측정법의 원리나 정밀도, 측정에 간섭을 미치는 인자 등에 대해서도 이해할 필요가 있다. 부하시험은 합성된 호르몬이나 호르몬 분비를 자극 또는 억제하는 약지를 투여한 후, 혈액이나 소변을 채취하여 시행하지만 투여하는 호르몬이나 약제의 부작용에 대해서 충분히 주의할 필요가 있다.

4-2. 시상하부 · 하수체전엽 기능

시상하부로부터 하수체전엽 호르몬의 분비를 촉진 또는 억제하는 호르몬이 분비되지만 그 혈중농도는 낮고 시상하부에서의 분비동태를 말초 혈중농도로서 평가하는 것은 곤란하며, 시상하부 호르몬 생성종양의 경우에만 그의 측정이 유용하다.

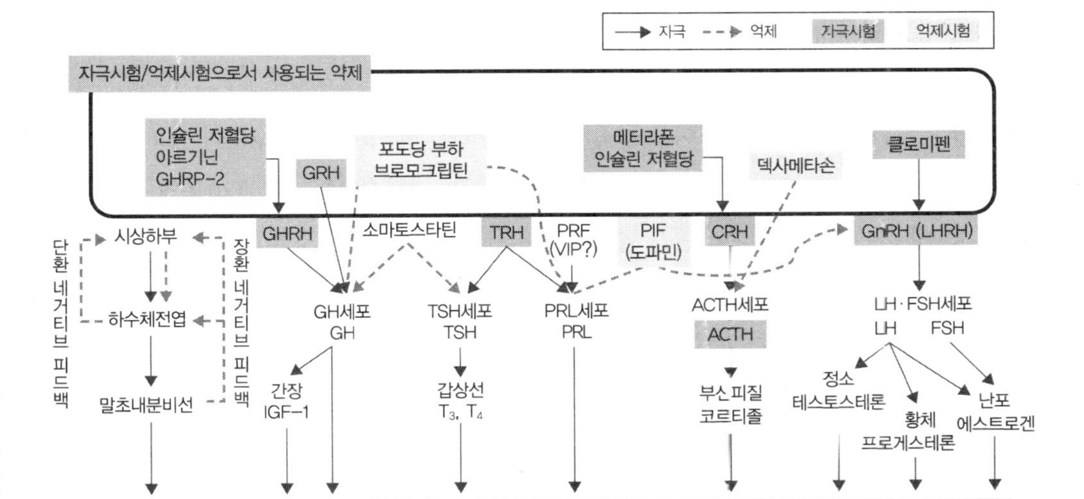

표적 세포	골 등	전신	유선	전신	남성성기	유방 · 여성성기
작용	성장촉진 대사	대사	유선발육 유즙생산 · 분비 성선기능 억제	대사	생식기 발달 2차 성증 정자 생산	성식기 발달 2차 성증 월경
영향을 미치는 검사 항목	혈당치, 지질 P	혈당치, 지질 AST, ALT, ALP, CK, Cr		혈당치, 지질 호산구 Na/K		

그림 6 시상하부–하수체전엽 호르몬의 분비조절메커니즘과 자극시험·억제시험

하수체전엽 기능검사에서는 호르몬 분비능력과 분비조절메커니즘의 이상 유무에 따라서 평가한다. 혈중 호르몬치는 하수체 기능을 반영하지만 시상하부 기능이나 말초 표적 내분비기관으로부터 분비되는 호르몬의 피드백에 의해서도 조절되고 있다. 따라서 하수체전엽 호르몬을 측정하는 경우, 말초표적 내분비기관으로부터 분비되는 말초호르몬을 동시에 측정하는 것이 중요하다. 또한, 혈중 호르몬농도가 낮은 값의 경우에는 분비자극 시험에 대한 반응으로부터 분비예비능력을 평가하고 혈중호르몬 농도가 높은 값인 경우에는 억제시험에 대한 반응으로부터 억제메커니즘의 이상을 평가한다(그림 6).

4-3. 시상하부 · 하수체후엽 기능

바소프레신(AVP)과 옥시토신(OT)의 2종류가 하수체후엽으로부터 분비되지만 OT의 이상은 임상적으로 알려져 있는 것이 없고 바소프레신의 분비능력 평가만이 검사대상이다. 또한, MRI에 의한 시상하부–하수체후엽의 화상진단은 그의 기능진단에 이용되며 하수체경–하수체부의 종대·종양상, T1강조화상시상단에서 후엽의 높은 신호의 소실 등이 유용한 소견이다. AVP 혈중농도를 혈장침투압, 혈중 Na치 등과 동시에 측정하고 평가를 시행한다.

(1) AVP분비 자극시험

고장 식염수 부하시험이 가장 잘 이용된다. 5% 고장 식염수를 0.05 mL/kg분의 속도로서 120분간 점적정주하고 점적개시전, 60, 12, 150분 후에 혈장침투압, 점적개시전, 60, 120분에 혈중 Na와 혈장 AVP를 측정한다. 건강인이나 심인성 다뇨증에서는 혈장 AVP가 상승하고 소변량의 감소와 소변침투압의 상승이 확인되며 중추성 요붕증 및 신장성 요붕증에서는 소변량의 감소나 소변침투압의 상승이 확인되지 않는다(소변침투압/혈장침투압＜1). 중추성 요붕증에서는 혈장 AVP는 낮은 값의 그대로이지만 신장성 요붕증에서는 상승하는 경우가 많다.

(2) AVP 감수성 시험

AVP의 합성유도체인 데스모프레신(desmopressin)을 투여하고 소변량, 소변침투압, 혈장침투압을 측정하여, 요붕증이 중추성인지 신장성인지를 평가한다. 중추성 요붕증에서는 데스모프레신 투여에 의하여 소변량의 감소와 소변침투압의 상승이 보이며, 소변침투압/혈장침투압＞1로 되지만 신장성 요붕증에서는 소변량의 감소나 소변침투압의 상승은 보이지 않고 소변침투압/혈장침투압＜1의 그대로이다.

4-4. 갑상선 기능

갑상선 질환은 내분비 질환 중에서 가장 빈도가 높고 장기를 체표로부터 접촉할 수 있으며 또한 기능과 형태를 평가하기 위해서 방사성 요오드를 이용할 수 있다. 갑상선 질환은 갑상선 기능항진증과 기능 저하증으로 분류되며 질병원인으로부터는 자기면역성, 비자기면역성 및 종양성으로 분류된다. 갑상선 호르몬의 합성과 분비는 하수체로부터 분비되는 TSH에 의하여 조절되고 있으며 시상하부-하수체-갑상선계의 피드백메커니즘에 의하여 조절되고 있다.

현재, 갑상선 기능의 가장 예민한 지표는 TSH로서 유리T_4와 유리T_3의 측정치를 합쳐서 갑상선 기능을 종합적으로 판단한다. 중추성(시상하부성 혹은 하수체성) 갑상선 기능저하증에서는 갑상선 호르몬이 낮은 값인 것에도 불구하고 TSH가 정상 혹은 낮은 값으로서 하수체전엽의 TSH 분비능력을 판정하기 위해서 TSH 분비 자극시험인 TRH 부하시험을 시행하고 TSH가 무~저반응인 경우에는 하수체성 갑상선 기능저하증이라고 판단한다.

갑상선 호르몬의 합성능력은 방사성요오드(^{123}I)의 섭취율과 신티그래피(scintigraphy)로서 평가할 수 있다. 방사성요오드(^{123}I) 대신에 방사선 피폭량이 적고 검사시간도 단축 가능한 ^{99m}테크네튬(^{99m}Tc)도 사용되지만 방사성물질을 사용하는 이들의 검사는 임산부에게는 금기이다.

혈중 티로글로불린(Tg : thyroglobulin)은 갑상선 기능항진증이나 아급성 갑상선염, 갑상선암 등에서 현저하게 상승한다. 혈중 Tg 항체가 영향을 미치기 때문에 Tg 항체도 동시에 측정하는 것이 바람직하다.

자기면역성 갑상선 질환의 검사에는 Basedow병의 병인인 갑상선을 자극하는 자기항체를 측정하는 방법으로서 TSH수용체 항체(TRAb : thyrotropin receptor antibody)와 갑상선 자극항체(TSAb : thyroid stimulating antibody)가 있으며 그 진단적 가치는 높다. TRAb는 TSH와 TSH수용체의 결합을 저해하는 항체를 검출하는 방법으로서 그의 측정원리로부터 TBⅡ(thyrotropin binding inhibitory immunoglobulin)라고도 말하며, TRAb로서 측정되는 항체에는 TSH의 생물학적 작용을 저해하는 저해형 TSH수용체 항체(TSB-Ab : TSH stimulation blocking antibody)도 존재하고 있다.

갑상선 자기항체검사로서 응집법으로 측정되는 갑상선 시험(thyroglobulin이 대응항원)나 microsome test(갑상선 퍼옥시다아제가 대응항원)가 종래 이용되고 있었지만 보다 특이성이 높고 감도가 우수한 항티로글로불린항체(TgAb), 항갑상선퍼옥시다아제항체(TPOAb)의 측정도 최근에는 널리 이용되기에 이르렀다.

초음파검사는 침습이 적고 갑상선 질환을 가지는 환자에 있어서는 우선 제1로 수행해야 할 영상검사로서 Basedow병에 의한 갑상선 기능항진증에서는 컬러도플러(color doppler)에 의하여 혈류량의 증가가 확인된다. 다른 화상진단으로서 CT나 MR도 필요에 따라서 이용되고 있다.

4-5. 부갑상선 기능

부갑상선 호르몬(PTH : parathyroid hormone)은 혈중 칼슘대사 및 골대사에 있어서 중요한 역할을 하고 있다. 부갑상선 기능의 평가는 혈청 칼슘, 인, 총 단백, 알부민, 크레아틴, 요소질소, ALP 등의 일반생화학 검사와 함께 혈청이온화칼슘, 동맥혈가스분석, 혈청마그네슘, 소변 중의 칼슘, 인(1일 배설량, 단위 크레아틴 환산치), 세뇨관 인재흡수율(%TRP : %tubular reabsorption of phosphate) 등을 측정하여 시행한다. 더욱 혈중 PTH 및 PTH 관련 펩티드(PTHrP), 혈중 1,25-$(OH)_2$-D(활성형 비타민D), 소변 중의 또는 혈중 골대사마커(데옥시피리디놀린, 오스테오칼신 등), 소변 중의 아미노산 등을 측정하고 진단 및 병태를 파악, 치료효과의 판정에 이용한다.

현재의 PTH 측정법은 상당히 고감도로서 고칼슘혈증이나 저칼슘혈증의 감별진단에는 PTH를 측정하는 것만으로 충분하다. 부하시험이 필요한 것은 적어지고 있지만 허위성 부갑상선 기능저하증이 1형인지 2형인지의 감별에는 현재도 Ellsworth-Howard 시험은 필수의 검사법이다. 합성 인간 PTH(1-34)100 단위를 정맥내부에 투여한 후의 소변 중의 cAMP 및 P 배설량의 증가반응을 지표로 하고 허위성 갑상선 기능저하증 1형과 2형을 감별한다. 또한, ^{99m}Tc-MIBI(methoxy-isobutyl-isonitrile) 신티그래피가 갑상선 호르몬의 과잉 합성·분비의 검출에 유용하다.

4-6. 부신피질 기능

부신피질은 스테로이드 호르몬을 합성·분비한다. 부신피질 호르몬에는 코르티졸로 대표되는 당질코르티코이드, 알도스테론에 대표되는 무기질코르티코이드 및 부신안드로겐의 3종류가 있다. 코르티졸과 부신안드로겐은 주로 하수체로부터의 ACTH 자극에 의하여 알도스테론은 닌-안지오텐신계의 자극에 의하여 합성·분비가 촉진되며 분비된 호르몬은 네거티브피드백메커니즘에 의하여 각각의 계에 억제적으로 작용한다. 부신피질 기능의 평가는 부신피질 호르몬의 기초치의 측정에 추가해서, 조절계의 상위호르몬의 측정이나, 피드백메커니즘을 이용한 호르몬분비 자극시험, 호르몬분비 자극시험을 이용하여 수행한다. 또한, ^{131}I Adosterol scintigraphy로서 부신피질 호르몬 합성의 항진을 평가한다.

(1) 당질코르티코이드 분비기능

혈중 호르몬 기초치(혈장 ACTH, 혈장 코르티졸, 혈장 DHEA-S)와 함께, 소변 중의 호르몬 배설량(소변 중의 유리코르티졸)의 측정을 수행하고 더욱 혈장 ACTH 및 혈장 코르티졸의 1일내 변동(이른 아침 및 심야)의 유무를 확인한다.

1) 기능항진이 의심되는 경우

기능항진이 의심되는 경우에는 덱사메타손(dexamethasone) 억제시험이나 CRH 부하시험 등을 시행하고 기능과 병태의 평가를 수행한다.

① Dexamethasone 억제시험

덱사메타손 억제시험(overnight법, nugent법)은 스크리닝 검사로서 전일 23시에 덱사메타손 0.5~1 mg(저용량)을 내복하고 다음날 아침 8~10시의 공복 시에, 30분의 안정한 누운 자세에서 혈장 ACTH, 혈장 코르티졸을 측정한다. 정상에서는 혈장 코르티졸이 5 μg/dL 이하로 억제된다. 덱사메타손 0.5~1 mg 억제시험에서 5 μg/dL 이하로 억제되지 않는 경우에는 8 mg(고용량) 억제시험을 마찬가지로 실시한다. Cushing 증후군 및 이소성 ACTH 생성종양에서는 혈장 코르티졸은 저용량, 고용량에서 모두 5 μg/dL 이하로 억제되지 않는다. 하수체종양에 의한 Cushing병은 저용량에서는 억제되지 않지만 고용량에서는 이전 값의 1/2 이하의 값으로 억제된다.

Cushing 증후군의 특징적 신체소견을 동반하지 않는 Pre(sub)cleanical Cushing 증후군에 있어서 하수체성의 경우에는 덱사메타손 0.5 mg 억제시험에서 코르티졸이 3 μg/dL 이상 게다가 덱사메타손 8 mg 억제시험에서 코르티졸이 이전 값의 1/2 이상, 부신성의 경우는 덱사메타손 1 mg 억제시험에서 코르티졸이 3 μg/dL 이상 게다가 덱사메타손 8 mg 억제시험에서 코르티졸이 1 μg/dL 이상으로 되고 있다.

② CRH 부하시험

CRH 부하시험은 이른 아침 공복 시에 유치침을 이용하여 헤파린을 가한 생리식염수 등으로 정맥확보를 시행하고 약 30분의 안정한 누운 자세 후에 검사를 개시한다. 미리 채혈을 시행하고 인간 CRH 100 μg을 정맥내부에 투여한 후, 확보된 정맥라인으로부터 경시적(30, 60, 90분)으로 채혈하고 투여전후의 혈장 ACTH 값, 혈장 코르티졸 값을 측정한다. 정상에서는 ACTH, 코르티졸의 피크가 이전치의 1.5배 이상, 혹은 ACTH의 최고치(부하 후 30~60분)가 60 pg/mL 이상, 코르티졸의 최고치(부하 후 60분)가 15 μg/dL 이상으로 증가한다. Cughing 증후군에서는 ACTH는 이전치가 낮은 값으로 무반응이다. 이소성 ACTH 생성종양에서는 이

전치가 높은 값으로 무반응이다. Cushing병에서 ACTH, 코르티졸 모두 상승반응이 확인된다.

③ Metyrapone Test(신속법)

11β-수산화효소는 부신피질에 있어서 11-데옥시코르티졸(compound S)을 코르티졸로 변환시켜서, 코르티졸 합성을 수행하는 효소이다. 11β-수산화효소의 저해제 메티라폰(metyrapone)을 투여하면 정상에서는 혈중코르티졸이 감소하고 네거티브피드백이 해제되어 하수체로부터의 ACTH분비가 항진된다. 이것에 동반하여 코르티졸의 전구체인 혈중 11-데옥시코르티졸이 증가한다. 이른 아침 30분의 안정한 누운 자세 후에 미리 채혈을 실시한 후, 메티라폰 1.5 g을 내복하고 내복 후 2시간 간격으로 8시간 후까지 채혈하여, 투여 전후의 혈장 ACTH, 혈장 코르티졸, 혈장 11-데옥시코르티졸을 측정한다.

Cushing 증후군 및 이소성 ACTH 생성종양에서는 혈장코르티졸은 감소하는 것의 혈장 ACTH, 혈장 11-데옥시코르티졸은 무반응이고 Cushing병에서는 코르티졸의 감소에 반응하여 혈장 ACTH, 혈장 11-데옥시코르티졸이 증가반응을 나타낸다.

2) 기능저하가 의심되는 경우

기능저하가 의심되는 경우에는 혈중 호르몬 기초치와 소변 중의 호르몬 측정과 함께, 신속 ACTH 부하시험이나 CRH 부하시험을 시행한다.

① 신속 ACTH 부하시험

신속 ACTH 부하시험은 이른 아침 공복 시에 유치침을 이용하여 헤파린 첨가의 생리 식염수 등으로 정맥 확보를 시행한다. 약 30분간 안정한 누운 자세 후에 검사를 개시한다. 미리 채혈을 시행하고 ACTH 250 μg을 정맥내부 투여 후에, 확보된 정맥라인에 의하여 경시적(30, 60분)으로 채혈하여, 투여전후의 혈장 코르티졸치를 측정한다. 정상에서는 코르티졸의 상승이 이전치보다도 5 μg/dL 이상, 혹은 코르티졸의 절대치에서 20 μg/dL 이상이다. 원발성 부신피질 기능 저하증에서는 이른 아침의 코르티졸치는 낮은 값이고 무반응이며, 속발성 부신피질 기능 저하증에서는 이병기간이 단기간이면 증가반응을 나타내지만 장기간에서는 부신피질이 위축되고 저~무반응이다.

② CHR 부하시험

CRH 부하시험에서는 하수체성 부신부전에 있어서 ACTH는 이전치가 낮은 값으로 무반응이며, 코르티졸도 낮은 값으로 무반응을 나타낸다. 원발성 부신부전에 있어서 ACTH는 이전치가 높은 값으로 부하 후에 반응이 확인되지만 코르티졸은 낮은 값으로 무반응이다. 시상하부성에서는 ACTH가 지연, 과대반응을 나타내는 경우가 있다.

(2) 무기질코르티코이드 분비기능

호르몬 기초치로서 혈장알도스테론 농도(PAC : plasma aldosterone concentration)를 혈장레닌활성(PRA : plasma renin activity)과 동시에 측정하여 평가한다. 혈장레닌활성은 피검자의 체위, 운동에 의하여 크게 영향을 받기 때문에 이른 아침 공복 시의 30분간 안정한 누운 자세 후에 채혈하는 것이 바람직하다. 이외에, 푸로세미드·선 자세 부하시험, 카프토프릴 부하시험, 생리식염수 부하시험, 덱사메타손 억제시험(글루코코르티코이드 반응성 알도스테론증의 진단) 등을 시행하여 평가한다.

4-7. 부신수질 기능

부신수질은 카테콜아민을 합성·분비한다. 부신수질의 기능평가가 필요한 것은 갈색세포종이나 신경아세포종 등의 카테콜아민 과잉증이 의심되는 경우이다.

호르몬 기초치로서 혈장 에피네프린(E), 혈장 노르에피네프린(NE)이 소변중 호르몬 배설량으로서 24시간 소변의 에피네프린(E)·노르에피네프린(NE) 배설량, 메타네프린(M)·노르메타네프린(NM) 배설량, 바닐릴만델산(VMA) 배설량, 수시 소변 중의 메타네프린(M)·노르메타네프린(NM) 배설량 등이 측정에 이용된다. 갈색세포종의 스크리닝검사로서는 간편한 수시소변중 M·NM배설량(소변 중의 크레아티닌 보정치) 측정이 유용하다.

혈중·소변 중의 에피네프린·노르에피네프린, 혈중·소변 중의 메타네프린·노르메타네프린은 이미 HPLC법으로 측정된다. 카테콜아민은 스트레스의 영향을 받기 때문에 공복 시에 채혈침을 미리 유치하고 약 30분의 안정한 누운 자세 후에 채혈한다.

갈색세포종이 의심되는 경우는 카테콜아민 분비 억제시험으로서 클로니딘 시험(clonidine test)을 시행한다. 과거에는 카테콜아민 분비 억제시험으로서 레지틴 시험(regitine test), 카테콜아민 분비 자극시험으로서 글루카곤 시험(glucagon test)·메토클로프라미드 시험(metoclopramide test)이 시행되어 왔지만 레지틴 시험은 급격한 혈압저하, 글루카곤 시험·메토클로프라미드 시험은 고혈압 발증을 유발하는 가능성이 있기 때문에 시행할 수 없다.

^{131}I–MIBG(meta–iodobenzylguanidine) 신티그래피가 카테콜아민 합성·분비의 항진평가에 유용하다.

4-8. 성선 기능

성선 기능장해는 시상하부, 하수체, 성선(정소, 난소)의 어떤 레벨의 병변에서도 발증하며, 연령에 의하여 특유의 임상증상을 나타낸다. 성선기능의 평가는 스크리닝으로서 LH, FSH와 에스트로겐, 프로게스테론, 또는 테스토스테론, DHEA-S, 프로락틴 등을 동시에 측정한다.

LH와 FSH가 증가하고 있으면 성선(정소, 난소)에 병변이 있는 원발성 성선기능저하증이고, LH와 FSH가 정상~저하하여 있으면 중추의 시상하부·하수체에 병변이 있는 속발성 성선기능저하증이라고 생각된다.

기능저하가 의심스러운 경우, 하수체 LH, FSH의 분비능력의 평가를 LH-RH(GnRH) 부하시험이나 클로미펜 부하시험(clomiphene load test) 등에 의하여 시행하고 남성에서는 성 스테로이드(테스토스테론) 분비능력에 있어서 hCG 부하시험을 시행하여 평가한다. 성인여성의 성선기능저하증은 난포성숙, 황체 형성 장해에 의하여 에스트로겐, 프로게스테론의 생성이 저하된 병태로서 프로게스테론이 단독으로 저하된 병태를 제1도 무월경, 에스트로겐과 프로게스테론 양쪽이 저하한 병태를 제2도 무월경이라고 말한다. 제1도 무월경에서는 에스트로겐의 존재에 의하여 자궁내막은 충분히 증식하고 있기 때문에 프로게스테론 제제의 투여로서 소퇴 출혈이 일어난다. 제2도 무월경에서는 에스트로겐 제제와 프로게스테론 제제의 병용 투여로서 비로소 소퇴 출혈이 일어난다. 출혈을 보이지 않으면 자궁성의 무월경이다.

PRL생성 하수체종양이나 이외의 병인으로 일어나는 높은 PRL혈증에 의한 성선기능저하증을 진단하기 위해서, PRL의 측정을 시행하고 경우에 따라서는 TRH 부하시험에 의하여 프로락틴 분비이상에 대해서 평가한다.

hMG 부하시험은 난소성 무월경의 진단에 이용된다. 난소의 고나도트로핀(gonadotropin)에 대한 반응성을 평가하는 검사에서, hMG(human menopausal gonadotropin) 제제 150단위를 5~7일간 연속 근육주사하고 전후의 에스트라디올을 측정한다. 난소성 무월경에서는 혈중 에스트라디올의 증가는 일어나지 않고 낮은 값 그대로이다.

부록

1. 생략어

약어	영어	한국어
1,5-AG	1,5-anhydroglucitol	1,5-안히드로글루시톨
4-AA	4-aminoantipyrine	4-아미노안티피린
4-HBO	4-hydroxybenzoate 3-monooxygenase	4-히드록시벤조산3-모노산화효소
5-HPETE	5-hydroperoxyeicosatetraenoic acid	5-히드로퍼옥시에이코사테트라엔산
11-OHCS	11-hydroxycorticosteroid	11-히드록시코르티코스테로이드
17-KGS	17-ketogenic steroid	17-케토게닉스테로이드
17-KS	17-ketosteroid	17-케토스테로이드
17-OHCS	17-hydroxycorticosteroid	17-히드록시코르티코스테로이드
β_2-MG	β_2-microglobulin	β_2-마이크로글로불린
γ-GT(γ-GTP)	γ-glutamyl transferase	γ-글루타밀트랜스페라아제
AADC	acetoacetate decarboxylase	아세토아세트산데카르복실라아제
ACAT	acyl-CoA cholesterol acyltransferase	아실-CoA콜레스테롤아실트랜스페라아제
ACE	angiotensin converting enzyme	안지오텐신 전환효소
ACOD	acetyl-CoA oxidase	아세틸-CoA 옥시다아제
ACP	acid phosphatase	산성 포스파타아제
ACTH	adrenocorticotropic hormone	부신피질 자극호르몬
ADH	antidiuretic hormone	항이뇨호르몬
ADP	adenosine 5'-diphosphate	아데노신 5'-이인산
ALA	d-aminolevulinic acid	d-아미노레불린산
ALP	alkaline phosphatase	알칼리성 포스파타아제
ALT	alanine aminotransferase	알라닌아미노트랜스페라아제
AMP	adenosine 5'-monophosphate	아데노신 5'-일인산
ANP	atrial natriuretic peptide	심방성 나트륨이뇨 펩티드
APR	acute phase reactant	급성기 반응물질
AST	aspartate aminotransferase	아스파르트산아미노트랜스페라아제
ATP	adenosine 5'-triphosphate	아데노신 5'-삼인산
BAP	bone specific alkaline phosphatase	골형 알칼리포스파타아제
BNP	brain natriuretic peptide	뇌성 나트륨이뇨 펩티드
BSA	bovine serum albumin	소혈청 알부민
CBG	corticosteroid binding globulin	코르티코스테로이드결합 글로불린

약어	영어	한국어
CCK	cholecystokinin	콜레시스토키닌
CE	cholesterol ester	콜레스테롤에스테르
CEA	carcinoembryonic antigen	암태아성 항원
CETP	cholesterol ester transfer protein	콜레스테롤에스테르 전송단백
ChE	cholinesterase	콜린에스테라아제
CK	creatine kinase	크레아틴키나아제
CM	chylomicron	킬로미크론
CNP	C–type natriuretic peptide	C형 나트륨이뇨 펩티드
COD	cholesterol oxidase	콜레스테롤 옥시다아제
COMT	catechol–o–methyltransferase	카테콜–o–메틸트랜스페라아제
COX	cyclooxygenase	시클로옥시게나아제
Cp	ceruloplasmin	세룰로플라스민
CRH	corticotrophin releasing hormone	부신피질 자극호르몬 방출호르몬
CRP	C–reactive protein	C–반응성단백
DAPI	4',6–diamidino–2–phenylindole	4',6–디아미디노–2–페닐인돌
DG	diglyceride(diacylglycerol)	디글리세리드(디아실글리세롤)
DHEA	dehydroepiandrosterone	데히드로에피안드로스테론
DHEA–S	dehydroepiandrosterone sulfate	데히드로에피안드로스테론 설페이트
DIT	diiodotyrosine	디아이오도티로신
DPD	deoxypyridinoline	데옥시피리디놀린
DTNB	5,5'–dithiobis(2–nitrobenzoic acid)	5,5'–디티오비스(2–니트로벤조산)
EDTA	etylenediaminetetraacetic acid	에틸렌디아민사아세트산
EPO	erythropoietin	에리트로포이에틴
FAD	flavin adenine dinucleotide	플라빈 아데닌 디누클레오티드
$FADH_2$	reduced flavin adenine dinucleotide	환원형 플라빈 아데닌 디누클레오티드
FC	free cholesterol	유리형 콜레스테롤
FFA	free fatty acid	유리지방산
FMN	flavin mononucleotide	플라빈 모노누클레오티드
FSH	follicle stimulating hormone	란포자극호르몬
G3P	glycerol–3–phosphate	글리세롤–3–인산
G3POD	glycerol–3–phosphate oxidase	글리세롤–3–인산 옥시다아제
G6PDH	glucose–6–phosphate dehydrogenase	글루코오스–6–인산 탈수소효소
GABA	γ–aminobutyric acid	γ–아미노부티르산
GD(H)	glycerol dehydrogenase	글리세롤탈수소효소
GDP	guanosine 5'–diphosphate	구아노신 5'–이인산
GH	growth hormone	성장호르몬
GHRH	growth hormone–releasing hormone	성장호르몬 방출호르몬
GIP	gastric inhibitory polypeptide	위산분비억제 폴리펩티드
GK	glycerol kinase	글리세롤키나아제

약어	영어	한국어
GLP-1	glucagon-like peptide-1	글루카곤 유사펩티드-1
GMP	guanosine 5'-monophosphate	구아노신 5'-일인산
GnRH	gonadotropin releasing hormone	고나도트로핀 방출호르몬
GOD	glucose oxidase	글루코오스 옥시다아제
GTP	guanosine 5'-triphosphate	구아노신 5'-삼인산
HAMA	human anti mouse antibody	인간 항마우스 항체
HDL	high density lipoprotein	고비중 리포단백
HGPRT	hypoxanthine guanine phosphoribosyl transferase	하이포크산틴-구아닌포스포리보실 트랜스페라아제
HK	hexokinase	헥소키나아제
HMG-CoA	hydroxymethylglutaryl-CoA	히드록시메틸글루타릴-CoA
Hp	haptoglobin	햅토글로빈
HVA	homovanillic acid	호모바닐산
ICSH	interstitial cell stimulating hormone	간질세포 자극호르몬
IDL	intermediate density lipoproteins	중간비중 리포단백
IF	intrinsic factor	내재성 인자
IMP	inosine monophosphate	이노신 5'-일인산
intact-PINP	intact aminoterminal N-propeptide of type I procollagen	인택트 I형 프로콜라겐-N-프로펩티드
IP(Pi)	inorganic phosphorus	무기 인
IP_3	inositol 1,4,5-triphosphate	이노시톨 1,4,5-삼인산
LAP	leucine aminopeptidase	류신아미노펩티다아제
LCAT	lecithin cholesterol acyltransferase	레시틴콜레스테롤 아실트랜스페라아제
LD(H)	lactate dehydrogenase	락트산 탈수소효소
LDL	low density lipoprotein	저비중 리포단백
LH	luteinizing hormone	황체형성 호르몬
LOD	lactate oxidase	락트산옥시다아제
LPL	lipoprotein lipase	리포단백 리파아제
LT	leukotriene	류코트리엔
MAO	monoamine oxidases	모노아민 산화효소
MD	malate dehydrogenase	말산 탈수소효소
MDA	malondialdehyde	말론디알데히드
MHPG	3-methoxy-4-hydroxyphenylethyleneglycol	3-메톡시-4-히드록시페닐에틸렌글리콜
MIT	3-monoiodine tyrosine	3-모노요오드 티로신
MTP	microsomal triglyceride transfer protein	마이크로소말트리글리세리드 전송단백
NAD	nicotinamide adenine dinucleotide	니코틴아미드 아데닌 디누클레오티드
NADH	reduced nicotinamide adenine dinucleotide	환원형 니코틴아미드 아데닌 디누클레오티드
NADP	nicotinamide adenine dinucleotide phosphate	니코틴아미드 아데닌 디누클레오티드인산

약어	영어	한국어
NADPH	reduced nicotinamide adenine dinucleotide phosphate	환원형 니코틴아미드 아데닌 디뉴클레오티드 인산
NaF	sodium fluoride	플루오르화나트륨
NAG	N-acetyl-β-D-glucosaminidase	N-아세틸-β-D-글루코사미니다아제
NPN	nonprotein nitrogen	비단백성 질소
NTB	nitrotetrazolium blue	니트로테트라졸륨 블루
NTP	nucleotide 5'-triphosphate	누클레오티드 5'-삼인산
NTx	type I collagen cross-linked N-telopeptide	I형콜라겐 가교N-텔로펩티드
PAH	p-aminohippuric acid	파라아미노히푸르산
PAI-1	plasminogen activator inhibitor-1	플라스미노겐활성제억제제-1
PBG	porphobilinogen	포르포빌리노겐
PG	prostaglandin	프로스타글란딘
PIH	prolactin-inhibiting hormone	프로락틴-억제호르몬
PK	pyruvate kinase	피루브산키나아제
PL	phospholipid	인지질
PLA_2	pancreatic phospholipase A_2	췌장포스포리파아제 A_2
PLP	pyridoxal phosphate	피리독살 인산
PNP	4-nitrophenol	4-니트로페놀
POD	peroxidase	퍼옥시다아제
POP	pyruvate oxidase	피루브산옥시다아제
PRH	prolactin-releasing hormone	프로락틴 방출호르몬
PRL	prolactin	프로락틴
PSA	prostate-specific antigen	전립선 특이항원
PTH	parathyroid hormone	부갑상선 호르몬
RBP	retinol binding protein	레티놀 결합단백
RTP	rapid turnover protein	신속대사단백
SCFA	short-chain fatty acid	단쇄 지방산
SHBG	sex-hormone binding globulin	성 호르몬 결합글로불린
TBA	thiobarbituric acid	티오바르비투르산
TG	triglyceride	트리글리세리드
TNB	5-thio-2-nitrobenzoic acid	5-티오-2-니트로벤조산
t-PA	tissue plasminogen activator	조직플라스미노겐 활성인자
TPO	thrombopoietin	트롬보포이에틴
TPP	thiamine pyrophosphate	티아민 피로인산
TRACP	tartrate-resistant acid phosphatase	타르타르산저항성 산성 포스파타아제
TRH	TSH-releasing hormone	갑상선 자극호르몬 방출호르몬
TSH	thyroid stimulating hormone	갑상선 자극호르몬
TTP	thymidine 5'-triphosphate	티미딘 5'-삼인산
TTR	transthyretin	트랜스티레틴

약어	영어	한국어
TX	thromboxane	트롬복산
UDP	uridine 5'-diphosphate	우리딘 5'-이인산
UMP	uridine 5'-monophosphate	우리딘 5'-일인산
UN	urea nitrogen	요소질소
UTP	uridine 5'-triphosphate	우리딘 5'-삼인산
VIP	vasoactive intestinal polypeptide	혈관작동성 장관 폴리펩티드
VLDL	very low density lipoprotein	초저비중 리포단백
VMA	vanillylmandelic acid	바닐릴만델산
VP	vasopressin	바소프레신

2. 학생용 기준범위

(1) 기준범위의 기재를 생략할 수 있는 검사항목(임상화학 관련을 발췌)

영역	검사항목 (생략어)	검체	단위	학생용 기준범위	학생용 비고	작성자 비고
	글루코오스〈BS〉	혈장	mg/dL	80~110 미만	공복시혈당, NaF채혈, 상한치는 당뇨병 병태 식별 상한치, 경계형 = 110~125 mg/dL, 당뇨병형 = 126mg/dL 이상	공복시 혈당/NaF 채혈 상한치는 병태 식별치 (당뇨병학회) 2008년
	총단백〈TP〉	혈청	g/dL	6.5~8.0		용이한 기억 수치화
	알부민〈Alb〉		g/dL	4.0~5.0		
생화학적 검사 / 단백분획	알부민		%	60~70		용이한 기억 수치화
단백분획	α_1-글로불린		%	2~3		
단백분획	α_2-글로불린		%	5~10		
단백분획	β-글로불린		%	7~10		
단백분획	γ-글로불린		%	10~20		
생화학적 검사	요소질소〈UN〉		mg/dL	8~20		용이한 기억 수치화
	크레아티닌〈Cr〉		mg/dL	M : 0.5~1.0 F : 0.4~0.8		
	요산〈UA〉		mg/dL	3.0~7.0	상한치는 병태 식별치	하한치는 용이한 기억 수치화, 상한치는 병태 식별치
	총콜레스테롤〈TC〉		mg/dL	130~220 미만		하한치는 용이한 기억 수치화, 상한치는 병태 식별치
	트리글리세리드〈TG〉		mg/dL	30~150 미만		상한치는 병태 식별치
	HDL-콜레스테롤〈HDL-C〉		mg/dL	40~100		상한치는 용이한 기억 수치화, 하한치는 병태 식별치
	총빌리루빈〈T-Bil〉		mg/dL	0.2~1.2		상한치는 병태 식별치 체질성 황달의 감별상
	직접빌리루빈〈D-Bil〉		mg/dL	0.4 미만		효소법 (Alfresa·pharma)

생화학적 검사		간접빌리루빈〈I-Bil〉	혈청	mg/dL	0.8 미만		
		아스파르트산아미노트랜스페라아제〈AST〉		U/L	10~35		용이한 기억수치화
		알라닌아미노트랜스페라아제〈ALT〉		U/L	5~30		하한치는 기억 수치화, 상한치는 병태 식별치
		나트륨〈Na〉		mmol/L	135~145		용이한 기억 수치화
		칼륨〈K〉		mmol/L	3.5~4.5		용이한 기억 수치화
		염소〈Cl〉		mmol/L	100~110		용이한 기억 수치화
		칼슘〈Ca〉		mg/dL	8.5~10.0		용이한 기억 수치화
		무기 인〈iP〉		mg/dL	2.0~4.0		용이한 기억 수치화
		철〈Fe〉		μg/dL	M : 60~200 F : 40~180		
	혈액분석	pH	전혈		7.35~7.45		
		$PaCO_2$		Torr	35~45		
		PaO_2		Torr	80~100		
		HCO_3^-		mmol/L	22~26		
	면역	C반응성단백〈CRP〉	혈청	mg/dL	0.1 이하		

(2) 기준범위의 기재를 생략할 수 없는 검사항목(임상화학 관련을 발췌)

영역	검사항목 (생략어)	검체	단위	학생용 기준범위	학생용 비고	작성자 비고
생화학적 검사	암모니아	혈장	μg/dL	50 미만		
	락트산탈수소효소〈LD〉	혈청	U/L	120~220		
	알칼리포스파타아제〈ALP〉		U/L	100~350		용이한 기억 수치화
	γ-글루타밀트랜스펩티다아제〈γ-GT〉		U/L	M : 10~50 F : 10~30		용이한 기억 수치화
	콜린에스테라아제〈ChE〉		U/L	200~450		용이한 기억 수치화
	아밀라아제		U/L	40~130		용이한 기억 수치화
	크레아틴키나아제〈CK〉		U/L	M : 60~250 F : 50~170		
	CK-MB		U/L	25 이하	컷-오프 치(cut-off value)	
	침투압		mOsmL/L	275~290		
	총철 결합능력〈TIBC〉		μg/dL	250~450		용이한 기억 수치화
	아연		μg/dL	65~110		용이한 기억 수치화
	비타민B_{12}		pg/mL	250~950		
	폴산(folic acid)		ng/mL	2~10		용이한 기억 수치화
	크레아티닌 클리어런스		mL/min	80~140		
	인도시아닌그린〈ICG〉 시험(15분치)		%	10 미만		
생화학적 검사	락트산(lactic acid)	전혈	mg/dL	4~16		
	피루브산(pyruvic acid)		mg/dL	0.3~0.9		
	페리틴(ferritin)	혈청	ng/mL	M : 30~300 F : 10~120		용이한 기억 수치화

내분비학적 검사	성장호르몬〈GH〉	혈청	ng/mL	M : 1.0 이하 F : 5.0 이하		용이한 기억 수치화
	황체형성 호르몬〈LH〉		mIU/mL	M : 2~5 F : 란포기 : 2~10 배란기 : 5~35 황체기 : 1~10 폐경기 : 10~40		용이한 기억 수치화
	부신피질 자극호르몬〈ACTH〉	혈장	pg/mL	60 이하		
	란포자극호르몬〈FSH〉	혈청	mIU/mL	M : 2~10 F : 란포기 : 5~10 배란기 : 5~25 황체기 : 1~5 폐경기 : 25~100		용이한 기억 수치화
	프로락틴〈PRL〉		ng/mL	M : 5~20 F : 란포기, 배란기 황체기 : 7~40 폐경기 : 4~25		
	갑상선자극호르몬〈TSH〉		μU/mL	0.3~4.0		
	트리아이오도티로닌〈T_3〉		ng/mL	0.5~2.0		용이한 기억 수치화
	티록신〈T_4〉		μg/dL	5.0~10.0		용이한 기억 수치화
	유리티록신〈FT_4〉		ng/mL	1.0~2.0		용이한 기억 수치화
	부갑상선 호르몬〈PTH〉		pg/mL	10~60		
	코르티졸(cortisol)		μg/dL	5~20		용이한 기억 수치화
	알도스테론(aldosteron)		pg/mL	30~160		
	에스트라디올〈E_2〉		pg/mL	M : 15~35 F : 란포기(전반) : 20~85, 란포기(후반) : 25~350 배란기 : 50~550 황체기 : 45~300 폐경기 : 21 이하		
	가스트린(gastrin)		pg/mL	200 미만		용이한 기억 수치화
	레닌활성〈PRA〉	혈장	ng/mL/hr	수시 : 0.5~2.0 (누운자세)		
혈장 단백 관련 검사	보체가〈CH 50〉	혈청	U/mL	30~50		용이한 기억 수치화
	C3		mg/dL	70~130		
	C4		mg/dL	10~30		
	면역글로불린G〈IgG〉		mg/dL	800~1700		
	면역글로불린M〈IgM〉		mg/dL	30~200		용이한 기억 수치화
	면역글로불린A〈IgA〉		mg/dL	100~400		용이한 기억 수치화
	햅토글로빈(haptoglobin)		mg/dL	20~200		용이한 기억 수치화

	소변검사	아밀라아제	소변	U/L	700 이하		
		침투압		mOsmL/L	50~1300		
		칼륨배설량		mmol/day	25~100		
		델타아미노레불린산 〈ALA〉		mg/L	5 이하		
		코르티졸(cortisol)		μg/day	30~100		
		17-케토스테로이드 〈17-KS〉		mg/day	3~11		
		17-히드록시코르티코스테로이드〈17-OHCS〉		mg/day	3~8		
		아드레날린(adrenalin)		μg/day	15 이하		
		노르아드레날린		μg/day	120 이하		

3. 관용단위와 국제단위 간의 환산계수

항목	관용단위	상용단위로부터SI단위	SI단위로부터 관용단위	SI Units
가스(Gas)	mmHg	0.113	7.51	kPa
나트륨(Na)	mEq/L	1	1	μmol/L
칼륨(K)	mEq/L	1	1	μmol/L
염소(Cl)	mEq/L	1	1	mmol/L
칼슘(Ca)	mg/100mL	0.25	4	mmol/L
인(P)	mg/100mL	0.323	3.1	mmol/L
마그네슘(Mg)	mg/100mL	0.41	2.43	mmol/L
철(Fe)	μg/100mL	0.179	5.58	μmol/L
TIBC(총 Fe 결합능력)	μg/100mL	0.179	5.58	μmol/L
글루코오스(glucose)	mg/100mL	0.055	18	mmol/L
케톤체(acetoacetic acid)	mg/L	0.111	9.01	mmol/L
요소(urea)	mg/100mL	0.166	6.01	mmol/L
요소질소(urea nitrogen)	mg/100mL	0.356	2.81	mmol/L
요산(ureic acid)	mg/100mL	59.5	0.0168	μmol/L
크레아틴(creatine)	mg/100mL	88.4	0.0113	μmol/L
빌리루빈(bilirubin)	mg/100mL	17.1	0.059	μmol/L
암모니아(ammonia)	μg/100mL	0.59	1.7	μmol/L
페닐알라닌(phenylalanine)	mg/L	6.05	0.165	μmol/L
알부민(albumin)	g/100mL	144.9	0.0069	μmol/L
햅토글로빈(haptoglobin)	mg/100mL	0.118	8.47	μmol/L
트랜스페린(transferin)	mg/100mL	0.11	9.09	μmol/L
IgG	mg/100mL	0.067	15	μmol/L
IgA	mg/100mL	0.0625	16	μmol/L
IgM	mg/100mL	0.011	91	μmol/L
IgD	mg/100mL	0.054	18.5	μmol/L
IgE	ng/mL	0.005	200	nmol/L
효소	U/L	1.67×10^{-8}	0.6×10^{8}	katal/L
콜레스테롤(cholesterol)	mg/100mL	0.026	38.7	mmol/L
트리글리세리드(triglyceride)	mg/100mL	0.0114	87.5	mmol/L
HDL-콜레스테롤	mg/100mL	0.026	38.7	mmol/L
LDL-콜레스테롤	mg/100mL	0.026	38.7	mmol/L

인슐린(insulin)	pg/mL	0.174	5.74	nmol/L
인슐린(insulin)	μU/mL	7.25	0.138	nmol/L
티록신(thyroxine))	μg/100mL	12.9	0.078	nmol/L
코르티졸(cortisol)	μg/100mL	0.0276	36.2	μmol/L
에스트리올(estriol)	μg/L	3.47	0.283	nmol/L
5-HIAA(5-hydroxyindoleacetic acid)	mg	5.23	0.19	μmol/L
페리틴	μg/L	2.2	0.445	pmol/L
비타민B_{12}(vitaminB_{12})	pg/mL	0.738	1.36	pmol/L
폴산(folic acid)	μg/100mL	22.7	0.044	nmol/L
아세토아미노펜(acetaminophen)	μg/mL	6.61	0.151	μmol/L
살리실산염(salicylate)	mg/100mL	0.0724	13.8	mmol/L
겐타마이신(gentamicin)	μg/mL	2.22	0.45	μmol/L
키니딘(quinidine)	μg/mL	3.09	0.324	mmol/L
카르바마제핀(carbamazepine)	μg/mL	4.32	0.23	μmol/L
에토숙시미드(ethosuximide)	μg/mL	7.08	0.14	μmol/L
페노바르비탈(phenobarbital)	μg/mL	4.31	0.23	μmol/L
페니토인(phenytoin)	μg/mL	3.96	0.25	μmol/L
발프르산(valproic acid)	μg/mL	6.93	0.14	μmol/L
테오필린(theophylline)	μg/mL	5.55	0.180	mmol/L
바닐릴만델산(vanillylmandelic acid)	mg	5.03	0.20	μmol
다이옥신(dioxin)	ng/mL	1.28	0.781	nmol/L

4. pH미터 교정용 표준완충용액의 명칭과 조성

명칭	조성
프탈산염 표준완충용액	0.05 mol/L 프탈산수소칼륨 $C_6H_4(COOK)(COOH)$ 수용액
중성 인산염 표준완충용액	0.025 mol/L 인산이수소칼륨(KH_2PO_4) 수용액 0.025 mol/L 인산수소이나트륨(Na_2HPO_4) 수용액
붕산염 표준완충용액	0.01 mol/L 붕산나트륨(붕사) $Na_2B_4O_7 \cdot 10H_2O$ 수용액

5. 표준완충용액의 pH와 온도의 관계(JIS Z 8802)

온도(℃)	프탈산염 표준완충용액	중성 인산염 표준완충용액	붕산염 표준완충용액
10	4.00	6.92	9.33
15	4.00	6.90	9.27
20	4.00	6.88	9.22
25	4.01	6.86	9.18
30	4.01	6.85	9.14
35	4.02	6.84	9.10

6. 완충용액의 적용 pH 범위

완충용액 명칭	적용 pH 범위
글리신–HCl	2.2~3.6
시트르산–시트르산Na(NaOH)	3.0~6.2
아세트산–아세트산Na(NaOH)	3.7~5.6
숙신산Na–NaOH	3.8~6.0
MES–NaOH	5.5~6.8
인산	5.8~8.0
PIPES–NaOH	6.2~7.3
이미다졸–HCl	6.2~7.8
MOPS–NaOH	6.5~7.8
TES–NaOH	6.8~8.2
베로날(바르비탈)	7.0~8.9
Tris–HCl	7.1~8.9
HEPES–NaOH	7.2~8.2
글리실글리신–NaOH	7.3~9.3
TAPS–NaOH	7.7~9.1
Tricine–HCl	7.8~8.8
글리신–NaOH	8.6~10.6
탄산Na–탄산수소Na	9.2~10.8
붕산–NaOH	9.3~10.7
탄산Na–NaOH	9.7~10.9

7. 시약용 순수의 규격

	CLSI[1]	CAP[2]		
		I	II	III
Conductivity(도전율) (MΩ·cm, 25℃)	<0.1μS/cm, 25℃ (10MΩ·cm<,25℃)	≧10	≧0.5	≧0.2
과망간산칼륨 소비시간(min)	–	≧60	≧60	≧60
생균수(CFU/mL)	<10	미소	미소	미소
pH	–	6.0~7.0	6.0~7.0	6.0~7.0
실리카(SiO_2, mg/L)	–	≦0.01	≦0.01	≦0.01
중금속(mg/L)	–	≦0.01	≦0.01	≦0.01
NH_3(mg/L)	–	≦0.1	≦0.1	≦0.1
CO_2(mg/L)	–	≦3	≦3	≦3
Na(mg/L)	–	≦0.1	≦0.1	≦0.1
TOC(전유기체 탄소)	<500μg/L(ppb)	–		
미립자와 콜로이드	Particle rejection stage ≦0.22μm (0.22μm 이하에서 미립자 제거)	–		

1)CLSI Document C3-A4 : Preparation and Testing of Reagent Water in the Clinical Laboratory : Approved Guideline 4th ed. 2006.

2) Stier, A. R., et al. : "Water", College of American Pathologists, commission on Laboratory Inspection and Accreditation, 1974.

8. 플라스틱의 약제내성

약제	PE	PP	PC	PS	PTFE
황산(10%)	○	○	○	○	○
황산(30%)	○	○	○	△	○
황산(30%, 70℃)	△	△	△	△	○
황산(98%)	×	×	×	×	○
염산(10%)	○	○	○	○	○
염산(38%)	○	○	×	△	○
아세트산(10%)	○	○	○	○	○
아세트산(50%)	○	○	○	△	○
트리클로로아세트산	×	×	×	×	○
암모니아수(28%)	○	○	×	△	○
수산화나트륨(10%)	○	○	×	○	○
수산화나트륨(30%)	○	○	×	○	○
수산화나트륨(30%, 70℃)	△	○	×	○	×
페놀	△	○	×	×	○
클로로포름	×	×	×	×	○
메탄올	○	○	×	○	○
에탄올	○	○	○	△	○
부탄올	○	○	△	△	○
프로판올	○	○	○	○	○
디에틸에테르	×	×	×	×	○
포름알데히드	○	○	○	×	○
아세톤	○	○	×	×	○
요소	○	○	×	○	○
트리스완충용액	○	○	△	△	○

PE : 폴리에틸렌, PP : 폴리프로필렌, PC : 폴리카보네이트, PS : 폴리스티렌, PTFE : 폴리테트라플루오로에틸렌
○ : 가, △ : 장기사용불가, × : 불가

9. 플라스틱의 물리특성

종류	투명성	내열성(℃)	오토클레이브	건열멸균	내냉성(℃)	동결
폴리에틸렌	반투명	80~110	불가능	불가능	−80	가능
폴리프로필렌	반투명	135	가능	불가능	0	불가능
폴리스티렌	투명	90	불가능	불가능	20	불가능
폴리카보네이트	투명	135	가능	불가능	−130	가능
메타크릴수지	투명	80	불가능	불가능	−40	가능
테플론	반투명	200	가능	가능	−20	가능

10. 원심력과 회전수

원심력(g)은 아래의 식으로 산출되지만, 개산치는 아래의 도형에서 구해진다.

$g=1.118\times10^{-8}\times R(cm)\times N^2$

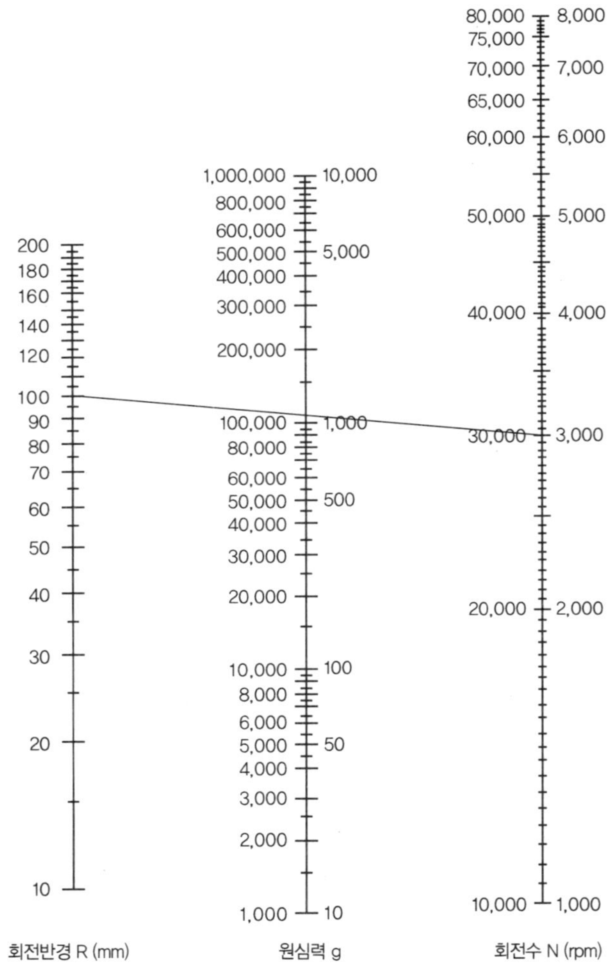

그림 원심력과 회전수의 환산도형

원심기 로터의 반경 R(mm)과 회전수 N(rpm : rotation per minute)을 연결하면 원심력 g를 알 수 있다. 예를 들면, 100 mm의 로터로서 3,000 rpm으로 회전시키면 약 1,000 g의 원심력으로 된다.

원소주기율표

족	1	2	3	4	5	6	7	8	9
주기	전형원소		전이원소						
1	**1 H** 수소 Hydrogen 1.008								
2	**3 Li** 리튬 Lithium 6.941	**4 Be** 베릴륨 Beryllium 9.012							
3	**11 Na** 나트륨 Sodium 22.99	**12 Mg** 마그네슘 Magnesium 24.31							
4	**19 K** 칼륨 Potassium 39.10	**20 Ca** 칼슘 Cacium 40.08	**21 Sc** 스칸듐 Scandium 44.96	**22 Ti** 티타늄 Titanium 47.87	**23 V** 바나듐 Vanadium 50.94	**24 Cr** 크롬 chromium 52.00	**25 Mn** 망간 Manganese 54.94	**26 Fe** 철 Iron 55.85	**27 Co** 코발트 Cobalt 58.93
5	**37 Rb** 루비듐 Rubidium 85.47	**38 Sr** 스트론튬 Strontium 87.62	**39 Y** 이트륨 Yttrium 88.91	**40 Zr** 지르코늄 Zirconium 91.22	**41 Nb** 니오븀 Niobium 92.91	**42 Mo** 몰리브덴 molybdenum 95.96	**43 Tc** 테크네튬 Technetium [99]	**44 Ru** 루테늄 Ruthenium 101.[illegible]	**45 Rh** 로듐 Rhodium 102.9
6	**55 Cs** 세슘 Cesium 132.9	**56 Ba** 바륨 Barium 137.3	○ 57~71 Lanthanoid	**72 Hf** 하프늄 Hafnium 178.5	**73 Ta** 탄탈 Tantalum 180.9	**74 W** 텅스텐 Tungsten 183.8	**75 Re** 레늄 Rhenium 186.2	**76 Os** 오스뮴 Osmium 190.2	**77 Ir** 이리듐 Iridium 192.2
7	**87 Fr** 프란슘 Francium [223]	**88 Ra** 라듐 Radium [226]	● 89~103 Actinoid	**104 Rf** 러더포듐 Rmutherfordium [267]	**105 Db** 두브늄 Dubnium [268]	**106 Sg** 시보귬 Seaborgium [271]	**107 Bh** 보륨 Bohrium [272]	**108 Hs** 하슘 Hassium [277]	**109 Mt** 마이트네륨 Meitnerium [276]

란탄족	**57 La** 란타늄 Lanthanum 138.9	**58 Ce** 세륨 Cerium 140.1	**59 Pr** 프라세오디뮴 Praseodymium 140.9	**60 Nd** 네오디뮴 Neodymium 144.2	**61 Pm** 프로메튬 Promethium [145]	**62 Sm** 사마륨 Samarium 150.4	**63 Eu** 유로퓸 Europium 152.0	**64 Gd** 가돌리늄 Gadolinium 1573	**65 Tb** 테르븀 Terbium 158.9
악티늄족	**89 Ac** 악티늄 Actinium [227]	**90 Th** 토륨 Thorium 232.0	**91 Pa** 프로트악티늄 Protactinium 231.0	**92 U** 우라늄 Uranium 238.0	**93 Np** 넵투늄 Neptunium [237]	**94 Pu** 플루토늄 Plutonium [239]	**95 Am** 아메리슘 Americium [243]	**96 Cm** 큐륨 Curium [247]	**97 Bk** 버클륨 Berkelium [247]

10	11	12	13	14	15	16	17	18
		전형원소						
								2 He 헬륨 Helium 4.003
			5 B 붕소 Boron 10.81	**6 C** 탄소 Carbon 12.01	**7 N** 질소 Nitrogen 14.01	**8 O** 산소 Oxygen 16.00	**9 F** 플루오르 Fluorine 19.00	**10 Ne** 네온 Neon 20.18
			13 Al 알루미늄 Aluminum 26.98	**14 Si** 규소 Silicon 28.09	**15 P** 인 Phosphorus 30.97	**16 S** 유황 Sulfur 32.07	**17 Cl** 염소 Chlorine 35.45	**18 Ar** 아르곤 Argon 39.95
28 Ni 니켈 Nickel 58.69	**29 Cu** 구리 Copper 63.55	**30 Zn** 아연 Zinc 65.38	**31 Ga** 갈륨 Gallium 69.72	**32 Ge** 게르마늄 Germanium 72.63	**33 As** 비소 Arsenic 74.92	**34 Se** 셀렌 Selenium 78.96	**35 Br** 브롬 Bromine 79.90	**36 Kr** 크립톤 Krypton 83.80
46 Pd 팔라듐 Palladium 106.4	**47 Ag** 은 Silver 107.9	**48 Cd** 카드뮴 Cadmium 112.4	**49 In** 인듐 Indium 114.8	**50 Sn** 주석 Tin 118.7	**51 Sb** 안티몬 Antimony 121.8	**52 Te** 텔루륨 Tellurium 127.6	**53 I** 요오드 Iodine 126.9	**54 Xe** 제논 Xenon 131.3
78 Pt 백금 Platinum 195.1	**79 Au** 금 Gold 197.0	**80 Hg** 수은 Mercury 200.6	**81 Tl** 탈륨 Tallium 204.4	**82 Pb** 납 Lead 207.2	**83 Bi** 비스무트 Bismuth 209.0	**84 Po** 폴로늄 Polonium [210]	**85 At** 아스타틴 Astatine [210]	**86 Rn** 라돈 Radon [222]
110 Ds 담름스타튬 Darmstadtium [281]	**111 Rg** 렌트게늄 Roentgenium [280]	**112 Cn** 코페르니슘 Copernicium [285]		**114 Fl** 플레로븀 Flerovium [289]		**114 Fl** 플레로븀 Flerovium [289]		

66 Dy 디스프로슘 Dysprosium 162.5	**67 Ho** 홀뮴 Holmium 164.9	**68 Er** 에르븀 Erbium 167.3	**69 Tm** 툴륨 Thulium 168.9	**70 Yb** 이테르븀 Ytterbium 173.1	**71 Lu** 루테튬 Rutetium 175.0
98 Cf 캘리포늄 Caiifornium [252]	**99 Es** 아인슈타이늄 Einsteinium [252]	**100 Fm** 페르뮴 Fermium [257]	**101 Md** 멘델레븀 Mendelevium [258]	**102 No** 노벨륨 Nobelium [259]	**103 Lr** 로렌슘 Lawrencium [262]

찾아보기

ㄹ

ㅁ

ㅂ

ㅅ

ㅇ

ㅈ

ㅋ

ㅌ

ㅍ

ㅎ

1-A